P. Nieland, R. Simader (Hrsg.)

Physiotherapie in der Palliative Care

Peter Nieland Rainer Simader (Hrsg.)

Physiotherapie in der Palliative Care

Rehabilitation am Lebensende

2. Auflage

In Teilen übersetzt von: Dr. Anne Schulz, Landsberg; Rainer Simader, Wien/Österreich
Mit einem Geleitwort von: Constance Schlegl, Österreich/
Andrea Rädlein, Deutschland/
Mirjam Stauffer, Schweiz

ELSEVIER

Elsevier GmbH, Bernhard-Wicki-Str. 5, 80636 München, Deutschland
Wir freuen uns über Ihr Feedback und Ihre Anregungen an kundendienst@elsevier.com

ISBN 978-3-437-45102-7
eISBN 978-3-437-18378-2

Wichtiger Hinweis für den Benutzer
Die medizinischen Wissenschaften unterliegen einem sehr schnellen Wissenszuwachs. Der stetige Wandel von Methoden, Wirkstoffen und Erkenntnissen ist allen an diesem Werk Beteiligten bewusst. Sowohl der Verlag als auch die Autorinnen und Autoren und alle, die an der Entstehung dieses Werkes beteiligt waren, haben große Sorgfalt darauf verwandt, dass die Angaben zu Methoden, Anweisungen, Produkten, Anwendungen oder Konzepten dem aktuellen Wissensstand zum Zeitpunkt der Fertigstellung des Werkes entsprechen.
Der Verlag kann jedoch keine Gewähr für Angaben zu Dosierung und Applikationsformen übernehmen. Es sollte stets eine unabhängige und sorgfältige Überprüfung von Diagnosen und Arzneimitteldosierungen sowie möglicher Kontraindikationen erfolgen. Jede Dosierung oder Applikation liegt in der Verantwortung der Anwenderin oder des Anwenders. Die Elsevier GmbH, die Autorinnen und Autoren und alle, die an der Entstehung des Werkes mitgewirkt haben, können keinerlei Haftung in Bezug auf jegliche Verletzung und/oder Schäden an Personen oder Eigentum, im Rahmen von Produkthaftung, Fahrlässigkeit oder anderweitig übernehmen.

Für die Vollständigkeit und Auswahl der aufgeführten Medikamente übernimmt der Verlag keine Gewähr.
Geschützte Warennamen (Warenzeichen) werden in der Regel besonders kenntlich gemacht (®). Aus dem Fehlen eines solchen Hinweises kann jedoch nicht automatisch geschlossen werden, dass es sich um einen freien Warennamen handelt.
Hinweise zu Diagnose und Therapie können sich in manchen, insbesondere in den übersetzten Kapiteln von den in Deutschland üblichen Standards unterscheiden. Achtung: Die bei den genannten Arzneimitteln angegebenen Dosierungen und Anwendungshinweise können von der deutschen Zulassung abweichen.

Bibliografische Information der Deutschen Nationalbibliothek
Die Deutsche Nationalbibliothek verzeichnet diese Publikation in der Deutschen Nationalbibliografie; detaillierte bibliografische Daten sind im Internet über https://www.dnb.de abrufbar.

22 23 24 25 26 5 4 3 2 1

In ihren Veröffentlichungen verfolgt die Elsevier GmbH das Ziel, genderneutrale Formulierungen für Personengruppen zu verwenden. Um jedoch den Textfluss nicht zu stören sowie die gestalterische Freiheit nicht einzuschränken, wurden bisweilen Kompromisse eingegangen. Selbstverständlich sind **immer alle Geschlechter** gemeint.

Planung: Elisa Imbery, München
Projektmanagement: Ines Mergenhagen, München
Redaktion: Astrid Wieland, Schlüchtern
Bildredaktion und Rechteklärung: Andreas Rumpf
Herstellung: Dietmar Radünz, Leipzig
Satz: STRAIVE, Puducherry/Indien
Druck und Bindung: Drukarnia Dimograf Sp. z o. o., Bielsko-Biała/Polen
Umschlaggestaltung: SpieszDesign, Neu-Ulm

Aktuelle Informationen finden Sie im Internet unter **www.elsevier.de**

Geleitwort

Bewegung ist Leben und Leben ist Bewegung – die Physiotherapie spielt eine wesentliche Rolle in allen Bereichen und allen Phasen des menschlichen Daseins, von der Geburt bis zum Tod. Die meisten Menschen, die lebensbegrenzend erkrankt sind, haben körperliche Einschränkungen und können meist nur in reduzierter Form am gewohnten Leben teilnehmen. Der Verlust von Autonomie und das Gefühl von Abhängigkeit führen oft zu einer Minderung des Selbstwerts und der menschlichen Würde. Physiotherapeutinnen und -therapeuten verfügen über zahlreiche Fähigkeiten. Sie können Menschen in dieser Phase ihres Lebens therapeutisch begleiten. Denn: Physiotherapie im Bereich der Palliation und des Hospizwesens dient dem Erhalt von elementaren Lebensfunktionen. Sie fördert nachweislich die Lebensqualität der Betroffenen.

Atemtherapie, basale Stimulation, Lagerung zur Dekubitusprophylaxe, Förderung der Beweglichkeit und Mobilität sind einige Beispiele, die im Rahmen der physiotherapeutischen Begleitung und Betreuung schwer kranker und sterbender Patientinnen und Patienten zur Anwendung kommen. Aber auch die Beratung der Angehörigen nimmt einen besonderen Stellenwert ein.

Wir, die Präsidentinnen der Berufsverbände *Physio Austria, PHYSIO-DEUTSCHLAND* und *Physioswiss* sind stolz, dieses vorliegende, aus unserer Sicht gelungene Werk mit einem Geleitwort in die Veröffentlichung begleiten zu dürfen. Das Buch liefert einen wertvollen Beitrag für die Ausgestaltung der Rolle, die die Physiotherapie in der Palliative Care zur Erhaltung der Lebensqualität der Betroffenen spielt.

Constance Schlegl
Präsidentin *Physio Austria*
Andrea Rädlein
Präsidentin *PHYSIO-DEUTSCHLAND*
Mirjam Stauffer
Präsidentin *Physioswiss*

Vorwort

In den letzten Monaten und in den letzten (wenigen) Jahren wurde in der Öffentlichkeit oft über Sterben und Tod und, wenn auch nicht immer vordergründig, über Lebensqualität am Lebensende gesprochen und berichtet.

Die Covid-19-Pandemie hat viele Menschen, die sich vielleicht noch wenig, nicht oder schon lange nicht mehr mit dem Thema "Lebensende" beschäftigt haben, dazu gebracht, sich mit Aspekten des Sterbens auseinanderzusetzen. Zudem wurden in Deutschland und Österreich Urteile der obersten Gerichtshöfe veröffentlicht, die viele Menschen dazu brachten, sich mit Fragen des eigenen Lebensendes, der Selbstkontrolle und den eigenen Bedürfnissen zu beschäftigen. Im Zuge all dieser Entwicklungen erhielt auch die Hospiz- und Palliativversorgung eine immer größere Aufmerksamkeit. Immer mehr Forderungen werden laut, die palliative Begleitung deutlich auszubauen und für eine ausreichende Finanzierung zu sorgen: sowohl die palliative Versorgung in spezialisierten Einrichtungen zu erweitern (z.B. in Hospizen oder Palliativstationen) als auch Kompetenzen der Palliativversorgung in Einrichtungen der Grundversorgung zu implementieren (z.B. in Krankenhäusern, Alten- und Pflegeheimen, bei der Betreuung zu Hause etc.).

Betrachtet man Hochrechnungen, so werden wir im Jahr 2040 damit rechnen müssen, 42% mehr Palliativpatienten zu begleiten als heute. Der demografische Wandel und das (längere) Überleben (in chronischen Stadien) vieler Erkrankungen, an denen Menschen noch vor wenigen Jahren gestorben wären, wird der Physiotherapie in absehbarer Zeit erweiterte Aufgaben und vor allem einen anderen Fokus abverlangen.

Eine weitere Herausforderung im Rahmen dieses gesellschaftlichen Wandels ist der so oft zitierte „Pflegenotstand".

Was sind die daraus notwendigen Schlüsse? Werden wir noch mehr stationäre Einrichtungen bauen, in denen wir Patientinnen und Patienten versorgen?

Die vorsichtige Antwort auf diese komplexe Herausforderung wird sein: Auch solche Einrichtungen werden vermehrt benötigt. Nötig sein wird aber auch ein Wandel in der Haltung der Gesellschaft sowie der Hospiz- und Palliativversorgung. Die Engländerinnen Rebecca Tiberini (eine Mitautorin dieses Buches) und Heather Richardson haben vor wenigen Jahren eine wichtige Publikation geschrieben. In „Rehabilitative Palliative Care. Enabling people to live fully until they die. A challenge for the 21st century" beschreiben die beiden, dass wahres bedürfnisorientiertes Vorgehen auf den Wünschen der Betroffenen fußt. Die meisten schwerkranken und sterbenden Patienten und Patientinnen äußern ihre Bedürfnisse und Wünsche dahingehend, dass sie bis zuletzt so selbstständig und aktiv wie möglich leben möchten und nicht von anderen abhängig sein wollen.

Wir können Menschen bis zuletzt – auch körperlich – befähigen. Dies ist eine Aufgabe aller Professionen wie auch des Ehrenamtes – und nicht nur eine Aufgabe der Berufe, die man per se mit „Rehabilitation" verbindet. Die Rolle der Physiotherapeutinnen und Physiotherapeuten wird dadurch jedoch eine zentrale und wichtige Position einnehmen.

Wohin geht nun die Reise? In eine weiterhin primär versorgende Welt, in der durch die gut finanzierte Regelversorgung Passivität und Abhängigkeit vorherrschen? Oder in eine selbstbefähigende und ressourcenfördernde Begleitung? Auch wenn der Blick in Glaskugeln keine Sicherheit bietet, so kann davon ausgegangen werden, dass der Gesellschaft und uns als Profession nichts anderes übrigbleiben wird, als alles daranzusetzen, dass die Zeit der Selbstständigkeit und Selbstbefähigung so lange wie möglich und die Zeit der Pflegebedürftigkeit so kurz wie möglich gestaltet werden kann. Und das ist eine Chance.

Dieses Buch möchte dabei helfen, dass die Arbeit unseres Berufs und die Arbeit, die in der Palliativversorgung generell geschieht, immer mehr dem entspricht, was sich Patientinnen, Patienten und deren Angehörige wünschen und was zu einer guten Lebensqualität am Lebensende beiträgt.

In dieser zweiten Auflage haben wir dem Thema „Ressourcen trotz schwerer Erkrankung“ besondere Beachtung geschenkt. Die Beiträge wurden erweitert und zahlreiche neue Themen aufgenommen. So gibt es ganz neue Kapitel zu den Themen ICF, Training und Gruppentherapie in der Palliative Care, Obstipation, therapeutische Arbeit und Kommunikation mit Menschen mit demenziellen Erkrankungen oder auch Physiotherapie für Menschen mit schwersten neurologischen Erkrankungen. Auch die Pädiatrie und die Trauer haben in diesem Buch einen wichtigen Stellenwert erhalten.

Zudem haben wir eine Ergotherapeutin, eine Diätologin und eine Logopädin gebeten zu beschreiben, warum und wann diese Berufsgruppen besonders gefordert sind in der Begleitung von schwerkranken Menschen und deren An- und Zugehörigen. Weiterhin haben wir ärztliche Therapien wie z.B. medikamentöse Therapie bei vielen Kapiteln ergänzt, um Ihnen auch diese wichtigen Hintergrundinformationen nahezubringen. Da wir alle in einer hochtechnisierten Welt leben und den Segen von smarten Technologien kennen, haben wir außerdem ein neues Kapitel integriert, in welchem der Autor die Frage beantwortet, wie smarte Technologie die Selbstbefähigung, aber auch die Würde von Menschen am Lebensende unterstützen kann. Neben diesen stark patientenzentrierten Inhalten gibt es viele weitere lesenswerte Beispiele, wie Lehre und Lernen gelingen kann, damit auch zukünftige Generationen von Therapeutinnen und Therapeuten mit dem Thema Palliative Care vertraut werden.

Wir? wünschen Ihnen[1] viel Freude und spannende sowie erkenntnisreiche Momente bei der Lektüre dieses Buches!

Bonn und Wien, im Oktober 2021

Peter Nieland und Rainer Simader

[1] Wir haben uns bemüht, dieses Buch gendergerecht zu verfassen. Zugegeben war dies eine nicht immer leicht umzusetzende Übung. So haben wir uns schließlich dazu entschlossen, quer durch das Buch immer wieder zwischen weiblichen, männlichen und neutralen Sprachformen abzuwechseln.

Danksagung

Diese Herausgeberschaft war eine spannende, bereichernde und berührende zweijährige Reise.

Wie auf vielen Reisen waren auch hier Begegnungen mit den Mitreisenden, viele Gespräche, gelegentliches Innehalten und Aufmunterungen in Zeiten, in denen eine Reise auch anstrengend sein kann, äußerst hilfreich, um das Ziel zu erreichen.

Ganz besonders möchten wir unserer „Reiseleiterin“ im Elsevier Verlag danken (Reiseleiter heißen im Verlag übrigens Projektmanager). Ines Mergenhagen hat bereits die erste Auflage begleitet, und wir danken ihr herzlich, dass sie sich bereit erklärt hat, auch diese zweite Auflage zu betreuen. Ihre Genauigkeit, ihre Konstanz, ihre Klarheit, ihr echtes Interesse und, über allem, ihre Fähigkeit genau zu erkennen, wann wer etwas braucht, machte sie zur besten Reiseleiterin, die man sich wünschen kann. Im Übrigen würde Ines mit diesen Fähigkeiten ganz wunderbar in die Hospiz- und Palliativversorgung passen …

Es waren und sind noch zahlreiche weitere Personen beteiligt. Elisa Imbery aus dem Elsevier Verlag, die die erste Planung und die Genehmigung des Buches verantwortet. Astrid Wieland und auch Gerlinde Supplitt, die als Redakteurinnen mit ihrem feinen Gespür für Sprache das Buch reifen ließen und uns Herausgeber sehr entlastet haben. Dank auch an Dietmar Radünz, der die Abbildungen bearbeitet bzw. erstellt hat und an Andreas Rumpf, der sich des Themas "Abbildungsrechte" angenommen hat. Neben diesen Menschen gibt es noch viele weitere, die im Verlag im Hintergrund arbeiten: Assistent*innen, Mitarbeiter*innen aus Marketing und Verkauf – und viele mehr. All Ihnen und Euch gilt unser herzlicher Dank. Ein tolles interdisziplinäres Team.

Wir danken Jenny Taylor, dass sie uns, den beiden verbliebenen Herausgebern, das Vertrauen geschenkt hat, dieses Buch nach ihrer Pensionierung weiterzuentwickeln. Ihre Weisheit und Finesse, die sie als Herausgeberin der ersten Auflage in dieses Buch eingebracht hat, hat uns in der zweiten Auflage enorm geholfen.

We thank Jenny Taylor for her trust in both of us remaining editors to proceed with this book after her retirement. The wisdom and finesse she used as editor of the first edition helped us enormously in creating this second edition.

Danke an alle Autorinnen und Autoren dieses Buches. In Summe sind es 40 Menschen aus 7 Ländern, die geduldig mit uns als Herausgebern waren und von denen wir alle so viel lernen dürfen. Das Schreiben von Artikeln und Büchern ist viel Arbeit. Dieses Buch ist in der „Hochphase“ der Covid-19-Pandemie entstanden, in der die Autorinnen und Autoren vor äußerst herausfordernden Situationen standen – mit all ihren gesundheitlichen, emotionalen und zeitlichen Dimensionen. Umso größer ist unser Dank, dass sie so verlässliche Partnerinnen und Partner an unserer Seite waren. Das wissen wir sehr zu schätzen.

Wir danken Ihnen, liebe Leserin und lieber Leser, für den Erwerb dieses Buches und dafür, dass Sie unermüdlich, voller Interesse und Empathie immer wieder aufzeigen, welche Möglichkeiten die Physiotherapie für Menschen am Ende des Lebens hat.

Und schließlich möchten wir noch einem Menschen danken und ihn würdigen. Leider konnte er sich bei dieser zweiten Auflage nicht mehr beteiligen. Jacob van den Broek war Physiotherapeut und ehemaliger Leiter der Task Force Physiotherapy der Europäischen Palliativgesellschaft (EAPC). Jacob ist 2017 viel zu früh gestorben. Er hat uns alle mit seiner charismatischen, freundlichen, zugewandten und mutigen Art unterstützt und hat sehr viel für die Physiotherapie in der Palliative Care getan.

Wien und Bonn, im Sommer 2021
Rainer Simader und Peter Nieland

Herausgeber und Autorinnen und Autoren

Herausgeber

Peter Nieland, Physiotherapeut; Leiter des Therapiezentrums für Physiotherapie, Ergotherapie und Logopädie im Helios Klinikum Bonn/Rhein-Sieg; Leiter der Sektion Physiotherapie, Ergotherapie und Logopädie der Deutschen Gesellschaft für Palliativmedizin; Bonn, Deutschland

Rainer Simader, Physiotherapeut, Tanz- und Ausdruckstherapeut; Gründer des fachlichen Netzwerkes Physiotherapie in der Palliative Care, PhysioAustria; Leiter des Bildungswesens bei Hospiz Österreich (Dachverband aller österreichischen Hospiz- und Palliativeinrichtungen); Mitglied des Leitungsteams und Leiter der Vertiefungsstufe für medizinisch-therapeutische Berufe des Universitätslehrganges Palliative Care; Wien, Österreich

Beitragsautoren und Beitragsautorinnen

Bausewein, Claudia, Professorin für Palliativmedizin und Direktorin der Klinik und Poliklinik für Palliativmedizin am LMU Klinikum München, Deutschland; Präsidentin der Deutschen Gesellschaft für Palliativmedizin

Broek, van den, Jacob†, Physiotherapeut mit Spezialisierung in Palliative Care am Hospice kuria, Amsterdam, Niederlande

Cobbe, Sinead, Physiotherapeutin am Milford Care Centre, Limerick, Irland

Coe, Kristina, Physiotherapeutin mit Spezialisierung in Neuro-Onkologie am The Christie NHS Foundation Trust, Manchester, Großbritannien

Dahlin, Ylva, leitende Physiotherapeutin der operativen und onkologischen Abteilung am Karolinska Universitäts Hospital, Stockholm, Schweden

Domkar, Susanne, Diätologin mit Schwerpunkt Geriatrie und Palliative Care in der Fachstelle Qualität und Innovation der Caritas der Erzdiözese, Wien, Österreich

Eidenberger, Margit, Mag. Dr., Physiotherapeutin mit Spezialisierung in Onkologie und Manueller Lymphdrainage an der Fachhochschule für Gesundheitsberufe Oberösterreich, Steyr, Österreich

Emery, Henry A., Physiotherapeut MScPT, Akupunkteur SBO-TCM und osteopathischer Therapeut D.O.T., MAS in Palliative Care, Therapie im Park-Hotel, Bad Zurzach, Schweiz

Eva, Gail, Dr., Dozentin für Ergotherapie, Oxford Brookes University, Oxford, Großbritannien

Fiechter Lienert, Brigitte, Physiotherapeutin; Dozentin für Physiotherapie und verantwortlich für internationale Beziehungen am Bachelor Studiengang Physiotherapie an der Zürcher Hochschule für Angewandte Wissenschaften, Winterthur/Schweiz

Förster, Annika, Ergotherapeutin (B.Sc.), Berufspädagogin (M.A.), Ausbildungsleitung der Fachschule für Ergotherapie am Lippe-Institut in Bad Lippspringe, Deutschland. Mitglied der Arbeitsgruppe "Ergotherapie in der Palliativversorgung" des Deutschen Verbandes der Ergotherapeuten. Vertreterin der Sektion Ergotherapie in der Deutschen Gesellschaft für Palliativmedizin

Fröhlich, Martina, MSc, Physiotherapeutin und Referentin mit Spezialisierung Demenz; zertifizierte Validationstrainerin, Steyr, Österreich

Gadinger, Erna, Physiotherapeutin, MSc Palliative Care in der Pädiatrie, MOMO Kinderhospiz und Kinderpalliativteam, zertifizierte Kindertrauerbegleiterin, Wien, Österreich

Gompelmann, Daniela, Professorin und Leiterin Interventionelle Bronchologie, Klinische Abteilung für Pulmologie, Medizinische Universität, Wien, Österreich

Goodhead Andrew F., Seelsorger und Leiter des Spiritual Care Teams am St Christopher's Hospice, London, Großbritannien

Grünberger, Elisabeth, Psychotherapeutin; Physiotherapeutin; akademische Gerontologin; Mediatorin; Wien, Österreich

Hewitt, Bronwen, Physiotherapeutin, Leiterin der ambulanten Physiotherapie mit Schwerpunkt Onkologie und muskuloskelettale Physiotherapie. Liverpool Hospital, Australien

Jaspers, Birgit, Dr. rer. medic., Philosophin; Germanistin; Medizinwissenschaftlerin; freiberufliche Referentin für ethische Fragen der Palliativmedizin; wissenschaftliche Mitarbeiterin an den Lehrstühlen für Palliativmedizin der Universität Bonn, Abteilung für Palliativmedizin, Universitätsklinikum Bonn, und der Abteilung für Palliativmedizin, Universitätsmedizin Göttingen, Deutschland

Lippka-Zotti, Michael-M., Sozialarbeiter; Kommunikationstrainer; Lebens-, Sterbe- und Trauerbegleiter; Autor, Linz, Österreich

Loder-Fink, Brigitte, MSc, Ergotherapeutin mit Spezialisierung im Fachbereich Geriatrie und Dozentin an der Fachhochschule JOANNEUM, Institut für Ergotherapie, Bad Gleichenberg, Österreich

Malcolm, Lorna, Physiotherapeutin und Leiterin des mobilen Pflegeteams am St Christopher's Hospice, London, Großbritannien

Marotzki, Ulrike, Prof. Dr., Professur für Ergotherapie, Leitung Masterstudiengang Ergotherapie/Logopädie/Physiotherapie an der HAWK Hildesheim, Holzminden, Göttingen, mit Sitz in Hildesheim, Deutschland

Masel, Eva, Assoc. Prof.^in Priv. Doz.^in Dr.^in med. et scient. med. MSc, Fachärztin für Innere Medizin, Spezialisierung in Palliativmedizin, stellvertretende Leiterin der klinischen Abteilung für Palliativmedizin am Allgemeinen Krankenhaus Wien, Medizinische Universität Wien, Vorstandsmitglied der Österreichischen Palliativgesellschaft

Morandell, Martin, Dipl. Ing., Informatiker und akad. Experte für assistierende Technologien; ehrenamtlicher Hospizbegleiter; CEO Smart in Life e.U., Innsbruck, Österreich

Müllauer, Eva, Physiotherapeutin, Fachbereichsleiterin Therapie der Klinik Floridsdorf, Wien, Österreich

Müller, Monika, Fachbuchautorin, Therapeutin, Supervisorin, Fortbildnerin, geschäftsführende Herausgeberin des Fachmagazins LEIDfaden und der Edition Leidfaden (Vandenhoeck & Ruprecht)

Norman, Kate, Physiotherapeutin am St Christopher's Hospice, London, Großbritannien

Obrist, Monika, Pflegefachfrau Palliative Care, Präsidentin palliative ch 2016–2020

Pelttari, Leena, Mag.^a MSc, Palliative Care, Geschäftsführerin Dachverband Hospiz Österreich; Vorsitzende des Steuerungsgremiums Universitätslehrgang Palliative Care; Wien, Österreich

Preiser, Daniel, MSc, Physiotherapeut und Dysphagietherapeut mit Spezialisierung im Bereich Neurorehabilitation in allen Phasen, Wien, Österreich

Radbruch, Lukas, Professor für Palliativmedizin, Chefarzt und Leiter des Zentrums für Palliativmedizin am Helios Klinikum Bonn, Deutschland; ehemaliger Präsident der deutschen Gesellschaft für Palliativmedizin

Reckinger, Klaus, Facharzt für Innere Medizin, Palliativmedizin; leitender Arzt der Klinik für Palliativmedizin, Elisabeth Krankenhaus Recklinghausen; Schmerztherapeut; Supervisor und Coach; Direktor der GILDAS Akademie Herten, Deutschland

Rieck, Harald, Facharzt für Neurologie und Arzt für Allgemeinmedizin, Oberarzt für Neurorehabilitation in Waidhofen/Ybbs, Praxis mit Spezialisierung in Neuro-Geriatrie in Steyr, Österreich

Sales Prado, Monja, MSc, Physiotherapeutin mit Spezialisierung Pädiatrie und Palliative Care, 3bewegt, Gerlingen, Deutschland

Schönleiter, Wolf, Diplom-Soziologe; Lehrbeauftragter an der Fachhochschule Hamburg; freiberuflicher Supervisor/Coach (DGSv), St. Augustin/Bonn, Deutschland

Sheill, Grainne, Physiotherapeutin, St James's Hospital Dublin und Research Fellow, Trinity College Dublin, Irland

Surges, Séverine, Dr., Fachärztin für Allgemeinmedizin mit Zusatzbezeichnung in Palliativmedizin, Klinik für Palliativmedizin Universitätsklinikum Bonn, Deutschland.

Talbot-Rice, Helena, Physiotherapeutin, Leiterin der Abteilung med. Fachberufe und Rehabilitation am St Christopher's Hospice London, Großbritannien

Taylor, Jenny, Physiotherapeutin in beratender Funktion und ehemalige Leiterin der Abteilung med. Fachberufe am St Christopher's Hospice London, Großbritannien; Mitbegründerin und erste Vorsitzende der Task Force Physiotherapie der EAPC

Tiberini, Rebecca, Physiotherapeutin mit Spezialisierung in Palliative Care; Strategy and Integration, Director am St Michael‘s Hospice, St. Leonard‘s on Sea, Großbritannien

Tillmann, Ronja, Logopädin, MSc Therapiewissenschaften und Fachtherapeutin für Dysphagie, Tätigkeitsschwerpunkte Neurologie, Geriatrie und Palliative Logopädie bei der Christophorus-Kliniken GmbH Coesfeld | Dülmen | Nottuln, Deutschland

Zimmermann, Franziska, MSc, Logopädin mit Spezialisierung für Sprach- und Kommunikationsstörungen im Kindesalter in ambulanter Praxis in Oldenburg, Deutschland, und Lehrbeauftragte an der HAWK Hildesheim, Holzminden, Göttingen, mit Sitz in Hildesheim, Deutschland

Abkürzungen

((### please set abbreviations in usual layout, .i.e. not as a table! Thanks, Ines ###AAL Active & Assisted Living

AAPV allgemeine ambulante Palliativversorgung
ACBT Active Cycle of Breathing Technique
ACSM American College of Sports Medicine
ACP Advance Care Planning
ACT Acceptance and Commitment-Therapie
AD Alzheimer-Krankheit (engl. Alzheimer Disease)
ADL Alltagsaktivitäten (engl. activities of daily living)
AECOPD akute Exazerbation der COPD
ALS amyotrophe Lateralsklerose
ASD Vorhofseptumdefekt (engl. atrial septal defect)
ASTE Ausgangsstellung
AVK arterielle Verschlusskrankheit
AWMF Arbeitsgemeinschaft der Wissenschaftlichen Medizinischen Fachgesellschaften e.V.
BAG Bundesamt für Gesundheit (Schweiz)
BAI Beck-Anxiety Inventory (Beck-Angst-Inventar)
BESD Beurteilung von Schmerzen bei Demenz
BGM Bindegewebsmassage
BIPAP bilevel positive airway pressure
BISAD Beobachtungsinstrument für das Schmerzassessment bei alten Menschen mit Demenz
BMI Body Mass Index
BWS Brustwirbelsäule
CAM Confusion Assessment Method
CF cystische Fibrose
COPD chronisch-obstruktive Lungenerkrankung
CP Credit Points
CRQ chronic respiratory questionnaire
CT Computertomografie
DGP Deutsche Gesellschaft für Palliativmedizin
DOS Delirium Observatie Screening
DS-DAT Discomfort Scale for Dementia of Alzheimer Type
EAPC Europäische Palliativgesellschaft
ECTS European Credit Transfer and Accumulation System
EEG Elektroenzephalogramm
EFA Early Functional Abilities Scale
EKG Elektrokardiogramm
ESAS Edmonton Symptom Assessment System
FEES fiberendoskopische Evaluation des Schluckens
FIM Test zur Messung der funktionellen Unabhängigkeit) (engl. Functional Independence Measure)
FTLD frontotemporale Lobärdegeneration
GMFM Gross motor function measure
GMFMS Gross motor function measure scale
HADS Hospital Anxiety and Depression Score
HAM-A Hamilton Anxiety Rating Scale (Hamilton-Angst-Skala)
HAWK Hochschule für angewandte Wissenschaft und Kunst
HFR Herzfrequenz
HIV humanes Immundefizienz-Virus
IAK intermittierende apparative Kompression
IAPHC International Association for Hospice and Palliative Care
IBV intrabronchiale Ventile
ICD Internationale Klassifikation der Krankheiten
ICF Internationale Klassifikation der Funktionsfähigkeit, Behinderung und Gesundheit (International Classification of Functioning, Disability and Health (ICF))
ICIDH International Classification of Impairment, Disability and Handicap
int. interna
ISAAC International Society for Augmentative and Alternative Communication
KPE Komplexe Physikalische Entstauungstherapie
LBD Lewy-Körperchen-Erkrankung
LTOT Langzeitsauerstofftherapie (engl. long-term oxygen therapy)
LWS Lendenwirbelsäule
MBI Maslach Burnout Inventory
MBRK metastatisch bedingte Rückenmarkkompression
MBSR Mindfulness Based Stress Reduction
MCS Minimally Conscious State
MDT Multidisziplinäres Team
MET metabolisches Äquivalent (engl.: metabolic equivalent of task)
MIO maligne intestinale Obstruktion
MIP maximaler inspiratorischer Druck
MLD Manuelle Lymphdrainage
MMST Mini Mental Status Test
MRC Medical Research Council Working Party
MRT Magnetresonanztomografie
NAS Numerische Analogskala
NCCN National Comprehensive Cancer Network
NICE National Institute for Clinical Excellence
NIV nichtinvasive Beatmung

NOTT	Nocturnal Oxygen Therapy Trial Group
NRS	numerische Bewertungs-/Ratingskala (engl. numerical rating scale)
NW	Nebenwirkung
OE	obere Extremität
PAINAD	Pain Assessment in Advanced Dementia
paO_2	Sauerstoffpartialdruck
PAR-Q	Physical Activity Readiness Questionnaire
PCA	patient-controlled analgesia
PEP	positive exspiratory pressure
PET	Positronenemissionstomografie
PPA	primär progressive (nicht-flüssige) Aphasie
PS	palliative Sedierung
PTH	Praxis trifft Hochschule
QoL	Lebensqualität (engl. quality of life)
QUALID	Quality of Life in Late-Stage Dementia Scale
RL	Rückenlage
RM	Wiederholungsmaximum (engl. repetition maximum)
RPE	Rate of Perceived Exertion (Grad der empfundenen Anstrengung)
SaO_2	Sauerstoffsättigung
SAPV	spezialisierte ambulante Palliativversorgung
SENS	**S**ymptome, **E**ntscheidung, **N**etzwerk, **S**upport
SKIPP	St. Christopher's Index of Patient Priorities
SINS	Spinal Neoplastic Score
STAI	State-Trait Anxiety Inventory
TENS	transkutane elektrische Nervenstimulation
TTS	transdermale therapeutische Systeme
TUG	Timed up and go
UE	untere Extremität
UK	unterstützte Kommunikation
V.	Vena
VAS	visuelle Analogskala
VO_2max	maximale Sauerstoffkapazität
VRS	verbale Schmerzskalierung
WCPT	World Confederation for Physical Therapy
WHO	Weltgesundheitsorganisation
ZHAW	Zürcher Hochschule für Angewandte Wissenschaften
ZVK	Zentralverband der Physiotherapeuten/ Krankengymnasten

Abbildungsnachweis

Der Verweis auf die jeweilige Abbildungsquelle befindet sich bei allen Abbildungen im Werk am Ende des Legendentextes in eckigen Klammern.

F148	International Association for the Study of Pain® (IASP®)
F322	Greenhalgh, S./et al. (2010): Metastatic spinal cord compression (MSCC) key red flags
F323	Smith, C., Hale, L., Olson, K. and Schneiders, A. (2009) 'How does exercise influence fatigue in people with multiple sclerosis?', Disability and Rehabilitation, 21(9), 685-692.
F324	Noble, B., Borg, G., Jacobs, I, Ceci, R. and Kaiser, P (1983) 'A category-ratio perceived exertion scale: relationship to blood and muscle lactates and heart rate', Medicine and Science in Sports and Exercise, 15(6), 523-528
H177-002	Agachan, F./et al.: A constipation scoring system to simplify evaluation and management of constipated patients. In: Diseases of the Colon & Rectum. Volume 39, Issue 6, Pages 681–685. The American Society of Colon and Rectal Surgeons, June 1996.
L141	Stefan Elsberger, Planegg
L157	Susanne Adler, Lübeck
L231	Stefan Dangl, München
M541	Jenny Taylor, London
M542	Bronwen Hewitt, Ashfield
M543	Kristina Coe, Manchester
M544	Eva Müllauer, Wien
M545	Sinead Cobbe, Castleroy Limerick
M546	Peter Nieland, Bonn
M547	Rainer Simader, Wallern
M549	Michael-M. Lippka-Zotti, Linz
O597	M. Scharrenbroich, Bonn
P976	Susanne Domkar, Wien
P977	Prof. Dr. Daniela Gompelmann, Wien
P978	Daniel Preiser, Wien
P979	Monja Sales Prado, Gerlingen
P980	Elisabeth Grünberger, Wien
T440	St. Christophers Hospice, London
W345	Dachverband HOSPIZ Österreich
W798	World Health Organization (WHO), Genf
W825	Greater Manchester and Cheshire Cancer Network

Inhaltsverzeichnis

A Palliative Care und Physiotherapie

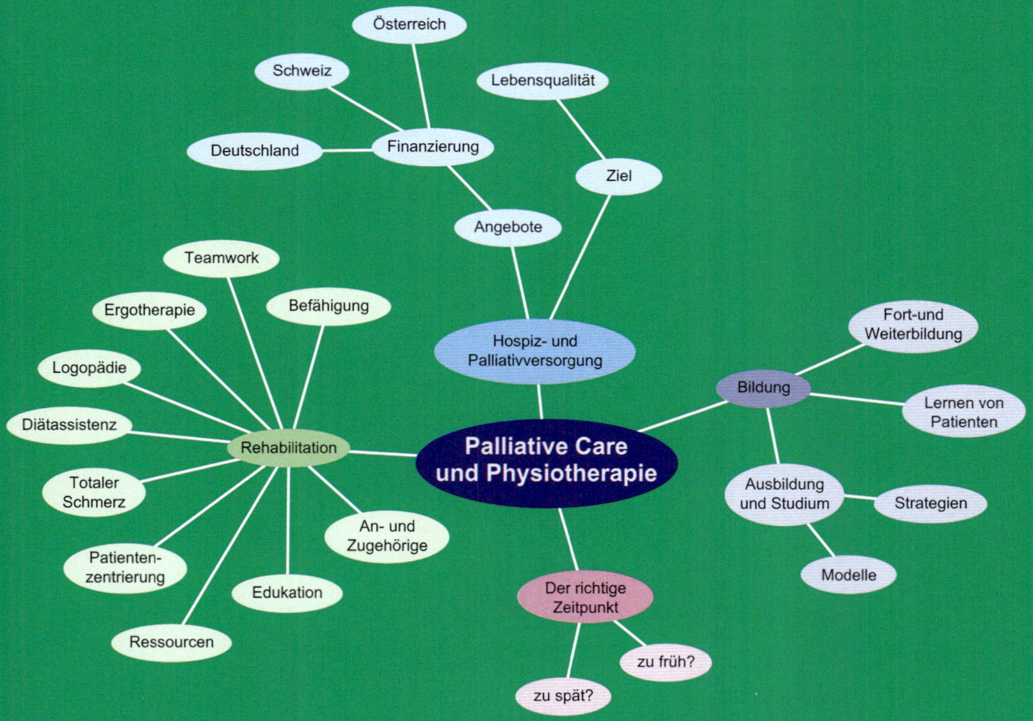

KAPITEL

1

Rainer Simader und Peter Nieland

Was ist Palliative Care?

Die Ursprünge der Palliative Care liegen in den 1960er Jahren. Man hatte erkannt, dass die Kenntnisse über Bedürfnisse und Versorgung von Patienten und Patientinnen am Lebensende in der Medizin nicht einmal als ausreichend bezeichnet werden konnten. Aufgrund eines nicht begrenzt definierten hippokratischen Eides in der Medizin war das Thema „Tod und Sterben" sogar ein Tabu. Auslöser zum Wandel waren in erster Linie Menschen mit Tumorerkrankungen, deren Schmerzen nicht ausreichend gut behandelt wurden. Diese Patienten gaben aufgrund ihrer steigenden Zahl, ihrer Hilflosigkeit und Verzweiflung den Anstoß zu einem Umdenken in der Medizin. Seitdem hat sich die Hospiz- und Palliativversorgung weltweit zu einer wichtigen Bewegung weiterentwickelt.

Über lange Jahre Zeit war die Definition von Palliative Care der Weltgesundheitsorganisation (WHO) maßgeblich: Sie beschreibt Palliative Care *„als einen Ansatz zur Verbesserung der Lebensqualität von Patienten und Patientinnen und deren Familien, die mit Problemen konfrontiert sind, die mit einer lebensbedrohlichen Erkrankung einhergehen: durch Vorbeugen und Lindern von Leiden, durch frühzeitiges Erkennen, genaue Einschätzung und Behandlung von Schmerzen sowie anderen belastenden Beschwerden körperlicher, psychosozialer und spiritueller Art"* (Hospiz Österreich 2020a). Die Europäische Palliativgesellschaft (EAPC) schreibt zudem, dass Palliative Care einen *interdisziplinären Ansatz* verfolgt und an *jedem Ort,* an dem sich Betroffene befinden, verfügbar sein soll (EAPC 2020a).

Diese Definitionen beschreiben wichtige Aspekte, die in der täglichen Praxis auch für Fachkräfte der Physiotherapie eine zentrale Rolle spielen.

Nach über 20 Jahren wurde 2019 eine neue, konsensbasierte Definition der Palliativversorgung veröffentlicht (IAHPC 2019). Radbruch und Jaspers (2021) beschrieben diese in deutscher Sprache:

Palliativversorgung ist die aktive und umfassende Versorgung von Menschen jeden Alters mit schweren gesundheitsbezogenen Leiden infolge schwerer Erkrankung und insbesondere von Menschen nahe am Lebensende. Sie zielt auf eine Verbesserung der Lebensqualität von Patientinnen und Patienten, deren Familien und pflegenden Angehörigen.
Palliativversorgung

- *beinhaltet Prävention, frühe Identifizierung, umfassende Erfassung und Behandlung von körperlichen Problemen einschließlich Schmerz und anderer belastender Symptome, psychologischem und spirituellem Distress oder sozialen Bedürfnissen. Wenn immer möglich, sollte dies evidenzbasiert geschehen;*
- *bietet Unterstützung durch effektive Kommunikation, damit Patientinnen und Patienten die ihnen verbleibende Lebenszeit bestmöglich leben und Patientinnen und Patienten sowie deren Zugehörige Behandlungsziele formulieren können;*
- *kann während des gesamten Krankheitsverlaufs angezeigt sein, orientiert sich am Bedarf von Patientinnen und Patienten;*
- *ist nötigenfalls gemeinsam mit krankheitsmodifizierenden Behandlungsmaßnahmen angezeigt;*
- *kann den Krankheitsverlauf positiv beeinflussen;*
- *beabsichtigt weder den Tod zu beschleunigen noch ihn hinauszuzögern, bejaht das Leben und erkennt das Sterben als natürlichen Prozess an;*
- *bietet Familien und pflegenden Zugehörigen Unterstützung an: während der Erkrankung der Patientinnen und Patienten und in ihrer Trauer nach dem Tod von Patientinnen und Patienten;*
- *respektiert und erkennt kulturelle Werte und Überzeugungen der Patientinnen und Patienten und ihrer Angehörigen an;*

- *kann in allen Bereichen (Aufenthaltsorten und Einrichtungen) und auf allen Ebenen der Gesundheitsversorgung eingesetzt werden (primär bis tertiär);*
- *kann von hauptamtlichen Mitarbeitenden im Gesundheitswesen mit einer Basisausbildung in der Palliativversorgung erbracht werden;*
- *erfordert für die Versorgung von komplexen Fällen spezialisierte Palliativversorgung mit einem multiprofessionellen Team.*

Zielgruppe

Adressaten oder Zielgruppe für Palliative Care sind alle Menschen, die von den Auswirkungen schwerer, lebenslimitierender Erkrankungen betroffen sind. Sterben und Krankheit sind ein systemisches Geschehen und deshalb sind in der Regel nicht nur die Erkrankten selbst, sondern auch deren Familien und Freunde betroffen. Palliative Care bemüht sich, die Bedürfnisse, Ängste und Sorgen all dieser Menschen zu berücksichtigen und in die Begleitung mit einzubeziehen.

Schätzungen zufolge benötigen zwischen 69–82 % aller Menschen spezialisierte oder nicht-spezialisierte Palliativversorgung (Fliss 2014). Jedoch würden alle sterbenden Menschen von einer Haltung profitieren, die der hospizlichen und palliativen Versorgung zugrunde liegt: der Erkenntnis, dass Sterben ein normaler Prozess im menschlichen Leben ist, der Betroffenen- und Ressourcenorientierung, der Haltung, dass das Team eine wichtige Ressource ist und dass Haltung, Wissen und Fertigkeiten für eine gute Begleitung eine unabdingbare „Dreieinigkeit" bilden.

Lebensqualität

Das primäre Ziel der Palliativversorgung ist die Verbesserung der Lebensqualität – sowohl von Patienten und Patientinnen als auch von deren An- und Zughörigen. Beim aufmerksamen Lesen ist sicher aufgefallen, dass in der Definition der WHO die Begriffe „Tod" und „Sterben" nicht vorkommen. Dies ist insofern von Bedeutung, als Tod und Sterben als integraler Bestandteil des Lebens und als natürlicher Prozess betrachtet werden. **Lebensqualität** bis zuletzt, der **Fokus auf „noch leben können"** und die Möglichkeit, dass schwer kranke und sterbende Menschen noch **so aktiv wie möglich sein können,** sind von zentraler Bedeutung. Immer unter der Prämisse, dass nur die Erkrankten selbst definieren können, was Lebensqualität bedeutet. Sollte sich ein erkrankter Mensch diesbezüglich nicht mehr äußern können, so sind alle ihn begleitenden Menschen aufgefordert, die mutmaßlichen Wünsche des bzw. der Erkrankten zu berücksichtigen, damit diese individuelle Qualität so gut wie möglich erzielt werden kann. Dame Cicely Saunders, eine der Begründerinnen des modernen Hospizwesens und Gründerin des St. Christopher's Hospice in London, einem der bekanntesten Hospize weltweit, prägte schon früh den folgenden Ausspruch, der nach wie vor Gültigkeit hat und Leitsatz für alles ist, was unter dem Schirm der Palliative Care und des Hospizwesens subsumiert werden kann: *„Sie sind wichtig, weil Sie eben Sie sind. Sie sind bis zum letzten Augenblick Ihres Lebens wichtig, und wir werden alles tun, damit Sie nicht nur in Frieden sterben, sondern auch bis zuletzt leben können."*

Erkrankungen

Die Palliative Care hat sich also aus der schlechten Versorgung von Menschen mit Krebserkrankungen entwickelt. Bis heute wird Palliative Care oft mit Tumorerkrankungen am Lebensende assoziiert. Menschen mit Krebserkrankungen sind auch heute noch die häufigsten in der Palliativversorgung behandelten und begleiteten Personen. Dennoch ist Palliativ- und Hospizbegleitung für Menschen mit jedweder Erkrankung verfügbar, egal welche Zustände zu herausfordernden medizinischen, psychischen, sozialen und spirituell-existenziellen Situationen führen. Auch das Lebensalter der Betroffenen spielt keine Rolle. Dank einer zunehmenden Anzahl an Lehrstühlen für Palliativmedizin und Palliative Care, aufgrund einer verbesserten Fort- und Weiterbildung und weil in vielen Grundausbildungen der in der Palliative Care relevanten Berufsgruppen das Thema unterrichtet wird, kommt es zu differenziertem Fachwissen und Angeboten für ein breites Krankheitsspektrum. So befasst sich z. B. die Neuropalliation mit der palliativen Begleitung von

Menschen mit neurologischen Erkrankungen, die palliative Geriatrie wiederum mit speziellen Bedürfnissen am Ende des Lebens von hochaltrigen Menschen. Auch palliative Bedürfnisse von Menschen mit kognitiven Beeinträchtigungen oder etwa mit Herz- und Atemwegserkrankungen erhalten zunehmend mehr Aufmerksamkeit. Dies geht auch aus den Tätigkeitsberichten verschiedener Arbeitsgruppen der Europäischen Palliativgesellschaft hervor (EAPC 2020b).

Die Fortschritte der modernen Medizin, aber auch Lebensstilveränderungen tragen dazu bei, dass Menschen immer länger leben – allerdings nicht automatisch gesünder. Immer mehr chronisch Kranke und Menschen, die schwere Erkrankungen mit erheblichen Spätfolgen überleben, sowie hochaltrige und multimorbide Menschen bedürfen im Rahmen der Palliative Care, des Hospizwesens und auch der Physiotherapie erhöhter Aufmerksamkeit und Kompetenz (Simader 2020).

Ursachen und Auswirkungen von Symptomen und Erkrankungen

Palliative Care analysiert und unterstützt auf verschiedenen Ebenen. Körperliche, psychische, soziale und spirituell-existenzielle Faktoren können einerseits zu Problemen führen, andererseits aber auch zur Verbesserung der Situation beitragen. Cicely Saunders hat dieses Denkmodell als „Total Pain"-Modell beschrieben (Saunders 1963). Heute weiß man, dass nicht nur Schmerz vor dem Hintergrund dieser vier Dimensionen betrachtet werden sollte, sondern auch andere Symptome (z. B. Atemnot) sehr gut innerhalb dieser wechselseitigen und systemischen Betrachtungsweise begleitet werden können.

Ein weiteres wichtiges Modell, das zwar nicht in der Definition der WHO vorkommt, aber ebenso innerhalb der WHO entstanden ist, ist die Internationale Klassifikation der Funktionsfähigkeit, Behinderung und Gesundheit (ICF). Die ICF (➤ Kap. 9) besagt, dass Erkrankungen nicht nur auf der Ebene der Strukturen Symptome verursachen und diese zu einer beeinträchtigten Lebensqualität führen, sondern dass die Lebensqualität auch durch Einschränkungen auf der Aktivitätsebene und hinsichtlich der Verminderung der sozialen Teilhabe (Partizipation) beeinträchtig wird. Im Umkehrschluss verbessert sich die Lebensqualität von schwer Erkranken und Sterbenden nicht nur, wenn Symptome gelindert werden, sondern auch dann, wenn ein höheres Aktivitätsniveau erreicht und die Partizipation verbessert wird. Hier spielen Fachkräfte für körperorientierte Therapien, z. B. Physiotherapie, Ergotherapie und Logopädie, eine besondere Rolle und haben zum Teil ein Alleinstellungsmerkmal.

⚠ BEACHTE

Die Abwesenheit von Symptomen ist nicht gleichzusetzen mit einer verbesserten Lebensqualität.

Diese Berufsgruppen ermöglichen unter anderem über körperliche Aktivität soziale Teilhabe. Dies ist angesichts der essenziellen Ängste und Wünsche von Menschen mit lebenszeitbegrenzenden Erkrankungen ein äußerst wichtiger Ansatz.

Der frühzeitige Einsatz von Palliative Care

Gemäß WHO- und IAPHC-Definition soll Palliative Care frühzeitig eingesetzt werden. Immer noch wird Palliative Care mit der allerletzten Lebensphase assoziiert und die Kurativ- und lindernde Medizin, also die Palliativmedizin, als Gegenspieler gesehen. Es besteht in vielen Bereichen der Versorgung von Menschen mit schweren Erkrankungen jedoch ein Konsens darüber, dass sich diese beiden Richtungen nicht ausschließen, sondern gegenseitig unterstützen können. Bei vielen Erkrankungen sind bei Diagnosestellung die Krankheitsverläufe nicht eindeutig absehbar. Es ist nicht immer klar, ob eine Erkrankung tatsächlich zum Tod eines Menschen führen wird. Und selbst wenn eine Erkrankung in absehbarer Zeit zum Versterben führt, ist unklar, wann dieser Zeitpunkt gekommen sein wird. Selbst Spezialisten sagen, dass manche Menschen länger, manche kürzer als erwartet gelebt haben und andere „zum erwarteten Zeitpunkt" gestorben sind. „Zeit" ist zudem eine sehr subjektive Empfindung, gerade im Kontext des bevorstehenden Lebensendes, und kann objektiv auch nur retrospektiv definiert werden. Insofern ist „konkrete Zeit" nur ein bedingt sinnvoller

Entscheidungsparameter im Zusammenhang mit der Frage, wann Palliative Care begonnen werden soll. Viele Erkrankungen gehen ab Diagnosestellung nicht nur mit spezifischen körperlichen Symptomen einher, sondern fordern und überfordern Erkrankte und deren An- und Zugehörige auf einer emotionalen, sozialen und spirituell-existenziellen Ebene und stellen auch die Versorgung und Begleitung unter Umständen vor eine große Herausforderung. Aus diesen Gründen ist der frühzeitige Einbezug von Palliativexperten und/oder ehrenamtlichen Hospizbegleitern sinnvoll, da sie Entlastung bringen können. Bei unklaren Krankheitsverläufen und je nach Bedürfnissen der Erkrankten kann eine kurative und palliative Behandlung Hand in Hand gehen oder je nach Situation jeweils die Führung übernehmen, und zwar bis zum Lebensende, wo dann die palliativen Ansätze überwiegen oder ausschließlich vorhanden sind.

Rehabilitative Palliative Care

In angloamerikanischen Ländern sind Physiotherapie und weitere Fachberufe etablierter Bestandteil der Hospiz- und Palliativversorgung, auch in federführenden Positionen. Unter deren Leitung etabliert sich zunehmend die sogenannte „rehabilitative Palliative Care“, die auf zwei wichtigen Faktoren basiert:

1. auf den Bedürfnissen von Patientinnen und Patienten: Zu deren Hauptängsten zählt die Sorge, anderen zur Last zu fallen, die Angst vor nicht ausreichend kontrollierten Symptomen und auch die Angst vor dem Verlust der Selbstständigkeit. Hier spielen vor allem die rehabilitativen und aktivitätsfördernden Angebote eine signifikante Rolle, um solche Ängste abzumildern und die Lebensqualität zu verbessern;
2. auf der demografischen Entwicklung und der Veränderung von Erkrankungen: Es werden immer mehr hochaltrige Menschen mit immer mehr chronischen Erkrankungen den Weg zu Physiotherapeuten finden, egal, ob diese in der spezialisierten Palliativversorgung tätig sind, in Einrichtungen der Grundversorgung oder in der freien Praxis. Die Physiotherapie und die weiteren rehabilitativen Fachbereiche werden und sollten hier eine signifikante Rolle spielen, damit Menschen so lange wie möglich mit so wenig Behinderung und so wenig Pflegebedarf wie möglich leben können (➤ Kap. 2). In der politischen und gesellschaftlichen Diskussion wird das Lebensende zunehmend mit dem Pflegebedarf assoziiert.

Die rehabilitative Palliative Care muss in diesem Kontext mitdiskutiert werden, denn sie symbolisiert das andere Spektrum neben der „passiven Versorgung“ von Menschen am Lebensende. Dies ist insbesondere wichtig, da auch die Schätzungen, wie viele Menschen Palliativversorgung in Zukunft brauchen werden, sehr hoch sind. Etkind et al. (2017) beschreiben die Auswirkung dieser Entwicklung und prognostizieren eine 42-prozentige Zunahme von Menschen, die im Jahr 2040 Palliativbetreuung benötigen. Rehabilitative Palliative Care ist aber nicht nur Aufgabe der Therapieberufe, sondern erfordert die Umsetzung durch das gesamte multiprofessionelle Team (➤ Kap. 2).

Wo findet Palliative Care statt?

Nach Einschätzung der EAPC (EAPC 2020b) soll palliative Begleitung überall dort stattfinden, wo Menschen versterben bzw. versterben werden und möchten. Die **spezialisierte Versorgung** hat ihre Ursprünge in spezialisierten Einrichtungen. Hospize und Palliativstationen waren und sind diese Spezialzentren mit Fokus auf stationärer Versorgung. Viele Befragungen zeigen, dass Menschen am liebsten zu Hause sterben möchten. Aus diesem Grund, aber auch weil stationäre Versorgung nicht immer zwingend notwendig, machbar und vor allem auch deutlich aufwendiger ist, gehören diesen Spezialzentren oft auch mobile Palliativteams an, die Menschen zu Hause (dazu gehören übriges auch Alten- und Pflegeheime) betreuen. Auch wenn noch wenig entwickelt, gehören neben den stationären und ambulanten Palliativdiensten auch teilstationäre Einrichtungen (z. B. Tageshospize) und palliative Konsiliardienste in Kliniken zur spezialisierten Hospiz- und Palliativversorgung. Diese „Erfolgsstory“ der spezialisierten Versorgung hat dazu geführt, dass sowohl in Deutschland als auch in Österreich die spezialisierte Hospiz- und Palliativversorgung in allen bzw. vielen Regionen gut bzw. sehr gut verankert ist. Dies wird auch im jährlich erscheinenden EAPC Atlas of Palliative Care in Europe (Arias-Casais 2019) deutlich, der einen sehr guten Überblick über die Hospiz- und Palliativversorgung in vielen Ländern gibt und diverse Statistiken zu Tod und Sterben zur Verfügung stellt. Dennoch ist der Bedarf in Summe noch nicht gedeckt. Weitergehende Informationen zu den landestypischen Einrichtungen und Versorgungsangeboten finden Sie in ➤ Kapitel 7.

Begrifflichkeiten der spezialisierten Hospiz- und Palliativversorgung

Palliativstation: Die Palliativstation ist eine Abteilung eines Krankenhauses, die die Symptomkontrolle bei schwer kranken und sterbenden Menschen zum Ziel hat. Die Hauptindikation für die Aufnahme in eine Palliativstation ist ein akuter medizinischer Grund, der den Verbleib am aktuellen Wohnort (z. B. zu Hause oder im Pflegeheim) nicht mehr erlaubt. Ziel ist es, die Patientinnen und Patienten nach erfolgter Behandlung wieder nach Hause oder, falls dies nicht möglich ist, in eine Pflegeeinrichtung zu entlassen. Ein multiprofessionelles Team (z. B. Ärzte, Pflegende, Physiotherapeuten, Sozialarbeiter, Psychologen, Seelsorger etc.) kümmert sich um alle Belange. Die durchschnittliche Aufenthaltsdauer in einer Palliativstation beträgt 12 Tage, ungefähr die Hälfte der Aufgenommenen verstirbt dort. Laut Aussage von Experten verändert sich das Patientengut auf Palliativstationen. Die Gründe für die stationäre Aufnahme ändern sich, unter anderem dank einer immer besseren ambulanten und häuslichen palliativen und hospizlichen Versorgung, und immer öfter ist auch die Palliativstation der Sterbeort.

Stationäres Hospiz: Ein Hospiz ist eine eigenständige, von einem Krankenhaus unabhängige Pflegeeinrichtung, die dann sinnvoll ist, wenn eine grundsätzliche Versorgung am aktuellen Wohnort nicht mehr möglich ist. Im Vordergrund stehen Pflege und psycho-soziale Begleitung. Ärztliche und therapeutische Begleitung sind bei Bedarf verfügbar. Üblicherweise versterben Bewohner von Hospizen oder Gäste, wie sie teilweise genannt werden, auch in diesen Einrichtungen. Die durchschnittliche Aufenthaltsdauer in einem Hospiz beträgt 24 Tage, variiert aber je nach Erkrankung und Zeitpunkt der Aufnahme zwischen wenigen Tagen und mehreren Monaten.

Tageshospiz: Ein Tageshospiz ist eine teilstationäre Einrichtung mit Fokus auf pflegerischer und psychosozialer Begleitung, die zur Entlastung von Angehörigen und Betreuungsbedürftigen dient. Abhängig von Kapazitäten und Bedürfnissen verbringen Gäste eines Tageshospizes einen bis mehrere Tage pro Woche in dieser Einrichtung.

Mobile Palliativteams/spezialisierte ambulante Palliativversorgung (SAPV): Diese mobilen Teams, üblicherweise bestehend aus Ärzten und Pflegenden, gelegentlich auch aus Physiotherapeuten und weiteren Mitgliedern des multiprofessionellen Teams, versorgen Patienten und deren An- und Zugehörige zu Hause, um im Lebensumfeld herausfordernde medizinische, psychische, soziale und spirituell-existenzielle Situationen zu verbessern. Diese Einrichtung ermöglicht vielen Patienten, so lange wie möglich zu Hause bleiben oder sogar zu Hause versterben zu können, sofern dies gewünscht wird.

Palliativer Konsiliardienst: Ein palliativer Konsiliardienst ist ein Team in einem Krankenhaus, das aus Palliativexperten (üblicherweise Palliativmedizinerinnen und Palliativpflegenden) besteht und schwer kranke Menschen in unterschiedlichen Krankenhausabteilungen gemeinsam mit dem für diese Stationen zuständigen Personal behandelt und die Stationsteams berät. Die palliativen Konsiliardienste werden bei komplexen Fragestellungen am Lebensende hinzugezogen.

In Deutschland und Österreich gibt es – mit wenigen Ausnahmen – noch keine **Palliativambulanzen,** die Patienten und deren Angehörige bei Bedarf oder zu regelmäßigen Kontrollen aufsuchen können. In angloamerikanischen Ländern sind diese Palliativambulanzen, bei denen auch Physiotherapeuten, Ergotherapeuten, Logopäden und Ernährungsberater eine wichtige Rolle spielen, besser entwickelt. Gerade im Kontext einer frühen Integration von Palliativangeboten und vor dem Hintergrund der Zielsetzung, dass Erkrankte so lange wie möglich selbstständig und aktiv bleiben können, so viel Behandlung wie nötig, aber so wenig wie möglich erhalten, könnten diese Einrichtungen hilfreich sein.

Wie erwähnt, soll Palliative Care überall da stattfinden, wo Menschen leben. Das kann in Wohneinrichtungen für Menschen mit Beeinträchtigungen, in Alten- und Pflegeheimen, in Langzeitpflegeeinrichtungen für Menschen mit neurologischen Erkrankungen, im häuslichen Umfeld oder beispielsweise auch in Gefängnissen sein – überall da, wo Menschen leben und auch versterben bzw. im Prozess zum Lebensende begleitet werden. Insofern sind Weiterentwicklungen dringend erforderlich, die nicht nur darauf abzielen, die spezialisierte Versorgung zu verbessern, sondern auch all jene Menschen zu schulen, die in diesen nicht-spezialisierten Palliativeinrichtungen tätig sind. Dazu gehören Hausärzte, die häusliche Krankenpflege, Mitarbeiter von Pflegeeinrichtungen, Seelsorger und neben vielen weiteren Berufsgruppen natürlich auch therapeutische Fachberufe. Gerade Physiotherapeuten arbeiten in den verschiedensten „palliativen Settings" und stehen täglich in der Verantwortung, Menschen am Lebensende bedürfnisorientiert zu begleiten.

Multiprofessionalität & Interdisziplinarität

All diese Angebote erfordern Wissen und Fertigkeiten von verschiedenen Berufsgruppen (Multiprofessionalität), die durch einen lebendigen, regelmäßigen Austausch, zum Beispiel durch gemeinsame Zielsetzungen, Teambesprechungen, Dokumentationen, Fallbesprechungen, durch Vermittlung von Kenntnissen über Kompetenzen und Grenzen der jeweils anderen Berufsgruppen oder etwa durch gemeinsame Weiterbildungen, zur gelebten Interdisziplinarität werden.

Rolle der Ehrenamtlichen: Ehrenamt und ehrenamtliche Hospizbegleitung bilden das Fundament des Hospizwesens. Diese **nicht-spezialisierte Begleitung** von sterbenden Menschen und deren Angehörigen sowie des Freundeskreises trägt erheblich zur Lebensqualität bei. Üblicherweise sind ehrenamtliche Hospizbegleiter in lokalen Hospizvereinen angesiedelt, die von hauptamtlichen Hospizkoordinatoren geführt werden. Angeboten werden neben einem sehr wichtigen Gut am Lebensende, nämlich der Zeit, die Möglichkeit für entlastende Gespräche, einfache Haushaltshilfsdienste oder „einfach Da-Sein", zum Beispiel im Rahmen von nächtlichen Sitzwachen bei ängstlichen oder unruhigen Menschen am Lebensende.

In dem von Cicely Saunders in London gegründeten St. Christopher's Hospice war Physiotherapie schon sehr früh Teil des Konzeptes. Nach Aussage von Jenny Taylor, die lange Jahre die Leitung der Therapieberufe in diesem Hospiz innehatte und auch als Herausgeberin die erste Auflage dieses Buches mitbegleitete, arbeitete die erste Physiotherapeutin als freiwillige Hospizhelferin. Nachdem Cicely Saunders beobachtet hatte, wie sehr die ihr Anvertrauten vom physiotherapeutischen Angebot profitierten, bat sie die Therapeutin zum Gespräch und sagte ihr: *„Ich denke, wir sollten Sie wohl besser bezahlen."* Der erste physiotherapeutische Arbeitsplatz in der Palliative Care war geschaffen (Simader 2020).

LITERATUR

EAPC (2020a) https://www.eapcnet.eu/about-us/what-we-do (download am 23.7.2020)

EAPC 2020b) https://www.eapcnet.eu/eapc-groups (download am 23.7.2020)

Etkind SN et al. (2017). How many people will need palliative care in 2040? Past trends, future projections and implications for services. MMC Medicine 2017 15:102

Fliss M (2014) How many people need palliative care? A study developing and comparing methods for population-based estimates. Palliative Medicine. Vol 28(1) 49–58

Hospiz Österreich (2020) https://www.hospiz.at/hospiz-palliative-care/die-idee-von-hospiz-und-palliative-care/ (download am 22.7.2020)

IAHPC (2019) Consensus-based Definition of Palliative Care. https://hospicecare.com/what-we-do/projects/consensus-based-definition-of-palliative-care/ (download am 30.3.2021)

Radbruch L, Jasper B. (2021) Eine neue Definition der Palliativversorgung. Universum Innere Medizin 01/21 (pp 77–78)

Saunders C (1963) Care of the dying. Current medical abstracts for practitioners. 3: 77–82

Simader (2020), Physiotherapie in der Palliativversorgung. Arbeiten an der Grenze unseres Seins. In: Höppner H., Kühnert P., Winkelmann C.: Potenziale der Physiotherapie erkennen und nutzen: Von der Kompetenz zur Performanz in der Gesundheitsversorgung. Medhochzwei Verlag. 2020

Arias-Casais N, Garralda E, Rhee JY, Lima de L, Pons JJ, Clark D, Hasselaar J, Ling J, Mosoiu D, Centeno C. EAPC Atlas of Palliative Care in Europe 2019. Vilvoorde: EAPC Press; 2019. Consult or download at: http://hdl.handle.net/10171/56787

KAPITEL

2

Rebecca Tiberini

Der Physiotherapeut in der Palliative Care

Palliative Physiotherapie ist für manche Menschen immer noch ein Widerspruch in sich – ein Berufsstand, der wie kein anderer für Rehabilitation, Aktivität und Empowerment steht, begibt sich in die unmittelbare Nähe von fortgeschrittenen Erkrankungen, Tod und Sterben. Dabei gilt es jedoch einen entscheidenden Punkt zu beachten: Die Diagnose einer palliativen Erkrankung bedeutet mitnichten, dass kein Potenzial mehr für eine Verbesserung der Lebensqualität und funktionelle Verbesserungen durch Rehabilitation vorhanden wäre; vielmehr sind diese bis zu einem gewissen Grad bei den meisten Menschen mit fortgeschrittenen Erkrankungen möglich (Cheville 2001).

Der palliativ tätige Physiotherapeut hat die wichtige Funktion, durch einen rehabilitativen Ansatz seine Patienten dabei zu unterstützen, eigene individuelle Ziele und Prioritäten zu erreichen und das Leben voll zu leben, bevor sie sterben (Tiberini und Richardson 2015). Physiotherapeuten in der Palliative Care sind Spezialisten, die Unabhängigkeit und Funktion von Patienten optimieren, Selbstbefähigung unterstützen und realistische Hoffnungen während einer Krankheitszeit voller Unsicherheiten geben. Wenn Patienten ein Gefühl von Kontrolle bewahren können, fällt es ihnen leichter, an den wechselnden Stationen ihrer Krankheitsreise ihre Entscheidungen so zu treffen, dass die Anpassung an die Situation und die aktive Bewältigung der Krankheit gelingt (Platt-Johnson 2007).

In der Palliative Care arbeitet der Physiotherapeut mit seinen Patienten und den Familien partnerschaftlich an den Schnittstellen zwischen Leben und näher rückendem Tod und muss so stets das Gleichgewicht zwischen Wohlbefinden und Gesundheitsförderung einerseits und den Realitäten der fortschreitenden Erkrankung andererseits neu austarieren. Er erlebt dabei die verschiedensten Diagnosen und Funktionsstörungen, jeweils eingebettet in ein komplexes Netz aus persönlichen, psychosozialen und existenziellen Erfahrungen des Individuums, das sich nun dem Ende seines Lebens nähert. Aus all diesen Faktoren zusammen ergibt sich die Notwendigkeit für einen wahrhaft ganzheitlichen Ansatz, der die Palliative Care zu einer Herausforderung, aber auch zu einem sehr dankbaren Tätigkeitsfeld macht.

In den folgenden Abschnitten wird das Berufsbild der palliativen Physiotherapie mit den dafür erforderlichen Fähigkeiten, Kenntnissen und persönlichen Eigenschaften des Therapeuten dargestellt. Es wird in diesem Kapitel gleichzeitig die zunehmende Anerkennung deutlich, die die Physiotherapie als integraler Bestandteil einer qualitativ hochwertigen Palliativversorgung erhält.

2.1 Berufsbild und Rolle des Physiotherapeuten in der Palliativbetreuung

In der heutigen Gesellschaft, in der persönliche Autonomie über alles geht, wird der Beitrag der Rehabilitation in einer modernen Palliativversorgung immer wichtiger. Patienten nennen angesichts ihrer fortschreitenden Erkrankung und ihres hohen Alters immer häufiger die **Erhaltung ihrer funktionellen Unabhängigkeit als wesentliche Grundlage für ihre Würde.** Diese Werte unterstreichen die Konzepte der „Rehabilitation in der Palliative Care" und markieren einen wichtigen Paradigmenwechsel, der in England durch „Hospice UK" vorangetrieben wurde, um den Herausforderungen der Palliativversorgung im 21. Jahrhundert begegnen zu können. Die rehabilitative Palliative Care ruft alle Mitglieder des interdisziplinären Teams dazu auf, sich rehabilitative Praktiken anzueignen, diese aktiv anzuwenden und eine Kultur der Befähigung in die Umsetzung der Palliative Care zu integrieren (Tiberini und Richardson 2015). Man erkennt zunehmend, dass die Physiotherapie bei dieser Entwicklung der Palliative Care hin zu einer selbstbefähigenden, rehabilitativen Versorgung eine führende und unverzichtbare Rolle spielt.

Der professionelle Beitrag der palliativen Physiotherapie gewinnt umso mehr an Bedeutung, als wir auf die eskalierenden **Bedürfnisse einer alternden Bevölkerung** reagieren müssen, weil die Zahl der alten Menschen, die am Ende ihres Lebens stehen, stetig wächst. Trendschätzungen zeigen, dass sich weltweit die Zahl der über 80-Jährigen zwischen 2017 und 2050 verdreifachen wird – von 137 auf 425 Millionen Menschen (United Nations World Population Aging 2017). Die Sterberaten werden in den nächsten zwanzig Jahren deutlich ansteigen. Für Großbritannien wird beispielsweise zwischen 2017 und 2040 ein Anstieg um 25,4 % erwartet (Etkind et al. 2017). Aufgrund der alternden Bevölkerung sterben die Menschen in immer höherem Alter. In Großbritannien werden im Jahr 2030 voraussichtlich 44 % aller Todesfälle Menschen über 85 Jahre betreffen (Gomes/Higginson 2008). Diese Trends sind repräsentativ für die Industrieländer, in denen besonders viele Menschen mit chronischen Erkrankungen wie Herzinsuffizienz, COPD, Gebrechlichkeit oder Demenz leben bzw. sterben. Die Zunahme der Lebenserwartung hat jedoch ihren Preis, da ein langes Leben – insbesondere im letzten Lebensjahr – häufig durch zunehmende gesundheitliche Einschränkungen beeinträchtigt wird (Guzman-Castillo et al. 2017).

Eine tragende Rolle spielt die Physiotherapie, denn sie kann dazu beitragen, dass wir uns den Herausforderungen, die eine alternde Bevölkerung mit sich bringt, stellen können. Durch Verwischen (im positiven Sinne) der Grenzen zwischen der Behandlung chronischer Erkrankungen und der unterstützenden Palliativbegleitung können Physiotherapeuten interdisziplinäre Teams leiten, um somit die Gesundheitsförderung und das Selbstmanagement in ein ganzheitliches Palliativangebot zu integrieren und alle Menschen im gesamten Spektrum der fortgeschrittenen Erkrankungen, auch im Kontext von Gebrechlichkeit und hohem Alter, bestmöglich zu begleiten (Cane et al. 2011).

Der Physiotherapeut hat die Möglichkeit, weiträumige Veränderungen zu bewirken, und zwar nicht nur in klinischer, sondern auch in strategischer Hinsicht. Er kann dazu beitragen, dass Patienten mit fortgeschrittenen Erkrankungen zu Hause bleiben können, nicht ins Krankenhaus müssen und sich ihre Abhängigkeit von Pflege- und Hilfsdiensten gleichzeitig verringert. Dies bringt nicht zuletzt erhebliche Kosteneinsparungen mit sich (Tiberini und Richardson 2015). Auf diese Weise wird die Physiotherapie zum integralen Bestandteil des interdisziplinären Palliativteams (Kumar et al. 2011) und wird bei der Entwicklung der Palliativdienste der Zukunft eine zentrale Rolle spielen.

„Spezialisierter Allrounder"

In vielerlei Hinsicht kann der palliativ tätige Physiotherapeut als ein „spezialisierter Allrounder" angesehen werden: Sein Berufsbild zeichnet sich aus durch eine Kombination aus Expertenwissen, verschiedensten therapeutischen Fähigkeiten und unterschiedlichen klinischen Erfahrungen, die zusammenwirken, um die ganzheitlichen und oft komplexen Bedürfnisse von Menschen mit fortgeschrittenen Erkrankungen zu befriedigen. Es wird sich zeigen, dass die palliative Physiotherapie natürlich auf einer soliden klinischen Beurteilung und Clinical Reasoning mit Berücksichtigung aller anatomischen und physiologischen Gegebenheiten fußen muss (➤ Kap. 8), im Unterschied zu anderen Berufen jedoch muss der palliativ tätige Physiotherapeut **sein Wissen im Bereich der Funktionalität so kontextualisieren können und wissen, wie diese die individuellen Wünsche und Ziele von Patienten beeinflusst, dass deren gelebte Erfahrungen adäquat berücksichtigt werden.**

Denken Sie beispielsweise an Schmerzpatienten. Ein Problem ist die Schmerzempfindung selbst (Strategien zur Behandlung dieses komplexen Symptoms werden ausführlich in ➤ Kapitel 12 diskutiert). Der Physiotherapeut muss sich dessen bewusst sein, dass er das wahre Ausmaß des Schmerzes nur verstehen kann, wenn er über das Symptom hinausgeht und dessen Bedeutung für die individuellen Betroffenen im größeren Zusammenhang zu erfassen sucht. Erst dann erkennt er, wie sich der Schmerz als „Totaler Schmerz" (➤ Kap. 3) auf die Funktionen und die Fähigkeit der Betroffenen zur Interaktion mit der Umgebung und mit anderen auswirkt (Jennings 2012, unveröffentlicht). Wenn es der vordringlichste

Wunsch der Patienten ist, zu Hause zu bleiben, sie jedoch aufgrund von Wirbelsäulenmetastasen starke Rückenschmerzen entwickeln und nicht mehr selbstständig laufen, also nicht mehr alleine auf die Toilette gehen können, dann sind sie auf die Unterstützung der Partner angewiesen. Diese Abhängigkeit kann dazu führen, dass sie nicht mehr in den eigenen vier Wänden bleiben können. Die Schmerzerfahrung verläuft also exponentiell und beeinflusst alle Funktionsbereiche und das Selbst.

An diesem Punkt, wo die Selbstverständlichkeit des funktionierenden Körpers verloren geht, weil die Beschwerden der fortschreitenden Erkrankung dem Individuum zeigen, dass die einst für selbstverständlich gehaltene Funktionsfähigkeit nicht mehr gegeben ist (Williams/Bendelow 1998), kommen die Palliativphysiotherapeuten ins Spiel. Mit einem ganzheitlichen Ansatz, der medizinische und psychosoziale Aspekte vereint, arbeitet der palliative Physiotherapeut nun partnerschaftlich mit den Patienten und Betreuungspersonen darauf hin,

- dass die Möglichkeit, zwischen Alternativen zu wählen, und die **Unabhängigkeit** erhalten bleiben,
- dass persönliche Wünsche und Ziele erfüllt werden,
- dass die **Adaptation** an den Funktionsverlust, den die fortschreitende Krankheit mit sich bringt, gelingt,
- dass die **Interaktionen** mit der Umgebung neu definiert werden können,
- dass die Patienten sich bis zum Augenblick ihres Todes als **Selbst** empfinden können,
- dass die Patienten leben können, bevor sie sterben.

2.2 Eigenschaften und Fähigkeiten des Physiotherapeuten in der Palliativversorgung

Kenntnisse der Anatomie und Pathophysiologie fortgeschrittener, lebensverkürzender Krankheiten

Historisch hat sich das Spezialgebiet Palliative Care aus der Onkologie heraus entwickelt (Addington-Hall/Higginson 2001) und erst im Laufe der letzten beiden Jahrzehnte auf das gesamte Spektrum der lebensverkürzenden Erkrankungen ausgeweitet. Der Zugang zur Palliativversorgung wird inzwischen mehr von den Bedürfnissen der Patienten als von der Diagnose oder dem Krankheitsstadium bestimmt. Folglich kann der Physiotherapeut im Laufe eines einzigen Tages auf Patienten mit ganz unterschiedlichen Diagnosen treffen – Krebs, chronisch-obstruktive Lungenerkrankung (COPD), Demenz, Herzinsuffizienz, HIV, Motoneuronerkrankungen, Multiple Sklerose, Niereninsuffizienz, Multimorbidität, Gebrechlichkeit oder auch andere, seltenere Erkrankungen mit begrenzter Lebenserwartung.

Die Symptomprävalenz ist bei fortgeschrittenen Erkrankungen hoch (➤ Abb. 2.1), doch viele Beschwerden können durch zeitgerechte, effektive physiotherapeutische Interventionen gelindert werden. Nichtpharmakologische Maßnahmen gegen Schmerzen, Kurzatmigkeit, Müdigkeit, Ödeme und Angst werden von allen medizinischen Disziplinen inzwischen als wesentliche Komponente der symptomatischen Behandlung anerkannt und in vielen Situationen – z. B. bei therapieresistenter Atemnot (➤ Kap. 14, ➤ Kap. 15) – als ebenso wichtig wie die pharmakologische Behandlung angesehen (Booth et al. 2008). In den Themenkapiteln in Teil B des Buches werden die genannten Symptome im Einzelnen behandelt. Anhand von Patientenbeispielen wird illustriert, welch wertvollen Beitrag die Physiotherapie für die Symptomkontrolle am Ende des Lebens leisten kann.

Kenntnisse der klinischen Anatomie und Pathophysiologie von Krebs, neurologischen Erkrankungen, Organfunktionsstörungen und dem Altern bilden für den Physiotherapeuten eine solide Ausgangsbasis für das Clinical Reasoning, auf das jeder Aspekt der klinischen Praxis basieren sollte. Die **Weitergabe dieser Kenntnisse in Patientenschulungen** ist wichtiger Bestandteil der Rehabilitation (Platt-Johnson 2007) und für den Physiotherapeuten ein Mittel, um Patienten und Betreuungspersonen zu Selbstständigkeit und Selbstbefähigung zu verhelfen. Der Therapeut muss in der Lage sein, **in verständlicher, aber nicht bedrohlicher Art und Weise zu erläutern, wie sich Krankheitsvorgänge auf die körperlichen Funktionen auswirken.** Dies hilft den Patienten, ihren Zustand besser zu verstehen, bildet

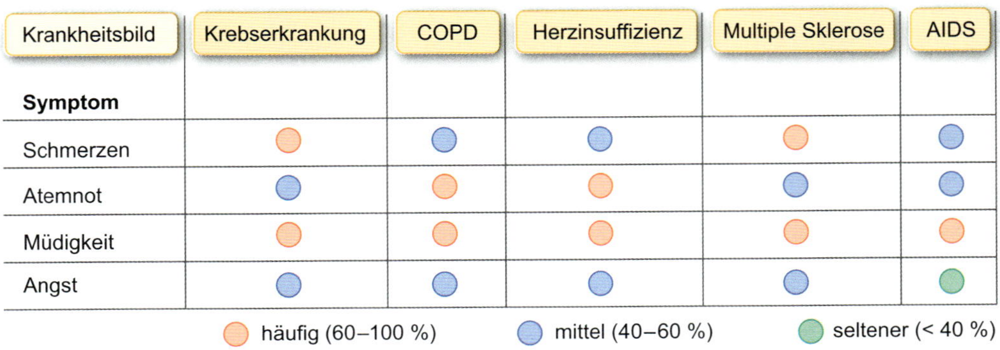

Abb. 2.1 Durch Physiotherapie beeinflussbare Symptome von palliativmedizinisch relevanten Krankheitsbildern (nach Daten von Saleem/Leigh/Higginson 2007 und Solano/Gomes/Higginson 2007) [M541/L157]

einen guten Ausgangspunkt für die Exploration und Minderung von Ängsten und stärkt so die Kompetenz und das Selbstmanagement.

Früherkennung und aktive Reaktion an der Schnittstelle zwischen Symptom und Funktion

Der Physiotherapeut, der „von Berufs wegen" mit den Patienten an der Optimierung der funktionellen Fähigkeiten arbeitet, erfasst in der Regel am ehesten, welchen Einfluss die körperlichen Symptome auf den Alltag der Patienten haben. Da sich neu auftretende Symptome häufig zunächst nur unter körperlicher Belastung manifestieren, ist der Physiotherapeut gut positioniert, um **bereits geringfügige Veränderungen erkennen** und diagnostisch zuordnen zu können. Je nach Zeitpunkt der physiotherapeutischen Interventionen können sich im Krankheitsverlauf mehr oder weniger häufig Gelegenheiten für solche diagnostischen Wahrnehmungen ergeben. Daher sollten **eine frühzeitige Zuweisung und ein frühzeitiger Einsatz der Physiotherapie in Ambulanzen, im häuslichen Umfeld und in stationären Einrichtungen erfolgen** (➤ Kap. 4). Dies kann dazu führen, dass der Physiotherapeut auch bestimmte reversible bzw. behandelbare Zustände (z. B. Atemwegsinfekt, Steroidmyopathie oder Inaktivitätsödem) erkennt, die leicht mit einer Krankheitsprogression verwechselt werden könnten. Werden diese Zustände dann erfolgreich behandelt, hat der Therapeut einen relevanten Beitrag zur Gesundheit und Lebensqualität der Patienten geleistet.

Das enge Verhältnis zu den Patienten ermöglicht dem Physiotherapeuten, aktiv auf **palliativmedizinische Notfälle** (➤ Tab. 2.1) wie spinale Tumorkompression, pathologische Frakturen, Obstruktion der Vena cava superior oder Lungenembolien zu achten (Smith 1994, Watson et al. 2005). Durch gute praktische Kenntnisse der Warnzeichen und Symptome sowie umfassende Beherrschung körperlicher Untersuchungstechniken kann er das Eintreten solcher Notfälle korrekt vermuten, eine formale Diagnosestellung veranlassen und so die erforderlichen Therapiepfade aktivieren, um das Risiko irreparabler Schäden (bis hin zu irreversiblen Lähmungen oder zum Tod) von den Patienten abzuwenden (Watson et al. 2005).

Ein Überblick über wichtige palliativmedizinische Notfälle findet sich in ➤ Tab. 2.1.

An diesen Beispielen wird deutlich, wie wichtig eine **aktive (statt nur reaktive) Betreuung in der Palliativphase** ist – für die Physiotherapie muss sie geradezu ein Markenzeichen sein. Auch die Betroffenen selbst sollten geschult werden, ihre Krankheitsverläufe zu verstehen, Veränderungen ihres Zustands aktiv aufzuspüren und so zu Experten für ihre eigene Gesundheit zu werden. Damit ermöglicht der Physiotherapeut einem Individuum, selbst zu seiner Gesundheit beizutragen und ein Gefühl der Kontrolle über seine Situation zu entwickeln.

Tab. 2.1 Für den Physiotherapeuten relevante palliativmedizinische Notfälle

Notfall	Definition	Hinweiszeichen	Erforderliches Vorgehen
Rückenmarkkompression durch maligne Tumoren	Neurologische Komplikation fortgeschrittener Krebserkrankungen: epidurale Kompression des Rückenmarks durch einen Tumor oder Knochenfragmente eines aufgrund einer Metastase zusammengesinterten Wirbels. Häufig bei Tumoren, die in die Wirbelsäule metastasieren: vor allem Brustkrebs und Lungenkrebs, aber auch Lymphom, Myelom, Prostatakarzinom und Sarkom (Rajer/Kovac 2008)	Wirbelsäulenschmerzen, Muskelschwäche, autonome Funktionsstörungen	Diagnostische Bestätigung durch MRT (Magnetresonanztomografie); hoch dosierte Steroide, Bestrahlung, Operation, supportive Therapie, Aufklärung (Rosser 2007b)
Vena-cava-superior-Syndrom	Kompression der Vena cava sup. und Verlegung des venösen Abstroms durch maligne Tumoren. Häufige Komplikation von Lungenkrebs, seltener auch bei Lymphomen (Wilson/Detterbeck/Yahalom 2007)	Ödem in Kopf, Hals und Armen, Erweiterung subkutaner Gefäße, Zyanose, Husten/Stridor, Dyspnoe, Fatigue	Behandlung der Grunderkrankung (Radio-/Chemotherapie), supportive Behandlung einschließlich Lagerung (Rosser 2007b)
Hyperkalzämie	Stoffwechselstörung im Rahmen von Krebserkrankungen, verursacht durch die Freisetzung von Kalzium aus dem Knochen und Anstieg des Serumkalziumspiegels (Knochenmetastasen liegen dabei häufig, aber nicht immer vor) (Rosser 2007a)	Fatigue, Appetitlosigkeit, Übelkeit, Erbrechen, Verwirrtheit, Bewusstseinseintrübung	Möglichst Ausgleich des Serumkalziumspiegels, orale und intravenöse Rehydration, Infusion mit Bisphosphonaten (Rosser 2007b)
Lungenembolie	Folge einer Thrombose in distalen Venen: Thrombusanteile werden in das Lungengefäßbett eingeschwemmt und blockieren die Lungendurchblutung. Je nach Größe des verlegten Gefäßes lebensgefährlich (British Medical Journal 2011)	Plötzlich einsetzende Dyspnoe +/– Pleuraschmerz +/– Hämoptyse	Sauerstoff, Antikoagulanzien (British Thoracic Society Standards of Care Committee Pulmonary Embolism Guideline Development Group 2003)

Die „lückenlose" und ganzheitliche Funktionsuntersuchung

Patienten mit fortgeschrittenen Erkrankungen erleiden unzählige Verluste. In ihrer Biografie entsteht ein tiefer Einschnitt; Unabhängigkeit und Autonomie, soziale Rollen, Berufstätigkeit, Selbstachtung und Selbstwert können beeinträchtigt sein (Bury 1982, Reeve et al. 2010). Doch selbst in dieser Situation haben Physiotherapeutinnen und -therapeuten die Möglichkeit, viele Dimensionen der Lebensqualität signifikant zu beeinflussen (Putt et al. 2017; Pyzora et al. 2017; Cobbe et al. 2013; Javier/Montagnini 2011; Oldervoll et al. 2011; Yoshioka 1994).

Voraussetzung dafür ist eine **vollständige und ganzheitliche klinische Untersuchung** (deren Durchführung im Detail in ➤ Kapitel 8 erläutert wird). Bei der Befunderhebung werden zunächst die individuellen Wünsche und Ziele der Patienten und die Faktoren ermittelt, die – einzeln oder in Kombination – ihre Funktionsfähigkeit beeinträchtigen; anschließend geht es darum, die Relevanz dieser Faktoren für die betroffene Person innerhalb ihres gegebenen Lebenszusammenhangs zu erschließen. Dieser Vorgang läuft für alle Patienten anders ab und vermittelt dem Physiotherapeuten ein Bild darüber, wer sein Patient ist, was ihn motiviert, was ihn beunruhigt, was seine Prioritäten für den Augenblick sind und welche Hoffnungen und

Ziele er für die Zukunft hat. Auf dieser Basis kann der Therapeut seine Beziehung zum Patienten als „ganzem Menschen" aufbauen und mit ihm gemeinsam einen Plan für eine wunsch- und zielorientierte Physiotherapie ausarbeiten, die wirklich etwas bewirken kann.

Auch als **Anwalt für die Unabhängigkeit und Selbstständigkeit** der Patienten spielt der Physiotherapeut eine Schlüsselrolle. Indem er seine Erkenntnisse aus der Untersuchung und seine professionellen Empfehlungen an das ganze Team rückmeldet, gibt er den tatsächlichen Bedürfnissen der Patienten eine Stimme und kann dafür sorgen, dass deren persönliche Ziele und Wünsche fest im Fokus der ganzheitlichen Betreuung bleiben. Die Arbeit des Physiotherapeuten wird durch die Sicht der Patienten geprägt – mehr zu diesem Thema finden Sie in ➤ Kapitel 5.

Zielsetzung im Kontext der Unsicherheit

Physiotherapeuten sind darin geübt, gemeinsam mit Patienten persönliche Prioritäten zu identifizieren und realistische und erreichbare Ziele zu definieren. Im Kontext der Palliativversorgung leben Patienten mit ernsten, fortgeschrittenen und lebenszeitbegrenzenden Erkrankungen, und mit diesen kommt eine eigene Unsicherheit, wie sich diese Krankheitszustände weiter entwickeln werden. Diese Unsicherheit kann Zielformulierungen in der Palliative Care herausfordernd gestalten. Physiotherapeuten, die in der Palliativversorgung arbeiten, sind darin geübt, offene und ehrliche Gespräche mit Patienten darüber zu führen, was ihnen wichtig ist und was sie hoffen, in der Zukunft erreichen zu können. Folgende wichtige Verhaltensweisen werden den Physiotherapeuten dazu befähigen, Ziele zu erkennen, die für den Patienten bedeutsam sind, und mit den Erwartungshaltungen, wie erreichbar diese denn sind, umzugehen: das Akzeptieren der Ungewissheit, was kommen wird; das Fokussieren auf eine positive Risikobereitschaft, um lebensverbessernde Chancen zu optimieren sowie die Anwendung einer „Parallel-Planung", die darauf abzielt, das Beste zu erhoffen und mit dem Schlimmsten zu rechnen (Tiberini 2018). Der Palliativ-Physiotherapeut ist Experte, wenn es darum geht, Kurzzeit-Ziele zu setzen, Ziele zu überprüfen und diese zu justieren, falls Zustandsveränderungen der Patienten dies erforderlich machen sollten. Der Physiotherapeut in der Palliativversorgung kann folgende Aspekte gut ausbalancieren: Patienten dazu zu befähigen, an wichtigen Zielen des Lebens zu arbeiten; zu feiern, wenn diese Ziele erreicht wurden, es aber auch als Chance zu sehen, wenn Patienten lernen, mit Verlusten umzugehen, und zu akzeptieren, wenn sich Umstände ändern und Ziele in unerreichbare Ferne rücken (Boa et al. 2014) (➤ Kap. 8).

Klinischer Ansatz

Eine weitere wichtige Aufgabe des palliativ tätigen Physiotherapeuten besteht darin, seinen Patienten bei der Habilitation – d. h. bei der **Gewöhnung und Anpassung an die Veränderungen, die sich im Krankheitsverlauf ergeben** – zu unterstützen. Der Patient muss sich mit diesen Veränderungen arrangieren und die unrealistische Erwartung einer Rückkehr zu alter Form überwinden, die durch das „Re-" in Re-Habilitation geweckt werden könnte. Der rehabilitativ-palliative Ansatz, den der Physiotherapeut mit dem gesamten interdisziplinären Team umsetzt, verhilft dem Patienten zu funktionellen Verbesserungen und zum Auffinden kreativer Lösungen, um an bedeutsamen Aktivitäten teilzunehmen. So klein diese Verbesserungen auch gegenüber den vielen Verlusten sein mögen, die mit dem Fortschreiten der Erkrankung einhergehen, so bieten sie Patienten doch eine **realistische Hoffnung** und eine positive Sicht, durch die sie einen höheren Grad an Kontrolle über ihre Krankheit erlangen können (Cheville 2001).

Pragmatische Perspektive

Ein pragmatisches „Anpacken" ist häufig charakteristisch für Physiotherapeuten, die Patienten am Ende ihres Lebens begleiten und außerhalb von Schubladen denken müssen, um kreative Rehabilitationsansätze und Lösungen zu finden. Wenn die Zeit zum wesentlichen Faktor wird, müssen Befürchtungen bzgl. Risiken so weit wie möglich zurückgestellt werden, um den möglicherweise letzten Wunsch des Patienten zu unterstützen. Oft bietet sich hierfür nur ein kurzes Zeitfenster, und nicht selten schließt es sich ohne pragmatisches Handeln aufgrund der Zustandsverschlechterung des Patienten bald wieder, ohne dass man eine zweite Chance erhält. **Ein**

Physiotherapeut, der innovative Lösungen bereithält und willens ist, kalkulierte Risiken einzugehen, kann für die Lebensqualität des Patienten alles bedeuten. Beispiele hierfür sind die Mobilisierung eines auf Unabhängigkeit bedachten Patienten – trotz Knochenmetastasen und hohem Risiko für eine pathologische Fraktur und Rückenmarkkompression – oder die Neuabwägung zwischen Sicherheit und Unabhängigkeit für einen Patienten, der nach Hause drängt – selbst wenn es voraussichtlich nur für ein paar Tage sein wird. In solchen komplexen Szenarien kommt regelmäßig das solide Clinical Reasoning zum Tragen, über das der Palliativphysiotherapeut verfügt (➤ Kap. 8).

Interdisziplinäre Arbeit, geteilte Führung

Teamwork war von Anfang an Bestandteil der Philosophie von Palliative Care (Saunders 1976), und das modellhafte interdisziplinäre Arbeiten ist fest in der klinischen Praxis verankert (NICE 2004). Die „Rehabilitative Palliative Care Agenda" sagt eindeutig, dass der Physiotherapeut ein Kernmitglied des **spezialisierten Palliativteams ist** (Tiberini et al. 2018**).** Gemeinsam mit Ärzten, Pflegekräften, Ergotherapeuten, Sozialarbeitern, Seelsorgern und verschiedenen anderen Berufsgruppen wird die kollektive Expertise des Teams größer als die Summe seiner Teile (Crawford/Price 2003). Das interdisziplinäre Palliative-Care-Modell fördert eine nicht hierarchisch, sondern kollegial strukturierte Zusammenarbeit zwischen den Berufsgruppen (Connor 2009). **Wer die Führung übernimmt,** wird durch die individuelle Situation und die Bedürfnisse des Patienten bestimmt, die sich für eine besondere Führungskompetenz im interdisziplinären Team anbieten (Crawford/Price 2003). Dank seiner Kenntnis und realistischen Einschätzung der Fähigkeiten, Ziele und Hoffnungen des Patienten kann der Physiotherapeut den gemeinsamen rehabilitativen Versorgungsansatz des Teams prägen und die Entlassungsplanung beeinflussen. Auch auf diese Weise ermöglicht er dem Patienten, seine Ziele zu verfolgen und aktiv bis zum Tod zu leben (Saunders 1976). Diese noch in der Entwicklung begriffenen palliativmedizinischen Versorgungsansätze werden in ➤ Kapitel 3 ausführlicher diskutiert.

Dem Physiotherapeuten kommt auch eine wichtige **edukative Funktion** zu, nämlich die Förderung und Durchsetzung nicht-pharmakologischer Strategien und rehabilitativer Ansätze bei seinen palliativ tätigen Kollegen und bei Gemeindeschwestern, Allgemeinärzten/Hausärzten oder ambulanten Pflege- und Palliativdiensten (Platt-Johnson 2007). Als erfahrener Problemlöser ist er häufig gefragt, mit pragmatischen Lösungen und praktischen Perspektiven in Teambesprechungen und Falldiskussionen beizutragen. Darüber hinaus nutzen immer mehr Physiotherapeuten die Chance, in Führungs- und Managementpositionen die Patientenversorgung auch auf strategischer Ebene zu beeinflussen und über den individuellen Patienten hinaus für das große Ganze der Palliativversorgung zu arbeiten. Eine solche persönliche Weiterentwicklung wird durch akademische Weiterbildung ermöglicht und bietet die Möglichkeit, Dienstleistungen kreativ zu entwickeln und interdisziplinäre Teams zu leiten. Erforderlich dafür sind Visionen, die Fähigkeit zur Motivation Dritter sowie Engagement und Entschlossenheit zur Umgestaltung der Patientenversorgung.

Persönliche und fachliche Kompetenzen

In der Palliative Care treffen wir vor allem auf Physiotherapeuten, die den Wunsch haben, sich mit dem „ganzen Menschen" zu befassen und im engen Kontakt mit ihrem Patienten zu erkunden, was ihm wirklich wichtig ist und die „real existierenden" Funktionsprobleme anzugehen, die der Patienten Tag für Tag als Folge seiner fortschreitenden Krankheit spürt. Auf dieser Basis kann ein **von Vertrauen und Respekt geprägtes Umfeld** entstehen, in dem der Patient sich sicher genug fühlt, seine Masken abzulegen und seine innersten Gedanken, Hoffnungen und Ängste mitzuteilen. Die Sichtweise des Patienten und seiner Familie sind die wichtigsten Aspekte in der professionellen Beziehung. (Verschiedenes zur Patientensicht der Dinge findet sich in ➤ Kapitel 5). Wenn der Therapeut die sich während der Therapie bietenden Gelegenheiten nutzt, um den Patienten und seine Familie **zur offenen und ehrlichen Kommunikation zu ermutigen,** können die Wünsche und Sorgen bezüglich des Lebensendes ausgelotet werden – und nur dann ist es auch möglich, diese

Wünsche einzuplanen und sie zu erfüllen (Barclay/ Maher 2010).

Für die Arbeit im palliativen Bereich benötigt der Physiotherapeut eine gut ausgeprägte **Kommunikationsfähigkeit,** um den Patienten im Gespräch begleiten und seine psychoemotionalen und spirituellen Bedürfnisse ermitteln zu können (➤ Kap. 24, ➤ Kap. 25, ➤ Kap. 26, ➤ Kap. 27, ➤ Kap. 30, ➤ Kap. 31). Damit einhergehen muss ein treffsicheres **Einfühlungsvermögen,** d. h. die Fähigkeit, die Gefühle des Patienten im unmittelbaren Augenblick sensibel zu erfassen, ohne sich in den eigenen Gefühlen zu verlieren (Rogers 1957, Rogers 1967, Watson et al. 2005). Für eine effiziente Arbeit in einem so herausfordernden Gebiet wie der Palliative Care liegt die Kunst darin, aufrichtige und empathische Unterstützung zu ermöglichen und gleichzeitig die persönliche Resilienz zu erhalten (➤ Kap. 32). Mit dieser emotionalen Intelligenz kann der in der Palliative Care tätige Physiotherapeut seine Rolle sowohl bei den Patienten als auch bei seinen Kollegen stärken.

2.3 Ausbildungsmöglichkeiten in der Palliative Care

Die Physiotherapieausbildung ist von Land zu Land unterschiedlich geregelt. In den meisten Ländern umfasst sie eine Grundausbildung, deren Abschluss zur praktischen Arbeit in der Physiotherapie qualifiziert, sowie Möglichkeiten zur Weiterbildung oder Postgraduiertenausbildung mit Master-Abschluss oder Promotion. In diesen Studiengängen wird das akademische Fachwissen vermittelt, das der Physiotherapeut für die Spezialisierung auf den Bereich Palliative Care benötigt.

Physiotherapeutische Grundausbildung

Die Grundausbildung bzw. das Grundstudium dauert je nach Land drei bis vier Jahre. Früher nahm Palliative Care in den Curricula des Grundstudiums traditionell wenig Raum ein, inzwischen werden jedoch oft auch schon in diesem Ausbildungsabschnitt Lehrveranstaltungen angeboten und die Studierenden haben zum Teil die Möglichkeit, ihre klinischen Wahlpraktika im Bereich Palliative Care abzuleisten (Kumar et al. 2011; Morris und Leonard 2007). Im Rahmen der Zusammenarbeit mit einer Ausbildungseinrichtung können sich für Physiotherapeuten mit entsprechender Erfahrung interessante Karrieremöglichkeiten im Bereich Palliative Care ergeben.

Kontinuierliche Fortbildung

Durch evidenzbasierte Praxis und Verfolgung der fachlichen Entwicklungen auf seinem Gebiet muss der Physiotherapeut sicherstellen, dass für seine Patienten stets die aktuelle Best Practice zur Anwendung kommt. Im Bereich Palliative Care bedeutet dies unter anderem,

- stets auf dem aktuellen Stand der Evidenz zur Physiotherapie und Palliative Care zu bleiben,
- an innerberuflichen Fallvorstellungen oder Themenvorträgen für das eigene Physiotherapie-Team bzw. die eigene Einrichtung mitzuwirken,
- sich aktuelles Fachwissen in Physiotherapie- oder Palliative-Care-Seminaren anzueignen,
- an Palliative-Care-Kongressen (auf nationaler und internationaler Ebene) teilzunehmen bzw. dort eigene Ergebnisse zu präsentieren,
- an der Forschung zur Palliative Care mitzuwirken,
- sich an rehabilitativen Palliative Care-Netzwerken zu beteiligen,
- in lokalen, nationalen oder internationalen Gremien mitzuarbeiten, die die Entwicklung der Physiotherapie oder Palliative Care auf strategischer und politischer Ebene bestimmen.

Aufbaustudium

Immer häufiger absolvieren Physiotherapeuten nach ihrer Grundausbildung ein Aufbaustudium, um einen Master-Abschluss oder ein Doktorat im Bereich Palliative Care zu erwerben. In Großbritannien wird hierfür ein multiprofessioneller Ausbildungsgang angeboten, bei dem der Lernende die Interdisziplinarität der Palliative Care in einmaliger Form gleich in der Praxis erfahren kann. In den Seminaren kann der Physiotherapeut das erforderliche Fachwissen für seinen gewählten Palliative Care-Bereich erwerben, Forschung und Veröffentlichungen zur Bestätigung der Wirksamkeit physiotherapeutischer Interventionen betreiben, Führungs- und Management-Qualitäten entwickeln und letztlich die Rolle der Physiotherapie in der Palliative Care stärken.

Das nachfolgende Beispiel aus Österreich und Deutschland schildert, wie in diesen Ländern die palliative Physiotherapie in die Grundausbildung integriert und der Bekanntheitsgrad des Fachbereichs Palliative Care unter den Physiotherapeuten gesteigert wurde.

Deutschland und Österreich – ein Modell der Aus- und Weiterbildung bis zur professionellen Lehre

Rainer Simader und Peter Nieland

Geschichte

1996 erfolgten durch Peter Nieland an der Dr. Mildred Scheel Akademie in Köln die ersten Schritte palliativer physiotherapeutischer Lehre. Die im In- und Ausland folgenden Kurse, Vorträge und Praktika mündeten mit den gesammelten Erfahrungen und neuen Weggefährten schrittweise ab 1999 in den *Arbeitskreis Physiotherapie* der *Deutschen Gesellschaft für Palliativmedizin* (DGP). Dieser diente als Grundlage zum Auf- und Ausbau eines Lehrplans für die palliative Physiotherapie. Erste gesammelte Daten aus dem Jahr 2003 in Österreich bestätigten, dass Schüler und Studierende der Physiotherapie in vielen klinischen Praktika – in erster Linie in den Bereichen Intensivmedizin, Onkologie und Geriatrie – mit dem Thema „Tod und Sterben" konfrontiert werden (Katamay 2003). Im Jahr 2005 hinterfragte eine Analyse im Auftrag der DGP, inwieweit die Themen „Umgang mit schwerstkranken und sterbenden Patienten", „Umgang mit Verlust und Trauer", „Palliativmedizin" oder z.B. „Ethik" in der physiotherapeutischen Ausbildung integriert sind (Simader 2005). Dazu wurden Fragebögen an alle ausbildenden Institutionen in Deutschland, Österreich und der Schweiz versendet. Die Hälfte der Befragten gab zunächst an, dass die genannten Themen in diversen Unterrichten behandelt würden. Nach genauerer Analyse wurde aber ersichtlich, dass dabei kaum palliative Handlungskompetenz vermittelt wurde; eher wurden rechtliche oder etwa pathophysiologische Aspekte abgedeckt. In nur zwei Ausbildungsinstitutionen wurde das Fach Palliative Care in den Unterrichtsplänen erwähnt. Insgesamt bestätigte sich die Annahme, dass **trotz eines hohen Bedarfs nur geringe Kenntnisse über die Palliativmedizin und keine geregelten Ausbildungsinhalte vorherrschten** (Simader 2005, Nieland 2008).

Konsequenzen

Als Konsequenz wurde ein **40-Stunden-Basiscurriculum** für Physiotherapeuten entwickelt (Mehne/Nieland/Simader 2007), welches als Grundlage für die Aus- und Weiterbildung speziell für Physiotherapeuten dient. Dieses deckt sowohl palliativmedizinische, pflegerische und psychosoziale als auch ethische, spirituelle und physiotherapeutische Denk- und Handlungsansätze speziell für den Kontext der palliativen Physiotherapie ab.

Um diese Inhalte sowohl in die Grundausbildung als auch in die Fort- und Weiterbildung zu implementieren, wurden die Ressourcen der Arbeitsgruppen *Physiotherapie in Palliative Care* und *Hospizwesen* der *Deutschen Gesellschaft für Palliativmedizin* (DGP) und des *Österreichischen Physiotherapieverbandes* (PhysioAustria) sowie des *Deutschen Verbandes für Physiotherapie (ZVK) e. V.* (Physio Deutschland) genutzt. Zum Zeitpunkt des Erscheinens dieses Buches wird aktuell an einer neuen Fassung dieses Curriculums gearbeitet.

Fort- und Weiterbildung

Seit 2007 werden über verschiedene private und öffentliche Bildungseinrichtungen in Deutschland und Österreich 40-Stunden-Basiskurse angeboten. Hunderte von Kursen haben im deutschsprachigen Raum stattgefunden und daneben auch zahlreiche kürzere **Einführungs- und Aufbaukurse für Physiotherapeuten und Palliative-Care-Teams.** Die Physiotherapeuten werden in den meist einwöchigen Veranstaltungen von Mitgliedern unterschiedlicher palliativ tätiger Professionen (Medizin, Pflege, psychosoziale Berufe, Seelsorge etc.) unterrichtet, während die Kursleitung in den Händen eines palliativ erfahrenen Physiotherapeuten liegt.

„Physiotherapie in Palliative Care" wurde modellhaft in **physiotherapeutische Master-Lehrgänge** (z.B. der Fachhochschule Hildesheim) curricular implementiert.

Im Rahmen des Universitätslehrgangs Palliative Care an der Paracelsus Medizinische Privatuniversität Salzburg wird es ab 2022 möglich sein, dass Physiotherapeuten, Logopäden, Ergotherapeuten und Diätologen einen Master of Science in Palliative Care mit 120 European Credit Transfer and Accumulation System (ECTS) absolvieren. Im Rahmen dieses sechs-semestrigen multiprofessionellen Lehrgangs werden in zwei der sechs Semester ausschließlich vertiefende Inhalte für diese Fachberufe unterrichtet.

Grundausbildung

In Österreich wurden durch Vernetzung vieler Physiotherapie-Lehrender und Studiengangsleiter mit dem fachlichen Netzwerk „Physiotherapie in Palliative Care" bis zum Jahr 2020 in 90% aller Bachelor-Programme eingeführt. Die Anzahl der Unterrichtseinheiten ist mangels eines landesweit einheitlichen Curriculums unterschiedlich (ca. 10 bis 30). In den meisten Fällen ist wird das Fach Physiotherapie in der Palliative Care als **Pflichtfach ausgewiesen,** in wenigen Einrichtungen als Wahlfach. Dazu wurden im Rahmen von Ausbildungsreformen die Curricula entsprechend angepasst. In Deutschland erfolgte

2

2

die staatlich geförderte Anpassung 2010 im Bundesland Bayern.

Das Feedback der Studierenden ist überwiegend sehr gut und das Fach wird über den fachlichen Bereich hinaus als sehr hilfreich bewertet. Zahlreiche weitere Projekte und Möglichkeiten, wie die Thematik Palliative Care für Studierende und Schüler unterrichtet werden kann, sind in ➤ Kapitel 6 beschrieben. In Österreich wurde mittlerweile der palliative Ansatz (neben Rehabilitation und Prävention) auch in das Berufsprofil des Physiotherapeuten mit aufgenommen.

Interprofessionelle Fortbildungen

Dank zunehmender Präsenz der Physiotherapie in der Palliative Care werden auch immer öfter Therapeuten eingeladen, **Fort- und Weiterbildungen für mono- oder interdisziplinäre Teams** abzuhalten. Dies führt wiederum bei potenziellen Zuweisern zu einem Bewusstwerden der physiotherapeutischen Kompetenzen und fördert den notwendigen Austausch.

Folgende Aspekte waren und sind für die erfolgreiche Integration von physiotherapeutischen Inhalten in die Grund- und Weiterbildung hilfreich:

- Gründung von physiotherapeutischen Fachgruppen (mit klinisch tätigen, lehrenden und forschenden Therapeuten)
- Vernetzung und enge Kooperation mit physiotherapeutischen Berufsverbänden sowie Palliativ- und Hospizorganisationen
- Zusammenarbeit mit und Beratung von Ausbildungseinrichtungen
- Zusammenarbeit mit und Beratung von Verbänden und Fachgremien
- Präsenz bei Veranstaltungen
- Publikationen
- Zertifizierung und Qualitätssicherung

Internetadressen

Deutsche Gesellschaft für Palliativmedizin: www.dgpalliativmedizin.de

Deutscher Verband für Physiotherapie: https://www.physio-deutschland.de

Physio Austria, Bundesverband der PhysiotherapeutInnen Österreichs: www.physioaustria.at

Universitätslehrgang für Palliative Care: https://www.ulg-palliativecare.at

2.4 Schlussbemerkung

Das Berufsbild der palliativen Physiotherapie ist international in der Entwicklung begriffen. Sowohl durch klinische Praxis als auch durch Forschung und Publikationen wird der Beitrag der Physiotherapie in der Palliativversorgung wertgeschätzt und in zunehmendem Maße auch wissenschaftlich bewiesen (McLeaod und Norman 2020, Tiberini et al. 2018; Pyszora et al. 2017, Putt et al. 2016, Tiberini and Richardson 2015, Cobbe et al. 2013, Nelson et al. 2013, Kumar und Jim 2010). Dennoch variieren weltweit die Physiotherapiemodelle und die Art und Weise, wie tief die Physiotherapie im Palliativwesen verankert ist (Woitha et al. 2017). Die Leserschaft wird in diesem Buch Perspektiven aus verschiedenen Ländern kennenlernen, in denen die Physiotherapie zum Teil klinisch einen ganz anderen Stand haben kann als im eigenen Land. So kann es sein, dass manche Physiotherapeuten gut integriert in multiprofessionellen Teams arbeiten, andere wiederum völlig unabhängig von anderen. Allen gemeinsam ist jedoch, dass sie über alle Länder und Settings hinweg als Experten für die rehabilitative und nichtpharmakologische Unterstützung ihrer Patienten zunehmende Anerkennung erfahren. Physiotherapeuten, die in der Palliative Care arbeiten, können als „spezialisierte Allrounder" betrachtet werden und durch einen pragmatischen Ansatz mit Betonung auf Selbstbefähigung und Selbstmanagement viel für ihre Patienten, deren Familien und die interdisziplinären Teams bewirken. Dieses Ethos stellt die Ziele und Prioritäten des Patienten in den Mittelpunkt, fokussiert auf die Verbesserung der Funktion und Unabhängigkeit und lenkt die Aufmerksamkeit darauf, mit Verlusten konstruktiv umzugehen.

Der Physiotherapeut ist mit seiner Tätigkeit perfekt an der Schnittstelle zwischen lang andauernden Erkrankungen und Palliative Care positioniert. Diese Profession hat viel Expertise und Führungsqualität zu bieten, wenn sich der Einfluss der rehabilitativen Palliative Care vergrößert und die Zahl der Patienten zunimmt, die von diesem rehabilitativen Paradigma profitieren, welches wichtige zukünftige Lösungen der Palliative Care bietet.

Durch die Verwirklichung rehabilitativer Ansätze für die Palliative Care mit individuellen Patienten und im interdisziplinären Team kann der Physiotherapeut die Würde und Lebensqualität der Patienten mit ernsten, fortgeschrittenen und lebenszeit-limitierenden Erkrankungen fördern und ihnen dabei helfen, vollauf „zu leben, bis sie sterben".

LITERATUR

Addington-Hall JM, Higginson IJ. Palliative care for non-cancer patients. Oxford: Oxford University Press, 2001.

Barclay S, Maher J. Having the difficult conversations about the end of life. Br Med J 2010;341:c4862.

Boa S, Duncan EAS, Haraldsdottir E, Wyke S. Goal setting in palliative care: a structured review. Progress in Palliative Care. 2014;22(6):326–33.

Booth S, Moosavi SH, Higginson IJ. The etiology and management of intractable breathlessness in patients with advanced cancer: a systematic review of pharmacological therapy. Nat Clin Pract Oncol 2008;5:90–100.

Bury M. Chronic illness as biographical disruption. Sociol Health Illn 1982;4:167–182.

Cane F, Jennings R, Taylor J. A rehabilitation training programme at the end of life. End of Life Care Journal 2011;1(1).

Guzman-Castillo MG, Ahmadi-Abhari S, Bandosz P, Capewell S, Steptoe A, Singh-Manous A. Forecasted trends in disability and life expectancy in England and Wales up to 2025: a modelling study. The Lancet 2017;2(7):307–313

Cheville A. Rehabilitation of patients with advanced cancer. Cancer 2001;92(Suppl 4):1039–1048.

Cobbe S, Nugent K, Slattery S, Lynch M, Real S. A profile of hospice-at-home physiotherapy for community-dwelling palliative care patients. International Journal of Palliative Nursing 2013;19(1).

Connor SR. Hospice and Palliative Care: The Essential Guide. New York: Taylor and Francis, 2009.

Crawford GB, Price SD. Team working: Palliative care as a model of interdisciplinary practice. Med J Australia 2003;179:S32–S34.

Etkind SN, Bone AE, Gomes B, Lovell N, Evans CJ, Higginson, IJ, Murtagh FEM. How many people will need palliative care in 2040? Past trends, future projections and implications for services. BMC Medicine (2017) 15:102

Gomes B, Higginson IJ. Where people die (1974–2030): Past trends, future projections and implications for care. Palliat Med 2008;22:33–41.

Jennings R. Palliative care and rehabilitation: The meaning of pain for patients with advanced cancer and how it influences behaviour. London: Kings College, 2012 (unveröffentlicht).

Katamay A. Die Rolle von Tod und Sterben in der Ausbildung zum Physiotherapeuten. Wie gehen Studenten damit um? Diplomarbeit, Akademie für Physiotherapie, Wels, 2003.

Kumar SP, Jim A, Sisodia V. Effects of palliative care training program on knowledge, attitudes, beliefs and experiences among student physiotherapists: A preliminary quasi-experimental study. Indian J Palliat Care 2011;17:47–53.

Kumar SP, Jim A. Physical Therapy in Palliative Care: From Symptom Control to Quality of Life: A Critical Review. Indian J Palliat Care 2010;16(3): 138–146.

Physiother Res Int

McLeod KE, Norman KE. "I've found it's very meaningful work": Perspectives of physiotherapists providing palliative care in Ontario. Physiotherapy Research International.2020;25(1)

Mehne S, Nieland P, Simader R. Basiscurriculum Physiotherapie in Palliative Care. Bonn: Pallia Med Verlag (Akademie für Palliativmedizin, Malteser Krankenhaus Bonn), 2007.

Morris J, Leonard R. Physiotherapy students' experiences of palliative care placements – promoting interprofessional learning and patient-centred approaches. Journal of Interprofessional Care 2007;21(5).

Nelson LA, Hasson F, Kernohan WG. Exploring district nurses' reluctance to refer palliative care patients for physiotherapy. International Journal of Palliative Nursing 2013;18 (4).

NICE. Improving supportive and palliative care for adults with cancer. London: National Institute for Clinical Excellence, 2004.

Nieland P. Da-Sein. pt_Zeitschrift für Physiotherapeuten 2008;60:7.

Oldervoll LM, Loge JH, Lydersen S, et al. Physical exercise for palliative care cancer patients: A randomized clinical phase II trial. Trondheim: Norwegian University of Science and Technology, 2011.

Platt-Johnson K. Rehabilitation: Imperatives in cancer and palliative care education. In: Foyle L, Holstad J (eds). Innovations in Cancer and Palliative Care Innovations. Milton Keynes: Radcliff Publishing, 2007.

Putt K, Faville KA, Lewis D, McAllister K, Pietro M, Radwan A. Role of Physical Therapy Intervention in Patients With Life-Threatening Illnesses. American Journal of Hospice and Palliative Care 2017;34(2):186–196.

Pyszora A, BudzyńJ, Wójcik A, Prokop A, gorzata Krajnik M. Physiotherapy programme reduces fatigue in patients with advanced cancer receiving palliative care: randomized controlled trial. Supportive Care in Cancer 2017;25;2899–2908

Reeve J, Lloyd-Williams M, Payne S, Dowrick C. Revisiting biographical disruption: Exploring individual embodied illness experience in people with terminal cancer. Health (London) 2010;14:178–195.

Rogers CR. The necessary and sufficient conditions of therapeutic personality change. J Consult Psychol 1957;21:95–103.

Rogers CR. Accurate empathic understanding. Presentation, 1967. Available at http://www.centerfortheperson.org/pdf/1967__Accurate_Empathic_Understanding.pdf (last accessed June 2012).

Saleem T, Leigh PN, Higginson IJ. Symptom prevalence in people affected by advanced and progressive neurological conditions: A systematic review. J Palliat Care 2007;23:291–299.

Saunders CM. The challenge of terminal care. In: Symington T, Carter RL (eds). Scientific foundations of oncology. London: Heinemann, 1976: pp. 673–679.

Simader R. Die Rolle von Tod und Sterben in der Ausbildung zur Physiotherapeutin. pt_Zeitschrift für Physiotherapeuten 2005;57(11):77–82.

Smith AM. Emergencies in palliative care. Ann Acad Med Singapore 1994;23:186–190.

Solano JP, Gomes B, Higginson IJ. A comparison of symptom prevalence in far advanced cancer, AIDS, heart disease, chronic obstructive pulmonary disease and renal disease. Journal of Pain and Symptom Management, 2006;31:58–69.

Tiberini R and Richardson H. Rehabilitative Palliative Care: enabling people to live fully until they die. A challenge for the 21st century. Hospice UK. 2015

Tiberini R, Turner K, Talbot-Rice H. Rehabilitation in Palliative Care. In: MacLeod R., Van den Block L. (eds) Textbook of Palliative Care. Springer, Cham. https://doi.org/10.1007/978-3-319-31738-0_34-1, 2018

United Nations, Department of Economic and Social Affairs, Population Division (2017). World Population Ageing 2017 (ST/ESA/SER.A/408).

Watson MS, Lucas C, Hoy A. Oxford Handbook of Palliative Medicine. Oxford: Oxford University Press, 2005.

Williams SJ, Bendelow G. The Lived Body: Sociological Themes, Embodied Issues. London: Routledge, 1998.

Woitha K, Schneider N, Wünsch A, Wiese B, Fimm S, Müller-Mundt G. Integration and utilization of physiotherapy in hospice and palliative care : A survey on clinical practice in Germany. Schmerz 2017;31(1):62–68.

Yoshioka H. Rehabilitation for the terminal cancer patient. Am J Phys Med Rehab 1994;73:199–206.

2

KAPITEL

3

Jenny Taylor und Helena Talbot-Rice

Von der Symptomkontrolle zur Rehabilitation: Ansätze für eine palliative Physiotherapie

Für die Tätigkeit im Bereich Palliative Care benötigt der Physiotherapeut ein breites Spektrum an Kernkompetenzen und Spezialwissen sowie die Fähigkeit, sehr verletzlichen Patienten Vertrauen, Zuversicht und Bewältigungsstrategien zu vermitteln. Dieses Kapitel umreißt zunächst die aktuellen Ansätze zur Versorgung von Palliativpatienten und betreuenden Personen (viele der hier angesprochenen Themen werden in den nachfolgenden Kapiteln von anderen Autoren noch ausführlicher behandelt). Die Komplexität multifaktorieller Symptome, die Erwartungen der Patienten und die Herausforderungen einer gemeinsamen Festlegung angemessener Ziele – wie alle diese Faktoren die Arbeit des Physiotherapeuten beeinflussen – wird anschließend diskutiert.

Zunehmend gewinnen Behandlungsmodelle an Bedeutung, in denen die bisherigen konventionellen Maßnahmen zur Symptomkontrolle zu einem „ganzheitlichen" Ansatz fortentwickelt werden. In diesem Zusammenhang wird von der Bedeutung der multiprofessionellen Zusammenarbeit und hoch entwickelten Kommunikationsfähigkeit zu sprechen sein: von der Zusammenarbeit unter Fachleuten, von interdisziplinären Falldiskussionen und von der Unterstützung jedes einzelnen Teammitglieds.

Gut ausgebildete psychosoziale Fähigkeiten sind essenziell, um die Patienten und ihre Familien unter praktischen wie auch emotionalen Gesichtspunkten beraten zu können. Hier erhält der Physiotherapeut zunehmend auch pädagogische Aufgaben, denn es gilt, sowohl den Patienten und ihren Familien als auch den beruflich Verantwortlichen alle Kenntnisse und Fähigkeiten zu vermitteln, die erforderlich sind, damit der Patient seine Situation wieder selbst in die Hand nehmen kann (Wells 1990).

Die palliative Physiotherapie befindet sich in ständiger Entwicklung und wir arbeiten in einer wandelbaren Landschaft mit begrenzten Ressourcen. Aus dieser Erkenntnis heraus wird abschließend die Bedeutung von Innovationen für unser stetig wachsendes Spezialgebiet untersucht.

Das Wissen um die Möglichkeiten anderer Fachbereiche ist für ein gegenseitiges Verständnis und eine nahtlose Versorgung von Patienten entscheidend. Am Ende des Kapitels werden die Möglichkeiten weiterer Fachberufe vorgestellt:

- Ergotherapie
- Sprachtherapie/Logopädie
- Ernährungstherapie/Diätologie

Physiotherapie damals und heute

In den 1960er Jahren galt eine rehabilitative Physiotherapie für Tumorpatienten in vielen Ländern als kontraindiziert und wurde in der Regel nur in den wenigen Fällen erwogen, in denen eine stabile Erkrankungsphase und relativ günstige Prognose vorlag. Dietz (1969) sah das Hauptziel einer Rehabilitation für Krebspatienten darin, die Lebensqualität unabhängig von der verbleibenden Zeit zu erhöhen, wobei insbesondere auf maximale Leistungsfähigkeit bei minimaler Abhängigkeit des Betroffenen zu achten sei. Seine Maxime gilt nach wie vor, doch hat sich der Arbeitsbereich der palliativ tätigen Physiotherapeuten seither wesentlich vergrößert. Die Palliativmedizin umfasst heute außer Krebs noch zahlreiche andere Krankheiten und die Grenzen zur allgemeinen Behandlung chronischer Erkrankungen werden immer durchlässiger. Zudem bleiben die betroffenen Patienten mit der Entwicklung verbesserter symptomatischer Therapien zunehmend länger aktiv und „gesund".

Die Freiheit zur Auslegung und Gestaltung der physiotherapeutischen und rehabilitativen Maßnahmen ist in dem Maße größer geworden, in dem sich das berufliche Selbstverständnis der Physiotherapie weiterentwickelt hat. In Großbritannien praktizieren Physiotherapeuten seit 1977 unabhängig und

3

können ihre Behandlungen ohne Verordnung durch einen Arzt nach ihrem eigenen klinischen Urteil festlegen. In vielen Ländern ist eine ärztliche Verordnung für die Physiotherapie jedoch nach wie vor obligatorisch; dennoch haben sich auch in diesen Ländern die Möglichkeiten der Physiotherapie deutlich erweitert.

Das von der Weltgesundheitsorganisation (WHO) verfasste Standardrahmenwerk „International Classification of Functioning, Disability and Health" (ICF) beinhaltet für Gesundheitsstörungen auch die Kategorie „soziale Behinderung", die insbesondere in der Palliative Care eine Rolle spielt (➤ Kap. 9). Die ICF reflektiert damit die Entwicklung, die die Physiotherapie von der Behandlung spezifischer Symptome bis hin zu dem heutigen aktiv-funktionellen und partizipativen Ansatz durchlaufen hat. In den letzten Jahren wurde das Konzept sogar noch erweitert und umfasst nun auch den Wunsch nach allgemeiner Fitness (➤ Abb. 3.1). Viele Patienten waren im Laufe ihres früheren Lebens aktive Mitglieder in Sportvereinen oder Fitnessstudios. Wenn diese Patienten nun während ihrer immer länger werdenden Krankheitsverläufe, häufig auch wiederholt, eine professionelle Rehabilitation in Anspruch nehmen, ergeben sich interessante Möglichkeiten zur Profilierung und „Identitätserweiterung" der

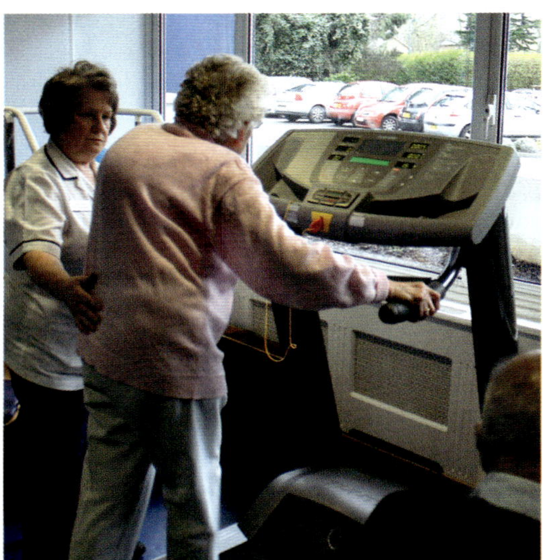

Abb. 3.1 Leichter Workout auf dem Laufband (© St Christopher's Hospice, London, UK) [T440]

Physiotherapie. Der Physiotherapeut ist somit perfekt platziert im Zentrum einer guten, rehabilitativen Palliativversorgung.

3.1 Aktuelle Situation und Behandlungsziel

Die Begründerin der modernen Hospizbewegung, Dame Cicely Saunders (1918–2005), beschrieb das Ziel der Palliative Care prägnant mit den folgenden Worten: **„… dem Sterbenden ermöglichen zu leben, bis er stirbt, sein persönliches Potenzial dabei bis zu den Grenzen seiner körperlichen und geistigen Leistungsfähigkeit auszuschöpfen und, soweit irgend möglich, Eigenkontrolle und Unabhängigkeit zu bewahren**" (Saunders 1998). Für den Physiotherapeuten könnte es keine bessere Maxime und auch keinen klareren Auftrag geben als dieses Zitat.

Das National Institute for Clinical Excellence (NICE), das in Großbritannien die Leitlinien für Gesundheitsfragen herausgibt, formuliert es so: „Die palliative Rehabilitation soll die Funktionsfähigkeit des Patienten maximieren, seine Unabhängigkeit stärken und ihm bei der Adaptation an seinen Zustand helfen" (NICE 2004).

In beiden Aussagen kommen die zentralen Anforderungen zum Ausdruck, durch die sich die heutige Palliativversorgung von den traditionellen symptomspezifischen und zeitfokussierten Ansätzen unterscheidet (➤ Tab. 3.1). In der Palliative Care ist die Situation für den Physiotherapeuten komplexer als in der Akutversorgung, wo das angestrebte Ziel fast immer darin besteht, den Patienten auf das Kraft-, Beweglichkeits- und Funktionsniveau zurückzubringen, das er vor der Erkrankung hatte. Bei Palliativpatienten liegt zumeist ein breiteres Symptomspektrum vor und sie fordern den Physiotherapeuten in jeder Hinsicht: seine Fähigkeiten zur Reflexion, zur Analyse und seine persönlichen Ressourcen. Der Physiotherapeut muss in der Lage sein, eine umfassende Untersuchung unter Berücksichtigung aller Einzelheiten der medizinischen Vorgeschichte durchzuführen und anschließend nicht nur sein fundiertes palliativmedizinisches Wissen, sondern auch Kenntnisse aus verschiedenen Spe-

Tab. 3.1 „Alte" und „neue" Modelle für die palliative Physiotherapie

Damals: Physiotherapie ist …	Heute: Physiotherapie ist …
• symptomorientierte Intervention	• auf den ganzen Körper und auf die Dekonditionierung ausgerichtet
• verordnend und belehrend	• problemlösungsorientiert
• fast immer eine Einzeltherapie	• offen und interaktiv
• von Spezialisten mit großer Erfahrung dominiert	• offen und fördernd für neue Therapeuten
• auf die Wahrung der Privatsphäre bedacht	• solidarisch, attraktiv und fröhlich
Das Ergebnis ist …	
• ein (möglicherweise zu sehr) vom Physiotherapeuten abhängiger Patient	• ein selbstsicherer, unabhängiger und kompetenter Patient

zialgebieten wie zum Beispiel Geriatrie, Neurologie, Onkologie, Orthopädie und/oder Atemwegserkrankungen anzuwenden.

In der Palliative Care kommen eher problemlösungsorientierte Ansätze zur Anwendung und es geht darum, Selbstvertrauen aufzubauen und Selbstständigkeit zu ermöglichen. Der Begriff „Problem" ist in diesem Zusammenhang ganz subjektiv zu sehen: Die gesundheitlichen Einschränkungen haben für den Patienten erhebliche und zum Teil unlösbare Konsequenzen, die weit über eine reine Symptomkontrolle hinaus analysiert und gedeutet werden müssen. Dabei darf der Therapeut nicht bei seiner eigenen Wahrnehmung stehenbleiben, sondern muss hauptsächlich ergründen, wie der Patient selbst sein Problem selbst wahrnimmt.

Durch Verbesserung der Funktionen, der Copingstrategien und damit der Unabhängigkeit– soweit es die zunehmenden krankheitsbedingten Beschränkungen zulassen – verlagert sich der Fokus hin zu einem patientenzentrierten, ganzheitlichen Ansatz. Dabei ist die Vorgehensweise oft heuristisch (d. h. Problemerfassung und -behebung verlaufen nach dem Trial-and-Error-Prinzip). Durch Entwicklung einer stabilen Therapeut-Patient-Beziehung gelingt es, in den sehr verwundbaren Patienten das hierfür erforderliche Vertrauen aufzubauen. Eine professionell mitfühlende und sensible Haltung bildet das Fundament, auf dem das Bedürfnis des Patienten nach einer Verminderung seiner Abhängigkeit erfüllt werden kann. Durch schrittweise Selbstbefähigung des Patienten nähert man sich, darauf aufbauend, dem Ziel der Kompetenz und Eigenverantwortung des Patienten. Aber auch wenn der Physiotherapeut grundsätzlich bestrebt ist, seine Patienten vor Versagensgefühlen und Selbsttäuschung zu schützen, sollte er doch stets Folgendes bedenken: Die verantwortlichen Leute vergessen gern, dass viele Patienten über ihre Angst sprechen möchten und auch können.

In letzter Zeit ist noch ein weiterer Faktor zu berücksichtigen: das längere Überleben von schwer kranken Patienten, das unter anderem enorme Auswirkungen auf das Gesundheitssystem hat (für Großbritannien: *Department of Health et al.* 2010). Die Patienten haben heutzutage für ihre längere Überlebenszeit höhere Erwartungen an die Lebensqualität, sie suchen aktiv den Zugang zur Rehabilitation und begeben sich im Verlauf ihrer Erkrankung nicht selten auch mehrfach in Behandlung (Platt-Johnson 2007). In diesem besonderen Bereich geht Physiotherapie über die traditionelle Patientenversorgung hinaus und muss auch die Sorgen der Familie und die Bedürfnisse der Umgebung mit einbeziehen. Auch wenn die objektiven Ziele der Behandlung klar erscheinen mögen – das konsequente Hören auf die individuellen Bedürfnisse des Patienten steht für den Physiotherapeuten an erster Stelle und hat oberste Priorität.

⚠ BEACHTE

- Symptome treten häufig in komplexen und unerwarteten Kombinationen auf.
- Ist das Problem des Physiotherapeuten auch das Problem des Patienten?
- Beherrscht der Patient die Krankheit oder ist es umgekehrt?

✓ PRAKTISCHE TIPPS

- Immer „aktiv" zuhören (➤ Kap. 24).
- Der Patient steuert die Behandlung.
- Ganzheitlich und patientenzentriert denken.

3.2 Wünsche der Patienten und Ergebnisse der Therapie

Am Ende ihres Lebens sehen sich Patienten mit komplexen Symptomen und Herausforderungen konfrontiert, die sich aus ihrem körperlichen Verfall und Funktionsverlust ergeben (Eva/Wee 2010). Die Ungewissheit in Bezug auf den weiteren Krankheitsverlauf und Anpassungsprozess trägt zur zunehmenden Abhängigkeit und dem Gefühl des Kontrollverlusts bei. Nach Studiendaten steht in dieser Phase die Sorge, eine Last für andere zu werden, an erster Stelle (Cheville 2001, Chochinov et al. 2002). Physiotherapeutische Strategien zur Optimierung der noch vorhandenen Fähigkeiten und Funktionen können die Lebensqualität der Patienten daher relevant erhöhen. Durch Motivation zur Anwendung adaptiver Strategien unterstützt der Physiotherapeut die Patienten dabei, ihre Fähigkeiten im Rahmen des Möglichen zu nutzen, statt ihre Unfähigkeit zu beklagen: *„Ich finde Physiotherapie wunderbar. Wenn ich aus dem Trainingsraum komme, bin ich richtig zufrieden mit mir selbst. Ich hätte nicht gedacht, dass ich es noch einmal schaffen würde, Treppen zu steigen. Aber wenn man mit anderen Menschen zusammen ist, die ganz ähnliche Probleme haben, und von den Mitarbeitern unterstützt wird, traut man sich gleich viel mehr zu. Es ist schön, nicht allein zu sein, denn zuhause fühlt man sich oft recht isoliert“ (Patientin J. M. mit einem primären Hirntumor).*

Totaler Schmerz

Dame Cicely Saunders entwickelte das Modell des totalen Schmerzes anhand ihrer persönlichen Erfahrungen mit Palliativpatienten. Aus ihrer einzigartigen, multiprofessionellen Sicht als Krankenschwester, Sozialarbeiterin und schließlich auch noch Ärztin gewann sie ein ganz neues Verständnis für das komplexe Leiden, das sie bei ihren Patienten sah. Eine der wohl prägnantesten Beschreibungen für diesen Schmerz gab eine ihrer Patientinnen 1963: „Angefangen hat es im Rücken, aber inzwischen ist irgendwie alles an mir krank" (du Boulay 2007, S. 137).
Dr. Saunders wurde klar, dass es nicht nur um die vordergründig sichtbaren körperlichen Symptome ging, sondern dass viele soziale, emotionale und spirituelle Schmerzthemen im Hintergrund zusammenwirkten und die Schmerzempfindung der Patienten verstärkten. Für einen „ganzheitlichen" Ansatz waren diese Komponenten daher genauso wichtig wie das körperliche Symptom. Weiter aufgeschlüsselt beinhalten die Kategorien des totalen Schmerzes in der Praxis Faktoren wie Einsamkeit, finanzielle Notlagen, gesellschaftliche und kulturelle Widerstände, familiäre Spannungen, Ängste, Depressionen, Ärger und Sorgen. Aus diesem neuen Schmerzverständnis folgte unmittelbar, dass für eine wirksame Symptombehandlung ein multidisziplinärer Ansatz erforderlich ist. Für den Physiotherapeuten bedeutet dies, dass er bei seiner Befunderhebung auch die weiterreichenden Auswirkungen der Symptome berücksichtigen muss, die er bei seinem Patienten sieht.
Das Konzept des „totalen Schmerzes" wird unter Palliativmedizinern inzwischen weithin als Grundlage für die Behandlung von Palliativpatienten akzeptiert. Cicely Saunders war darüber hinaus jedoch leidenschaftlich davon überzeugt, dass bei der Umsetzung dieses Konzeptes kontinuierlicher Forschungsarbeit und Wissenserweiterung eine zentrale Rolle eingeräumt werden muss, da nur so die Palliative Care ihre Stellung fest innerhalb der etablierten Medizin behaupten kann.

Das Selbstwertgefühl der Patienten ist oft sehr gering, denn die Probleme bei der Durchführung selbst einfachster Alltagsaufgaben greifen die Würde im Kern an und erzeugen ein Gefühl der Isolation innerhalb der Familie wie auch im weiteren gesellschaftlichen Rahmen (Hilario 2010). Die erhofften Ergebnisse der Therapie können durch ganz unterschiedliche Symptome infrage gestellt und beeinträchtigt werden. Dementsprechend erfordert die Ausarbeitung von Therapieplänen zur Optimierung eines beschränkten Funktionspotenzials ein hohes Maß an Fachkompetenz. Die eingesetzten Strategien müssen so gestaltet werden, dass sie innerhalb eines realistischen Zeitrahmens Früchte tragen, und die stufenweise Rücknahme der Therapie entsprechend den Veränderungen im Krankheitsverlauf muss sensibel gehandhabt werden. Der Therapeut sollte daher gut mit veränderlichen Zielen und ungewissen Verläufen umgehen und diese auch dem Patienten vermitteln können.

Die Verlaufsbeurteilung mittels objektiver Parameter ist mit Schwierigkeiten befrachtet. Abgesehen davon, dass viele Parameter aufwendig zu ermitteln sind, fühlt man sich unter Umständen nicht wohl dabei, einen terminal kranken Patienten durch

Messwerte zu beschreiben. Ein zusätzliches Problem ist der sog. „Response-Shift": Im Laufe der Zeit und der Krankheitsprogression verändert und verschiebt sich durch vielerlei Faktoren der Bewertungshintergrund für die am Patienten erzielten Ergebnisse. Dies macht es sehr schwer, den subjektiv wahrgenommenen Verlauf richtig zu interpretieren.

⚠ BEACHTE

Realistische und erreichbare Ziele in Zusammenarbeit mit dem Patienten festlegen – zu hoch gesteckte Ziele beeinträchtigen die Bereitschaft zur Mitarbeit bei der Physiotherapie.

✓ PRAKTISCHE TIPPS

- Verhalten und Körpersprache des Patienten stets im Auge behalten.
- Ein gutes Vertrauensverhältnis ist der Schlüssel zur Bewältigung therapeutischer Kursänderungen.

3.3 Kenntnis und Verständnis des Patienten

Die erste Begegnung zwischen einem Patienten und den Therapeuten ist entscheidend. Der Patient ist unter dem Eindruck seiner Verluste, Hoffnungen und Ängste einer komplexen Mischung von Emotionen ausgesetzt (➤ Abb. 3.2). Soweit möglich, ist daher eine von Ablenkungen freie Umgebung am günstigsten. Nach der Erfahrung der Autorin muss das nicht gleichbedeutend mit vollkommener Abgeschiedenheit sein; vielmehr reduziert die Anwesenheit weiterer Patienten und Physiotherapeuten oft Angst und Anspannung, da die Situation dadurch gewissermaßen „normalisiert" wird.

Der Physiotherapeut achtet bereits bei dieser Begegnung genau darauf, was der Patient über seine Erkrankung weiß und versteht, inwieweit er seine Diagnose akzeptiert hat und welche Auswirkungen die Erkrankung auf den körperlichen Zustand hat. Mit den Worten von Cicely Saunders: „Wir müssen auf die Details der Symptome achten und ständig für die veränderlichen Bedürfnisse aufmerksam sein. Uns liegt sowohl daran, das Leiden zu lindern, als auch daran, dass unsere Patienten ihren persönlichen Charakter und Stil bis zum Ende bewahren können" (Saunders 1988, S. 11).

Häufig werden die Patienten beim Erstkontakt von einem Angehörigen oder einer Pflegeperson begleitet. Deren Informationen können helfen, Charakter und Rolle des Patienten innerhalb des erweiterten Familiensystems besser zu verstehen und die Behandlungsstrategie effektiver auf den Patienten zugeschnitten zu gestalten. Vorsicht ist jedoch geboten, da die Sichtweise der Angehörigen durch die emotionale Belastung und den gut gemeinten Wunsch nach einem günstigen Verlauf für den Patienten verfälscht sein kann. Dies kann der Erfüllung des WHO-Goldstandards einer „lückenlosen Beurteilung" durch den Therapeuten im Wege stehen.

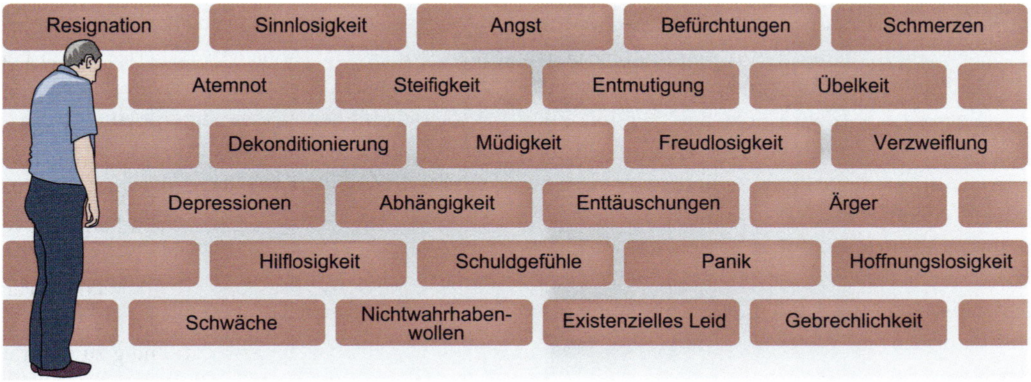

Abb. 3.2 Eine hohe Mauer zu überwinden ... [M541/L157]

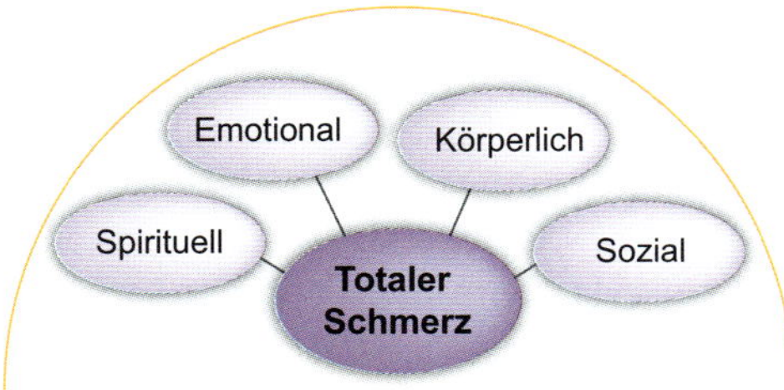

„Totaler Schmerz stellt sich als ein Komplex aus körperlichen, emotionalen, sozialen und spirituellen Komponenten dar. Die Gesamterfahrung beinhaltet für den Patienten Angst, Depressionen und Furcht, Sorgen um die Familie, die zurückbleiben wird, sowie häufig das Bedürfnis, irgendeinen Sinn in der Situation zu finden, eine tiefere Bedeutung, an die man glauben kann." (Saunders 1963, Clark 1999)

Abb. 3.3 Das Modell „Totaler Schmerz" [M541/L157]

Bei der körperlichen Untersuchung des Patienten steht der Schmerzaspekt an oberster Stelle. Der Therapeut muss mit dem Konzept des „totalen Schmerzes" (engl.: „total pain") praktisch vertraut sein (➤ Abb. 3.3), da dies Auswirkungen auf die weitere Behandlung des Patienten hat (s. o. ➤ Kasten „Totaler Schmerz").

Neben dem Schmerz sind noch zahlreiche andere Symptome und Funktionsstörungen zu beurteilen – manche von ihnen sind sehr offensichtlich, manche brauchen mehr Zeit und Geschick, um identifiziert zu werden. In einer Studie mit 100 Patienten einer palliativmedizinischen Einrichtung beklagten 90 % der Patienten mit funktionellen Einschränkungen auch einen Konditionsverlust (Dekonditionierung). „Dekonditionierung" ist, grob gesagt, ein Oberbegriff für eine Kombination aus Muskelschwäche, Müdigkeit und Kurzatmigkeit und kommt in dieser Patientengruppe sehr häufig vor. 56 % der Patienten erzielten nach zweiwöchiger Intervention eine Funktionsverbesserung und 33 % eine anhaltende Verbesserung im Sinne ihrer physiotherapeutischen Ziele (Montagnini et al. 2003). Durch wiederholte Rückversicherung ist dafür zu sorgen, dass sich der Patient durch die erste, gründliche Untersuchung nicht übermäßig erschöpft fühlt, denn wenn das Selbstvertrauen auf diese Weise ungewollt untergraben wird, nimmt die Bereitschaft für eine Fortsetzung der physiotherapeutischen Behandlung schnell ab.

⚠ **BEACHTE**

- Bestimmen Sie das Tempo der Untersuchung durch genaue Beobachtung des Patienten.
- Gestalten Sie die verschiedenen Komponenten der Behandlungseinheit ausgewogen.
- Berücksichtigen Sie die Sichtweise der Betreuungspersonen, aber lassen Sie den Patienten stets im Zentrum Ihrer Überlegungen.
- Rechnen Sie mit Dekonditionierung und geringem Energie-Level bei Ihren Patienten.

✓ **PRAKTISCHE TIPPS**

- Planen Sie die räumliche Situation für die erste Befunderhebung sorgfältig.
- Umreißen Sie im Gespräch mit dem Patienten Behandlungsplan und -strategie.
- Legen Sie bewusst kleine Ziele fest, um den Patienten durch Übererfüllung moralisch aufzubauen.
- Behalten Sie bei allen Interventionen das Konzept des „totalen Schmerzes" im Auge.
- Seien Sie optimistisch und positiv, aber dabei realistisch und aufrichtig.

3.4 Teamwork

Die Bedürfnisse des Patienten müssen umfassend und ganzheitlich angegangen werden. Dies kann am ehesten ein interdisziplinäres Team leisten, das effizient und nahtlos zusammenarbeitet, um für den Patienten ein gut koordiniertes und integriertes Versorgungspaket zu schnüren. Nach Hopkins und Tookman (2000) stehen die Patienten vor der Aufgabe, sich „ein neues Selbst" aufzubauen, und benötigen dabei Unterstützung von allen Mitgliedern des interdisziplinären Teams. Das bisherige Leben muss durch geeignete Zielsetzungen neu „konfiguriert" werden, damit daraus eine Zukunft entsteht, in der der Patient einen Sinn sehen kann. Entsprechend muss der Physiotherapeut seine Angebote in Absprache mit den anderen Berufsgruppen zuschneiden.

Wo man in einem Team das Glück hat, in nicht-hierarchischen Strukturen zu arbeiten, braucht auch der Physiotherapeut kein Einzelkämpfer zu sein und sollte die Fähigkeiten seiner anderen Kollegen nutzen und würdigen. Wechselseitige Unterstützung ist dann ebenso vorhanden wie die Bereitschaft, Patienten an andere klinische Kollegen zu verweisen.

Art und Richtung einer Überweisung zwischen den Fachbereichen sind weltweit unterschiedlich geregelt und hängen von verschiedenen Faktoren ab. Beteiligt sein können Palliativteams, Fachärzte, Hausärzte, öffentliche Einrichtungen und Dienste bzw. der Patient selbst (z. B. Akutfall oder Selbstüberweisung). Teamgespräche und regelmäßige Fallbesprechungen können dafür sorgen, dass der ganzheitliche Ansatz erhalten bleibt. Dabei besteht Gelegenheit, Probleme miteinander zu besprechen, das Symptommanagement zu überdenken und dafür zu sorgen, dass sich alle Fachbereiche ausgewogen einbringen.

Wenn seine berufliche Eigenständigkeit – wie dies in manchen Ländern der Fall ist – eingeschränkt ist, kann sich der Physiotherapeut durch aktives Teamworking gute Gelegenheiten verschaffen, um die bemerkenswerten Möglichkeiten der palliativen Physiotherapie bekannter zu machen. Der Aufbau solidarischer und vertrauensvoller Beziehungen unter Kollegen ist entscheidend. Physiotherapeuten, die beruflich nicht in formelle Strukturen eingebunden sind (z. B. selbstständig Tätige), können sinnvollerweise mit Interessengruppen zusammenarbeiten, zu denen man Zugang über die nationalen Berufsverbände oder Palliativorganisationen erhalten kann. Eine andere Möglichkeit besteht darin, informelle Zusammenkünfte mit den anderen Kollegen zu organisieren, die in die Palliativversorgung eingebunden sind.

Komplexe Fälle fordern ihren emotionalen Tribut und die Arbeit im Fachbereich Palliative Care ist ebenso herausfordernd wie aufreibend; eine klinische Supervision bzw. Intervision ist daher für jeden Therapeuten oberstes Gebot.

3.5 Das Modell „Physiotherapie in der Gruppe"

Physiotherapien werden nicht nur in Form von Einzelsitzungen, sondern – insbesondere in Hospiz- und palliativmedizinischen Tagespflegeeinrichtungen – zunehmend auch in Gruppen durchgeführt. Aber auch eine stationäre Versorgung ist nicht prinzipiell ein Ausschlusskriterium, um an Gruppen teilnehmen zu können.

In Interviews (Enes 2003) gaben Palliativpatienten an, dass die Kontrolle über den eigenen Körper für sie ein wesentliches Element ihrer Würde sei. Bei der Behandlung muss der Physiotherapeut somit stets in engem Austausch mit dem Patienten und nicht paternalistisch vorgehen. Wenn er seine Patienten motivieren kann, ihre Rehabilitation selbstbestimmt „in Besitz zu nehmen", werden sie angeregt, sich Ziele – wie klein auch immer – zu setzen und diese meist auch zu erreichen. Bei vielen Palliativpatienten sind Selbstachtung und Selbstwertgefühl (von Jacobson [2007] unter dem Begriff der „Eigenwürde" [„dignity of self"] zusammengefasst) vermindert, und das zieht häufig eine Beeinträchtigung des Soziallebens sowie ein Gefühl des Abgesondert- oder Ausgeschlossenseins nach sich. Nach der Erfahrung der Autorinnen schätzen daher viele leistungsfähigere Patienten die Gelegenheit zum Workout in einer kleinen, supervidierten Gruppe in einem zeitgemäß ausgestatteten Therapie- oder, wenn möglich, sogar Trainingsraum (➤ Abb. 3.4). Der Kameradschaftsgeist, der sich dort entwickelt, wirkt anregend und die Patienten ermutigen, unterstützen und motivieren sich gegenseitig. Nebenbei hat der Gruppenansatz auch noch den Vorteil, dass eine größere Anzahl von Patienten Zugang zur physiotherapeutischen Versorgung erhalten kann (siehe auch Abschnitt „Gruppentherapie" in ➤ Kapitel 11).

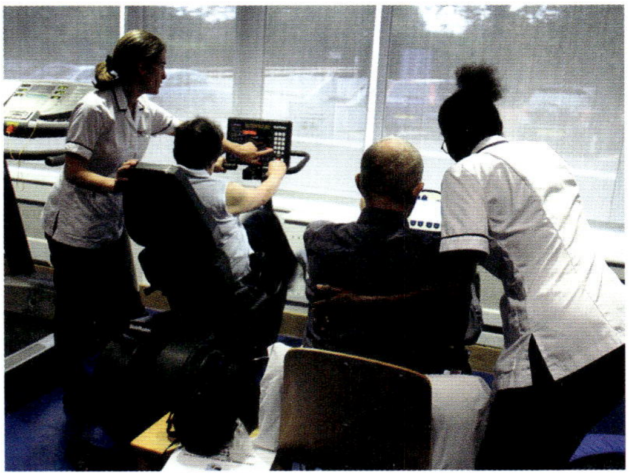

Abb. 3.4 Gemeinsam trainieren mit professioneller Unterstützung (© St Christopher's Hospice, London, UK) [T440]

3

3.6 Physiotherapie am Ende des Lebens

Einen relevanten Anteil der palliativen Physiotherapie macht nach wie vor die Arbeit mit sterbenden Patienten aus, die überwiegend bettlägerig sind und kaum mehr Möglichkeiten für eine aktive Rehabilitation haben. Auch in der Phase der Sterbebegleitung bleiben physiotherapeutische Maßnahmen wichtig: Schmerzlinderung, Atmungserleichterung, optimale Lagerung, Verbesserung der Gelenkbeweglichkeit, vorsichtige Muskelkräftigung und Maßnahmen zur Kontrakturprophylaxe. Zwar müssen die Techniken in dieser Phase modifiziert werden, doch grundsätzlich ist Mobilität immer als ein ganzes Spektrum zu sehen, das jegliche noch so begrenzte Art von Bewegung mit umfasst (➤ Abb. 3.5). Die Festlegung der Therapieziele erfolgt patientenspezifisch innerhalb dieses Spektrums.

Unter Berücksichtigung des zunehmenden körperlichen Abbaus bleibt die Behandlung bis zum Ende auf die relevanten Symptome ausgerichtet. Die Autonomie des Patienten erhält Raum, wenn verbleibende Potenziale entdeckt werden und auf die inneren Ressourcen des Patienten zurückgegriffen wird. Wo gewünscht, kann der Physiotherapeut Pflegekräften und Betreuungspersonen Hilfestellung und Anleitung zu Techniken für Umlagerung, Bewegung und Transfers des Patienten geben. Dadurch werden die Grenzen innerhalb des interdisziplinären Teams auf positive Weise durchlässig.

3.7 Physiotherapie im sonstigen Umfeld

Durch den Auf- und Ausbau der ambulanten Pflege erhalten heute viele Patienten Physiotherapie in ihrem Zuhause, was auch das Pflegeheim bedeuten kann, oder in öffentlichen Einrichtungen. Im eigenen Umfeld des Patienten ist viel deutlicher als in der Klinik sichtbar, welche funktionellen Probleme und Erfordernisse der Alltag mit sich bringt und welche Sorgen die Angehörigen belasten. Ein Hausbesuch gibt dem Physiotherapeuten daher Gelegenheit, Patienten und pflegende Angehörige mit ganz konkreten Informationen und Ratschlägen zu versorgen. Andererseits sind Hausbesuche zeit- und personalintensiv und viele therapeutische Verfahren sind in einer nichtklinischen Umgebung nur schwer zu realisieren. Unverzichtbar ist in diesem Zusammenhang eine gute Zusammenarbeit aller ambulanten Dienstleister, aus der sich auch wertvolle Gelegenheiten für Kooperationen mit verschiedensten Berufskollegen ergeben können.

⚠ BEACHTE

- Mit dem Patienten und nicht am Patienten arbeiten.
- Mobilität hat eine große Bandbreite: auf alle Ziele gleichermaßen Wert legen.
- Zeit nehmen für regelmäßige klinische Supervision.
- Aufgrund der ständigen Belastungen besteht in der Palliative Care immer das Risiko eines „Burn-out".

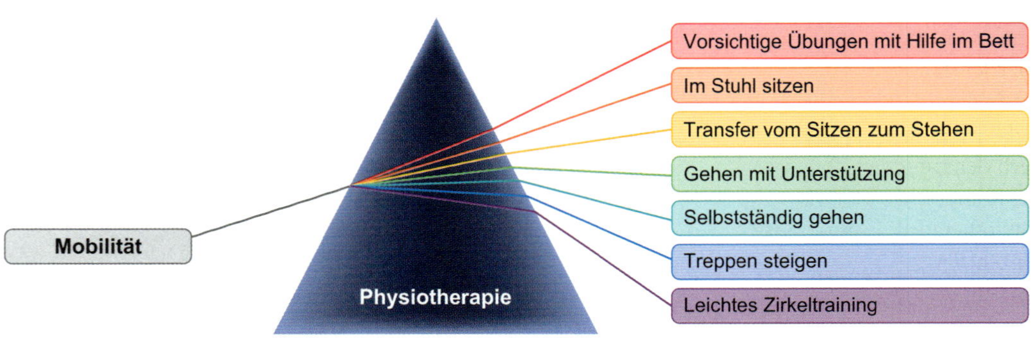

Abb. 3.5 Das Mobilitätsspektrum: Wenn man Mobilität auf ihre einzelnen Komponenten herunterbricht, ist jeder Level im individuellen Fall gleich wertvoll und bedeutsam [M541/L157]

✓ PRAKTISCHE TIPPS

- Gruppenarbeit hebt die Stimmung, stärkt den Willen und regt zu gegenseitiger Unterstützung an.
- Weniger (Hilfe) ist mehr für Patienten, die sich trotz ausreichender Leistungsfähigkeit hilflos fühlen.
- Durch regelmäßige Nachbesprechungen im Team wird deutlich, was funktioniert (und was nicht).
- Warum nicht einmal ein Treffen mit Kollegen für vertrauliche Falldiskussionen auf informeller Ebene organisieren?

3.8 Edukative Aufgaben des Physiotherapeuten

Die Vermittlung von Wissen und Informationen sollte in der palliativen Tätigkeit des Physiotherapeuten zunehmend Raum einnehmen. Einschränkungen beim Therapieangebot aufgrund von Personalengpässen sind für viele palliativmedizinische Einrichtungen und ambulante Dienste Realität. Hier können Schulungsprogramme helfen, in denen das Pflegepersonal stationärer Einrichtungen – nach dem Grundsatz „Rehabilitation beginnt am Krankenbett" – in Grundzügen vermittelt bekommt, wie die vom Patienten selbst initiierte Mobilität und funktionelle Aktivität am besten ausgenutzt und unterstützt werden kann. Mit diesem Ansatz der „facilitating care" (d. h. fördernden/aktivierenden Pflege) können die Potenziale des Patienten – so begrenzt sie auch sein mögen – bestmöglich ausgeschöpft (Cane et al. 2011) und zugleich die Arbeitsbelastungen des Pflegepersonals reduziert werden. Innerhalb des multiprofessionellen Teams nimmt das gegenseitige Verständnis durch die Überschneidung der Arbeitsbereiche zu und die Physiotherapie erhält einen höheren Stellenwert; denn in dem Maße wie Pflegekräfte ihre eigenen Kompetenzen weiterentwickeln, können sich die Physiotherapeuten auf ihre spezifischeren Aufgaben konzentrieren. „In komplexen Situationen braucht man ein gut funktionierendes Team. Rehabilitation ist nicht allein die Domäne der medizinischen Fachtherapeuten" (Tookman, unveröffentlichte Bemerkung, 2007).

Praktika im Bereich Palliative Care sind für alle Seiten lohnend. Falsche Vorstellungen von der Rehabilitation bei Sterbenden können korrigiert, aktuelle klinische Entwicklungen eingebracht und ganzheitliche und problemlösungsorientierte Methoden demonstriert bzw. kennengelernt werden. Vorlesungen, Seminare und Fallvorstellungen legen – sofern sie mit Freude und Engagement abgehalten werden – bei den Physiotherapeuten in der Grundausbildung den Keim für die Wahl einer künftigen Karriere in der Palliative Care. Kontinuierliche berufliche Fortbildung ist der Schlüssel dafür, dass Palliative Care auf einem soliden Wissensfundament und immer entsprechend der aktuellen Best Practice angeboten werden kann.

Weitere Möglichkeiten zur Informationsvermittlung ergeben sich für den Physiotherapeuten in Form von Veranstaltungen für betreuende Berufe oder pflegende Angehörige; praktische Themen hierfür sind beispielsweise die Behandlung der Fatigue, Sturzprävention, Positionierungen/Heben/Bewegen, Pacing und Coping oder Ratschläge für den Alltag. Wenn der Betreuende unmittelbar in die Techniken und Strategien eingebunden wird, die der Patient in der Behandlung lernt, gibt dies beiden zusammen Gelegenheit, die unausweichliche Krankheitsprogression solidarisch und kreativ zu bewältigen.

Rehabilitation im Rampenlicht:

Eine neue Position in der Palliative Care – Hauptprinzipien

Blickt man auf die vergangenen 50 Jahre zurück, so war es oft schwierig, den Wert der Physiotherapie in diesem Feld zu belegen. Dass sich dies nun verbessert hat, liegt wohl am Engagement, gemeinsam zu arbeiten und sich gegenseitig zuzuhören. Die Zeit, in der Physiotherapie in der Palliative Care als „nette Option" für ein paar Wenige angesehen wurde, ist nun wirklich vorbei. Ein Team mit flachen Hierarchien kann die Physiotherapie nun in dem Wissen annehmen, dass diese den Schlüssel besitzt, der den Zugang zu funktionellem Potenzial und Möglichkeiten begünstigt. Mit zunehmender Entwicklung und Veränderung von Versorgungsstrukturen und in einem Kontext, in dem wir globalen wirtschaftlichen Einschränkungen gegenüberstehen, wird die daraus entstehende verbesserte Selbstständigkeit von Patienten sowohl für die, die das Rehabilitationsangebot anbieten, als auch die, die es erhalten, von Vorteil sein. Bereits zu der Zeit, als vorliegendes Buch publiziert wurde, hat dieses Wissen schon vielen leitenden Physiotherapeuten ermöglicht, in gehobene Management-Positionen aufzurücken. Und dies ist ohne Zweifel eine sehr spannende Entwicklung für diese Berufsgruppe.

Der nachfolgende Leitfaden zeigt die gegenwärtige Strategie einer „rehabilitativen Palliative Care" im St. Christopher's Hospice in London auf. Dieser Leitfaden kann hoffentlich eine hilfreiche Vorlage dafür sein, um auf allen Ebenen von Palliative Care Organisationen Diskussionen anzustoßen, Ideen aufzuzeigen und Therapieprogramme vorzuschlagen:

- Rehabilitation ist intrinsischer Bestandteil der Palliative Care.
- Fachberufe (Physiotherapie, Ergotherapie, Logopädie, Diätologie) spielen in der guten palliativen Versorgung eine wichtige und wertvolle Rolle.
- Training und Aktivität spielen eine fundamental wichtige Rolle, um eine gute Lebensqualität am Lebensende zu erlangen.
- Palliative Care „ist ein unterstützendes System, um Menschen dabei zu helfen, so aktiv wie möglich sein zu können, bis sie sterben" (WHO 2004).
- Hochqualitative wissenschaftliche Evidenz zeigt, dass rehabilitative Interventionen für Menschen in der Palliativversorgung relevant sind.
- Ein rehabilitativer Ansatz hilft dabei, Funktion und Unabhängigkeit zu verbessern, zu erhalten und zu verlängern.
- Frühzeitige Zuweisung ist dabei für den Erfolg entscheidend.
- Rehabilitation in einer guten Palliativversorgung kann nicht als einzelner, isolierter Teil betrachtet werden. Deshalb muss das gesamte multidisziplinäre Team die rehabilitative Palliative Care als effektiven Ansatz annehmen.
- Ein Paradigmenwechsel in Hospizen und der Palliativversorgung ist dazu notwendig.
- Die rehabilitative Palliative Care beinhaltet vier Schlüsselkomponenten:
  - Personenzentrierte, individuelle Zielsetzungen.
  - Der Fokus auf Funktion ist mindestens so wichtig wie auf Symptome.
  - Fokus auf Ermöglichung und Aktivierung.
  - Interventionen zur Förderung des Selbstmanagements.
- Der nachfolgende Link zeigt vollumfänglich den notwendigen Paradigmenwechsel: https://www.hospiceuk.org/what-we-offer/clinical-and-care-support/rehabilitative-palliative-care/resources-for-rehabilitative-palliative-care
- Dieses kurze Video stellt das Konzept der rehabilitativen Palliative Care vor: https://www.youtube.com/watch?v=cM6OcREjCXI

Rehabilitationsangebote im St Christopher's Hospice London

Das Team besteht aus Physiotherapeuten, Ergotherapeuten, Rehabilitationsassistenten, einem Diätologen und einem Logopäden: https://www.stchristophers.org.uk/patients/allied-health-professionals

Rehabilitation wird folgenden Personengruppen angeboten

- stationären Patienten
- ambulanten Patienten
- Patienten an deren Wohnorten

Rehabilitation für stationäre Patienten

- zielorientiert
- Verbesserung von Funktion, Ernährung und Kommunikation
- Förderung der Entlassung in ein Wohnumfeld, das geeignet und möglich ist
- Aufnahme zur Rehabilitation und Symptomkontrolle, aber zur Versorgung in der Sterbephase

Rehabilitation für ambulante Patienten

- Trainings- und Therapiegruppen im Fitnessraum
- Angebote zu Therapie von Atemnot: https://www.stchristophers.org.uk/videos/managing-breathlessness/
- „Fit for Life"-Kurse: https://www.stchristophers.org.uk/fitforlife

Rehabilitation am Wohnort des Patienten

- "Living Well at Home Service":
  - Unterstützung durch ehrenamtliche Mitarbeiter
  - zielorientiert
- Rehabilitationsprogramm für zu Hause: https://www.stchristophers.org.uk/patients/allied-health-professionals
- Optionen für Heimprogramme: https://www.stchristophers.org.uk/videos/exercises/

3.9 Innovationen

In unserem ständig wachsenden Fachgebiet ist es wichtig, offen und empfänglich für neue klinische Methoden und Modelle zu sein und die eigenen Kenntnisse und Fähigkeiten nicht nur für sich zu behalten. Auch wenn es gelegentlich riskant erscheint – durch Bereitschaft zur Zusammenarbeit mit anderen Berufsgruppen, eventuell auch unter neuen und ungewohnten Bedingungen, ergeben sich für den Physiotherapeuten Möglichkeiten für kreative Initiativen und eine Erweiterung seines eigenen Methodenspektrums (Wu/Quill 2011).

Beruflich auf dem neuesten Stand zu sein beinhaltet auch die Berücksichtigung der jeweils aktuellen Fitness- und Trainingskonzepte. Dazu gehört der Einsatz moderner Sport- und Therapiegeräte und interaktiver Technologien; allerdings sollten stets diejenigen ausgewählt werden, die für Palliativpatienten attraktiv, aber nicht furchteinflößend sind. Neue Ideen für die Praxis ergeben sich, wenn man offen für moderne und kreative Ansätze ist. Es besteht die Möglichkeit, sich in verschiedenste multiprofessionelle Gruppenangebote für Patienten und/oder Betreuungspersonen einzubringen. Wertvolle Impulse erhält der innovative Physiotherapeut auch, wenn er offen für die frischen Konzepte und Ideen ist, die vom physiotherapeutischen Nachwuchs in das Fachgebiet getragen werden.

Die Integration von Motivations- und Angstbewältigungstechniken (einfache Kommunikationstechniken aus der Psychotherapie und Beratung) in die Behandlung kann dazu beitragen, den komplexen körperlichen Bedürfnissen der Palliativpatienten besser zu entsprechen; insbesondere können nach den Erfahrungen der Autorinnen Strategien aus der kognitiven Verhaltenstherapie eigentlich immer sinnvoll eingesetzt werden. Der Patient wird dadurch z. B. in die Lage versetzt, unrealistische Überzeugungen oder Vorstellungen von seiner Mobilität und Funktionsfähigkeit behutsam infrage zu stellen. Angstminderung, positivere Einstellung und Stärkung des Selbstvertrauens wirken sich dann positiv auf den Krankheitsverlauf aus.

Oberstes Gebot für eine innovative Physiotherapie ist die Durchführung von Audits und evidenzbasierter Forschung. Durch kontinuierliche Überprüfung geeigneter Ergebnisparameter entsteht eine zuverlässige Evidenzbasis für physiotherapeutische Interventionen; und deren Vorhandensein ist wiederum eine wichtige Voraussetzung dafür, dass die politisch Verantwortlichen der Länder die Physiotherapie als zentrales Berufsfeld im Bereich Palliative Care wahrnehmen und anerkennen.

Neben der Physiotherapie sind weitere Berufsgruppen, die sich auf „(Wieder-)Befähigung" spezialisieren, wichtig. Nachfolgend werden die Möglichkeiten der **Ergotherapie, Sprachtherapie** und **Ernährungstherapie** in der Palliative Care erläutert.

3.10 Ergotherapie in der Palliative Care

Anika Förster

Jeder Mensch hat das Bedürfnis, sich sinngebend zu betätigen. Auch Menschen mit einer lebensverkürzenden, schweren Erkrankung legen dieses Bedürfnis nicht ab. Vielmehr verändert sich die Art der Betätigung, die für den Einzelnen in der letzten Phase des Lebens von Bedeutung ist. Als Betätigung verstehen Ergotherapeutinnen alle Tätigkeiten und Aufgaben des täglichen Lebens, denen vom Individuum Bedeutung und Sinn beigemessen werden (Polatajko et al., 2013). Ergotherapeutinnen verstehen sich als Ermöglicherinnen individueller Betätigung. Alle Bemühungen und Interventionen sind dem übergeordneten Ziel gewidmet, dem Menschen das zu ermöglichen, was er (wieder) tun möchte oder muss. Doch was, wenn eine Heilung der Klienten aussichtslos ist? Wenn keine Verbesserung des Zustandes zu erwarten ist? Was, wenn zahlreiche Symptome die Handlungsfähigkeit so gravierend einschränken, dass er alltäglichen Tätigkeiten nicht mehr aktiv nachgehen kann? In der Ergotherapie umfasst das Verständnis von Betätigung nicht nur das aktive Engagement in Alltagstätigkeiten, sondern auch die passive Teilhabe bzw. das Eingebundensein in Betätigung (ebd., 2013). Durch gezielte Interventionen ermöglichen Ergotherapeutinnen den Klienten, die von ihnen individuell gewünschten, bedeutsamen Betätigungen selbst auszuführen oder – wenn das nicht mehr möglich ist – an diesen teilzuhaben. Dabei steht der Erhalt der Lebensqualität durch Teilhabe im Mittelpunkt. Unabdingbar für den ergotherapeutischen Prozess in diesem besonderen Arbeitsfeld ist es, achtsam herauszufinden, welche Anliegen und Betätigungswünsche Klienten zu diesem Zeitpunkt haben. Starke Beeinträchtigungen auf physischer, psychischer, kognitiver oder spiritueller Ebene führen häufig dazu, dass Betätigungen, die Betroffene vor der Erkrankung als sinnvoll und wichtig erachtet haben, nur noch eine untergeordnete Rolle spielen. Es gilt also herauszufinden, wodurch der Mensch in der letzten Lebensphase Wohlbefinden und Lebensqualität erfahren kann.

Karen Whally Hammel (2009) postuliert in diesem Zusammenhang, dass beispielsweise Tätigkeiten mit folgenden Schwerpunkten für schwerstkranke Menschen in den Vordergrund rücken:

- Erholsame Betätigungen (z. B. die Natur beobachten, Musik hören etc.)
- Betätigungen, die das Gefühl vermitteln dazuzugehören, verbunden zu sein und etwas beizutragen (z. B. die Tochter Vokabeln abfragen etc.)
- An der Ausführung von Betätigungen beteiligt sein (z. B. beim Kochen den Partner verbal anleiten etc.)

Die ergotherapeutische Herangehensweise im Arbeitsfeld Palliative Care beinhaltet folgende Aktionsschritte:

- **Den Kontext des Klienten erfassen** - welche gesellschaftlichen, sozialen, kulturellen und institutionellen Gegebenheiten sind für den Prozess von Bedeutung?
- **Erstkontakt und Klärung der Rahmenbedingungen** – Verordnung durch die behandelnde Ärztin, Anfrage zur Therapie, Klärung des ergotherapeutischen Auftrags, Entscheidung, ob die Zusammenarbeit beginnen soll
- **Ergotherapeutische Befunderhebung** – ggf. Durchführung ergotherapeutischer Assessments, Erheben des Betätigungsstatus, Erfassen der Betätigungsanamnese, Betätigungsprofil, Durchführung einer Betätigungsanalyse etc.
- **Gemeinsame Zielformulierung** - besondere Berücksichtigung der Situation des Klienten, Leitfrage: Welche Betätigungen sind für den Klienten am Lebensende von hoher Wichtigkeit?
- **Durchführung und Überwachung ergotherapeutischer Interventionen** – individuell auf den Klienten zugeschnittene Maßnahmen unter Berücksichtigung seiner Wünsche und Bedürfnisse und unter ständiger Anpassung an die sich verändernde Situation des Klienten, z. B.
  - Klientenedukation,
  - Anpassung von Betätigung,
  - Hilfsmittelberatung, -anpassung und -versorgung,
  - Lagerung/Positionierung,
  - Erarbeitung von Strategien, die das Ausführen alltäglicher Aufgaben erleichtern,
  - Entspannungstechniken mit Bezug zur Betätigung,
  - Maßnahmen zur Schlafhygiene,
  - künstlerische Aktivitäten,
  - Angehörigenberatung.
- **Ergebnis bewerten/Abschließen der Therapie** – konnten die Betätigungsanliegen des Klienten zufriedenstellend bearbeitet werden? Gibt es noch weitere Anliegen? Soll die Therapie beendet oder weitergeführt werden?

Fallbeispiel Frau Werner

Frau Werner ist 63 Jahre alt und hat Brustkrebs im fortgeschrittenen Stadium. Sie leidet an ausgeprägter Fatigue. Fatigue gehört zu den häufigsten Symptomen schwer kranker Menschen. Dabei handelt es sich im Gegensatz zur „normalen“ Müdigkeit bei gesunden Menschen um eine unübliche, belastende Form von Müdigkeit im körperlichen, emotionalen und/oder kognitiven Bereich (Glaus, 2017) (➤ Kap. 17). In der ergotherapeutischen Befunderhebung stellt sich heraus, dass die extreme Müdigkeit Frau Werner darin beeinträchtigt, der Morgenhygiene selbstständig nachzugehen. Sich „ordentlich zurechtzumachen“ ist für die Klientin von größter Wichtigkeit, um sich wohlzufühlen. Durch eine gezielte Betätigungsanalyse findet die Ergotherapeutin gemeinsam mit Frau Werner heraus, welche Faktoren diese Tätigkeit erschweren: Bereits der Weg ins Badezimmer strengt die Klientin enorm an, und auch das Stehen vor dem Waschbecken wird nach wenigen Minuten zu anstrengend. Um an die notwendigen Utensilien zu gelangen, muss Frau Werner sich häufig strecken und die Arme anheben, was ebenfalls zur Ermüdung beiträgt. Auf der Basis der Befunderhebung plant die Ergotherapeutin gemeinsam mit Frau Werner und ihrem Ehemann folgende Maßnahmen, damit das Ziel „die Morgenhygiene mit möglichst wenig Unterstützung durchführen“ erreicht wird:

Klientenedukation: Die Ergotherapeutin informiert Frau Werner und ihren Ehemann zu Beginn der Behandlung über die Fatigue sowie über hilfreiche Maßnahmen und Umgangsweisen mit diesem belastenden Symptom.

Anpassen der Betätigung und Hilfsmittelversorgung: Frau Werner benutzt zukünftig einen Rollator, um kräftesparend in das Badezimmer zu gelangen. Außerdem nutzt sie einen höhenverstellbaren Hocker, damit sie sich im Sitzen waschen und schminken kann. Die benötigten Utensilien werden so positioniert, dass Frau Werner die Arme möglichst wenig anheben muss, außerdem stützt Frau Werner den Ellenbogen z. B. beim Föhnen der Haare oder beim Auftragen von Lippenstift auf dem Waschbecken ab. Frau Werner gewöhnt sich darüber hinaus an, immer wieder kleine Pausen einzulegen, sich anzulehnen und durchzuatmen. Im Anschluss an die Morgenhygiene ruht Frau Werner sich in Ihrem Lieblingssessel mit einer Tasse Kaffee aus.

Fatigue-Management: Gemeinsam mit der Ergotherapeutin lernt Frau Werner, einen besseren Umgang mit der Fatigue zu finden. Dazu gehört beispielsweise., ihre vorhandene Energie gezielt einzusetzen, Betätigungsprioritäten zu setzen, vorausschauend zu planen und Ruhephasen bewusst mit Aktivitäten abzuwechseln. Die Ergotherapeutin zeigt Frau Werner außerdem, wie sie ein Energieprofil erstellt, um ihren Tag besser planen zu können (von dem Berge, 2018).

Ergotherapeutische Maßnahmen ermöglichen palliativen Klientinnen wie im oben beschrieben Beispiel, durch gezielte Interventionen ihre individuellen Betätigungen auszuführen oder an diesen teilzuhaben. Ergotherapie leistet somit einen wertvollen Beitrag zum Erhalt der Lebensqualität in der letzten Phase des Lebens.

3.11 Logopädie in der Palliative Care

Ronja Tillmann

Die Logopädie ist, neben Physio-, Ergotherapie und weiteren an der Palliative Care beteiligten Professionen, bedeutsamer Bestandteil einer ganzheitlichen, mehrdimensionalen und patientenorientierten Versorgung. Das logopädische Tätigkeitsfeld umfasst Prävention, Therapie, Beratung, Begleitung und Management von Sprech-, Sprach-, Stimm- und Schluckstörungen verschiedenster Ätiologien und Schweregrade bei Menschen jeder Altersstufe (Brauer & Tesak, 2014). Grob gefasst wird zwischen Kommunikations- und Schluckstörungen (Dysphagien) differenziert. Beide Störungsarten führen zu Beeinträchtigungen der Alltagsroutinen und der Interaktion mit anderen Menschen. Kommunikative Missverständnisse, Scham und Rückzug aus dem sozialen Umfeld können Folgen einer zunehmend undeutlichen Aussprache, einer leiser werdenden Stimme und erschwerter Essenssituationen, die z. B. mit häufigem Verschlucken einhergehen, sein. Der Einfluss von Kommunikations- und Schluckstörungen auf die subjektiv empfundene Lebensqualität Betroffener und Angehöriger kann erheblich sein. Da Logopädinnen Spezialistinnen für die Behandlung von Kommunikations- und Schluckstörungen sind, ist ihre Integration in den palliativen Behandlungsprozess zur Optimierung der Lebensqualität konsequent.

Mögliche Ursachen für Kommunikations- und Schluckstörungen sind z. B.

- Kopf-Hals-Tumoren, zerebrale Metastasen, Z. n. Radiotherapie, Z. n. Tracheostomie, Vorhandensein einer Trachealkanüle,
- neurologische und neurodegenerative Erkrankungen, z. B. Amyotrophe Lateralsklerose, Morbus Parkinson, Multiple Sklerose, Myasthenie, Chorea Huntington, Demenzerkrankungen, Z. n. Apoplex,
- Schädel-Hirn-Trauma, intrazerebrale Blutung, infantile Zerebralparese,
- chronisch respiratorische Erkrankungen, z. B. chronisch obstruktive Lungenerkrankung (COPD),
- Syndromerkrankungen, z. B. Down-Syndrom,
- medikamenten- oder infektbedingte Vigilanzminderung.

Die logopädische Behandlung wird auf Grundlage eines ausführlichen Anamnesegespräches sowie einer klinischen Untersuchung mittels geeignetem, störungsspezifischem Diagnostikinstrument geplant. Vor allem frühzeitige Diagnostik und Management von Schluckstörungen sind für einen positiven Patienten-Outcome im Erkrankungsverlauf höchst relevant. Die Konsequenzen von Dysphagien können schwerwiegend sein. Das Verschlucken von Flüssigkeit und Nahrung (Aspiration) kann von unmittelbarer Luftnot über rezidivierende

Aspirationspneumonien bis hin zum Tode durch Erstickung führen (Schröter-Morasch & Graf, 2014). Frühe Identifikation und Behandlung bestehender Schluckbeschwerden können somit einen Beitrag zur Prävention von Morbiditätsphasen im frühen Erkrankungsstadium und zur Risikominimierung resultierender Komplikationen im letzten Lebensabschnitt leisten.

Berichten Betroffene oder Angehörige von folgenden Symptomen oder beobachten behandelnde bzw. betreuende Personen diese, sollte dringend zu einer logopädischen Schluckuntersuchung geraten und die behandelnde Ärztin informiert werden:

- Essen und Trinken dauern sehr lange/strengen an
- Häufiges Husten und Räuspern beim Essen und/ oder Trinken
- Speichel, Getränke oder Nahrung fließen aus dem Mund
- Speisereste bleiben im Mund oder Hals stecken
- Feuchter, gurgelnder Stimmklang
- Atemnot während/nach dem Essen
- Rezidivierende Fieberschübe unklarer Genese

Ist die Logopädie noch nicht im behandelnden Team vertreten, kann zu folgenden „1. Hilfe-Maßnahmen" zur Optimierung der Nahrungsaufnahme geraten werden:

- Nahrung und Getränke stets in aufrechter Sitzposition einnehmen (Oberkörper zu Oberschenkeln im 80–90°-Winkel)
- Beim Kauen und Schlucken in aufrechter Sitzposition das Kinn leicht in Richtung Brust neigen; das Risiko des Verschluckens wird reduziert, weil Nahrung/Flüssigkeit nicht vorzeitig in den Kehlkopfbereich abgleiten kann
- Getränke mit Strohhalm oder aus Gefäßen mit weiter Öffnung trinken (Kinn kann in Richtung Brust geneigt bleiben), ggf. Getränke mit einem Mittel aus der Apotheke leicht andicken
- Nur kleine Bissen in den Mund nehmen, z. B. mit einem Teelöffel, diese vor dem Schlucken gut kauen
- Vermeidung krümeliger, trockener, körniger, zäher und faseriger Lebensmittel sowie Vermeidung von Mischkonsistenzen, z. B. Suppen mit Einlage

Palliative Logopädie kann in jeder Erkrankungsphase, sowohl im ambulanten als auch im stationären Setting, zum Einsatz kommen. Zum Erkrankungsbeginn werden oft noch restituierende Übungen angeboten.

Ziele und Maßnahmen der Logopädie in der Palliative Care

Ziele sind Stärkung und bestmöglicher Erhalt der Sprech-, Stimm-, Atem- und Schluckfunktion für eine optimale Partizipation am Alltag. Gerade bei progredienten Erkrankungen wie ALS und MS sollte Logopädie frühzeitig aufgenommen werden, um auf schnell voranschreitende Funktionsverluste zu reagieren und diese durch gezielt ausgewählte Maßnahmen auszugleichen. Je nach Funktionsbeeinträchtigung und Fähigkeit der Betroffenen zur aktiven Mitarbeit werden im Erkrankungsverlauf kompensatorische Kommunikations- und Schlucktechniken angebahnt. Hierzu gehören z. B. das Training im Umgang mit einem individuell erstellten Kommunikationsbuch oder einem Sprachcomputer sowie für den Bereich der Schluckstörungen die Anleitung spezifischer Haltungsveränderungen oder Bewegungsmechanismen zur Erleichterung des Schluckens. Auch Maßnahmen der Kostadaption, also die Anpassung der Nahrungskonsistenz an die aktuelle Schluckfunktion, kann hier angeboten werden. Im Austausch mit einer Diätologin sollte geklärt werden, ob die Bilanzierung der angepassten Kostform zur Deckung des täglichen Nährstoff- und Kalorienbedarfs notwendig ist. Therapieziele orientieren sich stets an den individuellen Wünschen, Bedürfnissen und Fähigkeiten der Patienten und werden, entsprechend der sich verändernden Situation, aktualisiert und angepasst. Die begleitende Beratung der Patienten und ihrer Angehörigen im Hinblick auf Möglichkeiten und Grenzen der Behandlung sind ebenso Bestandteil der Therapie wie die Schulung des Palliativteams. Gegenstand dabei sind z. B. der Umgang mit bereitgestellten Kommunikationshilfen, Management bestehender Schluckstörungen und Austausch zu ggf. erforderlicher Anpassung bestehender Lagerungstechniken zur Erleichterung der Atmung und des Schluckens.

Dauer und Zweckmäßigkeit logopädischer Therapie müssen mit Betroffenen, Angehören, dem versorgenden Team und der verordnenden Ärztin kritisch betrachtet und diskutiert werden (Winterholler, 2015). Wünscht der Patient den Abschluss der Behandlung, wird diesem Wunsch nachgekommen.

Die hier aufgeführten Beispiele bilden lediglich einen Auszug logopädischer Behandlungsmöglichkeiten in der Palliative Care ab.

Zusammenfassend sei festgehalten, dass Logopädie einen wichtigen Beitrag zum Erhalt der Lebensqualität in der letzten Lebensphase leistet, indem durch gezielte Maßnahmen Aktivitäten des täglichen Lebens, z. B. die Nahrungsaufnahme und die Partizipation am gesellschaftlichen Leben, durch Bereitstellung alternativer Kommunikationsstrategien optimiert werden.

3.12 Ernährungstherapie in der Palliative Care

Susanne Domkar

In der Betreuung von Palliativpatienten müssen andere Behandlungsziele formuliert werden als bei einer kurativ ausgerichteten Therapie. Das gilt selbstverständlich auch für die Ernährungstherapie (Marín Caro et al. 2014, Aeberhard et al. 2014). Da diese Ziele vor allem auf Erhaltung der Lebensqualität und Linderung von für die Betroffenen belastenden Symptomen ausgerichtet sind, kommt der individuellen Gestaltung der Speisen besondere Bedeutung zu. Es wird eine angepasste, leicht verträgliche Wunschkost empfohlen (Löser 2013). Doch gerade diese so einfach klingenden Maßnahmen erfordern die spezialisierten Kenntnisse, über die Diätologinnen (Österreich) bzw. Diätassistentinnen (Deutschland) oder Ernährungsberaterinnen (Schweiz) verfügen. Der diätologische Prozess erfordert eine individuelle Zielsetzung für jeden Patienten, ebenso eine individuelle Maßnahmenplanung, die sich an den Bedürfnissen der Betroffenen orientiert, sowie eine regelmäßige Evaluierung der getroffenen Maßnahmen (Gaebler 2020). Aus diesem Grund kann mit einer professionell durchgeführten Ernährungstherapie den Ansprüchen und Erfordernissen der Palliative Care Rechnung getragen werden.

Indikationen für Ernährungstherapie

Je länger die Überlebenszeit ist, umso mehr Bedeutung kommt einer adäquaten Ernährungstherapie zu. Gerade Kinder und alte Menschen sind oft von prognostisch schwer einschätzbaren Erkrankungen betroffen, die zwar im Grunde lebenszeitbegrenzend sind, sich aber über viele Jahre hinziehen können. Dazu zählen Demenz und andere neurologische Erkrankungen, Lungen- und Herzerkrankungen, aber auch Diabetes mellitus mit all seinen Spätfolgen, ebenso wie diverse angeborene Stoffwechselerkrankungen und Behinderungen. In der palliativen Geriatrie steht oftmals gar nicht mehr ein einzelnes Krankheitsbild im Vordergrund, sondern man spricht angesichts einer Multimorbidität im hohen Alter von der sogenannten Frailty als Oberbegriff für eine allgemeine Schwäche des gesamten Körpers.

Auch bei onkologischen Erkrankungen, die oft rasch verlaufen und bei denen der Gewichtsverlauf und der Ernährungszustand sehr stark vom Tumorgeschehen beeinflusst werden, kann die Patientin von einer zielgerichteten Ernährungstherapie profitieren (Laviano et al. 2005, Whitworth et al. 2004). Daher wird eine professionelle Ernährungstherapie auch in den derzeit gültigen nationalen und internationalen Leitlinien gefordert (Volkert et al. 2013, Volkert et al. 2006, Arends et al. 2003).

Die Ernährungsprobleme von Patientinnen, die unter lebenszeitbegrenzenden Erkrankungen leiden, sind ebenso unterschiedlich wie die Erkrankungen selbst und abhängig von der Krankheitsphase, der medikamentösen oder chirurgischen Therapie sowie den persönlichen Bedürfnissen und dem sozialen Umfeld. Daher können auch keine pauschalisierten Ernährungsratschläge gegeben werden. Eine Patientin mit einer Tumorerkrankung im Bauchraum leidet möglicherweise unter Übelkeit, Obstipation bzw. auch unter Durchfällen, jemandem mit einem Tumor im Mund-Rachenraum machen in der Regel vor allem Schluckprobleme zu schaffen. Patientinnen unter Chemotherapie leiden möglicherweise unter Geschmacksstörungen, andere bei Bestrahlung unter Entzündung der Schleimhäute von Mund und/oder Speiseröhre. Ein von Demenz betroffener Mensch vergisst in der Anfangsphase häufig zu essen, weil er

3

das Hungergefühl nicht mehr deuten kann, oder er verspeist in manchen Fällen verdorbene Lebensmittel, weil es mit der richtigen Lagerung der Lebensmittel nicht mehr klappt und der Verderb nicht mehr erkannt wird.

Menschen, die mit einer lebensbedrohlichen Erkrankung konfrontiert sind, erfahren im Behandlungsverlauf oft eine starke Hilflosigkeit und ein Gefühl des Ausgeliefertseins. Viele möchten daher aktiv zu ihrer Therapie beitragen, und die Ernährung ist eine der ersten Möglichkeiten, die sich der Betroffenen und den Angehörigen dazu anbietet. Eine bewusste Lebensmittelauswahl ist eine gute Möglichkeit, Selbstwirksamkeit zu erfahren. Wichtig ist jedoch dabei, dass die Patientinnen dabei eine seriöse und professionelle Hilfestellung und Anleitung bekommen, um den Krankheitsverlauf nicht negativ zu beeinflussen. Viele in den sozialen Medien, aber auch Büchern oder anderen Ratgeberformaten angepriesenen „Krebs-Diäten" oder sonstigen Heilsversprechen in Bezug auf Ernährung sind nicht nur wirkungslos, sondern sogar potenziell schädlich. Auch hat eine starke Einschränkung der Lebensmittelauswahl und -zubereitung nicht nur einen negativen Einfluss auf den Ernährungszustand, sondern auch auf die Lebensqualität. Besonders tragisch ist es, wenn Patientinnen den Lieblingsspeisen versagen, weil eine unseriöse Diätempfehlung dadurch Heilung verspricht (z. B. extrem kohlenhydratarm oder auf wenige Lebensmittelgruppen eingeschränkt) und sie sich dadurch in der letzten Lebenszeit um Genusserlebnisse und Zufriedenheit bringen, aus Angst, den Krankheitsverlauf zu beschleunigen oder zu verschlimmern.

Die folgende Graphik (➤ Abb. 3.6) zeigt im Überblick die Maßnahmen, welche in der Ernährungstherapie getroffen werden. Die Pyramidenform symbolisiert sowohl die Reihenfolge als auch die Priorität der einzelnen Stufen.

Die Indikation und die Ziele der Ernährungstherapie stehen in engem Zusammenhang mit der Art der Erkrankung und dem Stadium, in dem sich die Patientin gerade befindet.

Die sogenannte künstliche, enterale und parenterale, Ernährung stellt dabei lediglich die Spitze der Pyramide der möglichen Maßnahmen dar (Lösler, 2013, Volkert et al. 2013, Joray et al. 2012). Obwohl auch die Auswahl passender Zusatznahrungen und die Berechnung von Sondenernährung und parente-

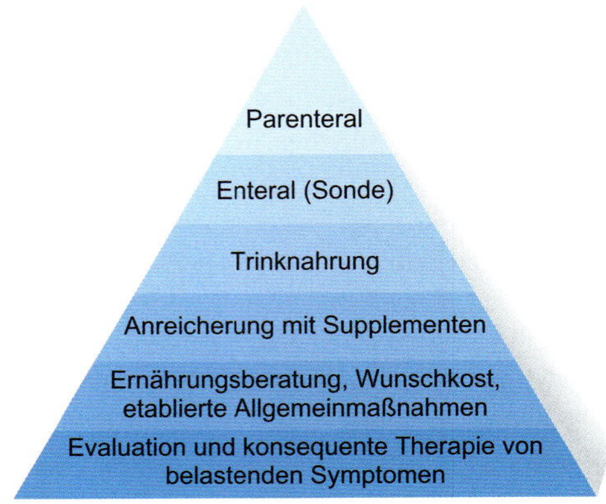

Abb. 3.6 Stufen der Ernährungstherapie (modifiziert nach Löser, 2013) [P976]

raler Ernährung zum Tätigkeitsprofil von Diätologen gehören, sind die individuelle Ernährungsberatung und die Erstellung von Rezepten und Planung von Mahlzeiten, individuell abgestimmt auf die jeweiligen Bedürfnisse und Symptome, die Hauptkompetenz dieser Berufsgruppe. Dass Patientinnen von individualisierter Ernährungsberatung deutlich profitieren können, konnte bereits in diversen Studien nachgewiesen werden (Ravasco et al. 2005, Schuetz et al. 2019). Sowohl der Ernährungszustand als auch die Lebensqualität können signifikant verbessert werden. In einer deutschen Untersuchung, die auf einer Palliativstation durchgeführt wurde, wurde festgestellt, dass auch der Genuss am Essen und der Appetitmangel bei mangelernährten Patienten durch qualifizierte Ernährungsberatung signifikant verbessert werden kann (Albert et al. 2014). Ein weiteres Ergebnis war die Notwendigkeit des Einsatzes von geeigneten Screening-Methoden, um Mangelernährung frühzeitig erkennen zu können. Diese wird in der Literatur immer wieder mit Begleiterscheinungen assoziiert, die die Lebensqualität deutlich vermindern (Norman et al. 2008, Vetta et al. 1999).

Voraussetzung für eine gelingende Therapie ist eine echte interprofessionelle Zusammenarbeit, bei der es regelmäßige Fallbesprechungen aller Professionen gibt, damit alle ihre fachliche Sicht und Therapievorschläge einbringen können (Klarare et al. 2013). Oft ist im ersten Moment nicht für alle Beteiligten ersichtlich, ob und in welcher Form Ernährungstherapie in einer bestimmten Situation hilfreich sein kann (Mowe et al. 2008). Ist ein Diätologe jedoch in der Fallbesprechung anwesend, kann er sich bei Bedarf einschalten und seine Expertise abgeben.

In welchen Situationen sollten Physiotherapeutinnen, Ergotherapeutinnen, Logopädinnen, Pflegepersonen, Ärztinnen und andere Gesundheitsberufe und Betreuungspersonen auf Ernährungsprobleme aufmerksam werden?

- Gewichtsverlust > 5 kg in drei Monaten bzw. 10 kg in 6 Monaten. Das Ausgangsgewicht ist dabei irrelevant! Vorsicht: Ödeme können das Ergebnis in beide Richtungen verfälschen!
- Zunehmender Verlust an Muskelmasse (besonders gut ersichtlich an Waden- und Oberarmmuskulatur).
- Auffällige Einschränkung der Lebensmittelauswahl und Speisen auf einige wenige (entweder aus Angst vor Übelkeit/Unverträglichkeit oder durch Befolgung einer besonderen Ernährungsform).
- Streichen einer Lebemsmittelgruppe aus dem Speiseplan, die vorher regelmäßig gegessen wurde (z. B. Milchprodukte, Gemüse, Obst, tierische oder pflanzliche Lebensmittel etc.). Dies erfordert immer professionelle Expertise, um adäquaten Ersatz finden zu können.

Auch in der palliativen Betreuung ist es daher empfehlenswert, ein geeignetes Mangelernährungsscreening zu verwenden, um rechtzeitig reagieren zu können (Cederholm et al. 2019). Wichtig: Empfehlen Sie keine bestimmte Ernährungsform, Diät oder ein Nahrungsergänzungsmittel ohne Hinzuziehung einer Diätologin, auch wenn es einfach oder nachvollziehbar klingt. Ernährung im Krankheitsfall ist komplex und kann verschiedene Organsysteme betreffen und Wechselwirkungen auslösen, an die man nicht denkt, wenn das Hintergrundwissen fehlt. Auch in der Ernährungstherapie gilt: Nur durch professionelles Handeln ist eine qualitätsvolle und patientenorientierte Therapie möglich.

3.13 Schlussbemerkungen

Jenny Taylor und Helena Talbot-Rice

„Letztendlich muss das Ziel jeder Rehabilitation die Eröffnung neuer Horizonte sein“ (Bullington 2009).

Bei der Betreuung von Menschen, die am Ende ihres Lebens stehen, muss der Physiotherapeut kreativ und flexibel sein, gleichzeitig aber fest auf dem Boden schlüssiger Therapiemodelle stehen. In einer Atmosphäre der Offenheit gegenüber den Themen Tod und Sterben überstehen die Patienten die Zeit der Krankheitsprogression stabiler. Die Phase der aktiven Therapie dauert heutzutage länger als früher; die Patienten kommen mit hohen Erwartungen an die Lebensqualität und fordern aktiv eine Versorgung, die ihren Bedürfnissen entspricht. Dabei muss der Physiotherapeut jedoch stets das heikle Gleichgewicht zwischen seiner klinischen Verantwortung und den Wünschen des Patienten wahren.

Als Berufsgruppe haben die Physiotherapeuten insofern Glück, als ihr Angebot von den Patienten nahezu einmütig als positiv angesehen wird. Während sich andere klinische Disziplinen primär auf die Symptomkontrolle konzentrieren, geht die Physiotherapie darüber hinaus, um Verbesserungen auch für die Funktionen und Aktivitäten der Patienten zu erreichen. Manchmal ist dies sogar der primäre Ansatz unter Verzicht auf allzu viel Arbeit mit den Symptomen. Dieser sehr ressourcenorientierte Ansatz motiviert wiederum die Patienten und ihre Familie zu eigenem Engagement. Interventionen, die dem modernen Lebensstil entsprechen, werden gern angenommen. Beschränkte finanzielle und Personalkapazitäten schaffen die Notwendigkeit, „zeit-reich“ und „personal-arm“ zu arbeiten; aber der Berufsstand ist in seinem Spezialgebiet gut aufgestellt, um viel für Stimmung und Kampfgeist der Patienten tun zu können. Wichtigstes Merkmal des Physiotherapeuten ist ein pragmatischer „Hands-on“-Ansatz, ob am Bett oder im Trainingsraum.

Der Physiotherapeut, der Menschen am Ende ihres Lebens betreut, genießt das Privileg, seine Patienten auf einer schwierigen Reise zu begleiten und sowohl die schönen als auch die schlimmen Momente mit ihnen zu teilen in dem Bewusstsein: „Diese Patienten suchen nicht Mitleid oder Nachsicht … Wir sollten sie mit Respekt betrachten und Mut von ihnen erwarten – dann werden wir ein außerordentliches Maß an echtem Glück und sogar an Fröhlichkeit sehen" (Saunders 2003).

LITERATUR ERGOTHERAPIE

Glaus, A. (2017). Fatigue. In: Steffen-Bürgi, B., Schärer-Santschi, E., Staudacher, D., Monteverde, S. Lehrbuch Palliative Care. 3. vollständig überarbeitete und erweiterte Auflage. Bern: Hogrefe: S. 262–271.

Hammel K. W. (2009): Self-care, productivity and leisure, or dimensions of occupational experience? Rethinking occupational „categories". Canadien Journal of Occupational Therapy 2009; 76 (2): 107–114.

Polatajko H. J., Davis J., Stewart D., Cantin N., Amoroso B., Purdie L., Zimmerman D. (2013). Specifying the domain of concern: Occupation as core. In: E. A. Townsend, H. Polatajko (Hrsg.)., Enabling Occupation II: Advancing an Occupational Therapy Vision for Health, Well-Being, & Justice through Occupation. (Second Edition, S. 13–36). Ottawa: CAOT Publications ACE.

Von dem Berge, E. (2018). Fatigue. In: Von dem Berge, E., Förster, A., Kirsch, G., Ergotherapie in der Palliative Care. Selbstbestimmt handeln bis zuletzt. Idstein: Schulz-Kirchner: S. 105–116.

LITERATUR LOGOPÄDIE

Brauer, T., & Tesak, J. (2014). Logopädie - Was ist das? (5. überarbeitete Auflage). Idstein: Schulz-Kirchner Verlag.

Schröter-Morasch, H., & Graf, S. (2014). Dysphagiediagnostik durch den HNO-Arzt. HNO, 62(5), 324–334

Winterholler, C. (2015). Logopädie in der Palliativmedizin oder Palliative Logopädie? Forum Logopädie, 6(29), 32–37

LITERATUR ERNÄHRUNGSTHERAPIE

Aeberhard C, Stanga Z. Ernährung in der Palliativmedizin. Schweizer Zeitschrift für Ernährungsmedizin. 2014;1(Abbildung 2):10–5.

Albert S, Sauter C, Rettig S, Niederle R. Ernährungstherapie auf einer Palliativstation: Besonders primär mangelernährte Patienten und Patienten mit deutlich reduzierter Nahrungsaufnahme profitieren. Z Palliativmed. 2014; 15:62–9.

Arends J, Fietkau R, Aulbert E, Frick B, Holm M, Kneba M, u. a. DGEM-Leitlinie Enterale Ernährung: Onkologie. 2003;61–8.

Cederholm T, Jensen GL, Correia MITD, Gonzalez MC, Fukushima R, Higashiguchi T, u. a. ESPEN Endorsed Recommendation GLIM criteria for the diagnosis of malnutrition e A consensus report from the global clinical nutrition community *. 2019;38.

Gaebler G et al. Der diaetologische Prozess. Qualitätsstandards für die diaetologische Praxis. Wien: Verband der Diaetologen Östereichs; 2020.

Joray M, Leuenberger M, Eychmüller S, Stanga Z. Ernährung in der Palliative Care: Praxisrelevante Aspekte. Palliat CH. 2012; 3:5–11.

Klarare A, Hagelin C, CJ F, Fossum B. Team interactions in specialized palliative Care teams: a qualitative study. J Palliat Med. 2013;16(9):1062–9.

Laviano A, Meguid MM, Inui A, Muscaritoli M, Rossi-Fanelli F. Therapy insight: Cancer anorexia-cachexia syndrome--when all you can eat is yourself. Nat Clin Pract Oncol. 2005;2(3):158–65.

Löser C. Ernährung am Lebensende. Medizinische, ethische und juristische Grundsätze der palliativmedizinischen Ernährung. Aktuel Ernahrungsmed. 2013; 38:46–66.

Marín Caro MM, Laviano A, Pichard C. Nutritional intervention and quality of life in adult oncology patients. Clin Nutr [Internet]. Juni 2007 [zitiert 28. September 2014];26(3):289–301. Verfügbar unter: http://www.ncbi.nlm.nih.gov/pubmed/17368656

Mowe M, Bosaeus I, Rasmussen HH, Kondrup J, Unosson M, Rothenberg E, u. a. Insufficient nutritional knowledge among health care workers? Clin Nutr. 2008; 27:196–202.

Norman K, Pichard C, Lochs H, Pirlich M. Prognostic impact of disease related malnutrition. Clin Nutr. 2008;27(1):5–15.

Ravasco P, Monteiro-Grillo I, Vidal PM, Camilo ME. Dietary counseling improves patient outcomes: A prospective, randomized, controlled trial in colorectal cancer patients undergoing radiotherapy. J Clin Oncol. 2005;23(7):1431–8.

Schuetz P, Fehr R, Baechli V, Geiser M, Deiss M, Gomes F, u. a. Individualised nutritional support in medical inpatients at nutritional risk: a randomised clinical trial. Lancet. 2019;393(10188):2312–21.

Vetta F, Ronzoni S, Taglieri G, Bollea M. The impact of malnutrition on the quality of life in the elderly. Clin Nutr. 1999;18(5):259–67.

Volkert D, Bauer J, Frühwald T, Al E. Leitlinie der Deutschen Gesellschaft für Ernährungsmedizin (DGEM) in Zusammenarbeit mit der GESKES, der AKE und der DDG. Aktuel Ernahrungsmed. 2013; 38:e1–48.

Volkert D, Berner YN, Berry E, Cederholm T, Coti Bertrand P, Milne a, u. a. ESPEN Guidelines on Enteral Nutrition: Geriatrics. Clin Nutr [Internet]. April 2006 [zitiert 29. Juli 2014];25(2):330–60. Verfügbar unter: http://www.ncbi.nlm.nih.gov/pubmed/16735082

Whitworth MK, Whitfield A, Holm S, Shaffer J, Makin W, Jayson GC. Doctor, does this mean i'm going to starve to death? J Clin Oncol. 2004;22(1):199–201.

LITERATUR

Bullington J. Embodiment and chronic pain: implications for rehabilitation practice. Health Care Anal 2009; 17: 100–109.

Cane F, Jennings R, Taylor J. A rehabilitation training programme at the end of life. End of Life Care Journal 2011;1(1) [Online-Zeitschrift]. Aus: http://endoflifejournal.stchristophers.org.uk/clinical-practice-development/a-rehabilitation-training-programme-at-the-end-of-life (letzter Zugriff: August 2012).

Cheville AL. Rehabilitation of patients with advanced cancer: cancer rehabilitation in the new millennium. American Cancer Society 2001; 92: 1.039–1.048.

Chochinov HM, Hack TF, Hassard T, Kristjanson LJ, McClement S, Harlos M. Dignity in the terminally ill: a cross-sectional, cohort study. Lancet 2002; 360: 2.026–2.030.

Clark D. 'Total pain': disciplinary power and the body in the world of Cicely Saunders, 1958–1967. Soc Sci Med 1999; 49: 727–736.

Department of Health, Macmillan Cancer support, NHS Improvement. National Cancer Survivorship Initiative (NCSI) vision. London: The Stationery Office; 2010.

Dietz JH. Rehabilitation of the cancer patient. Med Clin North Am 1969; 53: 607–624.

du Boulay S. Cicely Saunders. The Founder of the Modern Hospice Movement. Updated with new chapters by Marianne Rankin. London: SPCK; 2007.

Enes S. An exploration of dignity in palliative care. Palliat Med 2003; 17: 263–269.

Eva G, Wee B. Rehabilitation in end-of-life management. Curr Opin Support Palliat Care 2010; 4: 158–162.

Hilario AP. Understanding dignity at the end of life: the experience of palliative care patients. In: Steele S, Caswell G (eds). Exploring Issues of Care, Dying, and the End of Life. Oxford: Interdisciplinary Press; 2010. pp. 123–134.

Hopkins KF, Tookman AJ. Rehabilitation and specialist palliative care. Int J Palliat Nurs 2000; 6: 123–130.

Jacobson N. Dignity and health: a review. Soc Sci Med 2007; 64: 292–302.

Montagnini M, Lodhi M, Born W. The utilization of physical therapy in a palliative care unit. J Palliat Med 2003; 6: 11–17.

NICE. Improving supportive and palliative care for adults with cancer. London: National Institute for Clinical Excellence; 2004.

World Health Organization. International Classification of Functioning, Disability and Health (ICF), 2011. Aus: http://www.who.int/classifications/icf/en/ (letzter Zugriff: August 2012).

Platt-Johnson K. Rehabilitation: imperatives in cancer and palliative care education. In: Foyle L, Hostad J. Innovations in Cancer and Palliative Care Education. Oxford: Radcliffe Publishing; 2007. pp. 236–250.

Saunders C. Care of the dying. Current Medical Abstracts for Practitioners 1963; 3: 77–82.

Saunders C (ed). St Christopher's in celebration. London: Hodder and Stoughton; 1988.

Saunders C. Foreword. In: Doyle D, Hanks G, MacDonald N (eds). Oxford Textbook of Palliative Medicine. New York: Oxford University Press; 1998. pp. v–ix.

Saunders C. Watch with me: Inspiration for a life in hospice care. Sheffield: Mortal Press; 2003. p. 3.

Webster DC, Vaughn K, Webb M, Playter A. Modelling the client's world through brief solution.focused therapy. Issues Ment Health Nurs 1995; 16: 505–518.

Wu J, Quill T. Geriatric rehabilitation and palliative care: opportunity for collaboration or oxymoron? Top Geriatr Rehabil 2011; 27: 29–35.

WEITERE LITERATURHINWEISE

Meerabeau L, Wright K (eds). Long-term conditions: Nursing care and management. Oxford: Blackwell Publishing; 2011.

Rankin J, Rob K, Murtagh N, Cooper J, Lewis S (eds). Rehabilitation in cancer care. Oxford: Wiley-Blackwell; 2008.

Saunders C. The care of the dying patient and his family. Contact 1972; 38: 12–18.

Tiberini R., Turner K., Talbot-Rice H. (2019) Rehabilitation in Palliative Care. In: MacLeod R., Van den Block L. (eds) Textbook of Palliative Care. Springer.

Tiberini R., Richardson H. (2015) Rehabilitative Palliative Care: Enabling people to live fully until they die [Online] Available from https://www.hospiceuk.org/what-we-offer/clinical-and-care-support/rehabilitative-palliative-care/resources-for-rehabilitative-palliative-care

Paltiel, H., Solvoll, E., Loge, J. H., Kaasa, S. and Oldervoll, L., 2009. "The healthy me appears": palliative cancer patients' experiences of participation in a physical group exercise program. Palliative & Supportive Care, 7(4), pp.459–467.

Gulde, I., Oldervoll, L. M. and Martin, C., 2011. Palliative cancer patients' experience of physical activity. Journal of Palliative Care, 27(4), pp.296–302.

Talbot Rice, H., Malcolm, L., Norman, K., Jones, A., Lee, K., Preston, G., McKenzie, D. and Maddocks, M., 2014. An evaluation of the St Christopher's Hospice rehabilitation gym circuits classes: patient uptake, outcomes, and feedback. Progress in Palliative Care, 22(6), pp.319–325.

Turner, K., Tookman, A., Bristowe, K. and Maddocks, M., 2016. 'I am actually doing something to keep well. That feels really good': Experiences of exercise within hospice care. Progress in palliative care, 24(4), pp.204–212.

Malcolm, L., Mein, G., Jones, A., Talbot-Rice, H., Maddocks, M. and Bristowe, K., 2016. Strength in numbers: patient experiences of group exercise within hospice palliative care. BMC palliative care, 15(1), pp.1–8.

Oldervoll, L. M., Loge, J. H., Lydersen, S., Paltiel, H., Asp, M. B., Nygaard, U. V., Oredalen, E., Frantzen, T. L., Lesteberg, I., Amundsen, L., Hjermstad, M. J., 2011. Physical exercise for cancer patients with advanced disease: a randomized controlled trial. The oncologist, 16(11), p.1649.

KAPITEL

4

Ylva Dahlin und Rainer Simader

Der richtige Zeitpunkt für Physiotherapie: je früher, desto besser

Patienten mit unheilbaren Erkrankungen benötigen ab der Diagnosestellung möglicherweise kontinuierlich und lebenslang Physiotherapie bzw. auch Unterstützung durch weitere therapeutische Berufsgruppen wie Ergo- und Sprachtherapeuten sowie Ernährungsberater. Das Ausmaß der Behandlungsbedürftigkeit kann dabei im Zeitverlauf wechseln, und auch die vorhandenen Probleme können je nach Erkrankung sehr unterschiedlich sein. Einige Krankheitsbilder, beispielsweise eine spät diagnostizierte Krebserkrankung, haben mitunter einen kurzen Verlauf, andere wie beispielsweise die COPD oder neurologische Erkrankungen verlaufen langsamer und machen sich viele Jahre lang immer wieder einmal mit Beschwerden bemerkbar, die durch entsprechende therapeutische Interventionen verbessert werden können.

4.1 Frühzeitig einsetzende Physiotherapie

Viele Begleiterscheinungen schwerer Erkrankungen – Dekonditionierung, Fatigue, Schmerzen, Ödembildung und andere – können gelindert oder sogar vermieden werden, wenn bereits frühzeitig im Krankheitsverlauf mit Physiotherapie begonnen wird. Der Nutzen von Rehabilitationsmaßnahmen, einschließlich eines regelmäßigen Trainings wurde für verschiedene Erkrankungen belegt und Studien in ganz unterschiedlichen klinischen Bereichen zeigten, dass sich der **Zustand von Patienten mit chronischen, langwierigen und/oder palliativ zu behandelnden Erkrankungen durch körperliche Aktivität verbessern lässt.** Beispielsweise stellten Heiwe und Jacobson (2011) fest, dass regelmäßiges Training die körperliche Fitness, die Körperfunktionen und die gesundheitsbezogene Lebensqualität bei Erwachsenen mit chronischen Nierenerkrankungen signifikant verbessert. Nach Untersuchungen von Davies et al. (2010) hatten Menschen mit leicht- bis mittelgradiger systolischer Herzinsuffizienz, die an einem Trainingsprogramm teilnahmen, eine höhere gesundheitsbezogene Lebensqualität und mussten seltener aufgrund ihrer Herzinsuffizienz stationär aufgenommen werden als Vergleichspersonen, die die übliche medizinische Versorgung ohne Training erhielten. Eine pulmonale Rehabilitation mit Trainingsprogrammen ist nach Auffassung von Puhan et al. (2011) eine hoch wirksame und sichere Intervention zur Vermeidung stationärer Aufnahmen, zur Reduktion der Mortalität und zur Verbesserung der gesundheitsbezogenen Lebensqualität bei Patienten mit COPD nach einer Exazerbation ihrer Erkrankung. Körperliche Aktivität scheint sogar das Risiko für Tumorrezidive und die Gesamtmortalität bei Patienten mit kolorektalen Karzinomen zu senken (Meyerhardt et al. 2006a/b). Auch Singh et al. (2018) beschreiben, dass Training und Körperübungen bei Patientinnen mit Brustkrebs (ab Stadium II+) sicher ist und positive Auswirkungen auf die Lebensqualität hat. Falls es zu, in der Regel leichten, Beschwerden kommt, so sind dies solche, die typische Auswirkungen des Trainings sind, also keineswegs besorgniserregend. Zudem beschreiben die Autoren, dass die Trainingsangebote (z. B. Gehtraining oder Krafttraining) sehr gut für die Patientinnen machbar war. Körperliches Training hat positive Auswirkungen auf die allgemeine Fitness, auf Fatigue, Angst oder etwa auch Depression, wobei bei Patientinnen in fortgeschrittenen Stadien der positive Effekt noch mehr auf der psychischen Ebene zu finden war. Die Autoren berichten, dass Interventionen, die länger als 12 Wochen dauerten, besonders positive Auswirkungen haben.

Quist et al. (2020) schreiben in ihrer Studie mit Patienten mit inoperablen Lungentumoren ebenfalls, dass sich nach einem 12-wöchigen Training sowohl Kraft, Angst, Depression als auch das soziale Wohlbefinden verbesserte.

Dies entspricht auch der Erfahrung vieler Patienten, dass ein frühzeitiger Start mit physiotherapeutischen Interventionen und das Fördern von Kraft und Ausdauer sowie damit auch des Selbstbewusstseins sehr wichtig ist. Auch viele in der Palliative Care tätige Therapeuten können vermutlich bestätigen, dass Patienten solche oder ähnliche Aussagen machen: *„Wenn ich gewusst hätte, wie gut mir dies tut, wäre ich viel früher gekommen".*

➤ Abb. 4.1 zeigt unterschiedliche physiotherapeutische Zielsetzungen in unterschiedlichen Phasen von Erkrankungen bzw. angesichts der unterschiedlichen Funktionsfähigkeiten von Patienten. Verschiedene Erkrankungen gehen – statistisch gesehen – mit unterschiedlichen Verläufen einher. So ist die körperliche Funktionsfähigkeit bei Patienten mit Krebserkrankungen oftmals bis kurz vor dem Tod relativ hoch, während bei manchen progredienten neurologischen Erkrankungen die körperliche Funktionsfähigkeit kontinuierlich abnimmt und wiederum bei schubförmig verlaufenden Erkrankungen oder auch bei COPD mit abwechselnd stabilen und akuten Phasen die körperliche Funktionsfähigkeit stark variieren kann.

⚠ BEACHTE

Wissenschaftliche Experten auf den Gebieten Krebserkrankungen, Fitness, Adipositas und Training/Sport sind übereinstimmend der Meinung, dass **die wichtigste Empfehlung für Patienten mit Krebserkrankungen darin besteht, Inaktivität zu vermeiden.**

Nach einer Operation oder während adjuvanter Therapien sollten die Patienten motiviert werden, ihre üblichen Alltagsaktivitäten so schnell wie möglich wieder aufzunehmen. **Körperliches Training ist sowohl während als auch nach den meisten Krebstherapien ohne wesentliche Risiken** durchführbar, selbst bei Maßnahmen wie einer Knochenmarktransplantation (Schmitz et al. 2010). Die Botschaft, die Physiotherapeuten auch selbst immer wieder betonen müssen, lautet, dass eine frühzeitige Zuweisung erheblich zu einer verbesserten Lebensqualität von Patienten mit lebenszeitbegrenzenden Erkrankungen führt. Patienten brauchen dazu aber professionelle Anleitung und Unterstützung, denn oft sind Erkrankte und deren Familien sehr unsicher, was sie tun sollen oder tun dürfen, und nicht selten wird aus diesen Gründen Aktivität vermieden.

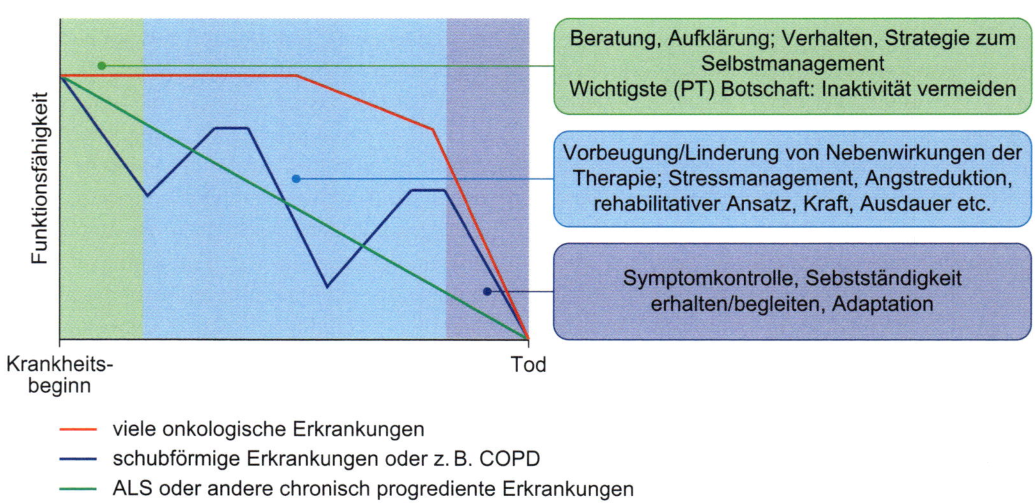

Abb. 4.1 Möglichkeiten der Physiotherapie zu unterschiedlichen Zeitpunkten im Krankheitsverlauf [M547/L231]

4.2 Spät einsetzende Physiotherapie

Physiotherapie ist auch im späteren Krankheitsverlauf wichtig. Aufgrund der Symptome sowie der häufig auftretenden Nebenwirkungen gibt es kein „zu früh“, wohl aber ein „zu spät“. Ohne adäquate physiotherapeutische Intervention fallen Bewegung und Aktivität den Patienten immer schwerer und es entsteht ein Teufelskreis aus abnehmender Fitness und zunehmenden Symptomen.

Oldervoll (2006) und Paltiel (2009) stellten fest, dass körperliches Training bei Patienten mit unheilbaren Krebserkrankungen praktikabel und ohne erhöhtes Risiko durchführbar ist und das körperliche ebenso wie das psychische Wohlbefinden der Patienten verbessert. Clemens et al. (2010) erzielten bei Palliativpatienten gute Ergebnisse mit der physiotherapeutischen Behandlung von Lymphödemen. Nach den Erfahrungen von Ragnarsson und Thomas (2003) werden **Rehabilitationsleistungen häufig zu spät im Verlauf einer Tumortherapie in Anspruch genommen;** die Autoren plädieren dafür, die Rehabilitation schon vor, während oder unmittelbar nach der Tumortherapie zu planen und dem Patienten zu erläutern.

Symptome wie Atemnot, Schmerzen und Ödeme können durch nichtpharmakologische Interventionen gelindert werden, und für alle palliativmedizinischen Einrichtungen sollten Physiotherapeuten verfügbar sein.

4.3 Der Weg für den Patienten

Die *Nordic Cancer Union* (2004) beschreibt den Weg eines Patienten mit Krebserkrankungen in vier Stationen:

- Diagnose und Vorbereitung
- Therapie
- Genesung bzw. Rehabilitation
- (möglicherweise) Tumorrezidiv und Palliation

Für Patienten mit anderen Erkrankungen kann der Weg unterschiedlich sein, aber in der Regel können Parallelen gezogen werden.

Diagnose und Vorbereitung

Nach der Diagnosestellung besteht die wichtigste Maßnahme darin, **Informationen zu vermitteln.** Zu diesem Zeitpunkt befinden sich viele Patienten unter großer Anspannung und haben Mühe, wichtige Informationen wirklich aufzunehmen. Dennoch müssen sie Kenntnisse über ihre Erkrankung, die geplanten Maßnahmen und die Nebenwirkungen der Therapie erhalten. Wichtig ist, im Gespräch zu erfassen, welche zu diesem Zeitpunkt die Sorgen des Patienten auf körperlicher, seelischer, sozialer und existenzieller Ebene sind. **Die wichtigste Botschaft seitens des Physiotherapeuten und aller anderen Berufsgruppen lautet: Inaktivität vermeiden!** Körperliche Aktivitäten sollten an die persönliche Situation des Betroffenen (aerobe Fitness, Begleiterkrankungen, psychische Verfassung etc.) angepasst werden. Durch individuelle Information und Anleitung zur Teilnahme an Sport- oder Gruppenaktivitäten wird es dem Patienten leichter gemacht, körperlich aktiv zu bleiben. Dadurch lassen sich Stimmung und Kampfgeist in hohem Maße verbessern. Viele Patienten und auch die Angehörigen sind sehr unsicher, wie und ob sie im Kontext einer schweren Erkrankung ihr Aktivitätsniveau weiter aufrechterhalten sollen und ob Sport und Training sinnvoll ist. Diese Unwissenheit, und auch die häufig bestehende Meinung, dass Schonung eine wichtige Rolle spielt, genauso wie die Angst, durch Aktivität etwas falsch zu machen oder Symptome zu verschlechtern, führen Patienten in die zunehmende Passivität. Diese Passivität führt in der Regel aber zu einer Verschlechterung der Lebensqualität und mitunter zu einer Zunahme der Symptome (➤ Kap. 19).

Therapie

Die Therapiephase ist für die meisten Patienten eine weitere Stressphase, denn Nebenwirkungen wie Übelkeit, Schmerzen oder Müdigkeit können sehr ausgeprägt sein. Für die physiotherapeutischen Interventionen liegt der Schwerpunkt in dieser Phase auf der **Vorbeugung bzw. Linderung der Nebenwirkungen,** beispielsweise durch Ratschläge zum körperlichen Training (Schmitz et al. 2010) oder postoperative Maßnahmen wie die Verbesserung der Gelenkbeweglichkeit, Schmerzbehandlung und Stressmanagement bzw. Entspannung. Bisherige Studien befassten sich überwiegend mit dem körperlichen Training, während Themen wie z. B. das **Stressmanagement** noch nicht ausreichend untersucht wurden. Die klinische Erfahrung zeigt jedoch, dass physiotherapeutische Interventionen sinnvoll und wertvoll für die Patienten sind.

Genesung/Rehabilitation

Nach dem Ende der Therapie fallen die Patienten möglicherweise ins Leere. Viele gelten zunächst als geheilt, andere leben viele Jahre lang mit Krankheit und Therapien. Familie und Gesellschaft erwarten in diesem Stadium, dass das Leben nun so weitergehen kann wie zuvor. Für die Patienten selbst sind die Konsequenzen ihrer Krankheit dagegen immer noch und über lange Zeit spürbar, körperlich wie auch seelisch.

Die Erfahrung zeigt, dass die Patienten zu diesem Zeitpunkt eine Physiotherapie sehr zu schätzen wissen. Körperliche Aktivität und Übungen sind zur **Wiedergewinnung von Kraft und Lebensqualität** wichtig, und nach größeren Operationen oder Behandlungen, die das äußerliche Erscheinungsbild beeinträchtigen, kann ein Training helfen, das Körperbild und damit auch die Lebensqualität zu verbessern (Schmitz et al. 2010).

Rezidiv/Palliation

In den jahrelangen Verläufen von Tumorerkrankungen und anderen schweren Krankheiten lässt sich oft kaum noch sagen, wann die eigentliche Palliativphase beginnt. Viele Patienten leben selbst mit palliativen Erkrankungen noch über längere Zeiträume aktiv und nehmen ihre Arbeitstätigkeit und andere Aktivitäten zumindest sporadisch immer wieder auf. Bei diesen Patienten besteht insgesamt großer Unterstützungsbedarf, wenn auch die Bedürfnisse im Einzelnen im Zeitverlauf wechseln können. Dies erfordert große Flexibilität seitens der Gesundheitsdienstleister und zieht zudem erhebliche Kosten nach sich. In einigen Einrichtungen gibt es multiprofessionelle Teams, die die erforderlichen Dienstleistungen gemeinsam erbringen, da eine effektive ganzheitliche Versorgung die Einbeziehung unterschiedlicher Spezialisten erfordert.

4.4 Der richtige Zeitpunkt für die Physiotherapie

In der Palliativversorgung sollte ein Physiotherapeut seine Patienten, wenn möglich, regelmäßig sehen, um sicherstellen zu können, dass das bestmögliche Funktionsniveau erhalten bleibt und die relevanten Symptome unter Kontrolle sind. Unzureichende Schmerztherapie oder übermäßige Bettlägerigkeit können zu unnötigem Abbau und zunehmender Dekonditionierung führen und der Betroffene läuft Gefahr, wichtige Funktionen zu früh zu verlieren.

Mithilfe der **ICF** (➤ Abb. 4.2) können die Bedürfnisse des Patienten erfasst und die palliative Physiotherapie zeitlich koordiniert werden. Die ICF ist ein WHO-Rahmenwerk und Klassifikationssystem zur Beschreibung der Funktionsfähigkeit bzw. Behinderung in Abhängigkeit von Gesundheitszustand, Körperfunktionen und -strukturen, persönlichen und Umgebungsfaktoren (WHO 2011a/b). Wenn man Funktion und Behinderung auf diese Weise beschreibt, erhält man ein Gesamtbild von den Möglichkeiten und Einschränkungen des Patienten. Die ICF sollte dem Physiotherapeuten und dem interdisziplinären Team auch als **Richtschnur bei der gemeinsamen Zielvereinbarung** mit dem Patienten dienen (➤ Kap. 9).

Ärzte, Pflegepersonal und andere Gesundheitsdienstleister sollten ausreichende Kenntnisse über die palliative Physiotherapie besitzen, um den Physiotherapeuten nicht nur sachgerecht, sondern auch zeitgerecht einzubeziehen. Regelmäßige Informations- und **Schulungsveranstaltungen** für diese Berufsgruppen sind daher wichtiger Bestandteil der Tätigkeit eines Physiotherapeuten im Bereich der Palliative Care. Ansprechpartner hierfür sind unter anderem die bestehenden **Arbeitsgruppen der nationalen Physiotherapie-Gesellschaften oder Palliative Care-Organisationen,** die bei der Gestaltung effektiver Wege zur Wissensvermittlung

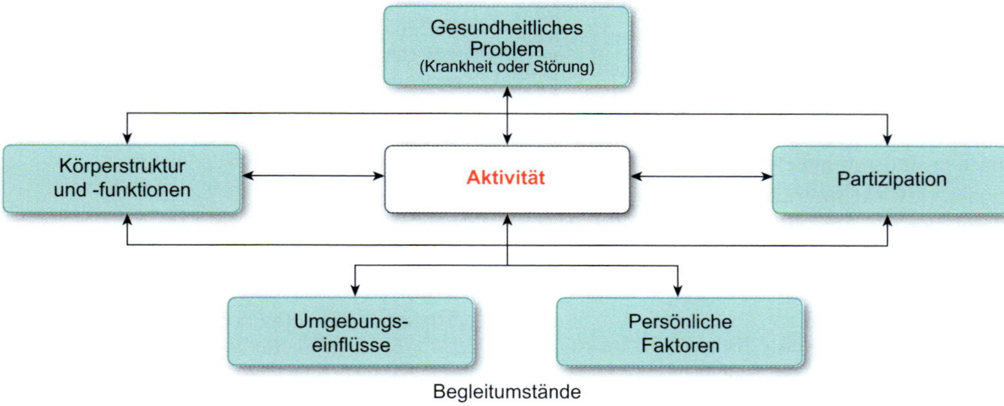

Abb. 4.2 Die ICF [W798/L157]

bei Physiotherapeuten und anderen medizinischen Berufsgruppen oft wertvolle Hilfestellung geben können.

Auch seitens der Patienten kann der richtige Zeitpunkt für die Physiotherapie festgelegt werden. Voraussetzung hierfür sind jedoch gut informierte Patienten, die in der Lage sind zu erkennen, wann eine Physiotherapie hilfreich und sinnvoll ist. Gute Webseiten und Informationsgruppen/Selbsthilfegruppen können dazu einen Beitrag leisten.

Befunderhebung zur Festlegung des Physiotherapiebedarfs

Die regelmäßige Anwendung **physiotherapeutischer Assessments** zu respiratorischen, neurologischen, muskulären und anderen Problemen ist selbstverständlich auch im Rahmen der Palliativbetreuung sinnvoll. Für die Festlegung des Behandlungsbedarfs muss der Physiotherapeut über ein Spektrum unterschiedlicher Methoden verfügen, um alle Dimensionen der persönlichen Situation des Patienten erfassen und den richtigen Zeitpunkt für Interventionen finden zu können.

Zur Optimierung unterstützender Interventionen schlagen Rasmussen et al. (2010) vor, für die Erfassung von Beschwerden und körperlichem Abbau **neben logisch-wissenschaftlichen auch narrative Methoden** zu verwenden. Viele Instrumente richten sich bevorzugt auf spezifische Probleme wie Schmerzen, Schwäche oder Angst. Der narrative Ansatz mit offenen Fragen kann dagegen den Blick für verschiedenste andere Rehabilitationsbedürfnisse öffnen, wie sie sich aus der Sicht des Patienten darstellen. Zudem ist es sehr wichtig, nicht nur die Symptome zu erfragen, sondern auch die in der ICF so zentralen Probleme, Ziele, Hoffnungen und Wünsche auf den Ebenen der Aktivität und Partizipation.

4.5 Schlussbemerkungen

Für viele Patienten sind Rehabilitation und Physiotherapie im gesamten Verlauf ihrer Erkrankung erforderlich und sinnvoll. Alle physiotherapeutischen Interventionen sollten jedoch auf die konkreten Bedürfnisse des Patienten gegründet sein, die sich im Zeitverlauf immer wieder ändern können. Sowohl für die kurative als auch für die palliative Behandlung sollte die Physiotherapie immer selbstverständlicher Bestandteil der Therapiestrategie sein. Zu häufig hört man noch von Patienten: *„Warum hat mir denn niemand früher eine Physiotherapie vorgeschlagen? Das hätte mir eine Menge Leid erspart!"*

Um den Patienten eine bedarfs- und zeitgerechte Physiotherapie zu ermöglichen, müssen die Physiotherapeuten selbst aktiv werden und den Nutzen ihrer Interventionen sowohl bei anderen Gesundheitsdienstleistern als auch bei den Patienten bekannt machen, denn bisher werden viele Patienten zu spät oder gar nicht zur Physiotherapie überwiesen, obwohl diese so viele der Bedürfnisse von Palliativpatienten auf körperlicher, seelischer, sozialer und existenzieller Ebene stillen kann. Um die wichtige Rolle, die die Physiotherapie in der Palliativversorgung spielt, greifbar und mitteilbar zu machen, müssen außerdem dringend relevante Methoden entwickelt werden, mit denen der Nutzen der Physiotherapie sowohl quantitativ als auch qualitativ erfasst werden kann.

LITERATUR

Clemens KE, Jaspers B, Klaschik E, Nieland P. Evaluation of the clinical effectiveness of physiotherapeutic management of lymphoedema in palliative care patients. Jpn J Clin Oncol 2010; 40: 1.068–1.072. DOI: https://doi.org/10.1093/jjco/hyq093.

Davies EJ, Moxham T, Rees K, et al. Exercise based rehabilitation for heart failure. Cochrane Database Syst Rev 2001; aktualisierte Fassung 2010;(4):CD003331. Aus: http://onlinelibrary.wiley.com/doi/10.1002/14651858.CD003331.pub3/pdf (letzter Zugriff: Mai 2012).

Heiwe S, Jacobson SH. Exercise training for adults with chronic kidney disease. Cochrane Database Syst Rev 2011;(10):CD003236. Aus: http://onlinelibrary.wiley.com/doi/10.1002/14651858.CD003236.pub2/pdf (letzter Zugriff: Mai 2012).

Meyerhardt JA, Heseltine D, Niedzwiecki D, et al. Impact of physical activity on cancer recurrence and survival in patients with stage III colon cancer: Findings from CALGB 89803. J Clin Oncol 2006a; 24: 3.535–3.541. Aus: http://jco.ascopubs.org/content/24/22/3535.full.pdf (letzter Zugriff: August 2012).

Meyerhardt JA, Giovannucci EL, Holmes MD, et al. Physical activity and survival after colorectal cancer diagnosis. J Clin Oncol 2006b; 24: 3.527–3.534. Aus: http://jco.ascopubs.org/content/24/22/3527.full (letzter Zugriff: August 2012).

Nordic Cancer Union. From needs to offers: Rehabilitation of cancer patients. Nordic Cancer Union, 2004. Aus: www.ncu.nu/pdf_files/From_needs_to_offers.pdf (letzter Zugriff: August 2012).

Puhan MA, Gimeno-Santos E, Scharplatz M, Troosters T, Walters EH, Steurer J. Pulmonary rehabilitation following exacerbations of chronic obstructive pulmonary disease. Cochrane Database Syst Rev 2011;(10):CD005305. Aus: http://onlinelibrary.wiley.com/doi/10.1002/14651858.CD005305.pub3/pdf (letzter Zugriff: Mai 2012).

Quist M, Langer S, Lillelund C, Winther L, Laursen J, Christensen K, Rørth M, Adamsen L. Effects of an exercise intervention for patients with advanced inoperable lung cancer undergoing chemotherapy: A randomized clinical trial. Lung Cancer, 2020 (145), p. 76–82.

Oldervoll LM, Loge JH, Paltiel H, et al. The effect of a physical exercise program in palliative care: A phase II study, J Pain Symptom Manage 2006; 31: 421–430. Aus: http://download.journals.elsevierhealth.com/pdfs/journals/0885–3924/PIIS0885392406001886.pdf?refuid=S0885–3924(06)00473–8%26refissn=0885–3924%26mis=.pdf (letzter Zugriff: August 2012).

Paltiel H, Solvoll E, Loge JH, Kaasa S, Oldervoll L. 'The healthy me appears': palliative cancer patients' experiences of participation in a physical group exercise program. Palliat Support Care 2009; 7: 459–467.

Ragnarsson KT, Thomas DC. Principles of cancer rehabilitation medicine. In: Bast RC Jr, Kufe DW, Pollock RE, et al. (eds). Cancer Medicine. 6th ed. Hamilton, ON: BC Decker; 2003.

Rasmussen BH, Tishelman C, Lindqvist O. Experiences of living with a deteriorating body in late palliative phases of cancer. Curr Opin Support Palliat Care 2010; 4: 153–157.

Schmitz KH, Courneya KS, Matthews C, et al. American College of Sports Medicine Roundtable on exercise guidelines for cancer survivors. Med Sci Sports Exerc 2010; 42: 1.409–1.426. Aus: http://journals.lww.com/acsm-msse/Fulltext/2010/07000/American_College_of_Sports_Medicine_Roundtable_on.23.aspx (letzter Zugriff: August 2012).

Singh B, Spence R, Steele M, Sandler C, Peake J, Hayes S. A Systematic Review and Meta-Analysis of the Safety, Feasibility, and Effect of Exercise in Women with Stage IID Breast Cancer. Archives of Physical Medicine and Rehabilitation 2018; 99:2621–36

World Health Organization. International Classification of Functioning, Disability and Health (ICF), 2011a. Deutsche Fassung aus: www.dimdi.de/dynamic/de/klassi/downloadcenter/icf/endfassung/ (letzter Zugriff: August 2012).

World Health Organization. Towards a common language for functioning, disability and health (ICF), 2011b. Aus: www.who.int/classifications/icf/training/icfbeginnersguide.pdf (letzter Zugriff: August 2012).

4

KAPITEL 5

Ylva Dahlin und Rainer Simader

Physiotherapie am Ende des Lebens: die Sicht der Patienten

Die Rehabilitation im palliativen Bereich ist vielen Gesundheitsdienstleistern, Patientinnen und Patienten und der Öffentlichkeit immer noch relativ wenig bekannt. Nicht immer wissen Ärzteschaft, Pflegekräfte und weitere Berufsgruppen des MDTs, was die palliative Physiotherapie im Hinblick auf Symptomkontrolle, Aktivität, Partizipation und somit auch die Lebensqualität leisten kann. Familienmitglieder und andere Bezugspersonen der Patienten neigen andererseits oft zur Überprotektion und halten Rehabilitationsmaßnahmen in diesem Stadium nicht für sinnvoll. Cullum (2019) beschreibt, dass gerade in stationären Settings sehr rasch eine symptomorientierte Vorgehensweise verfolgt wird, über die man schnell vergisst, über Themen wie Lebensqualität, Zielsetzung und Aktivität zu sprechen. Viele Palliativpatienten werden daher nicht zur Therapie überwiesen. Auch auf Seiten der Patienten ist ähnliches zu beobachten. Erst einmal in einem palliativen (stationären) Setting angelangt, kommt es oft zu einer zusätzlichen „Identifikation mit der Krankheit" und auch Patienten verstehen dann den Sinn und die Rolle der Rehabilitation nicht unmittelbar (Cullum 2019). Hier muss zudem bedacht werden, dass viele Patienten aufgrund ihrer früheren Lebensgeschichte ein spezifisches Bild von „der Physiotherapie" haben. Die physiotherapeutische Erfahrung, die ein Patient beispielsweise aufgrund von Rückenbeschwerden oder nach einer orthopädischen Operation gemacht hat, kann dazu führen, dass er in einer Phase einer sehr schweren oder lebenszeitbegrenzenden Erkrankung den Wert der Physiotherapie nicht erkennt oder ihr sogar ablehnend gegenübersteht. Dies, zumal er auch mit Symptomen konfrontiert ist, die nicht unmittelbar mit physiotherapeutischer Indikation assoziiert werden (z. B. Atemnot oder Fatigue). Insofern ist es entscheidend, sowohl im MDT als auch in den Gesprächen mit Patienten alle Aspekte von Krankheit und Gesundheit, also Lebensqualität, Aktivität, Partizipation und natürlich auch Symptome, zu diskutieren.

Wenn man nun die Qualität und Verfügbarkeit der palliativen Rehabilitation verbessern möchte, ist es wichtig, die Erfahrungen und Prioritäten der Patienten zu berücksichtigen. Symptome wie Angst, Fatigue, Antriebslosigkeit, Schmerzen und Schwäche sind bei Palliativpatienten häufig (Teunissen et al. 2007, Laugsand et al. 2009) und die Auswirkungen spiegeln sich auch in den Zitaten von Patientinnen und Patienten in diesem Kapitel wider.

5.1 Bedürfnisse und Prioritäten der Patienten

Quill et al. (2006) fragten palliativ Kranke nach ihren wichtigsten Zielen. Vier konkrete Themenbereiche kristallisierten sich dabei heraus:

- **Sinn und Lebensqualität:** Die wichtigsten Ziele in diesem Zusammenhang waren, Funktionen und Selbstständigkeit wiederzugewinnen, nach Hause entlassen zu werden und die unterstützende Rolle für die Familie und andere nahestehende Menschen wieder einnehmen zu können.
- **Trost und Linderung:** Hier waren die wichtigsten Punkte Schmerz- und Symptomkontrolle sowie emotionale Unterstützung.
- **Beeinflussung des Krankheitsverlaufs:** Viele Patienten wären gern stärker an wichtigen medizinischen Entscheidungen beteiligt. Die Ziele gingen dabei in unterschiedliche Richtung – für

manche war es das Überleben, um noch bestimmte Dinge zu erreichen oder zu erleben, für andere das schnelle Sterben, um langes Leiden zu umgehen.
- **Vorbereitung auf den Tod:** Hier waren die Themen unter anderem der Abschluss unvollendeter Projekte, Wege zur Verbesserung der Sterbensqualität und Aspekte der spirituellen bzw. religiösen Vorbereitung.

Bessere Beweglichkeit und körperliche Aktivität haben für viele Palliativpatienten offensichtlich hohe Priorität. Körperliche Aktivität und Lebensqualität korrelieren bei Patienten unter palliativer Chemotherapie statistisch signifikant miteinander. Etwa zwei Drittel dieser Patienten zeigten sich interessiert an einem Trainingsprogramm (Oechsle et al. 2011). Eine andere Untersuchung ergab, dass Krebspatienten auch in der Palliativphase noch motiviert sind und sich in der Lage sehen, an körperlichen Trainingsprogrammen teilzunehmen (Lowe et al. 2010). Auch hochbetagte, gebrechliche Patienten erachten körperlichen Übungen als durchaus positiv, allerdings beschreiben hier O'Hare et al. (2017), dass es nicht nur die intrinsische Motivation ist, die Patienten an Übungsprogrammen teilnehmen lässt: Die empathische Beziehung zwischen Patienten und Therapeuten spielt eine sehr wesentliche Rolle, ob ältere, gebrechliche Patienten teilnehmen und auch von diesen Programmen profitieren. Wenn diese Menschen wissen, warum Trainingsprogramme wichtig sind und daraus einen Sinn ableiten können (➤ Kap. 31), dann ist die Wahrscheinlichkeit der Teilnahme und der positiven Ergebnisse höher. Mikkelsen et al. (2019) beschreiben, dass ältere Patienten – in dieser Studie bezogen auf ältere Menschen mit fortgeschrittenen Tumorerkrankungen – eher bereit sind zu üben und körperliches Training durchzuführen, wenn die Art der Aktivität bereits bekannt ist. Dies kann die Motivation erhöhen. Andererseits ist durchaus auch Neugier bei Patienten vorhanden, auch am Lebensende ganz neue Aktivitäten auszuprobieren.

Als Carter et al. (2004) Patienten mit terminalen Erkrankungen befragten, was in ihrem Leben für sie wichtig sei, kristallisierte sich ein zentrales Thema heraus, das alles andere in den Schatten stellte: „die Dinge selbst in die Hand zu nehmen". Die **eigene Mitwirkung und Beteiligung an den Abläufen** hatte für sie enorme Bedeutung. Diese Perspektive zu verstehen ist wichtig, wenn man Behandlungsstrategien entwickeln möchte, die den Bedürfnissen der Patienten am Ende des Lebens gerecht werden.

Zu entsprechenden Erkenntnissen gelangten Dahlin und Heiwe, als sie 2009 untersuchten, wie Krebspatienten ihre palliative Physiotherapie erleben. Sie befragten dazu in zwei palliativmedizinischen Einrichtungen in Stockholm Patienten, die zum Teil zu Hause und zum Teil in stationärer Betreuung waren. Bei diesen Interviews nannten die Patienten „Partizipation" als Voraussetzung für ihre Zufriedenheit mit der Physiotherapie insgesamt – und **Partizipation bedeutete für sie unter anderem, dass der Physiotherapeut gut zuhören kann und offen für die Ansichten und Vorschläge der Patienten ist.** Der Alltag wurde für diese Patienten häufig durch ärztliche Untersuchungen und Behandlungen bestimmt, die sie einfach mitmachen mussten; daher betonten sie immer, wie wichtig es für sie ist, dass die Therapeuten den Gesamtkontext im Blick haben und die individuelle Situation der Patienten berücksichtigen. Dies wird auch noch einmal in den nachfolgenden beiden Kommentaren deutlich: *„Das hat viel mit Vertrauen und so zu tun, damit es nicht zu einer abschreckenden Erfahrung wird … Es ist unheimlich wichtig, dass ich mit ihr über alles Mögliche reden kann."* – *„Ich nehme an, es ist auch für den Physiotherapeuten wichtig zu wissen, was dieser Mensch will und was er sich erträumt, sozusagen, worauf er hinaus will …"*

5.2 Einstellungen zur palliativen Physiotherapie: Hoffnungen und Erwartungen der Patienten

Für die Patienten selbst ist es oft schwer einzuschätzen, was sie von der Physiotherapie erwarten können, denn die meisten wissen nur wenig darüber, was eine Physiotherapie in der palliativen Phase leisten kann. In der Untersuchung von Dahlin und Heiwe (2009) beklagten Patienten, dass sie **nicht genügend Informationen über die Physiotherapie erhalten** hätten. Viele Patienten hatten nicht genügend Kraft, um selbst Abläufe in Gang zu bringen und hätten sich gewünscht, dass die Physiotherapeuten aktiv mit Vorschlägen auf sie zukommen. Von diesen Patienten kamen die folgenden Kommentare: *„Ich glaube, es wurde erwähnt, dass man Physiotherapie bekommen kann. Die Informationen waren nicht besonders üppig."* – *„So etwas kann leicht vergessen werden, schon allein deshalb, weil es so viele andere Dinge gibt – man bekommt seine Therapie, dann die Arztvisite und man hat den Kopf voll von Sorgen über die Zukunft."*

Ähnliches beschreibt auch Cullum (2019), dass nämlich oft vergessen wird, an Rehabilitationsangebote zu denken.

Manche Patienten waren zwar in der Lage, ihre Bedürfnisse anzumelden, aber empfanden die angebotene Physiotherapie als nicht ausreichend: *„Jemand hat mir mit den Kompressionsstrümpfen geholfen, aber das war es dann auch schon … ach ja, und die Krücke. Ich fand das alles ein bisschen dürftig."* – *„Aus dieser Unterwassergymnastik, die ich vor sechs Monaten angesprochen habe, ist nie etwas geworden."*

Erfahrungen mit der Physiotherapie

Die Patienten beschrieben sehr unterschiedliche Erfahrungen mit der Physiotherapie (➤ Abb. 5.1). Ein Thema war die **Hoffnung,** die durch die Physiotherapie oder durch den Physiotherapeuten, der eine Behandlungsstrategie mit den Patienten entwarf, in ihnen geweckt wurde. „Hoffnung" bedeutete dabei die Hoffnung auf eine zeitlich begrenzte Verbesserung in einem umschriebenen Bereich, beispielsweise eine Schmerzlinderung oder die Möglichkeit, eine bestimmte Tätigkeit selbstständig durchführen zu können. Kein Patient äußerte in diesem Zusammenhang die Hoffnung auf Heilung. Das folgende Zitat ist ein Beispiel: *„Es ist so schön, dass sich jemand um mich kümmert; das macht mich außerordentlich glücklich und dankbar und ich merke, dass er an mich glaubt. Er ist bereit, an meiner Gesundheit zu arbeiten, daran, dass es mir besser geht, oder was auch immer …"*

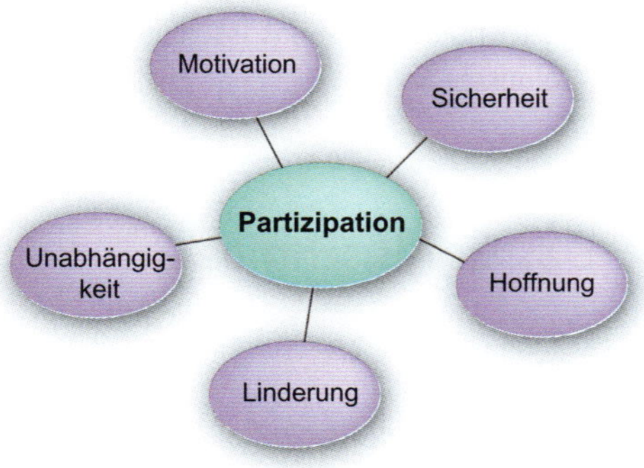

Abb. 5.1 Patientenerfahrungen bei der palliativen Physiotherapie [M541/L157]

Daneben wurden die Patienten durch die Physiotherapeuten zu **Aktivität** motiviert und ermutigt. Dem standen zwar oft Angst und Fatigue entgegen, aber der Physiotherapeut überlegte dann gemeinsam mit den Patienten, welches Potenzial vorhanden ist; und das wurde als sehr positiv empfunden: *„Man ist selbst so schlapp und müde, und dann ist es fantastisch, jemanden zu haben, der einen anschiebt …"* – *„Wenn man sich selbst nicht so ganz wohl und stark fühlt und vielleicht etwas deprimiert ist, ist es oft schwierig, die Dinge ganz allein in Angriff zu nehmen …"*

Ein weiterer wichtiger Aspekt war die **Unabhängigkeit.** Die Patienten äußerten die Furcht, zu einer Last für ihre Umgebung zu werden, und es war für sie eine große Erleichterung, bestimmte Tätigkeiten selbstständig ausführen zu können. Meist ging es darum, den Ablauf des Alltags zu vereinfachen, indem beispielsweise bestimmte Techniken zum Aufstehen aus dem Bett oder für den Transfer vom Rollstuhl ins Bett eingeübt wurden. Einige Kommentare zu diesem Thema: *„Es ist so wichtig, dass man sich frei und in der Lage fühlt zu tun, was man tun möchte, und wenn es nur der Gang zum Kiosk unten ist, um die Zeitung zu holen."* – *„Von meinem Bett in meinen Rollstuhl, das war grandios! Ich kann es allein und brauche keine Hilfe dafür!"*

Die Physiotherapie stärkte zudem das Selbstvertrauen der Patienten. Viele waren zuvor unsicher gewesen, wie viel Anstrengung ihrem Körper in Anbetracht ihrer schweren Erkrankung abzuverlangen bzw. zuzumuten sei, und erhielten nun eine Anleitung, wie und wie viel sie sich bewegen sollten und konnten. Dies gab ihnen ebenso Sicherheit wie die Versorgung mit geeigneten Hilfsmitteln, z. B. zur Sturzprophylaxe: *„Man hat Angst zu gehen, weil man ja fallen könnte oder so. Das Gehgestell bedeutet buchstäblich Sicherheit für mich."*

5

Die Patienten schätzten die Physiotherapeutinnen und -therapeuten als **Expertinnen/Experten auf ihrem Gebiet;** d. h., die Physiotherapeuten wurden als Personen wahrgenommen, die gut über den Zustand der Patienten informiert sind und sich mit der medizinischen Behandlung der vorliegenden Erkrankung auskennen. Ein Patient machte dazu die aufschlussreiche Bemerkung: *„Wenn ich jemanden habe, dem ich vertraue, der weiß, wie mein Körper drauf ist, und der sagt, dass ich mehr schaffen kann – dann verlasse ich mich darauf und traue mich auch, mehr zu tun."*

Symptomlinderung und **Wohlbefinden** wurden ebenfalls als Effekte der Physiotherapie beschrieben. Die Patienten nannten in diesem Zusammenhang verschiedene Techniken wie Akupunktur, TENS (transkutane elektrische Nervenstimulation) und Massagen, die Schmerzlinderung und Entspannung herbeiführten. Ein Patient sagte: *„Es ist einfach schön, massiert zu werden und die Gedanken dabei für eine Weile abschalten zu können."*

Das körperliche Training vermittelte sowohl physisch als auch psychisch ein Gefühl des Wohlbefindens. Besonders positiv wurde die Hydrotherapie hervorgehoben, bei der sich die Interviewten beweglich und leicht fühlten und sich eine Zeitlang von den Gedanken an ihre Krankheit lösen konnten: *„Und die [Bewegungstherapie im Wasser] gibt mir immer Auftrieb. Wenn ich aus dem Pool komme, bin ich einfach glücklich, kann ich Ihnen sagen."*

5.3 Wie können wir von unseren Patienten lernen?

In die Bemühungen um Qualitätsverbesserungen im Gesundheitswesen und natürlich auch in der Palliativversorgung müssen die Ansichten und Prioritäten der Patienten einfließen. In vielen Bereichen des Gesundheitswesens werden bereits Modelle zur patientenzentrierten Versorgung entwickelt, bei denen Bedürfnisse und Präferenzen aus Patientensicht aktiv erfragt werden. Ein solches **Feedback** kann auf unterschiedliche Weise eingeholt werden: durch Interviews, durch routinemäßige Verteilung von Fragebögen an Patientinnen und Patienten, Familienangehörige oder andere relevante Gruppen oder durch die Einrichtung von Nutzergruppen, Foren für Beschwerden/Kommentare oder informelle Treffen für Betroffene und medizinisches Fachpersonal (Frampton et al. 2008).

Auch die Durchführung entsprechender **Studien** ist wichtig. Durch quantitative Untersuchungsmethoden (wie z. B. Umfragen) können Stellungnahmen und Ansichten zu einem bestimmten Thema in großer Zahl gesammelt und analysiert werden; zusätzliche wertvolle Informationen erhält man durch qualitative Methoden wie Fokusgruppen und Interviews zur tiefergehenden Analyse der Ansichten und Meinungen.

Für die Patienten, deren Situation aufgrund der schweren Erkrankung häufig genug durch Passivität und Abhängigkeit geprägt ist, hat schon die Datenerhebung selbst großen Wert, denn die Möglichkeit, selbst etwas Wichtiges beitragen zu können, verschafft ein tiefes Gefühl der Befriedigung. Auch die Physiotherapeuten sollten sich deshalb nie scheuen nachzufragen – im Gegenteil: Für eine sinnvolle Weiterentwicklung der palliativen Physiotherapie *müssen* Therapeuten ihre Patienten fragen, wie die Therapie bei ihnen ankommt, was sie sich wünschen würden und welche Verbesserungsvorschläge sie haben. Es ist essenziell, dass sich Therapeuten selbst und das aktuelle Angebot in Frage stellen, um sich weiterentwickeln zu können. Dies ist in einem üblicherweise sehr hierarchischen Gesundheitssystem nicht selbstverständlich. Feedback-Methoden sollten daher auf formeller wie auch informeller Ebene in die Versorgungsprogramme integriert werden. Eine ganz besondere und sehr effektive Technik zur Erfassung der Patientensicht ist das im Folgenden vorgestellte „Goldfischglas".

5.4 Das Goldfischglas

Jenny Taylor

„Wenn wir nicht nur als Profis, sondern als ganz normale, verletzliche Menschen zusammenkommen können, werden von unserer Seite vielleicht gar keine

Worte mehr erforderlich sein, nur noch Respekt und mitfühlendes Zuhören“

(Saunders 2004).

Primär wurde diese auf aktivem Zuhören basierende Methode für den Unterricht von Medizinstudierenden im letzten Ausbildungsjahr entwickelt. Sie kann jedoch problemlos abgewandelt werden, um z. B. physiotherapeutischem Fachpersonal Informationen und Einblicke zu verschaffen. Beim „Goldfischglas“, wie es seit den frühen 2000er Jahren in verschiedenen englischen Hospizen angewendet wird, sitzen **vier bis sechs Personen in einem inneren Kreis** einander gegenüber, während die „**Beobachtenden**“ (Angehörige medizinischer Berufe) um sie herum einen Außenkreis bilden (➤ Abb. 5.2). Bei den Patienten sitzt ein **Moderator,** der eine Reihe offener Fragen stellt, zu ungezwungenen Antworten ermutigt und eine entspannte Diskussion ermöglicht (Edmonds/Burman/Sinnott 2004).

Die Patienten werden so in einer angenehmen und sicheren Atmosphäre zu „Experten“ und zu Partnerin in einem kooperativen, interprofessionellen Lernprozess. Die Beobachtenden können in diesen Sitzungen Vieles lernen und wertvolle Einblicke in die Erwartungen, Befürchtungen und Hoffnungen ihrer Schützlinge sowie über ihre Kommunikation und die Auswirkungen einer lebensverkürzenden Erkrankung gewinnen.

Für die Patienten ist sowohl eine gute Vorbereitung als auch die Nachbereitung der Sitzungen wichtig. **Die Emotionen liegen oft dicht unter der Oberfläche und der Moderator muss deshalb unbedingt die notwendigen Kompetenzen für eine sichere und einfühlsame Gesprächsführung mitbringen.** Wenn diese Voraussetzungen erfüllt sind, besteht die Aussicht auf viele nützliche Daten und Erkenntnisse, z. B.

- welche Effekte die Physiotherapie allgemein auf die Patienten hat,
- wie die Patienten die multiprofessionelle Arbeit in der Praxis sehen und beurteilen,
- welchen Einfluss das, was man als Kliniker sagt, auf die Patienten hat,
- inwiefern die Reaktion auf eine Intervention vom Persönlichkeitstyp der Patienten abhängt,
- dass auch scheinbar passive Patienten eine Stimme haben,
- dass der Physiotherapeut vielleicht Ängste und Sorgen auf seine Patienten projiziert, die gar nicht vorhanden sind,
- über die „Macht“, die der Physiotherapeut vielleicht innezuhaben meint – ist sie positiv oder negativ?,
- ob die Menge an medizinischen Informationen für die Patienten zu umfangreich, zu knapp oder in etwa richtig bemessen war.

Künftige Weiterentwicklungen für die Umsetzung des „Goldfischglases“ könnten Modelle sein, bei denen ambulante (oder tagesstationäre) mit stationären Patienten zusammengefasst oder auch die Betreuungspersonen mit einbezogen werden. Das „Goldfischglas“ kann auch eine sehr effektive Unterrichtstechnik für Physiotherapiestudierende sein, die ein Praktikum im Bereich Palliative Care absolvieren.

Ein wesentlicher Sinn dieses Verfahrens besteht auch darin, dass die Patienten es aufrichtig schätzen, hier „einmal etwas zurückgeben“ zu können (Hall/Todd 2007). Sie spüren, dass sie damit nicht nur zur Ausbildung der Studierenden und sogar Fachleute beitragen können, sondern beim „Goldfischglas“ auch einmal – zu Recht – die Möglichkeit erhalten, die künftige medizinische Versorgung zu beeinflussen. Durch die Sitzungsdynamik werden bei den Patienten Gefühle der Isolation ab- und bei den Zuhörern Empathie und Verständnis für die Patienten aufgebaut. *Cicely Saunders* drückte dies so aus: *„Wir müssen lernen, mit den Patienten zu fühlen, ohne uns dabei wie die Patienten zu fühlen; sonst können wir ihnen nicht die Art des Zuhörens und der zuverlässigen Unterstützung gewähren, die sie brauchen, um ihren eigenen Weg durch die Krankheit zu finden.“*

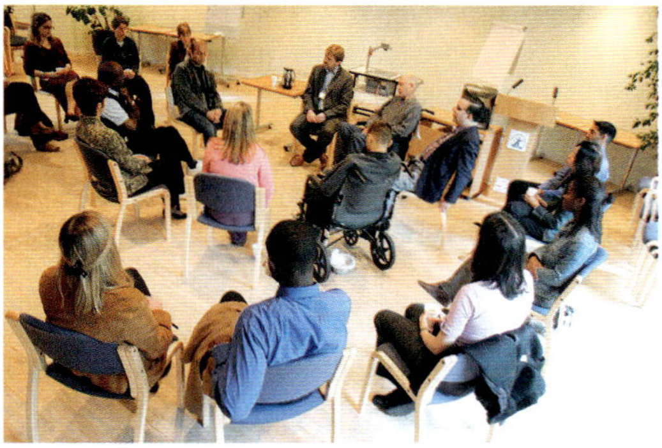

Abb. 5.2 Das „Goldfischglas“ (© St Christopher's Hospice, London, UK) [T440]

5

Durch dieses „Zurückgeben können" entsteht auch ein Gleichgewicht. Üblicherweise spielen Patienten in ihrem Krank-Sein eine eher passive Rolle. Patienten erleben oft, dass die Krankheit „etwas mit ihnen macht", sie erleben, auch wenn es nicht die beste klinische Herangehensweise ist, dass „für sie entschieden wird", dass andere wissen, „was gut und richtig für sie ist". Mit diesem Ansatz des Goldfischglases, aber auch mit allen anderen Möglichkeiten, mit denen Patienten aktiv in die Entwicklung des Angebotes und des Lernens der sie begleitenden Professionen involviert sind, erhalten die Patienten einen aktiven Status, und der bringt Gleichgewicht in die Beziehung zwischen Patienten und Profi und ist ein sehr wichtiger Schritt zur Selbstbefähigung von Menschen mit Erkrankungen.

5.5 Was haben wir bisher von unseren Patienten gelernt?

Ylva Dahlin und Rainer Simader

- Die **palliative Physiotherapie ist aus der Sicht der Patienten wichtig,** da sie Unabhängigkeit ermöglicht, belastende Symptome lindert und Unterstützung bietet.
- Insgesamt zufrieden sind die Patienten dann mit der Therapie, wenn sie das Gefühl haben, **aktiv beteiligt** zu werden und die Dinge selbst in der Hand zu haben.
- Es ist erforderlich, **Methoden zur Erfassung und Bewertung qualitativer Aspekte** der Physiotherapie und Funktionsfähigkeit zu entwickeln.

Wichtig scheint auch die **Messung verschiedener Faktoren wie Hoffnung, Unabhängigkeit, Motivation, Partizipation und Sicherheit** im Kontext der palliativen Physiotherapie. Zum Thema Rehabilitation in der Palliative Care besteht noch großer Aufklärungs- und Informationsbedarf. Auch innerhalb der Palliative Care ist bessere Koordination und Kommunikation vonnöten, da es noch viele Patienten gibt, die niemals eine Physiotherapie verordnet bekommen. Patienten, Angehörigen und Gesundheitsdienstleistern ist in aller Deutlichkeit klarzumachen, dass die Physiotherapie zur Palliativversorgung gehört und erfolgreich eingesetzt werden kann zur Prävention und Linderung der Beschwerden, die bei fortgeschrittenen Tumoren und anderen lebenszeitbegrenzenden Erkrankungen auftreten.

5.6 Drei persönliche Erlebnisberichte von Patienten

Es folgen drei Fallbeispiele von Patienten aus Schweden, Großbritannien und der Schweiz. In Charakter und Stil unterschiedlich, geht es doch bei allen Fallbeispielen um einen Menschen, der am Ende seines Lebens steht. Alle drei Patienten schenken dankenswerterweise etwas von ihrer Zeit, um in einem Interview ihre Gedanken und Gefühle mitzuteilen, und alle leisteten gerne einen Beitrag zu unserem Verständnis von Palliative Care.

PATIENTENBEISPIEL

Positiv erfahrene Physiotherapie, aber unzureichende Informationen: Formales Interview mit einer Patientin

Ylva Dahlin und Frau L.

Bei der 60-jährigen Frau L. wurde vor vier Jahren Brustkrebs diagnostiziert. Sie erhielt dann eine palliative Therapie.

„Frau L., wie haben Sie zum ersten Mal von der Möglichkeit einer Physiotherapie gehört?"

„Ich habe eine Krankenpflegerin in der onkologischen Abteilung danach gefragt. Von sich aus hat mir niemand Informationen zur Rehabilitation oder Physiotherapie gegeben; ich musste selbst danach fragen."

„Nachdem Sie inzwischen eine Physiotherapie erhalten haben, was hat Ihnen dabei am meisten geholfen?"

„Nach meiner ersten Therapie hat das Zirkeltraining im Trainingsraum insofern geholfen, als ich körperlich wieder kräftiger wurde und nicht mehr so müde war. In letzter Zeit, insbesondere seit meiner Hüftoperation, habe ich im Schwimmbecken trainiert – das ist wirklich wunderbar. Ich kann mich jetzt wieder viel besser bewegen. Außerdem habe ich kaum noch Schmerzen in der Hüfte, seit mein Physiotherapeut mich mit Akupunktur behandelt hat."

„Was war für Sie das Wichtigste an der Physiotherapie?"

„Die Vorstellung, meinen Körper wieder aufzubauen, hat mir gutgetan, weil ich davor durch die Krankheit und die Therapien lange Zeit richtig abgebaut hatte. Außerdem gab die Physiotherapie meinem Alltag eine Struktur: Ich musste zu einer bestimmten Uhrzeit im Trainingsraum sein, ich musste dafür aufstehen, mich anziehen und dorthin fahren. Manchmal war ich furchtbar müde, aber dann habe ich mich zusammengerissen, weil ich wusste, dass es gut für mich ist. In der Gruppe zu trainieren war sehr motivierend. Das Zirkeltraining fand ich besonders gut, weil dafür nicht alle auf dem gleichen Fitness-Level sein müssen und trotzdem zusammen trainieren können. Daneben hatten wir auch noch Gelegenheit, verschiedene Sachen auszuprobieren, zum Beispiel Pilates, Qi Gong oder Yoga. Jeder mag ja etwas anderes, und so wurde wirklich jedem geholfen, aktiv zu sein. Auch das Gespräch mit anderen Patienten war mir viel wert. Wir konnten eigentlich über alles sprechen, weil alle in der gleichen Situation waren. Manche der Frauen sehe ich immer noch, allerdings treffen wir uns jetzt hauptsächlich zum Kaffee."

„Was hätte Ihrer Meinung nach besser laufen können?"

„Die Information über Rehabilitation und Physiotherapie hätte besser sein können; eigentlich kann ich mich an überhaupt keine Information erinnern. Und ich hätte gern etwas Schriftliches zum mit nach Hause nehmen gehabt, denn man behält sich nicht alles, was im Krankenhaus gesagt wird."

PATIENTENBEISPIEL

Von der Skepsis zur Zuversicht – und zur körperlichen Leistung: schriftlicher Erlebnisbericht eines Patienten

Jenny Taylor und Herr H.

Herr H. war Patient im St. Christopher's Hospiz in London und litt an einer fortgeschrittenen Lungenfibrose. Er gab die folgende detaillierte Beschreibung von seinen Eindrücken und Erfahrungen im Rahmen der Physiotherapie:

„Ich war kaum je dort [im Hospiz] gewesen, deshalb stammte mein Bild – eine ziemlich morbide Mischung aus Leiden, Sterben und Tod – nicht aus erster Hand, sondern eher aus meinen eigenen Phantasien und „allgemeinem Halbwissen". Als der Lungenfacharzt in der Klinik mir sagte, dass für meine Krankheit keine kurative Behandlung bekannt ist, war das deshalb erst einmal ein riesiger Schock. Um die körperlichen Beschwerden zu lindern, hielt der Arzt eine palliative Behandlung mit Dauermedikation und Physiotherapie für sinnvoll, und die sei am besten im Hospiz möglich.

Trotz meiner Vorbehalte entschied ich schließlich, dass ich es meiner Frau und dem medizinischen Behandlungsteam schuldig war, diese Hilfe in Anspruch zu nehmen. Ich wurde tagesstationär aufgenommen und sollte einmal in der Woche zu einer Gruppentherapie mit Schwerpunkt Physiotherapie kommen. Ein Physiotherapeut untersuchte mich und lud mich dann ein, am Gruppenzirkel [Zirkeltraining im Fitnessraum] teilzunehmen. Die Physiotherapeuten dort vertreten nicht gerade die preußische Disziplin der früheren Turnlehrer in der Schule, aber sie sind auf freundliche Weise bestimmt. Sie zeigen keine überkompensierende „Fürsorglichkeit", sondern Respekt für den Patienten als Individuum – und, nicht zu vergessen, Humor –, sodass eine ganz ungezwungen würdevolle Atmosphäre im Hospiz herrscht.

Die Übungsstunden selbst übertrafen all meine Erwartungen. In Anbetracht der körperlichen Einschränkungen unserer Gruppe (an der meistens 6–8 Patienten teilnahmen) hatte ich eher „lahme" Übungen für jemanden wie mich erwartet, der sonst immer in großen, kommerziell geführten Studios mit sehr fitten und vielseitig fähigen Leuten zusammen trainiert hatte. Die Übungen wirkten zwar wirklich ziemlich einfach, aber sie waren effektiv. Außerdem hatte ich nicht berücksichtigt, dass meine eigene Kondition nach den Wochen der Inaktivität erheblich nachgelassen hatte. Am Ende einer der ersten Sitzungen (als ich ganz erfreut den leichten Schmerz bemerkte, der mir zeigte, wo meine Muskeln sitzen) stellte ich fest, dass ich gerade richtig körperlich gearbeitet hatte.

Die Stunde beginnt mit fünfminütigem Aufwärmen im Sitzen, leichten Übungen und Dehnungen, um steife Gelenke und verspannte Muskeln zu lockern und dafür zu sorgen, dass durch die ungewohnten Anstrengungen keine Verletzungen entstehen. Dann folgt das Zirkeltraining, teilweise mit den klassischen Fitnessgeräten wie Laufband, Trampolin, Fahrradergometer, Hanteln und Gewichten – und mit einem Wii® Fit Balance Board. Letzteres sorgt nicht nur für viel Spaß in der Gruppe, sondern ist auch ein hervorragendes Koordinationstraining. Die Gruppenmitglieder werden einerseits vom Physiotherapeuten motiviert, ihre Möglichkeiten wirklich voll auszuschöpfen. Andererseits werden sie ständig von ausgebildeten Mitarbeitern beobachtet, die dafür sorgen, dass niemand mehr tut, als gut für ihn ist, und daneben auch noch Zeit für persönliche Instruktionen für jeden Einzelnen finden. Am Ende der Stunde werden noch einmal leichte Übungen und Dehnungen als Cool Down durchgeführt.

Das größte Problem, das ich erwartet hatte – mit Menschen zu trainieren, die sichtlich schwer krank sind – stellte sich nach zwei bis drei Wochen als gar nicht so groß heraus. Es waren wohl eher innere emotionale als logische Widerstände gewesen. Sie waren nach ein paar Sitzungen mehr oder weniger überwunden und nach etwa einem Monat wurde mir bewusst, dass ich mich jetzt schon auf meine wöchentlichen Termine freute. Meine Frau genoss es, andere Menschen kennenzulernen, die unsere Situation verstanden, und entspannte sich bei einer Tasse Kaffee, während ich mein Training absolvierte. Die Physiotherapeuten sahen wir schon bald nicht mehr

nur als „Hospizmitarbeiter" an, sondern als Freunde, die auch einmal Zeit für ein Gespräch hatten.
Mein wichtigstes Trainingsziel war die Kontrolle der Atmung bei körperlicher Anstrengung; außerdem wollte ich meine verlorene Kraft und Gelenkigkeit so gut es geht wiedergewinnen. Auch wenn ich das nicht vollkommen erreichen kann, habe ich doch den Eindruck, dass ich Fortschritte erzielt habe. Ich werde zwar immer noch recht schnell kurzatmig und müde, aber meine Frau meint, dass meine Waden schon runder aussehen. Mit meinem Sauerstoffgerät kann ich jetzt wieder ein Stück gehen, oder wir fahren mit dem Auto an die frische Luft und genießen etwas Zeit außer Haus. Auch wenn es vielleicht übertrieben klingt – ich denke, dass die Physiotherapeuten im Hospiz mir zu einem längeren Leben und besserer Lebensqualität verholfen haben."
Auch als sich sein Zustand langsam immer weiter verschlechterte, nahm Herr H., so gut er konnte, weiter aktiv an der Physiotherapie teil und äußerte sich stets begeistert darüber, wie sehr er davon profitierte. Auch nahm er jede Gelegenheit wahr, anderen zu erzählen, wie viel es ihm bedeutete, seine Gedanken und Eindrücke rückmelden zu können. Herr H. starb ungefähr ein halbes Jahr nachdem er uns Einblick in seine Erfahrungen gegen hatte.

5

PATIENTENBEISPIEL

Über die Wirkung der Physiotherapeuten

Brigitte Fiechter Lienert und Herr B.
Herr B., 58 Jahre alt, ist verheiratet und hat drei erwachsene Kinder. Er ist Arzt für Allgemeinmedizin und verfügt über eine Zusatzausbildung in Psychosomatik und Gesprächstherapie. Dieser persönliche und berufliche Hintergrund ermöglicht ihm eine bewusste Analyse und auch ein tiefes Verständnis seiner persönlichen und medizinischen Situation. Seine Diagnose lautet Glioblastoma multiforme Grad IV; zudem hat er seit einigen Jahren Multiple Sklerose. Er ist seit mehreren Jahren mit dem Rollstuhl mobil und hat gelernt, in seinem privaten und beruflichen Umfeld mit seiner schon vor der Tumorerkrankung vorhandenen, aber nun verstärkten rechtsbetonten Tetraparese umzugehen.
Vor wenigen Tagen wurde der Hirntumor neurochirurgisch reseziert und nun wird Herr B. stationär mit Chemo- und Radiotherapie behandelt. Gleichzeitig beginnt der Physiotherapeut mit dem Rehabilitationsprogramm.
Herr B. wünscht sich den physiotherapeutischen Umgang menschlich zugewandt, ganzheitlich und interaktiv. Der Physiotherapeut fragt nach seinen Zielen und Erwartungen sowie nach seinen vorrangigen Problemen und Befürchtungen. Durch seinen beruflichen Hintergrund, aber auch durch seine Rolle als „erfahrener Patient" befürchtet Herr B., dass sich der Physiotherapeut unter Druck fühlen könnte, so viel wie möglich erreichen zu *müssen.* Gleichzeitig beschreibt er seine eigene Ambivalenz zwischen der notwendigen Leistung, die für eine Verbesserung seiner Funktionen erforderlich ist, und all den Wünschen, die er sich angesichts seiner begrenzten Lebenszeit noch erfüllen möchte. Er ist sich der kurzen rehabilitativen Phase seiner Erkrankung bewusst. Die Herausforderung in der Therapie liegt darin, die Wünsche des Patienten – Gespräche, körperliche Mobilität und die Nutzung der verbleibenden Zeit für Menschen, Erinnerungen und Begegnungen – zu erfüllen.
Herr B. bringt einen interessanten Aspekt ins Gespräch ein: Wie wirken „die Physiotherapeuten"? Wahrscheinlich sei es ja ein Klischee, sagt Herr B. auf Nachfrage, aber er habe im Laufe seines Lebens viele *„sehr dynamische, sportliche und leistungsorientierte"* Physiotherapeuten kennengelernt.
Eine Herausforderung in der Arbeit mit schwerstkranken und sterbenden Menschen ist wohl auch, die eigene Wirkung zu reflektieren. Können die eigene körperliche Unversehrtheit des Physiotherapeuten und die Anforderungen, die dieser an den Körper seines Patienten stellt, mitunter auch beängstigend oder kränkend sein?
Bei Herrn B. ist das Gespräch *über den* Körper in der gemeinsamen Therapiezeit ein sehr wichtiges Medium für die Arbeit *mit dem* Körper. Tägliche Mobilisation in den Rollstuhl und Aktivitäten zur Erhaltung der Selbstständigkeit bedeuten Herrn B. viel; allerdings möchte er nicht unter dem Druck stehen, Leistungen erbringen und Anforderungen erfüllen zu müssen, die etwaigen „positiven Absichten" des medizinischen Teams entspringen. Seine Angehörigen sind auf seine körperliche Behinderung eingerichtet und können als Ressourcen einbezogen werden.
Die Physiotherapie wurde bedürfnisorientiert und flexibel auf Körperwahrnehmung, Mobilisation und funktionelle Alltagsaktivitäten ausgerichtet. Essenziell im physiotherapeutischen Prozess waren die kompetenten Gespräche und das empathische Erfassen der unmittelbar erlebten Situation.
Herr B. hat seine Praxis an seinen Nachfolger übergeben können.

LITERATUR

Carter H, MacLeod R, Brander P, McPherson K. Living with a terminal illness: patients' priorities. J Adv Nurs 2004; 45: 611–620.

Cullum S. Rehabilitative palliative care - a challenge on the hospice inpatient unit? Physiotherapy 105 (2019)

Dahlin Y, Heiwe S. Patients' experiences of physical therapy within palliative cancer care. J Palliat Care 2009; 25: 12–20.

Frampton S, Guastello S, Brady C, et al. Patient-centered care improvement guide. Camden, ME: Picker Institute, 2008. Aus: http://planetree.org/wp-content/

uploads/2012/01/Patient-Centered-Care-Improvement-Guide-10-28-09-Final.pdf (letzter Zugriff: August 2012).

Edmonds P, Burman R, Sinnott C. The goldfish bowl. Eur J Palliat Care 2004; 11: 69–71.

Hall E, Todd J. Users as educators: how hospice patients can help in the training of health professionals. In: Jarrett L (ed.). Creative engagement in palliative care: New perspectives on user involvement. Oxford: Radcliffe Publishing; 2004. pp. 116–124.

Laugsand EA, Kaasa S, de Conno F, Hanks G, Klepstad P. Intensity and treatment of symptoms in 3,030 palliative care patients: A cross-sectional survey of the EAPC Research Network. J Opioid Manage 2009; 5: 11–21.

Lowe SS, Watanabe SM, Baracos VE, Courneya KS. Physical activity interests and preferences in palliative cancer patients. Support Care Cancer 2010; 18: 1.469–1.475.

Mikkelsen M, Nielsen D, Vinther A, Lunde C, Jardena M. Attitudes towards physical activity and exercise in older patients with advanced cancer during oncological treatment – A qualitative interview study. European Journal of Oncology Nursing 41 (2019) 16–23

Oechsle K, Jensen W, Schmidt T, et al. Physical activity, quality of life, and the interest in physical exercise programs in patients undergoing palliative chemotherapy. Support Care Cancer 2011; 19: 613–619.

O'hare L. Savage E, McCullagh R, Bantry White, Fitzgerald E, Timmons S. Frail older adults' perceptions of an in-hospital structured exercise intervention. Physiotherapy, 2017; 103, 4 p. 478–484,

Quill T, Norton S, Shah M, Lam Y, Fridd C, Buckley M. What is most important for you to achieve? An analysis of patient responses when receiving palliative care consultation. J Palliat Med 2006; 9: 382–388. Aus: http://www.liebertonline.com/doi/pdf/10.1089/jpm.2006.9.382 (letzter Zugriff: Mai 2012).

Saunders C. Watch with me. Sheffield: Mortal Press; 2003.

Saunders C. Foreword. In: Doyle D, Hanks G, Cherny N, Calman K (eds). Oxford Textbook of Palliative Medicine. 3rd ed. Oxford: Oxford University Press; 2004.

Teunissen SC, Wesker W, Kruitwagen C, et al. Symptom prevalence in patients with incurable cancer: A systematic review. J Pain Symptom Manage 2007; 34: 94–104. Aus: http://download.journals.elsevierhealth.com/pdfs/journals/0885–3924/PIIS0885392407002011.pdf (letzter Zugriff: Mai 2012).

5

KAPITEL

6

Franziska Zimmermann und Ulrike Marotzki

Palliative Care als Bestandteil der interdisziplinären Hochschulausbildung von Ergotherapie, Logopädie und Physiotherapie – eine exemplarische Darstellung

Einleitung

Gesellschaftliche Transformationsprozesse wie beispielsweise eine erweiterte Lebensspanne sowie die Zunahme von chronischen Erkrankungen und Multimorbidität führen zu einem sich verändernden Spektrum von Herausforderungen, denen Angehörige der Therapieberufe begegnen. Dabei werden sie nicht selten mit den Themen Tod und Trauer konfrontiert. Es stellt sich die Frage, inwiefern Studierende der Therapieberufe Physiotherapie, Ergotherapie und Logopädie auf das Handlungsfeld der palliativen Versorgung vorbereitet werden.

Um diese Frage zu beantworten, müssen die Qualifizierungswege und die theoretisch-wissenschaftliche Erschließung dieses Praxis- und Handlungsfeldes durch die Therapieberufe betrachtet werden.

Die Qualifizierungswege für die Länder Österreich und Deutschland stellen sich unterschiedlich dar. In Österreich wurden die Ausbildungen für die Therapieberufe seit 2006/2007 in Studiengänge an Fachhochschulen transferiert (physioaustria, o. J.; Ergotherapie Austria, o.J; logopädieaustria, o. J.). Palliative Care ist dort bei 90 % der physiotherapeutischen Studiengänge im Curriculum integriert (Grein, 2019; DVHÖ, 2020). In Studiengängen der Ergotherapie und Logopädie lassen sich Ausbildungsinhalte zur Palliativversorgung nach eigener Recherche in Modulen der Neurologie, Geriatrie oder Gerontologie finden.

In Deutschland dagegen erfolgt die berufliche Qualifizierung der Therapieberufe hauptsächlich auf Berufsfachschulniveau (Borgetto, 2013). Die rechtlichen Rahmenbedingungen der Ausbildung beruhen auf den jeweiligen Berufsgesetzen sowie Ausbildungs- und Prüfungsverordnungen. Diese stammen aus den Jahren von 1980–1999. Für eine grundständige hochschulische Ausbildung existieren seit 2009 einige Modellstudiengänge. In der Mehrzahl finden sich jedoch Studiengänge, die dual aufgebaut sind und eine Kombination aus berufsfachschulischen Ausbildungsanteilen und begleitenden bzw. aufbauenden hochschulischen Modulen darstellen. Das Thema der Palliative Care ist weder für die Ausbildung noch für das Studium verbindlich verankert.

Auch als Forschungsthema wird Palliative Care für die Therapieberufe bisher kaum berücksichtigt (Ewers et al. 2012; Grewe/Huber 2012), wobei die Anzahl an Publikationen zunimmt. Beiträge in der Logopädie beschäftigen sich beispielsweise mit Maßnahmen einer palliativen Logopädie, der Herausbildung der palliativen Logopädie als Spezialgebiet sowie der Beteiligung der Logopädie in der interdisziplinären palliativen Versorgung (Winterholler 2019; Enste 2018; Rack Huser/Bruggisser 2017; Winterholler 2015; Freudricht et al. 2014; Penner et al. 2010). Auch Angehörige der Ergotherapie setzen sich mit disziplinspezifischen Perspektiven in der Palliative Care auseinander (von dem Berge 2018;

von dem Berge/Förster/Kirsch 2018; Bacchetto/Nyffenegger/Späth 2015). Physiotherapeutische Beiträge betrachten eigene Rollen und Aufgaben in der Palliativversorgung sowie in speziellen Bereichen wie der Pädiatrie (Wünsch et al. 2014; Woitha et al. 2013; Sales Prado 2019; Sales Prado 2020). Dadurch wird deutlich, dass Palliative Care ein relevantes, derzeit aber noch unterrepräsentiertes, Thema in Forschung und – wie sich im weiteren Text zeigen wird – auch im Studium der Therapieberufe ist.

6.1 Derzeitige Berücksichtigung von Palliative Care im Studium der Therapieberufe in Deutschland

In einer Recherche über die aktuelle Zahl der Studiengänge konnten insgesamt 56 Bachelor- und 14 Masterstudiengänge in Deutschland identifiziert werden. Die Bachelorstudiengänge sind überwiegend disziplinär ausgerichtet, wogegen sich die Masterstudiengänge an verschiedene Disziplinen des Gesundheitswesens richten. In der Recherche zu den Lehrinhalten von Palliative Care zeigte sich, dass dieses Thema in den Curricula von 19 Studiengängen berücksichtigt wird. Allerdings konnten zu 25 Studiengängen keine Informationen eingeholt werden. Die folgende Tabelle (➤ Tab. 6.1) skizziert die Inhalte der Module in einer stark verkürzten Form.

In der Analyse der Modulhandbücher stellt sich heraus, dass pro Studiengang ein bis zwei Module zum Thema Palliative Care angeboten werden. Einige sind dabei im Wahlpflichtbereich untergebracht. Die überwiegende Anzahl der Module wird darüber hinaus nicht mit „Palliative Care“ bezeichnet. Vielmehr sind entsprechende Inhalte in unterschiedlichem Umfang in Modulen mit den Schwerpunkten „Alterungsprozesse & chronische Erkrankungen“ und „Geriatrie/Gerontologie“ sowie „interdisziplinäre Aufgabenbereiche“ integriert. Eine Besonderheit stellt der Masterstudiengang „Palliative Care“ an der Fachhochschule Münster dar.

Bleibt festzuhalten, dass Palliative Care bisher nicht als eigenständiges und neben anderen Bereichen gleichberechtigtes Handlungsfeld der Therapieberufe in der hochschulischen Lehre zu erkennen ist. Das palliative Handlungsfeld wird bisher überwiegend an der Peripherie professionsspezifischer Arbeitsbereiche gesehen.

6.2 Palliative Care in die Curricula interdisziplinärer Studiengänge integrieren

Im Folgenden wird exemplarisch aufgezeigt, welchen Strategien an der Hochschule für angewandte Wissenschaft und Kunst (HAWK) in Hildesheim gefolgt wird, um dem Thema der Palliative Care im interdisziplinären Bachelor- und Masterstudiengang Ergotherapie/Logopädie/Physiotherapie mehr Gewicht zu verleihen. Hierbei handelt es sich um einen Bachelorstudiengang, der auf Inhalte der abgeschlossenen Ausbildung aufbaut und drei Semester rein hochschulische Lehre umfasst (180 CP) sowie einen fünfsemestrigen berufsbegleitenden Masterstudiengang (120 CP). Beide Studiengänge enthalten sowohl disziplinäre als auch interdisziplinäre Module. Die eingefügten Zitate stammen aus einer Umfrage zu den Erfahrungen mit den palliativen Lehrinhalten bei Lehrenden und Studierenden.

6.2.1 Strategie 1: Thema in Module systematisch integrieren

An Lehrinhalten für bestehende Module mangelt es prinzipiell nicht. Um ein neues Thema zu integrieren, bieten Revisionen der Curricula im Rahmen von Akkreditierungen eine besondere Chance. In deren Vorbereitung gehen die Lehrenden eines Studiengangs in einen intensiven Austausch über Aktualisierungen von Studiengangzielen, von Qualifikationsprofil und daraus folgenden Konsequenzen für die inhaltliche Überarbeitung der Module. In diesem Prozess kann über die Relevanz des palliativen Handlungsfelds und über die Platzierung entsprechender Lehrinhalte in der theoretischen und praktischen Ausbildung reflektiert werden. Dies entspricht einer Top-down-Strategie.

Tab. 6.1 Kurzübersicht Module zur Palliative Care in den Studiengängen für Therapieberufe

Hochschule/Studiengang	Modul	Umfang	Inhalte (Auszug)
Alice-Salomon Hochschule Berlin • Interprofessionelle Gesundheitsversorgung Online (B.Sc.)	Wahlpflichtmodul Interprofessionelle Versorgung Geriatrie	3 SWS*) (5 ECTS**))	• Begriffliche Definition Geriatrie, Demenz, Palliativversorgung; Demenzstadien; Palliative Care Model • Fallbasierte Darstellungen von Veränderungsprozessen im Alter sowie Behandlungs-/Pflegeprozesse • Interdisziplinarität/Herausforderungen
Ernst-Ebbe-Hochschule Jena • Physiotherapie (B.Sc.) • Ergotherapie (B.Sc.)	Modul „Physiotherapie im Handlungsfeld V – chronische Krankheiten und Alter"	6 UE***))	• Definition Palliative Care, historische Entwicklung, Rolle des Physiotherapeuten, Mangelernährung, Dekubitus, Fatigue, Demenz, Schmerzen bei Fallsituationen • Gemeinsame/ethische Entscheidungsfindung • Physiotherapie bei häufigen palliativen Syndromen (Dyspnoe, Fatigue, Demenz) und Angst (anhand von exemplarischen Fällen) • Kommunikation: Umgang mit Emotionen/ eigenen emotionalen Belastungen
	Wahlpflichtveranstaltung „Vertiefung im Handlungsfeld chronische Krankheiten und Alter" Modul: „Technologie, palliative Ansätze und Chronizität in der Ergotherapie"	15 UE***)	
Europäische Fachhochschule Rhein/Erft GmbH (EUFH) • Logopädie (B.Sc.) • Physiotherapie (B.Sc.) • Ergotherapie (B.Sc.)	Modul: „Progrediente Erkrankungen"	7 ECTS**)	• Palliativmedizin/Logopädische Begleitung • Demenzielle Erkrankungen/ Sprachverarbeitung bei Demenz • Palliativmedizin/physiologische Alterungsprozesse • Umgang mit Schmerz, Tod und Trauer • Interaktion mit schwer kranken Menschen • Psychosomatische Erkrankungen • Palliativmedizin • Teilhabe im Alter: Konzepte und Ansätze • Interdisziplinäre Zusammenarbeit
	Modul: „Erleben & Verhalten"	7 ECTS**)	
	Modul „Aktives Altern"	7 ECTS**)	
Fachhochschule Münster • Palliative Care (M. A.)	Modul: „Familienorientierte Palliative Versorgung"	10 ETCS**)	• Palliative Care in unterschiedlichen Settings und Lebensphasen – theoriegeleitete Fallanalysen • Theoretische Zugänge und Bedeutung des Sterbens in der (Post-)Moderne • Sterben und Tod im kulturellen Vergleich • Rollen der jeweiligen Professionen, Grenzen der Berufe, Konzepte für vernetzte Arbeit • Verstehen der Sinnbedeutung einer lebensbedrohlichen Erkrankung • Verstehen einer angemessenen Versorgung • Verstehen von Abschiedskultur • Assessmentverfahren, Behandlungs-/ Beratungsmethoden, Trauerbegleitung • Forschungsethik • Qualitative und quantitative Methoden
	Modul: „Soziologische und kulturelle Dimensionen von Palliative Care"	5 ECTS**)	
	Modul: „Interprofessionelles und interdisziplinäres Arbeiten"	5 ECTS**)	
	Modul: „Sterben und Tod in unterschiedlichen Lebens- und Entwicklungsphasen	10 ECTS**)	
	Modul: „Komplexe Interventionen in Palliative Care"	10 ECTS**)	
	Modul: „Forschung mit vulnerablen Gruppen"	10 ECTS**)	

Tab. 6.1 Kurzübersicht Module zur Palliative Care in den Studiengängen für Therapieberufe (*Forts.*)

Hochschule/Studiengang	Modul	Umfang	Inhalte (Auszug)
Friedrich-Alexander-Universität Erlangen-Nürnberg • Logopädie (B.Sc.)	Modul: „Geriatrie"	4 SWS*) (2,5 ECTS**)	• Physiologische Altersveränderungen • Der ältere Schmerzpatient • Geriatrische Diagnostik • Demenzerkrankungen/Mangelernährung • Interdisziplinäre Versorgung • Grundlagen der Palliativmedizin
Hochschule für angewandte Wissenschaften Hamburg • Interdisziplinäre Gesundheitsversorgung und Management (B.Sc.)	Integriert in folgende Module		• Chronische Erkrankungen und institutionelle Lösungsansätze • Interdisziplinäre Versorgung • Palliative Prozesse/Fallbeispiele • Übertragbarkeit internationaler Konzepte
	Modul: „Chronische Erkrankungen und Multimorbidität"	5 ECTS**)	
	Modul: „Interdisziplinäre Versorgungskonzepte"	5 ECTS**)	
Hochschule Trier • Logopädie (B.Sc.)	Modul: „Evidenzbasiertes Vorgehen in der komplexen logopädischen Therapie: Geriatrie"	4 SWS*) (5 ECTS**)	• Modelle des Alterns • Degenerative Erkrankungen • Interdisziplinäre Zusammenarbeit, Beratung • Palliative Logopädie (Ernährung, Dysphagie, Kommunikation)
Katholische Hochschule Mainz • Klinische Expertise in Gesundheit und Pflege (M.Sc.)	Modul: „Logopädie/ Physiotherapie und Geriatrie"	6 ECTS**)	• Geriatrische Akutversorgung und Rehabilitation • Interdisziplinäre Versorgung • Palliative Begleitung: Begleitung von Sterbenden, Entscheidungsfindung
Ostbayerische Technische Hochschule Regensburg • Physiotherapie (B.Sc.)	Modul: „Chronische Erkrankungen und Multimorbidität, Palliation"	2 SWS*) (6 ECTS**)	• Modelle und Prozesse chronischer Erkrankungen und Multimorbidität • Historische Entwicklung Palliative Care • Physiotherapeutische Arbeit in der Palliation • Interdisziplinäre Aufgaben
Julians-Maximilians-Universität Würzburg • Akademische Sprachtherapie/Logopädie (B.Sc.)	Modul: „Medizinische Grundlagen: Neurologie und Aphasiologie"	6 SWS*) (5 ECTS**)	• Neurologische Erkrankungen • Palliativbehandlung
Universität zu Lübeck • Ergotherapie/Logopädie (B.Sc.) • Physiotherapie (B.Sc.)	Modul: „Profilwerkstatt: Geriatrie, Palliativmedizin und chronisch Kranke"	4 SWS*) (8 ECTS**)	• Befunderhebung in der Geriatrie • Projektarbeiten zu Querschnittsthemen • Schmerztheorien, Behandlung von Schmerzpatient*innen • Begleitung von Palliativpatient*innen
	Modul: „Schmerztherapie und Palliativbehandlung" nur für Physiotherapie	4 SWS*) (5 ECTS**)	
Gesundheitscampus Göttingen • Logopädie/Physiotherapie (B.Sc.)	Wahlpflichtmodul „Palliative Care" ab Sommersemester 2020	6 ECTS**)	• Theoretische Einführung • Verschiedene Wissenschaftsdisziplinen • Settings/Handlungsfelder mit Fallbeispielen und einer Exkursion ins Kinderpalliativzentrum nach Göttingen • Schwerpunkt: interdisziplinäres Team • Entscheidungsfindungsprozesse • Sterben – Tod – Grenzerfahrung • Selbstfürsorge für Mitarbeitende

Tab. 6.1 Kurzübersicht Module zur Palliative Care in den Studiengängen für Therapieberufe (*Forts.*)

Hochschule/Studiengang	Modul	Umfang	Inhalte (Auszug)
SRH Hochschule für Gesundheit Gera • Logopädie (B.Sc.)	Integriert in folgende Module	10 ECTS**)	• Neurologische Erkrankungen • Logopädische Störungsbilder/Diagnostik, Therapie & Beratung • Interdisziplinäre Zusammenarbeit • Therapeutische Entscheidungsfindung • Dysphagie im Alter und bei Demenz
	„Neurogene Sprech- und Sprachstörungen I und II"	5 ECTS**)	
	„Evidenzbasierte Praxis der neurologischen Sprach-/Sprech- und Schluckstörungen"	5 ECTS**)	
	„Dysphagie"		
	„Ausgewählte Störungsbilder der Neuropsychologie und Gerontopsychologie"	5 ECTS**) 5 ECTS**)	
Hochschule für Gesundheit Bochum • Ergotherapie (B.Sc.)	„Betätigung in der Lebenswelt von älteren Menschen"	9 ECTS**)	• Klientenzentrierte ergotherapeutische Maßnahmen für ältere Menschen bei Einschränkung bedeutungsvoller Betätigung • Kritische Lebensereignisse im Leben von älteren Menschen und Angehörigen begleiten (Palliative Care, Co-Occupations im Bereich Demenz)

Die aufgeführten Inhalte beziehen sich auf eine im Sommer 2020 durchgeführte Internetrecherche
*) Semesterwochenstunden
**) "European Credit Transfer and Accumulation System" – die Anzahl dieser Punkte steht für den Arbeitsaufwand (Workload), den Studierende erbringen müssen
***) Unterrichtseinheiten (à 45 Minuten)

Jederzeit kann einer Bottom-up-Strategie gefolgt werden, d. h. Lehrinhalte einzelner Module können ausgetauscht werden. Die Erfahrung zeigt jedoch, dass Fürsprache von Seiten der Lehrenden und Anstöße aus der regionalen Praxis für die Integration von Innovationen in Modulen benötigt werden. An der HAWK wurde, beginnend 2016, der Bottom-up-Ansatz verfolgt. Anlass gab die Projektanfrage eines örtlichen Hospizvereins. Es sollte eine Fortbildungsmaßnahme in basaler Stimulation für ehrenamtlich Tätige in der Sterbebegleitung evaluiert werden. Das in den Studiengängen implementierte Prinzip, Lehre, Forschung und Praxis zu verbinden, brachte die angesprochene Lehrende dazu, zu recherchieren, wo in disziplinären und interdisziplinären Bachelor- und Master-Modulen bereits Lehrinhalte zur Palliativversorgung vorkommen bzw. wie sie erweitert werden könnten. Ab dem Wintersemester 2017/2018 konnten im fünften Semester des Bachelorstudiengangs in dem parallelen disziplinären Modul *Handlungsfelder* Einführungen in die Palliativversorgung integriert werden.

Zitate aus der Praxis

Lehrende im Bachelorstudiengang: „Ich hatte bei einer Gruppengröße von 30 Studierenden acht Stunden Zeit, um eine Annäherung an das Thema zu schaffen. Das war wenig, aber ein Einstieg ist gelungen. Spannenderweise hat die Textbearbeitung vier bis fünf Stunden gedauert, weil der Text viel hergab und die Studierenden sich super darauf eingelassen haben. Ich habe bemerkt, dass die Studierenden sehr unterschiedlich auf die vorgelesenen Prosatexte und den Filmabschnitt aus „Knocking on heavens door" reagiert haben, dafür müsste ich in der nächsten Sequenz mehr „Verdauungszeit" einbauen."

Lehrende: „Die Lernenden haben bei einem solchen Thema sehr unterschiedliche Voraussetzungen. Manche bringen Erfahrung mit, bei manchen ist es eher angstbesetzt und unsicher, andere lehnen es ab. Ein Lehrsetting muss die Offenheit haben, dass Studierende sich dem Thema selbst nähern können"

Im Jahr 2018 kamen für das sechste Semester drei Studienprojekte zur Palliative Care mit Praxiseinrichtungen hinzu. Als Resultat dieser

Auseinandersetzungsmöglichkeiten wurden seit 2018 sieben Bachelorarbeiten geschrieben, die sich mit der Thematik der Palliativversorgung und der Rolle der eigenen Profession in diesem Handlungsfeld auseinandersetzten. Im Masterstudiengang wurde die Rolle der eigenen Profession in der Palliative Care in aufeinander folgenden interdisziplinären Modulen des zweiten, dritten und vierten Semesters aufgegriffen. Es wurden kleine interdisziplinäre Studien mit vier bis fünf Studierenden durchgeführt, die Einblicke in die bestehende Versorgungspraxis, in Einrichtungen und Dienste sowie in Möglichkeiten und Probleme der Zusammenarbeit in der Palliative Care analysierten.

Zitate aus der Praxis

Lehrende im Bachelor: „Die größte Herausforderung ist, die Inhalte in Anbetracht des begrenzten Zeitumfangs und der unterschiedlichen Vorerfahrungen der Studierenden adäquat zu vermitteln. Hierbei spielt insbesondere die Diversität der Ausbildungen der Therapieberufe eine wesentliche Rolle, da ein unterschiedlicher Wissensstand besteht."
Masterstudierende: „Ich habe gelernt, dass die palliative Versorgung in unseren Berufen vor allem die Begleitung der Patienten umfasst, und dass dies für die Patienten meist eine große Bedeutung hat, da die Ergo/Physio/Logo ggf. noch bestehende Fähigkeiten wie Bewegung oder Kommunikation erhalten kann."

6

6.2.2 Strategie 2: Spezifische Projekte den Studierenden zur Wahl stellen und sie selbst entwickeln lassen

Einführungen zur Palliative Care, d. h. zu Leitideen, Leitlinie, Versorgungseinrichtungen und Hospizbewegung sowie spezifischen Symptomen und darauf zielende Techniken und Methoden, lassen sich in seminaristischen Lehrveranstaltungen vermitteln. Dies reicht jedoch nicht aus, um Studierende in Bezug auf dieses Handlungsfeld eine eigene und unverzichtbare Position finden zu lassen. Sie sollten die Möglichkeit haben zu überprüfen, ob sie selbst eine professionelle Rolle in diesem Handlungsfeld übernehmen können und wollen. Hierfür bedarf es der reflektierten Auseinandersetzung mit der eigenen Person im Spannungsfeld eigener und herangetragener Vorstellungen, Erwartungen und Erfahrungen mit den Themen Sterben, Tod und Trauer. Wie die Hildesheimer Erfahrung zeigt, findet sich die Möglichkeit zur vertieften Auseinandersetzung in wählbaren Projekten.

Bachelor-Studienprojekt: Ein erstes Projekt für Studierende, die bereits eine Einführung in das palliative Handlungsfeld erhalten hatten, lief 2018 unter dem Titel *Therapeutische Berufe in der Palliativmedizin.* In diesem Projekt ging es darum zu erkunden, wo im regionalen Umfeld der Hochschule Kolleginnen oder Kollegen im palliativen Handlungsfeld zu finden sind. Eine Strategie zur Informationsbeschaffung zu entwickeln war sehr aufwendig, eröffnete aber einen realistischen Blick auf die schwierige Versorgungssituation durch die Therapieberufe. Ein zweites Projekt ging im Folgesemester einen Schritt weiter. Unter dem Titel *Therapeutische Arbeit der Logopädie, Ergotherapie und Physiotherapie in der ambulanten Palliativversorgung* wurden Interviews mit fachspezifisch Beschäftigten zu ihrer Arbeit im palliativen Handlungsfeld geführt. Ziel war es, die professionelle Perspektive, Haltung und Zielsetzungen herauszuarbeiten, zusammenzufassen und als kleine Informationsbroschüre für andere im Handlungsfeld arbeitende Professionen aufzuarbeiten. Im Masterstudium wurde im Wintersemester 18/19 für das Modul *Qualitative Datenerhebung und Auswertung* die Palliativversorgung als Schwerpunktthema vorgegeben. Die in Gruppen arbeiteten Studierenden hatten die Möglichkeit, eine eigene Fragestellung zu entwickeln. Drei Titel der durchgeführten Projekte seien hier genannt: 1) *Palliativversorgung in der Berufsfachschulausbildung,* 2) *Wie gestaltet sich die individuelle Palliative Care Praxis von erfahrenen ELP-Therapeut*innen im ambulanten Setting?, und 3) Zusammenarbeit von Pflegekräften und Angehörigen der Gesundheitsfachberufe im stationären Hospiz.* Zweites und drittes Projekt boten die Möglichkeit zur Erkundung des Handlungsfelds der Palliativversorgung aus der Perspektive von Handelnden. Vor dem Hintergrund eigener Vorannahmen boten die Einblicke in die berichteten persönlichen und professionellen Herausforderungen Möglichkeiten, um den eigenen Standpunkt zu reflektieren. Auch wurden die Studierenden mit der Meinung anderer Professionen konfrontiert, diese Therapieberufe seien auf die Arbeit mit einer solchen Klientel nicht vorbereitet und ungeeignet.

Zitate aus der Praxis

Masterstudierende: „Durch die Interviews im Hospiz, die unsere Projektgruppe durchgeführt hat, ist mir aufgefallen, wie viel die Gesundheitsfachberufe zur Steigerung der Lebensqualität Sterbender beitragen können und wie selten dieses Wissen genutzt wird. Zudem ist es erschreckend, wie steinig der Weg der Therapeuten ist, die im palliativen Bereich arbeiten wollen."

Die vorgestellten Projekte zeigen, dass die Annäherung, die hier an die palliative Praxis erfolgte, nicht auf die unmittelbare eigene Begegnung mit Menschen in der letzten Lebensphase zielte. Dies verbietet sich auch aus ethischen und pädagogischen Gründen. Denn die Projektideen müssen einerseits den vorgegebenen Rahmenbedingungen für ihre Umsetzung entsprechen. Anderseits lässt sich in palliative Versorgungskontexte von außen nicht kurzfristig hinein- und herausspringen. Auch müsste für entsprechende Hospitationen oder Praktika ausreichend Zeit für Reflexion und Supervision gegeben sein. Durch die Projekte ergibt sich eine vermittelte gegenseitige Annäherung – sowohl für die Studierenden als auch für die Dienste und Organisationen (Hospize, SAPV), die von den Kontaktpersonen im Handlungsfeld repräsentiert werden. Auch sie müssen das Gefühl entwickeln können, dass ihnen neben ihrer herausfordernden Tätigkeit der Kontakt zu den Studierenden und zur Hochschule etwas bringt.

Zitate aus der Praxis

Lehrende im Bachelor: „Die Studierenden reflektierten das Studienprojekt und die Auseinandersetzung mit der Thematik sehr positiv. Für die weitere Einbindung des Themas ins Studium wurde der Wunsch eines stärkeren Praxisbezugs durch Einbindung von Hospitationen, Videos oder konkreten Fallbeispielen geäußert."

Masterstudierende: „Der hohe Anteil des Selbststudiums erbrachte einen sehr individuellen Umgang mit dem Thema der Palliativversorgung, wodurch eine interessenbezogene Kompetenzförderung ermöglicht wurde."

6.2.3 Strategie 3: Die regionale Praxis in die Hochschule holen

Lautet das Ziel, eine langfristige und nachhaltige Kooperation mit dem palliativen, regionalen Handlungsfeld aufzubauen, in der vielfältige, flexible und auch intensive Begegnungen für Studierende ermöglicht werden können, muss eine weitere Strategie verfolgt werden: *Die regionale Praxis in die Hochschule holen.*

Da sich sowohl die hochschulische Ausbildung als auch die Forschung in den Therapieberufen derzeit im Aufbau befinden und die Forderung nach evidenzbasierten Ansätzen und Therapieverfahren steigt, gibt es im Studienbereich Gesundheit der Fakultät Soziale Arbeit und Gesundheit seit 2013 das praxisbasierte Forschungsnetzwerk *Praxis trifft Hochschule (PTH),* welches zum Aufbau nachhaltiger Kontakte zur Praxis eine zentrale Brückenfunktion übernimmt (blogs.hawk-hhg.de/pth/). Entsprechende Netzwerke sollen versorgungsnahe und relevante Forschungsprojekte in der Kooperation zwischen Hochschulen und regionalen Versorgungseinrichtungen ermöglichen (Voigt-Radloff et al. 2016).

Im PTH-Netzwerk treffen sich Angehörige des regionalen Gesundheits-, Sozial- und Bildungswesens mit Studierenden und Lehrenden der Therapiestudiengänge. Im Mittelpunkt steht die interdisziplinäre Zusammenarbeit zu ausgewählten Schwerpunktthemen. Während des Bearbeitungsprozesses sowie zum Abschluss der themenbezogenen Projekte finden weitere Netzwerktreffen statt, um Angehörigen des Netzwerks in die Projektbearbeitung einzubinden, Ergebnisse vorzustellen und weiterführende Projektideen zu entwickeln.

PTH-Netzwerkaktivitäten können katalytische Wirkung auf die Entwicklung eines Themas in den Studiengängen und in der angesprochenen regionalen Community haben. Somit schien der Schritt, die Palliative Care zu thematisieren, nur konsequent. 2018 fanden zwei, 2019 ein weiteres Treffen mit Kolleginnen und Kollegen aus der überwiegend regionalen palliativen Versorgungspraxis an der Hochschule statt, um miteinander ins Gespräch zu kommen und Interessen und Bedarfe zum Thema gegenseitig kennenzulernen. Aus dem ersten Treffen im Januar 2018 gingen zwei Ergebnisse klar hervor: 1) Die therapeutischen Möglichkeiten von Ergotherapie, Logopädie und Physiotherapie sind in der bestehenden Palliativversorgung wenig bekannt; und 2) In der regionalen palliativen Versorgung fehlt eine Vernetzung unter den verschiedenen Handelnden. Hieraus ergaben sich Möglichkeiten, sowohl in den Studiengängen Projektideen in Bezug auf die palliative Versorgung zu entwickeln als auch die Vernetzung der entsprechenden regionalen Beschäftigten zu unterstützen.

Den Impuls aus den Netzwerkaktivitäten aufgreifend entstand das Projekt *„Therapeut*innen in der Hildesheimer Palliativversorgung (Tihipa)"* im zweisemestrigen Master-Modul „Forschungsplanung/-praxis". Die Studierenden entschieden sich bei der Planung des Projektes dafür, insbesondere Herausforderungen und Ressourcen, aber auch die Beteiligung der Therapieberufe in der regionalen Versorgung zu untersuchen. Zur Datenerhebung führte die Studiengruppe Interviews mit ausgewiesen Fachkundigen aus den Bereichen der Palliativmedizin, Pflege und SAPV-Koordination. Die Ergebnisse des qualitativen Projektes zeigten noch einmal sehr deutlich, dass die Therapieberufe derzeit kaum in der ambulanten Palliativversorgung in Hildesheim integriert sind. Die Interviewten sahen den Bedarf sowie Möglichkeiten zur Integration der Therapieberufe. Sie nannten jedoch eingeschränkte Kontaktmöglichkeiten und strukturelle Hürden als wesentliche Herausforderung zur Integration. Aus den Ergebnissen zogen die Studierenden die Schlussfolgerung, dass die Öffentlichkeitsarbeit bzgl. der Möglichkeiten der Therapieberufe in der Palliativversorgung intensiviert werden muss.

Zitate aus der Praxis

Masterstudierende: „Durch die Projekte und die PTH-Veranstaltungen konnte ich aus verschiedenen Perspektiven die Therapiemethoden und Vorgehensweisen der einzelnen Therapeuten kennenlernen."
Lehrende: „Die Studierenden gaben in der Reflexion an, dass die Arbeit mit palliativen Klienten bisher kaum im Fokus therapeutischer Praxis steht. Durch das Projekt wurde ihnen die hohe Relevanz des Themas klar. Durch den Kontakt zu den Fachkräften seien Netzwerke entstanden, auf welche sie in ihrer praktischen Tätigkeit zurückgreifen könnten".

6.2.4 Strategie 4: Forschungs- und Entwicklungsprojekte gemeinsam mit Dienstleistenden in den Versorgungsstrukturen durchführen

Eine Stärke einer Hochschule kann darin liegen, der regionalen Versorgungspraxis Leistungen anzubieten, die diese nicht allein und aus Mangel an Ressourcen generieren kann. Zudem bekommen Lehrinhalte und Studienprojekte eine hohe Relevanz und Motivationskraft für Studierende, wenn sie einen unmittelbaren praktischen Nutzen haben. Lernen in regional angegliederten Projekten ermöglicht einen Blick über den Tellerrand der direkten therapeutischen Intervention und lässt die Rahmenbedingungen des eigenen therapeutischen Handelns mit in das Blickfeld treten. Für das Schwerpunktthema Palliative Care an den Hildesheimer Studiengängen besteht dieser nächste Schritt in der Unterstützung des Aufbaus einer Caring Community (Klie, 2017) in der unmittelbaren Nachbarschaft der Hochschule. Dank großer Resonanz bei den Studierenden und Interesse seitens der örtlichen Fachkräfte geht es nun darum, weitergehende Vernetzungsarbeit zu leisten, Projektgelder einzuwerben und bei dieser Gelegenheit die Potentiale der Professionen Ergotherapie, Logopädie und Physiotherapie für die palliative Versorgung in der Region bekannter zu machen.

Zitate aus der Praxis

Masterstudierende: „Ich sehe, wie wichtig es ist, in den Austausch über Erlebnisse, Einstellungen, Haltungen und den eigenen Umgang mit den Themen Sterben, Tod und Trauer zu gehen. Auch die Bedeutung von Netzwerkarbeit, Informations- und Aufklärungsarbeit über PTH hinaus ist mir klar geworden. In Anlehnung an PTH sollten Netzwerke in Gemeinden, Stadteilen usw. installiert werden, um aktuelle Versorgungsprobleme schneller an die Therapieberufe heranzutragen, um gemeinsam Problemlösungsstrategien zu entwickeln und so Versorgungslücken effizient zu schließen."

6.3 Ausblick

Zusammenfassend lässt sich sagen, dass Palliative Care in den Therapieberufen als relevantes Handlungsfeld wahrgenommen wird, Konsequenzen allerdings noch sehr schleppend gezogen werden. Viele Hochschulen versuchen, das Thema in bestehende Module und curriculare Strukturen zu integrieren. Für Deutschland gilt: Solange der Reformprozess der gesetzlichen Grundlagen für die Ausbildung anhält, wird Palliative Care wahrscheinlich keinen regulären Themenkomplex in der hochschulischen Ausbildung bilden. Wenn

Hochschulen das Thema in Ansätzen aufgreifen, einen Zugang zum Feld aufzeigen und als Basis, z. B. den palliativen Gedanken, vermitteln, können therapeutisch Tätige einen Einstieg in das Arbeitsfeld wagen. Gleichzeitig belegen die Ergebnisse der Studienprojekte, dass sich auch das Feld der Palliative Care erst allmählich auf Therapie-Fachkräfte vorbereitet, über deren Angebote informiert und Möglichkeiten zur Kooperation mit Ausbildungsstätten schafft. In diesem Sinne können beide Bereiche miteinander wachsen und Unterstützungen für Menschen in der letzten Lebensphase differenziert ausbauen.

LITERATUR

Bacchetto A, Nyffenegger M, Späth A. Ergotherapie in der Palliative Care – Einfluss von unheilbaren Erkrankungen auf die Betätigung. Ergoscience 2015; 1: 13.

Berge v.d.E, Förster A, Kirsch G. (Hrsg.). Ergotherapie in der Palliative Care. Selbstbestimmt handeln bis zuletzt. Idstein: Schulz-Kirchner-Verlag; 2018.

Borgetto B. (2013). Ausbildung, Akademisierung und Professionalisierung der therapeutischen Gesundheitsfachberufe in Deutschland. J. Estermann, J. Page, U. Streckeisen (Hrsg.), *Alte und neue Gesundheitsberufe* (S. 138–160). Wien: Lit.

Dachverband HOSPIZ Österreich (DVHÖ). Bildungsarbeit. Hospiz und Palliative Care in Berufsausbildungen im Gesundheitsweisen in Österreich. 2020. Aus: https://www.hospiz.at/fachwelt/bildung/ (letzter Zugriff: Juni 2020).

Enste M. Logopädische Therapie von Dysphagien im Rahmen der Palliativversorgung. L.O.G.O.S. 2018; 29: 102–112.

Ergotherapie austria. Bundesverband der Ergotherapeutinnen und Ergotherapeuten Österreichs. Ausbildung. o.J. Aus: https://www.ergotherapie.at/ausbildung (letzter Zugriff: Juni 2020).

Ewers M, Grewe T, Höppner H, Huber W, Sayn-Wittgenstein F, Stemmer R, Voigt-Radloff S, Walkenhorst U. Forschung in den Gesundheitsfachberufen. Potenziale für eine bedarfsgerechte Gesundheitsversorgung in Deutschland. Dtsch Med Wochenschr 2012; 137: 37–73.

Freudricht L, Sommer J, Tisch W. Logopädie in der Palliativmedizin. Verantwortung und Chancen im interdisziplinären Team. Forum Logopädie 2014; 28 (6): 35–41.

Grewe T, Huber W. Logopädie im Kontext interdisziplinärer Versorgungsforschung. Forschungsthemen zur Verbesserung der Gesundheitsversorgung bei demografischen Veränderungen in der Gesellschaft 2012; 26 (3): 24–31.

Klie T. Zivilgesellschaft und ihre Bedeutung für Palliative Care. Die Hospiz Zeitschrift 2017; 19 (3):12–17.

Logopädie austria. Berufsverband der österreichischen Logopädinnen und Logopäden. Ausbildung. o.J. Aus: https://www.logopaedieaustria.at/ausbildung (letzter Zugriff: Juni 2020).

Penner H, Bur T, Nusser-Müller-Busch R, Oster P. Logopädisches Vorgehen bei Dysphagien im Rahmen der Palliativmedizin. Palliativmedizin 2010; 11(2): 61–75.

Physio austria. Bundesverband der PhysiotherapeutInnen Österreichs. Studium. o.J. Aus: https://www.physioaustria.at/allgemeine-information/studium (letzter Zugriff: Juni 2020).

Grein P. Integration der Thematik Palliative Care in die Physiotherapiegrundausbildung in Österreich. Unveröffentlichte Befragung 2019

Rack Huser H, Bruggisser N. Logopädie in palliativen Situationen. Logopädischer Handlungsspielraum illustriert an Praxisbeispielen aus der Schweiz. Forum Logopädie 2017; 31 (6): 34–49.

Sales Prado M. Das Leben bis zuletzt lebenswert machen – Physiotherapie in der ambulanten pädiatrischen Palliativversorgung. Physiopraxis 2020; 18(04): 40–43.

Sales Prado M. Physiotherapie in der ambulanten pädiatrischen Palliativversorgung – Ein Fallbeispiel. Palliativmedizin 2019; 20(05): 227–228.

Voigt-Radloff S, Ayerle G, Braun C, Höhl W, Lauer N, Lautenschläger S, Marotzki U, Mattern E, Müller C. Leitfaden zum Aufbau praxisbasierter Forschungsnetzwerke (PBFN) in den Gesundheitsfachberufen. 2016. Aus: https://www.cochrane.de/de/gesundheitsfachberufe (letzter Zugriff: Juni 2020).

von dem Berge E. Menschen in ihrer letzten Lebensphase begleiten - Ergotherapie in der Palliative Care. Ergotherapie & Rehabilitation 2018; 6: 20.

von dem Berge E, Förster A, Kirsch G. Ergotherapie in der Palliative Care. Ergotherapie & Rehabilitation 2018; 10: 39.

Winterholler C. Palliative Logopädie – konkret. Dokumentationsvorlage für den Berufsalltag. Forum Logopädie 2019; 33 (6): 20–24.

Winterholler C. Logopädie in der Palliativmedizin oder Palliative Logopädie? Forum Logopädie 2015; 29 (6): 32–37.

Woitha K, Wünsch A, Müller-Mundt G, Volsek S, Schneider N. Entwicklung und Einsatz der Physiotherapie in der Palliativversorgung – Eine systematische Literaturanalyse. Palliativmedizin 2013; 14(05): 210–219.

Wünsch A, Woitha K, Volsek S, Schneider N, Müller-Mundt G. Die Rolle der Physiotherapie auf Palliativstationen – Ergebnisse einer qualitativen Untersuchung. Palliativmedizin 2014; 15(05): 224–231.

KAPITEL 7

Rainer Simader

Hospiz und Palliativstrukturen in Deutschland, Österreich und der Schweiz

Die Entwicklung der Hospiz- und Palliativversorgung ist in Deutschland, Österreich und der Schweiz unterschiedlich verlaufen. Deshalb sind die aktuell bestehenden Strukturen nicht direkt vergleichbar.

Im folgenden Kapitel werden die bestehenden Strukturen kurz beschrieben und die aktuelle Situation der Physiotherapie erläutert.

7.1 Hospiz- und Palliativversorgung in Deutschland

Peter Nieland

Die Hospiz- und Palliativversorgung in Deutschland hat sich in den letzten 25 Jahren rasant entwickelt. Dies verdanken wir einer intensiven Öffentlichkeitsarbeit, der Entwicklung des Fachbereichs Palliativmedizin sowie neuer bzw. erweiterter hospizlicher und palliativer Verbandstrukturen (DHPV und DGP), dem Ausbau der curricularen Aus-/Fort-/Weiterbildung (z. B. durch Akademien und Lehrstühle der Palliativmedizin) sowie der Unterstützung durch Wirtschaft und Politik (z. B. durch die Charta zur Unterstützung schwer kranker und sterbender Menschen). Heute sind die hospizliche und palliative Versorgung untrennbar miteinander verbunden. Beide Strukturen sind vereint in der Aufgabe, die Versorgung schwer kranker und sterbender Menschen unter Einbeziehung aller Betroffenen in ganzheitlicher Form aus der psychosozialen, spirituellen und körperlichen Perspektive heraus zu betrachten und bedürfnisorientiert dazu beizutragen, Leid zu lindern.

Ein Meilenstein war die Entscheidung des Gesetzgebers, zum 1. April 2007 die Palliativversorgung als gesetzlichen Leistungsanspruch in das Sozialgesetzbuch V aufzunehmen.

Seitdem hat jeder Versicherte in Deutschland das Recht auf eine palliative Versorgungsform.

Hospizversorgung

Aufgrund ihrer wesentlich längeren Tradition sei die Hospizversorgung hier als erste genannt. In Deutschland gibt es rund 1.500 ambulante Hospizdienste, ca. 250 stationäre Hospize für Erwachsene sowie 18 stationäre Hospize für Kinder, Jugendliche und junge Erwachsene (Stand 06.04.2020, Quelle DHPV und Deutscher Kinderhospizverein). Die 250 stationären Erwachsenen-Hospize haben im Durchschnitt je ca. 10 Betten, d. h. es gibt ca. 2.500 Hospizbetten, in denen bei einer durchschnittlichen Auslastung von 80 Prozent und einer Verweildauer von 22 Tagen pro Jahr ca. 33.500 Menschen versorgt werden können (Stand 06.04.2020 Quelle DHPV und Deutscher Kinderhospizverein).

Palliativversorgung

Die im Juli 1994 gegründete Deutsche Gesellschaft für Palliativmedizin e. v. (DGP) mit ihren heute 6.000 multiprofessionellen Mitgliedern hat satzungsgemäß die Aufgabe, Ärzte und weitere palliativ tätige Berufsgruppen in der gemeinsamen Anstrengung um Aufbau und Weiterentwicklung der Palliativmedizin zu vereinen und auf diesem Gebiet die bestmögliche Versorgung der Patienten und deren Angehörigen zu fördern. Heute ist dieses Ziel mit ca. 330 Palliativstationen in Krankenhäusern (drei davon für Kinder- und Jugendliche) und 361 Teams der Spezialisierten ambulanten Palliativversorgung (SAPV, Kassenärztliche Bundesvereinigung, Stand 12.05.2019, abgerufen am 06.04.2020) (34 davon für Kinder und Jugendliche (Deutscher Kinderhospizverein, Stand 06.04.2020)) erreicht. Seit 2014 müssen Medizinstudenten, die ihr 2. Staatsexamen ablegen, verbindliche Leistungsnachweise im Fach Schmerz- und Palliativmedizin erbringen. Zudem haben alle Ärztinnen und Ärzte die Möglichkeit, eine Zusatzweiterbildung im Fach Palliativmedizin zu absolvieren. Bis 2018 haben nahezu 12.346 Mediziner diese Form der Weiterbildung absolviert. Sie ist somit nach dem Fach Notfallmedizin die am zweithäufigsten gewählte Zusatzausbildung (Quelle: Bundesärztekammer, Stand 31.12.2018, abgerufen am 06.04.2020).

Zudem engagieren sich mehr als 120.000 Bürger ehrenamtlich, bürgerschaftlich und hauptamtlich um die Integration schwer kranker und sterbender Menschen in die Gesellschaft. Sie tragen damit entscheidend zur Versorgung schwerst kranker und sterbender Menschen bei, denn diese sollen in ihrer letzten Lebensphase nicht auf die Geborgenheit und die Wärme einer vertrauensvollen menschlichen Begleitung verzichten müssen. Wenn es der Wunsch von Sterbenden und deren Angehörigen ist, sollen sie soweit möglich in ihrem gewohnten häuslichen Umfeld betreut und versorgt werden. Hierbei müssen die Fortschritte der Schmerztherapie und die Möglichkeiten der Linderung schwerer körperlicher Symptome allen schwerst kranken und sterbenden Menschen gleichermaßen zugutekommen (Stand 05.03.2019, Quelle DHPV, und Deutscher Kinderhospizverein).

Die Physiotherapie hat sich in den letzten 25 Jahren als fester und unverzichtbarer Bestandteil und verlässlicher Versorgungspartner für alle bundesdeutschen palliativen Strukturen etabliert. In den Palliativstationen werden in der Regel pro 10 Betten eine Vollkraft Physiotherapie eingeplant (Empfehlung der DGP Sektion P-E-L). Die stationäre Finanzierung ist über die palliative Fallpauschale abgedeckt. Der überwiegende Teil der palliativ tätigen Physiotherapeuten durchläuft vorab eine palliative 40-stündige Basisqualifikation gemäß dem Basiscurriculum Physiotherapie in Palliative Care und im Hospiz nach Mehne, Simader und Nieland. Bisher konnten so seit 2007 ca. 4.200 Physiotherapeuten deutschlandweit palliativ geschult werden.

Ambulant versorgen derzeit ca. 29.000 Physiotherapeuten die ambulanten palliativen Strukturen in Heimen, zu Hause und im Hospiz – entweder als selbstständige Einzelpersonen, Teammitglieder im SAPV oder AAPV oder als kooperierende Praxiseinheiten. Der bundesweit gültige Heilmittelkatalog sichert durch ärztliche Rezepte die ambulante Finanzierung palliativ-physiotherapeutischer Maßnahmen und regelt so die therapeutische Patientenversorgung in allen ambulanten Strukturen, auch im Hospiz. Das gilt ebenso für das ambulante Rezept eines mitbetroffenen Angehörigen. Langfristverordnungen, doppelte Therapieeinheiten und die Behandlungsmöglichkeit im Hausbesuch bzw. im Heim und Hospiz sowie die Möglichkeit bedürfnisorientierter Therapie nach Tagesform runden die ambulante palliative physiotherapeutische Versorgung ab.

Heute ist es in Deutschland kein Problem, als Palliativpatient ein ambulantes ärztliches Rezept für Physiotherapie auch im Hausbesuch zu erhalten. Es ist aufgrund des hohen Bedarfs eher für den verordnenden Arzt, den Palliativpatienten und dessen Angehörige schwierig, einen palliativ geschulten Physiotherapeuten für den Hausbesuch zu finden oder freie Praxistermine zu erhalten. Dafür ist die stationäre palliative Physiotherapie durch die regelhaften Qualitätskontrollen (Audit) mit ausreichend Physiotherapie ausgestattet.

Wir versuchen, in den Verbandsstrukturen und Sektionen mit dem qualifizierten Ausbau der curricularen Aus-, Fort- und Weiterbildung dem großen Bedarf an palliativer Physiotherapie zu begegnen. Doch werden wir sicherlich noch einige Jahre benötigen, bis die palliative und hospizliche Versorgung und Palliativmedizin ein fester Bestandteil physiotherapeutischer Lehre an den Schulen und Universitäten in Deutschland geworden ist.

Ich schaue seit 1996 (un)geduldig auf diese schöne Entwicklung, die nur durch liebe Menschen und Weggefährten so intensiv möglich war. Allen sei Dank!

7.2 Hospiz- und Palliativversorgung in Österreich

Rainer Simader und Leena Pelttari

Entwicklung und Ziele

Die Hospiz- und Palliativversorgung ist in Österreich gut ausgebaut. Seit 1993 sichert und entwickelt Hospiz Österreich, der Dachverband der rund 380 österreichischen Hospiz- und Palliativeinrichtungen, die Qualität der Versorgung von schwer kranken und sterbenden Menschen und deren An- und Zugehörigen durch den Aufbau eines flächendeckenden Versorgungsangebotes. Die Grundidee von Hospiz Österreich ist, dass Hospiz- und Palliativbetreuung für alle, die es brauchen, erreichbar, leistbar und verfügbar sein muss.

Diesen Ansatz unterstützt die abgestufte Hospiz- und Palliativversorgung für Erwachsene (➤ Abb. 7.1) und für Kinder, Jugendliche und junge Erwachsene (➤ Abb. 7.2).

Hospiz- und Palliativkultur in der Grundversorgung

Ein sehr wichtiges Ziel ist, dass auch in Einrichtungen der Grundversorgung (z. B. Krankenhäuser, Alten- und Pflegeheime, mobile Hauskrankenpflege) eine Hospiz- und Palliativkultur Einzug hält. Es gibt ein österreichweites Projekt für Alten- und Pflegeheime, damit Bewohner nach den Grundsätzen der Palliative Care betreut werden und diese Organisationen auch ihre Strukturen dahingehend verändern können. Seit 2009 haben über 180 der zirka 800 österreichischen Alten- und Pflegeheime diesen zweijährigen Fortbildungs- und Organisationsentwicklungsprozess durchlaufen. Zudem gibt es ähnliche Initiativen für mobile Pflege- und Betreuungsdienste.

<table>
<tr><th></th><th colspan="4">Hospiz- und Palliativversorgung</th></tr>
<tr><th></th><th>Grundversorgung</th><th colspan="3">Spezialisierte Hospiz- und Palliativversorgung</th></tr>
<tr><th></th><th>Einrichtung/ Dienstleister</th><th colspan="2">Unterstützende Angebote</th><th>Betreuende Angebote</th></tr>
<tr><td>Akutbereich</td><td>Krankenhäuser</td><td rowspan="3">Hospizteams</td><td>Palliativ-konsiliardienste</td><td>Palliativstationen</td></tr>
<tr><td>Langzeitbereich</td><td>Alten-, Pflege- und Betreuungs-einrichtungen</td><td rowspan="2">Mobile Palliativteams</td><td>stationäre Hospize</td></tr>
<tr><td>Familienbereich, Zuhause</td><td>Niedergelassene (Fach)-Ärzteschaft, mobile Dienste, Therapeutinnen/ Therapeuten ...</td><td>Tageshospize</td></tr>
<tr><td></td><td>„Einfache“ Situationen
80 bis 90 Prozent der Sterbefälle</td><td colspan="3">Komplexe Situationen, schwierige Fragestellungen
10 bis 20 Prozent der Sterbefälle</td></tr>
</table>

Abb. 7.1 Abgestufte Hospiz- und Palliativversorgung für Erwachsene, Österreich (Dachverband Hospiz Österreich, www.hospiz.at) [W345]

Abgestufte Hospiz- und Palliativversorgung für Kinder, Jugendliche und junge Erswachsene

Grundversorgung	Hospiz- und Palliativversorgung			Entlastung
Einrichtung/ Dienstleister	**Mobile Angebote**		**Stationäre Angebote**	**Mobile, (teil-)stationäre Angebote**
Kinderkliniken, (Kinder-) Krankenhäuser Betreuungs-einrichtungen Niedergelasse (Fach-) Ärzteschaft mobile (Kinder-) Krankenpflege Therapeutinnen/ Therapeuten	Kinder-Hospizteams	Mobile Kinder-Palliativteams	Pädiatrische Palliativbetten Stationäre Kinder-Hospize	Tagesbetreuung Entlastungspflege Kurz-, Langzeitpflege Erholung Trauerbegleitung …

Abb. 7.2 Abgestufte Hospiz- und Palliativversorgung für Kinder, Jugendliche und junge Erwachsene, Österreich (Dachverband Hospiz Österreich, www.hospiz.at) [W345]

Spezialisierte Hospiz- und Palliativversorgung

Die spezialisierten Angebote für erwachsene Patienten und deren An- und Zugehörige (Palliativstationen, mobile Palliativteams und auch die ehrenamtliche Hospizbegleitung) ist flächendeckend gut verankert. Stationäre Hospize und Tageshospize, also Angebote, die Patientinnen und Patienten einen Aufenthalt tageweise oder im Fall von stationären Hospizen über einen längeren Zeitraum bis zum Versterben ermöglichen, sind je nach Bundesland unterschiedlich gut ausgebaut. Hier ist weiterer Bedarf vorhanden. Dies gilt auch für palliative Konsiliardienste. Pro 100.000 Einwohner stehen 2,2 Palliativ- und Hospizeinrichtungen zur Verfügung (Arias-Casais et al., 2019). Damit liegt Österreich im europäischen Raum an erster Stelle.

Für Kinder und Jugendliche stehen in Summe zirka 30 Einrichtungen zur Verfügung. In allen Bundesländern gibt es ehrenamtliche Hospizbegleitung und in acht von neun Bundesländern auch mobile Kinder-Palliativteams. Die stationäre Versorgung muss noch dringend ausgebaut werden. Derzeit (Stand Herbst 2020) gibt es ein stationäres Kinderhospiz mit dem Schwerpunkt der psychosozialen Betreuung sowie pädiatrische Palliativbetten in den Kinder- und Jugendabteilungen einiger Krankenhäuser.

Neben der flächendeckenden Versorgung ist ein weiteres wichtiges Ziel, die bestmögliche Aus- und Weiterbildung sowohl für ehrenamtliche als auch für hauptberufliche Mitarbeiter und Mitarbeiterinnen zu fördern. Seit Jahren gibt es einen international renommierten und ausgezeichneten dreistufigen multiprofessionellen Universitätslehrgang Palliative Care, der mit dem interprofessionellen Basislehrgang (Level I) beginnt und eine weitere Spezialisierung (Level II) bis hin zum Master of Science (Level III) für alle Berufsgruppen ermöglicht. Ab Herbst 2022 wird es eine eigene Spezialisierungsstufe für MDT-Berufe und somit die Möglichkeit des Weiterstudiums zum Master of Science in Palliative Care geben.

Die Physiotherapie ist in der spezialisierten Versorgung vor allem in stationären Einrichtungen (Palliativstationen und Hospize) etabliert. In mobilen und Konsiliarangeboten ist die Physiotherapie selten vorhanden. Hier ist auch aufgrund der Patientenbedürfnisse dringend Handlungsbedarf geboten. Ca. 5 % aller hauptamtlichen Mitarbeiter in der spezialisierten Hospiz- und Palliativversorgung sind Physiotherapeuten (Hospiz Österreich 2019). Viele von ihnen sind in einem Angestelltenverhältnis oder auf freiberuflicher Basis an der Versorgung von schwer kranken und sterbenden Menschen in der Grundversorgung beteiligt. Die Finanzierung der Physiotherapie ist aus diesem Grund sehr uneinheitlich.

Finanzierung von Hospiz- und Palliativleistungen

In Österreich gibt es – abgesehen von den Palliativstationen – noch keine einheitliche Finanzierung der spezialisierten Hospiz- und Palliativeinrichtungen. Je nach Bundesland und Einrichtung können unterschiedliche Kosten entstehen, wobei die Kosten für Patienten und deren Angehörige sehr gering sind. Eine Regelfinanzierung ist angestrebt und steht auf dem Verhandlungsplan der politischen Entscheidungsträger und der betroffenen Gesundheits- und Sozialeinrichtungen.

Derzeit fallen üblicherweise folgende Kosten für die Patienten an:

- **Palliativstationen:** Es ist ein Taggeld zu bezahlen (wie bei einem Aufenthalt in einem Krankenhaus).
- **Tageshospize, ehrenamtliche Hospizteams und mobile Palliativteams (mit Ausnahme in Wien):** Diese Angebote sind in der Regel für Patienten kostenlos.
- **Stationäre Hospize:** Die zu zahlenden Kosten sind pro Bundesland unterschiedlich geregelt.

Generell sollte Patienten und deren Angehörigen empfohlen werden, sich bei Bedarf über mögliche Kosten zu informieren.

Hilfreiche Adressen in Österreich

Dachverband Hospiz Österreich (www.hospiz.at): Allgemeine und Fachinformationen zur Hospiz- und Palliativversorgung, Auffinden von Hospiz- und Palliativeinrichtungen.

Österreichische Palliativgesellschaft (www.palliativ.at): Als interdisziplinäre Fachgesellschaft sind hier z. B. Informationen zu Arbeitsgruppen, Fortbildungen, Kongressen, Leitlinien und für Spezialisten relevante Themen zu finden.

Universitätslehrgang Palliative Care (www.ulg-palliativecare.at): Informationen zum Universitätslehrgang

Bundesverband der PhysiotherapeutInnen Österreichs (www.physioaustria.at): Informationen zur Physiotherapie, zur Physiotherapie in der Palliative Care und zur Therapeutensuche (auch mit Schwerpunkt Palliative Care).

7.3 Hospiz- und Palliativversorgung und die Physiotherapie in der Schweiz

Henri A. Emery und Monika Obrist

Versorgungsstrukturen und Finanzierung von Palliative Care in der Schweiz

Die Versorgungsstrukturen für Palliative-Care-Leistungen wurden 2012 vom Bundesamt für Gesundheit BAG, der Schweizerischen Konferenz der kantonalen Gesundheitsdirektionen GDK und *palliative ch* als Maßnahme der «Nationale Strategie Palliative Care» erstmals gemeinsam erarbeitet und dargestellt. Diese orientieren sich an den nationalen Leitlinien für Palliative Care und stellen einen konzeptuellen und inhaltlichen Bezugsrahmen für die Entwicklung von lokalen, regionalen und kantonalen Versorgungsstrukturen in der Palliative Care dar, die den europaweiten Qualitätsstandards entsprechen.

Die Finanzierung der Palliative-Care-Leistungen hingegen wurde dadurch nicht gesichert. In den Spitälern setzt das System der Fallpauschalen höchst inadäquate Anreize, indem es das Fallgewicht von Diagnosen statt die zu behandelnde Symptomlast finanziert. In der Langzeitpflege werden viele Palliative-Care-Leistungen nicht oder ungenügend abgebildet und daher auch nicht vergütet. Im ambulanten Bereich sind insbesondere die ärztlichen Beratungs- und Koordinationsleistungen auf ein ungenügendes Maß limitiert.

Physiotherapie als integraler Teil einer interprofessionellen Palliative Care

Bereits Ende der 90er Jahre wurde in einem Arbeitspapier von *palliative ch* die Physiotherapie als integraler Teil des interprofessionellen Teams benannt. Den Physiotherapeutinnen war die Rolle ihres Berufes in der Palliative Care damals noch weitgehend unbekannt. Das hat sich mit der «Nationale Strategie Palliative Care 2010–2015» verändert:

Physioswiss, der größte Berufsverband für Physiotherapeuten in der Schweiz, beauftragte Henri Emery 2011, mit Hilfe einer Arbeitsgruppe den Begriff Palliative Care im Berufsbild von *physioswiss* zu implementieren. Dieselbe Gruppe organisierte 2013 den ersten Infotag über Palliative Care für Physiotherapeuten, welcher ein Vorreiter des 2014 erstmals durchgeführten Weiterbildungskurses für Fachpersonen der Physiotherapie an der Zürcher Hochschule für Angewandte Wissenschaften ZHAW war. Heute gehört eine Einführung in Palliative Care zum Lehrplan jedes Physiotherapie-Bachelor-Studiengangs und es werden an vielen Fachhochschulen mittlerweile interprofessionelle Weiterbildungskurse angeboten, welche vom Basiskurs bis zum Master of Advanced Studies MAS reichen.

Das BAG publizierte 2016 (aktualisiert 2019) die Broschüre «Das interprofessionelle Team in der Palliative Care» (BAG 2020), welche die Sensibilisierung von Fachpersonen fördern will und als Leitbild für die interprofessionelle Zusammenarbeit dienen soll. Damit diese möglich ist, muss man wissen, welches die Kompetenzen der anderen Fachpersonen sind, um die Betroffenen und ihre Angehörigen bestmöglich zu unterstützen.

Die politische Akzeptanz unserer Berufsrolle hat sich verbessert: Die gesamtschweizerische «Tarifstruktur für physiotherapeutische Leistungen» (Physioswiss 2020) wurde per 2018 angepasst. Eine der Neuerungen war die Einführung der *palliativen Situation,* welche das Verrechnen einer Sitzungspauschale für aufwendige Physiotherapie erlaubt. Diese ist u. a. mit der *Zuschlagsposition für die Weg- oder Zeitentschädigung* bei Domizilbehandlungen verrechenbar, wobei Kliniken, Spitäler, Alters- und Pflegeheime nicht als Domizil anerkannt werden. Zudem fehlen nach wie vor Vergütungsmöglichkeiten für indirekte Leistungen wie Rundtischgespräche, Berichte, Telefonate u. Ä.

Um die Rolle der Physiotherapie in der Palliative Care weiter zu festigen, ist noch viel Sensibilisierungsarbeit interprofessionell, bei den Betroffenen und ihren Bezugspersonen, aber auch im eigenen Berufsfeld zu leisten.

LITERATUR DEUTSCHLAND

Hospiz- und Palliativwegweiser
Deutscher Hospiz und Palliativverband DHPV (www.dhpv.de)
Suchportal des Deutschen Kinderhospizvereins
Gesundheitsberichterstattung des Bundes www.gbe-bund.de
Kassenärztliche Bundesvereinigung (Gute Zahlen zur SAPV, d. h. Betriebsstätten Nummern, Anzahl der Verordnungen, Höhe der Ausgaben für SAPV)
Bundesärztekammer
Physio Deutschland
Deutsche Gesellschaft für Palliativmedizin (DGP) www.dgpalliativmedizin.de

LITERATUR ÖSTERREICH

Arias-Casais N, Garralda E, Rhee JY, de Lima L, Pons JJ, Clark D, Hasselaar J, Ling J, Mosoiu D, Centeno C. EAPC Atlas of Palliative Care in Europe 2019. Vilvoorde: EAPC Press; 2019
Hospiz Österreich (2019). Datenbericht 2019.

LITERATUR SCHWEIZ

BAG (2020) www.bag.admin.ch/palliativecare, 22.01.2020
Physioswiss (2020) https://www.physioswiss.ch/de/tarif/krankenversicherung, 22.01.2020

B Physiotherapeutische und medizinische Dimensionen

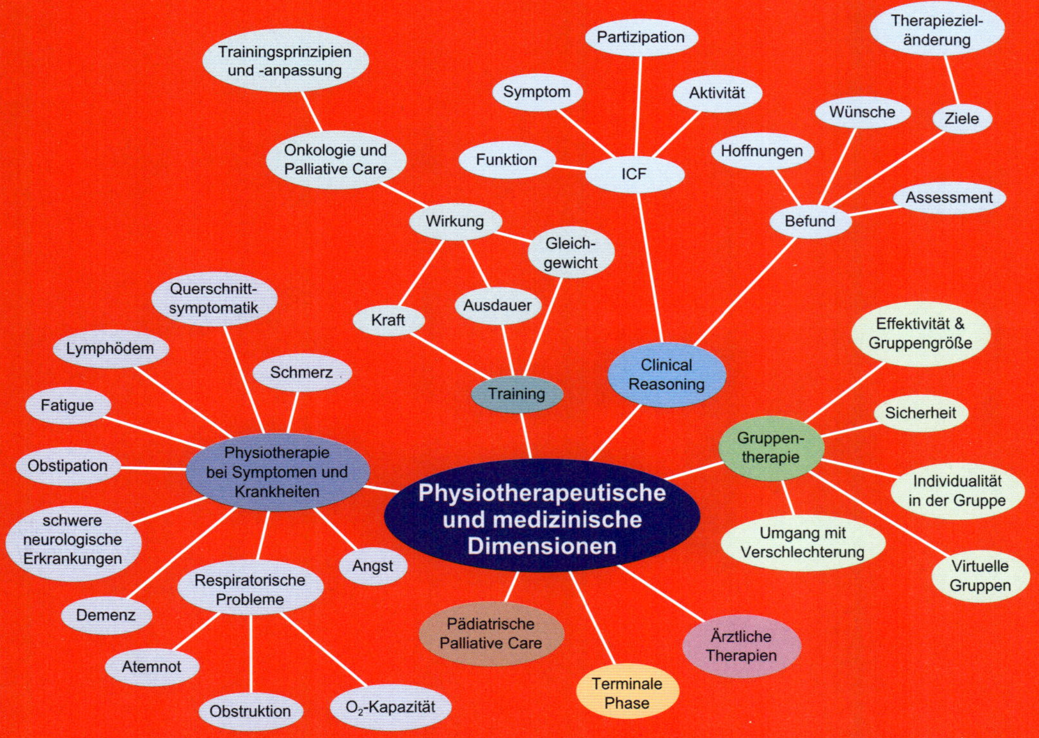

KAPITEL

8

Bronwen Hewitt

Clinical Reasoning

Clinical Reasoning wurde von Wainwright und McGinnis (2009) beschrieben als *„komplexer Prozess, den der Kliniker durchführt, um sicherzustellen, dass sein Patient sach- und zeitgerecht therapiert wird"*. In seiner einfachsten Form besteht Clinical Reasoning darin, dass die Therapeutin die Informationen zusammenträgt, die sie braucht, um qualifizierte Entscheidungen hinsichtlich der Versorgung der Patienten zu treffen. Die Komplexität dieses Vorgangs wird deutlich, wenn man die verschiedenen Faktoren betrachtet, die in das Clinical Reasoning einfließen. Denken Sie allein an das Spektrum der Informationsquellen, das Therapeutinnen zur Verfügung steht:

- Krankenunterlagen der Patienten (Childs/Cleland 2006)
- Ergebnisse diagnostischer Untersuchungen (Moore/Kaplan 2018; May et al. 2008)
- Theoretische Wissen, das sie in der Ausbildung und bei ihrer Arbeit erworben haben (Ahmed/Farnie/Dyer 2011, Vogel et al. 2009)
- Auskünfte der Patienten und der Angehörigen/Betreuungspersonen (Ott 2010)

Die Herausforderung liegt in der Kunst zu entscheiden, wie man all diese unterschiedlichen Informationen am besten für seine Therapieplanung nutzen kann. Nicht ohne Grund wird das Clinical Reasoning heute als eine Fähigkeit betrachtet, über die jeder Kliniker verfügen sollte (Ajjawi/Higgs 2008), die sich aber auch während des gesamten Berufslebens kontinuierlich weiterentwickelt (Atkinson/Nixon-Cave 2011, Wainwright/McGinnis 2009, Wainwright et al. 2010).

8.1 Clinical Reasoning in der Physiotherapie

Etwa seit den 1990er Jahren wird auch in der Physiotherapie immer mehr Wert auf Clinical Reasoning gelegt. Diese Entwicklung deckt sich mit der zunehmenden Eigenständigkeit und somit auch Eigenverantwortlichkeit der Fachleute für Physiotherapie weltweit (Edwards et al. 2004, Wainwright et al. 2010). Die bisherigen Studien zum Clinical Reasoning in der Physiotherapie konzentrierten sich vor allem auf drei Themen:

- Welche Strategien nutzen Physiotherapeutinnen zum Clinical Reasoning (Edwards et al. 2004; Huhn et al. 2019)?
- Welche Faktoren beeinflussen das Clinical Reasoning in der Physiotherapie (Smith/Higgs/Ellis 2007)?
- Wie wird die Kunst des Clinical Reasoning in der Physiotherapie weiterentwickelt und gelehrt (Ajjawi/Higgs 2008; Huhn et al. 2019)?

In diesen Untersuchungen zeigte sich, dass Physiotherapeutinnen für die Festlegung ihrer Behandlungspläne ein Spektrum unterschiedlicher Möglichkeiten nutzen, das vom strukturierten, **hypothetisch-deduktiven Prozess** über **Mustererkennung** bis zum **narrativen Reasoning** und zu **kollektiver Argumentation und Reflexion** reicht. Verschiedenste Faktoren beeinflussen dabei das Clinical Reasoning (> Abb. 8.1):

- Wie lange praktiziert die Therapeutin schon (Wainwright et al. 2010, Smith/Higgs/Ellis 2010)?
- In welchem klinischen Fachbereich arbeitet sie (Greenfield et al. 2008)?
- Wie viel Unterstützung erhält sie von Kolleginnen (Atkinson/Nixon-Cave 2011, Wainwright/McGinnis 2009)?
- Welche individuellen Überzeugungen stellt sie an (Wainwright et al. 2011; Topp et al. 2018)?
- Welchen Zugriff hat sie auf wissenschaftliche Literatur und wie wird diese genutzt (Grimmer-Somers et al. 2007)?
- In welches soziale und politische Klima ist ihre Arbeit eingebettet (Edwards/Richardson 2008, Finch et al. 2005)?

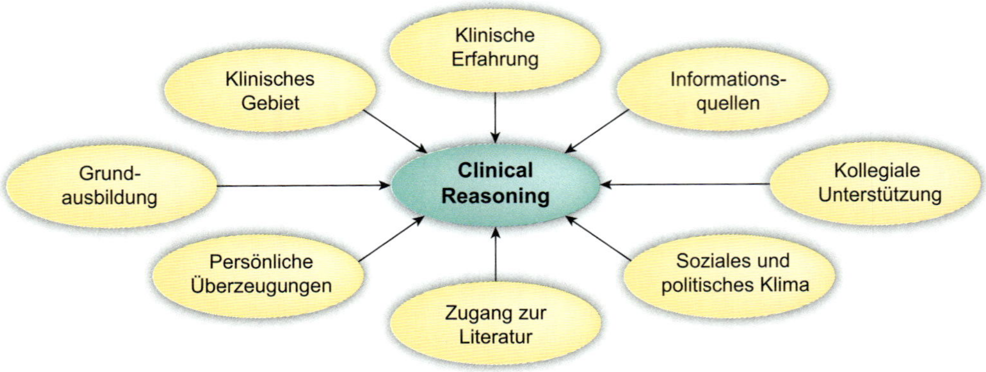

Abb. 8.1 Einflussfaktoren beim Clinical Reasoning [M542/L157]

Die Studien zeigten auch, dass es möglich ist, die für das Clinical Reasoning erforderlichen Fähigkeiten an Physiotherapeuten bereits in der Ausbildung zu vermitteln (Vogel et al. 2009). Allerdings stellte man fest, dass noch mehr getan werden muss, damit diese wichtigen Fähigkeiten auch während der weiteren beruflichen Laufbahn der Physiotherapeuten ausgebaut und entwickelt werden (Ajjawi/Higgs 2008).

8.2 Clinical Reasoning in der palliativen Physiotherapie

Studien zeigen, dass das Clinical Reasoning unter anderem durch den klinischen Fachbereich geprägt wird, in dem der Physiotherapeut arbeitet (Greenfield et al. 2008). Das gilt insbesondere für die Frage, wie der Therapeut an die für ihn relevanten klinischen Informationen gelangt und wie er diese Informationen im konkreten Fall für die Gestaltung eines Behandlungsplans für die Patienten nutzt. Daneben beeinflussen weitere, fachbereichsspezifische Faktoren den Clinical-Reasoning-Prozess aller beteiligten klinischen Berufe (Ärztinnen, Pflegepersonal, Therapeutinnen). Wenn man nun den Fachbereich Palliative Care betrachtet, wäre es wichtig, solche Einflussfaktoren zu kennen und zu berücksichtigen. Leider wurde der Ablauf des Clinical Reasoning bei palliativ-physiotherapeutisch Tätigen nur wenig erforscht. Finch et al. (2005) stellten fest, dass Physiotherapeuten es als **ethische Herausforderung** betrachten, **Entscheidungen bezüglich der medizinischen Versorgung am Ende des Lebens** zu treffen – und das ist offenbar so ziemlich alles, was es an Forschung auf diesem Gebiet gibt. Briggs (2011) hat vier spezifische Modelle des Clinical Reasoning vorgestellt, die das physiotherapeutische Fachpersonal in dessen Arbeit in der Palliativversorgung begleiten. Mehr Forschung gibt es hier jedoch offensichtlich nicht.

Allgemein erhält das Thema Clinical Reasoning in der Palliative Care jedoch zunehmend Aufmerksamkeit, seit Entscheidungen wie der Abbruch oder die Vorenthaltung von Therapiemaßnahmen in den internationalen Medien ebenso intensiv debattiert werden wie in der Fachliteratur (Mahon 2010a, Olsen/Swetz/Mueller 2010). Als Folge dieser Diskussionen wurden bisher die folgenden Faktoren wissenschaftlich untersucht, die speziell auf diesem Gebiet das Clinical Reasoning beeinflussen können:

- Bedeutung der Prognoseabschätzung (Johanson 2009, Murray et al. 2005)
- Wichtigkeit der Einbeziehung von Patientinnen und Familien (Eliott/Olver 2010, Lee/KristHerr H.son/Williams 2009, Philip et al. 2009)
- Rolle des interdisziplinären Teams (Mahon 2010b, Ott 2010)
- Bedeutung der Kommunikation beim Clinical-Reasoning-Prozess (Emanuel/Scandrett 2010, Young et al. 2006, Waterworth/Gott 2010)

In diesem Kapitel soll der Ablauf des Clinical Reasoning in der palliativen Physiotherapie näher untersucht werden. Dabei werden die Prozesse, die für die Physiotherapie im Allgemeinen eine Rolle spielen, kombiniert mit denjenigen, die ganz spezifisch für die palliative Physiotherapie sind. Natürlich kann kein Rezept für den Clinical-Reasoning-Prozess angeboten werden, das die physiotherapeutisch Tätigen in jeder nur möglichen Situation anwenden könnten, mit der sie in der Palliative Care konfrontiert werden können. Stattdessen werden im Folgenden anhand von zwei Beispielen fiktiver Patientinnen einige der Überlegungen vorgestellt, die der Physiotherapeut bei der **Untersuchung** des Patienten bzw. der Patientin und bei der **Behandlungsplanung und -gestaltung** anstellen muss. Daneben werden weitere zu berücksichtigende Faktoren diskutiert: die Einbeziehung der Betroffenen und ihrer Familien, die Bedeutung der Hoffnung, die Zielsetzung (siehe Kasten „Zielvereinbarung") und die unabdingbare Flexibilität im gesamten Verlauf des Clinical Reasoning.

8.2.1 Die Untersuchung der Patienten

Die Erstuntersuchung erfüllt für die Physiotherapeutin zwei Zwecke. Der erste – die Informationserhebung als Grundlage für den zu erstellenden Behandlungsplan – ist offensichtlich, der zweite wird dagegen oft übersehen: Mit der Erstuntersuchung schafft die Physiotherapeutin einen **Zugang zu Patienten und deren Familien** und bereits in den ersten Interaktionen werden das künftige Verhältnis und der **Bezugsrahmen für die Physiotherapie** festgelegt (Wainwright et al. 2010). Der Erfolg oder Misserfolg dieser Interaktionen kann sich auch auf die weitere „gemeinsame Entscheidungsfindung" auswirken, die von Young et al. (2006) als eine der Voraussetzungen für den Erfolg eines palliativen Behandlungsansatzes erkannt wurde.

Nachfolgend soll auf drei Untersuchungssituationen eingegangen werden: Erstuntersuchung, Verlaufskontrollen und spezielle Assessments. Zudem wird auf verschiedene Überlegungen hingewiesen, die Physiotherapeutinnen bei der Arbeit in der Palliative Care anstellen müssen.

Erstuntersuchung

In der Regel umfasst die physiotherapeutische Erstuntersuchung eine subjektive und eine objektive Beurteilung. Zur subjektiven Beurteilung werden Informationen benötigt über

- die Krankengeschichte der Patientin,
- Lebensstil und häusliche Situation,
- Gefühle, Einstellungen und Ziele der Patientin,
- Ansprechen auf die bisherige Therapie,
- sonstige Informationen, die für den aktuellen Zustand oder die Versorgung der Patientin von Bedeutung sind.

Bei der objektiven Untersuchung werden Messungen oder Beobachtungen gemacht, die die im subjektiven Teil erhobenen Informationen ergänzen. Auf der Grundlage dieser Erstuntersuchung wird dann ein Behandlungsplan für die Physiotherapie erstellt.

Der Ablauf der Erstuntersuchung wird in der Palliative Care von verschiedenen Faktoren beeinflusst, auf die in den folgenden Abschnitten näher eingegangen wird.

Warum wird die Untersuchung durchgeführt?

Von dieser Überlegung hängt die Richtung der Informationserhebung bei der subjektiven und bei der objektiven Untersuchung ab. Um festzustellen, warum eine physiotherapeutische Beurteilung erforderlich oder angefordert wurde, muss man zunächst **wissen, warum der Patient überhaupt in die Palliativbetreuung aufgenommen wurde.** Da sich der Fachbereich Palliative Care in den letzten Jahren erheblich ausgeweitet hat, werden die Patienten heutzutage sehr viel früher im Krankheitsverlauf zur Palliativtherapie überwiesen und es wäre vorschnell anzunehmen, dass diese immer nur Maßnahmen zur Behandlung terminaler oder finaler Krankheitsstadien beinhaltet. Vor der Durchführung der **Erstuntersuchung muss der Physiotherapeut über das Krankheitsstadium der Patienten und über die aktuell geplante Therapie Bescheid wissen.** Sehen Sie sich daraufhin die folgenden zwei Patientenbeispiele an.

PATIENTENBEISPIEL

Herr A.

Der 46-jährige Herr A. wird in ein ambulantes Physiotherapieprogramm aufgenommen, nachdem ein großes Glioblastoma multiforme (Astrozytom Grad 4) aus seiner rechten Gehirnhälfte reseziert worden war. Linksseitig sind die Bewegungen sowohl im Arm als auch im Bein eingeschränkt. Herr A. ist seit seiner Operation sehr schläfrig und auch tagsüber nur für kürzere Zeiten wach. Er ist verheiratet und hat drei kleine Kinder. Seine Eltern und seine ältere Schwester kümmern sich ebenfalls intensiv um seine Pflege.

PATIENTENBEISPIEL

Frau B.

Frau B. ist 70 Jahre alt und wird aus einer Akutklinik zur palliativen Begleitung ins Hospiz verlegt. Sie hat eine terminale, austherapierte Herzinsuffizienz und bekommt bereits bei geringster Anstrengung Atemnot. Daher fordert sie nun, dass ihre Diuretika-Dosis reduziert wird, da ihr der Gang zur Toilette schwerfällt und sie keinen Dauerkatheter haben möchte. Gegenüber ihrer älteren Schwester hat Frau B. geäußert, dass sie *„bereit zum Sterben"* sei.

Im ersten der beiden Fälle wurde der Patient Herr A. für eine zeitlich begrenzte postoperative Rehabilitation aufgenommen. In diesem Fall muss der Physiotherapeut klären, ob weitere ärztliche Maßnahmen – wie zum Beispiel eine Strahlentherapie oder eine Steroidbehandlung – geplant sind. Im zweiten Fall hängt der Plan für die Versorgung von Frau B. davon ab, ob ihre Bitte nach einer Reduktion der Diuretika-Dosis erfüllt wird oder nicht. In beiden Fällen wird deutlich, wie wichtig es ist, dass der Physiotherapeut das Behandlungsziel und die weiteren ärztlichen Maßnahmen kennt.

Festlegung des Untersuchungszeitpunkts

Dies bezieht sich sowohl auf die Tageszeit als auch auf die Zeitwahl innerhalb eines bestimmten Behandlungsabschnitts. Beispielsweise wäre es sinnlos, eine Erstuntersuchung für Frau B. im Anschluss an ein Bad oder andere körperliche Belastungen zu planen, und kontraproduktiv, eine Untersuchung von Herrn A. in einer seiner schläfrigen Phasen durchzuführen. In beiden Fällen kann die Rücksprache mit Angehörigen oder Pflegepersonen helfen, den richtigen Zeitpunkt für eine Untersuchung des Patienten bzw. der Patientin zu finden. In Anbetracht der körperlichen Einschränkungen beider Patienten erhält die Physiotherapeutin vermutlich brauchbarere Informationen, wenn die Erstuntersuchung auf mehrere kurze Termine verteilt wird.

Auch die Wahl des richtigen Zeitpunkts innerhalb eines Behandlungsabschnitts ist wichtig, aber oft schwierig, weil Faktoren wie der Behandlungsort der Patienten oder die Verfügbarkeit der Physiotherapeutinnen berücksichtigt werden müssen.

Einstellungen und Reaktionen der Patienten und deren Familien

Eine Physiotherapeutin, die eine Erstuntersuchung bei Palliativpatienten durchführen möchte, wird vom Patienten selbst und von den Angehörigen oder Pflegenden unter Umständen mit sehr gemischten Gefühlen empfangen. Die Gründe dafür liegen oft außerhalb des eigenen Einflussbereichs. Es können darin vorgefasste Meinungen über den Sinn einer Physiotherapie in der aktuellen Situation zum Ausdruck kommen, aber auch Ängste der Patienten oder seitens der Angehörigen das Gefühl, die Patienten beschützen zu müssen.

Solche Gedanken und Gefühle können sich unterschiedlich äußern. In manchen Situationen erscheinen Patientinnen vielleicht verschlossen und reserviert oder verweigern schlicht die Mitarbeit bei der Untersuchung, in anderen begleiten die Angehörigen oder auch die Patientinnen selbst die Untersuchung mit Skepsis und defensiven oder sogar aggressiven Äußerungen. Umgekehrt gibt es auch Patientinnen und Familien, die der Physiotherapie und Meinung der Physiotherapeuten übermäßig viel Bedeutung beimessen. Diese Familien treten oft fordernd auf und möchten die physiotherapeutische Untersuchung am liebsten selbst steuern, oder sie zeigen sich übertrieben entgegenkommend und kaschieren das wahre Ausmaß der Beeinträchtigungen der Patientinnen. **Für Physiotherapeuten ist es wichtig zu wissen, dass solche Einstellungen und Gefühle den Untersuchungsablauf beeinflussen können.** Zudem müssen sie erkennen, wo diese es in der aktuellen Untersuchungssituation vielleicht tatsächlich tun. Nicht immer sind solche Einflüsse von vornherein ersichtlich und die Hinweise darauf können sehr diskret sein; aber wenn die Einstellungen und Gefühle nicht von Physiotherapeuten oder vom Team zur Sprache gebracht werden, wird die Untersuchung keine validen Ergebnisse liefern.

Haltung und Vorgehensweise der Physiotherapeutinnen

Gemischte Gefühle bei der Erstuntersuchung können auch die Reaktion darauf sein, wie Physiotherapeutinnen selbst an die Untersuchung herangehen. Wie Therapeutinnen von Patienten und deren Angehörigen oder Bezugspersonen wahrgenommen werden, hängt unter anderem ab

- von der Sprache und Wortwahl der Therapeutinnen,
- von der Körpersprache der Therapeutinnen,
- von wahrnehmbaren Wissenslücken der Therapeutinnen und
- vom Timing der Untersuchung.

Physiotherapeutinnen sollten daher Sorge dafür tragen, dass der Untersuchungsablauf von Patienten und deren Angehörigen bzw. Bezugspersonen als angenehm empfunden wird. Dies fördert ihre Mitarbeit bei der Untersuchung und erschließt den Therapeutinnen unter Umständen eine wertvolle Informationsquelle.

Anwendung von Erfolgsparametern

Eine wiederkehrende Herausforderung für Palliativphysiotherapeutinnen ist die Wahl geeigneter Ergebnisparameter für die objektive Untersuchung der Patienten. Den Schlüssel hierzu liefert oft der subjektive Teil der Untersuchung, nämlich die Frage: **Was ist denn dem Patienten selbst wichtig?**

PATIENTENBEISPIEL

Frau B.

Frau B. könnte auf die Frage: „Was ist Ihnen wichtig?" beispielsweise antworten, dass sie in der Lage sein möchte, allein zur Toilette zu gehen. Geeignete objektive Parameter für die Untersuchung könnten dann die Gehstrecke oder aber die Höhe der Sitzfläche sein, von der die Patientin allein aufstehen kann. Wichtig ist nicht unbedingt, *was* man misst, sondern *warum* man es misst.

⚠ BEACHTE

- Dass man etwas tun *kann,* bedeutet nicht unbedingt, dass man es auch tun *sollte.*
- Die Einhaltung des beruflichen Verhaltenskodex hat einen hohen Stellenwert.
- Die Regel „Ohne Schweiß kein Preis" hat in der palliativen Physiotherapie keinen Platz.
- Belassen Sie es nicht bei Annahmen – überprüfen Sie die Fakten.
- Die Sicherheit der Patienten ist das oberste Ziel.
- Wenn unterschiedliche Auffassungen bestehen, muss nicht zwangsläufig eine davon „falsch" sein.

Zielvereinbarung

Gail Eva

Die Zielvereinbarung wird allgemein als wichtiges Element des Rehabilitationsprozesses angesehen. Sie kann definiert werden als ein **Diskussions- und Verhandlungsprozess, bei dem ein Patient und einer oder mehrere Gesundheitsdienstleister zusammen entscheiden, was für den Patienten am wichtigsten ist, und vereinbaren, wie man zusammenarbeiten wird, um einen oder mehrere der gewünschten Zielpunkte innerhalb eines festgelegten Zeitraums zu erreichen.** Wie die Fachliteratur zum Thema zeigt, ist die Zielvereinbarung jedoch kein einfacher und geradliniger Prozess (Playford et al. 2009, Wade 2009). Damit sie in der palliativen Rehabilitation effektiv und sinnvoll für den Patienten abläuft, müssen verschiedene Punkte bedacht werden:

- Warum setzen wir Ziele?
- Wie setzen wir Ziele?
- Müssen die Ziele realistisch und erreichbar sein?

Zweck der Zielvereinbarung

Die Festlegung von Zielen hilft uns in ganz unterschiedlicher Weise. Anhand der gesetzten Ziele kann der Rehabilitationsprozess gesteuert, aber auch sein Erfolg bewertet werden. Durch Zielvereinbarungen können wir

- lernen, was für den Patienten wichtig und sinnvoll ist,
- gemeinsam Prioritäten für den Ablauf der Rehabilitation setzen,
- Fortschritte beurteilen und die Rehabilitationsstrategie im Detail anpassen,
- Erfolg messen (anhand dessen, ob ein Ziel erreicht wurde oder nicht),
- die Patienten motivieren,
- das Team motivieren,
- die Teamaktivitäten strukturieren und koordinieren (sodass auch gern übersehene Aufgaben Berücksichtigung finden) sowie
- Rehabilitation vermitteln und fördern.

Ablauf der Zielvereinbarung

Bei der gemeinsamen Zielvereinbarung mit den Patienten müssen wir uns dessen bewusst sein, dass das Festlegen von Zielen für viele Menschen nicht zum Alltag gehört.

Vielen Patienten fällt es schwer, Ziele in Worte zu fassen, insbesondere im Palliativbereich, wo die Zukunft oft so unsicher ist. Die unmittelbare Frage: „Was möchten Sie denn gern erreichen?" führt daher oft weniger weit als ein indirekter Ansatz über Fragen wie:

- Welche Dinge möchten Sie wieder tun können? Was haben Sie früher gern gemacht?
- Welche Dinge müssen Sie wieder tun können?
- Gibt es irgendetwas, das Ihnen besonders wichtig ist allein zu schaffen?
- Wobei können Sie problemlos Hilfe in Anspruch nehmen?

Wenn wir die Antworten auf diese Fragen hören, müssen wir genau darauf achten, was uns der Mensch damit über sich selbst und sein Leben erzählt. Was nennt er wichtig und belangreich? Was drückt er über sein Selbstbild aus? Was kann man über seine Hoffnungen und Erwartungen entnehmen? Welche Bedeutung haben die genannten Dinge für diesen Menschen?

Manchmal ist es sinnvoll, im Einzelnen durchzusprechen, was der Patient für möglich hält und was nicht oder was es an wichtigen Dingen gibt, die jeden Tag getan werden müssen. Unterstützung bei den Routineaufgaben kann beispielsweise bedeuten, dass dem Patienten Energie für andere Dinge bleibt, die ihm Freude bereiten. Und wenn Dinge, die man gern getan hat, nicht mehr möglich sind, können sie vielleicht durch anderes mit gleicher Bedeutung ersetzt werden: Statt die ganze Familie mit einem mehrgängigen Menü zu bekochen, kann die Teilhabe am Familienleben dann beispielsweise darin bestehen, zusammen mit den Enkelkindern einen Kuchen zu backen.

Realistische und erreichbare Ziele?

Ist es wichtig, ob ein Ziel, das der Patient sich setzt, realistisch und erreichbar ist? Um diese Frage zu beantworten, muss man zwei Dinge verstehen: das grundlegende Paradoxon der palliativen Rehabilitation und den Unterschied zwischen einer Hoffnung und einem Ziel.

Paradox: das Leben bejahen und den Tod vorbereiten Rehabilitation arbeitet darauf hin, Selbstständigkeit, Selbstwertgefühl, Kompetenz und die Möglichkeiten zur gesellschaftlichen Teilhabe des Patienten zu stärken. Im Gegensatz dazu besteht die Realität lebensverkürzender Erkrankungen darin, dass der Patient immer mehr Funktionen einbüßt, immer abhängiger von der Hilfe anderer wird und dann stirbt. Dieses Spannungsverhältnis muss die Zielvereinbarung bewältigen: Freude im Alltag zu fördern und wertzuschätzen und gleichzeitig den Tod anzunehmen und vorzubereiten (Bye 1998).

Hoffnungen und Ziele Ein Ziel ist etwas Klares und Konkretes, das man kontrollieren und auf das man hinarbeiten kann – beispielsweise: *„Heute pflanze ich Kräuter in die Töpfe auf meinem Fensterbrett."* Eine Hoffnung ist dagegen etwas, das man sich wünscht, aber nicht vollständig kontrollieren kann: *„Ich möchte gern wieder längere Spaziergänge über die Felder machen können"*, oder: *„Ich freue mich darauf, Weihnachten mit den Kindern zu verbringen."* Hoffnungen halten den Optimismus am Leben und helfen dem Patienten, sich als aktiv und sozial integriert wahrzunehmen, wenn die Aktivitäten eigentlich immer beschwerlicher und weniger werden (siehe Patientenbeispiel „Zielvereinbarung").

Zusammenfassung

Die Zielvereinbarung kann ein wertvoller Bestandteil des Rehabilitationsprozesses werden, wenn es dem Therapeuten gelingt, das Spannungsverhältnis zwischen der Bejahung des Lebens und der Vorbereitung auf den Tod zu bewältigen. **Ziele sind per definitionem realistisch und erreichbar, Hoffnungen und Träume nicht unbedingt. Beide sind jedoch notwendig.**

PATIENTENBEISPIEL

Zielvereinbarung

Gail Eva und Herr H.

Der 64-jährige Herr H. ist selbstständiger Ingenieur/Erfinder. Er hat ein fortgeschrittenes Kolonkarzinom mit Knochenmetastasen, die zu einer spinalen Kompression geführt haben. Mit dem Rollator kann er inzwischen nur noch mühsam kurze Strecken zurücklegen und ist zunehmend auf den Rollstuhl angewiesen. Über die Dinge, die sein Leben lebenswert machen, sagt er: *„Meinen Gemüsegarten musste ich aufgeben – wirklich schade, denn das war immer eine gute Abwechslung, das Umgraben im Winter, richtig harte, körperliche Arbeit. Aber jetzt kann ich ja ohne meinen Rollator gar nicht mehr stehen. Natürlich könnte ich mich auch an der Gabel festhalten, aber dann wird es ein bisschen schwierig zu graben, oder? Ein paar Ambitionen habe ich allerdings schon noch. Das erste, was ich fest entschlossen bin noch einmal zu schaffen – für mich der Kern der Unabhängigkeit – ist auf den Golfplatz zu gehen und einen Ball zu schlagen. Sauberer Schwung, ganz ohne Hilfe, und dann einlochen …"*

Herr H. beschreibt anschließend jedoch seine Absichten für die nahe Zukunft und erwähnt dabei ganz konkrete Schritte zur Verwirklichung eines Plans, der um seine Sicherheit – und die anderer Menschen – fürchten lässt: *„Meine Frau und ich waren immer begeisterte Caravaner. Mir war klar, dass ich mit dem Wohnwagen nicht mehr fertig werde, der ist einfach zu schwer zu manövrieren. Deshalb habe ich einen gebrauchten Campingbus gekauft. Freunde haben mir geholfen ihn so umzubauen, dass wir wieder Wochenendurlaube machen können: Er hat jetzt*

eine Servolenkung und ich werde mir so einen Knauf ans Lenkrad machen, wie ihn die Trucker früher immer hatten."
Damit ergibt sich folgendes Problem: Wie kann man Herrn H.s Freude, Motivation und Optimismus realitätsgerecht so unterstützen, dass er nichts Unverantwortliches tut? Der erste Schritt besteht darin zu hören, was Herr H. eigentlich über sich selbst und darüber, was ihm wichtig ist, sagt: Er ist gern aktiv und im Freien, er campt gern, er hat Freunde, die ihm helfen, und es ist ihm wichtig, Zeit mit seiner Frau zu verbringen. Herrn H.s Zielvorstellung kann man auch verstehen als den Wunsch, mit seiner Frau zusammen im Campingbus einen Ausflug zu machen. Im nächsten Schritt könnte man daher mit Herr H. besprechen, wie er Erfüllung und Befriedigung bei einer Aktivität oder Unternehmung finden kann, die seinen aktuellen Fähigkeiten besser entspricht. Weniger ehrgeizig, aber trotzdem schön wäre die Variante, dass seine Frau oder ein Freund den Campingbus an einen landschaftlich reizvollen Ort in der Nähe fährt, um dort ein Picknick zu machen. Dazu passende Behandlungsziele für die Physiotherapie wären die Fortbewegung im Rollstuhl auf unebenem Untergrund, Ein- und Aussteigen aus dem Campingbus sowie die Planung des Tagesablaufs mit ausreichend Pausen, damit die Fatigue Herrn H. keinen Strich durch die Rechnung macht.

Verlaufsuntersuchungen

Nur wenn die Beurteilung der Patientinnen nach der Erstuntersuchung nicht als abgeschlossen betrachtet wird, sondern in einen **fortlaufenden Assessment-Prozess** mündet, können Veränderungen hinsichtlich ihres Zustands erfasst und der physiotherapeutische Behandlungsplans jeweils in geeigneter Weise daran angepasst werden.

Festlegung der Untersuchungszeitpunkte

Wann eine Verlaufsuntersuchung stattfinden sollte, will ebenso sorgfältig bedacht sein wie die Frage, was sie umfassen soll. Insbesondere im Bereich Palliative Care ist keine dieser Fragen ohne Weiteres zu beantworten, denn unsere Patientenpopulation zeichnet sich dadurch aus, dass **Zustandsveränderungen sehr rasch eintreten können.** Physiotherapeuten müssen daher vorausschauend-aktiv handeln und erforderliche Kontrolluntersuchungen prompt einleiten, um einen optimalen Verlauf zu gewährleisten.

Verschlechterung des klinischen Zustands

Denken Sie noch einmal an Frau B. aus dem zweiten Patientenbeispiel.

PATIENTENBEISPIEL

Frau B.

Es ist zu erwarten, dass sich der Zustand von Frau B. verschlechtern wird, wenn ihre Diuretika abgesetzt werden. Der Physiotherapeut muss dann engmaschig verfolgen, wie sich diese Verschlechterung auf ihre Mobilität auswirkt und seinen Behandlungsplan immer wieder entsprechend anpassen. Da Frau B. stationär im Hospiz betreut wird, muss der Physiotherapeut eng mit dem übrigen Betreuungsteam zusammenarbeiten, damit nicht nur für Frau B. selbst, sondern auch für diejenigen, die sich um sie kümmern, Sicherheit gewährleistet ist.

Wechsel der Umgebung

Eine weitere Änderung, die sich für Palliativpatienten ziemlich plötzlich ergeben kann, ist der Wechsel des Betreuungsortes. Wenn die verbleibende Lebenserwartung nur noch gering ist, entscheiden sich manche Familien dafür, Patienten nach Hause zu holen, damit sie dort sterben können. In einem solchen Fall ist die Zeit der wichtigste Parameter. Idealerweise wurden die Möglichkeiten und Voraussetzungen bereits zu einem früheren Zeitpunkt mit Patienten, den Angehörigen und Bezugspersonen sowie dem ambulanten Pflegedienst erörtert. Oft ist dies aber nicht der Fall, und dann müssen die Entscheidungen und Vorkehrungen für die Versorgung der Patienten rasch getroffen werden. Für Physiotherapeutinnen und die übrigen Teammitglieder sind in dieser Situation vor allem die folgenden Faktoren relevant:

- Aktueller Stand der Funktionsfähigkeit der Patienten
- Möglichkeiten der Angehörigen und Bezugspersonen, bei der Pflege mit Hand anzulegen
- Erforderliche technische Vorrichtungen für die Sicherheit der Patienten
- Erforderliche Informationen und Schulungen für die pflegenden Angehörigen

Ob der Wechsel nach Hause vorbereitet oder unvorbereitet kommt – in beiden Fällen liegt eine wichtige Verantwortung für Physiotherapeutinnen darin, veränderte und neue Bedürfnisse der Patienten rechtzeitig zu erkennen. Dafür müssen sie nicht nur die richtigen Schlüsse aus den Assessments ziehen, sondern, viel wichtiger noch, den richtigen Zeitpunkt für eine Verlaufskontrolle erkennen.

Organisation der Verlaufskontrollen

Hinweise auf die zeitliche Gestaltung der Verlaufsuntersuchungen ergeben sich aus der Art der Grunderkrankung, aus der Geschwindigkeit der Krankheitsprogression, aus Veränderungen der ärztlichen Therapie und aus den Gesprächen mit den anderen Teammitgliedern. Leider werden die Zeitpunkte für Verlaufsuntersuchungen oft durch die verfügbaren Ressourcen vorgegeben. In diesem Fall können die anderen Teammitglieder Physiotherapeutinnen unterstützen, indem sie ihnen signalisieren, sobald aus ihrer Sicht eine dringende Kontrolle erforderlich wird.

Spezielle Assessments

Die im palliativen Bereich tätigen Physiotherapeutinnen haben eine ganz spezielle Palette von Fähigkeiten entwickelt, durch die sie in der Lage sind, ihre Untersuchungen und Therapiepläne so auszurichten, dass die besonderen Bedürfnisse ihrer Patientinnen erfasst bzw. erfüllt werden. Wichtig ist dabei,

- über ein Spektrum verschiedener Untersuchungs- und Behandlungsmethoden zu verfügen und diese an die Erfordernisse anpassen zu können,
- in der Lage zu sein, veränderte Umstände, Symptomänderungen und Notfallsituationen rasch zu erfassen,
- flexibel genug zu sein, um in allen möglichen Situationen reagieren zu können,
- teamfähig zu sein sowie
- effektive Kommunikation in unterschiedlichsten Situationen zu beherrschen.

8

Vereinfacht gesagt, reflektieren diese Fähigkeiten die Sensibilität, Anpassungsfähigkeit und Findigkeit, die erforderlich ist, um in der Palliative Care zu arbeiten. Erfreulicherweise erfahren diese besonderen Fähigkeiten der palliativen Physiotherapeutinnen aber zunehmend Wertschätzung und werden allmählich nicht mehr nur in den Palliativteams, sondern auch außerhalb des Fachbereichs nachgefragt und entwickelt.

Immer häufiger fragen Physiotherapeuten aus anderen Fachgebieten um Rat bei der Behandlung ihrer Patienten nach. Typischerweise geht es dabei um spezifische Symptome oder Krankheitsprozesse wie zum Beispiel das Lymphödem (siehe ausführliche Diskussion in ➤ Kapitel 16); gelegentlich werden die palliativen Physiotherapeuten aber auch von ihren Kollegen um Ratschläge zu einer besonders schwierigen Situation oder der Reaktion von Patientinnen oder Angehörigen auf einen bestimmten Behandlungsansatz gebeten. Eine solche wechselseitige Überweisung von Patientinnen innerhalb der Physiotherapie dient nicht nur der Versorgungsqualität für die Patientinnen, sondern fördert auch die kontinuierliche Entwicklung unseres Berufsstands.

8.2.2 Behandlungsplanung und -gestaltung

Die Informationen, die Physiotherapeutinnen durch die Untersuchungen erhalten, bilden die Grundlage eines umfassenden Behandlungsplans für die Patienten. Allerdings sind bei der Planung und Gestaltung der Behandlung von Palliativpatienten noch weitere – akademische und praktische – Faktoren zu berücksichtigen. So sollte das **Behandlungsprogramm sicher, wirksam und evidenzbasiert** sein. Es ist aber auch wichtig, dass die Behandlung **für Patienten machbar** und den Krankheitsstadien sowie den allgemeinen Versorgungszielen angemessen ist.

✓ **PRAKTISCHE TIPPS**

- Planen Sie genügend Zeit für die Untersuchung und Behandlung ein.
- Nutzen Sie Wissen, Erfahrung und unterschiedliche Perspektiven Ihres Teams und Ihrer Kollegen und Kolleginnen.
- Legen Sie einen Schwerpunkt für die Intervention fest: Was ist das Ziel?
- Seien Sie kreativ – allein das Ausmaß Ihrer Fantasie bestimmt die Grenzen.

Weitere Faktoren sind

- die Verfügbarkeit von Ressourcen wie Personal und Geräteausstattung,
- die Behandlungssituation: Hospiz/Klinik/Pflegeeinrichtung/Akutkrankenhaus vs. häusliche Umgebung der Patientinnen,
- Zeitpunkt, Häufigkeit und Dauer der Behandlungen, insbesondere in Relation zu den Symptomen der Patientinnen,

- die Beteiligung weiterer Teammitglieder, beispielsweise im Rahmen von gemeinschaftlichen Behandlungen,
- die Flexibilität des Therapeuten bei der Anpassung des Behandlungsplans an die Schwankungen des Gesundheitszustands der Patientinnen,
- die Erwartungen der Angehörigen und Betreuungspersonen.

Die Auswirkungen der genannten Faktoren auf die Behandlungsplanung und -gestaltung werden wieder anhand der beiden Patientenbeispiele illustriert.

PATIENTENBEISPIEL

Herr A.

Erstuntersuchung

Bei dem oben vorgestellten 46-jährigen Patienten, dem ein Astrozytom aus der rechten Gehirnhälfte entfernt wurde, ist offensichtlich, dass er seine Funktionen so schnell wie möglich wiedererlangen möchte. Allerdings zeigt die Untersuchung des Physiotherapeuten, dass Herr A. zwar seinen linken Arm und sein linkes Bein aktiv bewegen kann, aufgrund seiner extremen Schwäche jedoch beim funktionellen Gebrauch der linken Extremitäten ständig Hilfe benötigt. Besonders problematisch sind für ihn Transfers, seitdem er beim Versuch aufzustehen mehrmals gestürzt ist. Der Physiotherapeut stellt Anzeichen eines linksseitigen Neglects fest, da Herr A. seine linke Körperseite erst auf dezidierte Aufforderungen hin beachtet und versorgt. Es zeigt sich, dass er sehr rasch ermüdet und auch während der Untersuchung bald einschläft. Außerdem bemerkt der Therapeut, dass Herr A. fast nie allein ist; mindestens ein Angehöriger ist ständig um ihn. Der Physiotherapeut beobachtet die unterschiedlichen Reaktionen der einzelnen Familienmitglieder; insbesondere achtet er darauf, wer Herrn A.s Wunsch nach Selbstständigkeit unbewusst untergräbt oder behindert und wer seine Unabhängigkeit unterstützt.

Behandlungsplan

Aus dieser Erstuntersuchung ergibt sich, dass ein sinnvoller und realistischer Behandlungsplan wöchentliche Termine beim Physiotherapeuten sowie ein täglich durchzuführendes häusliches Übungsprogramm enthalten sollte, das von der Familie unterstützt wird. Der Physiotherapeut handelt mit Herrn A. und seinen Angehörigen aus, dass das Gehtraining und Üben von Transfers so lange auf die wöchentlichen Physiotherapiesitzungen beschränkt wird, bis Herr A. wieder ausreichend sicher geworden ist. Das tägliche Trainingsprogramm für zu Hause umfasst verschiedene Übungen zur Verbesserung der Kraft, Funktion und räumlichen Aufmerksamkeit. Da der Patient gern Zeit mit seinen Kindern verbringt, werden eine Reihe von Übungen entwickelt, bei denen diese in den Rehabilitationsprozess eingebunden werden können.

Schulungen

Die Familie von Herrn A. muss unterrichtet werden über
- die günstigste Tageszeit zur Durchführung der Übungseinheiten,
- die Anzahl der Übungswiederholungen,
- geeignete manuelle Strategien für die Familie und den Patienten,
- mögliche Alarmzeichen, die darauf hindeuten, dass das Programm angepasst oder beendet werden muss.

Mehrdimensionale Behandlungspläne dieser Art lassen sich erfolgreich bei Palliativpatienten unter den verschiedensten klinischen Gegebenheiten umsetzen.

Verlaufskontrollen

Verlaufsuntersuchungen ermöglichen dem Physiotherapeuten, seinen Behandlungsplan in angemessener Form an die Veränderungen des Patientenzustands anzupassen. In Herrn A.s Fall stellt der Physiotherapeut beispielsweise nach einigen Wochen fest, dass der Patient wacher geworden ist und längere sowie intensivere Therapieeinheiten toleriert. Allerdings klagt er nun über Schmerzen in der linken Schulter und benötigt dafür vermehrt Schmerzmittel. Bei genauer Befragung erfährt der Physiotherapeut, dass Herr A. zusammen mit seinem Vater, der wegen des „zu langsamen" Fortschritt frustriert ist, verschiedene Übungen aus dem Internet in das häusliche Trainingsprogramm aufgenommen hat. In einer solchen Situation kann es für den Physiotherapeuten sinnvoll sein, eine Konferenz mit Herrn A., seinen Angehörigen und dem Palliativteam anzuberaumen, um gemeinsam die Fortschritte des Patienten und weitere Behandlungsmöglichkeiten zu besprechen.

PATIENTENBEISPIEL

Frau B. – die Analyse komplexer Situationen

Bei der 70-jährigen Patientin mit terminaler Herzinsuffizienz sieht sich der Physiotherapeut mit ganz anderen Herausforderungen konfrontiert. Auf der Basis ihres geäußerten Wunsches, selbstständig zur Toilette gehen zu können, wurde nach der Eingangsuntersuchung ein Behandlungsplan für Frau B. ausgearbeitet. Als der Physiotherapeut zu ihr in das Zimmer kommt, steht er jedoch erst einmal Frau B.s äußerst ungehaltener Schwester gegenüber. Wie sich nach einigem Hin und Her herausstellt, ist sie verärgert darüber ist, dass der Physiotherapeut ihre *„Schwester ständig schlaucht"* und deren geäußerte Bereitschaft zu sterben ignoriert. In einer so brisanten Situation wäre es sinnvoll, von der eigentlich

8

geplanten Therapieeinheit abzusehen und erst einmal in Ruhe mit Frau B. und ihrer Schwester über die Behandlung zu sprechen. Bei diesem Gespräch würde sich vielleicht herausstellen, dass die Patientin dem Physiotherapeuten ein ganz anderes Bild zu vermitteln sucht als ihrer Schwester, und der Therapeut würde daraufhin seinen ursprünglichen Behandlungsplan modifizieren. Alternativ könnte das Gespräch zeigen, dass Frau B.s Schwester die Entscheidung zum Absetzen der Diuretika Probleme bereitet. **In diesem Fall steht nicht die Physiotherapie zur Diskussion, sondern die vorweggenommene Trauer der Schwester.** Das würde bedeuten, dass Frau B.s Schwester zunächst einmal selbst psychologische Hilfe benötigt, um den physiotherapeutischen Behandlungsplan für Frau B. gutheißen und unterstützen zu können.

8.2.3 Weitere Gesichtspunkte

Zur Komplexität des Clinical Reasoning in der palliativen Physiotherapie tragen eine ganze Reihe unterschiedlicher Faktoren bei. Neben den bereits behandelten gibt es noch drei weitere Aspekte, die besonders bedacht werden müssen: Physiotherapeutinnen müssen

- darauf hinarbeiten, dass Patienten und Angehörige/Betreuungspersonen in die Entscheidungsfindung einbezogen werden,
- den Faktor „Hoffnung“ als relevant für die Behandlungsplanung anerkennen,
- sich dessen bewusst sein, dass beim Clinical Reasoning immer Flexibilität gefragt ist.

Einbeziehung der Patienten und pflegenden Angehörigen

Eines der besonderen Merkmale der Palliative Care ist der ethische Grundsatz, die Patienten und ihre Angehörigen bzw. Betreuungspersonen an den Entscheidungen zur medizinischen Versorgung teilhaben zu lassen. Eine Palliativbetreuung ist nicht etwas, das mit Patienten „gemacht“ wird, sondern vielmehr eine Behandlungsphilosophie (Simon 2009). **Um diesem Anspruch gerecht zu werden, müssen die Patienten und ihre Angehörigen oder Bezugspersonen in die Entscheidungsprozesse eingebunden werden.** Eines der Werkzeuge, die Physiotherapeutinnen hierfür brauchen, ist die effektive Kommunikation (➤ Kap. 24, ➤ Kap. 25, ➤ Kap. 26, ➤ Kap. 27). Welche Bedeutung Kommunikation für das gesamte Clinical Reasoning und die Untersuchungs- und Behandlungsplanung hat, wurde bereits in den vorhergehenden Abschnitten dieses Kapitels deutlich.

Die Beteiligung der Patienten, Familien und Betreuenden am Clinical-Reasoning-Prozess kann natürlich mit Schwierigkeiten und Konflikten behaftet sein (Finch et al. 2005, Young et al. 2006), aber der Vorteil für Patienten sollte darüber nicht vergessen werden. Einer der Punkte, der für Reibungen innerhalb der Familie sorgen kann, ist die Betreuungsumgebung. Studien zeigen, dass die meisten Patienten am liebsten zu Hause sterben möchten (O'Brien/Jack 2010); für eine solche Entscheidung sind jedoch verschiedene, in diesem Kapitel bereits skizzierte praktische Gesichtspunkte zu bedenken. Nicht selten bestehen erhebliche Diskrepanzen zwischen Patienten, Familienangehörigen und Betreuungspersonen, wenn es darum geht, wo Patienten versorgt werden sollen. Die Meinungen können auch im Verlauf der Erkrankung schwanken. Daher ist es wichtig, die aktuell vorliegenden Bedürfnisse der Patienten zu eruieren und davon ausgehend zu klären, ob geeignete Ressourcen für eine Versorgung auf dem erforderlichen Niveau vorhanden sind. **Zeitgerechte Lagebeurteilungen sowie eine klare, offene und aufrichtige Kommunikation sind für diesen Prozess unverzichtbar** (vgl. ➤ Kap. 24ff).

✓ **PRAKTISCHE TIPPS**

- Selbstfürsorge ist wichtig. Richten Sie Zeitfenster zur Rückschau, Besinnung und/oder klinischen Supervision ein.
- Die Rahmenbedingungen der Patientenversorgung müssen bei der Planung der Untersuchungen und bei der Behandlungsplanung berücksichtigt werden.
- **Als Physiotherapeutin sind Sie immer auch Interessenvertretung für Ihre Patienten.**

Die Bedeutung der Hoffnung

Alle klinisch Behandelnden, die im palliativen Bereich tätig sind, kennen die **Gratwanderung, den Patientinnen einerseits Hoffnung zu lassen und andererseits den Realitäten der Situation gerecht zu werden** (Clayton et al. 2005). So wichtig es natürlich ist, den Patientinnen gegenüber aufrichtig zu sein, so wichtig ist es auch anzuerkennen, dass Krankheitsverläufe oft unberechenbar sind. **Aufrichtigkeit, Hoffnung und Unvorhersehbarkeit beim Clinical Reasoning unter einen Hut zu bringen, ist glücklicherweise nicht so schwer wie es zunächst klingt,** wenn Physiotherapeuten

- ihre Unvoreingenommenheit bewahren,
- taktvoll auf scheinbar unmögliche Forderungen oder scheinbar abwegige Fragen reagieren,
- auf die Wünsche der Patientinnen und Familien hören und sie in Untersuchungs- und Behandlungspläne integrieren,
- klare Strukturen für die Kommunikation mit Patientinnen, Familienangehörigen, Betreuerinnen und den anderen Mitgliedern des Behandlungsteams aufbauen und
- gute Kommunikationsfähigkeiten besitzen.

Am häufigsten entsteht das Dilemma zwischen den Hoffnungen der Patientinnen und der eigenen klinischen Erfahrung, wenn es darum geht, Verlauf und Ergebnis einer geplanten Behandlung abzuschätzen.

PATIENTENBEISPIEL

Betrachten Sie beispielsweise den Fall eines Patienten mit metastasiertem Bronchialkarzinom, bei dem eine Rückenmarkkompression auf Höhe der mittleren Brustwirbelsäule auftritt. Glücklicherweise wird ärztlicherseits rechtzeitig interveniert, und sowohl der Neurologe als auch der Radioonkologe äußern sich anschließend zuversichtlich in Bezug auf die Heilungschancen. Aktuell ist der Patient jedoch noch auf den Rollstuhl angewiesen und wird zur „Beschleunigung des Wiederherstellungsprozesses" zur Physiotherapie überwiesen. In diesem Falle wäre es nicht überraschend, wenn der Patient den Physiotherapeuten fragen würde, wann er denn wieder gehen wird können.

In einer solchen Situation ist damit zu rechnen, dass der Patient als Erstes von seinem Physiotherapeuten wissen will, wann er wohl wieder gehen können wird.

Diese oder ähnliche Fragen bringen Physiotherapeutinnen zunächst in eine Zwickmühle: Die Antwort kann sich auf das bestehende Verhältnis zum Patienten und damit auch auf den Erfolg der Physiotherapie auswirken. Eine Möglichkeit wäre, dem Patienten offen und ehrlich zu sagen, dass man primär nicht sagen kann, wie lange es dauern wird. Da aber das Gehen können für den Patienten offensichtlich wichtig ist, wird dies ein vorrangiges Ziel für die Physiotherapiesitzungen werden. **Dafür ist es erforderlich, dass Physiotherapeutinnen auf der Grundlage der Untersuchungsergebnisse umreißen, welche Verbesserungen erforderlich sind, damit der Patient wieder gehen kann.** Idealerweise sollten sie in diesem Zusammenhang dem Patienten auch gleich skizzieren, welche Methoden konkret eingesetzt werden sollen, um die erforderlichen Verbesserungen zu erreichen. Auf diese Weise reagieren Physiotherapeutinnen auf die Wünsche des Patienten und legen einen strategischen Ansatz fest, hinter dem sie auch aus fachlicher Sicht stehen können, ohne die Hoffnungen des Patienten zu schmälern (siehe auch Kasten „Zielvereinbarung" in diesem Kapitel).

Flexibilität

Im Verlauf dieses Kapitels ist gewiss deutlich geworden, wie wichtig Flexibilität beim Clinical Reasoning ist. Aus der Sicht der Physiotherapeuten macht sich dies nicht nur beim Untersuchungsablauf bemerkbar, sondern auch bei der Erstellung und Umsetzung des Behandlungsplans. Eine gewisse Flexibilität wird allerdings auch vom übrigen Behandlungsteam sowie nicht zuletzt von Patientinnen und deren Angehörigen gefordert.

In Fällen wie den beiden oben vorgestellten Beispielen kann **Flexibilität erforderlich sein, wenn es darum geht, welche Bedeutung der Physiotherapie für Menschen am Ende des Lebens beigemessen wird.** In manchen Ländern ist die Integration von Physiotherapeutinnen in die Palliativteams noch keine Selbstverständlichkeit und es wird unter Umständen gar nicht daran gedacht, dass auch die Physiotherapie einen Beitrag zur Versorgung leisten kann. Folglich werden Physiotherapeutinnen oft gar nicht oder zu spät einbezogen, um noch wirkungsvoll helfen zu können (➤ Kap. 4). Es kann aber auch vorkommen, dass Behandlungsteams, Patienten und pflegende Angehörige ganz unrealistische Erwartungen an die Physiotherapie entwickeln – in Bezug auf den zu erwartenden Erfolg oder auch hinsichtlich der Verfügbarkeit und Häufigkeit der Therapie. Wie hier eine Flexibilität der Erwartungen gefördert werden kann, hängt natürlich von der Situation der

8

einzelnen Physiotherapeutinnen ab, aber es gilt in jedem Fall, was bereits wiederholt gesagt wurde: Ohne klare und eindeutige Kommunikation lässt sich nichts erreichen.

Als klinisches Beispiel für die erforderliche Flexibilität kann noch einmal der oben vorgestellte Herr A. dienen.

PATIENTENBEISPIEL

Herr A.

Gehen wir noch einmal zurück zu der Schulterschädigung, die Herrn A.s Vater seinem Sohn ungewollt zugefügt hat, indem er Übungen aus dem Internet mit ihm machte. Mancher Physiotherapeut käme gar nicht auf den Gedanken, dass Herr A. noch andere Übungen macht, und könnte dies entsprechend nicht als Ursache der aufgetretenen Schulterschmerzen in sein Clinical Reasoning einbeziehen. Ein anderer wäre vielleicht bestrebt, Herrn A.s Vater von der Mitwirkung an der Therapie abzuhalten. Ein flexibler Therapeut würde jedoch erkennen und akzeptieren, dass der Vater in die Behandlung seines Sohnes eingebunden werden möchte und ihm damit auch als nützliche Informationsquelle dienen kann. Er könnte daraufhin dem Vater genauere Erklärungen und Anleitungen zur Betreuung seines Sohnes geben und ihn auf Ressourcen verweisen, die für den individuellen Fall von Herrn A. besser geeignet sind als die zuvor genutzte Internetquelle.

Interessenvertreter für Patientinnen und die Profession

8

Die Arbeit der Physiotherapeuten in der Palliative Care ist mit einer großen Herausforderung verbunden, nämlich der, dass die Patientinnen, die am Ende ihres Lebens stehen, ganz selbstverständlich das Angebot einer Physiotherapie erhalten sollten. Diese Herausforderung ist zum Teil Ausdruck einer eingeschränkten Verfügbarkeit physiotherapeutischer Leistungen für die gesamte Bevölkerung, spiegelt aber auch die unterschiedliche Bedeutung wider, die die Palliativteams selbst einer physiotherapeutischen Betreuung beimessen. Es kann daher kaum häufig genug betont werden, dass Physiotherapeuten über genau die Kenntnisse und Fähigkeiten verfügen, die die Patientinnen benötigen, um *„bis zu ihrem Tod so aktiv wie möglich leben zu können"* (WHO 2012). Auch an den Beispielen von Herrn A. und Frau B. wurde deutlich, dass die Physiotherapie für diese Personen nicht nur fachlich indiziert war, sondern zweifellos auch zur Verbesserung ihrer Lebensqualität beitragen konnte.

Die Physiotherapeuten müssen also nicht allein die besonderen Fähigkeiten ausbilden und entwickeln, die für ihre anspruchsvolle Arbeit erforderlich sind. Vielmehr müssen sie sich manchmal sogar aktiv dafür einsetzen, dass sie diese Fähigkeiten auch zum Wohle der Patientinnen und Patienten anwenden können. Je mehr jedoch die allgemeine Anerkennung für die Bedeutung der palliativen Physiotherapie zunimmt, desto seltener wird hoffentlich in Zukunft eine solche „Eigenwerbung" nötig sein.

8.3 Schlussbemerkungen

In diesem Kapitel wurde der Ablauf des Clinical Reasoning in der Palliative Care anhand klinischer Fallbeispiele vorgestellt. Dabei wurde deutlich, welch breites Spektrum von Faktoren Physiotherapeutinnen bei der Durchführung einer Untersuchung oder bei der Planung und Umsetzung einer Behandlungsstrategie für die Palliativpatienten berücksichtigen müssen. **Deutlich wurde aber auch, dass Clinical Reasoning zwar gelegentlich kompliziert, nie aber unmöglich ist.** Wenn sich Therapeutinnen die Zeit nehmen, Informationen aus unterschiedlichen Quellen zusammenzutragen und bereit sind, auf Patienten zu hören und flexibel zu reagieren, wird das Ergebnis ihrer Arbeit nicht nur angemessen und effektiv für die Patienten, sondern auch beruflich befriedigend für sie selbst sein.

LITERATUR

Ahmed NN, Farnie M, Dyer CB. The effect of geriatric and palliative medicine education on the knowledge and attitudes of internal medicine residents. J Am Geriatr Soc 2011; 59: 143–147.

Ajjawi R, Higgs J. Learning to reason: a journey of professional socialisation. Adv Health Sci Educ Theory Pract 2008; 13: 133–150.

Atkinson HL, Nixon-Cave K. A tool for clinical reasoning and reflection using the International Classification of Functioning, Disability and Health (ICF) framework and patient management model. Phys Ther 2011; 91: 416–430.

British Medical Journal. Best Practice: Pulmonary embolism. 2011. Aus: http://bestpractice.bmj.com/best-practice/monograph/116.html (letzter Zugriff: August 2012).
British Thoracic Society Standards of Care Committee Pulmonary Embolism Guideline Development Group. British Thoracic Society guidelines for the management of suspected acute pulmonary embolism. Thorax 2003; 58: 470–484.
Briggs RW. Clinical decision maing for physical therapists in patient-centreed end-of-life care. Top Geriatr Rehabil 2011; 27:10–17.
Bye R. When clients are dying: occupational therapists' perspectives. Occup Ther J Res 1998; 18:3–24.
Childs JD, Cleland JA. Development and application of clinical prediction rules to improve decision making in physical therapist practice. Phys Ther 2006; 86: 122–131.
Clayton JM, Butow PN, Arnold RM, Tattersall MHN. Fostering coping and nurturing hope when discussing the future with terminally ill cancer patients and their caregivers. Cancer 2005; 103: 1.965–1.975.
Edwards I, Richardson B. Clinical reasoning and population health: decision making for an emerging paradigm of health care. Physiother Theory Pract 2008; 24: 183–193.
Edwards I, Jones M, Carr J, Braunack-Mayer A, Jensen GM. Clinical reasoning strategies in physical therapy. Phys Ther 2004; 84: 312–335.
Eliott JA, Olver I. Dying cancer patients talk about physician and patient roles in DNR decision making. Health Expect 2011; 14: 147–158.
Emanuel L, Scandrett KG. Decisions at the end of life: have we come of age? BMC Med 2010; 8: 57–64.
Finch E, Geddes EL, Larin H. Ethically-based clinical decision-making in physical therapy: process and issues. Physiother Theory Pract 2005; 21: 147–162.
Greenfield BH, Anderson A, Cox B, Tanner MC. Meaning of caring to 7 novice physical therapists during their first year of clinical practice. Phys Ther 2008; 88: 1.154–1.166.
Grimmer-Somers K, Lekkas P, Nyland L, Young A, Kumar S. Perspectives on research evidence and clinical practice: a survey of Australian physiotherapists. Physiother Res Int 2007; 12: 147–161.
Huhn K, Gilliland SJ, Black LL, Wainwright SF, Christensen N. Clinical reasoning in physical therapy: a concept analysis. Phys Ther 2019; 99:440–456.
Johanson GA. The defined trial period in ethical decision making. J Pain Symptom Manage 2009; 38: 473–476.
Lee SF, KristHerr H.son LJ, Williams AM. Professional relationships in palliative care decision making. Support Care Cancer 2009; 17: 445–450.
Mahon MM. Clinical decision making in palliative care and end of life care. Nurs Clin North Am 2010a; 45: 345–362.
Mahon MM. Advanced care decision making: Asking the right people the right questions. J Psychosoc Nurs 2010b; 48: 13–19.
May S, Greasley A, Reeve S, Withers S. Expert therapists use special clinical reasoning processes in the assessment and management of patients with shoulder pain: a qualitative study. Aust J Physiother 2008; 54: 261–266.
Moore CL, Kaplan SL. A framework and resources for shared decision making: opportunities for improved physical therapy outcomes. Phys Ther 2018; 98:1022–1036.
Murray SA, Kendall M, Boyd K, Sheikh A. Illness trajectories and palliative care. BMJ 2005;330(7498): 1.007–1.011.
O'Brien M, Jack B. Barriers to dying at home: the impact of poor co-ordination of community service provision for patients with cancer. Health Soc Care Community 2010; 18: 337–345.
Olsen ML, Swetz KM, Mueller PS. Ethical decision making with end-of-life care: palliative sedation and withholding or withdrawing life-sustaining treatments. Mayo Clin Proc 2010; 85: 949–954.
Ott BB. Progress in ethical decision making in the care of the dying. Dimens Crit Care Nurs 2010; 29: 73–80.
Philip J, Gold M, Schwarz M, Komesaroff P. Patients' views on decision making in advanced cancer. Palliat Support Care 2009; 7: 181–185.
Playford ED, Siegert R, Levack W, Freeman J. Areas of consensus and controversy about goal setting in rehabilitation: a conference report. Clin Rehab 2009; 23: 334–344.
Rajer M, Kovac V. Malignant spinal cord compression. Radiol Oncol 2008; 42: 23–31.
Rosser M. Palliative care emergencies 1: Diagnosis. NursingTimes.net 2007a; 103: 28. Aus: http://www.nursingtimes.net/nursing-practice-Clinical-research/palliative-care-emergencies-1-diagnosis/200201.article (letzter Zugriff: August 2012).
Rosser M. Palliative care emergencies 2: Management. NursingTimes.net, 2007b; 103: 26. Aus: http://www.nursingtimes.net/nursing-practice-clinical-research/palliative-care-emergencies-2-management/200215.article (letzter Zugriff: August 2012).
Simon A. Understanding the key areas of clinical decision making at the end of life. Int J Palliat Nurs 2009; 15: 264–265.
Smith M, Higgs J, Ellis E. Physiotherapy decision making in acute cardio respiratory care is influenced by factors related to the physiotherapist and the nature and context of the decision: a qualitative study. Austr J Physiother 2007; 53: 261–267.
Smith M, Higgs J, Ellis E. Effect of experience on clinical decision making by cardiorespiratory physiotherapists in acute care settings. Physiother Theory Pract 2010; 26: 89–99.
Topp J, Westenhöfer J, Scholl I, Hahlweg P. Shared decision-making in physical therapy: a cross-sectional study on physiotherapists' knowledge, attitudes and self-reported use. Patient Educ Couns 2018; 101:346–351.
Vogel KA, Geelhoed M, Grice KO, Murphy D. Do occupational therapy and physical therapy curricula teach critical thinking skills? J Allied Health 2009; 38: 152–157.
Wade D. Goal setting in rehabilitation: an overview of what, why and how. Clin Rehab 2009; 23: 291–296.

Wainwright SF, Shepard KF, Harman LB, Stephens J. Factors that influence the clinical decision making of novice and experienced physical therapists. Phys Ther 2011; 91: 87–101.

Wainwright SF, McGinnis PQ. Factors that influence the clinical decision-making of rehabilitation professionals in long-term care settings. J Allied Health 2009; 38: 143–151.

Wainwright SF, Shepard KF, Harman LB, Stephens J. Novice and experienced physical therapist clinicians: a comparison of how reflection is used to inform the clinical decision-making process. Phys Ther 2010; 90: 75–88.

Waterworth S, Gott M. Decision making among older people with advanced heart failure as they transition to dependency and death. Curr Opin Support Palliat Care 2010; 4: 238–242.

Wilson LD, Detterbeck FC, Yahalom J. Superior vena cava syndrome with malignant causes. N Engl J Med 2007; 356: 1.862–1.869.

World Health Organization (WHO). Cancer: Palliative Care. 2012. Aus: http://www.who.int/cancer/palliative/en/ (letzter Zugriff: August 2012).

Young B, Moffett JK, Jackson D, McNulty A. Decision-making in community-based paediatric physiotherapy: a qualitative study of children, parents and practitioners. Health Soc Care Community 2006; 14: 116–124.

KAPITEL

9

Brigitte Loder-Fink

Die ICF als Grundlage für die klientenzentrierte Arbeit in der Palliative Care

Die *Internationale Klassifikation der Funktionsfähigkeit, Behinderung und Gesundheit* [ICF] wurde 2001 von der Weltgesundheitsorganisation [WHO] 2001 herausgegeben und auf Grundlage der *International Classification of Impairment, Disability and Handicap* [ICIDH] entwickelt. Im Gegensatz zur Vorgängerversion ICIDH beruht die ICF auf einem bio-psycho-sozialen Modell (➤ Abb. 9.1), das einen primär **ressourcenorientierten Ansatz** vertritt. Dieser Ansatz zeigt sich dadurch, dass die ICF die Funktionsfähigkeit, Behinderung und Gesundheit beschreibt, also *die Gesundheit und die Komponenten von Gesundheit.* Im Gegensatz dazu steht die ICIDH, die die Schädigung, Behinderung und Beeinträchtigung, also die Folgen einer Krankheit, aufzählt (vgl. WHO, 2005).

Der ressourcenorientierte Ansatz der ICF ist auch ein wesentlicher Aspekt in der Palliative Care. Laut WHO (2002) soll die Lebensqualität von palliativen Klientinnen und Klienten und deren Angehörigen „[...] *durch frühzeitiges Erkennen, untadelige Einschätzung und Behandlung von Schmerzen sowie anderen belastenden Beschwerden körperlicher, psychosozialer und spiritueller Art*" verbessert werden. Die Arbeit mit der ICF kann in der Palliative Care eine ganzheitliche Betreuung, die körperliche, psychische, soziale und spirituelle Bedürfnisse und Ressourcen berücksichtigt, gewährleisten.

9.1 Die Begriffe Funktionsfähigkeit, Behinderung und Gesundheit verstehen

Die ICF beschreibt die Funktionsfähigkeit, Behinderung und Gesundheit von Personen immer in Bezug auf die Körperfunktionen, Körperstrukturen, Aktivitäten und Partizipation sowie deren beeinflussende Umweltfaktoren.

Im Folgenden werden die Begriffe *Funktionsfähigkeit, Behinderung* und *Gesundheit* aus Sicht der ICF erläutert und beschrieben, wie sie miteinander in Beziehung stehen.

Funktionsfähigkeit und Behinderung

Es ist wichtig, die von der WHO benutzten Begriffe *Functioning* und *Disability* zu verstehen, da diese die Grundlage der ICF darstellen. Übersetzt werden diese Begriffe mit den deutschen Wörtern *Funktionsfähigkeit* und *Behinderung* (vgl. WHO, 2005).

Für die WHO beschreibt die Funktionsfähigkeit eines Menschen alle Körperfunktionen, alle Körperstrukturen, alle Aktivitäten (Handlungen, Aktionen und Fertigkeiten), die ein Mensch ausführt oder an denen er teilnimmt, sowie alle Rollen, die die beschriebene Person bereits ausführt oder ausführen will. Wenn es zu Einschränkungen der Funktionsfähigkeit kommt, spricht die WHO von Behinderung.

Praktischer Hinweis

Laut ICF ist die Behinderung nicht als Eigenschaft einer Person zu verstehen, sondern zeigt sich in der *behinderten oder beeinträchtigten oder eingeschränkten* Funktionsfähigkeit einer Person (WHO, 2005).

„Die vollständige Abwesenheit von Funktionsfähigkeit ist mit Behinderung gleichzusetzen" (Bickenbach, 2012, S.5).

Der Begriff Behinderung beschreibt also den **Grad der Funktionsfähigkeit** eines Menschen. Den Grenzwert, ab dem die Funktionsfähigkeit aufhört und man von Behinderung spricht, sollte laut WHO jedes Land für sich festlegen. Es gibt dafür keine von der WHO definierten Werte. Man kann sich den Grad der Funktionsfähigkeit eines Menschen wie eine Linie vorstellen, auf der auf der einen Seite die vollständige Funktionsfähigkeit steht und auf der anderen Seite die vollständige Behinderung. *„Der Grad der Funktionsfähigkeit oder Behinderung befindet sich dabei auf diesem Kontinuum“* (Bickenbach, 2012, S.5) und wird bei einer Befundaufnahme nach der ICF anhand dieser imaginären Linie beurteilt.

Zusammengefasst ist die Funktionsfähigkeit der Oberbegriff der Körperfunktionen, Körperstrukturen, Aktivitäten und Partizipation. Der Begriff „Behinderung“ beschreibt Schädigungen der Körperfunktionen und Körperstrukturen, Einschränkungen in den Aktivitäten und Beeinträchtigungen in der Partizipation. Die WHO-Definitionen von Funktionsfähigkeit und Behinderung sind untrennbar miteinander verbunden (vgl. WHO, 2005).

Einschränkungen der Funktionsfähigkeit stehen immer im Zusammenhang mit einem Gesundheitsproblem (Gesundheitsstörung oder Krankheit), sind aber auch das Ergebnis einer Wechselwirkung zwischen einem Gesundheitsproblem und den Kontextfaktoren (personbezogene Faktoren und Umweltfaktoren). Im bio-psycho-sozialen Modell der WHO (➤ Abb. 9.1) wird diese Wechselwirkung, die zwischen den einzelnen Komponenten des Modells dynamisch und immer in zwei Richtungen erfolgen kann, dargestellt. Einzelne Veränderungen können sich immer auf eine oder mehrere Komponenten auswirken. Die Umweltfaktoren können den Grad zwischen Funktionsfähigkeit und Behinderung positiv als Förderfaktor oder negativ als Barriere beeinflussen. Um den Grad der Funktionsfähigkeit einer Person adäquat beschreiben und erfassen zu können, ist es daher wichtig, den Einfluss der Umweltfaktoren zu berücksichtigen.

Diese Wechselwirkung kann an folgendem Praxisbeispiel verdeutlich werden:

PATIENTENBEISPIEL

Heinrich Hofer

Der *gesellige 70-jährige Heinrich Hofer* (personbezogene Faktoren) lebt seit zwei Monaten aufgrund seines hohen Pflegebedarfs mit der Diagnose *COPD im Stadium 4* (Gesundheitsproblem) in einem Pflegeheim. Er leidet unter *Dyspnoe* (Körperfunktionen). Der damit in Zusammenhang stehende allgemeine Erschöpfungszustand wirkt sich negativ auf seinen Appetit aus. Herr Hofer würde gerne *zur Nahrungsaufnahme* (Aktivität) *zu Mittag im Speisesaal mit den anderen Bewohnern sitzen* (Partizipation). Durch Anpassungen der Umweltfaktoren, zum Beispiel die selbstständige Aufnahme von *kalorien- und eiweißreichen Getränken durch geeignete und angepasste Trinkbecher, Keilkissen sowie Lagerungsmaterialien zur entspannten Positionierung in einem dafür geeigneten Rollstuhl*, kann Herr Hofer die Aktivität *Nahrungsaufnahme* durchführen und am Heimleben partizipieren. Das hat eine ruhigere Atmung zur Folge und wirkt sich positiv auf seinen Allgemeinzustand aus. Wäre die Anpassung der Umweltfaktoren nicht durchführbar, könnte Herr Hofer weder die gewünschte Aktivität durchführen, noch Teilhabe erfahren. In weiterer Folge wären auch keine positiven Auswirkungen auf die Körperfunktionen erkennbar.

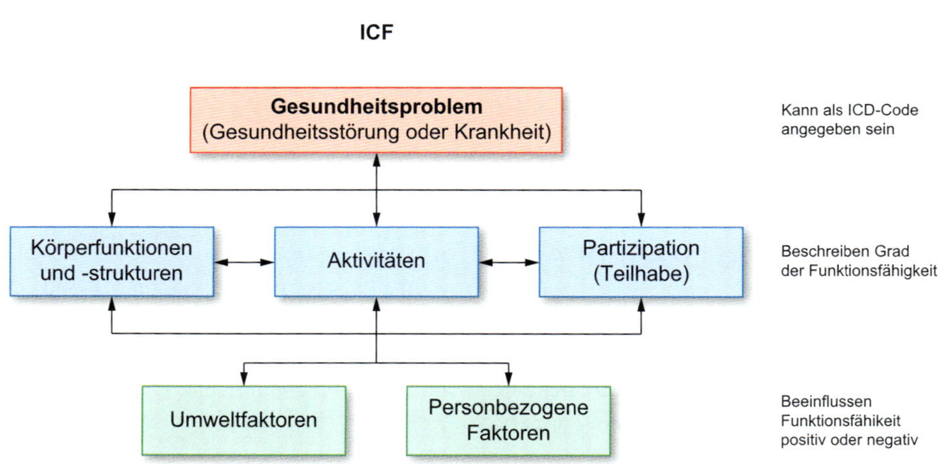

Abb. 9.1 Das biopsychosoziale Modell mit ergänzenden Kommentaren [W798]

In der ICF sind alle Bestandteile der Funktionsfähigkeit und der Umweltfaktoren klassifiziert. Gesundheitsprobleme (Gesundheitsstörungen oder Krankheiten) sind zwar auch ein Bestandteil der ICF, werden aber in der *Internationalen Klassifikation der Krankheiten* [ICD] erfasst. Die Blickwinkel der ICD und der ICF ergänzen sich gegenseitig. Gemeinsam angewandt liefern sie ein umfassendes Bild von der Gesundheit eines Menschen oder einer Population. Sie bieten somit die Möglichkeit, Krankheiten und deren Einfluss auf die Funktionsfähigkeit einer Person standardisiert zu beschreiben (vgl. WHO, 2005).

Gesundheit in der ICF

Jeder Mensch hat für sich eine Vorstellung, was *Gesundheit* bedeutet. Schwierig wird es, wenn man Gesundheit allgemeingültig definieren soll. Die WHO definiert Gesundheit als *„Zustand des vollständigen körperlichen, geistigen und sozialen Wohlergehens und nicht nur als das Fehlen von Krankheit oder Gebrechen“* (*Callahan, 1973*). Diese Definition korreliert mit dem, was den meisten Menschen in Bezug auf Gesundheit wichtig ist. In diesem Zusammenhang spielt auch das Wohlbefinden eine große Rolle. So gesehen bedeutet *Gesundheit* und *gesund sein* für viele, dass der Alltag so gestaltet werden kann, dass er zu größtmöglichen Wohlbefinden führt.

Daher werden in der ICF die Bestandteile der Gesundheit in einer einheitlichen und standardisierten Sprache als „Komponenten der Gesundheit und mit Gesundheit zusammenhängenden Komponenten von Wohlbefinden“ beschrieben und definiert (WHO, 2005, S.9).

9.2 Ziele der ICF

Die ICF ist ein weltweit gültiges Werk und dient als eine wissenschaftliche Grundlage für das Verstehen des Gesundheitszustands eines Menschen oder einer Population. Mit der ICF können die bio-psycho-sozialen Aspekte von Krankheitsfolgen unter Berücksichtigung der Kontextfaktoren systematisch erfasst und dargestellt werden. Die ICF kann daher nicht nur auf Menschen mit Behinderungen, sondern auf alle Menschen in allen Lebenssituationen bezogen werden. Das Kodierungssystem ermöglicht außerdem eine länderübergreifende Kommunikation zum Thema Gesundheit zwischen verschiedenen Berufsgruppen und Personengruppen. Sie schafft durch die Möglichkeit von Datenvergleichen eine Grundlage für Entscheidungen über individuelle Rehabilitationsmaßnahmen oder über gesundheitspolitische Maßnahmen (vgl. Bundesgemeinschaft für Rehabilitation, 2008).

Daher eignet sich die ICF hervorragend als Grundlage für die klientenzentrierte Arbeit in der Palliative Care.

9.3 Der Aufbau der ICF, ihr Kodierungssystem und Beurteilungssystem

Der **Aufbau** der ICF ist in ➤ Abb. 9.2 dargestellt und wird im Folgenden beschrieben.

Die ICF besteht aus zwei Teilen, aus dem ersten Teil *Funktionsfähigkeit und Behinderung* und dem zweiten Teil *Kontextfaktoren.* Diese beiden Teile bestehen wiederum aus jeweils zwei Komponenten.

Der erste Teil *Funktionsfähigkeit und Behinderung* gliedert sich

- in die erste Komponente *Körperfunktionen und Körperstrukturen*
- und in die zweite Komponente *Aktivitäten und Partizipation.*

Dabei versteht man unter

- *Körperfunktionen* die physiologischen und psychologischen Funktionen von Körpersystemen, wie zum Beispiel Atmung, Schlucken, Schmerz, Gelenkbeweglichkeit, Langzeitgedächtnis oder Orientierung. Im Kodierungssystem wird die Komponente Körperfunktionen mit dem Buchstaben **b** für *body functions* abgekürzt (vgl. Bundesgemeinschaft für Rehabilitation, 2008).
- *Körperstrukturen* wiederum beziehen sich auf die anatomischen Teile des Körpers wie zum Beispiel die Struktur des Gehirns, mit der Bewegung in Zusammenhang stehende muskuloskelettale Strukturen oder Strukturen des kardiovaskulären Systems. Körperstrukturen werden in der ICF mit dem Buchstaben **s** für *body structures* abgekürzt.

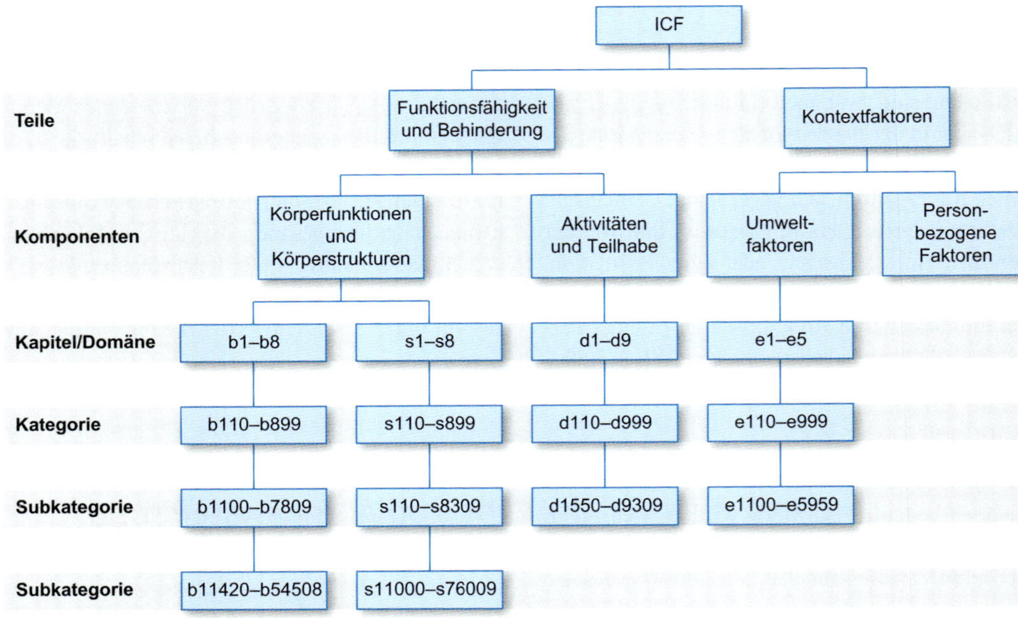

Abb. 9.2 Der Aufbau der ICF [W798]

In der zweiten Komponente *Aktivitäten und Partizipation* versteht man unter

- *Aktivitäten* sind die menschliche Durchführung einer Handlung oder Aufgabe. Einige Beispiele hierfür sind Hausarbeiten erledigen, sich waschen, schreiben oder die Körperposition ändern.
- Unter *Partizipation* ist die Teilhabe und das Einbezogensein einer Person in eine Lebenssituation oder einen Lebensbereich gemeint. Beispiele dafür sind sich an organisierten religiösen Zeremonien, Aktivitäten und Ereignissen beteiligen, am gemeinschaftlichen sozialen Leben teilzunehmen oder Beziehungen zu Verwandten aufzubauen und aufrechtzuerhalten.

Die zweite Komponente *Aktivitäten und Partizipation* des ersten Teils wird mit nur einem Buchstaben **d** für *Life domains* in der Klassifikation abgekürzt. Das heißt, obwohl es zwei unterschiedliche Definitionen für Aktivität und für Partizipation in der ICF gibt, findet man zu den Inhalten der zweiten Komponente immer nur einen Kodierungsbuchstaben, egal ob der Inhalt laut Definition der Aktivität oder der Partizipation zugeordnet wird.

Der zweite Teil *Kontextfaktoren* gliedert sich in die Komponenten *Umweltfaktoren* und *personbezogene Faktoren.*

- Die *Umweltfaktoren* „bilden die materielle, soziale und einstellungsbezogene Umwelt ab, in der Menschen leben und ihr Dasein entfalten" (Bundesgemeinschaft für Rehabilitation, 2008, S. 15). Beispiele für die Umwelt eines Menschen sind der engste Familienkreis, Produkte und Technologien zur persönlichen Mobilität drinnen und draußen oder Konstruktionen von privaten Gebäuden. Im Kodierungssystem werden die Umweltfaktoren mit dem Buchstaben **e** für *environments* abgekürzt.
- Die Kontextfaktoren *Personbezogene Faktoren* des zweiten Teils werden in der ICF nicht genauer beschrieben. Daher gibt es für personbezogenen Faktoren in der ICF auch keinen Buchstaben als Abkürzung. Unter personbezogenen Faktoren versteht die ICF den speziellen Hintergrund des persönlichen Lebens und die Lebensführung einer Person. Damit sind Geschlecht, Alter, Lebensstil, Gewohnheiten und Sozialisation gemeint. Diese Merkmale eines Menschen sind sehr individuell und aufgrund

großer kultureller Unterschiede sehr schwer allgemein gültig zu klassifizieren. Gerade die personbezogenen Faktoren haben aber oft einen wesentlichen Einfluss auf die Gesundheit und die damit in Zusammenhang stehenden Komponenten. Ihre Berücksichtigung ist daher im bio-psycho-sozialen Modell sowie auch im Behandlungsprozess zwingend notwendig (vgl. WHO, 2005).

Die drei klassifizierten Komponenten *Körperfunktionen und Körperstrukturen, Aktivitäten und Teilhabe* und *Umweltfaktoren* der beiden Teile werden inhaltlich in Domänen (Kapitel) unterteilt. Die Domänen sind weiter in Blöcke unterteilt, die der Gliederung und der Konkretisierung dienen. Diese sind der Übersichtlichkeit halber nicht in ➢ Abb. 9.2 dargestellt, würden sich aber hierarchisch unter den Kapiteln/Domänen befinden. Die Blöcke wiederum sind in Kategorien und diese in Subkategorien unterteilt und stellen die kleinsten Einheiten der ICF dar. Die Kategorien und Subkategorien definieren spezifisch, worin die Störung bzw. die Beeinträchtigung der Funktionsfähigkeit einer Person liegt. Die vorhandenen Definitionen, Einschluss- und Ausschlusskriterien bieten eine detaillierte Beschreibung für jede Kategorie und Subkategorie. Nur die Kategorien beziehungsweise die Subkategorien können zur Kodierung herangezogen werden.

Die Kodierung der ICF stellt ein systematisches Verschlüsselungssystem dar. So können prägnant wichtige Gesundheitsinformationen länder- und fachübergreifend weitergegeben werden. Die Kodierung findet, wie bereits erwähnt, erst ab der Ebene der Kategorien statt. Jeder Code besteht aus alphanumerischen Zeichen. Die dabei vorkommenden Buchstaben sind die Abkürzungen der Komponenten: **b** (Körperfunktionen), **s** (Körperstrukturen), **d** (Aktivitäten und Teilhabe) und **e** (Umweltfaktoren). Danach folgt ein numerischer Code bestehend aus drei bis fünf Ziffern von 0–9 (vgl. Rentsch & Bucher, 2006).

Anhand des Beispiels der Subkategorie *b11420 Orientierung zum eigenen Selbst* wird hier der alphanumerische Code und die dazugehörige Beschreibung gezeigt: Die ersten beiden Stellen des Codes stehen für die Kapitelnummer (**b1** = Kapitel Mentale Funktion). Die dritte und vierte Stelle steht für die jeweilige Kategorie (b1 **14** = Kategorie Funktionen der Orientierung) und die fünfte und sechste Stelle des Codes stehen für die jeweiligen Subkategorien (b1 14 **20** = Subkategorie Orientierung zum eigenen Selbst).

Um eine codierte Gesundheitsinformation (= ICF-Code) aussagekräftig zu machen, muss jeder ICF-Code mit mindestens einem Beurteilungsmerkmal beurteilt werden. Diese Beurteilungsmerkmale beschreiben, welcher Grad der Funktionsfähigkeit auf der imaginären Linie zwischen *vollständiger Funktionsfähigkeit* und *vollständiger Behinderung* vorliegt. Dies geschieht, indem man die passende Ziffer anhand des Beurteilungsschemas nach einem Punkt hinter dem ICF-Code anfügt. In Beispiel *b11420.4 Orientierung zum eigenen Selbst* bedeutet die Ziffer hinter dem Punkt, dass die Behinderung *voll ausgeprägt* ist.

Es gibt für jede Komponente zwischen einem bis drei Beurteilungsmerkmale, nach denen man die einzelne Gesundheitsinformation bewerten kann. Der Vollständigkeit halber sei erwähnt, dass für die Komponente *Körperstrukturen* drei Beurteilungsmerkmale (Ausmaß der Schädigung, Art der Schädigung und Lokalisation der Schädigung), und für die Komponente *Aktivitäten und Partizipation* zwei Beurteilungsmerkmale (Beurteilung der Leistung und Beurteilung der Leistungsfähigkeit) in der ICF zur Verfügung stehen. Diese kann man in der Originalfassung der ICF nachlesen.

Im therapeutischen Alltag hat sich gezeigt, dass die Anwendung des ersten Beurteilungsmerkmals am praktikabelsten ist. Daher wird im Rahmen dieses Textes jeweils nur das erste Beurteilungsmerkmal der Komponenten beschrieben. Auch in folgendem Fallbeispiel wird nur ein Beurteilungsmerkmal angewandt.

Die **allgemeine Skala des ersten Beurteilungsmerkmals für die Komponenten Körperfunktion, Körperstrukturen, Aktivitäten und Partizipation** ist wie folgt definiert (WHO, 2005):

- xxx.0 = Behinderung/Beeinträchtigung/ Schädigung NICHT vorhanden
- xxx.1 = Behinderung/Beeinträchtigung/ Schädigung LEICHT ausgeprägt
- xxx.2 = Behinderung/Beeinträchtigung/ Schädigung MÄSSIG ausgeprägt

- xxx.3 = Behinderung/Beeinträchtigung/ Schädigung ERHEBLICH ausgeprägt
- xxx.4 = Behinderung/Beeinträchtigung/ Schädigung VOLL ausgeprägt
- xxx.8 = Behinderung/Beeinträchtigung/ Schädigung nicht spezifiziert (wenn nicht ausreichende Informationen für eine Beurteilung vorhanden sind)
- xxx.9 = Kategorie nicht anwendbar (wenn eine Kategorie für eine Person nicht anwendbar ist, z. B. die Kategorie „s6300 Eierstöcke" bei Männern)

Bei den Umweltfaktoren verwendet man einem Punkt nach dem alphanumerischen Code, um eine Barriere anzuzeigen und ein Pluszeichen, um einen Förderfaktor zu beschreiben. Zum Beispiel beschreibt die Ziffer 4 in diesem Code e155.4 eine *voll ausgeprägte Barriere* in der Konstruktion von den Ein- und Ausgängen in privaten Gebäuden, wohingegen das Plus in Verbindung mit der Ziffer 4 bei e155 + **4** auf einen *voll ausgeprägten Förderfaktor* bei der Konstruktion von Ein- und Ausgängen hinweist.

Die **allgemeine Skala des ersten Beurteilungsmerkmals für Barrieren bzw. Förderfaktoren bei Umweltfaktoren** ist wie folgt definiert (WHO, 2005):

- xxx.0/xxx + 1 = Barriere/Förderfaktor NICHT vorhanden
- xxx.1/xxx + 1 = Barriere/Förderfaktor LEICHT ausgeprägt
- xxx.2/xxx + 2 = Barriere/Förderfaktor MÄSSIG ausgeprägt
- xxx.3/xxx + 3 = Barriere/Förderfaktor ERHEBLICH ausgeprägt
- xxx.4/xxx + 4 = Barriere/Förderfaktor VOLL ausgeprägt
- xxx.8/xxx + 8 = nicht spezifiziert
- xxx.9 = Kategorie nicht anwendbar (bei dieser Ziffer gibt es kein Beurteilungsmerkmal mit einem vorangestellten Plus)

9.4 Anwendung und Vorteile der ICF in der patientenzentrierten Arbeit in der Palliative Care

Therapien in der Palliative Care finden in unterschiedlichen Settings statt, z. B. zu Hause bei den Klientinnen und Klienten, in der eigenen Praxis oder in Institutionen wie Krankenhäusern, Rehakliniken, Pflegeheimen oder Palliativ- und Hospizstationen. Auch die Interventionen können sehr unterschiedlich sein und reichen von rehabilitativen, erhaltenden, kompensierenden, erlernenden, adaptiven bis hin zu präventiven Maßnahmen. Therapeutinnen und Therapeuten, die in der Palliative Care arbeiten und in ihrer Befunderhebung, Dokumentation und Berichtslegung die ICF als Grundlage nutzen, können problemlos disziplin- und institutionsübergreifend verstanden werden. Durch die Verwendung der allgemein anerkannten Formulierungen der ICF kann die **Notwendigkeit von Verordnungen belegt werden, was die Zusammenarbeit und Kooperation mit Ärztinnen und Ärzten, Krankenkassen und Sozialversicherungsträgern erleichtert** (vgl. Mahnken, 2011).

Die ICF **fördert klientenzentriertes Arbeiten,** indem im ersten Schritt des Therapieprozesses die Zielsetzung der Therapie sowie die Ressourcen- und Problembeschreibung **aus Betroffenensicht** erfolgen soll. Diese Sichtweise der individuellen Lebenswelt kann mit Hilfe der ICF gut und einheitlich beschrieben werden. Die ICF berücksichtigt neben den Gesundheitsproblemen die **biographischen, sozialen, kulturellen und materiellen Lebensbedingungen** und sieht neben alltagsnahen Zielen auch Partizipation als möglichen Outcome des Therapieprozesses. Im Fokus der Therapie stehen oft nicht nur die betroffenen, schwer kranken Personen, sondern auch Angehörige und Freunde.

Durch die ganzheitliche Erfassung, Befunderhebung und Dokumentation mithilfe der ICF ergeben sich außerdem folgende Vorteile in der Palliative Care:

- Der Bedarf und die Bedürfnisse der Patientin/des Patienten stehen im Zentrum.
- Bedarfe und Bedürfnisse der Klientel und der Angehörigen werden erkannt und dokumentiert

- Eine gute und lückenlose Betreuung kann durch die enge Vernetzung der Hospiz- und Palliativeinrichtungen mit anderen Gesundheitsbereichen und medizinischen Disziplinen erreicht werden.
- Eine ganzheitliche Betreuung, die körperliche, psychische, soziale und spirituelle Bedürfnisse gleichermaßen umfasst, kann erhoben und dokumentiert werden.
- Das Wohlbefinden der Patientinnen und Patienten sowie der An- und Zugehörigen wird erhalten bzw. verbessert.
- An- und Zugehörige werden in die Betreuung einbezogen.
- Auf Heilung ausgerichtete und palliative Maßnahmen können erfasst, aufeinander abgestimmt und ineinandergreifend beschrieben werden.
- Man wägt Nutzen und Belastung von Behandlungsmaßnahmen im Hinblick auf das Wohlbefinden der Patientinnen und Patienten ab.
- Entscheidungen finden Patientinnen und Patienten, An- und Zugehörige und Angehörige der Gesundheitsprofessionen gemeinsam.
- Das vorausschauende Planen der Betreuung für die letzte Lebensphase wird durch Anwendung der ICF erleichtert.

Praktischer Hinweis

Die Anwendung der ICF ermöglicht, dass alle Lebensbereiche und Personen, die zum Wohlbefinden der Klientel beitragen, in den Therapieprozess einbezogen und berücksichtigt werden. Ein therapeutisches Vorgehen nach der ICF kann daher zu einer hohen Compliance der Klientinnen und Klienten in der Palliative Care führen.

9.5 Therapeutisches Vorgehen nach der ICF anhand einer Fallgeschichte

Anhand einer Fallgeschichte aus der Palliative Care wird das therapeutische Vorgehen nach der ICF beschrieben. In der Palliative Care empfiehlt es sich, zunächst aufgrund der Multimorbidität und der dadurch bedingten vielfältigen Einschränkungen in der Funktionsfähigkeit die Klientinnen und Klienten nach dem gewünschten Outcome zu befragen. Dann werden die Lebensumstände (personbezogene Faktoren) und Umweltfaktoren im Dialog beleuchtet. Auf dieser Basis werden in Absprache mit den Betroffenen gezielte Beobachtungen und Assessments durchgeführt. Diese sollen die Ressourcen und Probleme der Körperfunktionen, der Körperstrukturen, der Aktivitäten und der Partizipation identifizieren und dienen der Befunderhebung, der Therapieplanung und in weiterer Folge der Zielüberprüfung.

In der folgenden Fallgeschichte wird zuerst die Lebenswelt einer Klientin in der Palliative Care vorgestellt. Anschließend wird das therapeutische Vorgehen anhand folgender Punkte beschrieben, die auch Inhalt einer ICF-basierten Dokumentation (siehe Kasten unten „Dokumentationsvorlage nach der ICF“) sind:

- Gesundheitsproblem (+ ICD-Code)
- Gewünschter Outcome aus Sicht der Klientin
- Befunderhebung (personbezogene Faktoren, Umweltfaktoren, Körperfunktionen, Körperstrukturen, Aktivität und Partizipation, Ressourcen und Hauptprobleme)
- Zielbeschreibung (SMART)
- Therapiedurchführung (Zusammenfassung des Verlaufs)
- Endstatus und weitere Handlungsempfehlungen

PATIENTENBEISPIEL

Anna Höfer ist 80 Jahre alt. Sie lebt seit dem Tod ihres Mannes im barrierefreien Erdgeschoss im Mehrgenerationenhaus gemeinsam mit ihrer Tochter und deren Familie. Die Familie besteht aus der Tochter, dem Schwiegersohn und den beiden Enkelsöhnen. Ihre Beziehung zur Familie ihrer Tochter ist eng. Neben täglichen gemeinsamen Mahlzeiten verbringt Frau Höfer sehr gerne Zeit mit ihren Enkelkindern, die sie jahrelang im Kleinkindalter tagsüber betreut hat. Frau Höfer war vor der Pensionierung Landwirtin und liebt es an der frischen Luft zu sein. Des Weiteren ist ihre große Leidenschaft das Kartenspiel.

Frau Höfer leidet seit einigen Jahren an einer chronischen Herzinsuffizienz infolge einer langjährigen arteriellen Hypertonie. Vor einem Jahr nahm ihre körperliche Belastungsfähigkeit immer weiter ab, bis sie auch die liebgewonnenen Spaziergänge mit ihrer Familie aufgeben musste. Sie benötigte daraufhin sogar einen Rollator im Haus und war bei fast allen Aktivitäten des

9

täglichen Lebens auf die Hilfe ihrer Tochter angewiesen. Als sie vor allem nachts unter schwerer Luftnot begleitet von einem starken Hustenreiz sowie Schmerzen im Brustbereich litt und nur noch mit erhöhtem Oberkörper schlafen konnte, wurde sie zur weiteren Therapie in die Klinik überwiesen, nachdem der Hausarzt beim Abhören der Lunge Rasselgeräusche festgestellt hatte. Dort wurde neben der fortgeschrittenen Linksherzinsuffizienz eine ausgeprägte Form von Asthma cardiale diagnostiziert. Es folgten mehrere Klinikaufenthalte.

Aufgrund der Schwere der Linksherzinsuffizienz in Kombination mit einem multimorbiden diagnostischen Hintergrund wurde entschieden, den notwendigen chirurgischen Eingriff nicht durchzuführen. Frau Höfer wurde mit einer medikamentösen Herzinsuffizienz-Therapie und einer Überweisung an ein mobiles Palliativteam nach Hause entlassen. Beim Erstgespräch mit der Therapeutin des mobilen Palliativteams gibt Frau Höfer an, dass sie in der Nacht immer wieder wegen Atemnot aufwacht. Sie kann sich selbstständig auf die Bettkante setzen und mit leichter Unterstützung und Zuhilfenahme des Rollators aufstehen. An guten Tagen ist es möglich, mit Unterstützung und dem Rollator im Haus umherzugehen. Die Angst und die Atemnot behindern ihren Alltag und führen dazu, dass die Gedanken nur noch darum kreisen.

Die medizinischen und pflegerischen Behandlungsmaßnahmen umfassen eine medikamentöse Schmerztherapie und Behandlung der belastenden Atemnot, eine Beratung zur Mundpflege, Unterstützung bei organisatorischen Fragen und eine professionelle Begleitung in dieser belastenden Situation.

Trotz der umfangreichen palliativmedizinischen und pflegerischen Leistungen fühlen sich die Angehörigen hilflos. Sie würden Frau Höfer gerne noch eine schöne letzte Zeit ermöglichen. Auf funktioneller Ebene steht die Linderung der Symptome Atemnot und Angst im Vordergrund. Auf der Aktivitäts- und Partizipationsebene können Tätigkeiten, die ein Teilhaben und ein Wohlbefinden bei Frau Höfer auslösen, als möglicher Outcome definiert werden. Im Dialog mit Frau Höfer und den Angehörigen stellt sich heraus, dass Frau Höfer wieder am Esstisch mit den Enkelkindern Karten spielen und draußen auf der Terrasse des Hauses sitzend die Sonne genießen will. Diesen beiden Tätigkeiten konnte sie aufgrund der Atemnot, der damit verbundenen Angst und eingeschränkten Mobilität nicht mehr nachgehen.

Dokumentation auf Basis der ICF anhand der Fallgeschichte

Zuerst wird der gewünschte Outcome der Klientin notiert. Dann werden alle Informationen und Inhalte aus dem Erstgespräch und der Anamnese den einzelnen Komponenten zugeordnet und die entsprechenden ICF-Codes ermittelt. Dafür benötigt man beide Teile der ICF. Diese gibt es zum kostenlosen Download auf DIMDI oder in der Buchversion. Zudem findet man im Internet auch den ICF-Lotsen, welcher ebenfalls bei der Code-Suche unterstützt. Es besteht auch die Möglichkeit ein ICF Core Set, das ein einfach zu benutzendes Dokumentationsformular nach der ICF ist, zu verwenden. Es gibt für einige Diagnosen und Settings in der Palliativ Care passende ICF Core Sets. Zur Vertiefung zum Thema ICF Core Sets ist es empfehlenswert das Manual zur klinischen Anwendung der ICF Core Sets (Bickenbach et al., 2012) zu lesen.

Wenn für jede relevante Information der Fallgeschichte die jeweilige Kategorie bzw. ein zumindest vierstelliger Code gefunden wurde, sollte man im nächsten Schritt die Funktionsfähigkeit oder die Behinderung jeder Kategorie beurteilen. Dies geschieht anhand von subjektiven Einschätzungen der Klientinnen und Klienten, Beobachtungen oder Ergebnissen von Assessments. Danach werden die größten Ressourcen, das sind mit einem **+4** beurteilte Umweltfaktoren, und die voll ausgeprägten Probleme, meistens mit **4** beurteilt, zusammengefasst. Der gewünschte Outcome, die definierten Ressourcen und Probleme sollten bei der smarten Zielformulierung und dem Therapieverlauf berücksichtigt werden.

Die oben beschriebene Fallgeschichte wird im Folgenden beispielhaft nach einer ICF basierten Dokumentationsvorlage (siehe nachfolgend) beschrieben.

Dokumentationsvorlage nach der ICF: Bericht nach der ICF

Gesundheitsproblem (Diagnose nach ICD-10):

Gewünschter Outcome aus Sicht des Klienten/der Klientin:

Befunderhebung

- Personbezogene Faktoren
- Körperfunktionen und Körperstrukturen
- Aktivität und Partizipation

- Aus der Befunderhebung ergeben sich folgende Ressourcen und Hauptprobleme:

Ziele (SMART)

Therapieplanung (Setting, Maßnahmen, Konzepte)

Therapiedurchführung (Zusammenfassung des Verlaufs, Beschreibung von Therapieeinheiten)

Endstatus und weitere Handlungsempfehlungen

Zum besseren Verständnis werden zusätzlich zu den beurteilten ICF-Codes die Kapitelnummern und die Überschriften, die zu den Codes gehörigen Beschreibungen und (teilweise in Klammern) der Inhalt aus der Fallgeschichte mit aufgelistet.

Fallgeschichte nach der ICF

Gesundheitsproblem (Hauptdiagnose nach ICD-10):
I50.14 Chronische Linksherzinsuffizienz mit Beschwerden in Ruhe

Gewünschter Outcome aus Sicht der Klientin

Karten spielen mit den Enkelkindern, die Sonne auf der Terrasse sitzend genießen

Befunderhebung

Personbezogene Faktoren:

Name/Vorname: Höfer Anna
Alter: 80 Jahre
Interessen: Zeit verbringen mit den Enkelkindern, an der frischen Luft sein
Familienstand: verwitwet

Umweltfaktoren

- e1 Produkte und Technologien:
  - e155 + 4 Entwurf, Konstruktion sowie Bauprodukte und Technologien von privaten Gebäuden (Wohnung im Erdgeschoss: barrierefrei)
  - e1151 + 4 Hilfsprodukte und unterstützende Technologien für den persönlichen Gebrauch im täglichen Leben (Rollator)
- e3 Kontakte/Unterstützung:
  - e310 + 4 Engster Familienkreis (Tochter mit Familie wohnen im selben Haus)
- e5 Dienste, Systeme und Handlungsgrundsätze:
  - e580 + 3 Dienste des Gesundheitswesens (mobiles Palliativteam)

Körperfunktionen und Körperstrukturen

- b1 Mentale Funktionen:
  - b1343.3 Schlafqualität (wacht öfters in der Nacht auf)
  - b1522.4 Angst
- b2 Funktionen und Schmerz:
  - b28011.3 Brustschmerz
- b4 Funktionen des kardiovaskulären, hämatologischen, Immun- und Atmungssystems:
  - b460.4 Luftnot
  - b450.3 Husten

Aktivität und Partizipation

- d4 Mobilität:
  - d450.3 Gehen
  - d410.2 Eine elementare Körperposition wechseln
- d5 Selbstversorgung:
  - d599.3 Selbstversorgung (alle ADLs, benötigt und bekommt Hilfe)
- d9 Gemeinschafts-, soziales und staatsbürgerliches Leben:
  - d9200.4 Karten spielen
  - d9208.4 In der Sonne sitzen

Aus der Befunderhebung ergeben sich folgende Ressourcen:

- e155 + 4 barrierefreie Umgebung
- e1151 + 4 Rollator
- e310 + 4 Unterstützung der Familie

Aus der Befunderhebung ergeben sich folgende Hauptprobleme:

- b1522.4 Angst
- b460.4 Luftnot
- d9200.4 Karten spielen
- d9208.4 In der Sonne sitzen

Ziele (SMART):

Ziel 1: Frau Höfer hat nach zwei Therapieeinheiten eine entspannte Körperposition erprobt und gefunden, die es ihr ermöglicht, sich für 30 Minuten angstfrei auf ein Kartenspiel zu konzentrieren und mitzuspielen.

Ziel 2: Frau Höfer kann nach zehn Therapieeinheiten mit Hilfe und erlernten Strategien bis auf die Terrasse mit dem Rollator gehen, um die Sonne und die frische Luft zu genießen.

9

Therapiedurchführung
(Zusammenfassung vom Verlauf, Beschreibung von Therapieeinheiten)
Während der Therapieeinheiten werden entspannende Körperpositionen im Sitzen ausprobiert. Da das aufrechte Sitzen schwerfällt, welches für das Kartenspiel am Küchentisch notwendig ist, werden Hilfsmittel zur Positionierung und verschiedene Stühle, die im Haus vorhanden sind, ausprobiert. Es stellt sich heraus, dass Frau Höfer mit einem Keilkissen auf einem Stuhl mit kurzen Armlehnen am besten sitzen kann. Diese Sitzposition ermöglich ihr, das Becken zu kippen und ihre Unterarme auf dem Tisch aufzulegen. Außerdem werden mit Frau Höfer Strategien zur Entspannung, zum Pacing/Coping und zum Umgang mit Angst bei der Durchführung der Aktivitäten Kartenspielen und Gehen erklärt und ausprobiert. Neben dem Pausenmanagement und Atemtechniken werden entlastende Körperposition, die das Atmen erleichtern, gezeigt. Auch die Familie von Frau Höfer wird in den Therapieprozess eingebunden. Es ist wichtig, dass die Angehörigen die Therapieinhalte kennen und diese gemeinsam mit der Klientin im Alltag üben und gegebenenfalls anleiten können. Die Gehstrecke wird unter langsamem und rhythmischem Gehen mit Rollator und Hilfe der Tochter geübt.

Endstatus und weitere Handlungsempfehlungen
Ergebnisse:
- b1522.3 Angst
- b460.4 Luftnot
- d9200.3 Kartenspielen
- d9208.2 In der Sonne sitzen

Durch die Anpassung der Sitzumgebung und durch die erlernte Sitzposition kann Frau Höfer entspannt sitzen und bekommt dabei gut Luft. Sie erreicht außerdem mit wenig Kraftanstrengung die Spielkarten. Nach zwei Therapieeinheiten kann sie bereits mit den Enkelkindern 15 Minuten Karten spielen. Nach zehn Therapieeinheiten gelangt Frau Höfer unter langsamem und rhythmischem Gehen und mehreren Pausen auf die Terrasse. Sie genießt dort nach langer Zeit wieder die Sonne an der frischen Luft.

Aufgrund der progredient verlaufenden Krankheit werden die Therapien zur Erleichterung der Atmung und Verringerung der Angst weiterhin empfohlen.

9.6 Zusammenfassung

Mit Hilfe der ICF können in der Palliative Care für die Klientinnen und Klienten wichtige Therapieziele zur Verbesserung der Partizipation in einer **allgemein anerkannten Sprache** in Berichten an Krankenkassen, Gesundheitseinrichtungsträger und Ärztinnen und Ärzte formuliert werden. **Damit ist es möglich, den Therapiebedarf trotz oft banal wirkender Ziele zu argumentieren.** Beispiele für gewünschte Ziele zur Verbesserung der Teilhabe können, wie in der oben beschriebenen Fallgeschichte, Wünsche zur Aufrechterhaltung der Beziehung zu den Enkelkindern durch gemeinsame Aktivitäten sein oder der Wunsch, sich in der Sonne sitzend zu entspannen.

In der ICF kann die Funktionsfähigkeit eines Menschen anhand der dynamischen Wechselwirkungen zwischen den Komponenten Körperfunktionen, Körperstrukturen, Aktivitäten und Partizipation und Umwelt- und personbezogene Faktoren **sehr gut und lebensnah** erfasst werden. Bei konsequenter Umsetzung der ICF im therapeutischen Prozess, beginnend mit der Befunderhebung bis zum Abschlussbericht, fühlen sich nicht nur die Betroffenen mit ihren Wünschen und Problemen verstanden. Es werden außerdem alle wichtigen Personen im sozialen Umfeld berücksichtigt und in den Therapieprozess einbezogen. Schlussendlich können auch das therapeutische Handeln im multiprofessionellen Team nachvollzogen und Maßnahmen aufeinander abgestimmt werden.

LITERATUR

Bickenbach, J. (2012). Was ist Funktionsfähigkeit und warum ist sie wichtig? In Bickenbach, J.; Cieza, A.; Rauch, A. Stucki, G. (Hrsg.) (2012). Die ICF Core Sets: Manual für die praktische Anwendung. 1. Auflage, S. 4–7. Bern: Verlag Hans Huber.

Bickenbach, J.; Cieza, A.; Rauch, A. & Stucki, G. (Hrsg.) (2012). Die ICF Core Sets: Manual für die praktische Anwendung. 1. Auflage. Bern: Verlag Hans Huber.

Bundesarbeitsgemeinschaft für Rehabilitation (2008). ICF-Praxisleitfaden 2: Trägerübergreifende Informationen und Anregungen für die praktische Nutzung der ICF in medizinischen Rehabilitationseinrichtungen. Frankfurt: Bundesarbeitsgemeinschaft für Rehabilitation.

Callahan, D. (1973). The WHO definition of „health". Stud Hastings Cent. 1: 77–78.

Mahnken, N. (2011). ICF-Umsetzung leicht gemacht: Für die tägliche Praxis. 6. Auflage. Norderstedt: Buchner.

Rentsch, HP & Bucher, PO (Hrsg.) (2006.) ICF in der Rehabilitation: Die praktische Anwendung der internationalen Klassifikation der Funktionsfähigkeit, Behinderung und Gesundheit im Rehabilitationsalltag. 2. Auflage. Idstein: Schulz-Kirchner.

WHO (2005). Internationale Klassifikation der Funktionsfähigkeit, Behinderung und Gesundheit. Herausgegeben vom Deutschen Institut für Medizinische Dokumentation und Information (DIMDI), Kooperationszentrum für das System Internationale Klassifikationen. Geneva: World Health Organisation. (Gratis Download von https://www.dimdi.de/dynamic/de/klassifikationen/icf/)

KAPITEL

10

Grainne Sheill

Trainingstherapie bei fortgeschrittenen onkologischen Erkrankungen

Menschen mit lebenszeitbegrenzenden Erkrankungen profitieren von rehabilitativen Ansätzen, die aktives Training beinhalten. Dies verbessert die Funktionsfähigkeit und das Wohlbefinden (Kumar et al. 2010, Oldervoll et al. 2006). Es ist wichtig, Patienten mit lebenszeitbegrenzenden Erkrankungen Interventionen zur Steigerung der körperlichen Aktivität und zur Verbesserung der körperlichen Fitness entsprechend ihrem funktionellen Status anzubieten (Pop & Adamek 2010). Allerdings gibt es noch keinen standardisierten Ansatz, wie und in welcher Form Training für Palliativpatienten angeboten werden soll (Eyigor & Akdeniz 2014). Dieses Kapitel beschreibt den aktuellen Wissensstand zum Thema „Training für Patienten im palliativen Kontext". Außerdem wird aufgezeigt, welche Untersuchungen vor einem Training durchgeführt werden sollten und wie das jeweilige Training individuell angepasst werden kann.

10.1 Training bei fortgeschrittener Erkrankung – wissenschaftlicher Status Quo

Unter Training versteht man körperliche Aktivität, die folgende Parameter berücksichtigt: Die körperliche Aktivität ist geplant, strukturiert, beinhaltet Wiederholungen und verfolgt das Ziel, eine bestimmte Komponente der körperlichen Fitness zu verbessern oder zu erhalten (Caspersen et al. 1985).

Früher erhielten Patienten von ihren Behandlern oft den Rat zur Schonung. Aktuelle Veröffentlichungen zu den positiven Effekten des Trainings, speziell für Patienten mit neurologischen oder onkologischen Erkrankungen, stellen diese Empfehlungen allerdings in Frage (Schmitz et al. 2010).

So ist beispielsweise bekannt, dass körperliche Aktivität ein äußerst probates Mittel zur Minimierung der negativen Folgen ist, die während einer Tumortherapie entstehen. Zu diesen zählen Fatigue, Muskelschwäche und Funktionsverlust (Oldervoll et al. 2006, Brown et al. 2012). Training hat positive Auswirkungen auf den Energieverbrauch, die Insulinresistenz, auf Entzündungen und den Zustand vieler Gewebe und Organe (Eyigor & Akdeniz 2014). Die wissenschaftliche Literatur zeigt zudem eindeutig, dass Muskelfunktion und Mobilität von Patienten mit neurologischen Erkrankungen (z. B. Multiple Sklerose) besser sind, wenn regelmäßig trainiert wird (Rietberg 2005).

Training in der Palliative Care sollte allerdings nicht alleine als körperliche Intervention gesehen werden, sondern vielmehr als Intervention mit dem Potenzial, viele Aspekte der Lebensqualität zu verbessern (Turner 2016). So zeigt beispielsweise eine Studie mit Patienten, die eine palliative Chemotherapie erhielten, dass die aktiveren Patienten eine bessere Lebensqualität hatten (≥ 9 metabolische Äquivalente (MET) pro Woche im Vergleich zu Patienten mit < 9 MET Stunden pro Woche ($p < 0{,}01$)) (Oechsle 2011). Außerdem konnte gezeigt werden, dass Patienten mit fortgeschrittenen Krebserkrankungen im Vergleich zu weniger aktiven Palliativpatienten ihre Lebensqualität verbessern, wenn sie pro Tag mehr als 30 Minuten gehen (Campbell 2019). Eine Studie, die Teilnehmer an einem Gruppentrainingsprogramm im palliativen Setting untersuchte, zeigte, dass Stresslevel und Angst reduziert werden (Albrecht 2012). Die Teilnehmer erachteten diese Angebote als sinnvoll und berichteten von gesteigerter Kraft, die zum Beispiel dabei half, die Treppen zuhause besser zu bewältigen (Turner 2016). Obwohl es natürlich spezifische Faktoren im Kontext lebenszeitbegrenzender Erkrankungen zu berücksichtigen gilt, wenn Training in der Palliativsituation verordnet wird, zeigt die Literatur unisono, dass Training eine sehr sichere Methode während und nach einer Krebsbehandlung ist (Campbell 2019).

Das besagen die Leitlinien

Für alle Patienten mit chronischen Krankheiten, und dazu zählen auch Krebs und neurologische Erkrankungen, ist Training sicher. Alle Patienten sollten aktiv sein und Inaktivität vermeiden (Campbell 2019, Moore 2016).

10.2 Training aus Sicht von Patienten mit lebenszeitbegrenzenden Erkrankungen

Das Wichtige zuerst: Viele Patienten mit lebenszeitbegrenzenden Erkrankungen möchten körperlich aktiver sein. Zwei Studien zeigen, dass nicht weniger als 92 % der Patienten mit fortgeschrittenen Krebserkrankungen an körperlichen Übungs- und Trainingsprogrammen teilnehmen möchten und auch in der Lage dazu sind (Lowe et al. 2010, Paltiel et al. 2005). Dies gilt auch für Menschen mit einer Lebenserwartung von unter einem Jahr (Agnew 2019). Eine weitere Studie belegt, dass selbst Patienten mit einer terminalen Krebserkrankung in den letzten drei Lebenstagen gerne körperlich aktiv sein möchten. Aus dieser Studie ging hervor, dass sich 88 % dieser Patienten eine verbesserte Mobilität wünschten (Older & Levett 2017). Teilnehmer einer Trainingsgruppe in einem Hospiz berichteten von körperlichen Verbesserungen, die positive Auswirkungen auf die Durchführung von Aktivitäten des täglichen Lebens (ADL) und die Stimmung hatten. Andere Patienten berichteten von positiven psycho-sozialen Effekten: Förderung der Selbstständigkeit, Raum und Möglichkeit zur Reflexion, förderliche Beziehungen, Teilen von Informationen sowie ein größeres Vertrauen in die eigenen Fähigkeiten (Oldervoll et al. 2006).

Die Literatur zeigt allerdings auch, dass manche Patienten mit fortgeschrittenen Tumorerkrankungen Fitnesscenter meiden möchten und ein Training zu Hause, bei einem Physiotherapeuten oder in einem Krankenhaussetting bevorzugen (Paltiel et al. 2005). Diesen Menschen ist wichtig, dass derjenige, der solche Aktivitäten und Programme anbietet, mit den speziellen Bedürfnissen von an Krebs Erkrankten vertraut ist (Paltiel et al. 2009).

Es liegt in der Verantwortung der Einrichtungen, den Menschen am Lebensende verschiedene Möglichkeiten anzubieten, damit ihr Bedürfnis nach körperlicher Aktivität erfüllt werden kann. Dies können Trainingsräume für Patienten, Gruppenangebote oder beispielsweise Einzelphysiotherapie-Sitzungen sein.

Gehen und Krafttraining sind die beiden Trainingsmethoden, die von Palliativpatienten am häufigsten befürwortet werden, wobei 56 % an bis zu drei Trainingseinheiten pro Woche teilnehmen möchten (Lowe et al. 2010). Eine Studie, an der auch Patienten mit Hirnmetastasen teilnahmen, ergab, dass 49 % der Betroffenen es vorzogen, körperliche Aktivitäten mit ihrem Ehepartner, einem Betreuer, Familienangehörigen oder Freund zu absolvieren, obwohl sie dies auch völlig allein bewerkstelligen könnten. Dies zeigt, dass Patienten eher emotionale als körperliche Unterstützung von ihnen nahestehenden Menschen brauchen (Older et al. 2017).

10.3 Training bei fortgeschrittener Erkrankung

Aktuell gibt es keine Mindestempfehlung für körperliche Aktivität für Patienten, die palliativ begleitet werden.

Wie viel Bewegung sollte es sein?

Jede körperliche Aktivität, die Patienten zuträglich ist, ist besser als gar keine Aktivität (Pescatello et al. 2014).

Ein effektives Trainingsprogramm, das sich konsequent an einem gesundheitsfördernden Outcome orientiert, sollte bei Palliativpatienten mit Tumorerkrankungen folgendes beinhalten:

- dreimal wöchentlich aerobes Training mittlerer Intensität
  - jeweils mindestens 30 Minuten
  - über mindestens acht bis 12 Wochen (Campbell et al. 2019)

Ein zusätzlich zum aeroben Training durchgeführtes Krafttraining,

- das mindestens zweimal pro Woche mit
  - mindestens zwei Serien zu 8 bis 15 Wiederholungen und
  - mindestens 60 % des Einwiederholungsmaximums

durchgeführt wird, scheint positive Effekte zu haben.

Empfehlungen für Patienten mit weit fortgeschrittenen Erkrankungen

Für Patienten in weit fortgeschrittenen Krankheitsstadien, die nicht in der Lage sind, nach den oben genannten Prinzipien zu trainieren oder für die dies nicht sicher wäre, gibt es weitere Trainingsempfehlungen. Ein Beispiel dafür ist die Empfehlung für chronische Erkrankungen und Behinderungen des *American College of Sports Medicine (ACSM),* die den Fokus auf körperliche Aktivität mit geringer Intensität legt. Hier geht es vor allem darum, wichtige Aktivitäten des täglichen Lebens zu üben, damit Patienten selbstständig und unabhängig bleiben (➤ Tab. 10.1) (Moore et al. 2016).

Tab. 10.1 ACSM-Empfehlungen für chronische Erkrankungen und Behinderungen

Trainingsart	Frequenz	Dauer	Intensität	Steigerung
Aerobes Training • Einfach durchzuführende Aktivitäten der großen Muskelgruppen als Basisprogramm; z. B. Gehen • Wassergymnastik für Patienten mit muskuloskelettalen Problemen bei Gewichtsübernahme • Alternativ sind andere Aktivitäten, die Spaß machen und große Muskelgruppen aktivieren, z.B. Radfahren oder Gartenarbeit, möglich	4–5 ×/Woche	Zu Beginn die Dauer, die toleriert werden kann. Ziel ist eine Steigerung auf bis zu 40 Minuten/ Einheit oder auf 20 Minuten, wenn diese Einheit in Kombination mit Krafttraining durchgeführt wird.	Zu Beginn selbstgewählte Gehgeschwindigkeit. Dann zunehmende Steigerung bis einem RPE 3–5/10 (RPE = Rate of Perceived Exertion, deutsch: Grad der empfundenen Anstrengung)	Beginn mit selbstgewähltem Ausmaß. Steigerung auf 40 Minuten/Einheit über 4 Wochen. Steigerung der Trainingsintensität je nach Toleranz. Personen, die mit höherer Intensität trainieren möchten, sollten vorher eine entsprechende Anleitung erhalten.
Kraft • Funktionelles Krafttraining unter Einfluss der Schwerkraft wird als Basistraining empfohlen • Krafttraining mit Gewichten kann eine Alternative für jene sein, die mehr trainieren möchten	2–3 ×/Woche	Für Krafttraining mit Einsatz des Körpergewichts: ein Durchgang der funktionellen Übungen während der Werbepause im Fernsehen Training mit Gewichten: 1 Serie mit 8–12 Wiederholungen bis zur Ermüdung	• Sit-to-Stand (Aufstehen und wieder hinsetzen): 8 Wiederholungen • Alternative: Treppensteigen (Standard: 10 Stufen) • Arm Curls: 8 Wiederholungen mit 4 kg • 50–70 % des Einwiederholungsmaximums	Allmähliche Steigerung der Serien bis zur Toleranzgrenze Für Curls und Training mit Gewichten: Steigerung auf 2 Serien innerhalb von ca. 8 Wochen

Tab. 10.1 ACSM-Empfehlungen für chronische Erkrankungen und Behinderungen (*Forts.*)

Trainingsart	Frequenz	Dauer	Intensität	Steigerung
Dehnung Hüfte, Knie, Schulter und Nacken	3 ×/Woche	20 Sekunden/Dehnung	Dehnung, so weit bis es unangenehm wird	Bewegungsamplitude nur so weit durchführen, dass keine Instabilität provoziert wird. Diese Amplitude variiert von Mensch zu Mensch
Warm-up und Cool-down (Aufwärmen und Abwärmen)	Vor und nach jeder Trainingseinheit	10–15 Minuten	RPE < 3/10	Sollte in einer Übergangsphase beibehalten werden; vor allem dann, wenn jemand mit höheren Intensitäten trainieren möchte

Wenn Patienten nicht in der Lage sind, nach den Empfehlungen von Leitlinien zu trainieren, sollten sie ermutigt werden, in Summe mindestens **folgende Aktivitäten pro Woche** durchzuführen:

- 150 Minuten einer bevorzugten körperlichen Aktivität mit einer mittleren Intensität.
  Falls dies zu anstrengend ist, dann
- 150 Minuten körperliche Aktivität mit geringer Intensität.

Zusätzlich sollten Patienten ermutigt werden, Dehnungsübungen und Kräftigungsübungen an zwei Tagen pro Wochen zu absolvieren. Das Programm soll *mindestens* folgende Übungen beinhalten:

- Dehnung der Oberschenkelrückseite im Sitzen (chair sit-and-reach)
- Mindestens achtmal hintereinander aufstehen und wieder hinsetzen (sit-to-stand)
- Mindestens 10 Treppenstufen steigen (Step-ups; 5 mit dem linken, 5 mit dem rechten Bein)
- Mindestens achtmal hintereinander Ellenbogenbeugen mit mindestens 2 kg Gewicht (empfohlen sind 4 kg)

Die Leitlinien empfehlen zudem, alle Personen mit Sturzrisiko, z. B. Patienten, die mit neurotoxischen Medikamenten (Chemotherapie) behandelt werden, entsprechend zu untersuchen (Moore et al. 2016). Wenn diese Untersuchungen zeigen, dass durch Übungen und Training das Sturzrisiko reduziert werden kann, sollte der individuelle Trainingsplan um Gleichgewichtsübungen ergänzt werden. Das Training sollte dann unter Aufsicht eines in Sturzprävention geschulten Therapeuten erfolgen.

10.4 Drei Stufen der Trainingstherapie: Untersuchung – praktische Durchführung – Steigerung

Im Folgenden wird ein Stufenansatz vorgestellt, um für Palliativpatienten geeignete Trainings anbieten zu können.

10.4.1 Stufe 1: Untersuchung von Palliativpatienten

Ein gesundheitsbezogenes Testverfahren vor der Teilnahme an Programmen zur körperlichen Aktivität oder Training kann in verschiedenen Schritten ablaufen. Diese können zum Beispiel Selbsteinschätzungsinstrumente wie der *Physical Activity Readiness Questionnaire (PAR-Q)* und auch medizinische Untersuchungen beinhalten (Pescatello et al. 2014). Oft werden objektive Assessments von geschulten Experten durchgeführt. Die *Spiroergometrie* ist die verlässlichste objektive Testmethode (Agnew 2010). Bei diesem Test belasten sich Patienten bis zu dem

Maximum, an dem sie abbrechen müssen. Üblicherweise erhalten die Patienten ein Mundstück, über das eine Atemgasanalyse durchgeführt wird, um so die metabolische Reaktion auf Belastung analysieren zu können. Diese kardiopulmonale Testung kann eine Reihe von relevanten Parametern objektivieren, unter anderem die Sauerstoffaufnahme und den anaeroben Schwellenwert. Die Spiroergometrie erfährt in vielen Bereichen der Krankenversorgung zunehmende Bedeutung. Im Kontext fortgeschrittener Erkrankungen muss der Nutzen dieser Methode noch genauer ermittelt werden. Erste Untersuchungen sind bereits erfolgt. Eine Pilotstudie untersuchte die Sicherheit und Machbarkeit der Spiroergometrie bei 85 Patientinnen mit der Diagnose eines inoperablen kleinzelligen Bronchialkarzinoms oder eines metastasierten Mammakarzinoms. Man stellte fest, dass eine symptomlimitierende und individuell angepasste Spiroergometrie eine relativ sichere und machbare Untersuchungsmethode ist, um die körperliche Funktionsfähigkeit dieser ausgewählten Patientengruppe mit fortgeschrittenen Krebserkrankungen zu beurteilen (Jones et al. 2007). Dennoch ist die Spiroergometrie nur für eine begrenzte Anzahl von Patientinnen angemessen. Nur 27 % der oben genannten Patientinnen mit Brustkrebs bzw. 48 % derjenigen mit Lungenkrebs erfüllten die Auswahlkriterien. Die Anwendbarkeit der Spiroergometrie bei fortgeschrittenen Krebserkrankungen scheint auf Patienten mit besserem Funktionsstatus, weniger fortgeschrittenen Erkrankungen und weniger behandlungsbezogenen Komplikationen begrenzt zu sein (Jones et al. 2007). Berücksichtigt man jedoch die zunehmende Anzahl der Personen, die aufgrund fortgeschrittener Krebserkrankungen Betreuung brauchen, ergibt die zwar relativ geringe Anzahl von Betroffenen, die für die Methode in Frage kommen, dennoch eine in Summe erhebliche Zahl.

In Settings, in denen die Spiroergometrie nicht machbar oder verfügbar ist, kann ein Test wie oben beschrieben durchgeführt werden, allerdings ohne Atemgasanalyse, um die Spitzenbelastung und die maximale Pulsrate zu ermitteln (Jones et al. 2008).

Ist kein solcher Maximaltest möglich, kann alternativ ein Submaximal-Test durchgeführt werden. Ein solcher Submaximal Test kann die maximale Sauerstoffkapazität VO_2max vorhersagen und die funktionelle Leistungsfähigkeit untersuchen (Noonan & Dean 2000). Beispiele für diese prognostischen Submaximal Tests sind

- der Modified Bruce Treadmill Test,
- der Astrand and Rhyming Cycle Ergometer Test,
- der Rockport Walking Test und
- der incremental shuttle walk test (Pescatello et al. 2014, Noonan & Dean 2000].

Submaximale Leistungstests sind zum Beispiel

- der 6-Minuten-Gehtest (6MWT),
- der 12-Minuten-Gehtest (12MWT) und
- der timed up and go Test (Pescatello et al. 2014, Noonan & Dean 2000).

Obwohl diese submaximalen Testungen weniger genau als Maximaltests zur Bestimmung der Fitness sind, haben sie durchaus Vorteile – sie sind kostengünstiger und schneller durchführbar, erfordern weniger technische Ausstattung, können in klinischen Settings einfacher durchgeführt und zudem bei den meisten Patienten angewandt werden (Pescatello et al. 2014).

Zusätzliche körperliche Funktionsuntersuchungen können sinnvoll sein, um den Trainingsbedarf zu erheben und entsprechend zu verordnen.

Zu diesen Untersuchungen gehören:

Körperbau/Körperkomposition Besonders bei Patienten mit ernährungsphysiologischen Problemen ist die Untersuchung der Körperzusammensetzung wichtig, um den Körper durch Trainingsprogramme nicht zu gefährden (O'Neill et al. 2018). Klinisch kann dies durch Messung der Körpergröße, des Körpergewichts, des Body Mass Index (BMI), der Körperumfänge, Hautfalten und durch eine bioelektrische Impedanzanalyse überprüft werden (Pescatello et al. 2014).

Untergewichtige Patienten (< 18.5 kg m^2) oder jene mit tumorbedingter Kachexie (> 5 % Gewichtsverlust in den vergangenen 6 Monaten oder > 2 % Gewichtsverlust bei Patienten mit einem BMI < 20 kg/m^2) sollten an einen Diätologen zur Abklärung überwiesen werden, bevor sie mit einem Training beginnen (Hardee et al. 2017).

Kraft Eine Muskelkrafttestung sollte durchgeführt werden, wenn Krafttraining angedacht wird (Pescatello et al. 2014). Die wissenschaftliche Literatur zeigt, dass die Testung mittels Einwiederholungsmaximum bei Menschen, die eine Krebserkrankung hatten, sicher angewendet werden kann.

⚠ BEACHTE

Bei Patienten mit Knochenmetastasen oder bekannter bzw. vermuteter Osteoporose sollten routinemäßige Untersuchungen der Muskelkraft und/oder -ausdauer von Muskeln, die an einer Stelle mit Knochenläsionen ansetzen und/oder auf diese wirken, vermieden werden (Galvao et al. 2018).

So sollte der Test des Einwiederholungsmaximums für die Beinmuskulatur (z. B. an der Legpress) nicht durchgeführt werden, wenn der Patient Knochenmetastasen im proximalen Oberschenkel (d. h. Hüfte) oder in den Wirbelkörpern aufweist. Andere Körperbereiche, in denen keine Läsionen bekannt sind, können allerdings getestet werden. Um bei diesem Beispiel zu bleiben, könnte hier das Einwiederholungsmaximum der Brustmuskulatur (z. B. Chest-Press) oder der Schultergelenk-Extensoren/oberen Rückenmuskulatur (z. B. mittels Ruderbewegung) möglich sein, sofern keine andere Kontraindikation besteht (Campbell et al. 2017). Eine medizinische Abklärung könnte je nach lokalen Gegebenheiten erforderlich sein. Eine weitere Methode zur Einschätzung der dynamischen Muskelkraft ist der maximale Wiederholungstest, der ein bestimmtes Wiederholungsziel verfolgt. Beispielhaft sei der 10-RM-Test genannt. Im klinischen Setting stehen noch weitere Testmethoden, z. B. ein Hand-Dynamometer oder der Aufstehtest (Chair-rise-test) zur Verfügung (Pescatello et al. 2014).

Fatigue Wenn ein Patient Fatigue mit einer Intensität von > 4/10 auf der NRS angibt, kann es sinnvoll sein, vor dem Training einen genaueren Wert mit Hilfe eines spezifischen Fatigue-Assessments zu erheben. Dadurch kann sichergestellt werden, dass die richtige Trainingsintensität und -dauer vorgegeben wird und es nicht zu einer Verstärkung der Fatigue kommt. Es stehen verschiedene Messmethoden zur Verfügung, zum Beispiel kurze Assessments wie der *Brief Fatigue Inventory*. Dieser zeigt psychometrische Eigenschaften, z. B. die Fähigkeit, Veränderungen über eine gewisse Zeitspanne hinweg wahrzunehmen. Es gibt auch ausführlichere Assessments wie das *Multidimensional Assessment of Fatigue* (Whitehead 2009) (➤ Kapitel 17).

Gleichgewicht Es ist wichtig, Gleichgewichtstestungen vor dem Beginn eines Trainings durchzuführen, vor allem bei Patienten, die neurotoxische Therapien (z. B. Chemotherapie) erhalten haben. Das Gleichgewicht kann mit einer Reihe von Assessments beurteilt werden, so z. B. mit

- dem Berg Balance Test,
- dem Tinetti Assessment oder
- dem Timed Up and Go Test

(Berg et al. 1992, Tinetti 1986, Podsiadlo & Richardson 1991).

Mit diesen Tests kann die für individuelle Patienten am besten geeignete Trainingsart ermittelt werden. So kann beispielsweise ein Ergometertraining für Patienten mit Gleichgewichtsproblemen sicherer sein (Jones et al. 2008).

Schmerz Ein Schmerzassessment sollte bei allen Patienten angedacht werden, vor allem bei Patienten mit Knochenmetastasen. Trainingsprogramme dürfen Symptome wie Schmerzen nicht verstärken. Der Schmerzfragebogen (*Brief Pain Inventory*) erhebt die Schmerzintensität und die Auswirkungen auf die Funktionsfähigkeit. Er ist ein verlässliches Instrument zur Schmerzerhebung (Sheill et al. 2018) (➤ Kapitel 12).

Kontinuierliche Überwachung Eine kontinuierliche Beobachtung und Beurteilung bestimmter Parameter ist wichtig:

- Hämatologische Anomalitäten, z. B. verminderte Blutplättchenzahl, Hämatokrit, Hämoglobinwert und Neutrophilenzahl
- Muskulo-skelettale Beschwerden, z. B. kürzlich aufgetretene Knochen-, Rücken- oder Nackenschmerzen, ungewöhnliche Muskelschwäche, extrem ausgeprägte Fatigue oder schwere Kachexie
- Gastrointestinale Beschwerden, z. B. starke Übelkeit, Erbrechen und Durchfall, Dehydrierung, Mangelernährung
- Kardiovaskuläre Beschwerden, z. B. Brustschmerz, erhöhte Ruheherzfrequenz, erhöhter Blutdruck (sowohl systolisch als auch diastolisch), Arhythmien, (Lymph-)Ödeme
- Pulmologische Beschwerden, z. B. Atemnot/erschwertes Atmen, Husten/Giemen
- Neurologische Beschwerden, z. B. Verschlechterung des kognitiven Zustands, Schwindel/Benommenheit, Desorientiertheit, verschwommenes Sehen, erhöhte posturale Instabilität (McNeely 2006).

Sollten bei Patienten durch Training unerwünschte Folgen auftreten, muss es beendet werden. Die Symptome sind zu dokumentieren. Wenn nötig, ist medizinischer Rat einzuholen.

10.4.2 Stufe 2: Praktische Verordnung des Trainings

Vorgaben zur Durchführung eines Trainings werden oft durch folgende Kriterien definiert:

- **F**requenz (Trainingseinheiten/Woche)
- **I**ntensität (wie intensiv/Trainingseinheit)
- **T**ime (Zeit im Sinne von Dauer einer Einheit)
- **T**rainingsart
  (engl. **F. I. T. T.** (Buffart et al. 2014)).

Frequenz Wie oft Patienten trainieren können, hängt von verschiedenen Faktoren ab, z. B. vom aktuellen Gesundheitsstatus und der Trainingsform, die ausgeübt werden soll. Normalerweise sollten Patienten

- an 3–5 Tagen/Woche ein aerobes Training,
- an 2–3 Tagen/Woche ein Krafttraining und
- an 3 Tagen/Woche Dehnungsübungen
  durchführen.

Intensität Zum Beginn eines Trainingsprogramms für anfangs sitzende Patienten kann es notwendig sein, mit leichten Aktivitäten zu beginnen und diese dann bis zu einem moderaten bis starken Training zu steigern (Stefani et al. 2017). Die **modifizierte Borg-Skala** kann zur Intensitätsbestimmung **aerober Aktivität** verwendet werden. Moderate Intensität bedeutet auf einer Skala von 1–10 einen Wert von 6 oder weniger. Starke Intensität wiederum entspricht Werten von 7–8 auf dieser zehnstufigen Skala.

Für **Krafttraining** wird oft ein **Prozentsatz des Einwiederholungsmaximums** für die Bestimmung der Intensität verwendet (z. B. 40–50 % des Einwiederholungsmaximums bei primär sitzenden Patienten).

Wenn das Einwiederholungsmaximum als Test nicht geeignet ist, empfiehlt das American College of Sports Medicine (ACSM) für Menschen mit chronischen Erkrankungen und Beeinträchtigungen folgende alternative Übungen: z. B. Aufstehen von einem/wieder Hinsetzen auf einen Stuhl (sit-to-stand): 8 Wiederholungen, Treppensteigen/hinauf/hinunter): 10 Wiederholungen, Armbeugen mit 2–4 kg Gewicht.

Zeit (Time) Die Dauer der körperlichen Aktivität sollte bei mäßig intensivem Training 30–60 Minuten, bei intensivem Training 20–60 Minuten betragen oder aus einer Kombination aus mäßigem und sehr intensivem Training pro Trainingseinheit bestehen. Dennoch kann auch körperliche Aktivität von weniger als 20 Minuten pro Tag für hauptsächlich sitzende Patienten hilfreich sein.

Bei Kräftigungsübungen empfiehlt das ACSM für Patienten mit chronischen Erkrankungen oder Beeinträchtigungen eine Serie von bis zu 12 Wiederholungen bei Fatigue und eine Steigerung der Serien und Wiederholungen je nach Toleranz.

Trainingsart Empfohlen wird das Training der großen Muskelgruppen mittels leicht durchführbarer Trainingsmethoden. Üblicherweise ist Gehen die bevorzugte Methode für aerobes Training, wobei jede mögliche Aktivität individuell an die Situation von Patienten mit möglichen chirurgischen Einschränkungen, Nebenwirkungen von Behandlungen oder an anatomische Besonderheiten angepasst werden muss (Stefani et al. 2017). Für Patienten mit muskuloskelettalen Beschwerden und Problemen bei Gewichtsübernahme wird Unterwassergymnastik empfohlen. Kräftigungsübungen werden für alle großen Muskelgruppen vorgeschlagen.

Traditionelle Trainingsprinzipien, vor allem die individuelle Anpassung eines Übungsplans und die kontinuierliche Anpassung an die Möglichkeiten von Patienten, bilden auch beim Training in der Palliative Care die Grundlage (Sasso et al. 2015). Die Heterogenität, die Patienten mit lebenszeitbegrenzenden Erkrankungen hinsichtlich ihrer Verfassung aufweisen, erfordern viel Flexibilität. Manche Patienten kommen erst sehr spät im Krankheitsverlauf (nachdem alle bisherigen Behandlungsarten versagt haben), andere werden sich sehr bald nach der Erstdiagnose ihrer Erkrankung an einen Therapeuten wenden. Die individuellen Trainingsziele werden den Trainingsplan entsprechend beeinflussen. Zudem ist die Auswahl des geeigneten Trainings aufgrund diverser Komplikationen, z. B. die bereits beschriebenen Knochenmetastasen, Schmerzen oder eingeschränkte Knochengesundheit, herausfordernd. Das relativ neue Konzept der **Autoregulation** macht es möglich, körperliches Training für

Patienten mit fortgeschrittenen Tumorerkrankungen systematisch zu individualisieren. Autoregulation als flexibler Rahmen hilft den Therapeuten, Trainingsprogramme über die Zeit hinweg anzupassen. Diese Anpassung basiert auf den Messungen der individuellen Leistungsfähigkeit und der Selbsteinschätzung durch den Patienten gemeinsam mit dem Spezialisten (Greig et al. 2020, Sheill et al. 2019).

⚠ BEACHTE

Um der Einzigartigkeit eines jeden Patienten und den vielfältigen Problemen gerecht werden zu können, müssen individuelle Trainingspläne erstellt werden.

Sheill et al. (2019) zeigten, dass auch Gruppentherapien in Form von Zirkeltrainings, jeweils angepasst an die trainierenden Individuen, und Trainingsprogramme, die durch die funktionelle Ausgangssituation der Patienten bestimmt wurden, ohne unerwünschte trainingsbedingte Zwischenfälle durchgeführt werden konnten. Dies unterstreicht die Bedeutung einer guten klinischen Entscheidungsfindung, die es ermöglicht, Trainings an die Bedürfnisse von Patienten mit fortgeschrittenen Erkrankungen entsprechend anzupassen.

In vielen Studien, auch mit Patienten mit fortgeschrittenen Erkrankungen, wurden maßgeschneiderte Instruktionen für Trainings beschrieben. Diese beinhalteten die genaue Unterweisung der Übungen und die Überwachung der korrekten Techniken sowie die Anleitung im Umgang mit der Trainingsintensität durch Überwachung der Pulsrate und der subjektiven Belastung (Sheill et al. 2019). Litterini et al. (2013) empfehlen einige Sicherheitsvorkehrungen, um den individuellen Faktoren der Patienten wie Krankengeschichte, Nebenerkrankungen, Therapienebenwirkungen, venöse Zugänge, Neuropathien, Risiko für pathologische Frakturen, Immunsuppression, Risiko für Lymphödeme und/oder kardiopulmonale Probleme gerecht zu werden. So sollen beispielsweise Patienten mit Schmerzen der unteren Extremitäten bei Gewichtsübernahme oder mit eingeschränktem Wirbelsäulenzustand zur Gewichtsentlastung wenn möglich in einem Schwimmbecken trainieren. Auch hier wird deutlich, welche Rolle die klinischen Spezialisten für Training und Aktivität (wie es Physiotherapeuten sind) spielen, wenn es um die Auswahl des geeigneten Trainings für Patienten mit Knochenmetastasen geht. Berücksichtigt man die Expertise, die man braucht, um für diese Patientengruppe ein sicheres Training zu gewährleisten, dann spielen spezialisierte Angebote eher eine Rolle als frei verfügbare Trainingsangebote wie zum Beispiel in einem Fitnessstudio. Für eine sichere und effektive Durchführung des Trainings ist entscheidend, dass die Spezialisten in der Lage sind, ein umfangreiches Assessment durchzuführen und zu evaluieren, wie ein Patient auf das Training reagiert (Jones et al. 2007). Da es noch keine detaillierten konsensbasierten Leitlinien zur Anwendung von Trainings gibt, obliegt es wohl diesen Spezialisten, das derzeitige evidenzbasierte Wissen in die Praxis umzusetzen und maßgeschneiderte Trainingspläne für diese komplexe Patientengruppe zu erstellen.

10.4.3 Stufe 3: Steigerung des Trainings

Die empfohlene Steigerung eines Trainingsprogramms hängt vom Gesundheitszustand, der körperlichen Fitness, der Reaktion auf das Training und von den Zielen des Patienten ab (Pescatello et al. 2014).

✓ PRAKTISCHE TIPPS

Jede der F. I. T. T.-Komponenten kann gesteigert werden. Entscheidend ist, was der Patient toleriert. In der ersten Phase eines Trainingsprogramms wird empfohlen, die Zeit bzw. Dauer des Trainings zu erhöhen. Nach einem einmonatigen regelmäßigen Training können in den folgenden Wochen oder Monaten Frequenz, Intensität und auch Trainingsart nach und nach adaptiert werden, damit die Trainingsempfehlungen erreicht werden.

Steigerungen sollen aber nur langsam erfolgen und zu große Veränderungen bei den einzelnen F. I. T. T.-Komponenten sind zu vermeiden, um das Risiko für Muskelschmerzen, Verletzungen, unnötige Fatigue und Langzeitfolgen eines Übertrainings zu minimieren (Pescatello et al. 2014). Wenn das Training gesteigert wird, muss auf unerwünschte Nebeneffekte, z. B. Kurzatmigkeit, Fatigue oder Muskelschmerzen, geachtet werden. Wenn die Steigerung nicht gut toleriert wird, sollte die Trainingsintensität entsprechend reduziert werden (Jones et al. 2007).

10.5 Trainingskontinuität bei Patienten mit fortgeschrittenen Krebserkrankungen

Patienten mit lebenszeitbegrenzenden Erkrankungen können stark einschränkende Symptome haben, die die Teilnahme an einem Trainingsprogramm zu einer Herausforderung werden lassen. Eine Studie mit Patienten mit metastasierten Krebserkrankungen zeigte, dass der am häufigsten genannte Grund, der gegen die Teilnahme an einem Trainingsprogramm sprach, eine bestehende Schwäche war („*Ich fühle mich aufgrund meiner Krebstherapie geschwächt*"), gefolgt von anderen körperlichen Symptomen wie Müdigkeit, Erschöpfung, Atemnot, Gelenksbeschwerden, Schmerzen, Übelkeit und Fatigue. Diese Aussage kam sowohl von körperlich aktiven, als auch von inaktiven Patienten (Frikkel et al. 2020). Viele Hürden, die im Rahmen einer Zuweisung zu Trainingsprogrammen überwunden werden müssen (z. B. räumliche Entfernung des Angebots oder mangelndes Interesse), betreffen sowohl Gesunde als auch Patienten mit fortgeschrittenen Krebserkrankungen. Zudem gibt es Probleme, die speziell bei weit fortgeschrittenen Erkrankungen auftreten (z. B. Zeitproblem aufgrund zahlreicher Krankenhaustermine oder Zurückhaltung des Gesundheitspersonals, Patienten zu Trainingsangeboten zuzuweisen) (Sheill et al. 2019, Sheill et al. 2018). Häufige Gründe für eine fehlende Zuweisung zu Trainingsprogrammen von Patienten mit Krebserkrankungen sind

- mangelndes Bewusstsein für die möglichen Vorteile eines Trainings für Menschen mit Krebserkrankungen,
- Unsicherheit, ob Trainings sicher und passend für spezifische Patienten sind,
- mangelndes Wissen über existierende Programme, die Trainings bei Krebserkrankungen anbieten,
- höherer Bedarf an Befähigungstrainings, um solche Überweisungen auszustellen und
- der Glaube, dass die Überweisung zu Trainingsprogrammen außerhalb des Aufgabengebietes eines Onkologen liegt (Schmitz et al. 2019).

Ein systematischer Review von 18 Studien aus dem Jahr 2019, in denen **Therapietreue** und **Abbruchraten** von Trainings durch Patienten mit fortgeschrittener Krebserkrankung analysiert wurden, kommt zu dem Ergebnis, dass sich immer mehr Studien mit Trainingsprogrammen für diese Patientengruppe befassen. Der Review stellt verschiedene Möglichkeiten vor, wie die Einbindung von Patienten mit fortgeschrittener Krebserkrankung in Trainingsangebote optimiert werden könnte (Sheill et al. 2019).

Wie regelmäßig Patienten am Training teilnahmen, variierte in den Studien zwischen 44 % und 95 %, wobei das Verständnis von „Trainingstreue" sehr unterschiedlich war. Manche Studien definierten diese als eine gewisse prozentuale Mindestteilnahme an den Trainingseinheiten, während andere Studien diesen Terminus so definierten, dass Patienten an allen Übungseinheiten teilnehmen mussten (Sheill et al. 2019). Bei Krafttrainings schien die Ausfallrate geringer zu sein als bei Angeboten für Ausdauertraining. In einer Vergleichsstudie zwischen einem 12-wöchigen Krafttraining und Ausdauertraining für Patienten mit gastrointestinalen Krebserkrankungen besuchten 72 % der Patienten das Krafttraining bis zum Ende, während dies beim Ausdauertraining nur 59 % der Teilnehmer gelang (Jensen et al. 2014). Vier Studien untersuchten die Gründe, warum Patienten Trainingseinheiten versäumten. Eine Studie mit 115 Patienten mit fortgeschrittenen Tumorerkrankungen zeigte, dass die Trainingstermine zu 78 % eingehalten wurden. Die Gründe für versäumte Einheiten waren Terminüberschneidungen (54 %), starkes Krankheitsgefühl (31 %), ausgeprägte Müdigkeit (8 %) und das Vergessen des Termins (8 %) (Cheville et al. 2010). In einer anderen Studie waren die Versäumnisgründe ähnlich: Arzttermine, Anreise oder soziale Verpflichtungen (Galvao et al. 2018). Bei einer Gruppe von Patienten, die eine palliative Chemotherapie erhielten, waren es hauptsächlich persönliche Gründe (58 %) oder Nebenwirkungen der Chemotherapie wie Diarrhö (31 %) oder Übelkeit/Erbrechen (11 %) (Jensen et al. 2014). Eine Studie, in der Patienten mit Lungenkrebs ein Intervalltraining mit hoher Intensität absolvierten, zeigte, dass nur 12,5 % der Patienten alle 24 Einheiten absolvierten. Dennoch nahmen neun Patienten (69,2 %) zu 75 % oder mehr teil (Hwang et al. 2012). Gründe für das

Fehlen waren familiäre oder medizinische Probleme wie Fatigue, Unwohlsein und Stürze.

Uster et al. (2018) berichteten von Verhinderungsgründen wie plötzlicher Verschlechterung des Gesundheitszustands (zwei Patienten), mangelnder Compliance (ein Patient) und behandlungsbezogenen Komplikationen (ein Patient). Es gab keinen statistisch signifikanten Unterschied zwischen Frauen, deren Krankheit fortschreitend, stabil oder rückläufig war (Headley et al. 2004).

Die durchschnittliche Ausstiegsquote in Studien mit Patienten mit fortgeschrittenen Krebserkrankungen liegt bei 24 % (SD = 8; 10–42 %). Das Fortschreiten der Erkrankung ist der häufigste Grund für die Beendigung des Trainings (Sheill et al. 2019). Dies kann bedeuten, dass die Leistungsfähigkeit abnimmt, die Krebstherapie intensiviert wird oder die Schmerzen stärker werden. Andere Gründe sind familiäre Verpflichtungen, sonstige medizinische Gründe, stationäre Krankenhausaufenthalte, zu starkes Krankheitsgefühl oder ein subjektives Überlastungsgefühl (Cheville et al. 2010). In vier Studien wurde vom Versterben von Patienten berichtet. Bei Jensen et al. (2014) waren es vier Patienten, die aufgrund der schnellen Tumorprogression starben, bei Ulster et al. (2017) waren es fünf Patienten, die während eines dreimonatigen Trainings, und weitere fünf, die während des sechsmonatigen Follow-Up verstarben.

Die größte Studie ist von Oldervoll et al. (2011). Sie berichtet von 10 Verstorbenen während eines achtwöchigen Programms. Dies waren 4,1 % der Teilnehmer im Vergleich zu 4,5 % der Kontrollgruppe. Chiarotto et al. (2017) berichten von 15 Verstorbenen während einer nicht näher definierten Trainingszeitspanne. In dieser Studie haben sich Patienten durchschnittlich 164 Tage (95 % CI 76,5–251) vor ihrem Tod aus dem Trainingsprogramm zurückgezogen. Von der höchsten Ausfallquote (42 %) berichteten Temel et al. (2009) in einer Studie mit Patienten mit Lungenkrebs, die ein 12-wöchiges Ausdauer- und Krafttrainingsprogramm absolvierten. Stationäre Krankenhausaufnahmen (n = 3), Neuropathie (n = 1), Netzhausablösung (n = 1), Zustandsverschlechterung nach Chemotherapie (n = 2) und weitere nicht näher definierte Gründen waren ursächlich für die vorzeitige Beendigung des Trainings.

In jüngeren Studien wurden die Herausforderungen beschrieben, die Patienten davon abhalten, langfristig an den eigentlich förderlichen Trainingsprogrammen teilzunehmen. Hauptgründe sind oftmals eine hohe Symptomlast und die Veränderungen der körperlichen Funktionen. In diesen Fällen wäre es sinnvoll, Trainingsprogramme an die Möglichkeiten der Patienten anzupassen. Dennoch gab es **Patienten, die unter belastenden Therapien, Nebenwirkungen, Fatigue, Müdigkeit und Schmerzen litten, sich aber dennoch nicht davon abhalten ließen, an Trainingsprogrammen in Palliative Care- bzw. Hospizsettings teilzunehmen** (Malcolm et al. 2016). Wenn der Krankheitszustand stabil ist und die Symptome angemessen behandelt werden, wären Strategien zur Erhöhung der Motivation und der Selbstwirksamkeit sinnvoll, um das Verständnis für und die Teilnahme an Trainings zu verbessern.

10.6 Training mit Knochenmetastasen

Zu den häufigsten Lokalisationen von Metastasen zählen die Knochen. Primärtumoren, die zur Bildung von Knochenmetastasen neigen, sind Prostata-, Brust-, Lungen-, Nieren- und Schilddrüsenkrebs. So zeigen beispielsweise 70 % aller Patienten mit Prostata- oder Patientinnen mit Brustkrebs Metastasen der Knochen (Sheill et al. 2018). Auch das Myelom, eine Krebsart, die das Knochenmark betrifft und die Knochen schwächt, hat Tendenz, in den Knochen zu metastasieren. Auch wenn diese Erkrankung eine andere ist als Knochenmetastasen an sich, können viele der Trainingsprinzipien, die hier vorgestellt werden, auch bei dieser Patientengruppe angewandt werden.

Fortschritte in der Krebstherapie haben die Überlebenszeit von Patienten erhöht, und selbst wenn eine Tumorerkrankung nicht geheilt werden kann, leben viele Menschen mit fortgeschrittenen Tumorerkrankung deutlich länger (Galvao et al. 2018). Diese Fortschritte gelten insbesondere für Patienten mit Prostata- bzw. für Patientinnen mit Brustkrebs. Die höhere Lebenserwartung von Patienten mit fortgeschrittenen Krebserkrankungen führt auch zu einer Zunahme von Metastasen im Skelettsystem. Über eineinhalb Millionen Menschen leben weltweit mit Knochenmetastasen (Sheill et al. 2018). Patienten leben zwar länger, jedoch haben die systemischen Therapien äußerst negative Auswirkungen auf Muskelkraft, Fatigue und körperliche Funktionsfähigkeit.

Die wissenschaftliche Literatur zeigt eindeutig, dass der Bedarf an körperlichen Trainingsprogrammen für Patienten mit Knochenmetastasen durchaus vorhanden ist. So belegte eine Studie mit 71 Frauen mit metastasiertem Brustkrebs und einer gleich großen gesunden Kontrollgruppe, dass Frauen mit Knochenmetastasen hinsichtlich ihrer aeroben Ausdauerfähigkeit deutlich schlechter waren als die Kontrollgruppe; sie waren schwächer und hatten eine hohe Symptomlast. Training und körperliche Aktivität können hier viel bewirken. Systematische Reviews zeigen, dass Patienten mit Knochenmetastasen durch körperliches Training verbesserte körperliche Funktionen, ein geringeres Ausmaß an Fatigue und eine verbesserte Lebensqualität haben (Sheill et al. 2018).

Wenn der Fokus auf Gleichgewichtstraining gelegt wird (z. B. auch durch Tai-Chi), kann dies das Sturzrisiko minimieren und dafür sorgen, dass Patienten die Arbeiten des täglichen Lebens bewältigen können und unabhängig bleiben (Macmillan 2018). Eine randomisierte kontrollierte Studie, in der Patientinnen mit fortgeschrittenem Brustkrebs an einer Trainingsgruppe im Sitzen teilnahmen, zeigte, dass diejenigen, die per Zufall in diese Trainingsgruppe eingeteilt wurden, signifikant geringere Fatigue-Werte aufwiesen als jene, die die übliche Behandlung erhielten (Frikkel et al. 2020). Ähnliche Ergebnisse zeigte auch eine Pilotstudie, in der Patientinnen mit metastasiertem Brustkrebs Yoga machten. An den Tagen nach den Yogaeinheiten berichteten die Teilnehmerinnen von signifikant weniger Fatigue und Schmerzen (Sheill et al. 2018).

Trotz der bekannten Vorteile körperlicher Aktivität bei Patienten mit Tumorerkrankungen kann die Verordnung bzw. Durchführung von Trainings für Patienten mit fortgeschrittenen oder metastasierten Erkrankungen herausfordernd sein. Training wird bei Knochenmetastasen oft als Kontraindikation betrachtet, weil man befürchtet, dass dadurch erhebliche negative Folgen für das Skelettsystem entstehen.

Die Leitlinien der ACSM empfehlen Patienten mit Tumorerkrankungen, keine kontraindizierten Bewegungen zu machen, bei denen eine übermäßige hohe Belastung auf das fragile Knochenareal entsteht. Dies bedeutet

- keine starke Stoßbelastung,
- keine Hyperflexion oder Hyperextension des Rumpfs,
- keine Flexion oder Extension des Oberkörpers unter zusätzlichem Gewicht und
- keine dynamischen Drehbewegungen (Campbell et al. 2019).

Es ist eine Tatsache, dass Training die Lebensqualität von Patienten mit Knochenmetastasen verbessert. Und deshalb sollten sie auch Trainingsmöglichkeiten erhalten. Wie bei allen Menschen mit fortgeschrittenen Erkrankungen müssen Trainingsangebote auch für diese Patienten individuell und unter Berücksichtigung der körperlichen Fähigkeiten und Einschränkungen angepasst werden (Macmillan 2018).

⚠ BEACHTE

Da **Schmerz mit einem erhöhten Risiko für pathologische Frakturen einhergeht,** müssen Therapeuten die Schmerzintensität, vor allem jener Schmerzen, die mit körperlicher Aktivität einhergehen, stets genau beobachten (Sheill et al. 2018).

Zusätzlich können Algorithmen, z. B. der *Mirel*-Score, dabei helfen, das Frakturrisiko zu ermitteln. Die Klassifikation nach Mirel berücksichtigt verschiedene Aspekte, z. B. Lokalisation und Größe der Metastasen, die vom Patienten angegebene Schmerzintensität und das radiologische Ergebnis. All diese Faktoren werden, je nach Ausprägung, mit ein bis drei Punkten bewertet. Je nach Gesamtwert wird unter Umständen eine prophylaktische Stabilisierung der Läsion empfohlen (Jawad & Scully 2010). Obwohl dieses Klassifizierungssystem beim Training von onkologischen Patienten noch nicht häufig angewendet wird, könnten solche Assessments dabei helfen, das Frakturrisiko einzuschätzen und Patienten zu identifizieren, die für körperliche Trainingsangebote geeignet sind. Nur in einer Studie mit Patienten mit Multiplem Myelom, einer Patientengruppe, die

Ähnlichkeiten mit Erkrankten mit Knochenmetastasen aufweist, wurde der Mirel-Score verwendet, um Frakturrisiko und Trainingseignung zu ermitteln. Durch diese Analyse wurden 13 (21,6 %) von insgesamt 75 Patienten identifiziert, die aufgrund einer großen lytischen Veränderung in einem langen Röhrenknochen oder einer sehr großen Läsion im Beckenknochen ein Frakturrisiko hatten. Patienten ohne Frakturrisiko wurde ein Training empfohlen, während bei den Patienten mit Frakturrisiko weitere bildgebende Verfahren durchgeführt wurden und eine Überweisung an Chirurgie oder Strahlentherapie erfolgte, bevor sie Trainingsangebote erhielten (Smith et al. 2015).

Die Literatur zeigt unterschiedliche Ansätze, wie Training individualisiert werden kann. Der Ansatz, der dies am klarsten beschreibt, ist eine systematische Methode des Krafttrainings, die von den Lokalisationen der Knochenmetastasen geleitet wird. **Betroffene Körperstellen sollen ausgespart und die mechanische Krafteinwirkung auf die von Metastasen betroffenen Knochen soll minimiert werden** (➤ Tab. 10.2) (Frikkel et al. 2020). Dieser Ansatz kann gut in klinischen Settings angewendet werden. Entsprechende Krafttrainings konnten vor Muskelatrophien schützen (Galvao et al. 2018).

✓ PRAKTISCHE TIPPS

Patienten mit Knochenmetastasen sollten geschult werden, um die Intensität ihres Trainings gut einschätzen und das Krafttraining korrekt durchführen zu können. Zudem sollten sie Symptome und Anzeichen kennen, bei deren Auftreten sie unverzüglich medizinische Abklärung in Anspruch nehmen müssen.

10.7 Zusammenfassung

Vieles weist darauf hin, dass körperliche Aktivität zahlreiche Parameter bei Patienten, die mit fortgeschrittenen Krebserkrankungen leben, verbessert. Angesichts einer zunehmenden Dekonditionierung und zahlreicher Nebenwirkungen von Therapien bei fortgeschrittenen Erkrankungen könnten sich Trainingsangebote als neuer, nicht-pharmakologischer Behandlungsansatz zur verbesserten Symptomkontrolle erweisen oder sogar zu verbesserten Ergebnissen beitragen (Jones et al. 2007). **Jeder Patient sollte dazu ermutigt werden, so aktiv wie nur irgend möglich zu sein.**

10.8 Fallbeispiel

Herr F., 65 Jahre alt

Diagnose: Fortgeschrittenes Prostatakarzinom (Stadium IV); Diagnosestellung Dezember 2019. Die Biopsie zeigt ein hochgradiges Adenokarzinom (Gleason-Score 4 + 5). Im MRT sind Knochenmetastasen in Höhe L2 und L3 zu sehen.

Behandlungsplan: Bestrahlung (externe Strahlentherapie), anschließend Hormontherapie und Behandlungsversuch mit Taxotere (Docetaxel); der erste Durchgang wurde bereits abgeschlossen

Die wichtigsten Befundergebnisse:

- Hoher Fatigue-Wert (6/10 NAS)
- Herr F. absolviert aktuell kein Training, ist aber ist zu Hause jeden Tag körperlich aktiv
- Generalisierte Muskelschwäche (allgemein 4/5 beidseitig bei Testung der unteren und oberen Extremitäten)

Therapieziele:

- Erhöhung des körperlichen Aktivitätsniveaus auf 20 Minuten an drei Tagen/Woche
- Verbesserung der Kraft (Ziel: 5/5)
- Verbesserung der Fatigue (Ziel: unter 4/10)

Untersuchung und Assessments:

Der Patient wurde mit Blick auf ein mögliches körperliches Training als Patient mit mittlerem Risiko eingestuft, da er der Vergangenheit eine systemische Therapie erhalten hatte.

Der Patient füllte einen Fragebogen aus, mit dem seine Eignung für körperliche Aktivität evaluiert wurde (PAR Q +). Das Ergebnis sprach für weitere Untersuchungen vor Trainingsbeginn. Die körperliche Fitness wurde mittels des Sechs-Minuten-Gehtests überprüft (Laboratories 2002), die körperliche Funktionsfähigkeit wiederum mit einem Krafttest der unteren Extremitäten ermittelt (fünfmaliges Aufstehen und Hinsetzen). Die Testung des Gleichgewichts erfolgte mittels der Berg Balance Scale. Es wurden keine Gleichgewichtsdefizite festgestellt, weshalb

Tab. 10.2 Verschreibung von Training bei Knochenmetastasen

	Krafttraining			Aerobes Training		Dehnen
Lokalisation der Metastasen	OE	Rumpf	UE	Mit Gewichtsbelastung	Ohne Gewichtsbelastung	Statisch
Becken	✓	✓	✓[a]		✓	✓
Achsenskelett (lumbal)	✓		✓		✓	✓[b]
Achsenskelett (throrakal/Rippen)	✓[c]		✓	✓	✓	✓[b]
Proximaler Femur	✓	✓	✓[a]		✓	✓
Alle Regionen	✓[c]		✓[a]		✓	✓[b]

✓Zielregion für Übungen
a **keine** Hüftextension und -flexion; Knieextension und -flexion erlaubt
b **keine** Wirbelsäulenflexion, -extension und -rotation
c **keine** Schulterflexion, -extension, -abduktion und -adduktion; Ellenbogenflexion und -extension erlaubt Gewichtsbelastung (z. B. Gehen); ohne Gewichtsbelastung (z. B. Radfahren)

man das Sturzrisiko als minimal einstufte. Die vom Patienten berichtete Fatigue wurde mittels des Brief Fatigue-Inventory festgehalten. Zudem hielt der Patient die Entwicklung seiner körperlichen Aktivität in einem Aktivitäts-Tagebuch fest.

Trainingsplan

Frequenz: 2 × pro Woche aerobes Training und Krafttraining; davon eine Einheit unter Aufsicht eines Therapeuten und eine Einheit selbstständig zu Hause
Intensität:
Aerobes Training: Gefühlte Belastung 11–14 auf der BORG-Skala
Krafttraining: 8–12 Wiederholungen bis zur Ermüdung (Gewichtsmanschetten oder andere freie Gewichte können zur Intensitätssteigerung verwendet werden)
Zeitdauer: 10 Minuten aerobes Training (Gehtraining) und eine Serie Krafttraining (ca. fünf Minuten)
Trainingsart:
Aerobes Training: Gehtraining
Krafttraining: Obere Extremitäten: Biceps Curls und Schulterpresse mit 4 kg Gewicht
Untere Extremitäten: Beidseitiges Heben der Fersen sowie Knieextension im Sitzen
Patientenschulung
Der Patient soll bzgl. des Trainings informiert und beraten werden, ebenso bzgl. des Umgangs mit seiner Fatigue (➤ Kapitel 17) und möglichen Red Flags, z. B. dem Verlust der Sensibilität oder dem Auftreten radikulärer Schmerzen, beides mögliche Folgen von Metastasen. Bei Auftreten dieser Symptome muss der Patient wissen, dass er seinen Onkologen aufsuchen muss.

LITERATUR

Agnew, N., Preoperative cardiopulmonary exercise testing. Continuing education in anaesthesia, critical care & pain, 2010. 10(2): p. 33–37.
Albrecht, T. A. and A. G. Taylor, Physical activity in patients with advanced-stage cancer: a systematic review of the literature. Clinical journal of oncology nursing, 2012. 16(3): p. 293.
Berg, K. O., et al., Measuring balance in the elderly: validation of an instrument. Canadian journal of public health, 1992. 83(Suppl 2): p. S7-S11.
Brown, J. C., et al., Cancer, physical activity, and exercise. Comprehensive Physiology, 2012. 2(4): p. 2775–2809.
Buffart, L., et al., Evidence-based physical activity guidelines for cancer survivors: current guidelines, knowledge gaps and future research directions. Cancer treatment reviews, 2014. 40(2): p. 327–340.
Campbell, K. L., et al., Exercise guidelines for cancer survivors: consensus statement from international multidisciplinary roundtable. Medicine & Science in Sports & Exercise, 2019. 51(11): p. 2375–2390.
Caspersen, C. J., K. E. Powell, and G. M. Christenson, Physical activity, exercise, and physical fitness: definitions and distinctions for health-related research. Public health

reports (Washington, D. C. : 1974), 1985. 100(2): p. 126–131.
Cheville, A. L., et al., Therapeutic exercise during outpatient radiation therapy for advanced cancer: feasibility and impact on physical well-being. American journal of physical medicine & rehabilitation, 2010. 89(8): p. 611–619.
Chiarotto, J. A., et al., A structured group exercise program for patients with metastatic cancer receiving chemotherapy and CTNNB1 (β-catenin) as a biomarker of exercise efficacy. Cancer management and research, 2017. 9: p. 495.
Eyigor, S. and S. Akdeniz, Is exercise ignored in palliative cancer patients? World journal of clinical oncology, 2014. 5(3): p. 554–559.
Frikkel, J., et al., Fatigue, barriers to physical activity and predictors for motivation to exercise in advanced Cancer patients. BMC Palliat Care, 2020. 19(1): p. 43.
Galvao, D. A., et al., Exercise preserves physical function in prostate cancer patients with bone metastases. Medicine and science in sports and exercise, 2018. 50(3): p. 393.
Greig, L., et al., Autoregulation in Resistance Training: Addressing the Inconsistencies. Sports Medicine, 2020. 50(11): p. 1873–1887.
Hardee, J. P., B. R. Counts, and J. A. Carson, Understanding the Role of Exercise in Cancer Cachexia Therapy. American journal of lifestyle medicine, 2017. 13(1): p. 46–60.
Hart, N. H., D. A. Galvao, and R. U. Newton, Exercise medicine for advanced prostate cancer. Current opinion in supportive and palliative care, 2017. 11(3): p. 247–257.
Headley, J. A., K. K. Ownby, and L. D. John. The effect of seated exercise on fatigue and quality of life in women with advanced breast cancer. in Oncology nursing forum. 2004.
Hwang, C.-L., et al., Effects of exercise training on exercise capacity in patients with non-small cell lung cancer receiving targeted therapy. Supportive care in cancer, 2012. 20(12): p. 3169–3177.
Jawad, M. U. and S. P. Scully, In brief: classifications in brief: Mirels' classification: metastatic disease in long bones and impending pathologic fracture. 2010, Springer.
Jensen, W., et al., Exercise training in patients with advanced gastrointestinal cancer undergoing palliative chemotherapy: a pilot study. Supportive Care in Cancer, 2014. 22(7): p. 1797–1806.
Jones, L. W., et al., Safety and feasibility of cardiopulmonary exercise testing in patients with advanced cancer. Lung Cancer, 2007. 55(2): p. 225–32.
Jones, L. W., et al., Cardiorespiratory exercise testing in clinical oncology research: systematic review and practice recommendations. The lancet oncology, 2008. 9(8): p. 757–765.
Kumar, S. P. and A. Jim, Physical therapy in palliative care: from symptom control to quality of life: a critical review. Indian journal of palliative care, 2010. 16(3): p. 138.
Laboratories, A.C.o.P.S.f.C.P.F., ATS statement: guidelines for the six-minute walk test. Am J Respir Crit Care Med, 2002. 166: p. 111–117.
Litterini, A. J., et al., Differential effects of cardiovascular and resistance exercise on functional mobility in individuals with advanced cancer: a randomized trial. Archives of physical medicine and rehabilitation, 2013. 94(12): p. 2329–2335.
Lowe, S. S., et al., Physical activity interests and preferences in palliative cancer patients. Supportive care in cancer, 2010. 18(11): p. 1469–1475.
Macmillan, Physical activity for people with metastatic bone disease. 2018.
Malcolm, L., et al., Strength in numbers: patient experiences of group exercise within hospice palliative care. BMC palliative care, 2016. 15(1): p. 1–8.
McNeely, M. L., et al., Cancer rehabilitation: recommendations for integrating exercise programming in the clinical practice setting. Current Cancer Therapy Reviews, 2006. 2(4): p. 351–360.
Moore, G., et al., Acsm's exercise management for persons with chronic diseases and disabilities, 4E. 2016: Human Kinetics.
Noonan, V. and E. Dean, Submaximal exercise testing: clinical application and interpretation. Physical therapy, 2000. 80(8): p. 782–807.
Oechsle, K., et al., Physical activity, quality of life, and the interest in physical exercise programs in patients undergoing palliative chemotherapy. Supportive Care in Cancer, 2011. 19(5): p. 613–619.
Older, P. O. and D. Z. Levett, Cardiopulmonary exercise testing and surgery. Annals of the American Thoracic Society, 2017. 14(Supplement 1): p. S74-S83.
Oldervoll, L. M., et al., The effect of a physical exercise program in palliative care: a phase II study. Journal of pain and symptom management, 2006. 31(5): p. 421–430.
O'Neill, L., et al., Physical decline and its implications in the management of oesophageal and gastric cancer: a systematic review. Journal of Cancer Survivorship, 2018. 12(4): p. 601–618.
Paltiel, H., M. B. Asp, and U. Vidvei, Are palliative cancer patients willing and able to participate in a physical exercise program? Palliative & supportive care, 2005. 3(4): p. 281.
Paltiel, H., et al., "The healthy me appears": palliative cancer patients' experiences of participation in a physical group exercise program. Palliative & Supportive Care, 2009. 7(4): p. 459–467.
Pescatello, L. S., D. Riebe, and P. D. Thompson, ACSM's guidelines for exercise testing and prescription. 2014: Lippincott Williams & Wilkins.
Podsiadlo, D. and S. Richardson, The timed "Up & Go": a test of basic functional mobility for frail elderly persons. Journal of the American geriatrics Society, 1991. 39(2): p. 142–148.

Pop, T. and J. Adamek, The dynamics of physical activity in palliative care patients. Ortop Traumatol Rehabil, 2010. 12(1): p. 80–9.
Rietberg, M. B., et al., Exercise therapy for multiple sclerosis. The Cochrane database of systematic reviews, 2005. 2005(1): p. CD003980-CD003980.
Sasso, J. P., et al., A framework for prescription in exercise-oncology research. Journal of cachexia, sarcopenia and muscle, 2015. 6(2): p. 115–124.
Schmitz, K. H., et al., American College of Sports Medicine roundtable on exercise guidelines for cancer survivors. Medicine & Science in Sports & Exercise, 2010. 42(7): p. 1409–1426.
Schmitz, K. H., et al., Exercise is medicine in oncology: engaging clinicians to help patients move through cancer. CA: a cancer journal for clinicians, 2019. 69(6): p. 468–484.
Sheill, G., et al., Considerations for exercise prescription in patients with bone metastases: a comprehensive narrative review. PM&R, 2018a. 10(8): p. 843–864.
Sheill, G., et al., Exercise interventions for patients with advanced cancer: A systematic review of recruitment, attrition, and exercise adherence rates. Palliative & Supportive Care, 2019. 17(6): p. 686–696.
Sheill, G., et al., Physical activity and advanced cancer: the views of oncology and palliative care physicians in Ireland. Irish Journal of Medical Science (1971 -), 2018b. 187(2): p. 337–342.
Smith, L., et al., Multiple myeloma and physical activity: a scoping review. BMJ open, 2015. 5(11).
Stefani, L., G. Galanti, and R. Klika, Clinical implementation of exercise guidelines for cancer patients: adaptation of ACSM's guidelines to the Italian model. Journal of Functional Morphology and Kinesiology, 2017. 2(1): p. 4.
Tinetti, M. E., Performance-oriented assessment of mobility problems in elderly patients. Journal of the American Geriatrics Society, 1986.
Turner, K., et al., 'I am actually doing something to keep well. That feels really good': Experiences of exercise within hospice care. Progress in palliative care, 2016. 24(4): p. 204–212.
Uster, A., et al., Effects of nutrition and physical exercise intervention in palliative cancer patients: a randomized controlled trial. Clinical Nutrition, 2018. 37(4): p. 1202–1209.
Whitehead, L., The measurement of fatigue in chronic illness: a systematic review of unidimensional and multidimensional fatigue measures. Journal of pain and symptom management, 2009. 37(1): p. 107–128.

KAPITEL 11

Lorna Malcolm und Kate Norman

Gruppenangebote und Gruppentherapien in der Palliative Care

11.1 Geschichtliche Entwicklung

Therapiegruppen werden in der Palliative Care seit langem eingesetzt. Insbesondere bei der tagesstationären Betreuung, bei der Musik- und Kunsttherapie sowie in Trauergruppen wird versucht, Patienten und Patientinnen und Angehörigen durch Gruppenangebote bei der Krankheitsbewältigung zu helfen oder gegenseitige Unterstützung zu vermitteln. Auch in der Physiotherapie ist die Behandlung in Gruppen bei verschiedenen Erkrankungen etabliert. Für Rückenschule und kardiologische oder pulmologische Rehabilitationsgruppen wurde die Effektivität zur Verbesserung der Funktion und Belastbarkeit durch Studien belegt. Sie werden in der Primärversorgung in vielen Ländern verbreitet eingesetzt. Im palliativen Bereich ist die Gruppentherapie, wie die klinische Erfahrung zeigt, für Patientinnen mit Fatigue hervorragend geeignet, da diese in besonderem Maße von den Sozialkontakten und der Stimulation in der Gruppe profitieren.

Historisch bedingt haben Palliativpatienten in Großbritannien (und vielen anderen Ländern) ihre Physiotherapie bisher überwiegend als Einzeltherapie erhalten – nicht nur zur Wahrung ihrer Privatsphäre, sondern auch, um sie vor dem Anblick anderer todkranker Menschen zu schützen, die sie immer wieder an ihren eigenen Zustand und ihre Sterblichkeit erinnern könnten. Bei diesem Eins-zu-Eins-Modell schien zudem am besten gewährleistet, dass die individuellen – physischen und psychischen – Bedürfnisse jedes Einzelnen optimal erfüllt werden. Studien zeigten dann jedoch interessanterweise, dass die **Gruppenarbeit in der Palliative Care Ängste sogar vermindern kann** (Lui et al. 2008). Im Folgenden werden verschiedene Vorteile dieser Behandlungsform diskutiert, aus denen deutlich wird, dass die Gruppenarbeit von Palliativpatienten nicht nur ebenso gern, sondern oft vielleicht noch lieber angenommen wird als die konventionelle Einzeltherapie.

Die Patienten, die eine physiotherapeutische Fachkraft in der Palliative Care betreut, überleben heutzutage länger, jedoch mit komplexeren Symptomclustern und mit mehr Begleiterkrankungen als früher. Viele sind sich der Vorteile körperlicher Bewegung nicht bewusst und selbst Patienten, die früher sportlich aktiv waren, sind oft unsicher, ob und wann sie wieder ein Training aufnehmen können, wieviel sie trainieren und wie weit sie sich selbst fordern dürfen oder sollen. Diese subjektiven Sichtweisen werden in ➤ Kapitel 5 ausführlicher beleuchtet. **Eine der wichtigsten Herausforderungen für Palliativphysiotherapeuten besteht also darin, die Patienten so weit zu bringen, dass sie sich für ein aktives Leben entscheiden** und – in dem durch ihre Erkrankung vorgegebenen Rahmen – realistische Ziele dafür festsetzen können.

11.2 Vorteile der Gruppenarbeit

In der Leitlinie der NICE (2004) wird eine Untersuchung von Braden und Mitarbeitern angeführt, die zeigte, dass ein strukturiertes, patientenzentriertes Gruppenangebot mit Beratungs- und Unterstützungselementen positive Auswirkungen für die Patienten hat (Braden/Mishel/Longman 1998) und somit ein geeignetes Setting für die Schulung und

Unterstützung von Tumorpatienten darstellt. Die Gruppenphysiotherapie ermöglicht Patienten, ihre **Aktivität und Fitness in sicherer Umgebung mit professioneller Supervision und wechselseitiger Unterstützung durch gleichfalls Betroffene zu erhalten bzw. zu erhöhen:** *„Ich finde die Gruppe wirklich gut, denn gerade, wenn man Schmerzen hat, ist es schwer, sich selbst zu motivieren. Mit den anderen zusammen zu trainieren und zu sehen, wie man es eigentlich machen sollte, ist gut"* (Patientin Frau L.).

Die Autorinnen haben die Erfahrung gemacht, dass die Patientinnen während des Trainings häufig ihre Lebensgeschichten und Erfahrungen austauschen, aber es gibt auch viel Spaß und Geplänkel miteinander: *„Die Übungen fallen viel leichter und machen mehr Spaß, wenn man sie in der Gruppe macht. Man flachst herum dabei und es ist nicht mehr alles so ernst"* (Patientin Frau A.). **Diese Unterstützung durch die Gruppe ergibt sich ganz von selbst aus den gemeinsamen Erfahrungen. Sie wird von Therapeuten gefördert, geht aber primär von den Patientinnen aus und wird von ihnen getragen.**

Die Gruppentherapie kann problemlos an die unterschiedlichen körperlichen Fähigkeiten der Patienten angepasst werden: Für Schwerkranke werden Übungen im Sitzen, für leistungsfähigere Patienten Übungen im Stehen und an Fitnessgeräten eingesetzt. Durch individuelle Einstufung der Patienten und auf die Bedürfnisse zugeschnittene Programme kann für jeden Patienten die geeignete Art und Intensität der Belastung angeboten werden. Wie bei allen anderen Interventionen auch muss sich die Therapeutin klar über das Ziel bzw. die Ziele sein, die sie verfolgen will, wenn sie eine Gruppentherapie konzipiert. Es kann ein ganz einfaches Ziel sein, z. B. die individuellen Teilnehmer zu befähigen, ihr maximales Potenzial und ihre individuellen Ziele innerhalb der Zeitdauer der Gruppentherapie zu erreichen. Jedoch muss aufgrund der zur Verfügung stehenden personellen und finanziellen Ressourcen bedacht werden, wie Patienten nach einer solchen Gruppentherapie ihre Fähigkeiten weiter bewahren können, z. B. durch ein Heimübungsprogramm, durch offene Trainingstermine mit nur reduzierter Supervision oder durch den Hinweis, das Training in einem lokalen Fitnessstudio fortzusetzen. Genauso wichtig ist es, Ziele für den individuellen Menschen zu definieren, egal ob qualitativer, wie z. B. die Bewertung des Selbstvertrauens, oder quantitativer Natur, wie z. B. die Fähigkeit, Treppensteigen zu können. Assessments wie der Timed up-and-go-Test, der Sit-to-Stand Test oder der Barthel Index können quantitative Veränderungen der Kraft, des Gleichgewichts und der Funktion erheben.

11.3 Gruppentherapie zur Patientenedukation

Die Gruppenstruktur bietet hervorragende Voraussetzungen für die Patientinnenschulung, da die Patientinnen in einer kontrollierten Situation voneinander lernen. Durch kurze Präsentationen im Rahmen der Therapieeinheiten werden die Patientinnen mit Wissen und Fähigkeiten ausgestattet, die ihnen die Sicherheit geben, auch außerhalb der Gruppe ihre Aktivitäten schrittweise auszuweiten. Die Form der Präsentation hängt vom angestrebten Ziel, von der Zahl und Art der Gruppenteilnehmerinnen, von der Gruppensituation und von den vorhandenen technischen Mitteln ab.

Ein Beispiel für die Integration von Schulungselementen in eine **Trainingsgruppe:**

- Rahmen: wöchentliches einstündiges Gruppentraining mit Schulungselementen
- Präsentation: zehnminütiger Vortrag zu Beginn jeder Stunde, dann Training an unterschiedlichen Stationen
- Form der Präsentation: fünf bis sechs Folien mit einfachen Punkten zu einem der folgenden Kernthemen:
  - Atmung, Pacing
  - Sturzprävention
  - Komponenten der Gesundheit/Fitness
  - mentale Einstellung zu Aktivität und Training
  - häusliches Training
  - Schlafhygiene und Fatigue
  - Ernährung
- Abschluss: Zeit für Fragen und Dialog

Manchmal werden Schulung und Information auch zum Hauptfokus einer Gruppe. In der Gruppe können Behandlungsmaßnahmen und der Umgang mit spezifischen Symptomen (z. B. Atemnot, Angst, Fatigue und Coping-Probleme) unter Hinzuziehung verschiedener Mitglieder des MDT diskutiert werden.

Es ist wichtig, für jede Gruppe, die auf die Schulung von Patienten fokussiert, die Ziele zu definieren. Das untenstehende Beispiel einer Gruppe ist eines zum Thema „Umgang mit Atemnot". Ziel dieser Gruppe ist es, dass jeder Teilnehmer seine Fähigkeiten verbessert, mit Atemnot und den damit einhergehenden Stressoren besser umgehen zu können. Zu diesem Zweck wird der Chronic respiratory questionnaire (CRQ) verwendet, der zu Beginn Teil der Befunderhebung ist und am Ende der Gruppentherapie als Vergleich dient. Aus der Erfahrung der Autorinnen erlaubt ein Assessment, das in einer Einzeltherapiesitzung vor dem Start einer Gruppentherapie mit dem individuellen Patienten erfolgt, die Ziele und auch mögliche Verlaufsparameter zu definieren, aber auch mögliche Ängste zu zerstreuen, die mit der Teilnahme an einer Gruppentherapie einhergehen. Zudem ist es möglich, weitere Faktoren kennenzulernen, die die Dyspnoe beeinflussen und Angebote aufzuzeigen, die in diesem Zusammenhang Hilfestellung geben. Pflegende Angehörige werden zur Teilnahme eingeladen und schriftliche Informationen werden ausgegeben, die auch Inhalte der Gruppentherapie sind.

- Rahmen: einstündige Gruppentherapie innerhalb von drei Wochen und zusätzliches individuelles Assessment und Wiederbefund
- Präsentation: interaktive einstündige Powerpoint-Präsentationen zu folgenden Themen:
  - Atmung: „Richtig atmen und entspannen" und hilfreiche Strategien bei akuter Atemnot
  - Funktion & Aktivität: Der Zusammenhang zwischen Aktivität und Atemnot – wie die Angst vor aktivitätsbedingter Atemnot reduziert und wie dem Teufelskreis von reduzierter Aktivität und Funktion entgegengewirkt werden kann
  - Denken: Umgang mit Gedanken und Gefühlen, die mit Atemnot einhergehen und die zur Verschlimmerung der Symptomatik beitragen können

Die Themen, die für diese Gruppe adaptiert wurden, entstammen dem „Breathing – Thinking – Functional"-Modell von Spathis et al. (2017).

Gruppentherapien sind auch für Angehörige von Palliativpatientinnen hilfreich. Eine australische Studie (Hudson et al. 2008) hat gezeigt, dass ein dreiwöchiges „psycho-edukatives Programm" für pflegende Angehörige von ans Haus gebundenen Patientinnen bei folgenden Parametern zu Verbesserungen geführt hat: Vorbereitet sein auf die Rolle der Pflegeperson, Pflegekompetenzen, Anerkennung als Pflegende und das Erhalten notwendiger Informationen. Auch das St. Christopher's Hospice London, in dem die beiden Autorinnen tätig sind, entwickelt online-basierte Video-Gruppentrainings, um Mitarbeiterinnen von Seniorenresidenzen und Pflegeheimen in der Betreuung von Palliativpatienten zu unterstützen. Somit bilden sich Netzwerke zwischen lokal ansässigen Pflegeeinrichtungen mit dem Hospiz, und es ist möglich, sich gegenseitig zu unterstützen und gemeinsam zu lernen.

✓ PRAKTISCHE TIPPS

Wichtige Punkte für eine erfolgreiche Gruppentherapie

- Räumlichkeiten: verfügbarer Platz, Einhaltung der Gesundheits- und Sicherheitsvorschriften, Beleuchtung, Temperaturregulation
- Personal: adäquates Verhältnis Therapeutinnen : Patientinnen
- Hin- und Rückweg: Transportangebot durch die Einrichtung oder Eigenleistung der Patientinnen (kann Auswirkungen auf die Teilnahme haben)
- Geräteausstattung: abhängig von Budget, Platzangebot, Verfügbarkeit und Ziel
- Öffentlichkeitsarbeit: Wer wird das Programm wie bekannt machen? Wer kann wie Patientinnen zuweisen?
- Zeitplan: möglichst keine Überschneidungen mit anderen Aktivitäten, Gruppen oder Diensten, damit die Patientinnen an allen Veranstaltungen teilnehmen können, die sie mögen bzw. brauchen
- Laufzeit: Sollte das Programm dauerhaft angeboten oder auf eine bestimmte Anzahl von Wochen begrenzt werden? Zu bedenken sind Probleme, um zu den Terminen zu kommen und möglicherweise bestehende Fatigue. Insofern kann es sein, dass Programme mit kürzerer Laufzeit ggf. eher angenommen werden.
- Evaluierung des Programms: regelmäßige Bewertung der Fortschritte, Nutzerinnen-Feedback
- Multiprofessionelle Zusammenarbeit: Verfügbarkeit und Nutzen von Schulungseinheiten durch andere Teammitglieder prüfen

- Informationen: Broschüren oder laminierte Karten könnten als Gedächtnisstützen für zuhause hilfreich sein, ebenso Links für sinnvolle Online-Materialien
- Entsprechende Ausstattung: etwaige persönliche Schutzausrüstung, Nierenschalen bei Übelkeit, Desinfektionsmittel, Müllbeutel. Es sollte auch ein Lifter verfügbar sein, der es ermöglicht, bei Bedarf Patientinnen vom Boden hochzuheben. Je nach Vorgaben sollte auch ein Defibrillator zur Verfügung stehen.

11.4 Umgang mit Zustandsverschlechterungen von Patienten

Bei der Gruppentherapie ist es nicht immer einfach, eine effektive Behandlung jedes einzelnen Patienten zu gewährleisten. Es liegt in der Natur der Sache, dass sich der Zustand von Palliativpatienten mit der Zeit immer weiter verschlechtert, auch wenn die Verläufe individuell sehr unterschiedlich sind. **Zu erleben, dass sich bei einem Gruppenmitglied der Zustand verschlechtert, die Gruppe dann verlässt und irgendwann stirbt, konfrontiert die Patienten intensiv mit ihrer eigenen Sterblichkeit.** Dies kann emotionale und psychische Konsequenzen haben. Es hilft den Patienten einerseits, ihre Erkrankung realistisch zu betrachten, kann aber andererseits auch Ängste und Depressionen begünstigen, die mit Unterstützung der anderen Mitglieder des MDT behandelt werden müssen. In ➤ Kapitel 5 haben wir einen Patienten zu Wort kommen lassen, wie er die Therapiegruppe erlebt hat.

Bei den von der Zustandsverschlechterung betroffenen Patientinnen selbst können sich Gefühle des Versagens einstellen, wenn sie nicht mehr in der Lage sind, wie früher am Gruppentraining teilzunehmen. Daher ist es sinnvoll, stets **Übungen für unterschiedliche Leistungsniveaus anzubieten. Auf diese Weise können Patienten auch bei einer Zustandsverschlechterung in der Gruppe integriert bleiben und weiterhin die Unterstützung der anderen Gruppenmitglieder erfahren.** Schlechter werdende Funktionen gehen oft mit Angst einher. Deswegen ist es wichtig, intensiv mit den Fachkräften der Ergotherapie zusammenzuarbeiten, um an der Selbstbefähigung von Patienten gemeinsam zu arbeiten und die Unabhängigkeit auch mit Hilfsmitteln und Adaptionen so lange es geht zu erhalten.

Auch passive/assistive Übungen, beispielsweise an elektronisch gesteuerten/motorisierten Bewegungstherapiegeräten, oder leichte Seilzugübungen mit den Armen ermöglichen bis zu einem gewissen Grad die weitere Gruppenteilnahme für Patienten, bei denen dies aus psychologischen Gründen wünschenswert erscheint, und verbessern zudem Fatigue, Durchblutung und Gelenkbeweglichkeit.

11.5 Steuerung der Gruppengröße

Infolge der längeren Überlebenszeiten besteht das Risiko, dass die Patienten, die längere Zeit an einem Gruppentraining teilnehmen, psychologisch und praktisch von der Gruppe abhängig werden und so die Aufnahme neuer Gruppenmitglieder blockieren. Dies lässt sich umgehen, indem das Gruppentraining als Kurs über eine festgelegte Dauer angeboten wird. Das Ziel für diesen (beispielsweise neunwöchigen) Zeitraum besteht dann darin, unter Anleitung der Physiotherapeuten einen persönlichen Übungsplan zusammenzustellen sowie Informationen und Anleitung zur Übungsauswahl und zum ambulanten bzw. häuslichen Trainingsprogramm zu erhalten: *„Ich hatte mir davon erhofft, dass ich mich wieder wohler in meiner Haut fühle und meine Arme wieder etwas beweglicher werden. Den neunwöchigen Kurs habe ich sehr genossen und bin dadurch wieder viel beweglicher geworden“* (Patientin Frau E.).

Falls sich im weiteren Verlauf die Funktion wieder verschlechtert, besteht immer die Möglichkeit, im Rahmen einer erneuten Untersuchung der Patienten zu prüfen, ob die Indikation zur Teilnahme an einer weiteren Gruppe gegeben ist.

„Offene“ Gruppensitzungen sind spezifische Zeitblöcke, die Patienten zur Verfügung stehen, wenn diese die ursprünglich vereinbarten und durch Therapeutinnen angeleiteten und supervidierten Gruppenprogramme beendet haben. In diesen offenen Gruppen tragen die Patienten selbst die

Verantwortung dafür, wie lange sie trainieren, und sie müssen auch dokumentieren, was sie in der Einheit erreicht haben. An diesen Gruppensitzungen, die die Erhaltung von Kraft und Ausdauer zum Ziel haben, können Patienten teilnehmen, wenn sie z. B. eine Mitgliedschaft haben oder einen finanziellen Beitrag leisten. Dies ist eine Möglichkeit, in den ursprünglichen Gruppen wieder Platz für neue Patienten zu schaffen. Dieser Ansatz befähigt Patienten, auch jenseits der Therapie für sich selbst zu üben.

11.6 Individuellen Bedürfnissen gerecht werden

Eine weitere Herausforderung stellt das Risiko dar, dass die individuellen Trainingsbedürfnisse der Patientinnen im allgemeinen Rahmen der Gruppentherapie untergehen. Um das zu verhindern, muss eine Einzelsitzung vorgeschaltet werden, in der der physiotherapeutische Befund erhoben wird, die individuellen Ziele festgelegt werden, ein personalisiertes Übungsprogramm vereinbart und die Patientin mit den Übungen vertraut gemacht wird. Diese „Probesitzung" dient auch dazu, das Selbstvertrauen der Patientin zu stärken, bevor diese in eine bestehende Gruppe hineinkommt. Nach Beendigung der Gruppe erfolgt bei einer zweiten individuellen Sitzung eine erneute Befunderhebung, Besprechung der abgelaufenen Gruppe und die Klärung der weiteren Versorgung durch ein geeignetes häusliches oder ambulant betreutes Übungsprogramm oder ggf. durch Einzeltherapie.

11.7 Beurteilung der Effektivität

Die Beurteilung der Effektivität einer physiotherapeutischen Intervention ist bei der Gruppenarbeit ebenso herausfordernd wie bei Einzeltherapien, da die Wirkung der Therapie von Zustandsverschlechterungen der Patienten überlagert werden kann. Zum Zeitpunkt der Abfassung dieses Kapitels gibt es noch keine etablierten Ergebnisparameter speziell für die palliative Physiotherapie. Mit dem *St. Christopher's Index of Patient Priorities* (SKIPP) wurde ein Instrument für die Palliative Care entwickelt (Sykes/Addington-Hall 2010), das auch für die Anwendung in der palliativen Physiotherapie geeignet sein könnte. Ansonsten muss die Physiotherapeutin aus den bestehenden Messwerten diejenigen auswählen, die ihr am besten für die jeweilige Patientengruppe geeignet erscheinen. Validierte objektive Assessments wie der „Timed up-and-go-Test" (TUG; Podsiadio/Richardson 1991) zeigen Veränderungen der körperlichen Leistungsfähigkeit, subjektive Messwerte wie der *Hospital Anxiety and Depression Score* (HADS; Zigmond/Snaith 1983) wiederum Veränderungen der psychischen Verfassung an. Individuell gestaltete Fragebögen können eingesetzt werden, um Veränderungen bezüglich des Wissensstands, Krankheitsverständnisses und des Copings zu erfassen oder um Rückmeldungen zu den Interventionen einzuholen (➤ Tab. 11.1).

11.8 Virtuelle Gruppen

Die Covid-19-Pandemie ab dem Jahr 2020 hatte unmittelbare Auswirkungen auf die Gruppenangebote in Hospizen und weiteren Palliativeinrichtungen. Nachdem die Lockdown-Verordnungen in Kraft getreten waren, war es nicht länger möglich, sich physisch in Gruppen zu treffen. Im St. Christopher's Hospice haben in der Physiotherapie virtuelle die physischen Gruppentherapien abgelöst. Das bedeutete auch, sichere „Online-Räume" für alle Gruppen zu verwenden. Um in den Trainingsgruppen alle Patientinnen und Patienten ausreichend gut auf einem Laptop-Bildschirm sehen zu können, wurde die Gruppenstärke auf sechs Teilnehmerinnen limitiert. Sie wurden zudem angeleitet, die Kamera in ihrem eigenen Endgerät (Laptop, Smartphone, Tablet) so einzurichten, dass auch Arme und Beine zu sehen waren, denn nur so war es dem Gruppenleiter möglich, bei Bedarf Feedback zu geben. Wie bei den Gruppen mit physischer Anwesenheit waren auch die virtuellen Gruppen auf neun Einheiten beschränkt. Zudem gab es optional eine Gruppe mit Übungen

Tab. 11.1 Vorteile und Herausforderungen unterschiedlicher Physiotherapiegruppen. Bei der Zuordnung eines Patienten zu einer Gruppe müssen sowohl die Gruppen- und Kursstruktur als auch die Voraussetzungen des Patienten berücksichtigt werden.

Kursangebot	Geeignet für Patienten, die	Vorteile	Herausforderungen
Übungen im Sitzen	• im Rollstuhl sitzen • die Beweglichkeit der Extremitäten, den Bewegungsumfang der Gelenke, die Rumpfstabilität oder die Kraft bestimmter Muskeln verbessern wollen • nicht lange stehen können oder Angst haben zu stehen • vorsichtig an das Training herangeführt werden müssen	• Einschluss von rollstuhlpflichtigen Patienten, die Probleme mit dem Stehen haben • nur eine Therapeutin für eine große Gruppe erforderlich • Übungen leicht in die häusliche Umgebung zu übernehmen	• unterschiedliche Leistungsniveaus und Fähigkeiten in der Gruppe • psychosoziale Gruppendynamik • Auswahl geeigneter Patienten für die Gruppe • Ausschluss von Patienten, die in der Gruppe bleiben möchten • Beurteilung der Effektivität trotz Überlagerung durch Krankheitsprogression • effektives Verhältnis zwischen Physiotherapie und Krankheitsprogression bei nur einmal-wöchentlicher Teilnahme
Übungen im Stehen	• frei oder mit minimaler Unterstützung stehen können • ihre allgemeine Fitness, Kraft, Ausdauer und Gleichgewicht nach einer Behandlung oder in einer Krankheitsremission aufbauen müssen	• ohne Geräte und daher in verschiedenen Umgebungen durchführbar • Schulungselemente integrierbar, um bis zum Ende der Gruppe Eigenständigkeit der Patientinnen zu erreichen • Möglichkeit zur intensivierten Aktivität unter Aufsicht und mit Feedback von der Therapeutin • Übungen leicht in die häusliche Umgebung zu übernehmen	• ausreichende Personalstärke für die Gewährleistung der Sicherheit auch schwerer erkrankter Patienten • Erhaltung der Eigenständigkeit der Patenten bezüglich ihres Trainings • Beurteilung der Effektivität trotz Überlagerung durch Krankheitsprogression
Zirkeltraining	• sich sicher zwischen den Geräten bewegen können • ein schriftlich festgelegtes Übungsprogramm unabhängig abarbeiten können • ihre allgemeine Fitness, Kraft, Ausdauer und Gleichgewicht nach einer Behandlung oder in einer Krankheitsremission aufbauen müssen • ihre Aktivität gern steigern möchten, sich aber nicht trauen, dies allein zu tun	• schriftlich festgelegtes, an die individuellen Patientenbedürfnisse anpassbares Übungsprogramm • Schulungselemente integrierbar, um bis zum Ende des Kurses Eigenständigkeit der Patienten zu erreichen • Möglichkeit zur intensivierten Aktivität unter Aufsicht und mit Feedback von Therapeutinnen	• ausreichende Personalstärke für die Gewährleistung der Sicherheit auch schwerer erkrankter Patienten • Erhaltung der Eigenständigkeit der Patienten bezüglich ihres Trainings • Umgang mit Patienten, die ihre Hoffnung auf Besserung am Trainingsraum festmachen und sich nicht davon lösen können • Beurteilung der Effektivität trotz Überlagerung durch Krankheitsprogression • Verfügbarkeit von Geräten für das Training in anderen Umgebungen

Tab. 11.1 Vorteile und Herausforderungen unterschiedlicher Physiotherapiegruppen. Bei der Zuordnung eines Patienten zu einer Gruppe müssen sowohl die Gruppen- und Kursstruktur als auch die Voraussetzungen des Patienten berücksichtigt werden. (*Forts.*)

Kursangebot	Geeignet für Patienten, die	Vorteile	Herausforderungen
Schulungen	• Erfahrungen mit dem Thema der Schulung haben (z. B. Atemnot, Angst, Fatigue oder Umlagerungen/Transfers für Betreuende) • lange genug sitzen, gut genug hören und zuhören und die Inhalte der Sitzung verstehen können	• Erziehung von Patienten/Betreuungspersonen zum eigenständigen Umgang mit und Selbstbehandlung von Symptomen • zeit- und ressourcensparende Art der Vermittlung von Information über bestimmte Symptome • Patienten bzw. Betreuende beraten und helfen sich gegenseitig mit ihren persönlichen Erfahrungen	• Beendigung der Gruppenteilnahme von Patienten, die durch ihre gemeinsamen Erfahrungen enge Verbindungen aufgebaut haben • Koordination bzw. Kommunikation von Veränderungen, Entwicklungen und den Patienten vermittelten Informationen mit den anderen Mitgliedern des MDT • Evaluierung einer überwiegend edukativen Veranstaltung mit vielen Berufsgruppen und Themen
Funktionserhalt/offene Trainingsgruppen	• eine fest definierte Anzahl an Gruppentherapiesitzungen absolviert haben und gerne unabhängig in einer unterstützenden Umgebung, aber mit wenig Interventionen weiter üben möchten • in der Lage sind, die in dem Fitnessraum zur Verfügung stehende Ausrüstung unter Supervision oder mit nur geringer Unterstützung zu verwenden • in der Lage sind, signifikante Veränderung von Symptomen zu erkennen und in diesem Falle medizinische Hilfe in Anspruch nehmen, bevor sie weiter üben	• Patienten, die nicht in ein örtliches Fitnessstudio gehen können, können so mit zunehmender Unabhängigkeit weiter üben • Kameradschaft innerhalb der Gruppen bleibt erhalten und es können sich weitere hilfreiche Beziehungen entwickeln	• Angebot könnte in Bezug auf die Anzahl der Teilnehmer „zu gut genutzt" werden und die Teilnehmer könnten sich u. U. weigern, andere Angebote zu nutzen oder die Gruppe zu verlassen • Cliquenbildung könnte es neuen Teilnehmern erschweren, sich zu integrieren • Die Entwicklung von Trainingsprogrammen, die sowohl therapeutischen Nutzen haben als auch dem Erhalt von Fähigkeiten (offene Gruppen) dienen, ist sehr zeitintensiv

im Sitzen und eine mit gemischtem Training, in die auch Übungen im Stehen inkludiert waren. Im Vorfeld wurde ein initiales Online-Assessment durch Physiotherapeuten durchgeführt, um die Eignung der potenziellen Teilnehmerin sicherzustellen und um mögliche Risikofaktoren zu identifizieren. Einige Personen hatten Schwierigkeiten mit der für die Teilnahme erforderlichen Technik. Ehrenamtliche Hospizbegleiterinnen wurden engagiert, um diesen Personen dabei zu helfen, die virtuellen Gruppenräume zu betreten. Sie boten auch „Probedurchläufe" an, wenn dies notwendig war. Nach Abschluss der neun Einheiten wurde eine Nachbesprechung mit jedem Patienten per Telefon oder Videotelefonie durchgeführt. Wenn passend, wurde selbstständigeren Patienten die Möglichkeit angeboten, an größeren Gruppen teilzunehmen, die zwar aufgrund der Größe weniger gut supervidiert werden konnten, aber dennoch die Unterstützung einer Gruppenumgebung boten.

Die Gruppenangebote waren therapeutischer Art für Patienten, die klinisch untersucht wurden, aber es stellt sich heraus, dass viele Menschen, und somit auch Palliativpatienten, in der Gemeinde durch die Einschränkungen des Lockdowns sehr isoliert lebten und ihre Kraft und Fitness verloren. Der Bedarf an Videos mit Möglichkeiten zu allgemeinem Training und Übungen im Sitzen war offensichtlich. So wurden Videos erstellt, auf die Website und auch auf Youtube hochgeladen und allgemein verfügbar gemacht.

Viele weitere Aktivitäten fanden in dieser Zeit als Online-Gruppenangebote statt: Kunsttherapie, Handwerkstherapie, Story telling, Gebete, Gesprächsrunden, Quizrunden und viele mehr. Alle mit dem Ziel, dass sich Menschen in einer Zeit der Isolation miteinander vernetzen. Zudem wurde für Menschen, die sich nicht auf feste Zeiten festlegen wollten, Online-Ressourcen entwickelt, z. B. Übungs- und Trainingsvideos zu verschiedenen Schwierigkeitsstufen (Übungen im Liegen, im Sitzen und im Stehen), die dann ebenfalls auf die Hospizwebsite und den Youtube-Kanal hochgeladen wurden. Außerdem wurde mittels kurzer Videos der Umgang mit Atemnot erklärt.

Einen solchen Service verfügbar zu machen, war mit verschiedenen Herausforderungen verbunden: Der Schutz der persönlichen Daten musste gewährleistet sein, und die Teilnehmer mussten sich in der Gruppe sicher fühlen.

Damit keine unberechtigten Teilnehmer die Gruppen besuchten, wurden sichere Online Tools verwendet und die Teilnahme war passwortgeschützt. Menschen Übungen ohne vorhergehende körperliche Untersuchung anzubieten, geht mit einem gewissen Risiko einher. Es gibt keine Gewissheit, dass die Teilnehmer über die notwendige Kraft oder Beweglichkeit verfügen, die zum Durchführen der Übungen notwendig ist. Mit Hilfe eines guten Assessments per Telefon oder über Videotelefonie kann das dennoch gelingen. Wenn klare Fragen zur Funktionsfähigkeit, zu Stürzen und Symptomen gestellt werden, können mögliche Risiken identifiziert werden. Während der Gruppenstunden können Aktivität und Funktion über die Kamera beurteilt und die Patienten gegebenenfalls gebeten werden, eine Pause zu machen, wenn sie sich unwohl fühlen oder Schmerzen haben. Möglicherweise benötigen einzelne Patienten eine spezifischere Unterstützung als die, die im Rahmen einer Gruppe möglich ist. In diesen Fällen können Einzeltherapiesitzungen per Video stattfinden. Der jeweilige körperliche Zustand muss regelmäßig mit dem Ziel überprüft werden, ob der Patient seine Unabhängigkeit erhält und die Übungen so gut versteht, dass er weiterhin an einer online Gruppe teilnehmen kann.

Der eindeutige Vorteil dieser virtuellen Gruppen liegt darin, dass Patienten, die unter normalen Umständen nicht an Gruppen hätten teilnehmen können, weil sie z. B. das Haus nicht verlassen können, in dieser Form die Vorteile eine Gruppentherapie genießen können. Selbst jene, die zu den Gruppen hätten kommen können, haben den Vorteil, nicht zum Hospiz anreisen zu müssen. Der Transport ist für viele Patienten ein erhebliches Problem. Viele Hospize bieten Transportmöglichkeiten an, was aber üblicherweise ein sehr kostenintensiver Service ist. In manchen ländlichen Gegenden ist das Einzugsgebiet solcher Einrichtungen sehr groß und die Anreise nimmt für Patienten, die ohnehin von vielen Terminen in Krankenhäusern sehr erschöpft oder belastet sind, sehr viel Zeit in Anspruch. Online-Gruppen erweitern die Möglichkeiten für Patienten.

11.9 Vorfälle und kritische Situationen in der physiotherapeutischen Gruppentherapie

Wenn eine größere Zahl von Patienten bei Gruppentherapien in einem Raum gleichzeitig umhergeht und übt, kann es zu Vorfällen und kritischen Situationen kommen, die in einem einzeltherapeutischen Setting, wo eine Therapeutin dem Patienten die ungeteilte Aufmerksamkeit schenkt, niemals auftreten würden. Dies soll allerdings nicht dazu führen, keine Gruppentherapien anzubieten. Es gibt verschiedene Möglichkeiten, im Rahmen einer Analyse solche Risiken auszuschalten oder zumindest auf ein Minimum zu reduzieren.

Folgende **Vorfälle** sind vorstellbar:

- Erbrechen
- Durchfall
- Harninkontinenz
- Schmerzanfall
- Würgereiz etc.

Folgende **kritische Situationen** können auftreten:

- Sturz
- Bewusstlosigkeit/Tod
- Krampfanfall
- Schwere Blutung

All diese Vorfälle könnten im palliativen Setting auch in einer Einzeltherapie auftreten. Der Unterschied liegt darin, dass in einem Gruppensetting auch andere Personen zu betreuen sind. Wie mit dem spezifischen Geschehen umgegangen wird, ist unabhängig von der Anzahl der Anwesenden. Fraglich ist aber, wie Therapeuten mit diesen Vorfällen in einer Gruppe umgehen. Aus diesem Grund sind folgende Überlegungen anzustellen:

1. Eine weitere Person (z. B. Personal oder ehrenamtliche Betreuende) kann anwesend sein, um, falls dies notwendig ist, die Gruppenstunde zu beenden, während sich der Therapeut um jene Person kümmert, die durch den Vorfall oder die kritische Situation betroffen ist. Eine Fortbildung, wie mit solchen Situationen umgegangen werden kann, ist sinnvoll.
2. Gruppengröße und körperliche Fähigkeit der Teilnehmer sollten so sein, dass diese, falls erforderlich, rasch den Raum verlassen können (ggf. mit Unterstützung eines Therapeuten oder eines ehrenamtlichen Helfers).

Falls genaue Vorgaben hinsichtlich der Durchführung einer Gefahrenanalyse fehlen, können die folgenden fünf Punkte herangezogen werden, die in Großbritannien Anwendung finden:

- Wer könnte wodurch Schaden nehmen?
- Was machen Sie bereits, um diese Risiken zu kontrollieren?
- Welche weiteren Maßnahmen müssen Sie in die Wege leiten, um diese Risiken zu kontrollieren?
- Wer ist wofür verantwortlich?/Wer muss was machen?
- Bis wann muss welche Maßnahme ungesetzt werden?

Dies sind die wichtigen drei Schritte:

1. **Gefahr:** Finden Sie heraus, was der Grund für eine Verletzung sein könnte.
2. **Risiko:** Entscheiden Sie, wie wahrscheinlich es ist, dass jemand zu Schaden kommen könnte und wie schwer der Schaden sein könnte.
3. **Umsetzung:** Beseitigen Sie die Gefahr oder, wenn dies nicht möglich ist, minimieren Sie oder kontrollieren Sie das Risiko.

Trotz aller Vorsichtsmaßnahmen kann es zu Vorfällen kommen, an die nicht gedacht wurde. Wenn diese auftreten, sind sie Teil des Lernprozesses. Vorfälle müssen reflektiert und Prozesse installiert werden, damit zukünftig Folgen abgemildert oder das Risiko, dass diese erneut auftreten, reduziert werden.

Beispiel für einen „Beinahe-Unfall"

Eine Patientin hat zugestimmt, ihre Gehfähigkeit auf dem Laufband zu üben. Sie hat zuvor noch nie ein Laufband benutzt.

Gängige Praxis ist, dass immer ein Physiotherapeut und eine zweite Person (z. B. eine geschulte ehrenamtliche Person) auf jeder Seite der Patientin stehen, wenn diese zum ersten Mal ein Laufband benutzt. Der Physiotherapeut bringt die Patientin in die richtige Position, erteilt den Auftrag loszugehen, sobald sich das Laufband in Bewegung setzt und instruiert sie, sich zu Beginn an den Griffen im vorderen Bereich des Laufbandes festzuhalten. Der Physiotherapeut hält die Patientin am Hosenbund, bis sie sich sicher fühlt und einen normalen Gehrhythmus entwickelt. Das Laufband wird stets mit einer niedrigen Geschwindigkeit gestartet und nur langsam bis zu einem angemessenen Tempo gesteigert.

Trotz aller Vorbereitung und Instruktion ist diese Patientin nicht losgegangen und blieb stehen, als sich das Laufband in Bewegung setzte. Folglich wurden die Beine der Patientin immer weiter nach hinten bewegt, während sich die Patientin, wie angewiesen, vorne festhielt. Kurz bevor die Patientin stürzte, konnte der Physiotherapeut das Laufband stoppen.

Seit diesem Vorfall zeigt der Physiotherapeut Patientinnen stets, wie das Gehen am Laufband funktioniert und belässt es nicht nur bei verbalen Erklärungen. In diesem konkreten Fall konnte nicht geklärt werden, warum die Patientin nicht losgegangen war, aber sie konnte das Laufband später sicher, sogar allein nutzen, nachdem der Therapeut ihr das Gehen demonstriert hatte.

Ein weiterer Punkt, der in der Zusammenarbeit zwischen Patientin und Therapeut besprochen werden muss, ist das Ausmaß des Risikos, das die Patientin einzugehen gewillt ist. Das erhöhte Risiko, das mit der Teilnahme an einer Gruppentherapie einhergeht, könnte durch den Gewinn an sozialen Kontakten und Kameradschaft in einer Gruppe ausgeglichen sein.

11.10 Zusammenfassung

Gruppen aller Art können für die Bevölkerung eine Möglichkeit sein, den Weg in ein Hospiz- und Palliative-Care-Setting zu finden. Gruppen zu den Themen Tod und Sterben oder rechtliche Aspekte am Ende des Lebens, z. B. Verfassen eines Testaments, die für die allgemeine Bevölkerung offen sind, erlauben einen Diskurs über das Lebensende, der anders oft nicht möglich ist. Das St. Christopher's Hospice veranstaltet wöchentlich eine Gruppe mit dem Titel „Death Chat", zu der Menschen aus der Umgebung eingeladen sind, einige dieser Themen in einer entspannten Kaffeehaus-Atmosphäre zu erkunden.

Physiotherapeutinnen sind in der Lage, genau dieses Ansinnen zu unterstützen und die Türen zu Hospizen und Palliative Care Einrichtungen für die breite Bevölkerung zu öffnen. Eine Gruppe, die von Physiotherapeutinnen des St. Christopher's Hospice geleitet wird, heißt „fit for life" und steht all jenen Menschen aus der Bevölkerung offen, die gesund leben wollen. Dieses Gruppenangebot umfasst sechs Wochen und die Tellnehmer und Teilnehmerinnen werden gebeten, für sich selbst Ziele zu definieren und die wöchentlichen Trainings, die im Hospiz stattfinden, zu besuchen. Zudem gibt es kurze Vorträge zu Gesundheitsthemen, wie Training und Aktivität, Ernährung, Schlaf und Copingstrategien bei Erkrankungen. Die gesetzten Ziele werden nach sechs Wochen erneut überprüft, und den Teilnehmern werden lokale Einrichtungen empfohlen, die sie künftig besuchen können. Diese Gruppe ist bei Menschen mit chronischen, aber stabilen Erkrankungen, wie z. B. COPD, sehr beliebt.

Angesichts der bestehenden finanziellen Beschränkungen müssen innovative Lösungen gefunden werden, um auch mit begrenzten Ressourcen eine qualitativ hochwertige Physiotherapie anbieten zu können. Die Gruppentherapie ist eine Möglichkeit und hat den Vorteil, dass die Gruppe psychologischen und sozialen Rückhalt bietet. Die Autorinnen haben die Erfahrung gemacht, dass Gruppenarbeit in der palliativen Physiotherapie ausgesprochen lohnenswert für Therapeuten und Patienten ist und die Vorteile im Vergleich zu den Nachteilen überwiegen. *„Sie sind einfach gut. Wir kommen jetzt seit mehreren Wochen. Die Physios sind mit der Hauptgrund dafür, dass wir ins Hospiz kommen. Man hat wirklich viel davon"* (Patient Herr T.).

Die in der Palliative Care tätige Physiotherapeutin muss kreativ sein, um in den engen Grenzen der verfügbaren Ressourcen Therapiegruppen aufzubauen, die Effektivität dieser Gruppen kontinuierlich zu evaluieren und damit zur Forschung in diesem neu entstehenden Praxisbereich beizutragen.

Im Rahmen der Weiterentwicklung von technischen Lösungen müssen auch Therapeuten überlegen, wie sie Informationen, die in Gruppentherapien zur Verfügung gestellt werden, vermitteln, aber auch, wie sie Foren für Menschen mit ähnlichen Symptomen oder Bedürfnissen entwickeln können – vor allem für Patientinnen, die das eigene Haus nicht verlassen können. Ein Beispiel dafür sind die Videos, die das St. Christopher's Hospice produziert hat. Vier der Videos thematisieren den Umgang mit Atemnot, zwei Videos haben Training und ein Video hat Entspannung zum Inhalt. Diese Videos stellen Inhalte für Menschen zu Verfügung, die in der Vergangenheit Gruppen besucht haben und nun weiter üben wollen oder bestimmte Inhalte noch einmal ansehen möchten. Diese Videos können aber auch von Pflegekräften oder Therapeutinnen verwendet werden, die mit Patienten im häuslichen Bereich arbeiten, und die nicht an Gruppen teilnehmen können. Vielleicht ist es irgendwann möglich, Videokonferenz-Tools zu verwenden, um Online-Kurse und Foren zu kreieren, die als Unterstützung, zur Ermutigung und als Informationsplattform dienen.

LITERATUR

Braden CJ, Mishel MH, Longman AJ. Self help intervention project: women receiving breast cancer treatment. Cancer Pract 1998; 6: 87–98.

Lui C, Hsiung P, Chang K, et al. A study on the efficacy of body-mind-spirit group therapy for patients with breast cancer. J Clin Nurs 2008; 17: 2.539–2.549.

Podsiadlo D, Richardson S. The timed 'up and go': a test of basic functional mobility for frail elderly persons. J Am Geriatr Soc 1991; 39: 142–148.

Spathis A, Booth S, Moffat C, Hurst R, Ryan R, Chin C, Burkin J. npj Primary Care Respiratory Medicine (April 2017) 27. a proposal to facilitate evidence based breathlessness management in chronic respiratory disease".

Sykes N, Addington-Hall J. New outcome measures for palliative care. National Council for Palliative Care: Inside Palliative Care, 2010; 14: 14–16.

Zigmond AS, Snaith RP. The hospital anxiety and depression scale. Acta Psychiatr Scand 1983; 67: 361–370.

KAPITEL

12 Schmerz

Jacob van den Broek†, Jenny Taylor und Rainer Simader

Die Behandlung von Schmerz im palliativen Setting kann sehr herausfordernd sein. Es gibt eine Vielzahl unterschiedlicher und komplexer Schmerzsyndrome. Gerade bei Patienten mit Krebserkrankungen ist Schmerz weit verbreitet. Die Prävalenz von Schmerz bei Tumorerkrankungen reicht von 64 % – 88 %, abhängig von Parametern wie Metastasierung oder Stadium der Erkrankung (Brescia et al. 1992, Van den Beuken-van Everdingen et al., 2007, Economou, 2009, Ozalp et al., 2017). Die Ursachen sind vielfältig: In der Physiotherapie wird man am häufigsten mit der Behandlung von Schmerzen, bedingt durch Knochenmetastasen oder Tumorkompression von Nervenwurzeln, konfrontiert. Daneben können Schmerzen aufgrund einer unabhängigen Begleiterkrankung vorliegen oder aber sekundär entstehen (z. B. durch eine periphere Neuropathie nach Chemotherapie). Nach Grond et al. (1996) teilen sich die Schmerzursachen wie folgt auf:

- 85 % sind unmittelbar auf die Krebserkrankung zurückzuführen,
- 17 % sind durch die Therapie verursacht,
- 9 % entstehen durch assoziierte Schmerzsyndrome oder Gebrechlichkeit und
- 9 % durch Begleiterkrankungen ohne Zusammenhang zur aktuellen Haupterkrankung.

Auch bei Nichttumorpatienten kommen in der Palliativphase Schmerzen unterschiedlichster Ursache vor. Viele der nichtpharmakologischen Maßnahmen, die die Physiotherapie anbietet, können auch im Bereich Palliative Care effektiv zur Schmerztherapie eingesetzt werden; hierfür sind jedoch methodische Adaptationen, Flexibilität und ein anpassungsfähiger Behandlungsansatz erforderlich. Da pflegende Angehörige und Bezugspersonen zunehmend in die Betreuung der Patienten einbezogen werden, müssen auch ihre Bedürfnisse bei der Behandlung berücksichtigt werden.

⚠ **BEACHTE**

Nicht alle Schmerzen von Patienten mit lebenszeitbegrenzenden Erkrankungen haben ihren Ursprung in der jeweiligen Erkrankung. Auch Schmerzen mit anderen Ursachen (z. B. degenerative Veränderungen, chronische Schmerzen, die bereits vor einer palliativen Erkrankung bestanden haben etc.) sollen in der Physiotherapie Platz finden.

Im Anschluss an eine ausführliche Fallstudie werden in diesem Kapitel verschiedene Behandlungsformen betrachtet. Die Physiotherapie verfügt über ein breites Spektrum unterschiedlicher – konventioneller, innovativer und alternativer – Strategien zur palliativen Schmerztherapie, muss jedoch, um dem herausfordernden Symptom „Schmerz“ gerecht zu werden, stets eng mit den anderen Gesundheitsfachbereichen bzw. mit dem multiprofessionellen Team zusammenarbeiten. **In dieser Zusammenarbeit kommt ihr allerdings eine zentrale Rolle zu, denn die Fähigkeit der Physiotherapeuten, Patienten in ganz unterschiedlichen Konstellationen und Behandlungssituationen Selbstvertrauen zu vermitteln, kann bei der Behandlung von Palliativpatienten, deren Schmerz so oft von tiefer Verunsicherung und Verletzlichkeit begleitet wird, voll zum Tragen kommen.**

12.1 Fallbeispiel

Herr A. wird in eine palliativmedizinische Einrichtung aufgenommen. Er ist 63 Jahre alt, alleinstehend und seine Lebenserwartung beträgt vermutlich weniger als drei Monate. Seinen Angehörigen und Freunden möchte er nicht zur Last fallen und hat daher die Aufnahme zur Schmerztherapie und psychosozialen Unterstützung beantragt. Sein Leben hat sich in kürzester Zeit sehr verändert und er hat ein Bedürfnis nach Ruhe und Sicherheit. Herr A. ist umfassend über seine Erkrankung informiert.

Vorgeschichte Vor 10 Jahren wurde ein Zungenkarzinom diagnostiziert und reseziert; anschließend erhielt Herr A. Bestrahlungen. Er ist außerdem herzkrank.

Aktuelle Erkrankung Als sich Herr A. wegen linksseitiger thorakaler Schmerzen bei seinem Arzt vorstellt, wird ein nichtkleinzelliges Bronchialkarzinom (Adenokarzinom) Stadium IV mit Hiluslymphknotenbefall und Knochenmetastasen in der Wirbelsäule (C7, Th2 und Th10) festgestellt. Herr A. erhält zwei Zyklen einer palliativen Chemotherapie; bereits unter der Therapie tritt jedoch eine rasche Tumorprogression ein. Nach der Chemotherapie nehmen die Schmerzen in der Wirbelsäule und der linken Hüfte zu, und bei einer Untersuchung zeigen sich neue lytische Herde im ersten und zweiten Lendenwirbel sowie eine Deformation des vierten Lendenwirbelkörpers.

Ziele des Patienten Das wichtigste Ziel für Herrn A. ist die Linderung seiner Schmerzen. Daneben ist er sich aber auch bewusst, dass alle seine Funktionen durch die Schmerzen und zunehmende Kurzatmigkeit beeinträchtigt sind. Er bittet den Physiotherapeuten um Unterstützung bezüglich seiner allgemeinen Mobilität, die durch die zunehmende Schwäche und Müdigkeit immer geringer geworden ist. Außerdem wünscht er sich mehr Unabhängigkeit bei seiner Alltagsroutine; besonders wichtig ist ihm, allein zur Toilette gehen zu können. Zusätzlich möchte er gern länger in seinem Sessel am Fenster sitzen können, um Kontakt zur Außenwelt zu haben, denn durch die Schmerzen ist ein Gefühl der Isolation entstanden.

Für die Behandlung zur Verbesserung der Lebensqualität von Herrn A. ergaben sich vier wesentliche Fragen, anhand derer auch die Gewichtung der multidisziplinären Therapiebeiträge (u. a. der Physiotherapie) festgelegt wurde:

1. Welche relevanten Informationen müssen vor der Behandlung noch eingeholt werden?
2. Welche Untersuchungen sind vor der Behandlung noch erforderlich?
3. Welche Interventionen sind indiziert?
4. Wie ist eine Beurteilung der Ergebnisse möglich?

Weitere anamnestische Informationen Da die Schmerzen die stärksten Auswirkungen auf Herrn A.s Funktionsfähigkeit im Alltag haben, müssen vor allem nähere Informationen zu Art, Häufigkeit und Auslösern dieser Schmerzen erhoben werden. Der Patient beschreibt einen Dauerrückenschmerz, der in beide Beine und zwischen die Schulterblätter ausstrahlt und durch alle Arten von Bewegung und Belastung, insbesondere aber durch Bewegung des linken Arms oder durch tiefe Einatmung, verstärkt wird. Die anfangs verordnete Schmerzmedikation habe nicht den gewünschten Erfolg gebracht. Nachdem der Hausarzt vor der Aufnahme die Analgetika-Dosis und -Verabreichungsform umgestellt hatte, seien die Beschwerden geringer geworden, ein Restschmerz sei jedoch noch immer vorhanden.

Untersuchungen Im Hinblick auf Herrn A.s Ziele muss insbesondere analysiert werden, wie sich seine Schmerzen auf Mobilität und funktionelle Aktivitäten, aber auch auf die Ruhepositionen im Sessel und im Bett auswirken. Als wichtigstes Instrument wird hierfür die visuelle Analogskala (VAS) nach Wewers und Lowe (1990) verwendet, die Werte von VAS 6 bis VAS 8 ergibt. Beim Mobilitätstest beschreibt Herr A. Dauerschmerzen, insbesondere im Rücken, die bei allgemeiner Aktivität signifikant zunehmen. Das Gangbild des Patienten ist aufgrund der starken Schmerzen sehr instabil, und selbst mithilfe eines Gehgestells oder Rollators fällt ihm der acht Meter lange Weg vom Bett zum Badezimmer schwer. Auch die Atembewegungen sind schmerzbedingt eingeschränkt. Dies wirkt sich wiederum zusätzlich negativ auf Herrn A.s Aktivität aus, vor allem, weil er nicht in der Lage ist, mit seinen Kräften hauszuhalten. Die durch seinen fortgeschrittenen Lungenkrebs bedingte Dyspnoe nimmt bei körperlicher Belastung zu und ruft stets Angst vor dem erneuten Auftreten der starken linksthorakal-skapulären Schmerzen hervor. Aus all diesen Faktoren entsteht ein Teufelskreis aus Schmerzen und Inaktivität. Im Sessel nimmt Herr A. eine (schmerzvermeidende) Schonhaltung ein. Bein- und Knöchelödeme werden festgestellt. Herr A. ist beim Waschen und Ankleiden vollständig auf Hilfe angewiesen und verbringt daher die meiste Zeit des Tages im Bett. Bei optimaler Analgesie schläft er recht gut.

Nachdem die Antworten auf die ersten beiden Fragen vorliegen, diskutiert das multidisziplinäre Team

(MDT) über Interventionsmöglichkeiten und Maßstäbe zur Erfolgsbewertung.

Interventionen (erste Woche) In der ersten Woche des stationären Aufenthalts ist die Analgesie nicht ausreichend und die Schmerzen nehmen langsam weiter zu (VAS 7–9). Im Rahmen einer ärztlichen Untersuchung muss daher die Art der Schmerzen noch näher abgeklärt werden; für die Behandlung ist dann eine enge Zusammenarbeit innerhalb des Teams mit Kombination pharmakologischer und nichtpharmakologischer Maßnahmen erforderlich. Die Schmerzmedikation wird vom Anästhesisten überprüft und angepasst. Bei den Teambesprechungen legen die Pflegekräfte und der Physiotherapeut die folgenden adjuvanten Maßnahmen fest:

- warme Bäder mit Unterstützung durch die Pflegekräfte (Wunsch des Patienten zur Förderung von Entspannung und Wohlbefinden)
- Beginn einer Physiotherapie in enger Rücksprache mit dem Arzt, der vor den Sitzungen jeweils geeignete Analgetika verordnet

Der Physiotherapeut vermittelt Herrn A. konkrete Informationen und Anleitung zum Energieverbrauch. Auf dem Weg zum Badezimmer beobachtet er Bewegungen und Atmung des Patienten. Durch Festlegung von Rastpunkten auf dem Weg wird den Atemproblemen Rechnung getragen: Dyspnoe und drohende Schmerzausbrüche werden dadurch vermindert. Herr A. erhält Anleitung für Transfers in das und aus dem Bett und zum Gebrauch des Gehgestells bzw. Rollators. Neben Ratschlägen für eine bessere und bequemere Lage im Bett zeigt der Physiotherapeut Herrn A. aktive Übungen mit Beinen und Füßen zur Verbesserung der Blutzirkulation. Zur Vermeidung von Schmerzen bei tiefer Inspiration unterrichtet er ihn auch in der Methode der Progressiven Muskelentspannung nach Jacobson, damit die Atmung ruhiger wird.

Erfolgsbeurteilung Die Erfolgsbeurteilung findet als fortlaufender Prozess während der gesamten Behandlung statt. Berücksichtigt werden muss dabei die rasche Progredienz von Symptomen in der terminalen Phase des Lebens. Daher wird veranlasst, dass der VAS-Schmerzwert dreimal täglich von den Pflegekräften sowie während der Interventionen vom Physiotherapeuten erhoben wird. Wegen der stetigen Krankheitsprogression und Verschlechterung von Herrn A.s Zustand bleiben die Schmerzen das wichtigste Problem und die pharmakologischen Maßnahmen dominieren in der Therapie. Aber die Physiotherapie trägt dazu bei, dass Herr A. seine Atmung besser kontrollieren kann. Seine Sicherheit nimmt zu, er bewältigt den Weg zum Badezimmer besser als zuvor und wird dabei weniger durch Dyspnoe eingeschränkt. Seit ihm der Transfer aus dem Bett leichter fällt, steht er häufiger und länger auf als zuvor. Er kann jetzt auch in verschiedenen Positionen längere Zeit bequem in seinem Sessel sitzen. All dies verbessert seine Lebensqualität deutlich.

Interventionen (zweite Woche) Herrn A.s Schmerzen lassen sich nur schwer unter Kontrolle bringen (VAS 4–8). Das MDT diskutiert daher immer wieder über weitere Optionen. Der Anästhesist nimmt noch einmal Anpassungen der Medikation vor und veranlasst eine Nervenblockade. Das Team entschließt sich, einen Versuch mit transkutaner elektrischer Nervenstimulation (TENS) zu unternehmen. TENS wird zur adjuvanten Therapie der neuropathischen Schmerzen in Bein und Hüfte links vier- bis fünfmal täglich eingesetzt. Der Physiotherapeut erläutert Herrn A. die Anwendung genau und die bipolare TENS mit hoher Pulsfrequenz (4- bis 5-mal täglich über 40 Minuten) zeigt gute Wirkung. Auch die Palliativpflegekräfte werden vom Physiotherapeuten instruiert, damit sie die TENS-Anwendungen auch nachts fortsetzen können. Die Pflegekräfte erlernen vom Physiotherapeuten zudem die aktiven Beinübungen, die Herr A. regelmäßig zur Kreislaufstärkung im Bett machen soll, und können ihn dann bei der Durchführung des Übungsprogramms unterstützen.

Erfolgsbeurteilung Durch die Nervenblockade werden Herrn A.s Schmerzen eine Zeit lang effektiv gelindert. Die Schmerztherapie wird durch eine Kombination aus TENS und Entspannungsübungen nach Jacobson unterstützt. Nach einer Woche lässt die Wirksamkeit der TENS jedoch nach. Herrn A.s Müdigkeit nimmt zu, er kann das TENS-Gerät nicht mehr selbst anlegen und die Behandlung wird immer mühsamer für ihn. Der Physiotherapeut entscheidet deshalb, dass die Fortsetzung der TENS aufgrund der Verschlechterung der körperlichen und seelischen Verfassung von Herrn A. nicht mehr sinnvoll ist, denn die Belastung durch die Behandlung überwiegt inzwischen gegenüber dem Nutzen. Die kontinuierliche Überprüfung und Anpassung der Schmerzmedikation durch den Arzt wird fortgesetzt.

Letzte Woche Die Erhebung der VAS ist aufgrund des schlechten Allgemeinzustands von Herrn A. nicht mehr möglich. Das Team versucht daher, die weitere kontinuierliche Schmerzbeurteilung durch einfache Fragen nach Beschwerden und durch die Beobachtungen der Pflegekräfte am Bett des Patienten aufrechtzuerhalten. Alle Interventionen sind jetzt auf optimale Schmerzlinderung und Vermittlung von Sicherheit für den Patienten ausgerichtet. Um die Durchblutung bestmöglich zu unterstützen und eine bequeme Lage im Bett zu ermöglichen, werden nur noch passive physiotherapeutische Maßnahmen eingesetzt (in Form behutsamer passiver Bewegungen von Rumpf, Armen und Beinen des Patienten, soweit er diese toleriert). Herrn A.s Zustand verschlechtert sich immer weiter und nach insgesamt dreiwöchiger Behandlung auf der Palliativstation verstirbt er.

12.2 Definitionen von Schmerz

Die *International Association for the Study of Pain* definiert Schmerz generell als *„unangenehmes Sinnes- oder Gefühlserlebnis, das im Zusammenhang mit einer tatsächlichen oder drohenden Gewebeschädigung auftritt oder mit den Begriffen einer solchen Schädigung beschrieben wird"*. In der Literatur werden viele Arten unterschiedlicher Schmerzen beschrieben; die gängigsten und für die Palliativmedizin wichtigsten Kategorien sind die nozizeptiven und die neuropathischen Schmerzen (Merskey/Bogduk 1994). Vielleicht die einfachste und inzwischen weithin akzeptierte Definition – aus der zugleich die Subjektivität des Schmerzes hervorgeht – wurde von *McCaffery* bereits 1968 vorgeschlagen: *„Schmerz ist das, was der Betroffene so empfindet, und Schmerz ist da, wenn der Betroffene es sagt"* (McCaffery 1968). Aus dieser Aussage wird allerdings auch deutlich, wie schwierig es ist, Schmerzen zu beurteilen und zu interpretieren.

Cicely Saunders verwendete in diesem Zusammenhang erstmals den Begriff *„Totaler Schmerz"* (➤ Kap. 3), der der Tatsache Rechnung trägt, dass die körperlichen Beschwerden des Patienten immer auch spirituell-existentielles, emotionales und soziales Leid beinhalten. Durch einen solchen Deutungsansatz erschließen sich weitere Probleme und Themen des Patienten, aus denen sich verschiedene Interventions- und Lösungsmöglichkeiten ergeben. *Saunders* sagte über den chronischen Schmerz, er sei *„nicht nur eine Tatsache oder eine Abfolge von [Schmerz-] Ereignissen, sondern vielmehr eine Situation, in der der Patient gewissermaßen gefangen gehalten wird"* (Saunders 1970).

Insbesondere bei schwer kranken Patienten besteht die große Herausforderung darin, aktiv-prophylaktische Strategien zur Schmerzvermeidung zu nutzen, d. h. starke Schmerzmittel dann einzusetzen, wenn mit Schmerzen zu rechnen ist, und nicht erst in Reaktion auf den Schmerz, wenn er bereits eingetreten ist (*„Dauerschmerz fordert dauernde Kontrolle"* [*Cicely Saunders*, zitiert nach Clark 2007]). Auftreten und Art von Schmerzen richtig zu antizipieren – und zwar aus der Sicht unterschiedlicher Disziplinen und Perspektiven – ist eine äußerst anspruchsvolle Aufgabe, bei der der Physiotherapeut im Rahmen des multiprofessionellen Teams eine wesentliche Rolle spielt.

12.3 Schmerzanalyse

Es liegt in der Natur des Symptoms Schmerz, dass verschiedene Behandlungsformen dafür erprobt und ihre Erfolge fortlaufend überprüft werden müssen. Dies geschieht durch regelmäßige Verlaufskontrollen durch den Physiotherapeuten, der zudem bewusst eine aktive Rolle bei der Anleitung der an der Schmerzbehandlung Beteiligten – seien es Mitglieder des MDT oder ggf. auch pflegende Angehörige des Patienten – einnehmen sollte.

Schmerz und Schmerzwahrnehmung sind komplexe Phänomene und so gibt es für ihre Analyse und Bewertung unterschiedliche Messinstrumente. **Ausdruck und Interpretation von Schmerzen sind individuell, aber auch kulturell unterschiedlich und** die **optimale Bewertungsmethode gibt es dafür nicht.** Am häufigsten wird zur Schmerzmessung in der Palliative Care eine visuelle Analogskala (VAS), eine Numerische Bewertungsskala (NRS, engl.: numerical rating scale) oder aber eine Kombination aus beiden Skalen verwendet (➤ Abb. 12.1).

VAS und NRS sind einfach anzuwendende Methoden zur Erfassung des Schmerzverlaufs. Der Patient wird gebeten, seine subjektive Schmerzempfindung auf einer Linie zu markieren; Hilfestellung geben dabei Deskriptoren entlang der Linie. Der Physiotherapeut notiert die Schmerzintensität als Zahl zwischen 0 und 10. Die Schmerzbeurteilung mittels VAS/NRS ist bei Patienten mit Demenz oder anderen kognitiven Einschränkungen nicht anwendbar; für diese Patienten sowie auch für Kinder gibt es andere, besser geeignete Methoden (➤ Kap. 21 und ➤ Kap. 22). Bei Palliativpatienten können diese Skalen andererseits auch zur Quantifizierung anderer Parameter, z. B. von Alltagsaktivitäten (activities of daily living, ADL), Lebensqualität (quality of life, QoL) oder Symptomen wie Atemnot und Angst (➤ Kap. 14, ➤ Kap. 19) angewendet werden. **Der Vorteil der VAS und NRS zur Schmerzbeurteilung liegt in der Einfachheit ihrer Anwendung bei Palliativpatienten.**

Zudem sollte individuell geprüft werden, wie stark durch die Fokussierung auf den Schmerz dieser auch präsent wird oder bleibt.

Neben diesem klassischen Assessment kann aber auch die einfache Aufforderung *„Erzählen Sie mir von ihrem Schmerz"* erkenntnisreich sein, weil dadurch ein Gesprächsangebot gegeben wird, das erlaubt, mehrere Aspekte aus dem Blickwinkel des „total-pain"-Konzeptes zu erzählen.

Das Symptom Schmerz hat erhebliche Auswirkungen auf die Alltagsaktivitäten des Patienten, und so besteht ein wichtiger Teil der Schmerzbeurteilung in der Betrachtung dieser Parameter. Herr A. beispielsweise empfindet es zwar als wichtig für seine Lebensqualität, aus dem Bett aufzustehen und sich ans Fenster zu setzen, ist dazu jedoch nicht in der Lage, weil es ihm Schmerzen bereitet – bzw. weil er Angst hat, dass Schmerzen auftreten könnten. In diesem Fall kann zunächst vorsichtig ausprobiert werden, wie sich die Lage darstellt, wenn der Patient gut gestützt in einem Sessel mit Armlehnen sitzt – auftretende Schmerzen, die Reaktion des Patienten, Einflüsse der Schmerzhemmung sowie Angst und Schmerzerwartung. Im nächsten Schritt könnte eine kurze Gehstrecke getestet werden, beispielsweise der Timed up-and-go-Test, bei dem Herr A. etwa drei Meter vorwärts geht, sich herumdreht und zu seinem Sessel zurückkehrt. Eine Kombination aus VAS bzw. NRS und funktionellen Assessments ist in diesem Fall am besten geeignet, um genaue Informationen zu schmerzbedingten Funktionseinschränkungen zu erhalten. VAS oder die NAS zielen darauf ab, auf den Schmerz zu fokussieren, ihn genauer kennenzulernen. Eine genaue Schmerzerfassung ist unumstritten wichtig. Sowohl aus dem physiotherapeutischen Blickwinkel als auch aus der Patientenperspektive ist es von erheblicher Bedeutung, nicht nur das Defizit, in diesem Falle den Schmerz, zu messen, sondern auch geeignete Assessments hinsichtlich der damit assoziierten Fähigkeiten und Potenziale auf der Aktivitäts- und Partizipationsebene zu verwenden (➤ Kap. 9).

Eine effektive interdisziplinäre Zusammenarbeit ist bei der Schmerztherapie unverzichtbar. Insbesondere in der Palliative Care, wo die verfügbare Zeit begrenzt ist, ist es wichtig, dass immer die richtige Fachdisziplin einbezogen wird. Je nach Gegebenheiten ist es häufig der Hausarzt, der

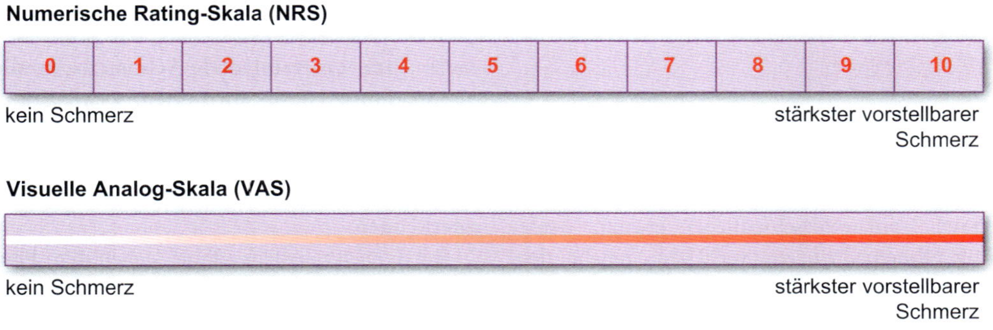

Abb. 12.1 Numerische Bewertungsskala (Serlin 1995) [L157]

die Koordination der Schmerztherapie übernimmt. Schmerz zählt zu den häufigsten Symptomen, die ein Arzt in der Palliativmedizin zu behandeln hat, und eine effektive Analgesie bildet die Grundlage der Symptomkontrolle.

Vom Physiotherapeuten ist eine enge Zusammenarbeit mit dem Hausarzt, Ärzteteam bzw. Schmerztherapeuten und mit dem Pflegeteam gefragt, damit – beispielsweise beim Üben von Aktivitäten und Pacing – stets eine optimale Schmerzlinderung gegeben ist. Wenngleich als Kern der Schmerzbehandlung die pharmakologische Therapie in Form einer sorgfältig titrierten Opioidgabe feststeht, ist für die weitere, umfassende Behandlung die Zusammenarbeit im Team entscheidend.

Da der Physiotherapeut in der Palliativphase intensiv mit den Funktionen des Patienten zu tun hat, kann die Effektivität des Managements gesteigert werden, wenn im Team jeweils die möglichen klinischen Behandlungsansätze diskutiert werden. In enger Zusammenarbeit des gesamten Teams wird kurz vor jeder Physiotherapiesitzung für eine rasch wirksame Analgesie gesorgt, sodass die Physiotherapie optimal unterstützt wird und die Bedürfnisse des Patienten in jedem Stadium der Behandlung erfüllt sind.

⚠ **BEACHTE**

Den Grundgedanken der ICF folgend, muss auch im multiprofessionellen Team diskutiert werden, ob hinsichtlich der Ziele, der Interventionen und auch der beteiligten Berufsgruppen alle drei Ebenen (Struktur, Aktivität und Partizipation) bedacht wurden.

12.4 Nichtpharmakologische physiotherapeutische Maßnahmen

So lange wie möglich unabhängig und selbstbestimmt zu bleiben, ist für die meisten Palliativpatienten – auf unterschiedlichen Ebenen – sehr wichtig. Ihnen dazu zu verhelfen, macht den wesentlichen Beitrag des Physiotherapeuten zur Schmerzbehandlung aus. Da Schmerz ein so zentrales Symptom ist, dessen Entstehung, Wahrnehmung und Verlauf sowohl körperlich als auch seelisch, sozial und spirituell begründet ist bzw. sein kann, ist es für die Patienten sehr wichtig, das Pacing von Ruhe und Aktivität in angemessener Form trainieren zu können.

Die verordnete nichtpharmakologische, symptomatische Therapie kann in vielen Fällen vom Patienten selbst und/oder seinen Angehörigen bzw. Betreuungspersonen durchgeführt werden. **Für die Wahl der Behandlungsform ist vor allem die Anamnese entscheidend, d. h. die vom Patienten berichteten Schmerzwahrnehmungen und Erfahrungen mit Schmerzen** – beispielsweise: Was tut gut und lindert Schmerzen? Wärme, Kälte, Massage, Bewegung, Entspannung, Ablenkung?

Zu Beginn der Behandlung ist die professionelle Anleitung durch den Therapeuten wichtig; einige Therapieformen dürfen nur durch Fachleute durchgeführt werden. Es gilt allerdings zu bedenken, dass Patienten manche der hier gemachten Vorschläge, was den Schmerz lindert, noch nicht ausprobiert haben. Sei es aus Angst oder Unsicherheit, manches auszuprobieren, oder weil der Schmerz und auch die Situation, in der sich der Patient befindet, ganz neu ist. Insofern kann es sein, dass Patienten noch nicht die Erfahrung von Verbesserung machen konnten. In der Physiotherapie muss geprüft werden, welche Interventionen sinnvoll sind.

Schmerz wird multifaktoriell verursacht und die Probleme, mit denen sich der Patient auseinandersetzen muss, sind individuell und einzigartig. Bei der Planung muss die Behandlungsart daher konkret auf die Situation und die Schmerzerfahrungen des Patienten zugeschnitten werden. Häufig erfolgt die Zielsetzung der Therapie unter den Bedingungen einer rasch veränderlichen Schmerzintensität, sodass eine Linderung unter Umständen schwer zu erzielen ist und der Therapieeffekt ständig überprüft werden muss. **Eine unterstützende Schmerzbehandlung gelingt immer dann am besten, wenn alle Mitglieder des multiprofessionellen Teams nicht nur eng zusammenarbeiten, sondern auch den Wert der verschiedenen Interventionen untereinander anerkennen.**

Für die Schmerzbehandlung stehen dem Physiotherapeuten mehrere wichtige Techniken zur Verfügung: Für Akupunktur, TENS, Gruppentherapie, autogene Entspannung und Massagen bestätigt die wissenschaftliche Literatur eine schmerzlindernde Wirkung bei Patienten mit Krebserkrankungen und sterbenden Menschen (Pan et al. 2000).

In der nachfolgenden Darstellung verschiedener Behandlungsformen und -methoden liegt der Schwerpunkt auf der Frage, wie die physiotherapeutischen Standardverfahren für den palliativen Bereich modifiziert werden können und müssen.

Körperliches Training

Es ist allgemein bekannt, dass die Trainingstherapie den willkommenen Nebeneffekt einer Schmerzdämpfung hat (Ferrell et al. 1997, Wells 1994, Williamson/Schultz 1995). Es wird vermutet, dass durch kurze Trainingsepisoden die absteigenden schmerzhemmenden Bahnen aktiviert werden (Souvlis/Wright 1997).

Mit fortschreitender Erkrankung leiden die Patienten häufig unter einer allgemeinen Dekonditionierung, die nicht nur durch Schmerzen, sondern auch durch Fatigue, zunehmende Schwäche, Atemnot und die damit verbundene Angst zustande kommt. Bewegungshemmung wiederum kann zu „Abwehrspannung" und Schonhaltungen führen. Gleichzeitig haben Menschen mit zunehmen geringeren körperlichen Funktionen und niedrigerem Aktivitätsniveau, die aus der Dekonditionierung resultieren, oft wieder erhöhte Symptomlast, also auch stärkere Schmerzen. Im Hinblick auf die Schmerzkontrolle hat körperliches Training also nicht nur das Ziel, dass der Patient in einer therapeutischen Umgebung den kreativen Umgang mit seinen Schmerzen lernt, sondern auch, dass er dabei seine Haltung, Beweglichkeit, Kraft, Gelenkigkeit und Durchblutung verbessert. All diese Aspekte spielen eine Rolle für die Schmerzlinderung. **Das bei Schmerzpatienten fast zwangsläufig vorliegende verminderte Aktivitätsniveau wird häufig begleitet von einer verstärkten Schmerzwahrnehmung sowie von der Erwartungshaltung, dass die Schmerzen bei Aktivität zunehmen werden.** Die Trainingstherapie – gut dosiert eingesetzt, engmaschig überwacht und fortlaufend den Bedürfnissen angepasst – kann deutlich dazu beitragen, den Teufelskreis zu durchbrechen, indem funktionelle Bewegung und allgemeine Aktivität gefördert werden. Dies hat wiederum positive psychische Auswirkungen und verstärkt das Selbstvertrauen und Wohlbefinden des Patienten deutlich. Dies gilt für alle Stadien der Erkrankung. Der Physiotherapeut ist ideal platziert, um selbst auf kleine (aber wichtige) Veränderungen in der Schmerzbeschreibung des Patienten zu reagieren; dabei muss das Auftreten neuer bewegungsinduzierter Schmerzen stets ernst genommen und auch an mögliche palliativmedizinische Notfälle (z. B. eine beginnende Rückenmarkkompression) gedacht werden.

Ein Schwerpunkt des körperlichen Trainings, ob als Einzel- oder Gruppentherapie, kann die Vermeidung oder Reduzierung von Schmerz bei der Verrichtung der ADL sein.

Viele Patienten haben Angst vor Bewegung. Möglicherweise aufgrund konkreter Überlastungserfahrungen, bei denen Schmerz entstanden ist oder verstärkt wurde, oder auch aufgrund von Ratschlägen zur Schonung entsteht bei Patienten mit palliativen Erkrankungen rasch ein Angstvermeidungsverhalten, das mittelfristig schwerwiegende Folgen hat. Dieses Angstvermeidungsverhalten wird in ➤ Kapitel 19 näher beschrieben und muss auch im Rahmen der Begleitung von Patienten mit Schmerz berücksichtigt werden.

Massagen

Literaturveröffentlichungen zeigen, dass Massagen Schmerzen und Angst lösen und Entspannung fördern können (Pan et al. 2000). Die Wirkung der Massage beruht auf einer Verminderung der Weiterleitung afferenter Schmerzsignale und wird durch den Einfluss der Berührung auf Mechanorezeptoren erzielt. Erhöhte efferente Signalaktivität verstärkt dann die Schmerzunterdrückung.

In der Palliativsituation können sowohl lokale Schmerzen als auch allgemeine Anspannung oder Stress die Patienten belasten. All diese Ursachen sind mögliche Indikationen für die Massagetherapie. Zur Anwendung kommen dabei verschiedene Massagetechniken.

Sanfte Massagen können Körperregionen beeinflussen, die schmerzbedingt in ständiger Anspannung gehalten werden und dadurch steif und funktionsgestört sind. Durch geeignete Hands-on-Techniken können Tonuserhöhung und Verspannungen der Muskulatur ebenso gelindert werden wie Adhäsionen oder Kontrakturen nach Operationen wie zum Beispiel umfangreicher Tumorreduktion oder einer Amputation.

Spezifische Schmerzmassagetechniken durch Bindegewebsmanipulation werden in der Physiotherapie ebenso wie z. B. myofasziale Triggerpunkttechniken angewendet. **Bei tiefem Druck und Manipulationen ist in der Palliativtherapie jedoch immer ein sorgfältiges Clinical Reasoning erforderlich, damit sichergestellt ist, dass die Anwendung keine negativen Auswirkungen auf die Grunderkrankung hat.**

Durch Anwendung von Aromaölen kann die entspannende und schmerzlindernde Wirkung verstärkt werden. Einige Palliative-Care-Einrichtungen bieten auch Massagen für pflegende Angehörige an; dies hat sich als ausgesprochen vorteilhaft für deren Stress und Lebensqualität erwiesen.

⚠ **BEACHTE**

- Keine Massagen direkt über dem Tumorgebiet sowie in kürzlich bestrahlten, entzündlich veränderten oder durchblutungsgestörten Bereichen.
- Ist eine schmerzhafte Schwellung auf ein Lymphödem, ein Inaktivitätsödem oder auf eine andere Ursache zurückzuführen? In diesem Fall ist zu beachten, dass die komplexe physikalische Entstauungstherapie (KPE) eine spezialisierte Technik ist, die durch konventionelle Massagetechniken nicht ersetzt werden kann (➤ Kap. 16).
- Durch Abstimmung innerhalb des multiprofessionellen Teams ist dafür zu sorgen, dass sich jeweils der am besten geeignete Berufszweig um die Durchführung einer Maßnahme kümmert.
- Die Beschwerden infolge schwerer und z. T. entstellender Krankheiten können durch Massagen erheblich gelindert werden; Berührung kann bei der physischen und psychischen Anpassung und Integration helfen.

Wärme- und Kältetherapie

Wärmeanwendung

Wärme dämpft die Übertragung von Schmerzsignalen und wirkt lokal über eine Muskelentspannung und Zunahme der Durchblutung. Durch die entspannungsfördernde Wirkung hilft Wärme auch gegen Schmerzen, die durch Spannung und Stress entstehen. Im Palliativbereich bietet sich am ehesten die Wärmeanwendung mittels elektrisch beheizter, ein- und ausschaltbarer und thermostatgeregelter Kissen oder Auflagen an, sofern dies in der Einrichtung erlaubt ist. Auf diese Weise lässt sich Wärme von den Betreuenden, aber auch vom Patienten selbst (sofern er dazu in der Lage ist) sicher und beliebig häufig am Tag wie in der Nacht anwenden. Weitere Möglichkeiten sind warme Gel- oder Wasserkissen oder andere, in der Mikrowelle zu erwärmende medizinische Hilfsmittel. Bei Nutzung solcher Produkte sollte die Anwendung beendet werden, wenn die Temperatur des Wärmekissens unter die Körpertemperatur abfällt.

Die Faktoren Kognition und Bewusstseinsklarheit müssen in der Palliativversorgung immer bedacht werden. Die kognitiven Fähigkeiten können bei Verwirrtheit und Demenz, das Bewusstsein durch Sedierung oder die fortschreitende Erkrankung beeinträchtigt sein. **Auf die Fähigkeit, die Wärmequelle zu entfernen oder das Personal bei Missempfindungen zu alarmieren, ist bei Palliativpatienten besonders zu achten.** Unter praktischen Gesichtspunkten sind Geräte am besten geeignet, die der Patient und/oder die Pflegenden nach einer Einweisung selbst bedienen können, da die Therapie auf diese Weise unabhängig von der Verfügbarkeit medizinischen Fachpersonals durchgeführt werden kann. Kontraindikationen sind dabei zu prüfen und Vorsichtsmaßnahmen genau einzuhalten.

Kälteanwendung

Die Kryotherapie wirkt lokal anästhetisch durch Drosselung der Durchblutung und Hemmung entzündlicher Abläufe. Sie kann für tiefe, entzündlich bedingte lokale und Gelenkschmerzen eingesetzt werden und eignet sich insbesondere für Patienten, die das Kältegefühl als schmerzlindernd beschreiben. Kälte kann mittels Kältepack oder Eiswürfelkissen angewendet werden. Die übliche Empfehlung, dass Kältepacks bzw. Eiswürfel keinen unmittelbaren Kontakt mit der Haut haben sollen, ist für den Patienten am bequemsten durch Abdeckung mit einem weichen Handtuch einzuhalten. Alle Anwendungen können – nach genauer Einweisung durch den Physiotherapeuten – durch Pflegekräfte und andere Betreuungspersonen durchgeführt werden (Graeff et al. 2010).

⚠ BEACHTE

Anwendungsempfehlungen für die Wärme- und Kältetherapie

Bei Palliativpatienten ist die Haut oftmals sehr verletzlich, weshalb die Behandlung noch genauer überwacht werden muss als bei anderen Patienten. Besondere Vorsichtsmaßnahmen sind erforderlich, um eine ausreichende Barriere zwischen der Wärme- bzw. Kältequelle und der Haut zu gewährleisten.

Vorsicht – keine Anwendung

- in Bereichen, die kürzlich bestrahlt wurden,
- auf entzündlichen Hautveränderungen,
- auf exulzerierenden Wunden,
- auf offener Haut,
- bei Allodynie,
- auf schlecht durchbluteter Haut oder bei Raynaud-Syndrom,
- über Lymphödemen.

Transkutane elektrische Nervenstimulation

Die transkutane elektrische Nervenstimulation (TENS) ist eine Form der Elektrotherapie und wohl die bekannteste und am häufigsten angewendete Behandlungsform bei Schmerzen in der Palliativphase. Neben den durch die eigentliche Erkrankung bedingten lokalen, viszeralen oder neuropathischen Schmerzen kann die TENS bei Palliativpatienten auch gegen Schmerzen anderer Ursache, beispielsweise Arthrose oder vorausgegangene Weichteilschäden, eingesetzt werden. Die Datenlage zur Wirksamkeit ist bisher uneinheitlich (Robb et al. 2008) und die Forschung zu diesem Thema noch nicht abgeschlossen (Pan et al. 2000), aber die Rückmeldung vieler Patienten ist positiv. Die analgetische Wirkung der TENS lässt sich durch die Gate-Control-Theorie von Melzack und Wall (1965) erklären.

In der Regel wird die TENS mittels zweier oder mehrerer auf die Haut aufgebrachter Elektroden appliziert. Bei einem typischen, batteriebetriebenen TENS-Gerät sind Impulsdauer, -frequenz und -intensität einstellbar und modulierbar. Bei Palliativpatienten wird im Allgemeinen eine hohe Frequenz (> 50 Hz) mit geringer, unter der Kontraktionsschwelle liegender Intensität (sensorische Stimulation) oder eine geringere Frequenz (< 10 Hz) mit hoher Intensität (gelegentlich als „Akupunktur-ähnliche TENS" bezeichnet) eingesetzt (Filshie/Thompson 2000, Pan et al. 2000). Eine mögliche Gewöhnung kann umgangen und eine effektive Schmerzlinderung aufrechterhalten werden durch flexible Verwendung des „kontinuierlichen", „Modulations"- oder „Burst"-Modus nach Bedarf.

Die Triggerpunkte für die optimale Platzierung der Elektroden fallen teilweise mit analgetischen Akupunkturpunkten zusammen. TENS kann als adjuvante Therapie angewendet werden; in den meisten Fällen erfolgt die Anwendung 3- bis 5-mal täglich durch den Patienten selbst nach einer Einweisung durch den Physiotherapeuten. Auf Bereiche mit verminderter Sensibilität oder entzündlich veränderte Hautareale muss besonders geachtet werden (Graeff et al. 2010). Im Rahmen eines vielschichtigen Schmerzbehandlungskonzeptes nimmt die TENS einen wichtigen Platz ein, da sie portabel ist und die Unabhängigkeit des Patienten fördert. Dass der Patient bei dieser Therapieform selbst die Kontrolle über die Anwendung hat, **ist ein wertvolles Element der Selbstbefähigung in einer Situation, in der sich viele Patienten hilflos fühlen.** Genau wie die anderen, bisher beschriebenen Möglichkeiten der Schmerztherapie kann auch die TENS von den Betreuungspersonen nach Anleitung durch den Physiotherapeuten durchgeführt werden.

✓ PRAKTISCHE TIPPS

Transkutane elektrische Nervenstimulation (TENS)

- Schmerz macht den Patienten hilflos, TENS hilft ihm die Kontrolle zurückzugewinnen.
- Die Alltagsroutinen und -aktivitäten werden durch die Behandlung nicht gestört.
- Ängste vor „Überdosierung" oder „Abhängigkeit" entfallen bei dieser Methode.

Akupunktur

Die Akupunktur wird zunehmend als komplementäre/alternative Therapiekomponente in der Tumor- und Palliativbehandlung eingesetzt. In 13 Ländern wurde eine Anwendungshäufigkeit von durchschnittlich 30 % ermittelt (Ernst/Cassileth 1998). Der genaue Wirkmechanismus ist nach wie vor nicht bekannt; man geht von einer Modulation der

Schmerzempfindung durch Freisetzung körpereigener Opioide (Endorphine) aus. Mit Akupunkturnadeln sollen sensorische Nerven in Haut und Muskeln stimuliert und Signale zum Rückenmark und Mittelhirn übermittelt werden. Alternativ kann bei der Akupressur durch Druck mit dem Finger oder mit der Hand auf die Akupunkturpunkte eine Stimulation derselben Energiebahnen erreicht werden.

Die beste Wirkung wird bei Schmerzen am Bewegungsapparat erzielt, aber die Akupunktur hilft auch bei neuropathischen Schmerzen, wenn die Nadeln in dem entsprechenden anatomischen Segment gesetzt werden (Filshie 2000). In der Palliativmedizin kann die Akupunktur zur Anwendung kommen, wenn Patienten auf Analgetika bereits in üblicher Dosierung übermäßig reagieren (Thompson/Filshie 1998). Sie wird als sehr entspannend für Patienten beschrieben, die ihre Krankheit verleugnen oder nicht damit zurechtkommen (Filshie, unveröffentlichte Beobachtung).

Der Therapeut – in der Regel ein Arzt – muss eine besondere Ausbildung absolvieren. Zudem sollte man sich dessen bewusst sein, dass Akupunkturbehandlungen recht zeitaufwendig sind. In einer retrospektiven Auswertung der Krankenakten von 339 Patienten mit Krebserkrankungen wurde festgestellt, dass die Wirkung umso kürzer anhielt, je weiter die Erkrankung fortgeschritten war (Filshie 1990). Wichtige Kontraindikationen sind Gerinnungsstörungen und Autoimmunerkrankungen, Hautinfektionen und lokale Krankheitsprozesse, Lymphödem, Herzklappenerkrankungen und Patienten mit starker Angst oder Nadelphobie.

Hilfsmittel

Hilfsmittel stellen eine wichtige Maßnahme dar, um Symptome zu reduzieren und/oder Fähigkeiten auf der Aktivitäts- und Partizipationsebene zu fördern.

Diverse Gehhilfsmittel, Rollstühle, Orthesen, aber auch Hilfsmittel für die Erleichterungen von Aktivitäten des täglichen Lebens (z. B. Greifzangen, Sitzhilfen in der Küche oder im Badezimmer, Treppenlifte, etc.), können zu einer erheblichen Verbesserung der Schmerzsituation beitragen und geben dem Patienten auch das Gefühl der Selbstbestimmtheit bzw. das Gefühl, weniger auf fremde Hilfe angewiesen zu sein.

Entspannungstechniken

Eine weitere nichtpharmakologische Methode zur Schmerzreduktion ist Entspannung. Entspannungsverfahren basieren auf muskelrelaxierenden und spannungsabbauenden Interventionen und werden häufig in Verbindung mit imaginativen Verfahren eingesetzt. Besonders geeignet sind sie zur **Linderung therapieresistenter Schmerzen bei Sterbenden,** wofür sie entweder allein oder in Kombination mit Akupunktur oder TENS angewendet werden können (Pan et al. 2000). Eine Indikation zur Behandlung mit Entspannungstechniken besteht immer dann, wenn der Patient über Schmerzen durch chronische Muskelverspannungen klagt, insbesondere wenn zusätzlich psychische Belastungen oder Angst vorliegen.

In der Palliativmedizin können Formen der folgenden Grundtechniken zur Anwendung kommen:

- **Progressive Muskelrelaxation** (nach Jacobson): Der Patient wird aufgefordert, nacheinander bestimmte Muskelgruppen bewusst und systematisch anzuspannen und die Spannung schrittweise wieder zu lösen.
- **Simple Physiological Relaxation** (Mitchell-Methode): Der Patient wird aufgefordert die Antagonisten der verspannten Muskulatur zu aktivieren, um dadurch eine Entspannung der betroffenen, hypertonen Muskulatur zu erzielen (reziproke Hemmung).
- **Autogenes Training** (nach Schultz): Der Patient bleibt bei dieser Methode körperlich passiv und konzentriert sich nach Anleitung auf die Selbstwahrnehmung des Körpers, sodass sich ein Gefühl von Wärme und Schwere, eine ruhige Atmung und vollständige Entspannung einstellen.

Alle diese Methoden sollte der Physiotherapeut in einem ruhigen, störungsfreien Raum anwenden und dabei stets für maximale Bequemlichkeit und Unterstützung für die Patienten sorgen. Bewusste Atmung kann in alle Behandlungen integriert werden, außerdem können die Entspannungstechniken mit Visualisierungsübungen und Meditation kombiniert werden. In der Palliative Care können Gruppensitzungen, eventuell mit geeigneter Musik, mit gutem Erfolg eingesetzt werden. Es sollte aber auch an die Einbeziehung und Schulung der Betreuenden gedacht werden, damit diese den Patienten bei der Anwendung der erlernten Techniken zu Hause unterstützen können. Auch CDs oder Angebote von Streamingdiensten mit Entspannungsmusik oder - übungen stehen zur Verfügung, sodass die Patienten ihre Entspannungstechnik selbstständig durchführen können, wann immer und wo immer sie es möchten bzw. brauchen, und so auch außerhalb der laufenden Behandlung über eine weitere Strategie zum Selbstmanagement verfügen.

✓ PRAKTISCHE TIPPS

Entspannung

- Entspannungstechniken sind besonders geeignet zur Linderung therapieresistenter Schmerzen bei Sterbenden, denn sie sind nichtinvasiv und werden von Angehörigen und Betreuenden als hilfreich angesehen.
- Durch Anleitung zur Entspannung kann das Schlafmuster von Patienten verbessert werden, die schmerzbedingt unter Schlafstörungen leiden (Graeff et al. 2010).
- Eine einfach gestaltete Selbsthilfebroschüre über Wege zur Entspannung hilft Patienten und Angehörigen, ihre Ängste im Zusammenhang mit Schmerzen abzubauen und mildert zugleich deren negative Auswirkungen auf die Lebensqualität.

Komplementäre Therapien

Um den Bedürfnissen der Patienten gerecht zu werden, ist es wichtig, mit dem Konzept des „totalen Schmerzes" vertraut zu sein. Bei ihrer Befunderhebung und den regelmäßigen Patientenkontakten müssen Physiotherapeuten stets darauf gefasst sein, auf andere, möglicherweise außerhalb des rein körperlichen Bereichs liegende Ursachen des Symptoms Schmerz zu treffen, die eine zusätzliche Behandlung durch andere Mitglieder des MDT erfordern. Auch in der palliativen Schmerztherapie spielen komplementäre Verfahren eine große Rolle. Je nach Grundursache der Schmerzen und Neigung des Patienten können unter anderem folgende Behandlungsoptionen indiziert sein: Kunsttherapie, Musiktherapie oder andere kreative Therapien, Aromatherapie, Hypnotherapie, Reflexzonentherapie und andere mehr. Diese Behandlungsformen können **nicht nur bei Schmerzen, sondern auch bei anderen Symptomen wie Dyspnoe, Fatigue und Angst eingesetzt** werden. Oft stellt sich ein Gefühl des Trostes und der Geborgenheit ein, wenn durch komplementäre Verfahren Emotionen und Belastungen gelöst werden (Gambles/Crooke/Wilkinson 2002, Pan et al. 2000). Grundlegende Kenntnisse der verschiedenen komplementären Verfahren sind erforderlich, damit der Physiotherapeut in der Lage ist, dem Patienten die geeigneten Verfahren vorzuschlagen und ihn an die entsprechenden Teammitglieder zu verweisen.

Aufmerksamkeitsscheinwerfer – Ablenkung

Wie bereits beim Thema Schmerzanamnese (Visuelle Analogskala, Numerische Analogskala) dargestellt, findet in verschiedenen Settings oft eine Hinwendung zum Problem statt. Für manche Patienten ist auch die Ablenkung eine wichtige Intervention der Schmerztherapie. Dies bedeutet allerdings nicht, dass der Schmerz seitens des Therapeuten ignoriert wird, sondern dass der Fokus auf andere Lebensbereiche des Patienten gelegt wird. Ein Beispiel ist der sogenannte Aufmerksamkeitsscheinwerfer. Vergleichbar mit dem Lichtkegel eines Autos in der Nacht wird nur das sichtbar, was sich direkt im Lichtkegel befindet. Alles andere ist zwar vorhanden, kann aber nicht wahrgenommen werden. Manche Schmerzpatienten nehmen nur noch den Schmerz wahr, obwohl sie nicht nur aus Schmerz bestehen. Patienten brauchen unter Umständen Hilfe, um auch andere Bereiche des Lebens zu sehen. Seien es die Ressourcen, die sie im Alltag haben, positive soziale Kontakte, die Stimulierung von anderen Sinnen oder auch die Erinnerungen an eine gute Vergangenheit. Durch entsprechende Interventionen oder auch Gespräche kann der Physiotherapeut den „Scheinwerfer" unter Umständen für eine gewisse Zeit vom Schmerz wegbewegen.

12.5 Medikamentöse Schmerztherapie

Klaus Reckinger

Nach wie vor äußern die meisten Patienten, die sich mit einer lebensbedrohenden Erkrankung auseinandersetzen müssen, frühzeitig die Befürchtung, dass sie im Verlauf ihrer Erkrankung starke Schmerzen erleiden müssen. Das veranlasste die **Weltgesundheitsorganisation** (WHO) schon 1986, **Empfehlungen zur Therapie von Tumorschmerzen** zu publizieren (WHO 1996). Diese sollten möglichst einfach gehalten und auch von Ärzten anzuwenden sein, deren Spezialgebiet nicht die Schmerztherapie ist. Eine weitere Forderung war, dass die Empfehlungen weltweit – also auch in verschiedenen Kulturen, in Industrieländern wie in Entwicklungs- und Schwellenländern – Gültigkeit haben und umsetzbar sein sollten.

Die Beschränkung auf Tumorschmerzen erfolgte zunächst, weil damals die meisten Palliativpatienten an bösartigen Tumoren litten. Erst im Laufe der Zeit wurden die Empfehlungen auch auf die Therapie von Nichttumorschmerzen übertragen.

Die **Kernaussagen** dieser Leitlinie haben nach wie vor Bedeutung:

1. orale Applikation der Schmerzmedikamente („by mouth")
2. Verabreichung nach festem Zeitschema („by the clock")
3. Auswahl der Medikamente nach dem Stufenschema („by the ladder")
4. Anpassung an die persönliche Situation („for the individual")
5. Berücksichtigung aller Gegebenheiten bis ins Detail („attention to detail")

Die **Einnahme von Tabletten** stellt für die Betroffenen die geringste Belastung dar. Deshalb sollte diese Applikationsart bevorzugt verordnet werden, zumal eine Anpassung der Dosis an tageszeitliche Schwankungen der Schmerzintensität (z. B. Belastungsschmerzen am Tage bei Osteoporose oder nächtliche Schmerzspitzen bei neuropathischen Schmerzen) problemlos möglich ist. Besonders beliebt bei Patienten sind „Schmerzpflaster" (sog. transdermale therapeutische Systeme, TTS). Sie eignen sich für Schmerzen mit gleichbleibender oder langsam steigender Intensität, denn sie benötigen viel Zeit für die Freisetzung des Wirkstoffs. Eine Anpassung an kurzfristige Schwankungen der Schmerzintensität ist daher nicht möglich.

Jedes Medikament hat nur eine bestimmte Wirkdauer. Deshalb ist die Einnahme der Arzneimittel nach einem **festen Zeitschema** besonders wichtig, um keine Lücken in der therapeutischen Wirkung entstehen zu lassen. Studien zeigen, dass anderenfalls nicht nur die Schmerzen wieder auftreten, sondern sogar eine verstärkte Schmerzwahrnehmung (Hyperalgesie) die Folge sein kann (Koppert et al 2001).

Nach dem **Stufenschema der WHO** (➤ Tab. 12.1) sollten zu Beginn einer Schmerztherapie zunächst Medikamente aus der Gruppe der Nichtopioide verabreicht und deren Dosis so weit wie nötig und möglich gesteigert werden. Kann damit keine ausreichende Kontrolle der Schmerzen erreicht werden, wird ein schwach wirksames Opioid (Medikament der Stufe

Tab. 12.1 Stufenschema der WHO [W798]

Stufe 3	**Stark wirksame Opioide** (nur Austausch schwach wirksamer Opioide gegen stark wirksame Opioide, übrige Medikation bleibt bestehen): • Morphin, Hydromorphon, Oxycodon, Fentanyl, Buprenorphin, L-Methadon, Tapentadol (MOR-NRI)	**Bei neuropathischen Schmerzen** (in jeder Stufe): • Antidepressiva oder/und Antikonvulsiva Lokaltherapeutika • Lidocain 5-prozentig • Capsaicin 8-prozentig Opioide • Tapentadol	**Begleitend:** • Physikalische Therapie • Psychotherapie • Palliative Care • Andere nicht medikamentöse Therapien
Stufe 2	**Schwach wirksame Opioide** (zusätzlich zu bestehender Bedarfsmedikation): • Tramadol, Tilidin/Naloxon		
Stufe 1	**Nicht-Opioide** (NOPA): • Paracetamol, Metamizol, t-NSAR, Coxibe		

MOR-NRI = Morphin-Rezeptor-Agonist und Noradrenalin-Re-uptake-Inhibitor
Kommentar zu Stufe 2: Es sind nur noch diese beiden Substanzen im Gebrauch. Codein ist als Monosubstanz zur Schmerztherapie in Deutschland nicht verfügbar.
t-NSAR = traditionelle nichtsteroidale Antirheumatika
Coxibe = selektive Cyclooxygenase-2-Hemmer

2) ergänzt. Reicht die maximal mögliche Dosis nicht (mehr) aus, wird das Medikament der Stufe 2 gegen ein stark wirksames Opioid der Stufe 3 ausgetauscht. Die Medikation der Stufe 1 bleibt stets weiterhin bestehen. Eine Dosisbegrenzung stark wirksamer Opioide ist bisher nicht bekannt. Die Steigerung der Dosis ist so lange möglich, bis eine Linderung der Schmerzen erzielt wurde oder bis inakzeptable Nebenwirkungen (z. B. Atemdepression oder Sedierung) auftreten. Zur Vermeidung regelhaft auftretender unerwünschter Wirkungen sollte zu Beginn einer Opioidtherapie ein Antiemetikum und dauerhaft ein Laxans verordnet werden (Cascorbi/Sorge/Strumpf 2011).

Bei aller Standardisierung darf nicht vergessen werden, dass sich eine gute Schmerztherapie an den **Bedürfnissen des Individuums** orientieren muss („for the individual"). Wann beginnen die Patienten ihren Tag? Welche Besonderheiten weist ihre Lebensgestaltung auf? Welchen psychischen und physischen Belastungen sind sie ausgesetzt? Nur wenn diese persönlichen Aspekte berücksichtigt werden, kann die Schmerztherapie gelingen. Es zeugt von viel Erfahrung, wenn die WHO als letzten Punkt noch einmal betont, dass in der Bewertung der Schmerztherapie und in der Verlaufsbeobachtung **jedem Detail Beachtung geschenkt werden** muss. Das betrifft ebenso die Akzeptanz und Mitarbeit der Schmerzpatienten wie auch die Fähigkeit zur Kommunikation und die Beeinflussung durch psychische Faktoren (z. B. Angst, Depression, Schlafstörungen). Die Nichtbeachtung solcher Phänomene kann sehr schnell zu einem missbräuchlichen Einsatz von Medikamenten in Situationen führen, in denen beispielsweise eher eine psychosoziale Begleitung gefordert ist.

Mit diesen sehr einfach gehaltenen Empfehlungen konnte eine deutliche Verbesserung der Schmerztherapie bei ca. $^2/_3$ der Betroffenen erzielt werden (Felleiter et al. 2005). Das war schon ein großartiger Erfolg, hieß aber auch, dass noch viele Patienten trotz Therapie unter Schmerzen litten.

Mechanismenorientierte Schmerztherapie

Möglichkeiten zur weiteren Optimierung der analgetischen Therapie ergeben sich aus dem verbesserten Verständnis der Schmerzentstehung, -weiterleitung und -wahrnehmung. Durch ein strukturiertes Schmerzassessment können einzelne Schmerzdiagnosen identifiziert werden. Ausgerichtet auf die dann bekannten Schmerzmechanismen können Medikamente zielgerichtet ausgewählt werden. Die häufigsten Schmerzarten sind in ➤ Tab. 12.2 zusammengefasst.

Tab. 12.2 Häufige Schmerzarten (PainRouter™, Reinhard Sittl)

Schmerzart	Mechanismus	Wirksame Medikamente
Somatische Nozizeptorschmerzen	Aktivierung von Nozizeptoren/ reduzierte endogene Schmerzhemmung	Paracetamol/ tNSAR/Coxibe/ Metamizol/ Opioide/MOR-NRI
Nozizeptorschmerzen mit Entzündung	Aktivierung von Nozizeptoren, periphere und zentrale Sensibilisierung	tNSAR/Coxibe/ Glukokortikoide/ MOR-NRI/ Opioide
Neuropathische Schmerzen	Bildung neuer Ionenkanäle und Rezeptoren/nervale Spontanaktivität/ zentrale Sensibilisierung/ reduzierte endogene Schmerzhemmung	Topisch: Lidocain, Capsaicin Systemisch: Antikonvulsiva/ Antidepressiva (TZA/SNRI)/ MOR-NRI/ Opioide
Noziplastische Schmerzen	Reduzierte endogene Schmerzhemmung und veränderte Schmerzverarbeitung	Antidepressiva (TZA und SNRI)

Nozizeptive Schmerzen Zur Behandlung nozizeptiver Schmerzen (z. B. Weichteil-, Knochen- und Eingeweideschmerz durch Trauma, Degeneration, Tumor oder andere Noxen) eignen sich Paracetamol, Metamizol, nichtsteroidale Antirheumatika (NSAR) und Opioide. Muskelrelaxantien (z. B. Flupirtin, Tolperison) spielen dagegen keine Rolle mehr. Antiphlogistisch wirksame Medikamente wie NSAR oder Glukokortikoide sind unverzichtbar, wenn eine begleitende **Entzündungsreaktion** feststellbar ist. Problematisch ist, dass es für NSAR immer mehr Anwendungsbeschränkungen gibt (z. B. Herz-/Kreislauferkrankungen, Nierenerkrankungen, gastrointestinale Blutungsrisiken) (Cascorbi/Sorge/Strumpf 2011), und dass die Langzeittherapie mit Glukokortikoiden zu schweren, entstellenden Nebenwirkungen führt, die zudem irreversibel sein können. Die EMA (European Medical Agency) empfiehlt, diese Medikamente in der niedrigstmöglichen aber wirksamen Dosis für einen möglichst kurzen Zeitraum anzuwenden. Alternativ kommen bei verschiedenen Erkrankungen Chemotherapeutika zum Einsatz (z. B. Methotrexat bei chronischer Polyarthritis).

Neuropathische und dysfunktionale Schmerzen **Neuropathische Schmerzen** (durch direkte Schädigung der Nerven bzw. Dysfunktion des zentralen Nervensystems) sprechen am ehesten auf Koanalgetika vom Typ der Antidepressiva (z. B. Amitriptylin, Duloxetin), die eine noradrenerge Wirkung haben, oder Antikonvulsiva (z. B. Pregabalin, Gabapentin) an. In den meisten Leitlinien werden sie mittlerweile als Medikamente der ersten Wahl empfohlen. Antidepressiva vom Typ der SSRI (selektive Serotonin Reuptake Inhibitoren), wie sie häufig zur Behandlung von Depressionen eingesetzt werden, sind dagegen analgetisch unwirksam. Analgetisch wirksam sind auch MOR-NRI (z. B. Tapentadol) und Opioide, nicht dagegen NSAR. Bei **noziplastischen Schmerzen** (z. B. Fibromyalgiesyndrom, somatoforme Schmerzstörung) sind Opioide unwirksam. Hier eignen sich eher Antidepressiva vom Typ der Noradrenalin- und Serotonin-Wiederaufnahmehemmer (z. B. Duloxetin, Venlafaxin) zur Schmerztherapie neben einer multimodalen Schmerztherapie.

Mixed pain syndrome Insbesondere bei Patienten mit Rückenschmerzen oder Tumorschmerzen treten oft die **verschiedenen Schmerzentitäten gleichzeitig** auf („mixed pain syndrome"). Sind nozizeptive und neuropathische Schmerzkomponenten nebeneinander identifizierbar, bietet sich Tapentadol, der erste Vertreter der neuartigen Wirkstoffgruppe MOR-NRI (μ-Opioidrezeptor-Agonist und Noradrenalin-Reuptake-Inhibitor), für die Therapie an. Dieses Medikament vereint die Wirkung eines Opioids mit der eines modernen Antidepressivums und ist damit sowohl bei nozizeptiven als auch bei neuropathischen Schmerzen wirksam.

Durchbruchschmerzen

Bei allen palliativen Schmerzpatienten muss mit dem Auftreten von Durchbruchschmerzen gerechnet werden (Mercadante et al. 2010). Dabei handelt es sich um sporadisch auftretende Exazerbationen der Schmerzintensität auf der Basis eines ansonsten analgetisch gut beherrschten Dauerschmerzes. Damit sich Betroffene in diesen Situationen selbst helfen können, muss die Analgetikaverordnung auf jeden Fall eine Bedarfsmedikation beinhalten, die schnell Wirkung entfaltet und deren Wirkdauer kurz ist (Zeppetella/Ribeiro 2006). Die initiale Dosis sollte bei $^1/_6$ bis $^1/_{10}$ der Tagesgesamtdosis an Opioiden liegen. (Diese Regel gilt nicht für Zubereitungen mit dem Wirkstoff Fentanyl, bei denen immer mit der niedrigstmöglichen Dosis begonnen und dann gegen den Schmerz titriert wird). Es folgt eine Übersicht über die für die Therapie von Durchbruchschmerzen zur Verfügung stehenden Präparate (➤ Tab. 12.3).

Tab. 12.3 Medikamente zur Behandlung von Durchbruchschmerzen

Substanz	Darreichungsform	Dosis pro Applikationseinheit
Morphin	Filmtabletten	10 mg/20 mg
Morphin	Tropfen 0,5 %	0,5 % (1 ml = 5 mg)/2 % (1 ml = 20 mg)
Morphin	Injektionslösung	10 mg–200 mg
Oxycodon	Hartkapseln	5 mg/10 mg/20 mg
Hydromorphon	Hartkapseln	1,3 mg/2,6 mg
Fentanyl	Lutschtabletten	200 μg–1.600 μg
Fentanyl	Bukkaltabletten	100 μg–800 μg
Fentanyl	Sublingualtabletten	100 μg–800 μg
Fentanyl	Nasenspray	100 μg pro Hub–400 μg pro Hub
Fentanyl	Nasenspray	50 μg pro Hub–200 μg pro Hub

Physiotherapie und Schmerz

Damit physiotherapeutische Maßnahmen in der Palliativmedizin als hilfreich und entlastend empfunden werden, kann es sinnvoll sein, vor Beginn der Therapie eine Bedarfsmedikation zu verabreichen. Dafür eignet sich schnell wirksames Morphin, das ca. 30 Minuten vor Therapiebeginn verabreicht werden sollte. Treten starke Schmerzen während der Physiotherapie auf, muss die Behandlung unterbrochen und ein schnell wirksames Fentanylpräparat verwendet werden. Bei nasaler Applikation ist mit einem Wirkungseintritt nach zehn Minuten zu rechnen. Die Behandlung kann dann fortgesetzt werden.

Weitere schmerztherapeutische Interventionen

Mit dem beschriebenen therapeutischen Vorgehen können die Schmerzen der meisten Patienten ausreichend behandelt werden. Ist das nicht der Fall, wird über einen **Wechsel des Applikationswegs** nachgedacht. Für die Palliativmedizin relevant sind die intravenöse und die rückenmarknahe Applikation von Analgetika und Adjuvantien sowie gelegentlich auch der subkutane Zugangsweg. Von besonderem Vorteil ist dabei die Möglichkeit der Verwendung von **externen PCA-Pumpen** (PCA = patient-controlled analgesia), die es dem Patienten erlauben, sich beim Auftreten von Durchbruchschmerzen selbst einen zusätzlichen Schmerzmittelbolus zu verabreichen. Die durch den Arzt vorgenommene Programmierung schützt die Betroffenen vor missbräuchlicher Anwendung oder Intoxikation. Für die Verwendung implantierbarer Pumpen eignen sich nur Palliativpatienten mit ausreichend langer Lebenserwartung.

Die allgemeinen Prinzipien der Symptomkontrolle gelten auch für die Schmerztherapie (Reckinger 2011). Demnach sollte, noch bevor eine rein symptomatisch angelegte Therapie verfolgt wird, darüber nachgedacht werden, ob nicht die **Behandlung der Schmerz auslösenden Grunderkrankung** möglich ist. Dieser Aspekt betrifft vor allem die Krebspatienten, bei denen durch operative Eingriffe (z. B. Tumorresektion, Osteosynthese), Chemotherapie oder Strahlentherapie die Schmerzen oft erheblich reduziert werden können. Der Nutzen muss immer sehr sorgfältig und individuell gegen mögliche Nachteile abgewogen werden. Chemotherapeutika können, solange der Tumor gut darauf anspricht, Schmerzen verringern. Sie können aber auch Schmerzen (z. B. schmerzhafte Polyneuropathien) verursachen. An dem analgetischen Benefit durch die Strahlentherapie, die wesentlicher Bestandteil der Therapie von Lymphomen und Skelettmetastasen ist, besteht dagegen kein Zweifel (Doyle/Hanks/MacDonald 1993).

12.6 Schlussbemerkungen

Jacob van den Broek (†), Jenny Taylor und Rainer Simader

Wo Schmerz ist, ist oft auch Angst. In der Palliativphase stellt Schmerz – im Sinne des „totalen Schmerzes“ – eine Situation voller Herausforderungen, aber auch voller Möglichkeiten dar. Die Schmerzerfahrung beeinträchtigt die funktionellen Fähigkeiten des Patienten und oft genug auch das Gefühl dafür, dass sich körperliche Schwierigkeiten überwinden lassen. Angstvermeidungsverhalten erschwert die Ausbildung geeigneter Strategien zur Erledigung selbst der einfachsten Alltagsaufgaben. **Aufgrund der vielfältigen Einflüsse der Situation und der Krankheitssymptome des Patienten sollten Schmerzen so weit wie möglich bereits vorbeugend behandelt werden.** Ziel des MDT ist es, die Auswirkungen dieser Einflüsse zu analysieren. **Die Schmerzintensität wird durch die individuelle emotionale Reaktion des Patienten auf die körperlichen Symptome beeinflusst** (Souvlis/Wright 1997). Die Hauptaufgabe des Physiotherapeuten besteht darin, alternative Wege zur Lösung funktioneller Dilemmata ins Auge zu fassen; statt zu versuchen, Störungen zu korrigieren, ist es wichtiger, sich auf adaptative Strategien zu konzentrieren (Robb/Ewer-Smith 2008). Der Physiotherapeut kann verschiedenste Strategien und Anwendungen zu einer breiten und umfassenden Behandlung kombinieren und dabei seine guten psychosozialen Fähigkeiten zum Einsatz bringen, die für den Umgang mit vulnerablen Patienten unverzichtbar sind. Familien und Betreuungspersonen sind wegen Schmerzen und daraus resultierender Probleme oft sehr verzweifelt, was wiederum entmutigend für das multiprofessionelle

Team sein kann. **Der pragmatische Ansatz des Physiotherapeuten wird innerhalb des Behandlungsteams oft als aufbauendes und stabilisierendes Element empfunden.**

Die Kombination mehrerer Therapiemethoden kann Vorteile für die Erreichung spezifischer Ziele bringen. Um das allgemeine Wohlbefinden optimal zu erhalten, ist es erforderlich, Schmerzen im Krankheitsverlauf so früh wie möglich und auch schon präventiv therapeutisch anzugehen (➤ Kap. 4). Durch das Angebot alternativer, nichtpharmakologischer therapeutischer Maßnahmen kann der Physiotherapeut dem Patienten in den früheren Stadien helfen. Die Physiotherapie ist einer von mehreren wichtigen Fachbereichen in der Schmerztherapie. Wir sollten stets in der Lage sein, Patienten untereinander entsprechend den Gegebenheiten und Notwendigkeiten zuzuweisen. Dennoch kann es eine große Herausforderung sein, dem Patienten ein individuell zugeschnittenes Übungspaket anzubieten, durch das nicht nur seine Funktionen erhalten, sondern auch Schmerzen vermieden, gelindert oder vielleicht nur konstant gehalten werden. Die medikamentöse Therapie ist nach wie vor die Hauptsäule der Schmerzbehandlung.

12.7 Reflexionsfragen

- Weisen die bei der Schmerzanalyse beschriebenen Symptome Merkmale auf, die auf Folgeerkrankungen oder auf eine mit der Grunderkrankung nicht in Zusammenhang stehende Störung hinweisen?
- Wie können Sie Selbstmanagementstrategien und die Unterstützung der Angehörigen/Betreuungspersonen in die Schmerztherapie einbauen?
- Welche sonstigen multiprofessionellen Ansätze sollten berücksichtigt werden, um die Auswirkungen der Schmerzen auf Funktion und Coping des Patienten zu reduzieren?
- Welche vertrauensbildenden Maßnahmen können Sie als Physiotherapeut bei sterbenden Patienten mit Schmerzen einsetzen?

LITERATUR

Allan L, Baker L, Eljamel S, et al. Suspected malignant cord compression – improving time to diagnosis via a 'hotline': a prospective audit. Br J Cancer 2009; 100: 1.867–1.872.

Brescia FJ, Portenoy RK, Ryan M, et al. Pain, opioid use, and survival in hospitalized patients with advanced cancer. J Clin Oncol 1992; 10: 149–155.

Cascorbi I, Sorge J, Strumpf M. Analgetika und Coanalgetika: Anwendung, gesetzliche Grundlagen und Probleme. In: Baron R, Koppert W, Strumpf M, Willweber-Strumpf A (Hrsg.). Praktische Schmerztherapie. 2. A. Berlin–Heidelberg–New York: Springer-Verlag; 2011, S. 229–270.

Clark D. From margins to centre: a review of the history of palliative care in cancer. Lancet Oncol 2007; 8: 430–438. Aus: www.thelancet.com/journals/lanonc/article/PIIS1470–2045(07)70138–9/fulltext (letzter Zugriff: August 2012).

Doyle D, Hanks GWC, MacDonald N. Oxford Textbook of Palliative Medicine. 2nd ed. New York: Oxford University Press; 1999. p. 249–281.

Ernst E, Cassileth B. The prevalence of complementary/alternative medicine in cancer: a systematic review. Cancer 1998; 83: 777–782.

Economou D.: Pain. In Newton S., Hickey M., and Marrs J. (eds): Mosby's Oncology Nursing Advisor. Canada: Mosby, Inc., 2009. pp. 378–381

Felleiter P, Gustorff B, Lierz P, Hornykewycz S, Kress HG. Einsatz der WHO-Leitlinien für die Tumorschmerztherapie vor Zuweisung in eine Schmerzklinik. Der Schmerz 2005;19(4):265–271.

Ferrell BA, Josephson KR, Pollan AM, Loy S, Ferrell BR. A randomized trial of walking versus physical methods for chronic pain management. Aging Clin Exp Res 1997; 9: 99–105.

Filshie J. Acupuncture for malignant pain. Acupunct Med 1990; 8: 38–39.

Filshie J. Acupuncture in palliative care. Eur J Palliat Care 2000; 7: 41–44.

Filshie J, Thompson JW. Acupuncture and TENS. In: Simpson K, Budd K (eds). Cancer Pain management. Oxford: Oxford University Press 2000: pp. 188–200.

Gambles M, Crooke M, Wilkinson S. Evaluation of a hospice based reflexology service: a qualitative audit of patient perceptions. Eur J Oncol Nurs 2002; 6: 37–44.

Graeff A de, Van Bommel J, Van Deijck R, et al. Palliatieve zorg. Richtlijnen voor de praktijk. Utrecht: Vereniging van Integrale Kankercentra 2010: pp. 537–540.

Greater Manchester and Cheshire Cancer Network (GMCCN). GMCCN-metastatic spinal cord compression rehabilitation pathway, 2011. Aus: http://www.gmccn.nhs.uk/portal_repository/files/MetastaticSpinalCordCompressionCarepathwayNamedLeads.doc (letzter Zugriff: August 2012).

Greenhalgh S, Turnpenney, Richards L, Self J. Metastatic spinal cord compression (MSCC) key red flags. Briefing paper: The use of red flags to identify serious spinal

pathology, 2010. Aus: http://www.gmccn.nhs.uk/portal_repository/files/TheuseofRedFlagstoidentifyseriousspinalpathology-briefingpaper.pdf (letzter Zugriff: August 2012).
Grond S, Zech D, Diefenbach C, Radbruch L, Lehmann KA. Assessment of cancer pain: a prospective evaluation in 2,266 cancer patients referred to a pain service. Pain 1996; 64: 107–114.
Harel R, Angelov L. Spine metastases: current treatments and future directions. Eur J Cancer 2010; 46: 2.696–2.707.
Husband DJ, Grant KA, Romaniuk CS. MRI in the diagnosis and treatment of suspected malignant spinal cord compression. Br J Radiol 2001; 74: 15–23.
Koppert W, Dern SK, Sittl R, Albrecht S, Schüttler J, Schmelz M. A new model of electrically evoked pain and hyperalgesia in human skin. Anesthesiology 2001;95(2):395–402.
Levack P, Graham J, Collie D, et al. Don't wait for a sensory level – listen to the symptoms: a prospective audit of the delays in diagnosis of malignant cord compression. Clin Oncol 2002; 14: 472–480.
McCaffery M. Nursing practice theories related to cognition, bodily pain, and man-environment interactions. Los Angeles: University of California at LA, 1968.
McLinton A, Hutchison C. Malignant spinal cord compression: a retrospective audit of clinical practice at a UK regional cancer centre. Br J Cancer 2006; 94: 486–491.
Melzack R, Wall PD. Pain mechanisms: a new theory. Science 1965; 150: 971–979.
Mercadante S, Zagonel V, Breda E, et al. Breakthrough pain in oncology: a longitudinal study. J Pain Symptom Manag 2010;40(2):183–190.
Merskey H, Bogduk N. Pain terms: a current list with definitions and notes on usage. In: Mersky H, Bogduk N (eds). Classification of Chronic Pain. 2nd edition. Seattle, MI: International Association for the Study of Pain Task Force on Taxonomy (IASP) Press 1994: pp. 209–214.
National Cancer Action Team (NCAT). Rehabilitation care pathway metastatic spinal cord compression, 2010. Aus: http://www.gmccn.nhs.uk/hp/portal_repository/files/SymptomSpecificPathways.pdf (letzter Zugriff: August 2012).
National Institute for Health and Clinical Excellence (NICE). Metastatic spinal cord compression: diagnosis and management of patients at risk of or with metastatic spinal cord compression. Full guideline. Cardiff: National Collaborating Centre for Cancer 2008.
Ozalp G. S., Uysal N., Oğuz G., Koçak N., Karaca Ş., and Kadıoğulları N.: Identification of symptom clusters in cancer patients at palliative care clinic. Asia Pac. J. Oncol. Nurs 2017; 4: pp. 259–264
Pan CX, Morrison RS, Ness J, Fugh-Berman A, Leipzig M. Complementary and alternative medicine in the management of pain, dyspnoea, and nausea and vomiting near the end of life: a systematic review. J Pain Symptom Manage 2000; 20: 374–387.
Patchell RA, Tibbs PA, Regine WF, et al. Direct decompressive surgical resection in the treatment of spinal cord compression caused by metastatic cancer: a randomised trial. Lancet 2005; 366: 643–648.
Pease NJ, Harris RJ, Finlay IG. Development and audit of a care pathway for the management of patients with suspected malignant spinal cord compression. Physiotherapy 2004; 90: 27–34.
Reckinger K. Schmerztherapie bei Palliativpatienten. In: Baron R, Koppert W, Strumpf M, Willweber-Strumpf A (Hrsg.). Praktische Schmerztherapie. 2. A. Berlin–Heidelberg–New York: Springer-Verlag; 2011, S. 413–422.
Robb K, Bennett M, Johnson M, Simpson K, Oxberry S. Transcutaneous electric nerve stimulation (TENS) for cancer pain in adults. Cochrane Database Syst Rev 2008(3):1–5.
Robb K, Ewer-Smith C. Cancer pain. In: Rankin J, Robb K, Murtagh N, Cooper J, Lewis S (eds). Rehabilitation in Cancer Care. Chichester: Wiley-Blackwell 2008: pp. 280–302.
Saunders C. Nature and management of terminal pain. In: Shotter EF (ed.). Matters of Life and Death. London: Dartman, Longman and Todd 1970: pp. 15–26.
Serlin C, Mendoza T, Nakamura Y, Edwards K, Cleeland C. When is cancer pain mild, moderate or severe? Grading pain severity by its interference with function. Pain 1995; 61: 277–284.
Souvlis T, Wright A. The tolerance effect: Its relevance to analgesia produced by physiotherapy interventions. Phys Ther Rev 1997; 2: 227–237.
Stubberfield MD, Bilsky MH. Barriers to rehabilitation of the neurological spine cancer patient. J Spin Oncol 2007; 95: 419–426.
Tang V, Harvey D, Park D'Orsay J, Jiang S, Rathbone MP. Prognostic indicators in metastatic spinal cord compression: using functional independence measure and Tokuhashi scale to optimise rehabilitation planning. Spin Cord 2007; 45: 671–677.
The Christie NHS Foundation Trust. Guidelines for the management of malignant spinal cord compression, 2011. Aus: www.Christie.nhs.uk/the-foundation-trust/treatments-and-clinical-services/spinal-cord-compression.aspx (letzter Zugriff: August 2012).
Thompson JW, Filshie J. Transcutaneous electrical nerve stimulation (TENS) and acupuncture. In: Doyle D, Hanks G, MacDonald N (eds). Oxford Textbook of Palliative Medicine. Oxford: Oxford University Press 1998: pp. 421–437.
Wells P. Movement education and limitation of movement. In: Wall PD, Melzack R (eds). Textbook of Pain. 3rd edition. Edinburgh: Churchill Livingstone 1994: pp. 741–750.
Wewers ME, Lowe NK. A critical review of visual analogue scales in the measurement of clinical phenomena. Res Nurs Health 1990; 13: 227–236.
Williamson G, Schultz R. Activity restriction mediates the association between pain and depressed affect: a study of younger and older cancer patients. Psychol Aging 1995; 10: 369–378.

World Health Organization (WHO). Therapie tumorbedingter Schmerzen. 2. A. Marburg: Kilian; 1996.
Zeppetella G, Ribeiro MD. Opioids for the management of breakthrough (episodic) pain in cancer patients. Cochrane Database Syst Rev. 2006;(1):CD004311.

WEITERE LITERATURHINWEISE

Filshie J, White A. Complementary therapies for cancer pain. In: Sykes N, Fallon M (eds). Clinical pain management. London: Edward Arnold; 2002.
Kilbride L, Cox M, Kennedy CM, Hwa Lee S, Grant R. Metastatic spinal cord compression: A review of practice and care. Journal of Clinical Nursing, 2010; 19: 1.767–1.783.
Robinson AJ, Lynn Snyder-Mackler. Clinical Electrophysiology: Electrotherapy and Electrophysiologic Testing. 3rd ed. Baltimore, MD: Lippincott Williams & Wilkins 2007.
Twycross R. Cancer pain syndromes. In: Sykes N, Fallon M, Patt R (eds). Clinical Pain Management: Cancer Pain. London: Arnold; 2003. p. 3.
Van den Beuken-van Everdingen M. H. J., de Rijke J. M., Kessels A. G., Schouten H. C., Van Kleef M., and Patijn J.: Prevalence of pain in patients with cancer: a systematic review of the past 40 years. Ann. Oncol. 2007; 18: pp. 1437–1449
World Health Organization (WHO). Cancer pain and relief. Technical reports series 804. Genf: World Health Organization; 1990.

KAPITEL

13 Spinales Kompressionssyndrom

Kristina Coe

13.1 Definition und Häufigkeit

Die metastatisch bedingte Rückenmarkkompression (MBRK) (metastatic spinal cord compression) ist ein seltener onkologischer Notfall, bei dem es zu einem erheblichen Einbruch der Funktion, Lebensqualität und Lebenserwartung kommt (Stubberfield/Bilsky 2007). Die MBRK ist definiert als *„Kompression des Durasacks und seines Inhalts (Rückenmark bzw. Cauda equina) durch eine extradurale tumorbedingte Raumforderung. Radiologisches Mindestzeichen ist eine Einbuchtung der Theka auf Höhe der klinisch feststellbaren Symptomatik“* (Laperriere, zitiert nach Pease/Harris/Finlay 2004).

Die geschätzte Zahl von jährlich etwa 4.000 MBRK-Fällen in Großbritannien (NICE 2008) entspricht 5–10 % der Patienten mit fortgeschrittenen Tumorerkrankungen (Macdonald et al. 2019, NICE 2013); am häufigsten sind Patienten zwischen dem 40. und 70. Lebensjahr betroffen. Patientinnen bzw. Patienten mit Lungen-, Prostata- und Brustkrebs machen gemeinsam 59 % aller Fälle aus (Harel/Angelov 2010, Levack et al. 2002). Da die MBRK als Spätfolge der primären Erkrankung anzusehen ist (Levack et al. 2002), ist davon auszugehen, dass die Inzidenz zunehmen wird, weil die Lebenserwartung immer weiter steigt und eine verbesserte Tumortherapie mit höheren Überlebensraten einhergeht (NICE 2008; Pataraia & Crevenna 2019). Erfahrungsgemäß haben MBRK-Patienten eine schlechte Prognose: Nur 20 % überleben das Ereignis um 12 Monate, die meisten um durchschnittlich drei bis vier Monate (Allan et al. 2009, Harel/Angelov 2010, Stubblefield/Bilsky 2007) (➤ Abb. 13.1).

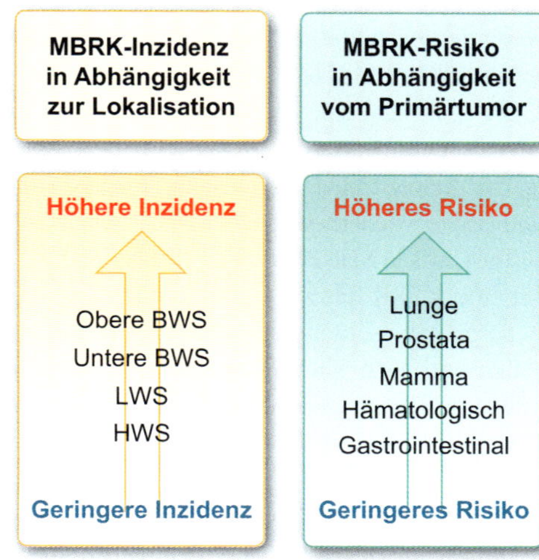

Abb. 13.1 MBRK: Risiko und Häufigkeit unterschiedlicher Lokalisationen [M543/L157]

13.2 Warnzeichen und klinisches Bild

Die Vorstellung bei einem Arzt oder Überweisung zur Physiotherapie geschieht in akutmedizinischen Einrichtungen, Pflegeheimen und Facharztpraxen zu 94 % aufgrund des Leitsymptoms Rückenschmerz (Levack et al. 2002). Das erschwert die Diagnose, denn nur einer von 5.000 Rückenschmerzpatienten hat eine MBRK (NICE 2008) und bei 25 % der Betroffenen ist keine Krebserkrankung bekannt, wenn die MBRK symptomatisch wird (Levack et al. 2002).

Mehrere Studien weisen übereinstimmend auf Verzögerungen bei der Diagnose der MBRK hin, die auf mangelnde Kenntnis der Hinweiszeichen für eine schwerwiegende Rückenmarkerkrankung („Red Flags“) zurückzuführen sind – aber auch darauf, dass häufig auf definitive (und damit Spät-)Zeichen gewartet wird, bevor eine Bildgebung unter dem Verdacht einer MBRK veranlasst wird (Allan et al. 2009, Husband/Grant/Romaniuk 2001, Levack et al. 2002; McLinton/Hutchison 2006; NICE 2013) (➤ Abb. 13.2). Nach *Levack* et al. (2002) können bis zu drei Monate bis zur Diagnose vergehen. Dann ist für die Mehrzahl der Patienten der Zeitraum, in dem *„die Therapie noch irgendeinen Sinn hat"*, bei Diagnosestellung bereits verstrichen. Eine längere Kompression führt zu vaskulären Veränderungen und zu Nekrose des Rückenmarks, worauf es zu irreversiblen Schäden kommt (Robson et al. 2014). Besteht eine Paraplegie über mehr als 48 Stunden, so ist die Wahrscheinlichkeit gering, dass sich die aktive Beweglichkeit durch eine Operation oder Radiotherapie wiederherstellen lässt (Patchell et al. 2005, The Christie NHS Foundation Trust 2011).

Um eine MBRK führzeitig zu erkennen und mögliche Folgen zu minimieren, ist es essenziell, dass Patienten und auch Mitarbeiter des Gesundheitswesens über die Risiken einer MBRK informiert sind und die Dringlichkeit eines Behandlungspfades kennen. Physiotherapeuten, die mit der Durchführung einer detaillierten klinischen Befunderhebung ebenso vertraut sind wie mit den „Red Flags" der MBRK, sind gut gerüstet, um nicht nur frühe Anzeichen und Zustandsveränderungen wahrzunehmen, sondern auch Symptome zu erkennen, die nicht in das übliche Bild von Rückenschmerzen passen. Wenn das Überleben – und auch die Lebensqualität – in der Palliativphase verbessert werden soll, muss bereits vor dem Auftreten von „Spätzeichen" an die MBRK gedacht und eine diagnostische Bildgebung durchgeführt werden. Entsprechend muss künftig **in der physiotherapeutischen Praxis noch mehr als bisher darauf geachtet werden, dass sowohl die Patienten als auch alle an der medizinischen Versorgung Beteiligten in allen Krankheitsstadien mit den „Red Flags" vertraut sind.** Nur so können frühe prophylaktische Maßnahmen an die Stelle der heute oft erforderlichen palliativen Spätversorgung treten, mit der den Patienten meist nicht mehr viel geholfen werden kann (Levack et al. 2002).

Verdachtsdiagnose und Nachweis

Entscheidend ist, dass Physiotherapeutinnen und -therapeuten – unabhängig von der Behandlungssituation – von Anfang an einbezogen sind und die Früherkennung und sofortige Zuweisung der Patienten zu einer adäquaten MBRK-Versorgung (➤ Abb. 13.3) veranlassen, damit eine Schädigung des Rückenmarks vermieden werden kann.

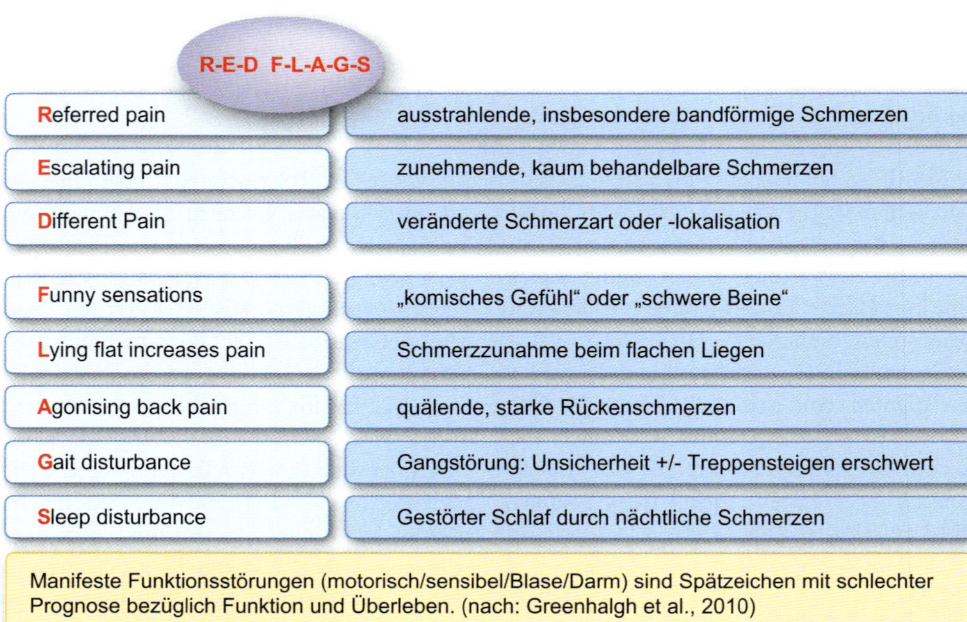
R-E-D F-L-A-G-S
Referred pain
ausstrahlende, insbesondere bandförmige Schmerzen
Escalating pain
zunehmende, kaum behandelbare Schmerzen
Different Pain
veränderte Schmerzart oder -lokalisation
Funny sensations
„komisches Gefühl" oder „schwere Beine"
Lying flat increases pain
Schmerzzunahme beim flachen Liegen
Agonising back pain
quälende, starke Rückenschmerzen
Gait disturbance
Gangstörung: Unsicherheit +/- Treppensteigen erschwert
Sleep disturbance
Gestörter Schlaf durch nächtliche Schmerzen
Manifeste Funktionsstörungen (motorisch/sensibel/Blase/Darm) sind Spätzeichen mit schlechter Prognose bezüglich Funktion und Überleben. (nach: Greenhalgh et al., 2010)

Abb. 13.2 Frühwarnzeichen der MBRK [W825/F322]

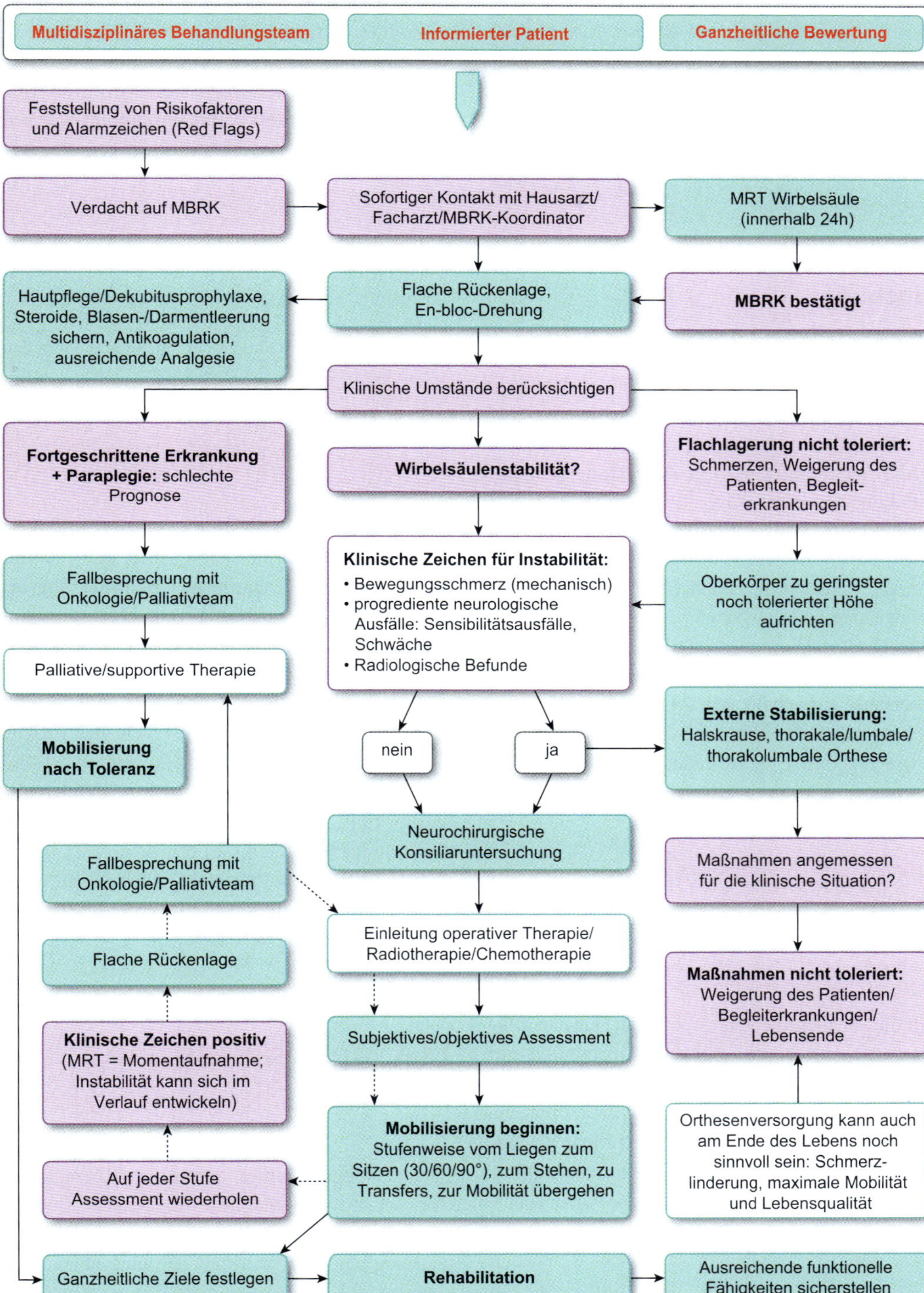

Abb. 13.3 Versorgungsablauf bei MBRK [M543/L157]

⚠ **BEACHTE**

„Wenn der Verdacht auf eine MBRK besteht und belastungsabhängige Schmerzen sowie neurologische Zeichen vorhanden sind, die auf eine Wirbelsäuleninstabilität hinweisen, soll der Patient umgehend nur noch flach gelagert und bei der Pflege nur noch en bloc gedreht werden, um Nervengewebe und -funktionen nicht zu gefährden, bis die knöcherne und neurologische Stabilität gesichert ist" (NICE 2008, S. xiii).

Bildgebung

Die Magnetresonanztomografie (MRT) bietet die beste Bildgebung, ist jedoch teurer als Röntgen und CT (Husband/Grant/Romaniuk 2001). Das Röntgen zeigt sich als nicht aussagekräftig in der Diagnostik und die Segmentlokalisation der Schmerzen und Sensibilitätsstörungen kann nicht zuverlässig zur Festlegung des Bildgebungsbereichs herangezogen werden, da die Bereiche, in denen Symptome auftreten, oft nicht mit den Bereichen der strukturellen Veränderungen einhergehen (Levack et al. 2002, (Husband/Grant/Romaniuk 2001).

Daher ist die **MRT-Untersuchung der gesamten Wirbelsäule innerhalb von 24 Stunden** der empfohlene Goldstandard für die Diagnostik, um falschnegative Ergebnisse zu vermeiden und das Ausmaß der Kompression zu erfassen (NICE 2008; NICE 2013).

13.3 Wirbelsäulenstabilität

Wenn die Wirbelsäule von tumorösem Gewebe infiltriert wurde, besteht die Gefahr einer Instabilität und einer daraus resultierenden neurologischen Schädigung. Da die Bildgebung nur eine Momentaufnahme ist, aus der die Wirbelsäulenstabilität nicht eindeutig abgeleitet werden kann, verbleibt diesbezüglich häufig eine Unsicherheit (Pease/Harris/Finlay 2004). Selbst Patienten mit einer stabilen Wirbelsäule können durch minimale Traumata oder durch den dynamischen Prozess des Tumorwachstums und den lytischen Abbauprozess eine Instabilität entwickeln (The Christie 2018). Der Spinal Neoplastic Score (SINS) ist ein umfassendes Assessment, das auf Basis der Symptome des Patienten und radiologischer Kriterien Informationen über die Wirbelsäulenstabilität bei neoplastischen Veränderungen geben kann (Fisher et al. 2010). Den zuverlässigsten Hinweis für die Untersuchung der Wirbelsäulenstabilität geben das klinische Bild in Kombination mit radiologischen Zeichen.

⚠ **BEACHTE**

Empfohlen wird, zu Beginn des Behandlungspfades solange von einer instabilen Wirbelsäule auszugehen, bis das multidisziplinäre Team anders entscheidet (The Christie 2018). Aus diesem Grund sollte der Umgang mit einer möglicherweise instabilen Wirbelsäule immer gemeinsam von Radiologie, Onkologie und Physiotherapie – und falls notwendig Wirbelsäulenchirurgie – besprochen werden (NICE 2008, Pease et al. 2004; The Christie 2018).

Selbst in der Palliativphase spielen stabilitätssichernde Maßnahmen eine Rolle, denn dadurch können weitere Symptome, Behinderung und eine damit einhergehende Verschlechterung der Lebensqualität verhindert werden. Der Wille des Patienten hat jedoch Vorrang, und das Beharren auf Bettruhe in liegender Position oder eine Stabilisierung der Wirbelsäule kann aus Sicht des Patienten als unnötig nachteilig empfunden werden. Die Mobilisierung innerhalb der Komfortzone der Patienten hat Priorität. Auch hier sollte seitens des multidisziplinären Teams gemeinsam mit dem spezialisierten Palliativteam, dem Patienten und der Familie die Vorgehensweise abgesprochen werden (NICE 2008, The Christie 2011) (➤ Abb. 13.3).

13.4 Mobilisierung und Rehabilitation

Nach Festlegung einer definitiven Therapie wird eine schrittweise Mobilisierung durch Therapeuten unter regelmäßiger subjektiver und objektiver neurologischer Verlaufskontrolle empfohlen. Wenn eine Verschlechterung eintritt, kann es notwendig sein, erneut die flache Rückenlage einzunehmen und eine dringende Abklärung in die Wege zu leiten (➤ Abb. 13.3). Eine Anpassung dieser Vorgehensweise ist bei Patienten möglich, die vermutlich in Kürze versterben werden, oder wenn Patienten und das Team dies übereinstimmend wünschen.

Entlassung und/oder Dauertherapie

Die Rehabilitation bei MBRK kann aufgrund der komplexen medizinischen Situation, vieler Ko-Morbiditäten und Komplikationen von gleichzeitigen Therapien herausfordernd sein. Trotz großer Fortschritte in der Tumortherapie gibt es für Patienten nach wie vor Hürden, spezialisierte Rehabilitationsangebote in Anspruch zu nehmen (Pataraia & Crevenna 2019). Die Rehabilitations- und Entlassungsplanung sollte bereits bei der Diagnosestellung beginnen und Patienten, Familien, Pflegende, Onkologen sowie Teams der spezialisierten Palliativversorgung, der Rehabilitation und betreuenden Versorgung des häuslichen Umfeldes – idealerweise unter der Leitung eines namentlich festgelegten Koordinators – einbeziehen (The Christie 1018; NICE 2008). Zusätzlich ist es wichtig, Wirbelsäulenspezialisten hinzuzuziehen, weil bei den betroffenen Patienten Hautschäden, aber auch die Behandlung von Blasen- und Darmproblemen zu den problematischsten Bereichen gehören (NICE 2013). Dies ist entscheidend, um bei Risikopatienten das Entstehen einer autonomen Dysreflexie zu minimieren.

McKinley et al. (1999) stellten fest, dass Patienten mit MBRK ähnliche funktionelle Ziele erreichen können wie Patienten mit traumatischen Querschnittläsionen. Physio- und Ergotherapie spielen eine zentrale Rolle, um die Funktionsfähigkeit und Gehfähigkeit, und damit die Lebensqualität, zu verbessern (NICE 2013). Angesichts der begrenzten Lebenserwartung muss die Strategie in der Rehabilitation so ausgerichtet sein, dass genau diese Ziele

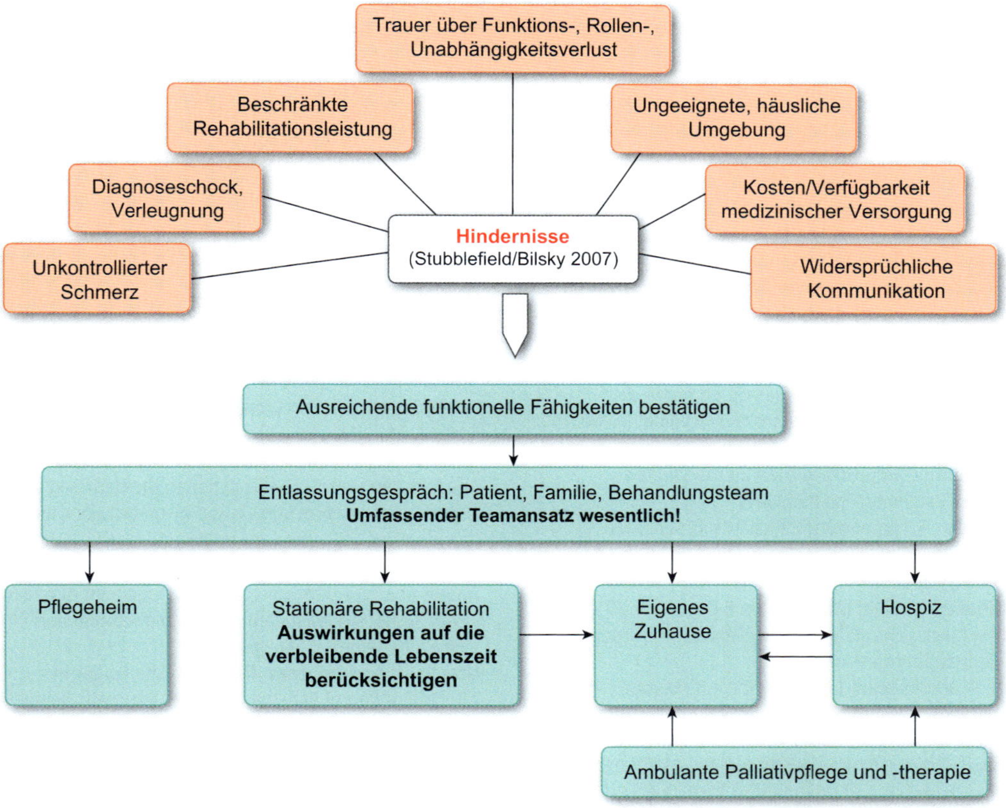

Abb. 13.4 Effektive Entlassungsplanung: Viele Faktoren sind zu bedenken. [M543/L157]

erreicht werden (Tang et al. 2007). Laut Tang et al. (2007) haben Patientinnen und Patienten mit MBRK mit einem hohen Tokuhashi Score und funktionellen Fähigkeiten (basierend auf dem FIM-Test, der die funktionelle Selbstständigkeit misst) eine längere Überlebenszeit.

Häufig steht man unter dem Druck, Patienten möglichst rasch wieder zu entlassen, und es entsteht der Eindruck, dass die Rehabilitation Patienten mit einer sehr guten Prognose vorbehalten sein sollte (Tang et al. 2007). Dies jedoch zum Schaden all jener Patienten, die eine kurze Lebenserwartung haben, aber von Kurzzeit-Rehabilitation mit Fokus auf dem Erreichen realistischer Ziele profitieren würden (Pattaraia & Crevenna 2019). Die Bestimmung des geeigneten Zeitpunkts und der Rahmenbedingungen für die Entlassung erfordert folglich eine sorgfältige Abwägung, damit der zukünftige Pflegebedarf bewältigt werden und gleichzeitig eine Verbesserung der Lebensqualität ohne Beeinträchtigung der verbleibenden Lebenszeit erzielt werden kann (➤ Abb. 13.4).

LITERATUR

Allan, L., Baker, L., Eljamel, S., Grant, RM., Houston, JG., Mcleay, T., Munro, AJ., Levack P. (2009) Suspected malignant cord compression – improving time to diagnosis via a 'hotline': a prospective audit *British Journal of Cancer,* Vol. 100, pp. 1867–1872

Fisher CG, DiPaola CP, Ryken TC, et al. A novel classification system for spinal instability in neoplastic disease: an evidence-based approach and expert consensus from the Spine Oncology Study Group. *Spine (Phila Pa 1976).* 2010;2010(35):E1221–E1229.

Greater Manchester and Cheshire Cancer Network (GMCCN) (2011) *GMCCN-metastatic spinal cord compression rehabilitation pathway* [Online] [Accessed on 6 December 2011] www.gmccn.nhs.uk/hp/Groups/CrossCuttingGroups/AlliedHealthProfessionals/PoliciesGuidelines/CarePathways

Greenhalgh, S. Turnpenney, J. Richards, L, Self, J (2010) Metastatic spinal cord compression (MSCC) key red flags. *Briefing paper use of red flags to identify serious spinal pathology* [Online] [Accessed on 6 December 2011] www.gmccn.nhs.uk/hp/Groups/CrosscuttingGroups/AlliedHealthProfessionals

Harel, R. and Angelov, L. (2010) 'Spine metastases: current treatments and future directions.' *European Journal of Cancer* Vol. 46, pp. 2696–2707

Husband, D J., Grant, KA. and Romaniuk, CS. (2001) 'MRI in the diagnosis and treatment of suspected malignant spinal cord compression.' The *British Journal of radiology,* Vol. 74, pp.15–23

Kilbride, L., Cox, M., Kennedy, CM., Hwa Lee, S. and Grant, R. (2010) ‚Metastatic spinal cord compression: a review of practice and care.' *Journal of Clinical Nursing.* Vol.19,pp. 1767–1783

Levack, P., Graham, J., Collie, D., Grant, R., Kidd, J., Kunkler, I., Gibson, A., Hurman, D., McMillan, N., Rampling, R., Slider, L., Statham, P. and Summers, D. (2002) 'Don't wait for a sensory level – listen to the symptoms: a propspective audit of the delays in diagnosis of malignant cord compression' *Clinical Oncology* Vol.14, pp. 472–480

Macdonald, G., Lynch, D., Garbutt, I. and Nazeer, N. (2019) 'Malignant Spinal Cord Compression' Journal of the Royal College of Physicians of Edinburgh Vol. 49 Issue 2 pp. 151–156

McKinley WO, Seel, RT. Hardman JT. (1999) 'Nontraumatic Spinal Cord Injury: Incidence, epidemiology and Functional Outcome' Archives of Physical Medicine Rehabilitation, Vol80 (6) pp.619–23

McLinton, A. and Hutchison, C. (2006) Malignant spinal cord compression: a retrospective audit of clinical practice at a UK regional cancer centre' *British Journal of Cancer,* Vol. 94, pp. 486–491

National Cancer Action Team (NCAT) (2010) '*Rehabilitation care pathway metastatic spinal cord compression'* [On line] [Accessed on 20 September 2011] available from: www.gmccn.nhs.uk/hp/portal_repository/files/symptomspecificpathways.pdf

National Institute for Health and Clinical Excellence (NICE) (2008) *'Metastatic spinal cord compression: diagnosis and management of patients at risk of or with metastatic spinal cord compression. Full guideline.* National Collaborating Centre for Cancer, Cardiff

National Institute for Clinical Excellence (NICE) (2013) 'Health and Social Care Directorate Quality Standards and Indicators Briefing Paper' [On Line] [Accessed on 27 June 2020] available from: https://www.nice.org.uk/guidance/qs56/documents/metastatic-spinal-cord-compression-briefing-paper2

Patchell, RA., Tibbs, PA., Regine, WF., Payne, R., Saris, S., Krusico, RJ., Mohiuddin, M. and Young, B. (2005) 'Direct decompressive surgical resection in the treatment of spinal cord compression caused by metastatic cancer: a randomised trial, *The Lancet,* Vol. 366 pp.643–648

Pease, NJ., Harris, RJ., Finlay, IG. (2004) 'Development and audit of a care pathway for the management of patients with suspected malignant spinal cord compression' *Physiotherapy,* Vol. 90, pp. 27–34

Pataraia, A. and Crevenna, R. (2019) 'Challenges in Rehabilitation of Patients with Non-Traumatic Spinal Cord Dysfunction due to Tumours' Wien Klin Wochenschr. The Central European Journal of Medicine'131(23): 608–613 doi: https://doi.org/10.1007/s00508-019-1528-z

Stubberfield, MD., Bilsky MH. (2007) 'Barriers to rehabilitation of the neurological spine cancer patient' *Journal of Spinal Oncology,* Vol. 95, pp. 419–426

Talkback (2008) *40 years of back pain research* [online] [Accessed on 6 December 2011] www.backcare.org.uk/779-5153/40-years-of-back-pain-research.html

Tang, V., Harvey, D., Park Dorsay, J., Jiang, S. and Rathbone, MP. (2007) 'Prognostic indicators in metastatic spinal cord compression: using functional independence measure and Tokuhashi scale to optimise rehabilitation planning' *Spinal Cord,* Vol. 45, pp. 671–677

The Christie NHS Foundation Trust (2018a) *MSCC Pathway Greater Manchester Cancer Services (part of Manchester Cancer)* [On line] [Accessed on 27 June 2020] https://www.christie.nhs.uk/media/5695/the-christie-and-network-mscc-pathway-flowchart-jan-2018.pdf

The Christie NHS Foundation Trust (2018b) *MSCC Guidelines for Professionals* [On line] [Accessed on 27 June 2020] https://www.christie.nhs.uk/patients-and-visitors/services/metastatic-spinal-cord-compression-mscc/information-for-professionals/guidelines

KAPITEL

14 Atemnot und Angst

Jenny Taylor und Helena Talbot-Rice

Atemnot macht Angst – und dieser Symptomkomplex stellt sich dem Physiotherapeuten als eine der größten Herausforderungen bei der Versorgung von Palliativpatienten dar. Zhao und Yates (2008) beschrieben Atemnot als *„subjektive Erfahrung einer erschwerten, mühsamen oder mit Missempfindungen einhergehenden Atmung"*. Die Behandlung respiratorischer Symptome gehört zu den Kernaufgaben der Physiotherapeuten weltweit. Im palliativen Bereich spielen diese Fähigkeiten zusammen mit den funktionellen Fähigkeiten des Physiotherapeuten eine zentrale Rolle im Rahmen der Behandlung durch multiprofessionelle Teams und werden mit gutem Erfolg zur Palliation von Atemnot und Angst eingesetzt.

Neben den rein respiratorischen liegen jedoch auch emotionale und existenzielle Probleme vor. Das klinische Bild ist oft instabil und die Belastung durch die Symptome zieht Bewegungsvermeidung und soziale Isolation nach sich (Ek/Ternestedt 2008). Angst und Panik können sehr wichtige und dennoch oft verborgene Komponenten des Symptombilds sein, das der zur Physiotherapie überwiesene Patient präsentiert. Verschiedene Strategien haben sich hier als ausgesprochen hilfreich zur Verbesserung der Funktion und Lebensqualität erwiesen (Bausewein et al. 2008, Hately et al. 2003, Hoyal et al. 2002).

Das vorliegende Kapitel enthält eine Übersicht über nichtpharmakologische physiotherapeutische Strategien, die im palliativen Bereich eingesetzt werden können. Behandlungsmodelle und -zusammenhänge werden diskutiert; der Platz reicht jedoch nicht aus, um krankheitsspezifische Punkte näher auszuführen. Eine Fallstudie illustriert zunächst viele der Faktoren, die dem Patienten mit starker Dyspnoe das Leben erschweren, sowie die möglichen Behandlungsansätze und die Rolle des Physiotherapeuten, der mit dem Patienten zusammen an der Verbesserung seiner komplexen und belastenden Symptome arbeitet. In den weiteren Abschnitten werden sodann verschiedene Aspekte zum Hintergrund, klinischen Bild und physiotherapeutischen Behandlungsansatz für ängstlich-kurzatmige Patienten besprochen. Dabei geht es um Atemkontrolle, Coping-Strategien, Umgang mit der Angst und Pacing der Aktivitäten, aber auch um innovative Ansätze, die auf das Empowerment des Patienten durch Aufbau von Sicherheit und Unabhängigkeit ausgerichtet sind. Optimiert wird die Behandlung im gesamten Krankheitsverlauf durch eine Anpassung des Gleichgewichts zwischen pharmakologischen und nichtpharmakologischen Maßnahmen. Ziel ist es immer, die Kontrolle in der Hand des Patienten zu lassen. Im Zentrum des ganzheitlichen Teamansatzes muss eines stehen: Verständnis für den Patienten.

14.1 Fallbeispiel

Der 68-jährige Herr G. war bis zu seiner Pensionierung ein hoher Regierungsbeamter. Vom ambulanten Palliativteam wird er zum Dyspnoe- und Panik-Management zur Physiotherapie überwiesen; zusätzlich liegen chronische Wirbelsäulenbeschwerden vor. Herr G. ist verheiratet, aber kinderlos.

Diagnose Idiopathische Lungenfibrose, Zufallsdiagnose bei der Abklärung von Störungen des episodischen Gedächtnisses.

Vorerkrankungen

- Koronare Stentangioplastie vor 12 Jahren
- Seit langem bestehende Depression mit Panikattacken

Kürzlich akutstationäre Aufnahme wegen Verschlechterung der Lungenfunktion, starker Dyspnoe und ständigem Husten. Entlassung mit 2 l/min Sauerstoff für 10 Stunden pro Tag und ausschleichender Steroidtherapie.

Erster Eindruck Herr G. wird von seiner Frau begleitet. Er verhält sich ihr gegenüber sehr beschützend und äußert seine Sorge über die Belastungen und die Zukunftsaussichten für seine Frau, die während der Anamneseerhebung immer wieder in Tränen ausbricht. Obwohl Herr G. bereits nach dem kurzen Gang zur Physiotherapieabteilung kurzatmig ist, spielt er seine eigenen Beschwerden eher herunter; auch zu Hause kaschiert er seine Atmungsprobleme und übernimmt nach wie vor die Zubereitung der Mahlzeiten und andere Hausarbeiten. Seine Frau beschreibt eine sehr unregelmäßige nächtliche Atmung, aber Herr G. gibt an, dass er keine Schlafstörungen habe – allerdings einen großen Teil des Tages schlafe. Sein Sauerstoffgerät trägt er 15 Stunden täglich. Herr G. äußert sich sehr positiv zur Physiotherapie und spricht offen über seine Neigung zu Panikattacken, aber er ist sehr deprimiert darüber, dass seine Mitgliedschaft im Fitnessstudio kürzlich aus Sicherheitsgründen beendet wurde.

Untersuchungsbefund Herr G. hat eine angespannte Körperhaltung mit hochgezogenen Schultern und ständigen nervösen Bewegungen der Arme und Beine. Die basalen Thoraxbewegungen sind sehr eingeschränkt, das Atemgeräusch ist rein, die Atemfrequenz in Ruhe und insbesondere beim Sprechen erhöht. Seine Belastungsgrenze beim Gehen hat inzwischen auf 300 Meter abgenommen. Die Sauerstoffsättigung wird mit einem Pulsoximeter gemessen, das in Ruhe 89 %, bei minimaler Belastung 87 % und nach Erholung (innerhalb von zwei Minuten) 91 % anzeigt. Auf der Funktionsebene ist Herrn G.s größtes Problem das Treppensteigen, das sofort starke Atemnot und regelmäßig Panikanfälle hervorruft. Trotz einer betont intellektuellen Veranlagung ist Herr G. eher introvertiert und empfindet es als schwierig, sich mitzuteilen. Die verordneten Opiate und Anxiolytika hat er wegen einer unbegründeten Angst vor Abhängigkeit nicht regelmäßig eingenommen.

Behandlungsplan Wöchentliche Sitzungen im Rahmen der tagesstationären Betreuung im Hospiz. Die einstündigen Sitzungen umfassen

- Erläuterungen zur Anatomie und Physiologie der Atmung,
- Strategien für eine entspannte Haltung und Entspannung des Schultergürtels,
- Thoraxmobilisation mit kontrollierter Atmung im Sitzen,
- Kontrolle der Atmung beim Übergang vom Sitzen zum Stehen zum Gehen,
- Treppensteigen zunehmender Intensität mit Atemkontrolle,
- Fahrradtraining am Ergometer zur Erhöhung des Tonus in den großen Beinmuskeln,
- Pacing-/Coping-Strategien für die selbstständige Mobilität,
- geplante Pausen mit Atemkontrolle,
- Exploration der Panikentstehung, Strategien zum Umgang mit Panikattacken für den Patienten und seine Frau,
- Versorgung mit Informationsmaterial zu Atmung, Panikattacken, Pacing/Coping,
- Minderung der Angst vor pharmakologischen/nichtpharmakologischen Wechselwirkungen,
- Kontakt und Rücksprache mit der Pflegekraft.

Erste Fortschritte Nach drei Einzelsitzungen ist festzustellen, dass Herr G. schon viel zum Pacing gelernt hat und seine Sauerstoffsättigung bei Belastung deutlich besser geworden ist: Der Belastungswert von 87 % steigt nach Erlernen der Atemkontrolle auf 98 % (innerhalb einer Minute). Herr G. wird nun zum Zirkeltraining in eine Gruppe aufgenommen und macht dort wöchentlich verschiedene Übungen zu Kraft und Bewegungsumfang der unteren und oberen Extremitäten sowie Ausdauer und Gleichgewicht: unter anderem mit Laufband, Trampolin, interaktivem Balanceboard, Sitzfahrrad, Armseilzug, Hanteln und Treppe. Außerdem wird ein Heimübungsprogramm zusammengestellt. Bei einer multiprofessionellen Teamkonferenz wird die symptomatische Behandlung für Herrn G. besprochen und die Planung für weitere Interventionen festgelegt (➤ Tab. 14.1).

Weiterer Verlauf Herr G. erhält weiter regelmäßig Physiotherapie zur Verbesserung der Atemkontrolle und Muskelstärkung/Funktionsverbesserung, insbesondere der Beine. Auch bei drei stationären Aufenthalten im Hospiz (zweimal aufgrund von Lungenentzündungen, einmal planmäßig zur Entlastung von Frau G.) wird die Physiotherapie fortgesetzt. Ein Rollstuhl wird gemietet, damit Herr G. und seine Frau wieder häufiger außer Haus kommen und Kontakte pflegen können, und Herr G. erhält einen

Tab. 14.1 Multiprofessionelle Behandlungskomponenten

Komponente	Beigetragen von:	Ziel
Teilnahme in der Gruppe zum Umgang mit Fatigue und Atemnot (für Herrn und Frau G.)	kognitive Verhaltenstherapie, Physiotherapeut, Diätassistent, Ergotherapeut, Komplementärtherapeut	Vermeidung negativer Denkfallen, Übungen mit Atemkontrolle, Bekämpfung der Fatigue durch geeignete Ernährung, Tipps und Hilfsmittel für energiesparende Bewegung, Empfehlungen zu Entspannung und Schlaf
Gesang, Perkussion (für Herrn G.)	Musiktherapeut	Verbesserung der Atemkontrolle, Abbau der Hemmung und Stärkung von Sicherheit und Selbstdarstellung
Spirituelle Betreuung (für Herrn und Frau G., einzeln und gemeinsam)	Seelsorger/Pfarrer	Gespräche über Trauer, Verlust und Glauben, Bestattungsplanung
Psychosoziale Unterstützung (für Herrn G. und seine Frau, einzeln und gemeinsam)	Sozialarbeiter	Behandlung von Themen wie Partnerschaft, finanzielle Absicherung, Anpassung und Unterstützung
Aromamassage (für Frau G)	Komplementärtherapeut	Verwöhnen, Stressreduktion
Detailliertes ärztliches Gespräch (mit Herrn und Frau G.)	Palliativmediziner	beruhigende Informationen über den Sterbevorgang und Behandlungsmöglichkeiten, da Herr G. die Angst äußerte, „nach Luft ringend" zu sterben

Gehstock, um Atmung und Schritt beim langsamen Gehen im Rhythmus zu halten.

Behandlungserfolge Herr G. erreicht durch die Behandlung die folgenden Einzelziele:

- Nachdem seine Angst abgenommen hat, kann er seine Übungen ohne Sauerstoffgerät durchführen.
- Durch Anwendung der Atemkontrolltechniken gehen seine Sauerstoffsättigungswerte nach einer Belastung schneller wieder nach oben.
- Der Patient hat kaum noch Panikanfälle, seitdem er bei der Physiotherapie die Atemkontrolle gelernt hat.
- Nach einer Verlaufskontrolle in der Lungensprechstunde der Klinik wird die Sauerstoffzufuhr von 2 l/min auf 1 l/min reduziert.
- Herr G. kann jetzt langsam und kontinuierlich Treppensteigen (zuvor musste er auf jeder dritten Stufe Pause machen).
- Der Patient legt sich tagsüber nicht mehr zum Schlafen und seine Stimmung hat sich wesentlich verbessert.

Herr und Frau G. bezeichnen das Hospizprogramm als ihren **„Rettungsanker"**. Herr G. ist bzgl. der Teilnahme immer hoch motiviert. Manchmal ist er durch die Hypoxie noch vergesslich, aber seine Frau sagt: *„Nach der Physiotherapie sieht er immer ganz anders aus, viel fröhlicher und dynamischer. Er geht dann viel gerader, fühlt sich aufgebaut und wieder als richtiger Mann."* Mit fortschreitender Krankheit wird Herr G. immer schwächer und stürzt mehrmals. Inzwischen wird er mit Unterstützung zu Hause gepflegt und kämpft nicht mehr mit seiner Atmung. Herr G. nimmt seine Medikamente regelmäßig und fühlt sich durch das ambulante Palliativteam bestens unterstützt. Seine Sorgen um die Zukunft seiner Frau haben sich gelegt und beide fühlen sich *„gut aufgehoben"*.

14.2 Atemnot am Ende des Lebens

Atemnot oder Kurzatmigkeit (Fachbegriff: Dyspnoe) ist ein komplexes und multifaktorielles Symptom, das seit jeher definiert wird als „unangenehmes Gewahrsein der Atmung" (Gift 1990) oder spezifischer als die subjektive Empfindung von Atemnot, die sich einstellt, wenn der Sauerstoffbedarf höher ist als das, was der Körper liefern kann, und wenn

14

„Lufthunger" auftritt. Wie Schmerz ist auch Atemnot ein subjektives Symptom.

Untersuchungen zeigen, dass bis zu 75 % der Patienten mit fortgeschrittenen Krebserkrankungen unter Dyspnoe leiden (Ripamonti/Bruera 1997) und im Endstadium von AIDS, chronisch-obstruktiver Lungenerkrankung (COPD), Herz- oder Nierenkrankheiten über 50 % der Patienten davon betroffen sind (Solano/Gomes/Higginson 2006). In einer Studie von Dudgeon et al. (2001a) litten von 923 ambulanten Krebspatienten 46 % unter Kurzatmigkeit, obwohl nur 4 % Lungenkrebs und nur 5,4 % Lungenmetastasen hatten. Allgemein gehört Dyspnoe zu den zehn häufigsten Symptomen (Hateley et al. 2003).

Der Palliativphysiotherapeut, der mit diesem Symptom in seinen vielfältigen Ausprägungen konfrontiert wird, wird häufig feststellen, dass das Ausmaß der Erkrankung nicht besonders eng mit der vom Patienten angegebenen Atemnot korreliert. Trotz umfangreicher Forschungsarbeit ist auch noch immer nicht genau bekannt, wie das Gefühl der Atemnot entsteht (O'Donnell et al. 2007). Es wird aber inzwischen allgemein anerkannt, dass **die körperlichen, emotionalen und existenziellen Komponenten dieses Symptoms untrennbar miteinander verbunden sind** und die subjektive Empfindung der Luftknappheit am besten durch ein verbessertes Selbstmanagement angegangen werden kann.

Die Ursachen der Atemnot sind vielfältig (➤ Tab. 14.2), und der Physiotherapeut sollte stets daran denken, dass Begleiterkrankungen bei Palliativpatienten häufig vorkommen. Eine enge Zusammenarbeit mit dem medizinischen Team ist wichtig, da bestimmte Komponenten der Dyspnoe – wie Atemwegsinfektionen, Ergüsse oder eine Anämie – bei Palliativpatienten reversibel sein können (NHS Lothian 2009). Die Arzneimitteltherapie, unter anderem mit Opiaten und Anxiolytika, kann signifikant zur Symptomlinderung beitragen. Verneblertherapie mit Bronchodilatatoren oder Sekretolytika, Sauerstoffgabe und NIV (nichtinvasive Beatmung) sind ebenfalls oft sinnvoll. Diese und Techniken zur Sekretmobilisation werden später ausführlicher behandelt (➤ Kap. 15).

Tab. 14.2 Ursachen für Atemnot bei Palliativpatienten (nach Dudgeon/Rosenthal 1996)

Tumorbedingt	Sekundär
• Lungenbeteiligung durch Tumor oder Metastasen • Pleuramalignom • Pleuraerguss • Perikarderguss • Aszites • Mikroembolie • Vena-cava-superior-Syndrom • Lymphangiosis carcinomatosa • Hepatomegalie • Zwerchfelllähmung	• Kachexie • Anämie • Pneumonie • Aspiration • Lungenembolie • neurologische paraneoplastische Syndrome • Elektrolytverschiebungen
• Operation • Strahlentherapie • chemotherapiebedingte Lungenveränderungen • chemotherapiebedingte Kardiomyopathie	• chronisch-obstruktive Lungenerkrankung (COPD) • Asthma • Herzinsuffizienz • interstitielle Lungenerkrankung • neuromuskuläre Erkrankungen • Lungengefäßkrankheiten
Verstärkende Faktoren	
• Angst • Thoraxdeformitäten • Adipositas • Pneumothorax	

Messwerte für die Atemnot bei Palliativpatienten – eine Herausforderung

Unter den heutigen Bedingungen des längeren Überlebens von und mit Krankheiten weitet sich der Indikationsbereich für die Physiotherapie immer mehr aus. Sie bringt nicht nur Patienten mit akut zunehmenden Atemstörungen in der terminalen Phase einer Krankheit signifikanten Nutzen, sondern auch bei vielen respiratorischen Erkrankungen mit chronischem Verlauf und wiederholten Dyspnoeepisoden. Nach vorliegenden Daten ist eine frühzeitige Erkennung respiratorischer Probleme und ihrer Auswirkungen auf den Alltag des Patienten ausschlaggebend für ein optimales Dyspnoe-Management (Currow et al. 2009). Messwerte zur Beschreibung des Krankheitsverlaufs und Behandlungserfolgs – z. B. visuelle Analogskalen (VAS), modifizierte Borg-Skalen u. a. – wurden gründlich untersucht und überprüft (Bausewein et al. 2007, Dorman et al. 2007). Sie werden im Bereich Palliative Care jedoch nur gelegentlich eingesetzt. Allgemein herrscht die Meinung vor, dass Messwerte eher objektive Gesundheitsfunktionen, nicht aber die subjektive „Einmaligkeit" des Patienten erfassen (Carr/Higginson 2001). Nach Meinung der Autorinnen machen Probleme wie Eignung, Response-Shift und Patientencompliance zusammen die Anwendung von Messwerten am Ende des Lebens sehr fragwürdig.

Merkmale des Patienten mit Atemnot

Beim Erstkontakt mit einem Patienten wird das tatsächliche Ausmaß seiner Beschwerden oft nicht unmittelbar ersichtlich. Die Symptome reichen von Dyspnoe bei Belastung (z. B. Bergaufgehen, Treppensteigen) bis hin zu Atemproblemen selbst beim Sprechen, Essen oder Trinken. Bestimmte körperliche und Verhaltensmerkmale sind häufig vorhanden (siehe nachfolgender-Kasten). Der Einsatz der Atemhilfsmuskulatur verstärkt die Ermüdung und diese wiederum erhöht den Sauerstoffverbrauch. Die Atmung mit Lippenbremse ist ein charakteristisches Merkmal von Patienten, die einen langen, progredienten Krankheitsverlauf hinter sich haben (Dechman/Wilson 2004). Ihre Funktion beruht vermutlich darauf, dass die Atmung langsamer wird, der Druck in den Atemwegen ansteigt und der Kollaps kleiner Atemwege entsprechend verhindert bzw. reduziert wird; aber sie erhöht gleichzeitig die Atemarbeit für die Interkostalmuskulatur. Die gewohnheitsmäßige Anwendung der Lippenbremse ist vom Patienten schwer abzustellen und vom Physiotherapeuten schwer zu beeinflussen; hilfreich können Entspannungstechniken sein.

Über die sichtbaren Zeichen hinaus ist es jedoch oft die Unsichtbarkeit der Symptome, die für die Patienten selbst und ihre pflegenden Angehörigen beunruhigend ist. Das Auftreten akuter, beängstigender Episoden aus scheinbarer Beschwerdefreiheit heraus verursacht Gefühle der Macht- und Hilflosigkeit.

Therapierefraktäre Dyspnoe in der terminalen Phase (wenn die Grunderkrankung ausbehandelt, aber das Symptom immer noch nicht kontrolliert ist) stellt sowohl den Patienten als auch den Physiotherapeuten vor Probleme. Innere und motorische Unruhe kann eine große Belastung für die Patienten selbst, ihre Familien sowie Ärzte und Pflegekräfte werden; nahtlose Teamarbeit ist hier ausschlaggebend für den Erfolg.

⚠ BEACHTE

Atemnot ist das, was der Patient so bezeichnet, und nicht, was das physiotherapeutische Assessment ergibt.

- Körperliche Hinweise: hochgezogene Schultern, verstärkter Einsatz der Atemhilfsmuskulatur (v. a. M. sternocleidomastoideus und Mm. scaleni zur Hebung der Rippen), Nackenspannung, erhöhte Atemfrequenz, Hypoxie, periphere Zyanose, häufiges Seufzen, übermäßiges Gähnen
- Verhaltenshinweise: Angst, Vermeidung von Aktivität, Atemanhalten bei funktioneller Aktivität, Schlafstörungen, Konzentrationsprobleme, Reizbarkeit, Appetitlosigkeit, Mangel an Selbstsicherheit, soziale Isolation

14.3 Effektive Physiotherapiemaßnahmen bei Dyspnoe

Bei der Behandlung dieses komplexen Symptoms geht es vor allem um die Beherrschung der Dyspnoe, d. h. um die natürliche Fähigkeit des Patienten, Strategien zum Selbstmanagement und Coping zu entwickeln. Der Physiotherapeut verstärkt die Selbstsicherheit des Patienten durch Verständnis, Ermutigung und positive Rückmeldungen und ist so in der Lage, die inneren Ressourcen und die Resilienz des Patienten zu Tage zu fördern. Bereits bei der Eingangsuntersuchung kann durch ruhiges und genaues Zuhören Vertrauen und Sicherheit beim Patienten aufgebaut werden.

Atemkontrolltechniken

Die Atmung ist ein lebenswichtiger Reflex. Die wenig bekannte Tatsache, dass dieser Reflex hauptsächlich vom Kohlendioxid abhängt, trägt zur existenziellen Not des Patienten bei, denn um ihren Lufthunger zu befriedigen, atmen die Patienten instinktiv tiefer *ein.* Eine einfache, aber genaue Erklärung der Anatomie und Physiologie der Atmung ist nach den Erfahrungen der Autorinnen sehr hilfreich und geradezu eine Offenbarung für die Patienten. Durch unterstützte Anleitung zur **Verlängerung der Exspiration** kann eine wesentliche Erleichterung geschaffen werden. Dies lässt sich am besten demonstrieren, indem der Patient seitlich die Hände auf die Rippen des Physiotherapeuten legt und langsam gleichzeitig mit dem Therapeuten ausatmet. So kann der Patient auch fühlen, dass sich der Brustkorb sofort nach dem Ende der Exspiration durch die Rückstellkraft wieder weitet.

✓ **PRAKTISCHE TIPPS**

Verständliche Informationen zur Anatomie und Physiologie der Atmung vermitteln:
- Wo sitzen die Lungenflügel?
- Wie arbeitet die Lunge?
- Was ist das Zwerchfell?
- Was geschieht bei der Ein- und Ausatmung?
- Wie funktioniert die Atmung im Schlaf?
- Was passiert bei körperlicher Anstrengung?
- Ist Kurzatmigkeit normal?

Sprechen Sie auch Ängste und die eingeschränkte Belastbarkeit an. Die Zielvereinbarung muss realistisch und ehrlich erfolgen; Atemtechniken müssen so einfach wie möglich und problemlos durchzuführen sein.

Tab. 14.3 Übungen für Rumpf und Brustkorb sowie zur Entspannung bei Atemnot

Rumpf- und Thoraxübungen im Sitzen	Entspannungsübungen bei Atemnot
• Schultergürtelelevation, -depression und -retraktion • Rumpf und Thoraxrotation nach links und rechts • Finger auf die Schultern legen und Kreise mit dem Ellenbogen beschreiben • Seitwärtsneigung von Rumpf und Thorax • Arme seitlich heben und ausstrecken • Rumpf nach vorne beugen, mit Atemkontrolle	• sanftes Ausstreichen vom Kiefer über den Hals die Arme entlang • Schultern heben, einatmen, dann mit Seufzer ausatmen und entspannen • einatmen 2, 3, ausatmen 2, 3, 4, 5, entspannen • Schultern vor jeder Tätigkeit bewusst fallen lassen • Faust fest ballen, halten, dann mit Seufzer ausatmen und entspannen • (wenn möglich) flach liegend langsam von 10 bis 1 zählen: beide Arme und Beine nacheinander entspannen 10, 9, 8, 7, Gesäß 6, Bauch 5, Schultern 4, Nacken 3, Kopf 2, Gesicht 1

Techniken zur Rumpf- und Thoraxmobilisation

Starre Körperhaltung hat ihre körperlichen und seelischen Ursachen im Konditionsverlust von Rumpf- und Thoraxmuskeln, der Angst vor Anstrengungen und der immer weiter abnehmenden funktionellen Aktivität. **Entspannungsübungen** sind zum Abbau der Spannung hilfreich (➤ Tab. 14.3). Sie konzentrieren sich anfangs auf Kiefer, Gesicht, Arme, Schultern und Wirbelsäule. Darauf aufbauend kann die Mobilisation mithilfe **natürlich-rhythmischer Bewegungen** erreicht werden.

Training

Am besten werden sorgfältig modifizierte Übungen in Zusammenarbeit mit dem Patienten entwickelt. Die Thoraxbewegungen sind bei vielen Patienten durch Schwäche der Interkostalmuskulatur, Dekonditionierung oder Schmerzen stark eingeschränkt.

Die Mechanorezeptoren in Interkostalmuskulatur und Zwerchfell spielen eine wichtige Rolle bei der Kommunikation mit den übergeordneten Atemkontrollzentren. Es ist daher wichtig, diese Muskeln zu betätigen und ihren Wirkungsgrad zu optimieren. **Rumpfübungen** (➤ Tab. 14.3) haben eine zweifache Wirkung: sie vergrößern die Lungenkapazität und machen Bewegungen wieder möglich, die oft seit langer Zeit vermieden worden sind. Wenn bei der Thoraxmobilisation zusätzlich **Schulter-Arm-Übungen** im gesamten Bewegungsumfang durchgeführt werden, unterstützen diese die Wirkung auf den Brustkorb, die Pectoralis-Muskulatur wird gedehnt und die Muskelfunktion und Belastbarkeit so verbessert.

Training im aeroben Bereich unterstützt die Atemkontrolle (Nici et al. 2006), und wenn es langsam und mit bewusstem Pacing aufgebaut wird, kann es die Leistungsgrenzen schrittweise erweitern und das Coping verbessern. In einer Studie von Hochstetter waren die Patienten in der Lage, Strategien beim Treppentraining so umzusetzen, dass sie sich anschließend weniger kurzatmig fühlten (Hochstetter/Lewis/Soares-Smith 2005) (➤ Abb. 14.1).

Der Physiotherapeut beobachtet während der Belastung die Atemfrequenz des Patienten und arbeitet im „Wohlfühlbereich" des Patienten. Bei der Überwachung der Sauerstoffsättigung mittels Fingeroximeter kann es für manche Patienten eine große Hilfe und Beruhigung sein, an den Werten objektiv ablesen zu können, welchen Erfolg eine effektive Atemkontrolle hat.

Bettlägerige Patienten mit akuter Atemnot können von verschiedenen, in ➤ Tab. 14.4 zusammengestellten Maßnahmen profitieren; in der terminalen Phase werden dann jedoch zunehmend mehr pharmakologische als nichtpharmakologische Maßnahmen eingesetzt.

Durch Hinzuziehung anderer Berufszweige können im Krankheitsverlauf weitere hilfreiche Ressourcen verfügbar gemacht werden, um Atemnot und Angst erfolgreich zu behandeln (➤ Tab. 14.1). Für leistungsfähigere Patienten tragen Gruppenübungen in einer supportiven Atmosphäre viel zum Dyspnoe-Management bei (➤ Abb. 14.2).

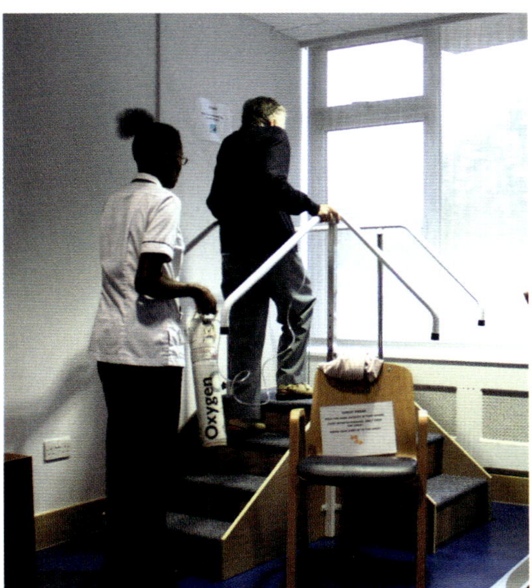

Abb. 14.1 Ein sauerstoffabhängiger Patient trainiert Treppensteigen unter Aufsicht (© St Christopher's Hospice, London, UK) [T440]

Auf diese Weise können Kraft und Aktivität gesteigert und kurzfristige Etappenziele erreicht werden, soweit es die Beschränkungen durch die abnehmende Lungenfunktion erlauben (Ambrosino/Strambi 2004, Gigliotti et al. 2003). Ratschläge zum Pacing und Coping können im Rahmen von Patienten- und Betreuergruppen vermittelt werden, wo sich für die Patienten auch die Gelegenheit bietet, Erfahrungen und hilfreiche Tipps untereinander auszutauschen. Das fördert Stimmung und Kampfgeist und erleichtert den Betreuenden ihre Aufgabe. Beispiele für Strategien und Adaptationen zur Linderung von Atemnot sind in ➤ Tab. 14.5 zusammengestellt.

⚠ BEACHTE

- Bauch-/Zwerchfellatmung oder Vermeidung der Lippenbremse sollte *kein* ausdrückliches Therapieziel sein.
- **Berührung** kann auf kurzatmige Patienten beruhigend und entspannend wirken – aber nicht auf alle. Nähe kann auch als Eindringen in die persönliche Sphäre empfunden werden und Unbehagen hervorrufen. **Sie sollten Ihre Patienten diesbezüglich kennen und fragen!**
- Der Physiotherapeut setzt die Aktivitätsziele *mit* dem Patienten und nicht *für* den Patienten. Das vermeidet Krisen, Demoralisierung und den Teufelskreis des Angst-Vermeidungs-Verhaltens.

✓ PRAKTISCHE TIPPS

Tipps für Patienten mit Atemnot:

- Grenzen anerkennen
- Einfachere Wege ausprobieren
- Hilfe anfordern
- Öfters einfache Übungen zu Hause durchführen, z. B.: Türrahmen auf beiden Seiten fassen und nach vorn lehnen öffnet und erweitert den Brustkorb auf schonende Weise (Hough 2014).
- Enge, geschlossene Räume meiden
- Heiße Bäder/Duschen meiden
- Zimmer insbesondere nachts immer gut lüften
- An einem Fenster mit Aussicht zu sitzen/liegen verstärkt das Gefühl, dass genug Luft da ist
- Anstrengung durch Einsatz von Hilfsmitteln und Adaptationen der Umgebung vermindern (Ergotherapeuten fragen):
  - Aufstehsessel
  - erhöhter Toilettensitz
  - Gehstock oder Rollator
  - Rollstuhl für längere Wege
  - Schuhlöffel und Strumpfanzieher
  - Greifer mit langem Griff zum Aufheben von Gegenständen

Tab. 14.4 Supportive Maßnahmen beim Dyspnoe- und Angst-Management. © St Christopher's Hospice, London, UK

Maßnahme	Anwendung	Begründung
Ventilator	Ein Zimmer-/Tischventilator oder Handgerät wird auf das Gesicht gerichtet	Äste des N. trigeminus werden stimuliert, die auf mechanische und Temperaturreize reagieren; die subjektiv wahrgenommene Atemnot nimmt ab (Galbraith et al. 2010)
Kalte Kompresse	Ein weiches Tuch wird in Eiswasser getaucht, ausgewrungen und zum Kühlen auf das Gesicht gelegt	Bewirkt vermutlich analog zum Tauchreflex eine Senkung der Herzfrequenz und spart Sauerstoff (Studien hierzu laufen)
Lagerung	Aufrecht oder halb zurückgelehnt im Sessel oder Bett; Kopf, Arme und LWS-Lordose mit Kissen unterstützt	Durch anatomisch korrekte Unterstützung wird der Brustkorb geöffnet, das Zwerchfell kann tiefer treten und die Thoraxkapazität nimmt zu
Entspannung	Ruhiger, ungestörter Ort, warm und gemütlich; Massage/Aromatherapie, Entspannungsmusik, Meditation, Hypnotherapie	Entspannung wird über afferente Impulse an das Zentralnervensystem vermittelt; durch Abnahme von Stress und Anspannung nimmt die Herzfrequenz ab und die Atmung wird ruhiger
Rückversicherung und Da-Sein	Rufglocke, Berührungen, planmäßige Anrufe der Familie, Besuche und Hilfe von Pflegeteams	Im offenen Gespräch mit dem Patienten, seiner Familie und den Betreuungspersonen können vom medizinischen Team individuelle Möglichkeiten zum Abbau von Ängsten eruiert werden
Akupressur	Sedierung des Lungenmeridians, vordere Schulter bis Daumen. Von der Axilla bis zum Daumennagel streichen, 60 sec auf Daumennagel und Handgelenkfalte auf der Kleinfingerseite drücken, dann langsam loslassen	Fördert die Endorphinausschüttung, die die Entspannung erleichtert und Atemnot lindert. 70 % der Patienten berichteten über kurzzeitigen Erfolg ohne Nebenwirkungen (Lewith et al. 2004)
TENS	Elektroden beidseits des 3. BWK, 20 min Burst-Modus	Bei Anwendung an Akupunkturpunkten entspricht die Wirkung der der Akupressur. Keine Nebenwirkungen, patientenkontrolliert durchführbar
Singen	Einzeln oder in der Gruppe, geführt oder eigenständig	Unterstützt Lungenfunktion und Atemkontrolle, stärkt die Selbstsicherheit und hebt die Stimmung (Lord et al. 2010)

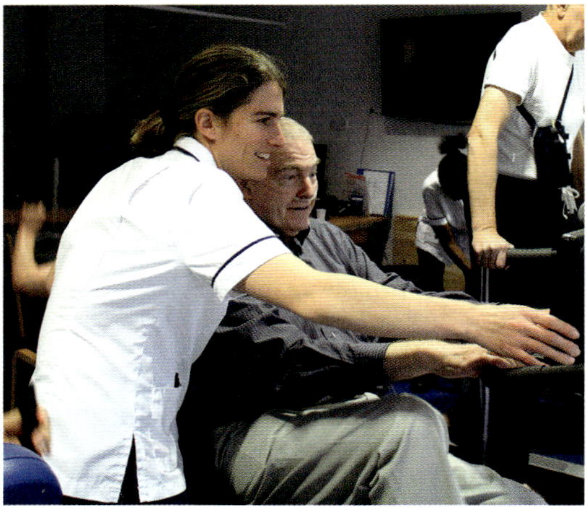

Abb. 14.2 Der Erfolg übertrifft die Erwartungen beim Gruppentraining. (© St Christopher's Hospice, London, UK) [T440]

Die Patienten sind sich oft dessen bewusst, dass selbst die einfachsten Alltagstätigkeiten durch ihre Dyspnoe eingeschränkt sind. Das ist für sie nicht nur beängstigend, sondern kann auch peinlich sein, und Scham ist hier ein immer wieder auftretendes Gefühl. Über diese Realitäten und die damit verbundenen Ängste einmal sprechen zu können, ist beruhigend und erleichternd. Jeder Physiotherapeut sollte ein Spektrum von Strategien für Adaptation und Pacing im Repertoire haben, aber auch immer offen für neue Tipps sein, die **die Patienten selbst für sich ausprobiert und als wirksam entdeckt haben.**

Tab. 14.5 Strategien für Adaptation und Pacing zur Linderung von Atemnot

Adaptive Strategien bei Atemnot	Pacing-Strategien bei Atemnot
• An- und Ausziehen so weit wie möglich im Sitzen • Schuhe mit Schnürsenkeln vermeiden • Duschsitz verwenden • Gleich nach dem Duschen einen Bademantel überziehen • Elektrische Zahnbürste verwenden • Beim Treppensteigen alle 2–3 Stufen Pause machen	• Langsam und mit vielen Pausen essen und trinken (bei jedem Schlucken wird die Luft angehalten) • In kurzen Sätzen sprechen und von der Familie Verständnis und ausreichend Zeit für Wortwechsel erbitten • Bei Anstrengungen Pausen machen, sobald die Atemfrequenz ansteigt; Techniken zur Verlängerung der Exspiration anwenden, bis die Frequenz sich normalisiert hat, dann weitermachen

✓ PRAKTISCHE TIPPS

„Sie sind ein Auto und Ihre Atemluft ist das Benzin."

Wenn die Treibstoffanzeige im Auto „leer" anzeigt – würden Sie dann mit 180 km/h zur nächsten Tankstelle fahren? Wie würden Sie fahren, und warum? Diese Analogie hat sich nach der Erfahrung der Autorin als sehr hilfreich erwiesen, um den Patienten zu zeigen, wie man Aktivitäten bei einer beschränkten Atemkapazität am besten gestaltet.

14.4 Angst und Panikanfälle beim dyspnoischen Patienten

Studien zeigen, dass Dyspnoe mit Angst und Panikanfällen korreliert (Dudgeon et al. 2001b). Der Atemantrieb wird in einem neuronalen Netzwerk im Hirnstamm initiiert. Afferente Informationen zur Atmung stammen aus Rezeptoren in den oberen Atemwegen, in der Lunge und Thoraxwand sowie aus den autonomen Zentren im Hirnstamm und dem motorischen Kortex (O'Donnell et al. 2007). Die sensorischen Rezeptoren im Zwerchfell und in der Skelettmuskulatur reagieren so, dass das Gleichgewicht zwischen Sauerstoffbedarf und -versorgung immer fein austariert wird. Ist dieses Gleichgewicht gestört, wird man sich der Atmung bewusst und bekommt Angst. Hirnbereiche in Inselrinde und Amygdala, die für Angst, Emotionen, Gedächtnis und Verhalten zuständig sind, werden aktiviert, und als Antwort darauf entsteht über das limbische System eine Reaktion, die der auf Bedrohungen und schädliche Reize entspricht (Gilman/Banzett 2009, O'Donnell et al. 2007). Dies führt wiederum zu Aktivitätsvermeidung, Angst und in extremen Fällen zu überwältigender Panik. Die Angst, die somit ein Begleitmerkmal von Atemstörungen ist, kann ihrerseits wieder Atemnot auslösen (Bailey 2004, Bruera 2000), die in keinem Verhältnis zum Ausmaß der Grunderkrankung steht.

Bei einer kleinen (unveröffentlichten) Umfrage unter 34 Patienten, die zum Dyspnoe-Management überwiesen worden waren, stellte sich im St. Christopher's Hospice in London heraus, dass die Symptome Atemnot, Angst und Panik von Patienten, überweisenden Ärzten und Physiotherapeuten sehr unterschiedlich wahrgenommen wurden. Die Physiotherapeuten stellten fest, dass Panikepisoden von 62 % der Patienten beschrieben wurden und sogar 88 % gaben Angst an. Beide Symptome lagen häufiger vor als zum Überweisungszeitpunkt gedacht; bei der Angst war der Unterschied sogar signifikant (➤ Abb. 14.3). Diese Umfrage zeigte uns, wie wichtig es ist, bei allen dyspnoischen Patienten bei der Erstuntersuchung vorsichtig auch nach den Themen Angst und Panik zu fragen, denn diese belastenden Symptome bleiben ohne die Intervention eines geschulten Physiotherapeuten sehr häufig unberücksichtigt.

Merkmale der Patienten mit Atemnot und Angst oder Panik

Viele Patienten mit Atemnot verschweigen diesen Aspekt ihrer Erkrankung, der mit verschiedenen körperlichen und Verhaltensmerkmalen sowie hochgradig emotionalen Zügen einhergeht (siehe

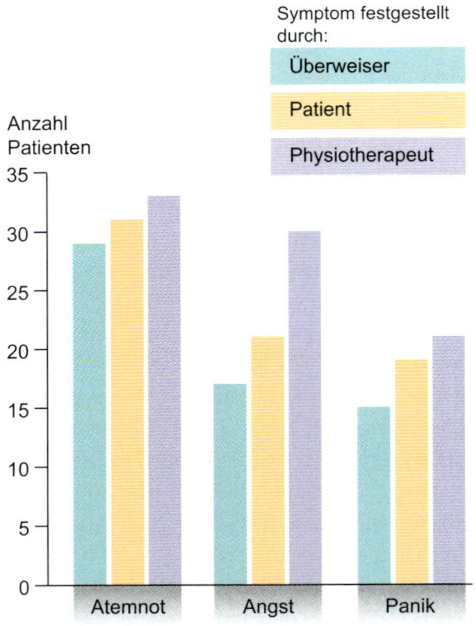

Abb. 14.3 Umfrage (unveröffentlicht) unter 34 Patienten, die zum Dyspnoe-Management zur Physiotherapie überwiesen wurden [M541/L157]

➤ Kap. 14.2 Beachte-Kasten unter „Merkmale des Patienten mit Atemnot"). Seitens des Physiotherapeuten und der anderen Mitglieder des klinischen Teams ist behutsame Ermutigung gefordert, damit die Patienten sich öffnen und ihre tiefsten Ängste äußern können. Zur Beschreibung der tiefen Schrecken, die sie erleben, verwenden die Patienten oft ausdrucksstarke und anschauliche Bilder: *„Stellen Sie sich vor, Sie stehen am äußersten Rand einer Klippe und haben das Gefühl, dass jemand hinter Ihnen steht, der Sie plötzlich herunterstoßen wird. So geht es mir, wenn ich in Panik gerate"* (Patient G. T. mit metastasiertem Bronchialkarzinom).

Die Betreuenden tragen oft besonders schwer an der Belastung durch Ängste und haben dabei selten Gelegenheit für eine Verschnaufpause. Sie beobachten Reizbarkeit, Exazerbationen vorbestehender Phobien und Angst bei und vor akuten Episoden, bei denen bereits durch die Erwartung antizipatorische Panik entsteht. So kommt es für die Patienten zu einem Teufelskreis, der über die Abnahme ihrer Aktivität in den Verlust ihrer Selbstständigkeit führt (Howard et al. 2009).

14.5 Physiotherapeutische Ansätze zur Behandlung von Angst und Panik durch Atemnot

Wichtig für den Umgang mit diesem belastenden Aspekt der Atemnot ist die „Normalisierung" des Symptoms „Angst/Panik". **Im Rahmen der Exploration seiner Gefühle kann dem Patienten durch die Erklärung der physiologischen Zusammenhänge geholfen werden, den Sinn der Panik als einer reflektorischen Reaktion auf Bedrohungen zu erkennen.** Diese Reaktion verkörpert einen universellen menschlichen Sicherheitsmechanismus und ist für sich gesehen nicht lebensbedrohlich. Wenn man dem Patienten hilft, dies zu verstehen, seine Verhaltensmuster zu antizipieren und seine Reaktionen daraufhin zu modifizieren, wird er seine Ängste wesentlich besser bewältigen können. Einfache Atemübungen helfen, die Verbindung zwischen der ansteigenden Atemfrequenz und den nachfolgenden physiologischen Reaktionen herzustellen. Häufig hyperventilieren die Patienten und der überschüssige Sauerstoff vermindert dann ihren Atemantrieb. Das folgende „Atemnotgedicht" der Autorinnen kann Patienten und pflegenden Angehörigen in dieser Situation helfen, denn es ist in einfachen und kurzen Worten verfasst, die sich leicht merken und Schritt für Schritt rezitieren lassen.

Sei still – sei ruhig
Lass die Schultern fallen
Seufze tief aus – und – aus
Hör deinen leisen Atem – Haaaah – leicht und ruhig
Nun hast du es wieder in der Hand
Friedvoll und beschützt

J. M. Taylor (2005), übersetzt von R. Simader

Sobald Fortschritte bei der Bewältigung der Angstgefühle erzielt worden sind, steigert der Patient schrittweise seine Aktivität, um vorsichtig das Gefühl der Atemnot zu provozieren und dann seine gelernten Pacing- und Coping-Strategien einzusetzen. So nimmt die Angst Schritt für Schritt ab und das „Angstgedächtnis“ kann umprogrammiert werden. Positive Ablenkung kann hierbei eine wichtige Rolle spielen, ebenso wie kreative Therapien (wie Kunst- oder Musiktherapie) das multiprofessionelle Hilfsrepertoire möglicherweise sinnvoll unterstützen (➤ Tab. 14.1).

Ängstliche Patienten sind häufig dekonditioniert, denn Befürchtungen können jegliche Aktivität lähmen. Durch ein Gruppenangebot mit leichtem körperlichem Training sowie Gesprächen über Atemnot und Panik erhalten diese Patienten die Möglichkeit, der Angst nach und nach weniger Wert beizumessen, indem sie ihre Sorgen mit anderen Teilnehmern teilen, Unterstützung erfahren und feststellen, dass sie in ihrer existenziellen Not nicht alleine sind (Brenes 2003). Auch die pflegenden Angehörigen können von einem solchen erweiterten Hilfsangebot profitieren, bei dem sie auf Rat und Hilfe untereinander sowie von weiteren medizinischen Fachleuten zugreifen können (siehe auch „Gruppenarbeit in der Palliative Care“ in ➤ Kap. 11).

Schulungen für Fachleute und für Familien

Eine wichtige Aufgabe des Physiotherapeuten ist die Weitergabe von Wissen und Informationen, damit die vielen Strategien zur Linderung von Atemnot und der damit einhergehenden Angst so vielen Betroffenen wie möglich zugänglich werden. Entsprechende Angebote sollten sich sowohl an die anderen Berufsgruppen als auch an betroffene Familien und Betreuungspersonen richten. Dem Pflegenden am Bett des terminal kranken Menschen fällt die primäre Rolle beim Auftreten von Atemnot zu. Wenn er einige einfache nichtpharmakologische Maßnahmen zur Unterstützung des Patienten kennt, verbessert dies seine Sicherheit und zugleich die Umsetzung der Best Practice für den Patienten (Taylor 2007).

Familien und Betreuungspersonen sind den besonders belastenden Aspekten der Erkrankung ständig ausgesetzt. Dies kann sehr kräftezehrend und entmutigend sein und ihre Sorgen ebenso die Ängste der Patienten verstärken. Eine entsprechende Beratung und Schulung durch den Physiotherapeuten kann ihnen die notwendigen Fähigkeiten vermitteln und ihnen Kraft zur Unterstützung des Patienten verleihen.

14.6 Medikation bei Atemnot und assoziierten Symptomen

Claudia Bausewein

Die medikamentöse symptomatische Therapie der Atemnot ist immer als ergänzende Maßnahme zu sehen, die in Kombination mit nichtpharmakologischen Maßnahmen und vor allem erst dann zum Einsatz kommt, wenn alle behandelbaren Ursachen der Atemnot (z. B. Obstruktion, Linksherzinsuffizienz, Pleuraerguss) ausreichend behandelt sind. Die symptomatische Therapie sollte bei allen chronischen und fortgeschrittenen Erkrankungen (Tumorerkrankung, COPD, Lungenfibrose etc.) erfolgen. Akute Atemnotzustände wie Asthma oder Hyperventilation fallen nicht darunter.

Grundsätzlich sollten Medikamente so lange wie möglich oral (als Tabletten, Flüssigkeit, sublingual, bukkal etc.) gegeben werden. Erst wenn der Patient nicht mehr schlucken kann, ist eine parenterale Gabe (dann v. a. subkutan) indiziert.

Opioide

Opioide sind die Medikamente der ersten Wahl zur Therapie der Atemnot bei Patienten mit malignen und nichtmalignen Erkrankungen. Es besteht gute Evidenz für die Gabe von oralen und parenteralen Opioiden, nicht aber für die inhalative Applikation (Barnes et al. 2016; Ekström et al. 2018). Opioide, z. B. Morphin, werden niedrig dosiert begonnen und entsprechend dem Effekt langsam gesteigert. Üblicherweise wird mit einem kurz wirksamen Opioid mit einer Wirkdauer von ca. vier Stunden begonnen (z. B. Morphintropfen) und nach dem Erreichen der effektiven Dosis auf ein lang wirksames, retardiertes Präparat als Dauermedikation mit zusätzlicher Bedarfsmedikation umgestellt. Es kann aber auch direkt mit langwirksamen Opioiden begonnen werden. In einer Dosistitrationsstudie (Titration = schrittweise Steigerung) waren 70 % der Patienten

14

mit 10 mg Morphin/24 h befriedigend symptomgelindert (Currow et al. 2011). Erhält der Patient bereits Opioide zur Schmerztherapie, kann die Dosis gesteigert oder eine andere Substanzgruppe gewählt werden, allerdings gibt es hierzu keine Evidenz. Es gibt auch keine Evidenz zur Frage, welches Opioid am besten bei der Therapie von Atemnot wirkt. Zudem ist nicht bekannt, ob bei Nichtansprechen auf ein Opioid eine Rotation auf ein anderes Opioid wirksam ist.

Opioide haben unterschiedliche Nebenwirkungen, die zu bedenken und ggf. zu behandeln sind (➤ Tab. 14.6).

Tab. 14.6 Opioidnebenwirkungen und mögliche Maßnahmen

Opioidnebenwirkung	Maßnahmen
Obstipation	Prophylaktische Laxanziengabe
Übelkeit	Antiemetika
Verwirrtheit	Dosisreduktion, ggf. Opioidrotation
Sedierung	Dosisreduktion, ggf. Opioidrotation
Atemdepression	Solange die Titration der Opioide an der Atemnot orientiert ist, kommt es zu keiner Atemdepression.

Benzodiazepine

Benzodiazepine werden in der Palliativmedizin häufig zur Therapie der Atemnot eingesetzt, besonders wenn eine deutliche Angstkomponente im Vordergrund steht. Allerdings gibt es keine ausreichende Evidenz für ihren Einsatz zur Linderung von Atemnot (Simon et al. 2016). Die anxiolytische Komponente der Benzodiazepine hat möglicherweise eine unterstützende Rolle bei der Behandlung von Angst oder Panik, die häufig im Rahmen einer Dyspnoe auftreten. Benzodiazepine sollten in Kombination mit Opioiden und nicht allein gegeben werden (Simon et al. 2016). Neben Lorazepam, das eine gute anxiolytische Wirkung hat und auch in Form von sich im Mund auflösenden Plättchen zur Verfügung steht (Cave: trotzdem gastrointestinale Resorption notwendig und daher kein schnellerer Wirkeintritt!), werden Diazepam (wegen seiner längeren Wirkdauer) und Midazolam zur Subkutangabe verwendet. Benzodiazepine mit kürzerer Wirkdauer (wie Lorazepam und Midazolam) können auch als Bedarfsmedikation verwendet werden, solche mit langer Wirkdauer (wie Diazepam) sollten fest angesetzt werden.

Weitere Medikamente zur Behandlung der Dyspnoe

Besonders in der Pneumologie werden anstelle von Benzodiazepinen häufig niedrig potente Neuroleptika wie Promethazin und Levomepromazin zur Sedierung eingesetzt. Dieser Einsatz beruht eher auf klinischer Erfahrung, aber es gibt keine ausreichende Studienlage, um die Wirksamkeit beurteilen zu können (Simon/Bausewein 2009). Bei Patienten mit Lymphangiosis carcinomatosa werden gelegentlich Steroide eingesetzt unter der Annahme, dass das peritumoröse Ödem in den Lymphbahnen reduziert werden kann. Die Studienlage ist hier allerdings sehr dünn. Steroide sind nur wirksam, wenn sie über mehrere Tage eingesetzt werden.

Sauerstoff

Die Gabe von Sauerstoff erfolgt bei der Behandlung der Atemnot häufig reflexartig, ohne dass kritisch darüber nachgedacht wird. Im Vordergrund sollte immer die medikamentöse und nichtmedikamentöse Therapie, z. B. durch Physiotherapeuten, stehen. Unter einer symptomatischen Therapie ist Sauerstoff häufig entbehrlich.

Bei der Entscheidung, ob Sauerstoff indiziert ist, ist die Sauerstoffsättigung ein wichtiges Kriterium. Bei nicht hypoxischen Patienten (O_2-Sättigung > 90 %) konnte bisher kein Vorteil von Sauerstoff gegenüber Raumluft nachgewiesen werden (Abernethy et al. 2010). In einer großen multizentrischen Studie war zwar eine initiale Symptomlinderung nach Gabe von Sauerstoff oder Raumluft zu sehen, zwischen den beiden Gruppen gab es aber keinen Unterschied. Vermutlich ist eher der Luftzug für die Wirkung verantwortlich als der Sauerstoff selbst. Ein Luftzug kann aber einfacher und nebenwirkungsärmer durch einen Tisch- oder Handventilator hergestellt werden (Abernethy et al. 2010, Galbraith et al. 2010).

Bei hypoxischen Patienten kann eine Sauerstoffgabe indiziert sein; es sollte aber im Einzelfall in einem Therapieversuch getestet werden, ob der Patient einen Benefit empfindet. Nur bei Patienten mit COPD und Hypoxie gibt es gute Evidenz, dass die Langzeitgabe von Sauerstoff (≥ 15 h am Tag) einen Nutzen in Bezug auf Lebensqualität und Überleben bringt (Corrado/Renda/Bertini 2010). Vorsicht ist allerdings bei gleichzeitiger Hyperkapnie geboten, da durch die Korrektur der Hypoxie der Atemantrieb vermindert wird. Sauerstoff ist wie ein Medikament zu sehen und darf nicht wahllos erhöht und erniedrigt werden, sondern muss für den Patienten individuell angepasst werden.

Die Vor- und Nachteile der Sauerstoffgabe müssen bei der Verordnung immer abgewogen werden. Für Patienten, aber auch für Betreuer, hat die Sauerstoffgabe einen psychologischen Effekt (dass „etwas gemacht wird") und Sauerstoff hat sicher auch einen Placeboeffekt. Zudem ist er v. a. im Krankenhaus schnell verfügbar, sodass die Gabe oft nicht ausreichend hinterfragt wird. Gleichzeitig entwickeln Patienten aber auch eine psychische Abhängigkeit vom „Schlauch" und können schwerer nach Hause entlassen werden, da die Versorgung mit Sauerstoff im ambulanten Bereich zwar möglich, aber sehr aufwendig ist. Als Hauptnebenwirkung beklagen Patienten eine Austrocknung der Mund- und Nasenschleimhäute, die zudem leicht bluten.

Medikamente zur Therapie der Rasselatmung

Rasselatmung ist ein häufiges Symptom in der Sterbephase. Obwohl es für die Umstehenden sehr belastend sein kann, ist nicht klar, ob Patienten darunter leiden, und vor allem, ob Patienten dadurch Atemnot erleben.

Außer durch Flüssigkeitsreduktion und Lagerung kann die bronchiale Sekretion, die das Rasseln verursacht, durch Medikamente reduziert werden. Hier kommen vor allem sog. Anticholinergika wie Butylscopolamin oder Glycopyrronium zum Einsatz (Bausewein 2005). Wichtig ist der frühzeitige Beginn, da bestehende Sekretionen durch die Therapie nicht beeinflusst werden.

14.7 Schlussbemerkungen

Jenny Taylor und Helena Talbot-Rice

Atemnot ist wohl eines der herausforderndsten Symptome, mit denen man in der Palliative Care konfrontiert wird. Auch der Physiotherapeut sollte für sich selbst Supportstrukturen erschließen und auf engmaschige klinische Supervision achten. Körperliche, emotionale und spirituelle Belastungen sind in diesem Bereich untrennbar miteinander verbunden. Ein multiprofessioneller, ganzheitlicher Ansatz unter ausgewogener Beteiligung pharmakologischer und nichtpharmakologischer Maßnahmen sollte darauf abzielen, dem Patienten Sicherheit, Selbstständigkeit und Unabhängigkeit zu vermitteln (Gallo-Silver/Pollack 2000). Es ist nicht einfach, einen ängstlichen Patienten dazu zu bringen, offen über seine Gefühle und Gedanken zu sprechen, der Physiotherapeut jedoch kann in diesem Bereich viel Hoffnung und Zuversicht schenken. **Wenn Patienten in die Lage versetzt werden, physisch und psychisch Kontrolle über die Symptome ihrer Atemnot zu gewinnen, dann nimmt ihre Lebensqualität enorm zu und ihr eng gewordener Horizont wird wieder weiter.** Der Physiotherapeut nimmt im Leben dieser verängstigten und verletzlichen Patienten eine zentrale Rolle ein und kann ihnen durch seine Arbeit und seine Fähigkeiten ein Gefühl von Bewältigung, Resilienz und Würde vermitteln. Diese sind das Herzstück einer guten Palliativbegleitung.

14.8 Reflexionsfragen

- Welche Behandlungstechniken könnten Sie an Ihrem Arbeitsplatz einsetzen, um Patienten mit Atemnot zu helfen? Welche Schwierigkeiten erwarten Sie dabei?
- Wie können Sie interprofessionell daran arbeiten, dass ein konsequenter Behandlungsansatz eingehalten wird?
- Wie können Sie im Kontext Ihrer Arbeit als Physiotherapeut Wissen und Verständnis für dyspnoische Patienten mit ihren Ängsten und Befürchtungen entwickeln?

- Welche Gelegenheiten sehen Sie für sich, Angebote für Patienten und Familien/Betreuer zu entwickeln, im Rahmen derer Sie ihnen Ressourcen zur gemeinsamen Bewältigung der Symptome „Atemnot und Angst" vermitteln?

LITERATUR

Ambrosino N, Strambi S. New strategies to improve exercise tolerance in chronic obstructive airways disease. Eur Resp J 2004; 24: 313–322.

Bailey PH. The dyspnea–anxiety–dyspnea cycle: COPD patients' stories of breathlessness: 'It's scary when you can't breathe'. Qual Health Res 2004; 14: 760–778.

Bausewein C, Booth S, Gysels M, Higginson IJ. Non-pharmacological interventions for breathlessness in advanced stages of malignant and non-malignant diseases. Cochrane Database Syst Rev 2008;(2):CD005623.

Bausewein C, Farquhar M, Booth S, Gysels M, Higginson IJ. Measurement of breathlessness in advanced disease: a systematic review. Respir Med 2007; 101: 399–410.

Brenes G. Anxiety and chronic obstructive airways disease: Prevalence, impact and treatment. Psychosom Med 2003; 65: 963–970.

Bruera E, Schmitz B, Pither J, Neumann CM, Hanson J. The frequency and correlates of dyspnea in patients with advanced cancer. J Pain Symptom Manage 2000; 19: 357–362.

Carr AJ, Higginson IJ. Measuring quality of life: Are quality of life measures patient-centred? BMJ 2001; 322: 1.357–1.360.

Currow DC, Plummer JL, Crockett A, Abernethy AP. A community population survey of prevalence and severity of dyspnea in adults. J Pain Symptom Manage 2009a; 38: 533–545.

Dechman G, Wilson CR. Evidence underlying breathing retraining in people with stable chronic obstructive airways disease. Phys Ther 2004; 84: 1.189–1.197.

Dorman S, Byrne A, Edwards A. Which measurement scales should we use to measure breathlessness in palliative care? A systematic review. Palliat Med 2007; 21: 177–191.

Dudgeon DJ, Rosenthal S. Management of dyspnea and cough in patients with cancer. Hematol Oncol Clin North Am 1996; 10: 157–171.

Dudgeon D, KristHerr H.son L, Sloan J, Lertzman M, Clement K. Dyspnea in cancer patients: prevalence and associated factors. J Pain Symptom Manage 2001a; 21: 95–102.

Dudgeon D, Lertzman M, Askew G. Physiological changes and clinical correlations of dyspnea in cancer outpatients. J Pain Symptom Manage 2001b; 21: 373–379.

Ek K, Ternestedt B. Living with chronic obstructive airways disease at the end of life: a phenomenological study. J Adv Nurs 2008; 62: 470–478.

Gallo-Silver L, Pollack B. Behavioural interventions for lung cancer related breathlessness. Cancer Pract 2000; 8: 268–273.

Gift A. A dyspnoea assessment guide. Crit Care Nurse 1990; 9: 79–87.

Gigliotti F, Coli C, Bianchi R, Romagnoli I, Ianini B, Binazzi B. Exercise training improves exertional dyspnea in patients with chronic obstructive airways disease. Chest 2003; 123: 1.794–1.802.

Gilman SA, Banzett RB. Physiologic changes and clinical correlates of advanced dyspnea. Curr Opin Support Palliat Care 2009; 3: 93–97.

Hately J, Laurence V, Scott A, Baker R, Thomas P. Breathlessness clinics within specialist palliative care settings can improve the quality of life and functional capacity of patients with lung cancer. Palliat Med 2003; 17: 410–417.

Hochstetter JK, Lewis J, Soares-Smith L. An investigation into the immediate impact of breathlessness management on the breathless patient: randomised controlled trial Physiotherapy 2005; 91: 178–185.

Hough A. Physiotherapy in respiratory and cardiac. 4th ed. Cengage Learning EMEA; 2014.

Howard C, Hallas CN, Wray J, Carby M. The relationship between illness perceptions and panic in chronic obstructive pulmonary disease. Behav Res Ther 2009; 47: 71–76.

Hoyal C, Grant J, Chamberlain F, Cox R, Campbell T. Improving the management of breathlessness using a clinical effectiveness programme. Int J Palliat Nurs 2002; 8: 78–87.

Lewith GT, Prescott P, Davis CL. Can a standardised acupuncture technique palliate disabling breathlessness: a single-blind, placebo-controlled crossover study. Chest 2004; 125: 1.783–1.790.

Lord VM, Cave P, Hume VJ, et al. Singing teaching as a therapy for chronic respiratory disease – a randomised controlled trial and qualitative evaluation. BMC Pulm Med 2010; 10: 41.

NHS Lothian. Palliative Care Guidelines: Breathlessness. NHS Lothian, 2009 [online]. Aus: www.palliativecareguidelines.scot.nhs.uk/documents/breathlessnessfinal.pdf (letzter Zugriff August 2012).

Nici L, Donner C, Wonters E, Zuwallack R, Ambrosino N, Bourbeau J. American Thoracic Society/European Respiratory Society statement on pulmonary rehabilitation. Am J Respir Crit Care Med 2006; 173: 1.390–1.413.

O'Donnell DE, Banzett RB, Carrieri-Kohlman V, et al. Pathophysiology of dyspnea in chronic obstructive pulmonary disease: a roundtable. Proc Am Thorac Soc 2007; 4: 145–168.

Ripamonti C, Bruera E. Dyspnea: pathophysiology and assessment. J Pain Symptom Manage 1997; 13: 220–232.

Solano JP, Gomes B, Higginson IJ. A comparison of symptoms prevalent in far advanced cancer, AIDS, heart

disease, chronic obstructive pulmonary disease, and renal disease. J Pain Symptom Manage 2006; 31: 58–69.
Taylor J. The non-pharmacological management of breathlessness. End of Life Care 2007; 1: 20–27.
Zhao I, Yates P. Non-pharmacological interventions for breathlessness management in patients with lung cancer: a systematic review. Palliat Med 2008; 22: 683–701.

WEITERE LITERATURHINWEISE

Higginson, I. J., Bausewein, C., Reilly, C. C., Gao, W., Gysels, M., Dzingina, M., McCrone, P., Booth, S., Jolley, C. J. and Moxham, J., 2014. An integrated palliative and respiratory care service for patients with advanced disease and refractory breathlessness: a randomised controlled trial. *The Lancet Respiratory Medicine, 2*(12), pp.979–987.
Maddocks, M., Lovell, N., Booth, S., Man, W. D. and Higginson, I. J., 2017. Palliative care and management of troublesome symptoms for people with chronic obstructive pulmonary disease. The Lancet, 390(10098), pp.988–1002.
Spathis, A., Booth, S., Moffat, C., Hurst, R., Ryan, R., Chin, C. and Burkin, J., 2017. The Breathing, Thinking, Functioning clinical model: a proposal to facilitate evidence-based breathlessness management in chronic respiratory disease. *NPJ primary care respiratory medicine, 27*(1), p.27.

LITERATUR MEDIKATION BEI ATEMNOT UND ASSOZIIERTEN SYMPTOMEN

Abertheny AP, McDonald CF, Frith PA et al., Effect of palliative oxygen versus room air in relief of breathlessness in patients with refractory dyspnoea: a double-blind randomized controlled trial. Lancet 2010; 376: 784–793
Barnes H, McDonald J, Smallwood N, Manser R. Opioids for the palliation of refractory breathlessness in adults with advanced disease and terminal illness. Cochrane Database Syst Rev. 2016;3:CD011008
Bausewein C. Symptome in der Terminalphase. Onkologe 2005; 11: 420–426
Corrado R, Renda T, Bertini S. Long-term oxygen therapy in COPD: evidences and open questions of current indications. Monaldi Arch Chest Dis 2010; 73: 34–43
Currow DC, Plummer JL, Crockett A, Abernethy AP. A community population survey of prevalence and severity of dyspnea in adults. J Pain Symptom Manage 2009b; 38: 533–545.
Ekstrom M, Bajwah S, Bland JM, Currow DC, Hussain J, Johnson MJ. One evidence base; three stories: do opioids relieve chronic breathlessness? Thorax. 2018;73(1):88–90.
Galbraith S, Fagan P, Perkins P, Lynch A, Booth S. Does a handheld fan improve chronic dyspnea? A randomized, controlled, crossover trial. J Pain Symptom Manage 2010; 39: 831–838.
Simon ST, Higginson IJ, Booth S, Harding R, Weingartner V, Bausewein C. Benzodiazepines for the relief of breathlessness in advanced malignant and non-malignant diseases in adults. Cochrane Database Syst Rev. 2016;10:CD007354
Simon ST, Bausewein C. Management of refractory breathlessness in patients with advanced cancer. Wien Med Wochenschrift 2009; 159: 591–598

14

KAPITEL

15 Respiratorische Symptome: Dyspnoe/Atemnot bei Atemwegsobstruktion und Sauerstoffkapazitätsproblemen

Eva Müllauer

Dyspnoe bei Belastung tritt als eines der ersten Symptome bei Atemwegsobstruktion und Sauerstoffkapazitätsproblemen auf. In diesem Kapitel wird vorrangig auf die Ursachen und die Therapie der Auslöser der Dyspnoe bei vielen pulmologischen Patienten eingegangen. Werden sie unzureichend behandelt, führt dies zu massiver Atemnot und Angst. Dieser Komplex wird ausführlich im ➤ Kapitel 14 besprochen.

Im einleitenden Fallbeispiel wird eine Patientin vorgestellt, die beide Symptome und deren Folgen in extremer Ausprägung zeigt. Im Anschluss daran werden die Auslöser aufgezeigt, Behandlungsansätze beschrieben und auf das Thema „Husten" eingegangen. Abschließend wird auf jene Maßnahmen Bezug genommen, die unabhängig von der zugrunde liegenden Diagnose in der Terminalphase als hilfreich empfunden werden.

Viele der betroffenen Patienten findet man nicht auf Palliativstationen oder in Hospizen, sondern im Krankenhaus, in das sie bei akuten Exazerbationen eingeliefert und in dem sie auch im palliativen Stadium ihrer Erkrankung betreut werden. Das Fallbeispiel soll auch aufzeigen, dass bei Akutereignissen auch in der präterminalen oder terminalen Phase aus ethischen Gründen kurativ gehandelt werden muss.

15.1 Fallbeispiel

Erstkontakt mit der Patientin Frau S., eine 65-jährige Patientin, wird aufgrund einer Exazerbation ihrer chronisch-obstruktiven Lungenerkrankung (COPD, chronic obstructive pulmonary disease) auf einer Station der Abteilung für Atmungs- und Lungenerkrankungen aufgenommen. Der für diese Station zuständige Physiotherapeut erhält eine Zuweisung zur Inhalationsschulung und Sekretmobilisation. Frau S. ist auf Langzeitsauerstoffgabe angewiesen (long-term oxygen therapy, LTOT).

Beim Erstkontakt mit dem Therapeuten befindet sich die Patientin halb sitzend im Bett. Auf den ersten Blick wirkt sie erstaunlich ruhig, obwohl sie große Mühe beim Ein- und Ausatmen hat. Sie ist ansprechbar, scheint aber zeitweise abwesend und sehr müde zu sein. Frau S. ist mit einer Nasenbrille versorgt, die ihr 2 l Sauerstoff pro Minute zuführt. Sie verdreht häufig die Augen und versucht immer wieder mit Lippenbremse auszuatmen. Der Therapeut stellt sich vor und erklärt ihr, dass er Verständnis für ihre durch die offensichtliche Atemnot bedrohliche Situation hat und versuchen wird, ihr zu helfen. Er testet durch eine Initialberührung an der Schulter, ob die Patientin den Kontakt toleriert oder sich dadurch eingeengt fühlt. Anschließend nimmt er ihre Hand und versichert ihr, dass er ihre Anstrengung beim Atmen sehen kann. Der Therapeut strahlt Ruhe und Sicherheit aus und erklärt Frau S., dass er seine andere Hand auf ihren Brustkorb legen wird, um zu spüren, ob auch ein Sekretproblem vorliegt. Das Brustbein und die Rippen der Patientin sind vorgewölbt, die Atembewegungen finden hochthorakal statt. Der Therapeut kann erahnen, dass der sagittale Thoraxdurchmesser erheblich vergrößert ist. Sekret ist zu diesem Zeitpunkt weder hörbar noch spürbar.

Funktionelles Problem der Patientin in der Akutsituation Durch die ausgeprägte Lungenerkrankung ist die Vitalfunktion Atmung sowohl bei der Inspiration als auch besonders bei der Exspiration massiv beeinträchtigt. Aktives Bewegen und Sprechen ist fast nicht mehr möglich. Frau S. zeigt eine Sprech- und Ruhedyspnoe höchsten Grades. Dennoch versucht sie, das konditionierte Verhalten – Einatmen durch die Nase, um vom Sauerstoff zu profitieren, und Ausatmen mittels Lippenbremse, um der Obstruktion entgegenzuwirken – aufrechtzuerhalten.

Physiotherapeutische Ziele in der Akutsituation:

- Vertrauen der Patientin gewinnen und Sicherheit vermitteln, um das Ausbrechen von Panik zu verhindern.
- Verringerung der Atemwegsobstruktion, um die Dyspnoe zu lindern.

Physiotherapeutische Behandlungsstrategie in der Akutsituation Damit die Dyspnoe verringert wird, plant der Therapeut die verordnete Inhalation mit einem bronchienerweiternden Medikament mittels Vernebler und Aufsatz eines PEP-Systems (positive exspiratory pressure), das die Atemwege am Kollabieren hindert. Da der Therapeut damit rechnen muss, dass die Inhalation nur mit vielen Pausen erfolgen kann und die Patientin Sauerstoff benötigt, wird an den PEP-Aufsatz eine weitere Sauerstoffleitung (➤ Abb. 15.1) gelegt. Dadurch ist sichergestellt, dass Frau S. sowohl bei der Inhalation als auch bei der Einatmung über die Nase während der Pausen mit Sauerstoff versorgt wird. Der Therapeut erklärt der Patientin, dass er vor Umsetzung der geplanten Maßnahmen noch mit dem Arzt Rücksprache halten möchte und in ein paar Minuten wiederkommen wird. Er vergewissert sich, dass die Patientin gut positioniert ist und ermutigt sie, so oft es ihr möglich ist, gegen die Lippenbremse auszuatmen.

Auf das Gespräch mit dem Stationsarzt hin wird eine Kontrolle der Blutgase veranlasst und der Therapeut bereitet die Inhalation vor. Um Stress zu vermeiden, arbeitet er mit Dauerverneblung, denn bei Intervallverneblung müsste das Drücken der Unterbrechertaste am Vernebler mit der Atmung der Patientin koordiniert werden, was die Patientin in ihrem jetzigen Zustand nicht selbstständig durchführen könnte. Frau S. nimmt ein paar Atemzüge über das Mundstück des Verneblers und atmet auch durch dieses und damit durch den aufgesteckten PEP-Aufsatz aus. Während der Pausen atmet sie über die Nasenbrille ein und durch den Mund aus. Da der Patientin das ständige Ausatmen gegen die Lippenbremse anfänglich zu anstrengend ist, atmet sie durch den leicht geöffneten Mund aus und gibt dabei ein *„ui ui ui ui"* von sich. Diese Lautfolge kann eine ähnliche Wirkung wie ein oszillierendes PEP-System haben und kann den Atemwegswiderstand reduzieren. Da Frau S. durch die Atemarbeit geschwächt ist, wird das Handteil des Verneblers während der gesamten Inhalationsdauer von über 30 Minuten inklusive der Pausen vom Therapeuten gehalten. Durch die ausgezeichnete Compliance der Patientin kann das Medikament relativ rasch seine Wirkung entfalten.

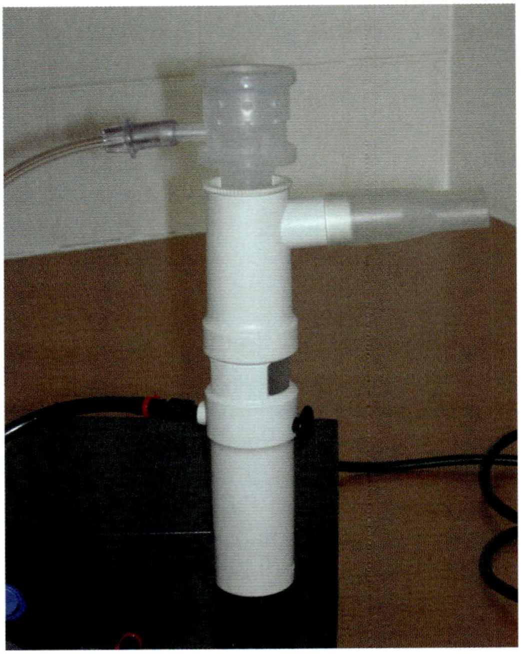

Abb. 15.1 LL-Vernebler mit PEP-Aufsatz und Sauerstoffschlauch [M544]

Nach Beendigung der Inhalation hat sich die Atemfrequenz gesenkt und die Atmung scheint weniger anstrengend zu sein. Da zu befürchten ist, dass der Kohlendioxidgehalt im Blut sehr hoch ist, bereitet der Therapeut die Patientin noch auf den möglichen Einsatz einer nichtinvasiven Beatmung mittels Vollmaske vor, nachdem die Indikation von ärztlicher Seite gestellt wurde (➤ Abb. 15.3). Er erklärt die Form und Funktion der Maske und hebt die Unterstützung hervor, die sie sowohl während der Ein- als auch während der Ausatmung durch die

Maske haben wird. Tatsächlich wird die Patientin anschließend mit einem Kohlendioxidgehalt von 84 mmHg (Norm: < 44 mmHg) auf die Überwachungsstation transferiert und mittels BIPAP-Modus (bilevel positive airway pressure) über eine Gesichtsmaske nichtinvasiv beatmet.

Weiteres Vorgehen Am nächsten Tag befindet sich die Patientin in einem deutlich besseren Zustand. Der Kohlendioxidwert im Blut ist auf unter 60 mmHg gesunken, die Ruhe- und Sprechdyspnoe sind nicht mehr vorhanden. Die Patientin gibt an, sich viel wohler zu fühlen. Der erste Satz, den der Therapeut von ihr hört, ist: *„Sie haben mir gestern so geholfen! Sie waren so beruhigend und ich habe mich so sicher gefühlt! Es geht mir viel besser."* Damit der Zustand stabilisiert werden kann, ist es notwendig, dass Frau S. regelmäßig mit bronchienerweiternden Medikamenten inhaliert und zusätzlich regelmäßig eine PEP-Therapie durchführt. Diese Maßnahmen reduzieren einerseits die Atemwegsobstruktion und führen andererseits dazu, dass das Überblähen der Lunge reduziert wird. Dies führt in weiterer Folge zu einer Minderung der Atemarbeit und Verbesserung der Lebensqualität. Die PEP-Therapie ist nebenbei eine adäquate Methode zur Sekretmobilisation. Weitere Ziele des Therapeuten sind die Aufklärung über den sorgfältigen Umgang mit dem verordneten Sauerstoff sowie die Kräftigung der Muskulatur und ein funktionelles Training auf Wunsch der Patientin, die meint: *„Der ganze Körper ist so schwach."* Von ärztlicher Seite wird noch eine nächtliche nichtinvasive Beatmung mittels BIPAP vorgeschlagen. Dadurch kann nicht nur der Kohlendioxidgehalt im Blut der Patientin besser kontrolliert werden, sondern auch das Zwerchfell wird entlastet und somit einer Zwerchfellerschöpfung vorgebeugt.

Weiterer Verlauf Die geplanten Maßnahmen wurden einige Tage lang durchgeführt, wobei sich zeigte, dass die Patientin trotz aller Bemühungen immer schwächer wurde und ins Terminalstadium ihrer Erkrankung eintrat. Der Therapeut änderte daraufhin sein Vorgehen und nahm von der PEP-Therapie Abstand, da sie für Frau S. zu anstrengend wurde. Ebenso wurde das Krafttraining beendet. Die Inhalationen konnten bis zwei Tage vor dem Tod der Patientin mithilfe des Therapeuten oder des Pflegepersonals durchgeführt werden. Zusätzlich wurden Frau S. Massagen der Beine oder der Hände mit einem Duft ihrer Wahl angeboten und durchgeführt. Bis zum Tod der Patientin traten keine weiteren massiven Obstruktions- oder Dyspnoephasen mehr auf.

⚠ **BEACHTE**

Patienten und Patientinnen in einer akuten Atemnotsituation fühlen sich oft eingeengt!
Geben Sie ihnen bereits bei der Untersuchung den nötigen Raum und nehmen Sie von Lageveränderungen, die z. B. bei der Auskultation (dem Abhören) nötig wären, Abstand. Vergewissern Sie sich, ob die Patienten in dieser Situation Hands-on-Techniken tolerieren.

15.2 Atemwegsobstruktion im palliativen Kontext

Die Atemwegsobstruktion kann im palliativen Kontext unterschiedliche Ursachen haben, welche nur zum Teil durch physiotherapeutische Maßnahmen zu beeinflussen sind – damit kann die Physiotherapie auch nicht in allen Fällen primär zur Symptomlinderung beitragen. Bei Vorliegen eines Tumors, der den Atemweg einengt, wird beispielsweise, wenn möglich, zunächst chirurgisch oder strahlentherapeutisch vorgegangen. Als Folge der Bestrahlung kann es allerdings zur Ausbildung einer Trachealstenose oder sogar einer tracheoösophagealen Fistel kommen. Beides führt wiederum zur Atemwegsobstruktion und bei der Fistel zusätzlich zu Aspirationsproblemen. Symptomlinderung erfolgt meist durch Einsetzen eines Stents. In diesen Fällen kann die Physiotherapie einen wertvollen unterstützenden Beitrag leisten, indem sie versucht, die Atemnot der Betroffenen durch Maßnahmen zu Atmungsökonomisierung, Pacing und Entspannungstechniken zu lindern.

Die Verringerung des Atemflusses durch allgemein erhöhten Strömungswiderstand (Resistance) und/oder erhöhte Lungendehnbarkeit (Compliance) ist primär die Domäne der Physiotherapie; hier können physiotherapeutische Maßnahmen maßgeblich zur Symptomlinderung beitragen. Typische Krankheitsbilder, die sowohl die Verringerung des Atemflusses als auch die Atemwegsobstruktion durch Sekret aufweisen, sind die **COPD,** die **Cystische Fibrose**

(**CF**) oder die **Panbronchiolitis.** Während bei der CF der abnorm zähe Schleim im Vordergrund steht, ist es bei der COPD die Entzündung, die zur Zerstörung vor allem der kleinen Atemwege und damit zur Atemwegobstruktion führt (Hogg 2004). Bei der Panbronchiolitis, die vor allem im asiatischen Raum verbreitet ist, ist ebenfalls die Entzündung maßgeblich am Entstehen des Symptoms Atemwegsobstruktion beteiligt (Visscher/Myers 2006).

Assessment und physiotherapeutische Untersuchung

Im **klinischen Bild,** das der Patient zeigt, ist durch Adaptationsvorgänge an die chronische Krankheit nicht selten das wahre Ausmaß der Erkrankung verschleiert. Daher ist es hilfreich und sinnvoll, auf **objektive Parameter** zurückzugreifen, die durch eine Röntgenaufnahme der Lunge, die Blutgasanalyse und eine Lungenfunktionsprüfung erhoben werden können. Durch diese Parameter erhält der Therapeut Informationen über die Sekretproblematik, das Ausmaß der Atemwegsobstruktion, das Vorliegen eines Lungenemphysems sowie das Vorhandensein und ggf. Ausmaß einer respiratorischen Insuffizienz. Diese Daten dienen zur Planung der adäquaten Therapie.

Liegen solche Untersuchungsergebnisse nicht vor, weil der Patient in einer akuten Atemnotsituation eingeliefert wurde oder sich nicht auf einer pulmologischen Abteilung befindet, kann sich der Therapeut nur an seinen **physiotherapeutischen Befunden** orientieren (➤ Tab. 15.1).

Tab. 15.1 Physiotherapeutische Untersuchung

Assessment	Was wird beurteilt?
Sichtbefund	Haltung und Position des Patienten, Anzeichen einer Hypoxämie, Thoraxform, Thoraxsymmetrie, Atemhilfsmuskeleinsatz, Atem- und Herzfrequenz, Atemform, Atemweg, Atemrhythmus, Einziehungen, Atemgeräusche
Tastbefund	Hauttemperatur, Vibrationen durch Sekret, Stellung der Trachea, Relief der Thoraxwand, Schmerzauslösung durch Berührung
Patientenbefragung	Atemnot (wann, wodurch ausgelöst, was hilft? Dyspnoe-Skala!); Husten (wann, produktiv, wie sieht das Sekret aus, wie viel Sekret?); Schmerzen (wann, wodurch ausgelöst, was hilft?)
Auskultationsbefund	Sekret, nicht belüftete Areale?

⚠ **BEACHTE**

Befindet sich der Patient in einer **akuten Atemnotsituation,** sind physiotherapeutischen Untersuchungen nur sehr eingeschränkt durchführbar! Der Therapeut wird sich dann hauptsächlich am **Sichtbefund** orientieren und seine Maßnahmen darauf basierend auswählen.

Physiotherapeutische Behandlung der Atemwegsobstruktion

Wesentliche Behandlungsmaßnahmen für die Atemwegsobstruktion sind **Inhalationen** mit bronchienerweiternden und entzündungshemmenden Medikamenten, die **PEP-Therapie** und die **Schulung** des Patienten im Sinne von Krisenmanagement und Ökonomisierung seiner Aktivitäten des täglichen Lebens. Steht hinter der Atemwegsobstruktion ein Sekretproblem, kommen ebenfalls Inhalationen – zusätzlich sekretlösend – und Maßnahmen zur **Sekretmobilisation und -evakuierung** zur Anwendung.

Inhalationstherapie

Die Inhalationstherapie stellt eine adäquate Maßnahme zur **Symptomlinderung der Belastungsdyspnoe** bzw. mit Fortschreiten der genannten Krankheitsbilder auch der **Sprech- und Ruhedyspnoe** als Ausdruck der Atemwegsobstruktion dar. Es gibt ausreichende Evidenz für die positive Wirkung bronchienerweiternder und entzündungshemmender inhalativer Medikamente bei COPD (Albert/Calverley 2008) und CF (Hess 2007). Die Wirksamkeit schleimlösender Inhalationen bei CF ist noch nicht ausreichend belegt (Hess 2007). Aus Sicht der Autorin zeigt sich bei vielen Patienten jedoch ein positiver Effekt, der die Lösung des Sekrets von der Schleimhaut und damit den Weitertransport und das Aushusten ermöglicht.

Bei Palliativpatienten ist die Verabreichungsform des zu inhalierenden Medikaments von besonderer Bedeutung. Während **Trockeninhalationen** einen inspiratorischen Kraftaufwand seitens des Patienten erfordern, um effektiv zu sein, ist dies bei der Inhalation mittels **Dosieraerosol** oder bei **Feuchtinhalationen** nicht nötig (Laube et al. 2011). Die beiden Letztgenannten unterscheiden sich durch die Dauer der Inhalationszeit, die bei ein paar Sekunden bzw. bei ungefähr 15 Minuten pro Wirkstoff liegt. Je nach Zustand und Koordinationsfähigkeit des Patienten muss die geeignete Verabreichungsform gewählt werden. Solange es möglich ist, sollte die Therapie mittels Feuchtinhalation erfolgen.

Die dabei verwendeten Handteile lassen sich mit PEP-Systemen kombinieren und beugen somit einer dynamischen Überblähung bei den tiefen Atemzügen während der Inhalation vor. Gleichzeitig wird bei der Ausatmung gegen Widerstand Sekret mobilisiert. Das eigeatmete Aerosol (in Flüssigkeit gelöste Wirkstoffpartikel) feuchtet die Atemwege an, was wiederum den Sekrettransport erleichtert. Dies ist umso bedeutender, je weniger der Patient trinkt. Die meisten Handteile lassen sich auch während der Inhalationszeit mit einem Sauerstoffschlauch verbinden, sodass bei sauerstoffpflichtigen Patienten keine Pausen beim Inhalieren gemacht werden müssen. Pausen können jedoch aufgrund des reduzierten Allgemeinzustands eines Patienten nötig sein, wie im Fallbeispiel beschrieben.

PEP Therapie

Die PEP-Therapie ermöglicht den Patienten ein **längeres und leichteres Ausatmen,** da durch die verwendeten Stenosen ein positiver exspiratorischer Druck erzeugt wird, der die Atemwege stabilisiert und auch bei forcierter Exspiration offenhält. Je kleiner die gewählte Stenose ist, desto mehr Wirkung wird in den kleinen Atemwegen, die nicht mehr durch Knorpelanteile gestützt werden, erreicht. Dies ist eine geeignete Maßnahme, um die **Resistance zu senken** und bei erhöhter Compliance einen **Kollaps der Atemwege zu verhindern.** Die Technik ist Teil des physiotherapeutischen Therapieangebotes bei COPD im Rahmen der pulmologischen Rehabilitation (Clini/Ambrosino 2008). Evidenz für die Wirksamkeit gibt es auch bei der Therapie der CF (Placidi et al. 2006, Lester/Flume 2009). Die einfachste Form eines PEP ist die Lippenbremse, bei der ein Druck von ca. 7 mbar erzeugt wird. Dieser bringt bei fortgeschrittener oder akuter Atemwegsobstruktion eine Atemerleichterung. Um therapeutisch effizienter zu sein, muss mit Drücken von 20 bis zu 100 mbar gearbeitet werden, was in der Situation einer akuten Dyspnoe nicht möglich ist.

PEP-Systeme können mit einem Manometer verwendet werden, das den aufgebauten Druck anzeigt und die Wahl der geeigneten Stenose erleichtert. Mit unterschiedlich großen Stenosen werden verschiedene Bereiche der Atemwege erreicht und der Druck sowie die Flussgeschwindigkeit geregelt. Dies ermöglicht einen gezielten Sekrettransport. Die Therapie kann vom Patienten selbstständig in unterschiedlichen Ausgangsstellungen oder auch in Kombination mit manueller Unterstützung durch den Therapeuten (in Form von Thoraxkompressionen) angewandt werden. Der Verwendung kontinuierlicher PEP-Systeme ist bei weit fortgeschrittenen Erkrankungen gegenüber oszillierenden PEP-Systemen (Flutter, Acapella® etc.) der Vorzug zu geben. Oszillierende Systeme können zu Blutungen im Bronchialsystem führen, was bei CF eine häufige Komplikation ist (Flume 2009).

Nichtinvasive Beatmung

Auch die nichtinvasive Beatmung (NIV) ist eine Möglichkeit zur **Unterstützung der Sekretmobilisation bei CF-Patienten** (Windisch et al. 2010). Durch diese Form der Therapie kann sich einerseits das Zwerchfell erholen und andererseits ausreichend Luft hinter das Sekret gebracht werden, um dieses besser abtransportieren zu können. Viele CF-Patienten leiden aufgrund der ausgeprägten Lungenüberblähung und ständigen hohen Atemarbeit bereits an einer Zwerchfellschwäche.

Die NIV sollte den Betroffenen durchaus schon früh angeboten werden. Dies ermöglicht den Einsatz von kleineren Nasenmasken und die Gewöhnung an das Gerät erfolgt nicht erst in einem lebensbedrohlichen Zustand, wie dies im Fallbeispiel leider der Fall war (➤ Abb. 15.2, ➤ Abb. 15.3).

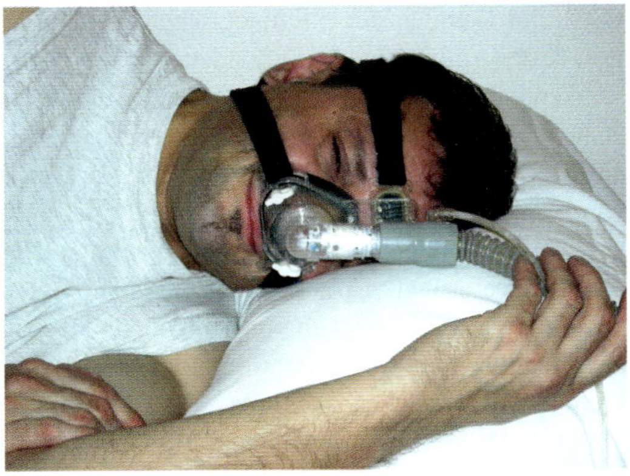

Abb. 15.2 CF-Patient mit NIV per Nasenmaske [M544]

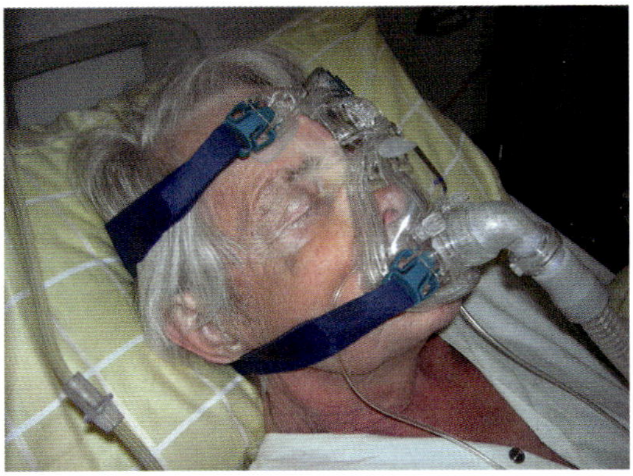

Abb. 15.3 COPD-Patient mit NIV per Vollmaske [M544]

Bei Patienten mit stabiler COPD kann durch die NIV keine wesentliche Verbesserung erzielt werden (Kolodziej et al. 2007). Bei einer **akuten Exazerbation der COPD** (**AECOPD**) ist die NIV der medikamentösen Standardtherapie jedoch überlegen (Clini/Ambrosino 2008) und wird zunehmend eingesetzt (Chandra et al. 2012). Der Patient sollte vom Physiotherapeuten auf die Verwendung der Beatmung und der Gesichtsmaske vorbereitet werden, damit diese auch toleriert wird (vgl. Fallbeispiel). Ist kein Physiotherapeut anwesend, wird diese Aufgabe meist vom Pflegepersonal übernommen. Eine palliative NIV ist bei Patienten mit **COPD im Endstadium** eine Möglichkeit zur Symptomlinderung. Sie reduziert die Dyspnoe, auch wenn kein hyperkapnisches Respirationsversagen vorliegt (Cuomo et al. 2004). Die NIV stellt eine adäquate palliative Maßnahme dar, wenn sich der Patient bzw. die Angehörigen gegen lebensverlängernde Maßnahmen ausgesprochen haben und Komfort und Lebensqualität im Vordergrund stehen (Curtis et al. 2007).

Weitere Techniken zur Sekretmobilisation

Weitere Möglichkeiten, der Atemwegsobstruktion durch Sekretmobilisation entgegenzuwirken, sind die **Lagerung** des Patienten sowie die **Active Cycle of Breathing Technique** (**ACBT**) oder die **Autogene Drainage.** Die Lagerung ist auch in einem weit fortgeschrittenen Stadium der Erkrankungen erfolgversprechend. Bewegungen im Bronchialsystem, die durch Ein- und Ausatmung erreicht werden, wirken als Scherkräfte und verflüssigen das Sekret quasi „mechanisch". Dadurch kann es leichter durch die Zilien im Bronchialsystem weitertransportiert werden. Unter Ausnutzung der Gravitation ist die größte Bewegung beim erwachsenen Patienten in Seitenlage zu erwarten. Für den Sekrettransport ist es also günstig, den Patienten abwechselnd rechts und links zu lagern (Schenker 2000).

ACBT und Autogene Drainage erfordern Konzentration seitens des Patienten und stabile Atemwege, um das Sekret aus allen Bereichen der Lunge abtransportieren zu können (Lester/Flume 2009). Voraussetzung für die Effektivität der Autogenen Drainage ist das Halten einer kurzen Atempause nach der Inspiration bei offener Glottis (Agostini/Knowles 2007), was bei Patienten, die wegen der Atemwegsobstruktion bereits dyspnoisch sind, oft nicht möglich ist. Beide Techniken sind nach Meinung der Autorin daher bei Palliativpatienten nur beschränkt einsetzbar.

Husten steht im Regelfall am Ende der Sekretmobilisierung und bewirkt die Evakuierung des Sekrets. Es handelt sich um einen komplex gesteuerten Ablauf, der reflektorisch ausgelöst wird und dem Schutz der Atemwege dient. Voraussetzung für das Husten ist eine **intakte Atempumpe** mit all ihren Komponenten: dem Atemzentrum im Hirnstamm, den zentralen und peripheren Nerven, dem knöchernen Thorax und der Atemmuskulatur.

Obstruktive Ventilationsstörungen wie COPD oder CF führen zu Störungen der Atempumpe. Auslöser dafür ist einerseits der starre Thorax (durch die massive Überblähung der Lunge infolge der Atemwegsobstruktion) und andererseits die Schwäche der Atemmuskulatur. Diese ermüdet, da sie in einem ständigen Ungleichgewicht zwischen Belastung und ihrer Pumpkapazität arbeiten muss (Oczenski/Werba/Andel 2000). Folgen der Hustenschwäche sind ein Sekretstau, der wiederum zur Atemwegsobstruktion führt, sowie die Ausbildung von Atelektasen mit nachfolgender Hypoxämie und Hyperkapnie.

Um die Patienten beim Auftreten einer **Hustenschwäche** sinnvoll zu unterstützen, stehen verschiedene physiotherapeutische Techniken zur Verfügung, die von Patienten mit COPD und CF frühzeitig erlernt werden sollten. Wesentlich ist der Beginn eines **Atemmuskeltrainings,** sobald der maximale inspiratorische Druck (MIP) unter 60 mmHg gesunken ist. Das Erlernen des **Huffens** (forciertes Ausatmen bei offener Glottis) als Teil der Autogenen Drainage und der ACBT kann als „Hustenersatz" hilfreich sein. Eine milde Form von „**Air Stacking**", bei der der Patient mehrmals einatmet ohne dazwischen wieder auszuatmen und so möglichst viel Luft in die Lunge und hinter das Sekret zu bringen versucht, kann dazu beitragen, das Lungenvolumen zu erhöhen und das Husten effizient zu machen. **Passive Maßnahmen** wie der epigastrische Schub, die manuelle Thoraxkompression durch den Therapeuten während des Hustens sowie die Stabilisation der Bauchwand durch einen Gurt können den Hustenvorgang unterstützen.

Mechanische Hustenhilfen wie der CoughAssist® oder Pegaso Cough® bewähren sich bei Patienten mit einer hohen Querschnittsläsion oder einer neuromuskulären Erkrankung (Windisch et al. 2010). Sie sind jedoch bei obstruktiven Krankheitsbildern als Hustenhilfe weniger geeignet (Winck et al. 2004). Die Gebrauchsinformation des CoughAssist® führt das Vorliegen eines Emphysems als Kontraindikation an. Bei obstruktiven Krankheitsbildern wurden Komplikationen wie Kreislaufprobleme oder Pneumothorax beobachtet.

Ebenso kritisch zu betrachten ist das **Absaugen,** das, wenn es zu häufig oder zu tief erfolgt, zu entzündlichen Veränderungen und damit zu verstärkter Sekretbildung führen kann. Gelingt es jedoch nicht, große Sekretmengen aus der Trachea oder aus dem Rachen abzuhusten, muss der Patient unbedingt abgesaugt werden, um ein qualvolles Ersticken zu verhindern.

15.3 Sauerstoffkapazitätsprobleme im palliativen Kontext

Im folgenden Abschnitt wird die Rolle der Physiotherapie bei chronisch-respiratorischer Hypoxämie beschrieben. Zum besseren Verständnis folgt einleitend die Erklärung wichtiger Begriffe und Normwerte.

Die arterielle **Sauerstoffsättigung** (SaO_2) des Blutes liegt zwischen 95 % und 98 % und sagt aus, zu wieviel Prozent das Hämoglobin mit Sauerstoff gesättigt ist. Die SaO_2 hängt vom **Sauerstoffpartialdruck** (paO_2) ab, der arteriell gemessen zwischen 70 und 105 mmHg liegt und mit zunehmendem Alter abnimmt (Oczenski/Werba/Andel 2000). Der **Sauerstoffgehalt** im arteriellen Blut wird durch die Hämoglobinkonzentration und die SaO_2 bestimmt. Bei einer **Hypoxämie** liegt ein herabgesetzter Sauerstoffgehalt im arteriellen Blut vor, was zu einer Minderversorgung der Gewebe und Organe führt. Bei einer primär arteriellen Hypoxie ist der paO_2 vermindert. Im palliativen Kontext ist das oft durch eine schwere Lungenfunktionsstörung bedingt (**chronisch-respiratorische Hypoxämie**). Davon abzugrenzen ist die **anämische Hypoxie,** die bei onkologischen Patienten zu finden ist und der die Konzentrationsabnahme des funktionstüchtigen Hämoglobins zugrunde liegt (Thews/Vaupel 2005). Bei den betroffenen Patienten kann die SaO_2 im Normbereich liegen, der paO_2 jedoch vermindert sein.

Schwere Lungenfunktionsstörungen, die zur chronisch-respiratorischen Hypoxämie führen, treten sowohl bei obstruktiven Ventilationsstörungen wie COPD oder CF als auch bei restriktiven Ventilationsstörungen wie der Lungenfibrose auf. Deformierende Thoraxerkrankungen und neuromuskuläre Erkrankungen können ebenfalls zu einer arteriellen Hypoxämie führen (Aigner et al. 2001). Während der Verlauf bei den obstruktiven Ventilationsstörungen meist langsam progredient ist, kann er bei der Lungenfibrose rasant fortschreiten. Das **Kardinalsymptom ist immer die Dyspnoe,** die sich anfänglich in Form einer Belastungsdyspnoe zeigt. Training ist auch bei Hypoxämie unter Sauerstoffgabe möglich, jedoch mit Ausnahme der Lungenfibrose. Bei dieser Erkrankung darf bei Hypoxämie nicht trainiert werden **Solange keine Hypoxämie vorliegt,**

15

ist Training eine sinnvolle Intervention (Clini/Ambrosino 2008, Spruit et al. 2009). Bei Vorliegen einer chronischen Hypoxämie bringt die **Langzeitsauerstofftherapie** (**LTOT**) zumindest vorübergehend Linderung und verbessert die Lebensqualität.

Langzeitsauerstofftherapie

Die Untersuchungen von NOTT (*Nocturnal Oxygen Therapy Trial Group*) und MRC (*Medical Research Council Working Party*) hatten die Einführung von **Kriterien und Guidelines zur LTOT** in fast allen Industrieländern zur Folge (Rous 2008). Dadurch ist die Verordnung klar geregelt. Die Kostenübernahme erfolgt in den Ländern unterschiedlich. Während es für den Einsatz der Langzeitsauerstofftherapie bei COPD Evidenz hinsichtlich der Lebensqualität gibt (Corrado/Renda/Bertini 2010), kann dies bei der CF nicht eindeutig bestätigt werden (Elphick/Mallory 2011). Aus Erfahrung kann die Autorin jedoch berichten, dass sowohl Patienten mit CF als auch Patienten mit Lungenfibrose davon profitieren, indem sie durch **(wieder)gewonnene Mobilität** am Leben teilhaben können.

Die Kriterien zur Langzeitsauerstofftherapie helfen, die Sauerstoffmenge, die der Patient in Ruhe, bei Belastung und in der Nacht zuführen soll, zu ermitteln. Welches Sauerstoffsystem (Flüssigsauerstoff oder Sauerstoffkonzentrator) dem Patienten verordnet wird und wie der Sauerstoff appliziert werden soll (per **Maske** oder per **Brille**), entscheidet im Idealfall der Physiotherapeut gemeinsam mit dem Patienten. Ausschlaggebend ist die Sauerstoffmenge, die pro Minute verabreicht werden soll, da ab einer Dosis von mehr als 6 l/min nur wenige Sauerstoffgeräte zur Verfügung stehen. Ein weiteres Kriterium, das die Auswahl des Geräts beeinflusst, ist der **Atemweg,** den der Patient nutzt. Für Palliativpatienten besonders gut geeignete **mobile Geräte,** die sehr leicht sind und auch liegend verwendet werden können (➤ Abb. 15.4), funktionieren nur, wenn durch die Nase eingeatmet wird.

Atmet der Patient aufgrund von Dyspnoe bevorzugt durch den Mund ein, ist es günstig, eine Sauerstoffmaske zu verwenden. Die ideale Maske ist die

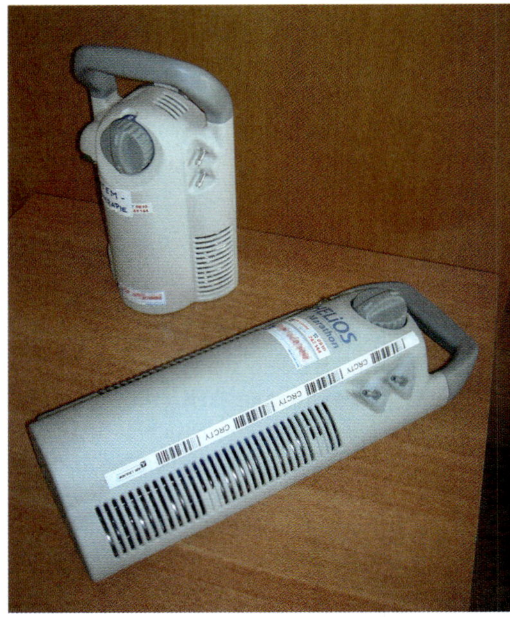

Abb. 15.4 Helios Marathon und Helios 300 [M544]

OxyMask™, die ein offenes Sauerstoffzufuhrsystem hat. Durch die Öffnungen in der Maske sind Trinken mittels Strohhalm, Sekretmobilisation mittels PEP-System und im Notfall auch das Absaugen möglich, ohne dass die Sauerstoffzufuhr unterbrochen wird.

Benötigt der Patient große Sauerstoffmengen, sollte ebenfalls die Verwendung einer Sauerstoffmaske erwogen werden, um die Nasenschleimhaut zu schonen. Patienten stehen dieser jedoch oft sehr ablehnend gegenüber. Besteht der Patient auf Verwendung einer Sauerstoffbrille, ist darauf zu achten, dass sie auch die nötige Durchflussrate bietet. Die gängigen Sauerstoffbrillen sind für eine Flussrate von bis zu 4 l/min konzipiert. Speziell Patienten mit Lungenfibrose benötigen jedoch oft 12 bis 15 l/min bei Belastung. Dafür gibt es spezielle Sauerstoffbrillen und tragbare Sauerstoffgeräte, die zusätzlich mit einer Vorrichtung zur Anfeuchtung des Sauerstoffs als Schutz für die Nasenschleimhaut ausgestattet werden sollten.

Der Physiotherapeut hat im Umgang mit dem Sauerstoff meist beratende und schulende Funktion. Der Patient kann nur dann profitieren, wenn das für seine Bedürfnisse adäquate System verordnet wird und er bzw. seine Angehörigen auch den Umgang damit beherrschen. Bei optimaler Versorgung ist der Patient in der Lage, ohne oder mit wesentlich geringerer Dyspnoe den Aktivitäten des täglichen Lebens nachzukommen und damit eine Verbesserung der Lebensqualität zu empfinden.

⚠ BEACHTE

- Patienten, die rauchen *und* kognitiv beeinträchtigt sind, dürfen bei LTOT nicht unbeaufsichtigt bleiben. Der Sauerstoff muss während des Rauchens abgedreht und das Gerät entfernt werden.
- Patienten, die hyperkapnisch sind, müssen darauf hingewiesen werden, dass sie die vorgeschriebene Sauerstoffdosierung nicht eigenmächtig erhöhen dürfen, da sie dadurch ins CO_2-Koma fallen könnten.

Physiotherapeutische Maßnahmen in der Terminalphase

Die in ➤ Kapitel 14 ausführlich besprochenen Maßnahmen kommen – mit Einschränkungen (Anpassung der Entspannungstechniken) – auch bei Patienten mit Atemwegsobstruktion und Sauerstoffkapazitätsproblemen in der Terminalphase zum Einsatz. Der Einsatz eines Fächers zur Linderung der Atemnot (Bausewein et al., 2010a) wird nach Erfahrung der Autorin von Patienten mit Lungenfibrose eher angenommen als von Patienten mit obstruktiven Symptomen. Der Einsatz von Aromatherapiemassagen zur Linderung von Angst und Depression (Wilkinson et al. 2007) bewährt sich nicht nur bei Krebspatienten, sondern auch bei Patienten mit COPD, CF oder Lungenfibrose.

✓ PRAKTISCHE TIPPS

Patienten mit fortgeschrittenen Lungenerkrankungen profitieren am meisten, wenn sie in einem Setting begleitet werden, dem sowohl pulmologisch ausgebildete Therapeuten, Ärzte und Pflegepersonen als auch palliativ geschultes Personal angehören.

15.4 Medikamentöse Therapie und medizinisch-ärztliche Interventionen bei Atemwegsobstruktion

Daniela Gompelmann

Atemwegsobstruktionen, die zur Dyspnoe führen, kommen bei diversen Lungenerkrankungen vor. Dabei ist die Atemwegsobstruktion unterschiedlicher pathophysiologischer Genese. So kann sie beispielsweise durch eine Bronchokonstriktion oder ein Mukosaödem bedingt und somit potenziell reversibel sein oder aber durch eine fixierte Einengung der zentralen Atemwege, z. B. durch maligne Tumore.

Eine Erkrankung, die mit einer progredienten Atemwegsobstruktion einhergeht, ist die chronisch obstruktive Lungenerkrankung (COPD), die als Volkskrankheit und bei fehlenden kurativen Therapieansätzen den 3. Platz in der Todesursachenstatistik einnimmt (WHO 2020). Die COPD geht charakteristischerweise mit einer persistierenden und progredienten Atemwegsobstruktion – bedingt durch eine Bronchoskonstriktion und ein irreversibles Atemwegsremoddeling im Bereich der peripheren Atemwege – sowie einer Lungenüberblähung einher, die zu einer Belastungsdyspnoe und schließlich auch zu einer Ruhedyspnoe führen kann. Neben der COPD gibt es jedoch auch andere Erkrankungen, die zur Atemwegsobstruktion führen und bei denen nicht selten aufgrund oftmals fehlender heilender Therapiemaßnahmen eine palliative Behandlung im Vordergrund steht. Fixierte Stenosen im Bereich der zentralen Atemwege sind vor allem durch maligne Tumore bedingt. Hier ist vor allem das Lungenkarzinom zu nennen, welches in Deutschland und Österreich bei Männern den ersten Platz und bei Frauen den zweiten Platz in der Krebstodesursachenstatistik einnimmt (S3-Leitlinie 2018).

Im Folgenden werden die medikamentöse Therapie und die medizinisch-ärztlichen Interventionen dieser beiden Erkrankungen im fortgeschrittenen Stadium, wenn die palliative Therapie im Vordergrund steht, erörtert.

Chronisch obstruktive Lungenerkrankung (COPD)

Das Hauptsymptom der COPD ist Dyspnoe. Häufig bemerken die Betroffenen aufgrund des schleichenden Auftretens und der langsamen Progredienz der Dyspnoe zunächst gar nicht die Einschränkung ihrer Leistungsfähigkeit, sodass die Erkrankung nicht selten erst in einem fortgeschrittenen Stadium diagnostiziert wird. Neben der Dyspnoe stellen Husten und Auswurf weitere häufige Symptome dar. Nach der Diagnosestellung, die neben einer ausführlichen Anamnese auf einer Lungenfunktionstestung beruht, wird eine Therapie eingeleitet. Die Grundlagen der Therapie umfassen dabei neben dem Einstellen eines Nikotinkonsums die Durchführung der Influenza- und Pneumokokkenimpfung sowie eine frühzeitige Physiotherapie und Atemphysiotherapie.

Auf der Basis einer COPD-Gruppeneinteilung, die anhand von Dyspnoe-Scores und Anzahl der Exazerbationen im vergangenen Jahr erfolgt, wird zudem eine medikamentöse Behandlung eingeleitet (Global Initiative for Chronic Obstructive Pulmonary Disease 2020). Diese umfasst Bronchodilatatoren, zu denen kurz- und langwirksame ß2-Sympathomimetika sowie Anticholinergika zählen, inhalative Glukokortikosteroide und PDE4-Inhibitoren. Hauptziel dieser Therapiemaßnahmen ist eine Verbesserung der Symptomatik, Lungenfunktion, Belastbarkeit und Lebensqualität sowie die Verminderung der COPD-Exazerbationen, was zur langsameren Progression der COPD führt. Ob diese medikamentöse Therapie jedoch zu einem verlängerten Überleben führt, wird kontrovers diskutiert (Mapel et al. 2006; Calverley et al. 2007; Mathioudakis et al. 2014).

Neben diesen medikamentösen Therapieoptionen ist bei Vorliegen einer Hypoxämie mit einem Sauerstoffpartialdruck < 55 mmHg bzw. < 59 mmHg plus Vorliegen einer Rechtsherzinsuffizienz und/oder Polyzythämie zudem eine Langzeitsauerstofftherapie (long term oxygen therapy, LTOT) ≥ 15 Stunden/Tag indiziert und führt zur Verbesserung der Lebensqualität und des Überlebens (Report of the Medical Research Council Working Party 1981; Nocturnal Oxygen Therapy Trial Group 1980). Bei Patienten mit einer moderaten Sauerstoffsättigung (SO_2 89–93 %) hingegen führt die LTOT nicht zur Linderung der Dyspnoe im alltäglichen Leben (Long-term Oxygen Treatment Trial Research Group 2016; Ekström et al. 2016). Bei Vorliegen einer relevanten chronischen Hyperkapnie kann zudem eine nicht-invasive Beatmung (NIV) zur Verbesserung des Gasaustauschs, der Lungenfunktion, Belastbarkeit, Lebensqualität und des Überlebens führen (Köhnlein et al. 2014).

Bei einigen Patienten mit einer fortgeschrittenen COPD kommen zudem chirurgische oder endoskopische Therapiemaßnahmen in Betracht. Zu den chirurgischen Optionen zählen die Lungentransplantation sowie die Lungenvolumenreduktionschirurgie. Die Lungentransplantation, die bei selektionierten Patienten in Betracht gezogen werden kann, führt neben der Verbesserung der Symptomatik und der Lebensqualität zu einem verlängerten Überleben (Timofte et al. 2020). Die Lungenvolumenreduktionschirurgie, bei der emphysematöse Lungenareale entfernt werden, reduziert die Lungenüberblähung, welches eine Verbesserung der Atemmechanik zur Folge hat. Dies führt neben der Symptomverbesserung auch zum verlängerten Überleben, wobei nur selektionierte Patienten, v. a. mit einem oberlappenbetonten Emphysem und verminderter Belastbarkeit, von diesem Verfahren profitieren (Fishman et al. 2003). Neben dieser chirurgischen Lungenvolumenreduktion stehen mittlerweile auch unterschiedliche endoskopische Verfahren zur Verfügung, die ebenfalls das Ziel der Reduktion der Lungenüberblähung verfolgen. Die bekannteste Technik stellt dabei die endoskopische Ventiltherapie dar, bei der Ein-Weg-Ventile in den am meisten emphysematös destruierten Lungenlappen implantiert werden. Diese Ventile erlauben ein Entweichen der Luft bei der Exspiration, verhindern aber den Lufteinstrom bei der Inspiration (➤ Abb. 15.5). Dadurch wird eine lobäre Lungenvolumenreduktion erzielt, wobei das maximale Ergebnis das Auftreten einer lobären Atelektase darstellt. Allerdings kann diese Ventiltherapie nur bei Patienten mit fehlender interlobärer Kollateralventilation effektiv eingesetzt werden, d. h. bei denen die Lungenlappen nicht durch Parenchymbrücken miteinander verbunden sind. Bei diesen selektionierten Patienten führt die Ventiltherapie schließlich zur Verbesserung der Lungenfunktion und somit der Dyspnoe, Belastbarkeit und Lebensqualität (Klooster et al. 2015; Criner et al. 2018). Einige Studien belegen

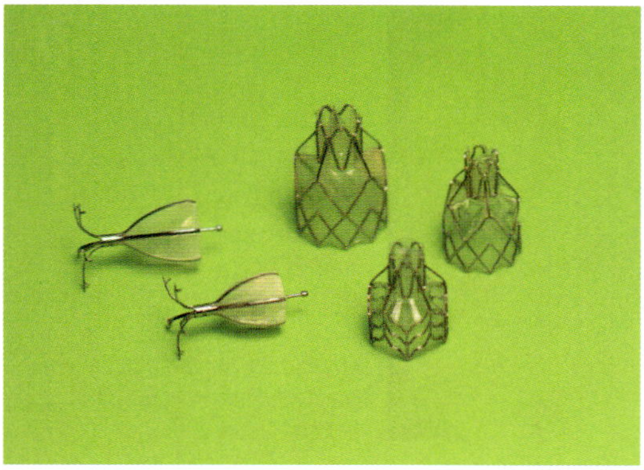

Abb. 15.5 Unterschiedliche Ein-Weg-Ventile (intrabronchiale Ventile [IBV] und endobronchiale Ventile [EBV]), die in die Atemwege des am stärksten emphysematös destruierten Lungenlappens bronchoskopisch implantiert werden und durch die Ausbildung einer lobären Atelektase zu einer Lungenvolumenreduktion führen. [P977]

zudem einen Überlebensvorteil, sofern die Ventiltherapie zur gewünschten lobären Atelektase führt (Gompelmann et al. 2019).

Alle genannten Behandlungsoptionen haben das primäre Ziel, die Symptomatik und Lebensqualität zu verbessern und sind ggf. mit einem Überlebensvorteil assoziiert. Dennoch stellt keine dieser Behandlungsmöglichkeiten einen kurativen Therapieansatz für die COPD dar. Zudem verspüren viele Patienten trotz dieser leitliniengerechten Therapie, vor allem im fortgeschrittenen Stadium der Erkrankung, weiterhin Dyspnoe, sodass eine frühzeitige palliative Therapie bedacht werden muss. Ziel dieser palliativen Therapie ist die Verbesserung der Lebensqualität der Patienten und auch der Angehörigen. Neben der leitliniengerechten physiotherapeutischen und medikamentösen Therapie der COPD kann das Symptom Dyspnoe durch den Einsatz von Opioiden verbessert werden. Diesbezüglich verweisen wir auf ➤ Kapitel 14.

Neben dem Hauptsymptom Dyspnoe leidet eine Vielzahl der COPD-Patienten zudem unter Angst, Depressionen und Kachexie, welche symptombasierte Therapien erfordern. Durch die limitierte Belastbarkeit resultiert nicht selten ein reduzierter sozialer Kontakt, was zur depressiven Stimmungslage beiträgt. An erster Stelle sind hier eine psychologische und psychosoziale Betreuung der Patienten einzusetzen (Farver-Vestergaard et al. 2015; Yohannes et al. 2016). Die Studienlage für den Einsatz von Antidepressiva ist kontrovers und limitiert, sodass keine eindeutige Aussage über die Effektivität der Antidepressiva bei Patienten mit COPD gemacht werden kann (Pollok et al. 2018). In individuellen Fällen kann eine antidepressive Therapie versucht werden, wobei Palliativmediziner und -medizinerinnen Mirtazapin bevorzugt einsetzen, da dieses aufgrund seiner noradrenergen und serotonergen Wirkung möglichweise auch direkt das Dyspnoeempfinden im Hirnstamm beeinflussen kann (Maddocks et al. 2017). Nicht selten leiden COPD Patienten unter einer Kachexie, da die gesteigerte Atemarbeit mit einem hohen Kalorienverbrauch einhergeht. Vor allem unterernährte COPD Patienten können von einer Ernährungsergänzung (z. B. Leucin, Vitamin D und mehrfach ungesättigte Fettsäuren) profitieren, die zur Gewichtszunahme und Verbesserung der körperlichen Aktivität führen (Ferreira et al. 2012; van Beers et al. 2019).

Wichtig ist, bei Patienten mit einer COPD bereits frühzeitig aufklärende Gespräche über die Erkrankung und deren Dynamik zu führen und eine palliative Therapie zu beginnen.

Atemwegsstenosen beim Lungenkarzinom

30 % der Patienten mit einem fortgeschrittenen Lungenkarzinom weisen eine tumorbedingte zentrale Atemwegsstenose auf, die mit einer erheblichen Symptomatik wie Dyspnoe, Stridor und Hämoptysen einhergehen kann (Silvestri et al. 2013). Zudem kann die Stenose der Atemwege zur poststenotischen Pneumonie oder zur respiratorischen Insuffizienz mit der Notwendigkeit einer Beatmung führen. Nahezu 50 % der Patienten mit einer tumorbedingten Atemwegsstenose befinden sich in einer lebensbedrohlichen Situation und bedürfen umgehend einer Intervention (Herth et al. 2007). Das primäre Ziel einer bronchoskopischen Rekanalisation ist dabei die Symptomlinderung. Je nach Art der Atemwegsstenose stehen unterschiedliche bronchoskopische Techniken zur Verfügung. Bei Atemwegsstenosen, die durch ein endobronchiales Tumorwachstum bedingt sind, können die mechanischen Rekanalisation mittels Zangen, die Argon-Plasma-Koagulation als thermisches Verfahren oder die Kryorekanalisation, bei der mittels Kältesonden Tumorgewebe extrahiert werden kann, angewendet werden (Morice et al. 2001; Schuhmann et al. 2010). Bei Stenosen, die

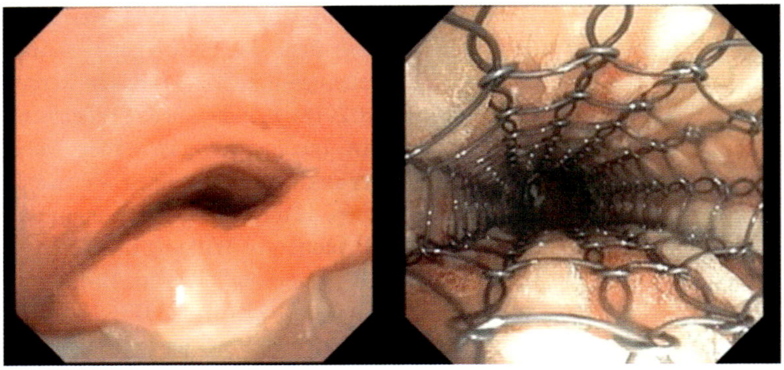

Abb. 15.6 Es zeigt sich eine tumorbedingte Stenose der Trachea (linkes Bild). Aufgrund einer ausgeprägten Symptomatik mit Dyspnoe und Stridor erfolgte die Implantation eines Trachealstents (rechtes Bild). [P977]

durch eine tumorbedingte Kompression von außen resultieren, können effektiv Atemwegsstents implantiert werden, die die Atemwege offenhalten und schienen (Saad et al. 2003) (➤ Abb. 15.6).

Durch diese bronchoskopischen Maßnahmen können Dyspnoe und/oder Hämoptysen rasch gelindert werden. Neben der Verbesserung der Symptomatik konnte zudem gezeigt werden, dass die Patienten mit einer lungenkarzinombedingten Atemwegsstenose, die erfolgreich rekanalisiert wird, ebenso lange wie Patienten mit Lungenkarzinom ohne zentrale Atemwegsstenose überleben (Verma et al. 2018). Bei diesen Interventionen handelt es sich um minimal-invasive Techniken, dennoch können auch diese mit Komplikationen assoziiert sein. Vor allem die Implantation der Atemwegsstents kann in der Folge zur erheblichen Mukostase führen, sodass eine konsequente Inhalations- und Atemphysiotherapie nach der Stentimplantation unabdingbar ist.

15.5 Schlussbemerkungen

Eva Müllauer

Bei Atemwegsobstruktion und Sauerstoffkapazitätsproblemen liegt häufig die Diagnose COPD, CF oder Lungenfibrose zugrunde. Die Patienten befinden sich meist auch in weit fortgeschrittenen Krankheitsstadien und werden, wenn eine Lungentransplantation nicht (mehr) stattfinden kann, oft im Akutkrankenhaus und nicht auf einer Palliativstation oder in einem Hospiz betreut. Das Bedürfnis nach einer Palliativbegleitung ist jedoch bei diesen Patienten ebenso ausgeprägt wie bei Krebspatienten. Bei CF-Patienten scheint es aufgrund der Komplexität der Erkrankung sinnvoll zu sein, sie auch in der palliativen Phase weiterhin in spezialisierten CF-Zentren zu betreuen. Idealerweise erfolgt die Betreuung nach Palliative Care Guidelines und Pathways sowie mit Unterstützung durch ein Palliativteam (Bourke et al. 2009). COPD-Patienten leiden unter denselben Symptomen wie Patienten mit Lungenkrebs und zeigen zum Teil die Symptome in höherer Ausprägung. Dennoch wird ihnen eine Palliativbetreuung in geringerem Ausmaß zuteil (Gore/Brophy/Greenstone 2000, Bausewein et al. 2010b). Physiotherapeuten leisten einen wertvollen Beitrag zum besseren Verständnis der Erkrankung, zu einem ganzheitlichen Therapiezugang und zur Erarbeitung eines Plans für den nahtlosen Übergang vom Management einer chronischen Erkrankung zur Palliativbegleitung in der Endphase (Michaud-Young/Rocker 2009). Wünschen die Patienten zu Hause zu sterben, liegt es in der Verantwortung des Teams und damit auch der Physiotherapeuten, die Versorgung mit den notwendigen Geräten und Hilfen sicherzustellen, damit die Familie bzw. die Bezugspersonen dies bewerkstelligen können

15.6 Reflexionsfragen

- Über welche Kompetenzen verfüge ich und welche weiteren Kompetenzen sollte ich mir aneignen, um Patienten mit Atemwegsobstruktion in akuten und chronischen Phasen der Dyspnoe adäquat behandeln zu können?

- Wenn ich an meinen letzten Patienten mit akuter Atemnot denke – was hätte ich anders machen können?
- Wo in meinen Unterlagen habe ich die Guidelines für die LTOT?
- Wie könnte ich in meiner Arbeitsumgebung die multiprofessionelle Versorgung von Patienten mit Atemwegsobstruktion und Sauerstoffkapazitätsproblemen optimieren?
- Wäre es sinnvoll, in meinem Team eine Fortbildung zum Thema Sauerstoff- und Atemtherapiegeräte zu organisieren?

LITERATURANGABEN

Abernethy AP, McDonald CF, Frith PA, et al. Effect of palliative oxygen versus room air in relief of breathlessness in patients with refractory dyspnoea: a double-blind, randomised controlled trial. Lancet 2010; 376: 784–793.

Agostini P, Knowles N. Autogenic drainage: the technique, physiological basis and evidence. Physiotherapy 2007; 93: 157–163.

Aigner K, Burghuber OC, Hartl S, et al. Verordnung von Sauerstofflangzeittherapie und mechanischen Atemhilfen. Richtlinien der Österreichischen Gesellschaft für Lungenerkrankungen und Tuberkulose (ÖGLUT). Atemw Lungenkrkh 2001;27(2):66–73.

Albert P, Calverley PM. Drugs (including oxygen) in severe COPD. Eur Respir J 2008; 31: 1.114–1.124.

Bausewein C. Symptome in der Terminalphase. Onkologe 2005; 11: 420–426.

Bausewein C, Booth S, Gysels M, Kühnbach R, Higginson IJ. Effectiveness of a hand-held fan for breathlessness: a randomised phase II trial. BMC Palliative Care 2010a; 9: 22.

Bausewein C, Booth S, Gysels M, Kühnbach R, Haberland B, Higginsons IJ. Understanding breathlessness: cross-sectional comparison of symptom burden and palliative care needs in chronic obstructive pulmonary disease and cancer. J Palliat Med 2010b;13(9): 1.109–1.118.

Bourke SJ, Doe SJ, Gascoigne AD, Heslop K. An integrated model of provision of palliative care to patients with cystic fibrosis. Palliat Med 2009; 23: 512–517.

Chandra D, Stamm JA, Taylor B, et al. Outcomes of noninvasive ventilation for acute exacerbation of chronic obstructive pulmonary disease in the United States, 1998–2008. Am J Respir Crit Care Med 2012;185(2):152–159.

Clini EM, Ambrosino N. Nonpharmacological treatment and relief of symptoms in COPD. Eur Respir J 2008; 32: 218–228.

Corrado R, Renda T, Bertini S. Long-term oxygen therapy in COPD: evidences and open questions of current indications. Monaldi Arch Chest Dis 2010; 73: 34–43.

Cuomo A, Delmastro M, Ceriana P, et al. Noninvasive mechanical ventilation as a palliative treatment of acute respiratory failure in patients with end-stage solid cancer. Palliat Med 2004;18(7):602–610.

Currow DC, McDonald C, Oaten S, et al. Once-daily opioids for chronic dyspnea: a dose increment and pharmacovigilance study. J Pain Symptom Manag 2011; 42: 388–399.

Curtis JR, Cook DJ, Sinuff T, et al. Noninvasive positive pressure ventilation in critical and palliative care settings: understanding the goals of therapy. Crit Care Med 2007;35(3):932–939.

Elphick HE, Mallory G. Oxygen therapy for cystic fibrosis (review). The Cochrane Library 2011, Issue 3.

Flume PA. Pulmonary complications of cystic fibrosis. Respir Care 2009;54(5):618–627.

Galbraith S, Fagan P, Perkins P, Lynch A, Booth S. Does the use of a handheld fan improve intractable breathlessness? J Pain Symptom Manag 2010;39(5):831–838.

Gore JM, Brophy CJ, Greenstone MA. How well do we care for patients with end stage chronic obstructive pulmonary disease (COPD)? A comparison of palliative care and quality of life in COPD and lung cancer. Thorax 2000; 55: 1.000–1.006.

Hess DR. Airway clearance: physiology, pharmacology, techniques, and practice. Respir Care 2007;52(10): 1.392–1.396.

Hogg JC. Pathophysiology of airflow limitation in chronic obstructive pulmonary disease. Lancet 2004; 364: 709–721.

Jennings AL, Davies AN, Higgins JP, Broadley K. Opioids for the palliation of breathlessness in terminal illness (review). Cochrane Database Syst Rev 2001(4): CD002066.

Kolodziej MA, Jensen L, Rowe B, Sin D. Systematic review of noninvasive positive pressure ventilation in severe stable COPD. Eur Respir J 2007; 30: 293–306.

Laube BL, Herr H. ssens HM, de Jongh FHC, et al. What the pulmonary specialist should know about the new inhalation therapies. Eur Respir J 2011; 37: 1.308–1.331.

Lester MK, Flume PA. Airway-clearance therapy guidelines and implementation. Respir Care 2009;54(6):733–750/751–753.

Michaud-Young J, Rocker GM. Facilitating palliative care in advanced COPD: a unique leadership opportunity for respiratory therapists. Can J Respir Ther 2009;45(4):27–29.

Oczenski W, Werba A, Andel H. Atmen – Atemhilfen: Atemphysiologie und Beatmungstechnik. 4. A. Berlin–Wien [u. a.]: Blackwell Wiss.-Verl. 2000.

Placidi G, Cornacchia M, Polese G, Zanolla L, Assael BM, Braggion C. Chest physiotherapy with positive airway pressure: a pilot study of short-term effects on sputum clearance in patients with cystic fibrosis and severe airway obstruction. Respir Care 2006;51(10):1.145–1.153.

Rous RG. Long-term oxygen therapy: Are we prescribing appropriately? Int J Chron Obstruct Pulmon Dis 2008;3(2):231–237.

Schenker MA. Analytische Atemphysiotherapie. Untersuchung, Analyse und Behandlung in der Atemphysiotherapie. Bern: Edition Phi 2000.

Simon ST, Bausewein C. Management of refractory breathlessness in patients with advanced cancer. Wien Med Wochenschr 2009; 159: 591–598.

Simon ST, Higginson IJ, Booth S, Harding R, Bausewein C. Benzodiazepines for the relief of breathlessness in advanced malignant and non-malignant diseases in adults. Cochrane Database Syst Rev 2010: CD007354.

Spruit MA, Janssen D, Franssen F, Wouters E. Rehabilitation and palliative care in lung fibrosis. Respirology 2009; 14: 781–787.

Thews G, Vaupel P. Vegetative Physiologie. 5. A. Heidelberg: Springer Medizinverlag 2005.

Visscher DW, Myers JL. Bronchiolitis: the pathologist's perspective. Proc Am Thorac Soc 2006; 3: 41–47.

Wilkinson SM, Love SB, Westcombe AM, et al. Effectiveness of aromatherapy massage in the management of anxiety and depression in patients with cancer: a multicenter randomized controlled trial. J Clin Oncol 2007; 25: 532–539.

Winck JC, Goncalves MR, Lourenco C, Viana P, Lameida J, Bach JR. Effects of mechanical insufflation-exsufflation on respiratory parameters for patients with chronic airway secretion encumbrance. Chest 2004; 126: 774–780.

Windisch W, Walterspacher S, Karsten S, Geiseler J, Sitter H. S2-Leitlinie nichtinvasive und invasive Beatmung als Therapie der chronisch-respiratorischen Insuffizienz. Kurzfassung. Stuttgart: Georg Thieme Verlag 2010.

LITERATUR MEDIKAMENTÖSE THERAPIE UND MEDIZINISCH-ÄRZTLICHE INTERVENTIONEN BEI ATEMWEGSOBSTRUKTION

Calverley PM, Anderson JA, Celli B, Ferguson GT, Jenkins C, Kones PW, Yates JY, Vestbo J, TORCH investigators. Salmeterol and fluticasone propionate and survival in chronic obstructive pulmonary disease. N Engl J Med. 2007; 356(8): 775–789.

Criner GJ, Sue R, Wright S, Dransfield M, Rivas-Perez H, Wiese T, Sciurba FC, Shah PL, Wahidi MW, de Oliveira HG, Morrissey B, Cardoso PFG, Hays S, Majid A, Pastis N, Kopas L, Vollenweider M, McFadden PM, Machuzak M, Hsia DW, Sung A, Jarad N, Kornaszweska M, Hazelrigg S, Krishna G, Armstrong B, Shargill NS, Slebos DJ, LIBERATE Study group. A Multicenter Randomized Controlled Trial of Zephyr Endobronchial Valve Treatment in Heterogeneous Emphysema (LIBERATE). Am J Respir Crit Care Med. 2018; 198(9): 1151–1164. doi:https://doi.org/10.1164/rccm.201803–0590OC

Ekstrom M, Ahmadi Z, Bornefalk-Hermansson A, Abernethy A, Currow D. Oxygen for breathlessness in patients with chronic obstructive pulmonary disease who do not qualify for home oxygen therapy. Cochrane Database Syst Rev 2016; 11: CD006429.

Farver-Vestergaard I, Jacobsen D, Zachariae R. Efficacy of psychosocial interventions on psychological and physical health outcomes in chronic obstructive pulmonary disease: a systematic review and meta-analysis. Psychother Psychosom 2015; 84(1): 37–50.

Ferreira IM, Brooks D, White J, Goldstein R. Nutritional supplementation for stable chronic obstructive pulmonary disease. Cochrane Database Syst Rev. 2012; 12: CD000998.

Fishman A, Martinez F, Naunheim K, Piantadosi S, Wise R, Ries A, Weinmann G, Wood DE: A randomized trial comparing lung-volume-reduction surgery with medical therapy for severe emphysema. N Engl J Med 2003; 348: 2059–2073.

Global Initiative for Chronic Obstructive Pulmonary Disease. Global Strategy for Prevention, Diagnosis and Management of COPD. 2020.

Gompelmann D, Benjamin N, Bischoff E, Kontogianni K, Schuhmann M, Hoffmann H, Heussel CP, Herth FJ, Eberhardt R. Survival after Endoscopic Valve Therapy in Patients with Severe Emphysema. Respiration. 2019; 97(2): 145–152.

Herth FJ, Eberhardt R. Endobronchiales Stenting. Kardiovaskuläre Medizin 2007; 10: 101–107.

Klooster K, Ten Hacken NH, Hartman JE, Kerstjens HA, van Rikxoort EM, Slebos DJ. Endobronchial valves for emphysema without interlobar collateral ventilation. N Engl J Med. 2015; 373: 2325–2335.

Kohnlein T, Windisch W, Kohler D, et al. Non-invasive positive pressure ventilation for the treatment of severe stable chronic obstructive pulmonary disease: a prospective, multicentre, randomised, controlled clinical trial. Lancet Respir Med 2014; 2(9): 698–705.

Long-term Oxygen Treatment Trial Research Group. A randomized trial of long-term oxygen for COPD with moderate desaturation. NEJM 2016; 375(17): 1617.304.

Maddocks M, Lovell N, Booth S, Man WD, Higginson IJ. Palliative care and management of troublesome symptoms for people with chronic obstructive pulmonary disease. Lancet 2017; 390(10098): 988–1002.

Mapel DW, Hurley JS, Roblin D, Roberts M, Davis KJ, Schreiner R, Frost FJ. Survival of COPD patients using inhaled corticosteroids and long-acting beta agonists. Respir Med. 2006; 100(4):595–609.

Mathioudakis AG, Kanavidis P, Chatzimavridou-Grigoriadou V, Gialmanidis IP, Amanetopoulou SG, Christopoulou E Evangelopoulou E, Mathioudakis GA. Tiotropium HandiHaler improves the survival of patients with COPD: a systematic review and meta-analysis. J Aerosol Med Pulm Drug Deliv. 2014; 27(1): 43–50.

Morice RC, Ece T, Ece F, Keus L. Endobronchial argon plasma coagulation for treatment of hemoptysis and neoplastic airway obstruction. Chest 2001; 119: 781–787.

Nocturnal Oxygen Therapy Trial Group. Continuous or nocturnal oxygen therapy in hypoxemic chronic obstructive lung disease: a clinical trial. Ann Intern Med 1980; 93(3): 391–398.
Pollok J, van Agteren JE, Carson-Chahhoud KV. Pharmacological interventions for the treatment of depression in chronic obstructive pulmonary disease. Cochrane Database Syst Rev. 2018; 12(12): CD012346.
Report of the Medical Research Council Working Party. Long term domiciliary oxygen therapy in chronic hypoxic cor pulmonale complicating chronic bronchitis and emphysema. Lancet 1981; 1(8222): 681–686.
Saad CP, Murthy S, Krizmanich G, Mehta AC. Self-expandable metallic airway stents and flexible bronchoscopy: long-term outcomes analysis. Chest 2003; 124(5): 1993–1999.
Schumann C, Hetzel M, Babiak AJ, Hetzel J, Merk T. Wibmer T, Lepper PM, Krüger S. Endobronchial tumor debulking with a flexible cryoprobe for immediate treatment of malignant stenosis. J Thorac Cardiovasc Surg 2010; 139: 997–1000.
Silvestri GA, Gonzalez AV, Jantz MA, et al. Methods for staging non-small cell lung cancer: Diagnosis and management of lung cancer, 3rd Ed: American College of Chest Physicians evidence-based clinical practice guidelines. Chest 2013; 143: 5 Suppl., e211S–e250S.
S3-Leitlinie. Prävention, Diagnostik, Therapie und Nachsorge des Lungenkarzinoms. 2018.
Timofte Irina, Wijesinha M, Vesselinov R, Kim J, Reed R, Sanchez PG, Ladikos N, Pham S, Kon Z, Rajagopal K, Scharf SM, Wise R, Sternberg AL, Kaczorowski D, Griffith B, Terrin M, Iacono A. Survival benefit of lung transplantation compared with medical management and pulmonary rehabilitation for patients with end-stage COPD. ERJ Open Res 2020; 6(2): 00177–2019.
van Beers M, Rutten-van Mölken MPMH, van de Bool C, et al. Clinical outcome and cost-effectiveness of a 1-year nutritional intervention programme in COPD patients with low muscle mass: The randomized controlled NUTRAIN trial. Clin Nutr. 2020; 39(2): 405–413.
World Health Organization. Global Burden of Disease Website. 2020. https://www.who.int/en/news-room/fact-sheets/detail/the-top-10-causes-of-death (abgerufen 25.07.2020)
Verma A, Goh SK, Tai DYH, Kor AC, Soo CI, Seow DGF, Sein ZNN, Samol J, Chopra A, Abisheganaden J. Outcome of advanced lung cancer with central airway obstruction versus without central airway obstruction. ERJ Open Res 2018; 4: 00173–2017
Yohannes AM, Junkes-Cunha M, Smith J, Vestbo J. Management of Dyspnea and Anxiety in Chronic Obstructive Pulmonary Disease: A Critical Review. J Am Med Dir Assoc. 2017; 18(12): 1096.e1–1096.e17.

KAPITEL

16 Lymphödem

Peter Nieland und Margit Eidenberger

Iatrogene beziehungsweise maligne Lymphödeme sind ein häufig zu beobachtendes, körperlich und seelisch stark belastendes Symptom bei schwer kranken und sterbenden Menschen (Gradalski 2019). Cobbe et al. (2017) beschreiben bezüglich der Inzidenz in ihrem Sample (n = 63, davon 92 % Neoplasien) 28,6 % Patienten mit Lymphödem; Lee et al. (2018) (n = 45, alle mit fortgeschrittenen Malignomen) geben 11,1 % an. Für Deutschland geht man davon aus, dass 1,5 ‰ bis 1,6 % aller Palliativpatienten betroffen sind (Miller/Knetsch 2007); diese Zahlen erscheinen aber sehr niedrig und bedürfen einer aktuellen statistischen Evaluierung. Im Rahmen der physiotherapeutischen Behandlung von Palliativpatienten ist ein Lymphödem aufgrund der möglichen schnellen Ödemzunahme, der Gewebeverhärtung (Fibrosen), aufgrund zunehmender Organinsuffizienzen, Multimorbidität und Immobilität eine ständige Herausforderung. Dieses Kapitel geht auf die Ursachen, die Folgen und die therapeutischen Konsequenzen in der palliativen Situation ein. Das therapeutische Setting ist dabei austauschbar und kann sowohl im Krankenhaus, im Hospiz, im Altenheim oder in der privaten Wohnumgebung stattfinden.

16.1 Fallbeispiel

Herr Sch., 61 Jahre alt, hat ein inoperables, progredientes und metastasiertes Hypopharynxkarzinom; er leidet unter starken Tumorschmerzen, Dyspnoe und Schluckbeschwerden und hat stark an Gewicht verloren. Nach zwei tumorreduzierenden Operationen wurde er mit einem Tracheostoma versorgt, welches seine tumorbedingte Dyspnoe lindert. Aufgrund des Resttumors und der Operationen im HWS-Bereich entwickelten sich im weiteren Verlauf Sensibilitätsstörungen in beiden Händen und ein Kopfödem. Das Ödem belastet Herrn Sch. auch emotional sehr stark, da er sich als entstellt empfindet. Zusätzlich schränken allgemeine Muskelschwäche und starke Muskelverspannungen im oberen Rumpfbereich Alltagsaktivitäten und die Lebensqualität deutlich ein. Vor seiner Erkrankung war Herr Sch. sehr mobil und sportlich und in einer anspruchsvollen Managementposition eines internationalen Konzerns tätig.

Palliative Therapie

- Opioide Stufe III, kombiniert mit einem Analgetikum der Stufe I (➤ Kap. 12) zur Reduktion des Tumorschmerzes
- PEG-Sonde zur Ernährung und Zufuhr eines krampflösenden Medikaments wegen Reizdarm
- Komplexe Physikalische Entstauungstherapie (KPE) für den lymphödematösen Kopf-, Hals- und Nackenbereich, um für Familie, Freunde und Kollegen wieder erkennbarer zu werden
- Management der Dyspnoe
- Entspannungsmassagen am Rücken zur Linderung der schmerzhaften Muskelverspannungen
- Bewegungstherapie zur Verbesserung bzw. möglichst langen Erhaltung von Kraft und Koordination im Rumpfbereich

Physiotherapeutisches Primärziel auf Wunsch des Patienten Nach dem Erstgespräch wurde klar, dass Herr Sch. am meisten unter dem sichtbaren Gesichtsödem und der damit einhergehenden Verlegenheit seiner Frau, Familie und Umwelt leidet. Dass das Ödem und auch der Tumorknoten nicht zu verbergen sind und ihn sichtbar entstellen, ist für ihn schwer zu ertragen und lässt den körperlich spürbaren Spannungsschmerz im Tumorknoten sowie weitere Symptome sekundär erscheinen. Herr Sch. wünscht sich eine Reduktion des Gesichtsödems, vor allem im Bereich der Wangen und des Mundes, um wieder besser und „mehr wie früher" auszusehen. Ein zusätzliches Ziel ist für ihn die Reduktion des ödematösen Spannungsschmerzes im verbliebenen Tumorknoten, der bereits wieder zu wachsen beginnt.

Physiotherapeutische Behandlungsstrategie In Ausgangsstellung 1 (➤ Abb. 16.1) lehnt sich der Patient sitzend mit seinem Rücken am Therapeuten an, weil er sich dadurch wesentlich besser entspannen kann als in der klassischen Ausgangsstellung im Liegen. (Im Liegen bekommt er wegen des Tracheostomas nicht genügend Luft.) In der 2. Ausgangsstellung (➤ Abb. 16.2) lehnt Herr Sch. mit dem Kopf am Therapeuten, da er so seine besonders stark beanspruchte Nackenmuskulatur entlasten kann. Diese Ausgangsstellung ermöglicht ihm somit ebenfalls eine entspannte Lage während der Behandlung. Der Behandlungsaufbau erfolgt über die rückläufige Aktivierung, mittels stehender Kreise, des Terminus-/Profundusbereichs seitlich des Tracheostomas und dann weiter über die Aktivierung der rechten und linken Axilla. Von den Axillae wurde die Lymphangiomotorik mit cranial beginnender, sukzessive nach caudal zu erweiternden Anregung über den Nacken in den gesamten Kopf- und Gesichtsbereich aktiviert. Dieser Behandlungseinstieg wurde gewählt, um der anflutenden Lymphe den Weg freizumachen. Nach Aktivierung aller dorsalen Lymphbahnen des Kopfes und Halses wurden vom Gesicht aus in Richtung Nacken und von dort aus über den rückwärtigen Hals in die rechte und linke Axilla weiterhin stehende druckminimale Kreise ausgeführt. Da dieser Weg für die stark erhöhte Lymphmenge nicht ausreichte, wurde zusätzlich der untere Körperquadrant über die rechte und linke Leiste aktiviert. Somit konnte auch über die Cisterna chyli und den Ductus thoracicus Lymphe zur Vena subclavia/jugularis interna abfließen. Für die Bahnung dieses zweiten zusätzlichen Abflussweges befand sich der Patient in Rückenlage mit stark erhöhtem Oberkörper.

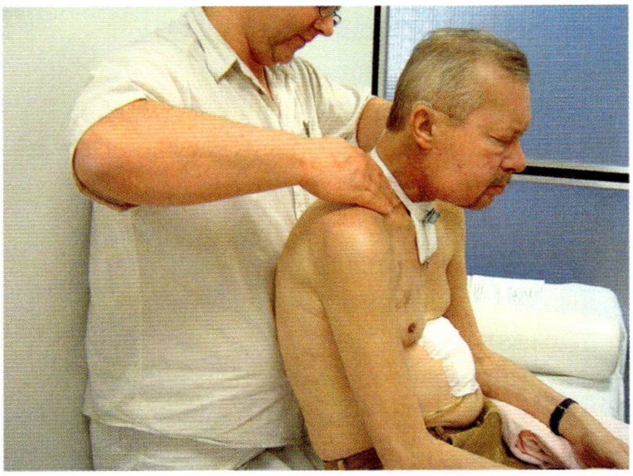

Abb. 16.1 Manuelle Lymphdrainage im Sitzen, Ausgangsstellung 1 [O597]

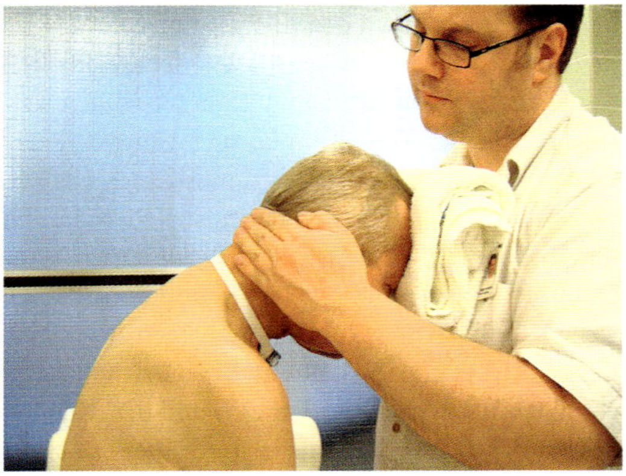

Abb. 16.2 Manuelle Lymphdrainage im Sitzen, Ausgangsstellung 2 [O597]

Weiterer Behandlungsverlauf Insgesamt ist Herr Sch. 12 Wochen lang in physiotherapeutischer Behandlung: die ersten drei Wochen stationär mit täglich einer Behandlung über 45 Minuten, in den weiteren neun Wochen kommt der Patient dreimal wöchentlich für jeweils 45 Minuten ambulant zur Therapie. Dabei wird immer die Lymphdrainage durchgeführt und, sofern gewünscht und von seiner Kondition her möglich, mit Atemtherapie, Massage und Physiotherapie kombiniert. An manchen Terminen erhält auch die Ehefrau parallel zu den Therapiesitzungen ihres Mannes Massagen zur Entspannung und Entlastung.

Behandlungsergebnis zum Primärziel Herr Sch. schildert sein subjektives Erleben und das Ergebnis der Ödembehandlung in einem Brief:

Betrifft: KPE/Manuelle Lymphdrainage im Sitzen

Sehr geehrter Herr Nieland, nachdem nun die erste Serie der vorgesehenen manuellen Lymphdrainagen abgeschlossen ist, möchte ich Ihnen einen kurzen Zwischenbericht geben, da mir bekannt ist, dass die Behandlungsmethode „im Sitzen" unter den Therapeuten sehr umstritten ist und vielfach abgelehnt oder nur widerstrebend durchgeführt wird. In meinem Fall muss und kann ich sogar genau das Gegenteil sagen/behaupten! Bedingt durch meine Tra-

chealkanüle mit Sprachkanüle und die dadurch sehr stark eingeschränkte Luftaufnahme ist eine Drainage in Bauch- oder Rückenlage nicht möglich. Ich schlafe weitestgehend auch im Sitzen. Dadurch kommen mir Ihre Behandlungsformen im Sitzen, den Kopf nach vorne mit einem Handtuch an den Therapeuten angelehnt, bzw. im Sitzen, meinen Rücken an den Therapeuten angelehnt, sehr entgegen und sind ausgesprochen entspannend! Dies führt sogar so weit, dass sich meine Atmung total beruhigt, fast auf Schlafniveau absenkt und ich die gesamte Behandlung als ausgesprochen entspannend empfinde! Von mir aus könnte man die Dauer der Sitzungen verlängern, wobei aber dann damit zu rechnen ist, dass ich einschlafe. Auch das Ergebnis der Behandlungen kann ich nur positiv bewerten! Die Lymphflüssigkeit tröpfelt zwar in einem fort, sodass ich die Flüssigkeit mit Unterlagen auffangen muss, dafür ist der Tumorknoten aber bei Weitem nicht mehr so dick und geschwollen wie vor den Behandlungen. – In der Hoffnung, dass die Behandlungen weiterhin ihren Erfolg zeigen,

mit herzlichen Grüßen, Sch.

Sekundärziele Die bedürfnisorientierte, sensible Kombination der Ödemtherapie mit Atemtherapie gegen die Dyspnoe, Entspannungsmassagen im Rückenbereich und aktiven Übungen zum Erhalt von Kraft und Mobilität trägt laut Aussage des Patienten durch Linderung der oben genannten zusätzlichen körperlichen Probleme entscheidend mit zum positiven Behandlungsergebnis bei. Als Kompression für das Gesicht eignen sich fertige oder maßgeschneiderte Bandagen und/oder Strümpfe (vgl. Schingale 2011, Gültig 2005); alternativ können auch Lymphtapes verwendet werden (Kasawara et al. 2018). Allerdings verschlechtert sich die gesundheitliche Gesamtsituation im Verlauf der folgenden Wochen aufgrund des weiteren Tumorwachstums in der Halsregion. Zusätzlich kommt es zur Metastasierung in Lunge und Skelettsystem. Herr Sch. wird immer schwächer, sodass die Physiotherapie auf seinen Wunsch hin nun durch im Hausbesuch tätige Kollegen durchgeführt werden soll. Dazu kommt es aber nicht mehr, da Herr Sch. im Kreis seiner Familie zwei Wochen später zu Hause verstirbt.

16.2 Lymphsystem und mögliche Störungen

Die Hauptfunktion des Lymphsystems liegt im Abtransport von interstitieller Flüssigkeit über initiale Lymphgefäße (Ikhimwin et al. 2019, Padera et al. 2016) in **Lymphkollektoren** (Sammellymphgefäße), die in drei Untergruppen eingeteilt werden:

- Subkutane oder präfasziale Lymphgefäße entsorgen Haut und Unterhaut.
- Subfasziale Lymphgefäße entsorgen tiefere Strukturen: Gelenke, Synovia, Nerven, Muskeln.
- Viszerale Lymphgefäße entsorgen tiefe Strukturen der Blutgefäße und Organe.

Dabei spielen der **Abtransport großmolekularer Stoffe** (wie z. B. Zelltrümmer, Ruß, Eiweißkörper oder Staub) und die **Immunabwehr** durch Lymphozyten und Makrophagen eine wichtige Rolle (Földi 2011, Schingale 2011, Lawenda et al. 2009, Padera et al. 2016).

Ein Ödem ist eine **pathologische Flüssigkeitsansammlung im interstitiellen bzw. extravasalen Raum,** die zu einer Gewebeschwellung führt (Grada/Phillips 2017b, Gillespie et al. 2018), die sicht- und tastbar ist (Földi/Földi 2009). Man unterscheidet das primäre Lymphödem vom sekundären Lymphödem; beide Typen können in der Palliativmedizin auftreten.

16.2.1 Primäre Lymphödeme

Die primären Lymphödeme (Prävalenz 1,15/100.000 Personen, Kröll 2006) sind mit einer Häufigkeit von 34 % in der Palliativmedizin (Herpertz 2010) im Vergleich zu den sekundären eher selten (Schingale 2011), können aber jederzeit schleichend oder plötzlich auftreten.

Ursachen

Ursachen des primären Lymphödems sind:

- hereditäre Entwicklungsstörungen des Lymphsystems (Aplasie, Hypoplasie, Hyperplasie)
- Leistenlymphknotenfibrose, deren Ursache noch unbekannt ist (Herpertz 2010)

Körperliche Hinweise auf ein primäres Lymphödem

- Zunehmende Schwellung der Extremitäten mit zum Rumpf hin aufsteigender Ausbreitungsrichtung
- häufig Fußrückenödeme, wobei die Haut auf dem Rücken der Fußzehen nicht in Falten abhebbar ist (sog. positives Stemmer-Zeichen)
- Hautfaltenverdickung am zweiten Zehengrundgelenk, häufig einhergehend mit frühzeitigen Schwellungen im Knöchelbereich mit Bildung tiefer Hautfalten in Höhe des oberen Sprunggelenks und Schwellung des Achillessehnenfachs.

16.2.2 Sekundäre Lymphödeme

Iatrogene Lymphödeme nach Mammakarzinom (dem häufigsten weiblichen Tumor) treten mit einer Inzidenz zwischen 6–63 % auf (Cormier et al. 2010), solche nach Prostatakarzinom (dem häufigsten männlichen Tumor) zwischen 16–36 % (Rasmusson et al. 2013, Rousseau et al. 2014). Trotz gestiegener 10-Jahres-Überlebensraten (für beide ca. 70 %) besteht die Gefahr eines Rezidivs und/oder des Eintretens in eine palliative Behandlungsphase.

In der Palliativmedizin sind sekundäre Lymphödeme in erster Linie als lymphostatische Ödeme bei malignen Tumoren zu beobachten, die die Lymphbahnen infiltrieren und zerstören (Lymphangiosis carcinomatosa). Durch raumgreifende und schnell wachsende Tumore werden Lymphbahnen abgedrückt beziehungsweise eingeschnürt (Schingale 2011). Bei 33 % der Palliativpatienten lag die Ödemursache an einer Lymphgefäßblockade (Real et al. 2016).

Notwendige Operationen (Lymphonodektomien), Bestrahlungen oder Infusionen und daraus folgende Narben und Wunden verschärfen die Lage. Das Chemotherapeutikum Docetaxel kann als Nebenwirkung Ödeme auslösen (Zhu et al. 2017).

Parallel dazu liegen oft Ursachen für eine **dynamische** oder **Hochvolumeninsuffizienz** vor, z. B. die starke Vaskularisierung der Tumore, Immobilität und am häufigsten die Herzinsuffizienz, die zum venösen Rückstau in das Interstitium führt. Häufig sind die sehr stark ausgeprägten Ödeme (Stadium 3 oder 4) auch multifaktoriell bedingte Mischformen (Grada/Phillips 2017b).

Weitere Gründe für eine Ödembildung können sein:

- Lebererkrankungen (reduzierte Körpereiweißproduktion)
- Darmerkrankungen (Körpereiweiße gehen über den Stuhl ab)
- Nierenerkrankungen (Körpereiweiße gehen über den Urin ab)
- Kräfteverfall und Immobilität (reduzierte Muskelpumpe, Muskelatrophie)
- Lungeninsuffizienz oder Herzinsuffizienz mit Dyspnoe
- Albuminmangel
- Hungerödeme (Nährstoffe können nicht mehr gespalten werden)
- Kardio-/Nephrotoxizität, die zu Herz-/Niereninsuffizienz, und damit sekundär zu Ödemen führen kann

16.3 Stadieneinteilung des Lymphödems (AWMF S2k 2017)

- **Stadium I (latentes Ödem):** gestörte, aber noch kompensierte Lymphabflussverhältnisse, die durch exogene Faktoren (Insektenstich, Prellung, Distorsion im Sprunggelenk) zum manifesten Lymphödem werden; komplette Rückbildung bei entsprechender Lagerung
- **Stadium II (reversibles Ödem):** abendliche Schwellung und Schweregefühl der betroffenen Extremität, Rückbildung über Nacht
- **Stadium III (chronisches, irreversibles Ödem):** deutlich verhärtete Konsistenz des Ödems, das durch Lagerung nicht mehr rückgebildet werden kann; Fibrosenbildung (➤ Abb. 16.3)
- **Stadium IV (lymphostatische Elephantiasis):** Interstitielle Flüssigkeit kann durch die gespannte Haut austreten. Unter häufigen Infekten kann es zur sarkomatösen Entartung der lymphostatischen Elephantiasis in Form eines Lymphangiosarkoms (Stewart-Treves-Syndrom, Krich/Mernissi 2016) kommen, das unbehandelt oft zum Tode führt. Das Risiko, bei chronischem Lymphödem (≥ 10a) ein Lymphangiosarkom zu entwickeln, liegt bei 10 % (Grada/Phillips 2017b).

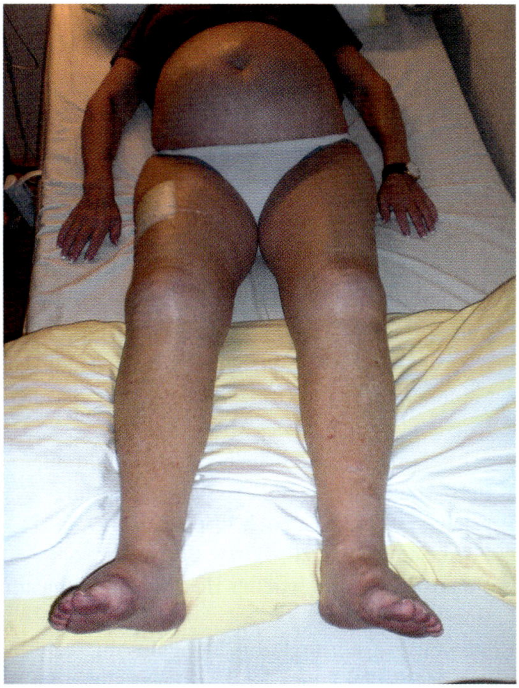

Abb. 16.3 Lymphödem Stadium III: chronisch-irreversibles Ödem [O597]

16.4 Folgen des Lymphödems für Palliativpatienten

Wenn der lymphatische Abtransport nicht ausreichend funktioniert, kommt es zu Ödembildung und durch die **Schwere der betroffenen Körperteile** zu zunehmender Immobilität. Durch Proliferation des betroffenen Gewebes fühlen sich die ödematösen Extremitäten nicht nur schwer und unförmig an, sondern werden durch das eingelagerte Eiweiß und die Neubildung von Bindegewebefasern auch immer härter. Für die Patienten wird es zunehmend schwieriger, Positionswechsel oder Aktivitäten durchzuführen, die eine Beweglichkeit der Gliedmaßen erfordern (z. B. Aufsuchen der Toilette, selbstständiges Verlassen des Bettes etc.). Oft werden Lymphödeme primär mit Flüssigkeitsansammlungen in Armen und Beinen assoziiert, sie können jedoch in den unterschiedlichsten Körperregionen auftreten und zu folgenden Funktionsstörungen führen:

- eingeschränkte Atmung (Ödeme im Bauchraum und Rumpf – Aszites)
- eingeschränkte Sinnes- und Körperwahrnehmung (z. B. durch Lidödem, Sensibilitätsstörungen oder verminderte Propriozeption)
- Schmerzen, die u. a. als Folge von Ödemdruck/Fibrosedruck auf Nerven oder auch als Folge der Überanstrengung wegen der schweren Gliedmaße im Alltag oder aufgrund nässender Wunden entstehen können (Elumelu-Kupoluyi et al. 2013, Moffat et al. 2003)
- Störung der Miktion/Harnwegsinfekte bei Genitallymphödemen

Weitere Folgen der Gewebeveränderung sind eine oft schmerzhafte Hautspannung sowie zunehmende Störungen der Hauternährung. Es resultiert eine säureschutzarme, pergamentartige Haut. Durch diese sehr **verletzliche Haut** können Krankheitserreger eindringen, sodass entzündliche und nekrotische Wunden entstehen, die Erysipelgefahr steigt stark an (Inghammar et al. 2014). Aufgrund der dadurch angestoßenen Wundheilungsprozesse werden die betroffenen Bereiche stark vaskularisiert; diese Mehrdurchblutung verstärkt allerdings wiederum das Ödem (➤ Abb. 16.4). Sind diese Vorgänge bereits weit fortgeschritten, liegt nach der Stadieneinteilung der AWMF ein chronisches und irreversibles Ödem des Stadiums III (AWMF 2017) vor. Dies bedeutet ein weiteres Wundheilungsproblem für den Palliativpatienten und alle beteiligten Helfer (Deng et al. 2012, Harris et al. 2012, Schingale 2011, Lawenda et al. 2009). Außerdem besteht die Gefahr einer Wund-Superinfektion, welche eine absolute Kontraindikation darstellt.

Viele Palliativpatienten sprechen bei Ödemen allgemein von *„zu viel Wasser im Körper"*, das als entstellend, schmerzhaft, immobilisierend und mit körperlichem und auch psychischem Leid verbunden erlebt wird. Auch Angehörige und Besucher werden aufgrund der deutlich sichtbaren körperlichen Veränderungen mitunter irritiert oder verängstigt.

Eine 64-jährige Palliativpatientin mit Magen- und Darmkrebs beschrieb ihre sekundären Rumpf- und Beinlymphödeme dramatisch:

„Ich fühle meinen Bauch und Beine wie eine Trommel mit zwei schweren Würsten, die in zu enger Haut platzen wollen – so will ich nicht leben."

16

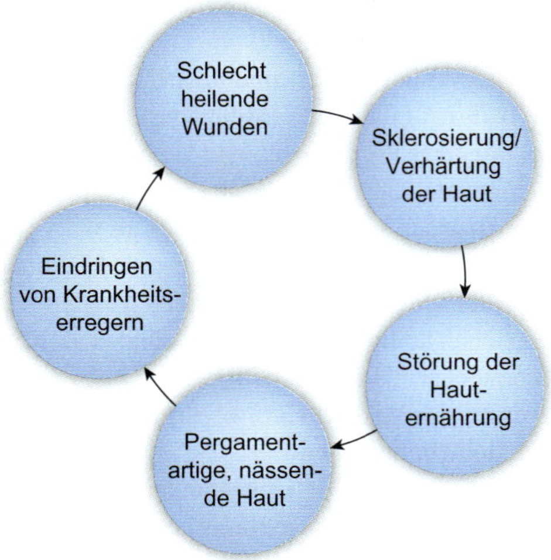

Abb. 16.4 Teufelskreis des unbehandelten Lymphödems [M546/L157]

Somit ist mitzuberücksichtigen, dass Lymphödeme neben den funktionellen Störungen weitere Auswirkungen haben. Diese sind unter anderem

- soziale Isolation,
- Veränderung des Körperbilds/Verunstaltung (Frid et al. 2006, Hammerl/Döller 2008),
- Angst (Deng et al. 2012) und
- Abhängigkeit sowie Depression (Laird/Fallon 2009, Gillespie et al. 2018).

16.5 Physiotherapeutische Behandlung beim palliativen Lymphödem

Untersuchung und körperliche Hinweise für Lymphödeme

Die wichtigsten **Sicht- und Tastuntersuchungen** und -befunde sind (nach Ure 2013):

- visuelle und palpatorische Untersuchung auf Ödeme, Wunden, Narben, Hautveränderungen und Temperatur
- Daumendruckprobe (Dellentest): mehrere Sekunden auf verdächtige Hautstellen mit dem Daumen kreisend drücken und dann Sicht-/Tastuntersuchung auf eine pathologische Hautdelle
- Schwellung der Extremitäten (meist schwerkraftbedingt hier beginnend) mit zum Rumpf hin aufsteigender Ausbreitungsrichtung
- Genitalödem (Garaffa et al. 2008) mit einer Inzidenz von 32 % (Salani et al. 2014)
- Fußrückenödeme, wobei die Haut auf dem Rücken der Fußzehen nicht in Falten abzuheben ist; Stemmer-Zeichen: Abheben der Haut schwer oder nicht möglich; am deutlichsten ausgeprägt über dem 2. bzw. 3. Zehengrundgelenk (Földi/Földi 2010, Cornely 2011, Grada/Phillips 2017a/b) bzw. am Grundglied des Mittelfingers
- Schwellungen im Knöchelbereich mit Bildung tiefer Hautfalten in Höhe des oberen Sprunggelenks (96 % im Bereich Wade, Knöchel und Füße, Salani et al. 2014) bzw. Schwellung der Hand/Finger mit vertiefter Hautfaltenbildung am Handgelenk
- Stemmer positiv am Rumpf (Angulus inf. scap. bzw. Spina iliaca post. sup.) bei Ausweitung des Ödems ebendort (Weissleder/Schuchhardt 2006)
- Sklerosierung (Verhärtung) ab Stadium II
- Austritt von interstitieller Flüssigkeit durch die Haut (Ursache: insuffizientes Venen- und Lymphsystem und poröse Hautzellstrukturen), Lymphfistel, Lymphorrhö (Todd et al. 2017)
- Einschnürungen durch einengende Kleidung bewirken einen Rückstau ins Gewebe
- Dyspnoe durch Herzinsuffizienz

Als **Messverfahren** sind unter anderem geeignet:

- Umfangmessung im Seitenvergleich mit Hilfe eines Maßbands (Bein oder Arm in Länge messen, dann drei Messpunkte festlegen, z. B in 10 cm, 30 cm, 60 cm) oder Modell nach Kuhnke (alle 4 cm); daraus Volumenberechnung mit der Formel $(U1^2 + U2^2 + Ux^2)/\pi$. Das erste Maß liegt auf Höhe Proc. styloideus ulnae bzw. Malleolus lat.
- Elektronische Umfangmessung per Körperscanner (Perometrie)
- Volumenmessung mittels Wasser/Verdrängungsmodell (z. B. Hand) (Devoogdt et al. 2019), diese kann bei offenen Wunden aber nicht angewendet werden

Messung Gesicht/Kopf

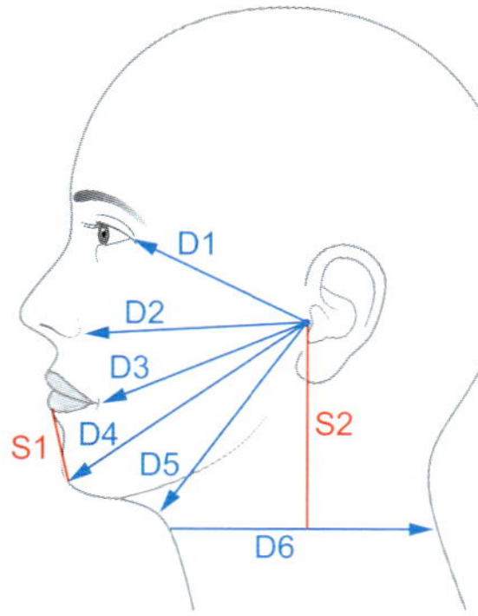

Name ____________________

Geb.datum ________________

S1 Strecke Lippenrot-Kinnspitze
S2 Strecke Tragus-oberer Hals

D1 Tragus-lat. Augenwinkel
D2 Tragus-unt. Nasolabialfalte
D3 Tragus-lat. Mundwinkel
D4 Tragus-Kinnspitze (Pkt. S1)
D5 Tragus-Hals
D6 Halsumfang (Höhe S2)

Datum		Datum		Datum	
re	li	re	li	re	li

Abb. 16.5 Abstandsmessung im Gesicht an definierten anatomischen Punkten [L231]

- Abstandsmessung im Gesicht an definierten anatomischen Punkten (➤ Abb. 16.5)
- L-Dex Bioimpedanz Spektroskopie (Coroneos et al. 2019)

Weitere Assessments und standardisierte Verfahren können in der spezifischen Literatur nachgelesen werden (z. B. AWMF 2017, Harris et al. 2012, Földi 2011).

16.6 Physiotherapeutische Maßnahmen beim Lymphödem

16.6.1 Komplexe Physikalische Entstauungstherapie (KPE)

Die Behandlung erfolgt gemäß der Komplexen Physikalischen Entstauungstherapie (KPE) (Harris et al. 2012) und wird sowohl beim primären als auch beim sekundären Lymphödem angewendet. Die Lymphödembehandlung erfolgt in zwei Phasen:

1. **Reduktionsphase,** in der das Ödem primär vermindert wird
2. **Erhaltungsphase,** in der die Ödemreduktion primär durch Kompressionstherapie gehalten wird (Vignes 2017)

Die KPE besteht in beiden Phasen jeweils aus der Manuellen Lymphdrainage (MLD), also der durch manuelle Reizung und Füllung der initialen Lymphgefäße ausgelösten Steigerung der Lymphangiomotorik. Diese wird in Kombination mit Hautpflege und muskelpumpenden Bewegungsübungen am besten unter Kompression durchgeführt.

✓ **PRAKTISCHE TIPPS**

Behandlung des Genitallymphödems

- Benutzen von Handschuhen
- Hinführung zu Eigenbehandlung/Eigenbandage
- Suspensorium
- Hygienetipps
- Hautpflege
- Beckenbodenübungen
- ADL Schulung

Außerdem sollen Diät, Patientenschulung und Atemtherapie zur Anwendung kommen (AWMF 2017, McNeely et al. 2011, Fu et al. 2014, Ochalek et al. 2015). Cobbe et al. (2018) konnten in einer Kohorte Palliativpatienten (n = 12) eine signifikante Volumenreduktion, Verbesserungen der Lebensqualität durch Funktionsfortschritte und Schmerzreduktion nachweisen. 92 % der Palliativpatienten (n = 90) zeigten eine gute Toleranz der MLD (Clemens et al. 2010). Liao et al. (2016) konnten durch KPE bei malignen Lymphödemen (n = 29) eine durchschnittliche Volumenreduktion von 306 ml erreichen.

16.6.2 Hautpflege beim Palliativpatienten mit Lymphödem

Bei einem Palliativpatienten mit Lymphödem sind die Bildung des Säureschutzmantels und die epidermale Differenzierung der Hautzellstrukturen häufig gestört. Wie bereits beschrieben, können Infektionen und Wunden die Folgen sein. Jedes Erysipel verschlechtert das Lymphödem, weil durch die Entzündung auch Lymphgefäße geschädigt werden (Grada/Phillips 2017a, Gillespie et al. 2018). Durch die therapeutische Kompression werden der Haut zusätzlich Fett und Feuchtigkeit entzogen und die kreisförmigen, sanften Friktionen der MLD werden für ein Abschleifen der Korneozyten im Stratum corneum verantwortlich gemacht (Miller/Knetsch 2007). Hier kann die Hautpflege durch Reinigung mit einer pH-neutralen, parfüm- und tensidfreien Seife Zelltrümmer und abgestorbene Hautreste sanft beseitigen und eine anschließend aufgetragene pH-neutrale Salbe den Säureschutzmantel unterstützen. Dadurch wird die Haut wieder elastischer. Folgende Grundstoffe sollen nach Miller und Knetsch (2007) in einer solchen Pflegesalbe enthalten sein: Glyzerin, Harnstoff, Aluminiumoxid und Triclosan (auf etwaige Allergien muss geachtet werden). Die morgendliche und abendliche Hautpflege bei Palliativpatienten mit Lymphödemen ist eine wichtige Therapiemaßnahme, die zum Ziel hat, die normale epidermale Differenzierung und den Säureschutzmantel so lange wie möglich zu erhalten oder so weit wie möglich wieder herzustellen.

16.6.3 Manuelle Lymphdrainage beim Palliativpatienten

Durch Ausnutzen von lymphatischen Kollateralkreisläufen und ödemfreien Nachbarquadranten kann überschüssige Lymphe über die Wasserscheide in ödemfreie Gebiete drainiert werden. Da diese Behandlung sehr sanft und über einen längeren Zeitraum (mind. 30–60 Minuten) auf der Haut erfolgt, wird sie von Patienten meist sehr gerne angenommen. Zu Beginn steht eine bestmöglich entspannte und schmerzfreie Lagerung des Patienten in einer wohltemperierten Umgebung; dies bewirkt in weiterer Folge eine Reduktion des Stoffwechsels. Der Patient befindet sich – wenn möglich – in Rückenlage, das Kopfteil wird je nach Wunsch erhöht bzw. mit Kissen unterlagert. Ist diese Ausgangsstellung allerdings nicht möglich, ist Flexibilität des Therapeuten wichtig (wie im Patientenbeispiel gezeigt). Eine Seitenlage, eine adaptierte, für den Patienten mögliche Bauchlage (135° Seitenlage) oder auch der Sitz vor der Liege mit abgestützten Armen beim doppelseitigen Mammakarzinom sind Alternativen.

Die Technik beginnt mit einer druckminimalen Beeinflussung des Terminus- und Profundusbereichs des linken und rechten Halsvenenwinkels. Durch diese zentralen Reize wird die Lymphangiomotorik an der Einmündungsstelle zur V. subclavia und V. jugularis int. angeregt und ein Anfluten von Lymphe aus ödematösen Quadranten vorbereitet. Dabei ist eine Steigerung von initial 10–12 auf 30 Kontraktionen pro Minute zu erreichen (Herpertz 2003, Williams 2010). Nun erfolgt mit kreisförmigen Ausstreichungen (Drehgriffen) eine Annäherung rückwärts in den ödematösen Quadranten über die Brust- und Rückenregion hinunter zum betroffenen lymphödematisierten Gebiet. Nach der cranial beginnenden, sukzessive nach caudal zu erweiternden Anregung der Lymphangiomotorik und Kollateralkreislaufanregung erfolgt die Lymphdrainage von distal nach proximal. Im Abflussgebiet liegende Gewebeverhärtungen werden vorsichtig durch intensive (längere Zeit mit erhöhtem, aber tolerierbarem Druck) und langsame Querfriktionen, Soldaten, stehende Kreise und Daumenkreise gelöst. Die angeregte Lymphangiomotorik bleibt auch nach Beenden der Reize noch bis zu 30 Minuten erhöht (Downey et al. 2008) und nimmt dann langsam ab; der vegetative Effekt hält mehrere Stunden an (Weissleder 2004). Anschließend wird eingecremt, unterfüttert und bandagiert (Clemens et al. 2010, Schingale 2011).

✓ **PRAKTISCHE TIPPS**

Zusätzliche Wirkung von Berührung

Aufgrund der langen Ruhephasen und Bewegungslosigkeit verliert der Palliativpatient zunehmend wichtige und Sicherheit gebende taktile Reize zur Orientierung und zur Lagebestimmung des Körpers im Raum. Die Muskelpumpe ist auch bedingt durch die zunehmende Immobilität reduziert. Wenn diese aktiven oder passiven Inputs durch Immobilität verloren gehen, haben die Grifftechniken der Manuellen Lymphdrainage und die passive, assistive bis aktive Bewegung in der Kompression in den großflächigen

Körperquadranten und Extremitäten nicht nur entödematisierende, sondern auch positive taktile und propriozeptive Auswirkungen. Hier wirken auch besonders Sondergriffe, welche Lymphgriffe (z. B. Pumpen) mit Bewegung der Extremität (z. B. Ellbogenflexion/-extension) verbinden. Gleichzeitig wird durch die sanfte, lange Berührung der Haut Oxytocin als Hormon der Hypophyse ausgeschüttet, welches das Stresshormon Kortisol senkt (Gimpl/Fahrenholz 2001, Bartels 2004). Durch die Manuelle Lymphdrainage können über eine Inhibition der Nozizeption auch Schmerzen reduziert werden (Zusmann/Moog-Egan 2008). Damit entwickelt die Manuelle Lymphdrainage eine sekundäre wichtige palliative Funktion. Sie schafft Vertrauen, reduziert Ängste und gibt wichtige taktile Reize für unser größtes Organ, die Haut. Schon Fenton (2011) wusste, dass *„die Macht der Berührung oft … unterschätzt"* wird.

16.6.4 Kompression bei Palliativpatienten mit Lymphödem

Studien haben gezeigt, dass sich Lymphödeme durch eine angepasste Kompressionstherapie reduzieren lassen (McNeely et al. 2004). Folgende Wirkungen wurden dabei erzielt:

- Reduktion der kapillären Flüssigkeitsfiltration ins Interstitium
- Umverteilung von Flüssigkeit in nicht komprimierte Körperabschnitte
- Steigerung der lymphatischen Rückresorption und Anregung des Lymphtransports
- Verbesserung der Venenpumpe, Reduktion des Venendurchmessers (Panfil/Schröder 2010, Brennan/Miller 1998)
- Abbau von fibrosklerotisch verändertem Gewebe

Die Kompression erfolgt mit unelastischen Kurzzugbinden. Kurzzugbinden haben den Vorteil eines hohen Arbeitsdrucks in Bewegung und niedrigen Ruhedrucks im Liegen. Somit ist die ständige Gefahr des Einschnürens durch die Kompression reduziert und die Kompression erzeugt intermittierende Druckspitzen im Gehen und beim Bewegen. Da die Ödeme der Palliativpatienten häufig sehr stark ausgeprägt sind, ist eine tägliche Kompressionstherapie anzustreben. Auch dabei steht der bedürfnisorientierte Ansatz von Palliative Care im Vordergrund. Dies bedeutet, dass zum Beispiel entgegen der Lehrmeinung auf eine Kompression in der Nacht zugunsten einer hohen Schlafqualität verzichtet werden kann oder dass trotz aller guten Aussichten für ein verbessertes Therapieergebnis eine subjektiv belastend erlebte Kompression abgelehnt werden darf. Da Palliativpatienten sich tagsüber häufig im Bett aufhalten, kann in diesen Phasen auch auf Kompression verzichtet werden. Ein Patient, der über längere Zeit in vertikalen Positionen sitzt, steht oder sich bewegt, sollte mit einer stützenden Kompression versorgt werden, um einer zunehmenden Schwellung und den resultierenden Hautschäden vorzubeugen. Speziell angepasste Kompressionsstrümpfe bewähren sich bei schweren Lymphödemen nur vereinzelt, da sich der Umfang der Extremität von Tag zu Tag verändern kann (Földi 2011, Brennan/Miller 1998).

Kompressionsdruck

Ein Kompressionsstrumpf oder richtig gewickelter Verband ist so ausgeführt, dass der ausgeübte Druck von distal nach proximal abnimmt (Sippel 2006). Wenn Kompressionsstrümpfe verwendet werden, so sind diese in Kompressionsklassen eingeteilt. ➢ Tab. 16.1 gibt hierzu einen Überblick (nach AWMF 2008).

Tab. 16.1 Verwendung von Kompressionsklassen in der Palliativsituation

Kompressionsklasse	Anlagedruck	Indikationen bei Palliativpatienten
I	18–21 mmHg	Thromboseprophylaxe, Beseitigung von Schweregefühl oder Müdigkeit in den Beinen, bei minderschwerer Varikosis mit geringem Ödemrisiko. Wird häufig beim Palliativpatienten eingesetzt, da das Handling vom Patienten noch selbstständig durchgeführt werden kann.
II	23–32 mmHg	Bei Anschwellung der Beine nach Abheilung kleinerer Ulzerationen und als Rezidivprophylaxe abgeheilter Ulzera. Zweithäufigste palliative Kompressionsklasse; Handling erfordert in der Regel Hilfe.

16

Tab. 16.1 Verwendung von Kompressionsklassen in der Palliativsituation (*Forts.*)

Kompressionsklasse	Anlagedruck	Indikationen bei Palliativpatienten
III	34–46 mmHg	Bei Thrombose, Folgezuständen der postthrombotischen venösen Insuffizienz, ausgeprägtem Ödemrisiko und Dermatoliposklerose sowie einem floriden Ulcus cruris venosum. Selten in der Palliativmedizin eingesetzt, da nur noch von den Angehörigen bzw. Pflegenden anzulegen.
IV	> 46 mmHg	Bei Lymphödemen oder Elephantiasis. Sehr seltener palliativer Einsatz. Bedarf im Handling eines Ödemtherapeuten oder einer versierten Pflegekraft und wird von den meisten Palliativpatienten als zu eng und fest empfunden.

16.7 Bewegungstherapie und Aktivität bei Palliativpatienten mit Ödemen

Zur Aktivierung der Muskelpumpe sind leichte aktive, assistive und passive Bewegungsübungen in einer passenden Kompression die ideale Aktivität des Palliativpatienten. Gleichzeitig verbessert die Bewegung die Propriozeption, Koordination und Kraft des Patienten (Eickmeyer et al. 2012, Grada/Phillips 2017a). Die Bewegungstherapie wirkt auch gegen die Cancer-related Fatigue (➤ Kap. 17) (Pyszora et al. 2017). Das Lymphsystem reagiert auf die Muskelkontraktion mit einer gesteigerten Lymphangiomotorik und einer Füllung der initialen Lymphgefäße. Die Bandage fungiert als filtrationsreduzierendes, den venösen Rückstrom erhöhendes Widerlager. (Földi/Stößenreuter 2011).

Je nach Kondition und Konstitution des Patienten haben sich folgende Therapieansätze und Aktivitäten bewährt:

- Atemtherapie (über Diaphragmaaktivität (Bauchatmung) wird die Lymphmotorik (besonders der unteren Extremität) angeregt). Indiziert sind auch adaptierte atemtherapeutische Lagerungen für Ödeme der oberen Extremität (Mondlage, Drehdehnlage mit Hochlagerung; Lattuada/Hedenstierna 2006)
- Isometrische Muskelanspannung
- Therapeutische Bewegungsübungen im Sitzen oder Liegen
- Gehen
- Walking und Nordic Walking
- Radfahren/Hometrainer/Sitzfahrradergometer/Handergometer
- Leichte Übungen im Bewegungsbad bei indifferenten Temperaturen (ca. 27 °C), um den hydrostatischen Druck zu nutzen (Földi/Strößenreuter 2011)
- Leichte Medizinische Trainingstherapie mit/ohne Geräte
- Gehen ohne Anstrengung

PATIENTENBEISPIEL

Patientenautonomie in der Ödemtherapie

„Terminal care is a significant chapter of life in which each individual has the right to expect dignity, compassion, holistic health care and quality of life" (Fenton 2011). Dieses Zitat zeigt, dass trotz aller Erfahrung und Lehrmeinung der Ödemtherapie bzw. des erfahrenen Therapeuten der aufgeklärte Palliativpatient im Mittelpunkt jeder Entscheidung steht. Für Patienten in ihrer letzten Lebensphase sind laut einem systematischen Review folgende Themenbereiche essenziell: Leiden, Hoffnung, Würde sowie Entscheidungsgewalt, Kontrolle und Autonomie (Gruenewald/White 2006). Nähere Einblicke hierzu kann das Würdemodell von H. Chochinov et al. (2002) liefern. Alle geplanten Maßnahmen, die seine Lebensqualität verbessern würden, dürfen vom Palliativpatienten trotz logischer Erklärung abgeändert oder abgelehnt werden, ohne dass dies nachteilig für den Patienten gewertet werden darf. Woraus Lebensqualität letztendlich für den Palliativpatienten trotz schwerster

Lymphödeme besteht, bestimmt er immer noch selbst, wie das folgende Beispiel zeigt:
Herr H. mit einem beidseitigen sekundären Beinlymphödem bei Prostatakarzinom wurde mit KPE behandelt. Die Komponente „Sicherung des Behandlungserfolgs in der therapiefreien Zeit" mittels Kompressionstherapie an beiden Beinen lehnte Herr H. trotz logischer und leicht verständlicher therapeutischer und physiologischer Erklärungen konsequent ab. Sein einfaches Argument war: *„Ich genieße Ihre Lymphdrainage und die Beine fühlen sich danach immer sehr leicht an, aber ich konnte noch nie in meinem Leben lange Strümpfe oder Wickel an den Beinen vertragen, … ich habe sie schon als Kind gehasst. Warum soll ich mir jetzt, wo ich sterben werde, diese Qual antun? Mir reichen zur Erleichterung die zwei Stunden, in denen sich alles leichter anfühlt, um danach die Last wieder tragen zu können."*

16.8 Zusätzliche Maßnahmen und Unterstützungsangebote beim Lymphödem in der Palliativmedizin

Lagerung

Ein Mensch ohne Bewegungsbeeinträchtigungen kann seine Position im Bett selbst bestimmen und diese im Tagesablauf und während des Schlafs beliebig ändern. Der schwer kranke, immobile und ödematöse Palliativpatient ist dazu häufig nur noch begrenzt oder gar nicht mehr in der Lage. Eine schmerzfreie mobilisierende Lagerung hilft, dass Ödeme während der Therapie und in der therapiefreien Zeit besser abfließen können (Nieland 2009a). Das beinhaltet nicht nur die klassische Lagerung der Extremitäten über Herzniveau, sondern auch regelmäßige Lagewechsel, sofern diese vom Patienten toleriert werden.

Folgende Lagerungsprinzipien sollten aus diesem Grunde bei Palliativpatienten mit Ödemen beachtet werden:

- Zur Druckverteilung sollte die Auflagefläche so groß wie möglich sein.
- Hart- und Weichlagerungen werden abwechselnd und kombiniert angeboten.
- Lagerungsintervalle werden individuell durch den Patienten bestimmt und Umlagerungswünschen ist nachzukommen.
- Ist der Patient nicht in der Lage, Lagerungsintervalle anzugeben, sollten Vorerfahrungen und Informationen der Angehörigen die Lagerungsintervalle vorgeben.
- Lagerungen sollen die Eigenaktivität des Patienten fördern (die helfende Hand nicht zu früh einsetzen).
- Eine Pikkolotraktion während der Lagerungsbewegung wirkt schmerz- und stressreduzierend.
- Hautbelastende Scherkräfte sind möglichst zu vermeiden.

Zusätzliche physikalische und physiotherapeutische Interventionen

- Kohlensäurebad (nur bei gesunder Haut)
- Lymphtape (nur bei gesunder Haut)
- Auflegen von Quark (auch bei entzündlicher Haut)
- Narbenbehandlung

⚠ **BEACHTE**

Intermittierende Apparative Kompression (Ergänzungstherapie zur KPE)

In der Palliativmedizin gilt „High person, low technique" (Aulbert/Nauck/Radbruch 2011) – das heißt, Geräte sollten nur dann eingesetzt werden, wenn sie wirklich effektiv sind. Die Intermittierende Apparative Kompression (IAK) ist nur bedingt zu empfehlen, da sie proliferiertes Gewebe nicht lösen und keine Umgehungskreisläufe anbahnen kann. Bei der Verwendung besteht die Gefahr einer zirkulären Proteinfibrose an der Extremitätenwurzel. Eine solche Proteinfibrose kann den Lymphabfluss zusätzlich verschlechtern und damit das Ödem verstärken. Dennoch zeigen Studien, dass der Effekt der MLD durch Verwendung einer IAK unterstützt werden kann (Szuba/Achalu/Rockson 2002, AWMF-Leitlinie 2007, Adams et al. 2010, AWMF 2017).

16.9 Hilfsmittel

- Strumpfanziehhilfen
- Lagerungskeile und Lagerungskissen
- Gehstützen, Unterarmgehstützen, Rollatoren, Rollstühle
- ergonomische angepasste Alltagsmaterialien

16

16.10 Vorsichtsmaßnahmen für Patienten mit Arm- bzw. Beinlymphödemen

Allgemeine Warnhinweise

- Verletzungen, Überanstrengung, Hitze und Kälte meiden (mögliche Gefahrenquellen: Küchenmesser, Tiere, Insektenstiche, heißes Wasser, Bügeln, Zigaretten, scharfe Putzmittel, schwere Lasten, Dornen etc.)
- Vermeiden von lang andauernder und/oder übermäßiger Flexion in Knie und Ellenbögen

Schutz bei Alltagstätigkeiten

- Vorsicht beim Nähen (Fingerhut benutzen)
- Verwenden von Topflappen beim Kochen
- Verwendung von Armstrümpfen und Gummihandschuhen bei Haushaltsaktivitäten

Kleidung

- Keine Armbanduhr/Ringe und andere einengende Schmuckstücke an der ödematösen Seite tragen
- Träger eines Büstenhalters dürfen weder an der Schulter noch am Brustkorb einschneiden (breite BH-Träger, Entlastungsmieder, leichte Brustprothesen)
- Verwendung bequemer, lockerer Schuhe, die dennoch gut passen (Sturzgefahr!)
- Keine Slips mit einschneidenden Rändern, keine engen Gürtel und keine einschneidenden Socken tragen

Körperpflege

- Gründliche Körperpflege
- Nagelpflege: Nagelhaut weder zurückschieben noch schneiden; Vorsicht beim Feilen
- Vermeidung von reizenden, allergisierenden Kosmetika
- Keine Sauna, keine Solarien, keine Infrarotbestrahlung, keine heißen Bäder
- Keine knetenden Massagen im Ödemgebiet bzw. Ödemquadranten

Sport

- Keine übermäßig starke körperliche Anstrengung
- Vermeidung von Frostschäden
- Schwimmen, Spazierengehen und Radfahren sind empfehlenswert
- Vermeiden von Bewegungen bzw. Sportarten mit ruckartigen Bewegungen („stop and go") des betroffenen Beins/Arms
- Quetschungen, Prellungen, Blutergüsse vermeiden

Während des Tages

- Tragen des verordneten Strumpfes bzw. der Bandagierung
- Spezielle Übungen im Kompressionsstrumpf/in der Kompressionsstrumpfhose durchführen.

Während der Nacht

- Hochlagerung des ödematösen Armes bzw. Beines

Bei der Urlaubsplanung

- Insektenverseuchte Gebiete meiden

Beim Arzt

- Keine Blutdruckmessung auf der operierten/ödematösen Seite
- Keine Injektionen (weder in die Haut noch in Muskeln, Venen oder Gelenke) und keine Blutabnahmen oder Akupunktur im Ödemgebiet (Harris et al. 2012)

⚠ **BEACHTE**

Sofortige ärztliche Hilfe

Wenn der Patient eines der folgenden Symptome zeigt, sollte umgehend ein Arzt kontaktiert werden:
- Lymphfistelbildung
- Entzündung an einer betroffenen Extremität
- Fieber/Infektionen
- Nagelpilz
- Dyspnoe
- Kreislaufprobleme
- Schwindel/Übelkeit
- Schmerzen
- Kardiale Dekompensation

16.11 Einbinden von Angehörigen in die palliative Lymphödemtherapie

Ob und wie Angehörige in die Therapie einbezogen werden sollen, muss von verschiedenen Seiten betrachtet werden (➤ Kap. 8). Sowohl der Wunsch des Patienten als auch die Kompetenzen, die Bereitschaft und der Wunsch der Angehörigen sind zu berücksichtigen. Sind diese Aspekte geklärt, können in der Ödemtherapie Maßnahmen wie Lagerungen oder sanftes Streichen der Arme und Beine in Richtung Rumpf hilfreiche Begleitinterventionen durch Angehörige sein. Wird der Patient zu Hause gepflegt, sind zur Unterstützung auch die patientengerechte und für den Angehörigen rückenschonende Durchführung von Transfers einzubeziehen. Die Berührung beinhaltet neben der positiven Wirkung auf die Lymphaktivität auch wichtige sozio-emotionale Komponenten und kann hilflose Angehörige „hilfreich" machen. Informationen über Vorsichtsmaßnahmen und Strategien (siehe Abschnitt „Vorsichtsmaßnahmen") müssen auch den Angehörigen zugänglich sein. Erhalten diese Unterstützung und Information vom medizinischen Personal, sind sie weniger unsicher, was wiederum die soziale Unterstützung des Patienten erleichtert (Arias-Rojas et al. 2019).

16.12 Komplikationen und Herausforderungen beim Lymphödem eines Palliativpatienten

16.12.1 Wundrose (Erysipel)

Da die Immunabwehr durch ein Lymphödem örtlich behindert wird, sind die Patienten an den ödematösen Stellen anfälliger für Infektionen. Eine häufige Komplikation des Lymphödems ist die Wundrose (Erysipel), eine durch Bakterien verursachte Hautentzündung. Die eiweißreiche Flüssigkeit beim Lymphstau bildet einen geradezu idealen Nährboden für Keime. In der Regel ist eine hoch dosierte intravenöse antibiotische Therapie (z. B. mit Penicillin) notwendig, da lebensbedrohliche Blutvergiftungen auftreten können und das Erysipel zu Rezidiven neigt (Grada/Phillips 2017a). Daher sind zur Erysipelprophylaxe entsprechende Hautpflege und Patientenaufklärung dringend erforderlich (Laird/Fallon 2009).

16.12.2 Lymphangiosarkom

Wenn an der lymphgestauten Extremität schmerzlose rötliche, blutergussartige Flecken auftreten, besteht der Verdacht auf eine bösartige Erkrankung: das Lymphangiosarkom. Diese seltene Komplikation sehen wir nur bei unbehandelten oder falsch behandelten Lymphödemen. Bei optimal betreuten Patienten ist dieser bösartige Tumor eher eine Rarität, da er am häufigsten nach chronischen Lymphödemen entsteht (Faul et al. 2000, Grada/Phillips 2017b, Krich/Mernissi 2016). Wenn sich dennoch solche Zeichen entwickeln, muss eine Biopsie vorgenommen werden. In aller Regel erfolgt dann eine Amputation der betroffenen Extremität. Nur so kann das Leben des Patienten gerettet werden, denn Lymphangiosarkome metastasieren stark und frühzeitig (Földi 2011).

16.12.3 Exulzerierende Tumore

Eine sehr herausfordernde Therapiesituation für den Palliativpatienten wie auch den Physiotherapeuten sind exulzerierende Tumore im ödematösen Therapiebereich (Laird/Fallon 2009). Diese häufig stark übelriechenden und körperentstellenden Wucherungen (Benitez del Rosario et al. 2002) bedürfen einer ehrlichen und authentischen Haltung des Therapeuten in der Therapiesituation. Für den Patienten münden solche malignen Ulzera oft in eine soziale Isolation. Die offensichtliche Geruchsbelästigung sollte nicht verneint oder verharmlost werden, denn Aufrichtigkeit und Authentizität gehören unabdingbar zur palliativen Haltung – beispielsweise in Form der Aussage: *„Ja, Herr XY, der Tumor riecht sehr unangenehm. Ich kann verstehen, dass das sehr belastend ist. Dennoch bin ich hier, um das Ödem rund um diesen Tumor zu behandeln."* Es gibt pflegerische

Mittel wie z. B. Chlorophyll, die starke Gerüche neutralisieren können. Hilfreich ist auch die Applikation von Methanol unter der Nase des Physiotherapeuten. Mit der Ödemtherapie nähert sich der Therapeut in diesen Fällen von proximal bis zum exulzerierenden Tumor, um die Sogwirkung der angeregten Lymphangiomotorik auszunutzen.

16.12.4 Wundheilungsstörungen, Nekrose, Ulkus und Dekubitus

Hier gelten die gleichen Regeln wie bei exulzerierenden Tumoren. Es ist wichtig, die Ödemtherapie bis an die Wundränder heranzuführen. Nur wenn der Abtransport der Schadstoffe über das venöse und lymphatische System erfolgt, können frische und wundheilende interstitielle Flüssigkeit und die darin gelösten Nähr- und Immunabwehrstoffe wirken. Trotz kontinuierlicher Verschlechterung der Stoffwechselsituation bei Palliativpatienten ist der Einsatz von therapeutischen Maßnahmen wesentlich, um diesen Prozess zu verlangsamen und die Lebensqualität zu verbessern.

16.12.5 Narben

Narben sind künstlich entstandene Abflussbehinderungen. Auch wenn man sonst eine verstärkte Vaskularisation in Ödemgebieten vermeidet, führt man bei abflussbehindernden Narben doch lokal eine Narbenbehandlung durch. Auch alte und verhärtete Narben können durch häufige laterale Zug- und Dehnreize sowie Abheben der Narbe behandelt werden. Durch die verstärkte Vaskularisation können lokal Lymphgefäße, Blutgefäße sowie periphere Nerven wieder aussprossen (Widgerow 2010); außerdem können Narbenkontrakturen verbessert werden (Zhang et al. 2016).

16.12.6 Austritt von interstitieller Flüssigkeit durch die Haut

Flüssigkeitsaustritt durch die Haut ist ein häufig auftretendes Problem bei massiven, hochvolumigen Ödemen, da der Körper krankheitsbedingt nicht mehr in der Lage ist, die Gesamtbluteiweißkonzentration im Normbereich zu halten, und so die Stoffwechsellage bezüglich Diffusion und Rückresorption schwieriger wird. Die Erstversorgung besteht in einer konsequenten KPE. Das Bandagieren und die dadurch ermöglichte interstitielle Druckerhöhung steht im Vordergrund der Therapie.

16.13 Absolute und relative Kontraindikationen

16.13.1 Rechtsherzinsuffizienz und KPE bei Palliativpatienten?

Herpertz (2010) betrachtet eine Erkrankung der rechten Herzkammer immer in Kombination mit einer Insuffizienz der linken Herzkammer. Wird Ödemflüssigkeit durch MLD mobilisiert, können durch die Zunahme der Blutmenge Atemnot und Lungenödeme entstehen, die im schlimmsten Fall zum Tode führen können. Diese absolute Kontraindikation ist auf jeden Fall zu beachten.

Aus Erfahrung der Autoren stehen Palliativpatienten üblicherweise unter steter ärztlicher Kontrolle und medikamentöser Therapie. Das Ödem von Palliativpatienten kann bei Rechtsherzinsuffizienz mit MLD verringert werden, sofern die tägliche ärztliche Kontrolle, wirksame medikamentöse Therapie und 24-Stunden-Überwachung einer Palliativstation gegeben sind. Diese nun relative Kontraindikation ist immer individuell mit dem behandelnden Arzt abzuklären und betrifft auch die sanfte Kompressionstherapie (Lawenda et al. 2009).

16.13.2 Thrombophlebitis/Phlebothrombose und arterielle Verschlusskrankheit (AVK)

In der Palliativmedizin wandeln sich viele absolute Kontraindikationen zugunsten einer Verbesserung der Lebensqualität in relative Kontraindikationen. Unter medikamentöser Therapie ist nach Abklingen der Symptome eine Aufnahme oder Fortführung palliativer Lymphödemtherapie auch bei Thrombophlebitis, Phlebothrombose und arterieller Verschlusskrankheit häufig möglich (Földi 2011).

16.13.3 Verstärkte Metastaseninvasion durch palliative Lymphdrainage?

Herpertz (2010) schreibt dazu: *„Das maligne Lymphödem stellt der KPE gegenüber eine relative Kontraindikation dar.“* Das bedeutet, dass der in der Onkologie, Palliativmedizin und Lymphödemtherapie erfahrene Arzt in Abstimmung mit dem behandelnden Physio- bzw. Ödemtherapeuten berechtigt ist, die Kontraindikation aufzuheben und eine MLD durchführen zu lassen. Ob die Lymphdrainage einen Einfluss auf die Bildung von Metastasen hat, ist nicht bewiesen. Neue Studien zeigen, dass die MLD sich in Bezug auf Rezidive und Metastasen neutral verhält, da sich das Fortschreiten der Erkrankung eher auf biologische Faktoren zurückführen lässt (Hsiao et al. 2015) Auch Williams (2010) hält diese Theorie für nicht gerechtfertigt. Lange Zeit gingen Mediziner davon aus, dass die mechanische Beeinflussung eines Tumors durch Lymphdrainage, Massage oder andere sogenannte physikalische Verfahren zwar theoretisch denkbar, im Einzelfall aber eher unwahrscheinlich sei.

Eine Tumorart macht davon möglicherweise eine Ausnahme: Bei Kopf-Hals-Tumoren konnten die Fachleute anhand von Einzelfallbeobachtungen nicht sicher ausschließen, dass eine Lymphdrainage das Risiko von Metastasen erhöht (May/Herberhold 1997). Möglicherweise drängt die Lymphdrainage verbliebene Krebszellen in gesundes Gewebe, wo sie sich festsetzen. Gerade Patienten mit Kopf-Hals-Tumoren leiden jedoch (abhängig von ihrer Behandlungsform) nicht selten unter schweren Lymphödemen im Gesicht, die sich ohne Drainage nicht zurückbilden. Daher muss jeder Patient gemeinsam mit seinem Arzt eine Nutzen-Risiko-Abwägung treffen (AWMF 2011) – meist ist die Lymphdrainage unbedingt notwendig, um Beschwerden zu lindern (Schingale 2011, Pinell et al. 2007). Für alle anderen Tumorarten gilt derzeit noch: Ein Zusammenhang zwischen Massage, Lymphdrainage und Metastasierung ist nicht bewiesen bzw. wird verneint (Flor et al. 2009, Godette et al. 2006).

16.13.4 Diuretika

Diuretika wirken nur bei eiweißarmen Lymphödemen. Bei eiweißreichen Ödemen sind sie nicht indiziert, denn sie erhöhen zwar die Urinproduktion, doch durch den onkotischen Druck der im Gewebe verbliebenen Eiweiße kommt es sofort zur erneuten Ödembildung (Gradalski 2018).

16.14 Ödeme: Übersicht und medizinische Behandlung

Eva Katharina Masel

Ödeme stellen in einem palliativmedizinischen Setting eine große Herausforderung dar. Ihre Behandlung erfordert neben dem klassischen medizinischen Management noch eine Vielzahl an weiteren Aspekten. Nicht die ursächliche Grunderkrankung, z. B. Herz-, Leber- oder Niereninsuffizienz, steht primär im Vordergrund, sondern die Symptomlast. Verglichen mit anderen Symptomen wie etwa Atemnot oder Schmerz gibt es im Bereich der Palliative Care wenig Forschung und somit unzulängliche Evidenz zur Behandlung von Ödemen. Als weiterer Aspekt kommt hinzu, dass Patientinnen und Patienten aufgrund ihres Allgemeinzustands gelegentlich weder komplexe therapeutische Konzepte mit hohem Aufwand noch hohe Mengen an Diuretika (= Entwässerungsmittel) tolerieren. Es bedarf daher eines feinen Abwägens, wovon sie im Sinne einer bestmöglichen Lebensqualität profitieren.

Die Flüssigkeitsmenge im Gewebe hängt vom Gleichgewicht zwischen dem Eintritt der Flüssigkeit durch Blut- und Lymphgefäße und dem Abtransport durch das lymphatische und venöse System ab. Unter normalen Umständen sind beide Systeme ausgeglichen. Pro Tag treten etwa 20 Liter Flüssigkeit durch die Kapillarwände in das umgebende Gewebe aus, etwa 18 Liter davon fließen direkt über die Venen wieder in das Gefäßsystem, während zwei Liter indirekt durch das Lymphsystem zurückströmen. Ein Ödem tritt erst dann klinisch in Erscheinung, wenn das Interstitialvolumen um etwa 2,5–3 Liter zugenommen hat.

16.14.1 Unterschiedliche Ödemarten und ihre medizinische Behandlung

Chronisch venöse Insuffizienz

Die chronisch venöse Insuffizienz ist durch einen erhöhten Druck in den Beinvenen bedingt, was mit einer Abflussbehinderung, Gewebeveränderung, mit Mikrozirkulationsstörungen, Pigmentstörungen der Füße und Unterschenkel und im fortgeschrittenen Stadium mit einem Ulcus cruris einhergeht.

Therapiemöglichkeiten sind Bewegung, Gewichtsabnahme, Kompression und gegebenenfalls ein Wundmanagement bei Ulcera.

Einseitiges Ödem

Ein plötzlich und einseitig auftretendes Ödem kann für eine tiefe Armvenen- oder Beinvenenthrombose sprechen. Eine Thrombose wird diagnostisch mittels einer Ultraschalluntersuchung festgestellt.

Therapie: subkutane Gabe von niedermolekularem Heparin oder oralen Antikoagulantien in Form von Tabletten.

Eiweißmangel

Durch einen Eiweißmangel kann es zu einer Erniedrigung des kolloidosmotischen Drucks kommen. Bei Gesunden sorgt Eiweiß für ein ausgeglichenes Druckverhältnis zwischen den Kapillaren und dem angrenzenden Gewebe und hält die Flüssigkeit in den Gefäßen. Bei Eiweißmangel tritt Flüssigkeit in das Gewebe aus.

Therapie: Durch intravenöse Albumingabe versucht man im Falle eines ausgeprägten Eiweißmangels, diesen Flüssigkeitsshift wieder umzukehren. Zur intravenösen Albumingabe gibt es keine Evidenz, sie erfolgt als individueller Heilversuch. Eine proteinreiche Ernährung kann therapeutisch sinnvoll sein.

Erysipel/Rotlauf

Über kleine Hautdefekte können Streptokokken in tiefere Hautschichten eindringen und sich entlang der Lymphwege ausbreiten. Die Diagnose erfolgt klinisch bei entsprechender, sich ausbreitender Rötung und Überwärmung. Als Differenzialdiagnose kommt die Stauungsdermatitis in Frage.

Therapeutisch wird eine antimikrobielle Therapie (Penicillin, bei Penicillinallergie Clindamycin oder ein Makrolid) verabreicht.

Kardiales Ödem

Das durch Herzinsuffizienz auftretende kardiale Ödem ist durch einen erhöhten venösen Druck bedingt. Es tritt meist beidseits auf und entwickelt sich eher chronisch als akut. Das kardiale Ödem beginnt an den Unterschenkeln und Füßen. Das Ödem kann jedoch auch die ganzen Beine und den Rumpf mitbetreffen und sich bis zu Anasarka ausbilden. Bei Linksherzinsuffizienz kann es zu einem Blutrückstau in den linken Vorhof und so zu einer Stauungslunge und einem Lungenödem kommen. Bei Rechtsherzinsuffizienz liegt eine hämodynamische Insuffizienz mit Reduktion der Transportkapazität und reduzierter Pumpleistung des rechten Ventrikels vor.

Therapie: Eine manuelle Lymphdrainage und Kompressionstherapie kann, wie oben beschrieben, bei Herzinsuffizienz, die auf medikamentöse Therapie nicht anspricht, erfolgversprechend sein, wobei die Kompression nur schwach angelegt und ärztlich überwacht werden sollte. Bei dekompensierter Herzschwäche (NYHA III, NYHA IV), starker Atemnot sowie Orthopnoe (= Atemnot in Ruhe), ausgeprägten Ödemen und Blaufärbung der Lippen steht eine medikamentöse Therapie mit Entwässerung und gegebenenfalls die Gabe von Sauerstoff im Vordergrund. Eine physikalische Ödemtherapie ist hier unter anderem aufgrund der Gefahr eines Lungenödems und generell bei instabilen Patientinnen und Patienten absolut kontraindiziert.

Lungenödem

Beim Lungenödem kommt es zu einer Flüssigkeitsansammlung in der Lunge. Aufgrund einer Herzschwäche kann es zu einer Stauungslunge kommen, es können aber auch andere Ursachen wie z. B.

Aspiration (= Eindringen flüssiger oder fester Stoffe in die Atemwege), Eiweißmangel, Höhenkrankheit, Infektionen, Medikamente, Niereninsuffizienz oder Rauchgas für ein Lungenödem verantwortlich sein.

Therapie: Ein Lungenödem ist grundsätzlich medikamentös zu behandeln. Opioide, Inhalationen und Sauerstoff können gegen Atemnot und Diuretika zur Entwässerung verabreicht werden. Im palliativen Setting wird von einem Intensivaufenthalt und invasiven Beatmungsmaßnahmen wie z. B. Intubation zumeist abgesehen.

Lymphödem

Auf das Lymphödem wurde bereits ausführlich eingegangen.

Relevant für die Palliative Care ist, dass das maligne Lymphödem laut S3 Leitlinie „Palliativmedizin für Patienten mit einer nicht-heilbaren Krebserkrankung" eine relative Kontraindikation für eine komplexe physikalische Entstauungstherapie darstellt. Die Durchführung sollte bedürfnisorientiert modifiziert werden. Des Weiteren sind Atemübungen empfohlen. Das Einatmen hat einen großen Einfluss auf die thorakale Lymphdrainage. Ein plötzlicher Anstieg des intraabdominellen Drucks, z. B. durch Husten, Lachen oder Seufzen, erhöht die abdominelle Drainage. Entgegen einer häufig verbreiteten Annahme spricht nichts gegen eine Lymphdrainage bei Krebserkrankungen (1). Physiotherapeutisches Fachpersonal benötigt eine spezifische Ausbildung, um onkologische Patientinnen und Patienten betreuen zu dürfen.

Medikamentöse Ursachen für Ödeme

Calciumantagonisten sind häufig eingesetzte Antihypertensiva (= Medikamente, um den Blutdruck zu senken) und können durch Gefäßerweiterung zu Ödemen führen. Ebenso kann eine Therapie mit Cortison zu Wassereinlagerungen führen. Dies sind Beispiele für häufig vorkommende medikamentöse Ursachen, es gibt jedoch zahlreiche weitere Medikamente, die zu Wasseransammlungen führen können.

Therapie: Die medikamentöse Therapie sollte aus diesem Grund stets überprüft werden.

Stauungsdermatitis

Bei einer Stauungsdermatitis handelt es sich um eine häufige chronische Ekzemform, die meist beidseits an den distalen Unterschenkeln lokalisiert und mit einer chronisch-venösen Insuffizienz assoziiert ist. Das Stauungsekzem ist flächig, gerötet und teilweise schuppend. Die Haut ist meist sehr trocken und juckt.

Therapeutisch stehen Hautpflege und eine Kompressionstherapie im Vordergrund.

Vena-iliaca-Kompressionssyndrom/ May-Thurner Syndrom

Das Vena-iliaca-Kompressionssyndrom/May-Thurner Syndrom entsteht bei einer Kompression der linken Vena iliaca durch die rechte Arteria iliaca. Die Arterie überkreuzt die Vene und drückt sie dadurch gegen die Lendenwirbelsäule. Diese anatomische Engstelle erschwert den Blutfluss und begünstigt die Entstehung von Thromben. Klinisch kommt es zu Schmerzen und einer Schwellung des linken Beins.

Therapeutische Optionen sind eine Kompressionstherapie und ggf. eine Stentanlage in die Vene.

Myxödem

Bei schwerer oder fortgeschrittener Schilddrüsenunterfunktion (Hypothyreose) kann sich ein Myxödem entwickeln. Das kann zu geschwollenen Beinen und Füßen (Lokalisation häufig prätibial) führen, aber auch geschwollene Augenlider und Lippen verursachen. In einigen Fällen kann es auch zu einer Schwellung der Zunge kommen.

Die **Behandlung** erfolgt zielgerichtet durch Gabe von Schilddrüsenhormonen. Betroffene mit Schilddrüsenunterfunktion können sehr müde und lethargisch sein, man sollte daher bei ausgeprägter Fatigue im palliativen Setting auch daran denken, die Schilddrüsenparameter zu kontrollieren.

Untere und obere Einflussstauung

Eine obere oder untere Einflussstauung kann durch eine tumorbedingte (Primärtumor oder Metastasen) venöse Kompression oder durch eine Thrombose entstehen. Sowohl die obere als auch die untere Hohlvene kann betroffen sein.

Die **Therapie** der unteren und oberen Einflussstauung richtet sich nach der Ursache. Bei tumorbedingten Einflussstauungen kann eine gerinnungshemmende Therapie (bei Thrombose), eine Stentanlage (z. B. Cava-Stent), eine Strahlentherapie oder auch eine Chemotherapie zu einer Dekompression führen.

Gemischtes Ödem

Bei Mischformen ist ein **individuelles Therapiekonzept** erforderlich.

Medizinisch-internistische Behandlungsoptionen

Diuretika sind die Medikamente der ersten Wahl zur Therapie bei durch Herzinsuffizienz, Leberinsuffizienz oder Niereninsuffizienz bedingten Ödemen. Hier empfiehlt sich – bei Mobilität – eine tägliche Gewichtskontrolle, um den Flüssigkeitshaushalt (Gewichtszunahme/Gewichtsabnahme) beurteilen zu können. Eine Flüssigkeitsbilanzierung in Form einer Dokumentation von Einfuhr (= Flüssigkeitszufuhr durch Trinken und/oder intravenöse Flüssigkeitsgabe) und Ausfuhr (= Harnmenge) wird im palliativen Setting selten durchgeführt. Üblicherweise wird zur Entwässerung – stets an die Organfunktion angepasst – mit Furosemid, einem kurzwirksamen Schleifendiuretikum, begonnen. Alternativ (z. B. bei Hypokaliämie) kann eine entwässernde Therapie auch in Kombination mit dem Aldosteron-Antagonisten Spironolacton erfolgen. Gelegentlich kommen auch andere Diuretika wie zum Beispiel Amilorid, Indamapid, Torasemid oder Xipamid zur Anwendung. Es sollte darauf geachtet werden, dass die Betroffenen nicht dehydriert sind und nicht an einem stark trockenen Mund oder ständigem Harndrang leiden. Zur Gabe von Diuretika im Bereich der Palliative Care gibt es kaum Studien und somit keine ausreichende Evidenz. Es wird meist individuell und je nach Gesamtbild der Erkrankten vorgegangen. Als weitere Maßnahmen bei Ödemen kann zum Beispiel eine Strahlentherapie oder eine gegen den Tumor gerichtete Therapie die Tumorlast verkleinern und zu einem besseren Abfluss führen. Eine Parazentese (= Ablassen von Bauchwasser) kann Abhilfe bei Aszites (= Bauchwasser) verschaffen (2). Eine Pleurapunktion (= Ablassen von Wasser aus der Lunge) kann bei Atemnot hilfreich sein. Ein Hodenbänkchen kann bei Skrotalödem (= Wasseransammlung in den Hoden) eine Verbesserung bewirken. Eine Ernährungsberatung sowie eine entsprechende Therapie kann bei Mangelernährung, Eiweißmangel, Kachexie und Sarkopenie unterstützen. Insbesondere im palliativen Setting ist es wichtig, auf ein Gesamtkonzept zu achten, damit Patientinnen und Patienten eine ihrem physischen sowie psychosozialen Gesamtzustand entsprechende Therapie erhalten.

Weitere Strategien zur Behandlung von Ödemen

Neben der komplexen physikalischen Entstauungstherapie (➤ Kap. 16.6.1) können folgende Maßnahmen zur Verbesserung der Ödemsituation beitragen:
- Akupunktur
- Analgesie
- Bandagierung
- Bewegungstherapie
- Ergotherapie
- Hautpflege
- Kinesiotaping
- Kompressionsbinden
- Medikamentöse Therapie
- Passive Bewegungen zur Verringerung von Steifheit
- Psychosoziale, unterstützende Therapie
- Sanfte Massagetechniken zur Verbesserung von Mobilität und Funktion
- Schlauchverband

Bewegungstherapie und Kompressionstherapie

Auch bettlägerige Personen sollen dazu angehalten werden, Übungen wie z. B. Fußkreisen oder Fußwippen auszuführen. Durch eine solche Therapie wird lokaler Druck auf das venöse Beingefäßsystem ausgeübt, was zu einer Steigerung der Fließgeschwindigkeit des Blutes führt. Weitere mögliche Maßnahmen sind das Bandagieren mit Kompressionsbinden oder die Versorgung mit speziellen Strümpfen. Die Kompressionstherapie kann sowohl Schmerzen mildern als auch zu einer Verbesserung von Ödemen führen. Als Merksatz gilt die sogenannte *3-S, 3-L Regel,* die besagt: *„Sitzen und Stehen ist schlecht, lieber Laufen und Liegen“* (3, 4). Kompressionsstrümpfe verschiedener Klassen (➤ Tab. 16.1) können hierbei zur Anwendung kommen. Auch mit der Empfehlung „Tango statt Fango“ kann man für Bewegung motivieren.

16.14.2 Zusammenfassung

Ödeme sind ein häufiges Symptom im Bereich der Palliative Care. Patientinnen und Patienten sollten bestmöglich und gezielt unterstützt werden. Eine an der Pathophysiologie orientierte Behandlung kann den Circulus vitiosus aus durch Ödeme bedingter Immobilität und Bettlägerigkeit durchbrechen. Die Physiotherapie auf dem Gebiet der Palliative Care ist eine sich ständig weiterentwickelnde Disziplin. Auch die Rehabilitation wird heute als ein entscheidender Aspekt in der Betreuung angesehen. Die physikalische Therapie spielt eine zentrale und wertvolle Rolle im multiprofessionellen Palliativteam. Physiotherapeutinnen und -therapeuten, die im Fachbereich der Palliative Care arbeiten, können ihre Praxis um Fertigkeiten wie z. B. Akupressur, Kommunikationstraining oder Lymphödem-Management erweitern.

16.15 Spätfolgen: Warum eine Behandlung wichtig ist

Peter Nieland und Margit Eidenberger

Bleiben Lymphödeme über sehr lange Zeit unbehandelt, so ist die Wahrscheinlichkeit für Spätfolgen erhöht:

- **Bewegungseinschränkung und Asymmetrien:** Durch die Schwellung ist die Gelenkbeweglichkeit oft reduziert bzw. es kommt zu Belastungsveränderungen des Bewegungsapparates. Als Folge sind u. a. Kontrakturen, Schmerzen und Einschränkungen im Alltag zu beobachten (Elumelu-Kupoluyi et al. 2013).
- **Veränderungen an den Lymphgefäßen:** Bei manchen Patienten mit ausgeprägtem chronischem Lymphstau weiten sich die Lymphgefäße aus (Bläschenbildung). Man spricht in diesen Fällen auch von Lymphzysten. Wenn diese Lymphzysten platzen, können sich sogenannte Lymphfisteln bilden (Baur et al. 2017). Da diese innere oder äußere Körperoberflächen verbinden, können sie zur Eintrittspforte für Krankheitserreger werden. Unter konsequenter Behandlung sind solche Verläufe selten.
- **Tumorrisiko:** In sehr seltenen Fällen kann ein ausgeprägtes und schwer behandelbares chronisches Lymphödem selbst zu einem Tumor (Lymphangiosarkom) werden (Brown/Fletcher 2000, Jakob 2010). Die Gewebeveränderungen steigern vor allem das Risiko für ein Lymphangiosarkom (➤ Kap. 16.12.2). Andere Tumorformen wurden in Einzelfällen ebenfalls mit schweren Lymphödemen in Zusammenhang gebracht.

16

16.16 Kritische, wichtigste Frage: Ist die Ödemtherapie bei Lymphödemen am Lebensende noch sinnvoll?

Rehabilitation bedeutet Wiederherstellung und Linderung von Leiden (die auch psychosoziale Ursachen haben können) (WHO 2011).

Lymphödeme treten bei Palliativpatienten als belastendes, entstellendes Symptom häufig auf. Die KPE wirkt auch bei bester fachlicher Durchführung häufig nur temporär lindernd. Der progrediente, schwere Krankheitsverlauf lässt sehr oft einen messbaren Therapieerfolg nicht zu. Klassische Fernziele können nicht festgelegt werden oder sind unerreichbar.

Würden Sie nach Lektüre dieses Kapitels Ihrem von einem Lymphödem betroffenen Palliativpatienten dennoch zu einer Ödemtherapie raten bzw. diese durchführen?

16.17 Reflexionsfragen

- Wann würden Sie Ihrem Palliativpatienten eine Kompression anraten, wann nicht?
- Wie könnten Sie die Elemente der KPE in Ihrem stationären oder ambulanten Setting optimieren?
- Welche Erfahrungen haben Sie beim Einsatz der KPE bei Kopfödemen gemacht und wie könnte Kompression hier aussehen?
- Welche Proliferationen konnten Sie besonders gut lösen?
- Welche Erkrankungen haben Ihnen die größten Probleme in der Ödemtherapie bereitet und wie könnten Sie Ihre Therapie verbessern?
- Was halten Sie von der Daumendruckprobe?
- Welche herausfordernden Rahmenbedingungen förderten insbesondere die Ödementwicklung Ihres Patienten?
- Haben Sie genug Zeit, sich nach einer schwierigen Ödemtherapie zu entspannen bzw. kennen Sie Methoden, um diese zu erreichen?

LITERATUR

Adams KE, Rasmussen JC, Darne C, Tan IC, Aldrich MB, Marshall MV, Fife CE, et al. Direct evidence of lymphatic function improvement after advanced pneumatic compression device treatment of lymphedema. Biomed Opt Express. 2010 Jul 15;1(1):114–125.

Arias-Rojas M, Carreño-Moreno S, Posada-López C. Uncertainty in illness in family caregivers of palliative care patients and associated factors. Rev Lat Am Enfermagem. 2019 Oct 14;27:e3200.

Aulbert E, Nauck F, Radbruch L (Hrsg.). Lehrbuch der Palliativmedizin. 3. A. Stuttgart: Schattauer Verlag; 2011.

AWMF Arbeitsgemeinschaft der Wissenschaftlichen Medizinischen Fachgesellschaften. Intermittierende pneumatische Kompression nach den Leitlinien der Deutschen Gesellschaft für Phlebologie. AWMF-Leitlinien-Register Nr. 037/007; 2007.

AWMF Arbeitsgemeinschaft der Wissenschaftlichen Medizinischen Fachgesellschaften. Kompressionsklassen nach den Leitlinien der Deutschen Gesellschaft für Phlebologie. AWMF-Leitlinien-Register Nr. 037/009; 2008.

AWMF Arbeitsgemeinschaft der Wissenschaftlichen Medizinischen Fachgesellschaften. S2k Leitlinie Reg.-Nr. 058–001. Diagnostik und Therapie der Lymphödeme, 2017.

Bartels A. Zeki S. The neural correlates of maternal and romantic love. Neuroimage 2004;21(3): 1.155–1.166.

Baur J, Mathe K, Gesierich A, Weyandt G, Wiegering A, Germer CT, Gasser M, et al. Morbidity and oncologic outcome after saphenous vein-sparing inguinal lymphadenectomy in melanoma patients. World J Surg Oncol. 2017 May 11;15(1):99.

Brennan MJ, Miller LT. Overview of treatment options and review of the current role and use of compression garments, intermittent pumps, and exercise in the management of lymphedema. Cancer 1998;83(12 Supplement American): 2.821–2.827.

Bringezu G, Schreiner O. Lehrbuch der Entstauungstherapie. Bd. 1. u. 2. Stuttgart: Springer Verlag; 2001.

Brown F, Fletcher C: Problems in Grading Soft Tissue Sarcomas. Am J Clin Pathol 2000;114(Suppl):S82–S89.

Chochinov HM, Hack T, Hassard T, Kristjanson LJ, McClement S, Harlos M. Dignity in the terminally ill: a cross-sectional, cohort study. Lancet. 2002 Dec 21–28;360(9350):2026–30.

Clemens KE, Jaspers B, Klaschik E, Nieland P. Evaluation on the clinical effectiveness of physiotherapeutic management of lymphoedema in palliative care patients. Jpn J Clin Oncol 2010;40(11):1.068–1.072.

Cobbe S, Real S, Slattery S. Assessment, treatment goals and interventions for oedema/lymphoedema in palliative care Int J Palliat Nurs. 2017 Mar 16;23(3):111–119.

Cobbe S, Nugent K, Real S. Pilot Study: The Effectiveness of Complex Decongestive Therapy for Lymphedema in Palliative Care Patients with Advanced Cancer. J Palliat Med. 2018 Apr;21(4):473–478.

Cormier JN, Askew RL, Mungovan KS, Xing Y, Ross MI, Armer JM. Lymphedema beyond breast cancer: a systematic review and meta-analysis of cancer-related secondary lymphedema. Cancer. 2010 Nov 15;116(22):5138–49.
Cornely M. Operative Lymphologie. Teil 3: Die Vorbereitung des Paradigmenwechsels beim sekundären Lymphödem. Phlebologie 2011(5):268–273.
Coroneos CJ, Wong FC, DeSnyder SM, Shaitelman SF, Schaverien MV. Correlation of L-Dex Bioimpedance Spectroscopy with Limb Volume and Lymphatic Function in Lymphedema. Lymphat Res Biol. 2019 Jun;17(3):301–307.
Benítez Del Rosario MA, Cabrejas Sánchez A, Fernández Días R, Pérez Suárez MC. Palliative treatment: Psychiatric, neurological and skin complications in patients with terminal illness. Aten Primaria. 2002 Jul-Aug;30(3):179–82.
Deng J, Ridner SH, Dietrich MS, et al. Prevalence of secondary lymphedema in patients with head and neck cancer. J Pain Symptom Manage 2012;43(2):244–252.
Devoogdt N, Cavaggion C, Van der Gucht E, Dams L, De Groef A, Meeus M, Van Hemelrijck R, Heynen A, et al. Reliability, Validity, and Feasibility of Water Displacement Method, Figure-of-Eight Method, and Circumference Measurements in Determination of Ankle and Foot Edema. Lymphat Res Biol. 2019 Oct;17(5):531–536.
Downey HF, Durgam P, Williams AG Jr, Rajmane A, King HH, Stoll ST. Lymph flow in the thoracic duct of conscious dogs during lymphatic pump treatment, exercise, and expansion of extracellular fluid volume. Lymphat Res Biol. 2008;6(1):3–13.
Eickmeyer SM, Gamble GL, Shahpar S, Do KD. The role and efficacy of exercise in persons with cancer. PMR. 2012 Nov;4(11):874–81.
Elumelu-Kupoluyi TN, Adenipekun AA, Ntekim AI. Pain associated with secondary lymphedema among cancer patients. J Palliat Care. 2013 Winter;29(4):253–7.
Faul J, Berry GJ, Colby TV, et al. Thoracic lymphangiomas, lymphangiectasis, lymphangiomatosis, and lymphatic dysplasia syndrome. Am J Respir Crit Care Med 2000;161(3):1.037–1.046.
Fenton S. Reflections on lymphoedema, fungating wounds and the power of touch in the last weeks of life. Int J Palliat Nurs. 2011 Feb;17(2):60–2, 64, 66–7.
Flor EsM, Flor EnM, Flor AM. Manual lymph drainage in patients with tumoral activity. J Phlebol Lymphol 2009; 2: 13–15
Földi E. Das postoperative Lymphödem. Das klinische Problem: Diagnostik und aktuelle Behandlungskonzepte. Phlebologie 2011(3):123–126.
Földi M, Földi E. Das Lymphödem und verwandte Krankheiten. 9. A. München: Elsevier; 2009.
Földi M, Földi E. Lehrbuch Lymphologie. 7. A. München: Elsevier; 2010a.
Földi M, Földi E. Lymphostatische Krankheitsbilder. In: Földi M, Földi E (Hrsg.). Lehrbuch der Lymphologie für Ärzte, Physiotherapeuten und Masseure/med. Bademeister. 7. A. München: Elsevier; 2010b. S.175–263.
Földi M, Stößenreuter R. Grundlagen der Manuellen Lymphdrainage. 5. A. München: Elsevier; 2011.
Frid M, Strang P, Friedrichsen MJ, Johansson K. Lower limb lymphedema: experiences and perceptions of cancer patients in the late palliative stage. J Palliat Care. 2006 Spring;22(1):5–11.
Fu MR, Axelrod D, Guth AA, Cartwright F, Qiu Z, Goldberg JD, Kim J, et al. Proactive approach to lymphedema risk reduction: a prospective study. Ann Surg Oncol. 2014 Oct;21(11):3481–9.
Garaffa G, Christopher N, Ralph DJ. The management of genital lymphoedema. BJU Int. 2008 Aug;102(4):480–4.
Gillespie TC, Sayegh HE, Brunelle CL, Daniell KM, Taghian AG. Breast cancer-related lymphedema: risk factors, precautionary measures, and treatments. Gland Surg. 2018 Aug;7(4):379–403.
Gimpl G, Fahrenholz F. The oxytocin receptor system: structure, function, and regulation. Physiol Rev 2001;81(2):629–683.
Godette K, Mondry TE, Johnstone PA. Can manual treatment of lymphedema promote metastasis? J Soc Integr Oncol 2006;4(1):8–12.
Grada AA, Phillips TJ. Lymphedema: Diagnostic workup and management. J Am Acad Dermatol. 2017a Dec;77(6):995–1006.
Grada AA, Phillips TJ. Lymphedema: Pathophysiology and clinical manifestations. J Am Acad Dermatol. 2017b Dec;77(6):1009–1020.
Gradalski T. Diuretics Combined With Compression in Resistant Limb Edema of Advanced Disease-A Case Series Report. J Pain Symptom Manage. 2018 Apr;55(4):1179–1183.
Gradalski T. Edema of Advanced Cancer: Prevalence, Etiology, and Conservative Management-A Single Hospice Cross-Sectional Study. J Pain Symptom Manage. 2019 Feb;57(2):311–318.
Gruenewald DA, White EJ. The illness experience of older adults near the end of life: a systematic review. Anesthesiol Clin. 2006 Mar;24(1):163–80, ix.
Gültig 2005. Lymphologischer Kompressionsverband bei Kopf-, Brust- und Genitallymphödem unter ambulanten Bedingungen. LymphForsch 9 (2) 2005; 97–102.
Hammerl B, Döller W. Secondary malignant lymphedema in head and neck tumors. Wien Med Wochenschr. 2008;158(23–24):695–701.
Harris SR, Schmitz KH, Champbell KL, McNeely ML. Clinical practice guidelines for breast cancer rehabilitation. Syntheses of guideline recommendations and qualitative appraisals. Cancer 2012;118(8 Suppl): 2.312–2.324.
Herpertz U. Ödeme und Lymphdrainage. Diagnose und Therapie von Ödemkrankheiten. 4. A. Stuttgart: Schattauer Verlag; 2010.
Hsiao PC, Liu JT, Lin CL, Chou W, Lu SR. Risk of breast cancer recurrence in patients receiving manual lymphatic

drainage: a hospital-based cohort study. Ther Clin Risk Manag. 2015 Feb 27;11:349–58.
Ikhimwin BO, Bertram CD, Jamalian S, Macaskill C. A computational model of a network of initial lymphatics and pre-collectors with permeable interstitium. Biomech Model Mechanobiol. 2019 Nov 7.
Inghammar M, Rasmussen M, Linder A. Recurrent erysipelas- -risk factors and clinical presentation. BMC Infect Dis. 2014 May 18;14:270.
Jakob L. Klinik und Prognose kutaner Angiosarkome und Kaposi-Sarkome. Dissertation. Universitäts-Hautklinik Tübingen, Sektion Dermatologische Onkologie; 2010.
Kasawara KT, Mapa JMR, Ferreira V, Added MAN, Shiwa SR, Carvas N Jr, Batista PA. Effects of Kinesio Taping on breast cancer-related lymphedema: A meta-analysis in clinical trials. Physiother Theory Pract. 2018 May;34(5):337–345.
Krich S, Mernissi FZ. Stewart-Treves syndrome: a rare complication of chronic lymphedema. Pan Afr Med J. 2016 Jul 7;24:196. eCollection 2016.
Kröll. Ätiologie und Epidemiologie des primären Lymphödems. Phlebologie Stuttgart. 35(01):3–10 · January 2006.
Laird BJ, Fallon MT. Palliative care in the elderly breast cancer patient. Clin Oncol (R Coll Radiol). 2009 Mar;21(2):131–9.
Lattuada M, Hedenstierna G. Abdominal lymph flow in an endotoxin sepsis model: influence of spontaneous breathing and mechanical ventilation. Crit Care Med. 2006 Nov;34(11):2792–8.
Lawenda BD, Mondry TE, Johnstone PA. Lymphedema: a primer on the identification and management of a chronic condition in oncologic treatment. CA Cancer J Clin 2009; 59:8–24.
Lee CH, Kim JK, Jun HJ, Lee DJ, Namkoong W, Oh JH. Rehabilitation of Advanced Cancer Patients in Palliative Care Unit. Ann Rehabil Med. 2018 Feb;42(1):166–174.
Liao SF. Lymphedema Characteristics and the Efficacy of Complex Decongestive Physiotherapy in Malignant Lymphedema. Am J Hosp Palliat Care. 2016 Aug;33(7):633–7.
Martin ML, Herández MA, Avendaño C, Rodriguez F, Martinez H. Manual lymphatic drainage therapy in patients with breast cancer related lymphoedema. BMC Cancer 2011; 11: 94.
May R, Herberhold C. Möglichkeiten und Grenzen der Lymphdrainage in der HNO-Heilkunde. 2. Jenaer Fort- und Weiterbildungskurs „Onkologie in der HNO-Heilkunde", 7.–8.11.1997.
McNeely ML, Magee DJ, Lees AW, Bagnall KM, Haykowsky M, Hanson J. The addition of manual lymph drainage to compression therapy for breast cancer related lymphedema: a randomized controlled trial. Breast Cancer Res Treat 2004;86(2):95–106.
McNeely ML, Peddle CJ, Yurick JL, Dayes IS, Mackey JR. Conservative and dietary interventions for cancer-related lymphedema: a systematic review and meta-analysis. Cancer. 2011 Mar 15;117(6):1136–48.
Miller A, Knetsch K. Hautpflege bei lymphatischen Ödemen. Lymphologie in Forschung und Praxis 2007;11(1):29.
Moffatt CJ, Franks PJ, Doherty DC, Williams AF, Badger C, Jeffs E, Bosanquet N, et al. Lymphoedema: an underestimated health problem. QJM. 2003 Oct;96(10):731–8.
Nieland P. Einsatz der Physiotherapie in der Schmerzbehandlung. In: Aulbert E, Zech D. Lehrbuch der Palliativmedizin. 1.–3. Aufl. Stuttgart, New York: Schattauer Verlag; 1997.
Nieland P. Physiotherapie in der Palliativmedizin. Z Palliativmed 2009a(2):87–99.
Nieland P. Schmerz – Schmerzfreie Lagerung. pflegen: palliativ 2009b(1):28–32.
Ochalek K, Gradalski T, Szygula Z. Five-year assessment of maintenance combined physical therapy in postmastectomy lymphedema. Lymphat Res Biol. 2015 Mar;13(1):54–8.
Padera TP, Meijer EF, Munn LL. The Lymphatic System in Disease Processes and Cancer Progression. Annu Rev Biomed Eng. 2016 Jul 11;18:125–58.
Panfil EM, Schröder G. Pflege von Menschen mit chronischen Wunden. Bern: Hans Huber Verlag 2010: 229.
Pinell XA, Kirkpatrick SH, Hawkins K, Mondry TE, Johnstone PA. Manipulative therapy of secondary lymphedema in the presence of locoregional tumors. Cancer 2008;112(4):950–954.
Pyszora A, Budzyński J, Wójcik A, Prokop A, Krajnik M. Physiotherapy programme reduces fatigue in patients with advanced cancer receiving palliative care: randomized controlled trial. Support Care Cancer. 2017 Sep;25(9):2899–2908.
Rasmusson E, Gunnlaugsson A, Blom R, Björk-Eriksson T, Nilsson P, Ahlgen G, Jönsson C, et al. Low rate of lymphedema after extended pelvic lymphadenectomy followed by pelvic irradiation of node-positive prostate cancer. Radiat Oncol. 2013 Nov 19; 8:271.
Real S, Cobbe S, Slattery S. Palliative Care Edema: Patient Population, Causal Factors, and Types of Edema Referred to a Specialist Palliative Care Edema Service. J Palliat Med. 2016 Jul;19(7):771–7.
Rousseau B, Doucet L, Perrouin Verbe MA, Papin G, Erauso A, Joulin V, Deruelle C, et al. Comparison of the morbidity between limited and extended pelvic lymphadenectomy during laparoscopic radical prostatectomy. Prog Urol. 2014 Feb;24(2):114–20.
Salani R, Preston MM, Hade EM, Johns J, Fowler JM, Paskett EP, Katz ML. Swelling among women who need education about leg lymphedema: a descriptive study of lymphedema in women undergoing surgery for endometrial cancer. Int J Gynecol Cancer. 2014 Oct;24(8):1507–12.
Schingale FJ. Gesichtslymphödeme. Eine schwerwiegende Folge von Lymphgefäßstörungen im Kopfbereich. Phlebologie 2011(3):139–144.

Sippel K, Jünger M. Kompressionstherapie bei Varikose und chronisch venöser Insuffizienz. Gefäßchirurgie 2006; 11: 203–216.

Sordillo P, Chapman R, Hajdu SI, Magill GB, Golbey RB. Lymphangiosarcoma. Cancer 1981;48(7):1.674–1.679.

Szuba A, Achalu R, Rockson SG. Decongestive lymphatic therapy for patients with breast carcinoma-associated lymphedema. A randomized, prospective study of a role for adjunctive intermittent pneumatic compression. Cancer 2002; 95: 2.260–2.267.

Todd M, Lay-Flurrie K, Drake J. Managing ulceration and lymphorrhea in chronic oedema. Br J Community Nurs. 2017 May 1;22 Suppl 5(Sup5): S34-S41.

Ure C Diagnose des Lymphödems. Wiener Medizinische Wochenschrift > Ausgabe 7–8/2013.

Vignes S. Lymphedema: From diagnosis to treatment. Rev Med Interne. 2017 Feb;38(2):97–105.

Weissleder H. AIK und Lymphödem – Glaube und Wirklichkeit. LymphForsch 8 (2) 2004; 93–95.

Weissleder H, Schuchhardt C. Erkrankungen des Lymphgefäßsystems. 4., vollst. überarb. u. erw. Auflage. Köln: WPV Wirtschafts- und Praxisverlag; 2006.

WHO. World Report on Disability. Available at: https://www.who.int/disabilities/world_report/2011/report.pdf. 7.2.2020.

Widgerow A. Scar management – marrying the practical with the science. Wound Healing Southern Africa 2010;3(1).

Williams A. Manual lymphatic drainage: exploring the history and evidence base. Br J Community Nurs. 2010 Apr;15(4):S18–24. Br J Community Nurs. 2010 Apr;15(4):S18–24.

Zhang L, Fan A, Yan J, He Y, Zhang H, Zhang H, Zhong Q, et al. Combining Manual Lymph Drainage with Physical Exercise after Modified Radical Mastectomy Effectively Prevents Upper Limb Lymphedema. Lymphat Res Biol. 2016 Jun;14(2):104–8.

Zhu W, Li D, Li X, Ren J, Chen W, Gu H, Shu Y, et al. Association between adjuvant docetaxel-based chemotherapy and breast cancer-related lymphedema. Anticancer Drugs. 2017 Mar;28(3):350–355.

Zusmann M, Moog-Egan M. Physiotherapie bei Schmerzproblemen. In: F. van den Berg (Hrsg.) Angewandte Physiologie Bd 4. Schmerzen verstehen und beeinflussen. 2. überarbeitete und erweiterte Auflage. Stuttgart: Thieme Verlag 2008; 277–309.

LITERATUR ÖDEME: ÜBERSICHT UND MEDIZINISCHE BEHANDLUNG

1. Real S, Cobbe S, Slattery S. Palliative Care Edema: Patient Population, Causal Factors, and Types of Edema Referred to a Specialist Palliative Care Edema Service. J Palliat Med. 2016;19(7):771–7.
2. Potter J, Hami F, Bryan T, Quigley C. Symptoms in 400 patients referred to palliative care services: prevalence and patterns. Palliat Med. Juni 2003;17(4):310–4.
3. Leitlinienprogramm Onkologie. Konsultationsfassung - Erweiterte S3-Leitlinie Palliativmedizin für Patienten mit einer nicht-heilbaren Krebserkrankung, Langversion 2.01. Januar 2020
4. Shrubb D, Mason W. The management of deep vein thrombosis in lymphoedema: a review. Br J Community Nurs. Juli 2006;11(7):292–7.
5. Pinell XA, Kirkpatrick SH, Hawkins K, Mondry TE, Johnstone PAS. Manipulative therapy of secondary lymphedema in the presence of locoregional tumors. Cancer. 15. Februar 2008;112(4):950–4.
6. Cobbe S, Real S, Slattery S. Assessment, treatment goals and interventions for oedema/lymphoedema in palliative care. Int J Palliat Nurs. 16. März 2017;23(3):111–9.
7. Panfil EM. Schroeder G. Pflege von Menschen mit chronischen Wunden. Lehrbuch für pflegende und Wundexperten. 3. korrigierte und ergänzte Auflage. Huber Verlag. Bern 2009: 261.

KAPITEL

17 Fatigue

Sinead Cobbe

17.1 Was ist Fatigue?

Fatigue oder chronische Müdigkeit ist das am häufigsten auftretende Symptom in der Palliative Care (Radbruch et al. 2008, Yennurajalingam und Bruera 2018) und tritt im Zusammenhang mit fortgeschrittenen Erkrankungen wie Krebs, AIDS oder chronischen Herz-, Nieren- und Lungenkrankheiten auf (Solano/Gomes/Higginson 2006). Behandlungskonzepte sind nicht in gleichem Umfang vorhanden wie für andere Symptome, z. B. den Schmerz (Collins et al. 2008). Im letzten Jahrzehnt jedoch stieg das Interesse an der Fatigue, weil man Ursachen, Diagnostik und Therapiemöglichkeiten besser verstehen wollte. Dennoch ist Fatigue für viele Berufsgruppen, die in der Palliative Care arbeiten, nach wie vor eine große Herausforderung. Oft gibt es noch keine Routine, wie man ihr am besten begegnen kann (Ingham und Urban 2020).

Über die Pathomechanismen der Fatigue ist wenig bekannt; zahlreiche Faktoren spielen eine Rolle – auch therapeutische Interventionen können ursächlich sein. Die Vermutung, dass der Schweregrad der Fatigue parallel zur Krankheitsprogression verläuft, konnte bisher nicht belegt werden. Die vielschichtigen Ursachen machen die Diagnostik und Behandlung sehr schwierig (Bruera und Yennurajalingam 2020). Im Palliativbereich ist Fatigue weit verbreitet, weshalb jeder Behandler mit diesem Thema vertraut sein und es bei der Erstellung der Behandlungspläne berücksichtigen muss. Da die pharmakologische Therapie noch in den Kinderschuhen steckt, bietet sich der Physiotherapie die Möglichkeit, das Fatigue-Management aktiv mitzugestalten. Auf die unterschiedlichen Arten der Fatigue wird später noch eingegangen werden.

Einige wichtige Gesichtspunkte sollen anhand des nachfolgenden Fallbeispiels illustriert werden.

17.2 Fallbeispiel

Herr N., 50 Jahre alt und Landwirt, verheiratet, ein Kind, wird von der Palliativpflegekraft überwiesen und von einem Physiotherapeuten auf ambulanter Basis im Therapieraum des lokalen Gesundheitszentrums untersucht. Zum ersten Termin erscheint er in Begleitung seiner Frau.

Diagnose Nierenkarzinom mit Hirnmetastasen

Vorgeschichte Nephrektomie und Chemotherapie vor 2 Jahren. Seit einiger Zeit treten Grand-mal-Anfälle auf. Vor zwei Monaten wurde der Patient zur Palliativversorgung zugewiesen. Die Blutanalyse ergab: Albumin 32 (Normwert: 37); Hämoglobin 10 (Normwert 15); ansonsten unauffällige Werte

Medikation Steroide zur Reduktion der Hirnschwellung, Antikonvulsiva zur Anfallskontrolle, Analgetika zur Linderung der Schmerzen in der LWS, Sedativa zur Behandlung nächtlicher Unruhe

Fatigue-Assessment Schweregrad Fatigue: min. 4/10 bis max. 8/10; nach Grand-Mal-Anfällen 10/10

Symptom-Assessment (ESAS) 42/100 (mittlere Symptombelastung)

Subjektive Anamnese Herr N. beschreibt die folgenden körperlichen Beschwerden:

- allgemeine Fatigue seit etwa 2 Monaten, allmählicher Beginn; Schweregrad mindestens 4/10, nach Anfällen 10/10; manchmal Besserung durch Pausieren, Verschlechterung nach Einnahme der Schmerz- oder Anfallsmedikation
- Tagesmüdigkeit, da der Nachtschlaf durch die Steroideinnahme gestört ist (8/10 ESAS)
- Dekonditionierung mit längeren Sitz-/Liegephasen während des Tages
- Fußheberschwäche links seit 2 Wochen
- unsicherer Gang bei Müdigkeit

Psychosoziale Faktoren mit Einfluss auf seine Fatigue sind:

- Angst vor der Zukunft (8/10 ESAS)
- Arbeitsunfähigkeit und mangelnde Verkehrstauglichkeit mit entsprechendem Einfluss auf die Stimmung (5/10 Depressionswert ESAS)

Seine Ziele sind:

- Training als Freizeitbeschäftigung
- Minderung der Müdigkeit
- Teilnahme an Familienausflügen

Objektiver Untersuchungsbefund Gehen ohne Hilfe möglich, Storchengang links, Knöchelödeme, Tiefensensibilität im linken Fuß reduziert, Kraft in allen vier Extremitäten normal mit Ausnahme der Dorsalextension des linken Fußes, wo die Kraft nur 3/5 auf der Oxford-Skala beträgt. Belastungstoleranz: Gehstrecke 347 m in 3 Minuten; Fahrradfahren 10 Minuten auf Stufe 5 der subjektiven Belastungsskala (➤ Abb. 17.4)

Behandlungsplan Die Therapieoptionen werden ausführlich mit Herrn N. besprochen, es wird eine sechswöchige Initialbehandlung mit zwei Sitzungen pro Woche vereinbart. Anschließend soll eine Zwischenbewertung stattfinden. Herr N. erhält einen Gehstock und eine Fußschiene, um den Kraftaufwand beim Gehen zu verringern. Für familiäre Unternehmungen außer Haus erhält er zudem einen Rollstuhl. Seine Physiotherapie umfasst

- aerobes Training: Fahrrad fahren – 10 Minuten Beine, 5 Minuten Arme,
- Gleichgewichtsübungen für die Propriozeption,
- Widerstandsübungen mit Theraband für die Kraftausdauer: 2 Sätze mit je 30 Wiederholungen für Quadrizeps, Schulterflexoren und Bizeps,
- Anlegen eines Online-Übungstagebuchs – zudem erhält der Patient die Möglichkeit, von zu Hause aus an Tele-Physiotherapie-Sitzungen teilzunehmen, wenn er zu müde ist, um ins Gesundheitszentrum zu kommen (von dieser Möglichkeit macht er allerdings nie Gebrauch),
- schriftliche und mündliche Informationen und eine Schulung über kraftsparendes Verhalten, Schlafhygiene und Entspannungstechniken für die nächtliche Unruhe.

Multiprofessionelle Therapie Durch Zusammenarbeit mit anderen Mitgliedern des Behandlungsteams wird ein ganzheitlicher Ansatz zur Behandlung der Fatigue sichergestellt. Ein Arzt reduziert zur Verbesserung des Schlafmusters die Steroiddosis, verordnet Diuretika zur Reduktion der Knöchelödeme und führt eine Rotation der Schmerzmedikation ein, um die Auswirkungen auf die Fatigue zu verringern. Ein Sozialarbeiter berät Herrn N. und seine Familie, der Ergotherapeut versorgt ihn mit Hilfsmitteln zur Krafteinsparung und berät bzgl. einer besseren Schlafqualität. Musik- und Kunsttherapiesitzungen sollen Entspannung, Selbstentfaltung und Wohlbefinden fördern.

Ergebnisse nach sechs Wochen Herr N. nimmt seine zwei wöchentlichen Physiotherapietermine regelmäßig wahr und die Erfolgsbeurteilung zeigt:

- Verbesserung des Schlafs: weniger Tagesmüdigkeit (Schlafstörungen ESAS 3/10; ursprünglich 8/10)
- Verbesserung der Belastungstoleranz: Zunahme der 3-Minuten-Gehstrecke um 95 m
- Zunahme an Kraft und Fitness: Herr N. schaffte 3 Sätze mit je 40 Wiederholungen, 20 Minuten Beinfahrrad und 10 Minuten Armfahrrad
- Abnahme des allgemeinen Fatigue-Schweregrads auf 2/10 (ursprünglich 8/10)
- Abnahme der Angst durch das subjektive Gefühl der Kontrolle über die Fatigue (ESAS 3/10; ursprünglich 8/10)

Im weiteren Verlauf verschlechtert sich Herrn N.s Zustand langsam und etwa zwei Monate später stirbt er. Physiotherapeutische Interventionen wurden nur noch bedarfsweise zur Förderung seiner Mobilität durchgeführt, fanden aber bis in die letzte Woche seines Lebens statt.

17.3 Prävalenz und Auswirkungen der Fatigue

Fatigue ist eine häufige Begleiterscheinung von Krankheit mit einer besonders hohen Prävalenz bei fortgeschrittenen Erkrankungen. Folglich leiden auch die meisten Palliativpatienten und -patienten unter mehr oder weniger ausgeprägter Fatigue. Diese mindert nicht nur Lebensqualität (QoL) und Körperfunktion, sondern korreliert auch eng mit Depressionen und Ängsten (➤ Tab. 17.1). **Allerdings verläuft**

Tab. 17.1 Prävalenz und Auswirkungen krankheitsbedingter Fatigue

Erkrankung	Prävalenz	Beeinträchtigt die QoL	Korreliert mit Angst oder Depression	Korreliert mit der Krankheitsprogression	Korreliert mit schlechterer Funktion
Fortgeschrittene Krebserkrankungen	78 %–100 %	✓	✓	erst am Lebensende	✓
Motoneuronerkrankungen (MNE)	44 %	✓	✓	X	keine Studien verfügbar
Multiple Sklerose (MS)	76 %–92 %	✓	✓	Zusammenhang möglich	✓
Herzinsuffizienz	90 %–100 %	✓	✓	✓	✓
Parkinson-Krankheit	37 %–56 %	✓	✓	X	✓
HIV/AIDS	50 %–88 %	✓	✓	X	✓
Fortgeschrittene Niereninsuffizienz	über 80 %	✓	✓	X	✓
Chronische Lungenkrankheiten	36 %–95 %	✓	✓	keine Studien gefunden	✓

der Schweregrad nicht immer parallel zur Krankheitsprogression: Fatigue kann auch bei weniger schweren Krankheiten in ausgeprägter Form vorliegen, während andererseits selbst fortgeschrittene Erkrankungsstadien ohne Müdigkeitssymptome einhergehen können. Zudem messen die Betroffenen selbst ihrer Abgeschlagenheit oft nur untergeordnete Bedeutung bei und empfinden erst einen Leidensdruck, wenn andere Symptome kontrolliert worden sind (Yennurajalingam und Bruera 2020). Ein routinemäßiges Fatigue-Screening durch physiotherapeutisches Fachpersonal ist daher sicher sinnvoll.

17.4 Merkmale der Fatigue

Zur Beschreibung werden üblicherweise Begriffe wie Müdigkeit, Abgeschlagenheit, Lethargie, Asthenie, Schwäche, Erschöpfung, Kraftlosigkeit und Ruhebedürfnis herangezogen. Radbruch et al. (2008) definieren Fatigue bei Palliativpatienten als *„subjektives Gefühl der Müdigkeit, Schwäche oder Kraftlosigkeit"*. Die Müdigkeit im Zusammenhang mit Fatigue ist nicht mit einer „gesunden Schläfrigkeit" vergleichbar, obwohl bei beiden Formen ein Schlafbedürfnis besteht (Shen/Barbera/Shapiro 2006). Fatigue hat Auswirkungen auf folgende Bereiche:

- Körper: verminderte Leistungsfähigkeit, Durchführung körperlicher Aufgaben erschwert
- Kognition: Merkfähigkeit, Konzentration und mentale Funktionen gestört
- Affektion/Emotion: Antriebslosigkeit, Depressivität, Gefühl von Müdigkeit (Angst vor Fortschreiten der Erkrankung, Gefühl von Kontrollverlust, Stress etc.)

Alle drei Aspekte sind in der Untersuchung zu berücksichtigen, da sowohl Kognition als auch Emotionen die Physiotherapie stark beeinträchtigen können.

17.5 Wahrnehmung der Fatigue aus Sicht der Betroffenen

Whitehead et al. 2016) untersuchten 57 Studien, die sich mit dem Erleben der Fatigue von Patienten mit chronischen Erkrankungen auseinandersetzten. Die hervorstechendsten Merkmale waren:

- Die Schwere der Fatigue war enorm und oft komplett vereinnahmend.
- Das klinische Muster von Fatigue ist nicht vorhersehbar. Der Beginn ist oft sehr plötzlich und ist oft unabhängig von einer vorangegangenen Aktivität.

- Patienten haben Mühe, das Ausmaß ihrer durch Fatigue bedingten Beeinträchtigung zu beschreiben.
- Fatigue kann zu Angst, einem Gefühl von Kontrollverlust und zu Stress führen.
- Patienten bringen Fatigue oft mit dem Fortschreiten der Erkrankung, aber selten mit einer schlechten Symptomkontrolle in Verbindung.
- Subjektiv berichten die Patienten von einem Schlafbedürfnis, aber nur geringen Auswirkungen des Schlafs auf das Symptom.

⚠ BEACHTE

Eines der wichtigsten Merkmale der krankheitsbezogenen Fatigue ist, dass sie nicht im gleichen Maße auf Ruhe/Ausruhen reagiert wie normale Müdigkeit.

17.6 Physiologische Fatigue (normale Müdigkeit)

Als physiologische Ermüdung („physiologische Fatigue") wird die nach einer Anstrengung eintretende Müdigkeit bezeichnet, die auch bei Gesunden zu beobachten ist und wir alle kennen. Bei der physiologischen Ermüdung nimmt die Fähigkeit zur Durchführung weiterer Aufgaben immer weiter ab und es kommt zur Erschöpfung (sog. „Task Failure"), wenn:

- das Herz-Kreislauf-System nicht mehr in der Lage ist, genügend sauerstoffreiches Blut zu den Muskeln zu transportieren oder der Brennstoffvorrat in den Muskeln erschöpft ist (periphere Fatigue);
- der Antrieb vom motorischen Kortex durch Anstieg des Dopamin- und Serotoninspiegels im Gehirn gehemmt wird oder die Kerntemperatur auf über 40 °C ansteigt (Muhamed 2008).

Beim Gesunden spielt die zentrale Ermüdung keine große Rolle für das Erreichen des Erschöpfungszustands (Davis/Walsh 2010), bei terminalen Erkrankungen jedoch schreibt man ihr eine wesentliche Bedeutung zu. Im Falle einer akuten Erkrankung, z. B. bei einer Grippe oder einer akuten Atemwegsinfektion, ist Fatigue eine normale Reaktion und Teil des normalen Verhaltens bei Krankheiten (Andrews et al. 2004). Zu diesem Krankheitsverhalten gehören auch depressive Verstimmung, Übelkeit und Appetitlosigkeit. Ursächlich für die Fatigue bei diesen akuten Krankheiten sind Zytokine, die der Körper im Kampf gegen pathogene Krankheitserreger ausschüttet. Bei einer dauerhaften, chronischen Erkrankung ist die Ursache der Fatigue deutlich komplexer.

17.7 Primäre Fatigue

Pathologische Fatigue kann in einer **primären Form,** d. h. durch die Krankheit selbst bedingt, oder in einer **sekundären Form,** d. h. durch Therapiemaßnahmen, Begleitsymptome oder Begleiterkrankungen verursacht, auftreten. Auf eine Krankheit reagieren Zellen mit der Freisetzung pro-inflammatorischer Zytokine, die körperfremde Erreger angreifen sollen. Der Hypothalamus setzt Kortisol und andere „Stresshormone" frei, um den Körper auf einen Angriff vorzubereiten (Andrews et al. 2004). Eine länger anhaltende Zytokin- und Kortisolexposition hat jedoch negative Wirkung auf das sensomotorische System. Im Rahmen von Krankheiten können Störungen auftreten, die die Bewegungsabläufe beeinträchtigen und unmittelbar Fatigue zur Folge haben (Chandhri und Behan 2004). Störungen oberhalb des Rückenmarkniveaus führen eher zu einer zentralen, Störungen unterhalb zu einer verstärkten peripheren Fatigue. Eine Zusammenfassung der Entstehungsmechanismen der pathologischen Fatigue findet sich in ➤ Abb. 17.1.

➤ Tab. 17.2 zeigt einige der der Mechanismen und Folgen der Fatigue auf. **In diesem Zusammenhang ist zu berücksichtigen, dass bei Patienten eine Kombination aus primärer (zentral und peripher) und sekundärer Fatigue sowie einer physiologischen Müdigkeit vorliegen kann.**

17.8 Sekundäre Fatigue

Bei Palliativpatienten kommen häufig viele verschiedene Faktoren zum Tragen, die wahrscheinlich zur sekundären Fatigue führen können. Häufige Gründe sind in ➤ Tab. 17.3 zusammengefasst.

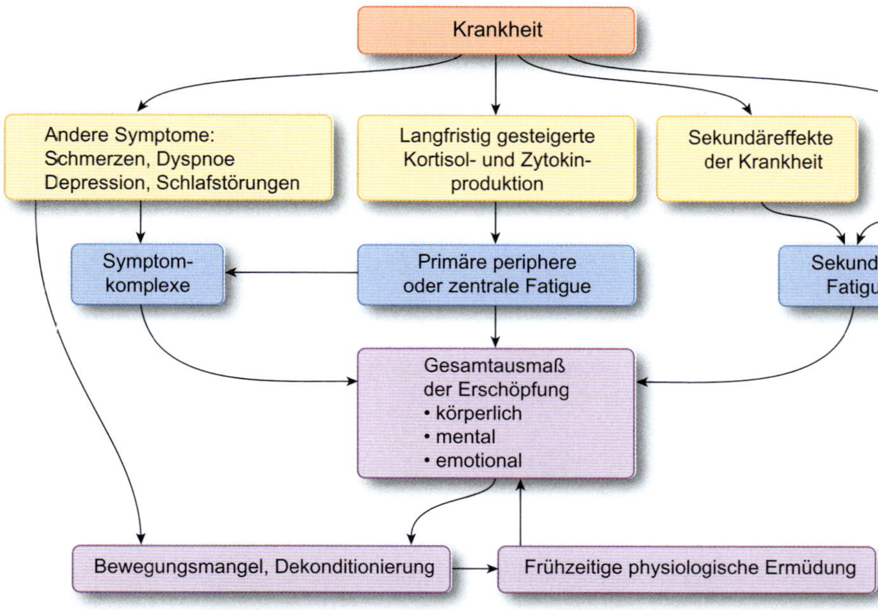

Abb. 17.1 Entstehung der pathologischen Fatigue [M545/L157]

Tab. 17.2 Periphere und zentrale Kausalfaktoren der primären Fatigue und ihre Auswirkungen

Fatigue-begünstigender Mechanismus	Folgen
Verlust von Muskelmasse durch Kachexie oder Dekonditionierung	Verstärkter Muskelabbau und Abnahme der Muskelmasse → Abnahme der Muskelkraft → vorzeitiges Einsetzen der physiologischen Fatigue
Veränderungen der Muskelfunktion: weniger kontraktile Elemente bei Niereninsuffizienz, Verlust von Typ-I-Fasern bei Herzkrankheiten und Krebs	Weniger kontraktile Elemente → geringere Sauerstoffutilisation. Verlust von Typ-I-Fasern → frühzeitiges Einsetzen anaerober Stoffwechselvorgänge → erhöhter Laktatspiegel
Oxygenierung des Muskelgewebes nimmt bei schlechter Durchblutung oder Anämie ab	Frühzeitiges Umschalten auf anaeroben Stoffwechsel → vorzeitiges Einsetzen der physiologischen Fatigue
Verzögerte Erholung nach Muskelarbeit bei Nierenerkrankungen und Krebs	Frühzeitiger Rückgriff auf den anaeroben Stoffwechsel
Überaktivität der muskulären Ergorezeptoren, die die Muskeltätigkeit z. B. an das Atmungssystem melden und auch für die Wahrnehmung der Ermüdung verantwortlich sind, bei Kachexie und Herzkrankheiten	Möglicherweise verstärkte Wahrnehmung von Fatigue
Beeinträchtigung von Muskelkraft und -tonus bei neurologischen Erkrankungen; häufig kommt es zu einer elektromechanischen Entkoppelung der elektrischen und der mechanischen Vorgänge in der Muskulatur	Reduzierte Effektivität der Bewegungen
Störung der zentralen neuralen/hormonellen Kontrolle	Verminderter Muskeltonus und subjektives Müdigkeitsgefühl (dies ist möglicherweise der wichtigste Entstehungsmechanismus für Fatigue bei neurologischen Erkrankungen; es mehren sich die Hinweise, dass er auch bei der krebsbedingten Fatigue eine Rolle spielt)
(Quellen: Andrews et al. 2004, Davis/Walsh 2010, Davis et al. 2011, Lou/Weiss/Carter 2010, Piepoli et al. 2006, Yennaluralingam und Bruera 2018, Witte/Clarke 2007)	

Tab. 17.3 Ursachen der sekundären Fatigue und ihre Auswirkungen auf die Physiotherapie

Sekundäre Ursache	Auswirkungen	Konsequenz
Unbehandelte Symptome	Einer der häufigsten reversiblen Gründe für Fatigue	Entscheidend ist eine genaue Analyse anderer Symptome; Besprechung der Ergebnisse im Team; Behandlung, falls physiotherapeutisch behandelbar (siehe nachfolgende Inhalte)
Ausgeprägte Anämie (Hb < 8 g/dl)	Bei 70 % aller Palliativpatienten vorhanden, was zu verminderter körperlicher Belastbarkeit führt. Zeigt sich als zunehmende verminderte Belastbarkeit, Atemnot bei Belastung, abfallende Sauerstoffsättigung bei Belastung und Blässe. Kann ggf. reversibel sein durch Bluttransfusionen. Wichtiger beitragender Effekt zur Fatigue kurz vor dem Lebensende	Sorgfältiges Pacing der Übungen; Sauerstoffsättigung überwachen; Prüfung, ob die Sättigung nach den Übungen abfällt; Zusammenarbeit mit dem interdisziplinären Team, um die Indikationen für eine Bluttransfusion zu besprechen
Infektionen und/oder Fieber	Akuter Energiemangel; erhöhte Temperatur, Schwitzen und allgemeines Gefühl von Unwohlsein	Sorgfältiges Pacing oder Beendigung der aktiven Übungen; enger Austausch mit dem medizinischen Team zwecks weiterer Interventionen
Mangelernährung einschließlich Dehydrierung	Nährstoffmängel tragen vermutlich zur Fatigue bei, aber ihr Ausgleich hilft nicht immer. Veränderte Proteinwerte (CRP und Albumin werden üblicherweise analysiert) beeinträchtigen die Muskelaktivität hinsichtlich Trainierbarkeit und Hypertrophie	Für ausreichende Nahrungs- und Flüssigkeitszufuhr sowie die Behebung gastrointestinaler Beschwerden sorgen; Zusammenarbeit mit Diätassistenten
Elektrolytstörungen (Natrium, Kalium, Kalzium, Magnesium)	Niedrige Natrium- und Kaliumwerte können mit der Einnahme von Diuretika zusammenhängen; niedrige Magnesiumwerte resultieren u. U. aus der Gabe von Chemotherapeutika; Hyperkalzämie ist bei tumorösen Veränderungen der Knochen üblich; Lethargie kann die Folge aller genannten Störungen sein, jedoch sind die meisten davon reversibel	Laborwerte beachten und enger Austausch mit dem medizinischen Team, um zu prüfen, ob die Störungen reversibel sind
Kachexie/Anorexie	Bei Krebserkrankungen, AIDS und vielen terminalen Erkrankungen vorliegend; CRP-Werte sind oft erhöht; Verlust an Muskelmasse; dies kann mit Fatigue einhergehen, aber auch unabhängig davon auftreten; verfügbare Energie für Kraft erfordernde Übungen kann erheblich eingeschränkt sein (dies kann durch erhöhte Proteinaufnahme verbessert werden)	Diätberatung mit realistischen Zielen für den Patienten veranlassen. CRP-Werte sollten beobachtet werden (hängt mit Überlebensrate zusammen)
Endokrine Störungen (Diabetes, Nebenniereninsuffizienz aufgrund reduzierter Steroiddosen, Hypothyreose, therapiebedingter Hypogonadismus)	Ein häufiger Grund für Fatigue; oft schleichender Beginn und häufig reversibel; schneller Beginn der Fatigue bei Reduktion der Steroidgabe aufgrund akuter Nebennierenrindeninsuffizienz; umgekehrt kann eine erhöhte Gabe von Steroiddosen Fatigue rasch verbessern	Laborwerte beachten; Austausch mit Ärzten hinsichtlich Ursachen und Reversibilität; angemessenes Pacing der Aktivitäten je nach Toleranzlevel

Tab. 17.3 Ursachen der sekundären Fatigue und ihre Auswirkungen auf die Physiotherapie (*Forts.*)

Sekundäre Ursache	Auswirkungen	Konsequenz
Nebenwirkung von Operationen, Chemotherapie, Strahlentherapie	Fatigue durch Chemotherapie hat ihr Maximum 4–5 Tage nach der Behandlung; Fatigue durch Strahlentherapie baut sich allmählich auf und ist gegen Ende der Behandlung am stärksten; Fatigue nach Operationen kann über Wochen oder Monate andauern	Dauer und Zeitpunkt von Behandlung unter Berücksichtigung der Fatigue-„Tiefs" planen; Versorgung nach Operationen planen
Medikation und Polypharmazie	Fatigue ist eine Nebenwirkung vieler Arzneimittel; akute Schläfrigkeit ist häufig durch Opioidtoxizität bedingt; Wechselwirkungen von Medikamenten können ebenfalls zu Fatigue führen; ist meistens durch Veränderungen der Medikation reversibel	Beginn der Fatigue bei kürzlich erfolgter Umstellung der Medikation; Information an das medizinische Team, um diese Veränderungen rückgängig zu machen
Neurologische Funktionsstörungen	Periphere Neuropathien als häufige Nebenwirkungen von Chemotherapie oder AIDS-Medikamenten, fokale neurologische Störungen durch paraneoplastische Syndrome; neurologische Störungen begünstigen Fatigue durch funktionelle Beeinträchtigung	Korrektive und adaptationsfördernde Maßnahmen, um die Energieverluste zu reduzieren
Autonome Dysfunktion	Bei fortgeschrittenen Krebserkrankungen in über 50 % der Fälle und auch bei neurologischen Erkrankungen vorhanden; führt zu posturaler Hypotonie, nicht veränderbarer Herzfrequenz, gastrointestinalen Symptomen und generalisierter Schwäche; unter Umständen nicht reversibel	Herzfrequenz bei Belastung überwachen und posturale Hypotonie prüfen; Zusammenarbeit mit dem medizinischen Team
Respiratorische Funktionsstörungen (Hypoxie, Atemmuskelschwäche)	Hypoxie führt zu verstärkter Tagesmüdigkeit, morgendlichen Kopfschmerzen, verminderter Atemreserve, verzögerter Erholung nach Belastung; tritt bei neurologischen Erkrankungen häufig auf; das Fortschreiten von Lungentumoren und Metastasen führt zu verminderter Leistungsfähigkeit	Nächtliche nichtinvasive Überdruckbeatmung kann Tagesmüdigkeit bei ALS und terminalen Lungenerkrankungen bessern. Sauerstoffsättigung am Morgen, in Ruhe und nach Belastung überwachen; Überweisung an ein spezialisiertes Team
Dekonditionierung	Palliativ Betreute verbringen viele Stunden am Tag sitzend, was zur Dekonditionierung der Muskulatur und zu einem frühen Einsetzen physiologischer Fatigue bei Alltagstätigkeiten führt; geringe Aktivität am Tag geht mit Atemnot, Angst und Schlafproblemen einher (Yennurajalingam et al. 2016)	Aufklärung, Übungsanleitungen, Training. Verwendung von Smartphones und Smartwaches, um das Aktivitätsniveau zu prüfen
Kardiale Funktionsstörungen	Kardiomyopathien sind bei ALS, Kachexie sowie nach Chemotherapien und nach Bestrahlung der Thoraxwand möglich	Prüfung, wie Sauerstoffsättigung und Herzfrequenz auf Übungen reagieren. Anpassen des Trainings an das Toleranzniveau

Tab. 17.3 Ursachen der sekundären Fatigue und ihre Auswirkungen auf die Physiotherapie (*Forts.*)

Sekundäre Ursache	Auswirkungen	Konsequenz
Aszites (freie Flüssigkeit in der Bauchhöhle)	Erschwert Bewegung und ermüdet; reduziert die Lungenkapazität aufgrund einer Kompression der Lungen; deshalb reduzierte Belastbarkeit; Verbesserung durch Parazentese, allerdings ein- bis zweitägige Schwächephase des Patienten danach möglich	Überweisung an das medizinische Team, wenn die Belastbarkeit deutlich abnimmt. Nach einer Drainage warten, bis sich das subjektive Befinden des Patienten gebessert hat, bevor das Training wieder aufgenommen wird

(Quellen: Amano et al. 2017, Argilés et al. 2005, Lou/Weiss/Carter 2010, NCCN 2011, Oechsle et al. 2011, Radbruch et al. 2008, Rudnicki/Dalmau 2000, Stone et al. 2011a, Yennurajalingam and Bruera 2018; Bruera and Yennurajalingam 2020)

17.9 Symptomcluster und Symptomkontrolle

17

Die Behandlung der Fatigue hat in erster Linie die Linderung weiterer bestehender Symptome zum Ziel, weil Zustände wie Angst, Obstipation, Übelkeit, Atemnot und Husten mit Fatigue einhergehen und wieder andere Symptome (Schmerz und Depression) Fatigue verstärken. Viele Aspekte der Fatigue finden sich auch als Symptom bei Depression (Reuter/Härter 2004) – schlecht behandelte Symptome können die Fatigue hochgradig negativ beeinflussen. Bei fortgeschrittenen Krebserkrankungen tritt Fatigue in sogenannten Symptomclustern gemeinsam mit anderen Symptomen auf. Gemäß Definition spricht man von einem Symptomcluster, wenn *„drei oder mehr gleichzeitig auftretende Symptome in Zusammenhang zueinanderstehen"* (Dodd/Miaskowski/Paul 2001). Diese Symptome existieren nebeneinander, interagieren miteinander und können sich gegenseitig verstärken. Eine Zusammenfassung bekannter Symptomkomplexe im Zusammenhang mit Fatigue, die bei Krebserkrankungen auftreten können, findet sich in ➤ Abb. 17.2. Die Behandlung von individuellen und vielfältigen Symptomen markiert den Hauptpfeiler der Fatigue-Therapie. In einigen Studien wird beschrieben, dass die Reduzierung von Fatigue ein Hauptziel von palliativmedizinischen Interventionen ist (Goshail et al. 2016).

Das physiotherapeutische Fachpersonal und das interdisziplinäre Team können Fatigue sehr gut beeinflussen und verbessern, wenn Symptome, die gleichzeitig vorhanden sind, erkannt und abgemildert werden.

17.10 Physiotherapie und Fatigue

17.10.1 Fatigue-Assessment in der Physiotherapie

Bei der Befunderhebung müssen die physiotherapeutisch Behandelnden stets die Belastung für die unter

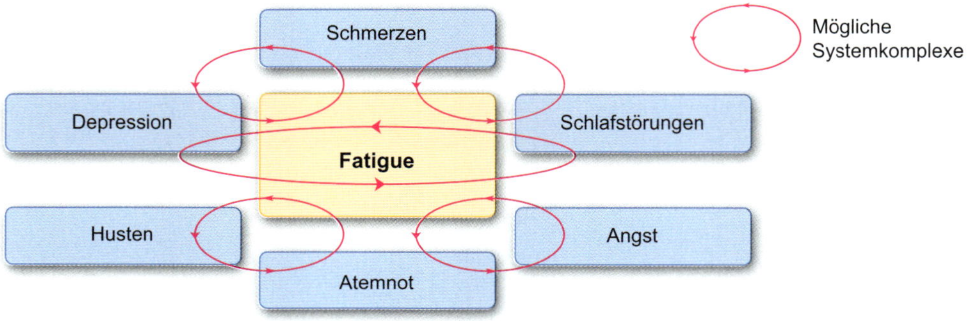

Abb. 17.2 Symptomkomplexe mit Fatigue bei Krebserkrankungen [M545/L157]

Fatigue Leidenden im Auge behalten. Selten reicht eine Sitzung für eine umfassende Untersuchung aus, da dies wiederum zu einer Verstärkung von Fatigue führen kann. Folgende Fragen sind im Rahmen der Befunderhebung von zentraler Bedeutung:

- Belastet die Fatigue den Patienten?
- Was sind die wahrscheinlichen Ursachen für die Fatigue?
- Gibt es reversible Gründe für die Fatigue?
- Gibt es Ursachen für die Fatigue, die außerhalb des Einflusses der Physiotherapie liegen, und wenn ja, an wen muss dann verwiesen werden?
- Gibt es Faktoren, die durch physiotherapeutische Interventionen beeinflussbar sind?
- Können die Ziele, die sich die Betroffenen gesteckt haben, durch die Behandlung der Fatigue erreicht werden oder gibt es andere Prioritäten?

17.10.2 Untersuchungs- und Assessment-Tools

Radbruch et al. (2008) empfehlen ein Fatigue-Screening anhand einer einzigen Frage: *„Fühlen Sie sich ungewöhnlich müde oder matt?"* Der Schweregrad wird dann anhand der folgenden zweiten Frage bewertet: *„Wo würden Sie Ihre Müdigkeit der vergangenen sieben Tage auf einer Skala von 0 bis 10 einordnen?"* (NCCN 2011).

Eine milde Form von Fatigue liegt vor, wenn auf der numerischen Analogskala der Wert zwischen 1–3/10 liegt, eine mittelschwere Form, wenn der Wert 4–6/10 beträgt und eine schwere Form der Fatigue liegt bei einem Wert zwischen 7–10/10 vor. Aufgrund des deutlichen Einflusses weiterer aktiver Symptome auf die Fatigue empfiehlt sich ein Symptom-Screening-Assessment. *Die Edmonton Symptom Assessment Scale* (Hui und Brurera 2017) oder die umfangreichere *Rotterdam Symptom Check List* (de Haes et al. 1996) werden in diesem Zusammenhang häufig genutzt. Diese können dabei helfen, weitere Symptome zu bestätigen oder auszuklammern, ermöglichen eine rasche Weiterüberweisung an andere Berufsgruppen des Teams oder zeigen Aspekte auf, die eine Indikation für Physiotherapie darstellen.

Eine ausführliche Anamnese ist in diesem Zusammenhang besonders wichtig, denn aus ihr entnimmt der Physiotherapeut Hinweise:

- Gleichzeitig auftretende Erkrankungen und Symptome sowie vorausgegangene Behandlungen und Medikamente, die Auswirkungen auf die Fatigue haben können
- Aktuelle Blutwerte, aus denen man Rückschlüsse auf die zu erwartende verbleibende Lebenszeit ziehen kann (Albumin und CRP-Werte). Dies kann Therapieziele und Erwartungen beeinflussen
- Aktuelle radiologische Befunde, die Rückschlüsse auf das Stadium der Erkrankung und jüngste Veränderungen erlauben und somit wiederum Einfluss auf die Zielsetzungen und weitere klinische Entscheidungen haben
- Faktoren, die durch eine Physiotherapie oder das multiprofessionelle Team verbessert werden können (➤ Abb. 17.3).

Für das Fatigue-Assessment bei Palliativpatienten stehen verschiedene relativ kurze Fragebögen zur Verfügung, die der Patient ausfüllen muss. Häufig angewendet werden

- das *FACT-F,*
- die *ESAS Skala* (Edmonton Symptom Assessment System),
- eine einfach *numerische Analokskale* (0–10) sowie der
- der *Brief Fatigue Index.*

Neben diesen gibt es multidimensionale Assessment-Instrumente, z. B. das *Multidimensional Fatigue Inventory* (MFI-20) (Smets et al. 1995), die zwar umfangreicher, aber dennoch sinnvoll sind, um die vorliegende Fatigue genauer analysieren und ihren Einfluss auf die Aktivitäten des täglichen Lebens und die Lebensqualität feststellen zu können.

Auch krankheitsspezifische Fragebögen können, soweit vorhanden, eingesetzt werden.

Subjektives Assessment

Die subjektive Einschätzung der Fatigue ist immer noch am wichtigsten, denn objektive Messergebnisse, z. B. die Muskelkraft, sind oft nicht aussagekräftig genug (Schvartsman et al. 2017). Mit Hilfe der subjektiven Befragung sollen wichtige ergänzende Informationen gesammelt und Faktoren identifiziert werden, die die Behandlung negativ beeinflussen könnten.

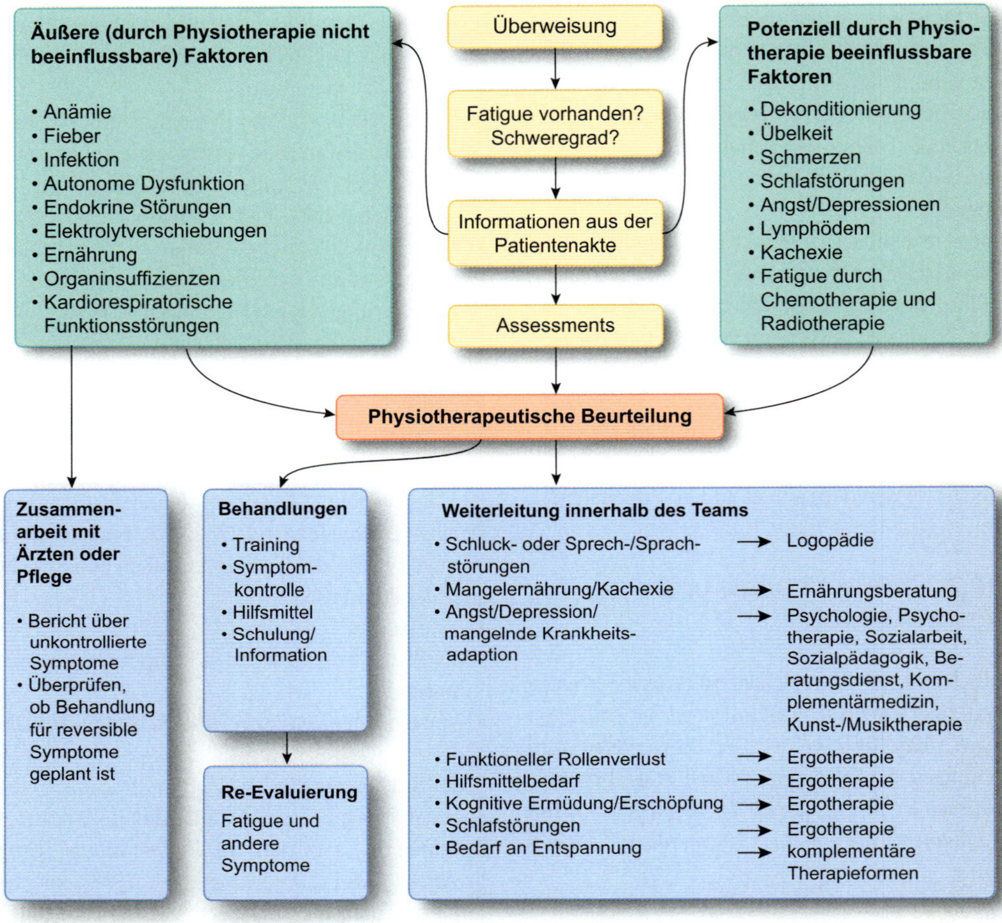

Abb. 17.3 Ablauf der Befunderhebung durch den Physiotherapeuten [M545/L157]

Die wichtigsten Aspekte, die physiotherapeutisch Behandelnde bei der Untersuchung erfassen sollten, sind in ➤ Tab. 17.4 zusammengefasst.

Objektive Untersuchung

Für die Untersuchung der Fatigue-Ursachen und -Auswirkungen gibt es schnell und pragmatisch durchführbare Methoden (➤ Tab. 17.5). Da objektive Untersuchungen nur in geringem Ausmaß mit Fatigue korrelieren (Schvartsman et al. 2017), sind die wichtigsten klinischen Fragestellungen:

- Konnte ich durch meine objektive Untersuchung Faktoren ermitteln, die die Fatigue des Patienten beeinflussen?
- Wie, wenn überhaupt, beeinflusst die Fatigue die Funktion des Patienten?
- Beeinflusst die Fatigue die Sicherheit des Patienten?
- Deuten die erhobenen Befunde darauf hin, dass Übungen, Hilfsmittel oder andere Interventionen helfen werden?
- Kann ich einen Ausgangsmesswert erheben, den ich nach meinen Interventionen als Verlaufsparameter verwenden kann?

Tab. 17.4 Erfassung der subjektiven Aspekte der Erkrankung

Aspekt	Fragen und Überlegungen
Beginn und Dauer	Plötzlicher Beginn innerhalb von Tagen deutet in der Regel auf medizinische Ursachen hin, auch auf das Fortschreiten der Erkrankung. Erkrankte sollten rasch an den behandelnden Arzt/die Ärztin überwiesen werden. Allmählich einsetzende Beschwerden deuten auf Elektrolytentgleisungen, Dekonditionierung und allmähliches Fortschreiten der Erkrankung hin.
Zeitlicher Verlauf	Ändern sich die Beschwerden im Tagesverlauf (Sauerstoffmangel, Wechselwirkungen von Medikamenten) oder durch bestimmte Behandlungsmaßnahmen (Chemotherapie, Bestrahlung, neue Medikamente)? In diesem Fall sollten die Therapiezeiten angepasst und evaluiert werden, wann die günstigste Zeit für die physiotherapeutische Behandlung ist.
Verbessernde/ verschlechternde Faktoren	Verstärkt sich die Fatigue durch körperliche Aktivität? Vermindert sie sich durch Ruhe? In diesem Fall kann es sich bis zu einem gewissen Grad um Dekonditionierung und eine physiologisch bedingte Fatigue handeln, die durch Übungsinterventionen veränderbar sein kann.
Kürzlicher Gewichtsverlust	Dies könnte auf einen Verlust der Muskelmasse hindeuten, was durch Muskeltraining verhindert werden kann.
Art der Beschwerden	Spricht der Patient von Müdigkeit, Muskelschwäche, generalisierter Fatigue oder von kognitiver Fatigue (Vergesslichkeit/Konzentrationsstörungen)? Schläfrigkeit (Somnolenz) ist die Folge einer Erkrankung des Gehirns und muss nicht unbedingt mit Fatigue in Verbindung stehen und durch Aktivität beeinflusst werden. Muskelschwäche und generalisierte Fatigue können durch Physiotherapie (aktive Übungen) oder mit Hilfe von Hilfsmitteln behandelt werden.
Schlafstörungen	Handelt es sich um Einschlafstörungen, Durchschlafstörungen oder vorzeitiges Erwachen (vorzeitiges Erwachen ist mit Depression assoziiert)? Halten Schmerz, Angst oder irgendetwas anderes den Patienten vom Schlafen ab? Schläft der Patient tagsüber zu viel? Wird die Steroiddosis gesteigert, so kann dies zu nächtlicher Schlaflosigkeit führen. Achtung: Oft stimmen die Berichte über die subjektiv empfundene Schlafdauer und die tatsächliche Schlafdauer nicht überein (Yennurajalingam et al. 2016).
Auswirkungen auf die Funktion	Was kann der Patient aufgrund der Fatigue *nicht* tun? Wieviel Zeit verbringt er tagsüber im Bett oder im Sessel? Sind Freizeitaktivitäten und Sozialleben in Mitleidenschaft gezogen? Hier muss der Einfluss einer möglichen Dekonditionierung berücksichtigt werden.
Nahrungsaufnahme	Leidet der Patient unter Appetitlosigkeit? Fällt ihm das Essen/Schlucken schwer? Trinkt er absichtlich wenig, um nicht so häufig zur Toilette gehen zu müssen? Ist die Kalorienzufuhr ausreichend für das Aktivitätsniveau?
Emotionale Einflüsse	Hat der Patient Ängste oder Depressionen? Werden diese durch die Fatigue verstärkt? Wie kommt er emotional mit der Fatigue zurecht? Hat die Fatigue Auswirkungen auf die Angehörigen/ Bezugspersonen?
Vorstellungen und Überzeugungen	Was weiß der Patient über Fatigue? Was bedeutet Fatigue für ihn? Hat er irgendwelche „Gegenmittel" parat?
Sturzanamnese	Gibt es Stürze oder Beinahe-Stürze in der Vorgeschichte? Fühlt sich der Patient unsicher auf den Beinen? Ist er besonders unsicher, wenn er sehr müde ist? Stürze können bei Palliativpatienten begünstigt werden durch Furcht vor dem Fallen, Neuroleptika, Delirien und das nicht um Hilfe bitten wollen (Pautex/Herrmann/Zulian 2008, Schonwetter et al. 2010).
Ziele	Wozu möchte der Patient gern in der Lage sein? Hat er diesbezüglich realistische Ziele?

Tab. 17.5 Objektive Befunderhebung

Zu prüfende Aspekte	Überlegungen
Inspektion: Aszites, Lymphödem, Kachexie	Wird das Gehen bzw. werden Transfers durch Aszites oder Lymphödeme erschwert? Liegt eine Kachexie vor, die auf den Verlust von Muskelmasse zurückzuführen ist?
Körperfunktionen	Sind Aufstehen, Gehen, das Ausüben von Freizeitaktivitäten möglich? Könnte die Funktion durch Hilfsmittel erleichtert werden?
Gehen	Kann der Patient ohne Hilfe gehen? Ist das Gehen durch die Fatigue oder durch irgendetwas anderes limitiert? Könnte die Belastung beim Gehen durch Gehhilfen gemindert werden?
Kraft	Kraftmessung von Muskeln, die für funktionelle Aufgaben benötigt werden. Eine proximale Schwäche kann auf eine Steroidmyopathie zurückzuführen sein. Lokalisierte Muskelschwäche vermerken. Klinische Messung der Muskelkraft mittels (1) Oxford-Skala, (2) Handdynamometer/Kraftmesszelle oder (3) Formel zur Berechnung des Einwiederholungsmaximums (1 RM; LeSuer et al. 1997). Könnten die funktionellen Auswirkungen durch Kräftigung verbessert werden? Der „five times sit to stand test" (Whitney 2005) ist eine einfache Methode zur Testung der Kraft der unteren Extremität.
Ausdauer	Der Patient soll eine körperliche Aktivität durchführen, die er als relativ leicht empfindet, z. B. ein Gewicht heben, Aufstehen und wieder hinsetzen. Bitten Sie den Patienten, diese Aufgabe 10–15 × zu wiederholen. Wenn er diese Aufgabe nicht öfter als 15 × wiederholen kann, liegt eine Ausdauerstörung und kein Kraftproblem vor, weshalb die Übung in den Trainingsplan integriert werden sollte.
Belastbarkeit	Ist die Belastbarkeit durch die Fatigue oder wegen einer anderen Ursache limitiert? Zur Untersuchung können der 2-Minuten-Gehtest (Butland et al. 1982), der Shuttle Walk Test (Singh et al. 1992) oder, alternativ, die maximale Zeit auf dem Fahrradergometer bzw. die maximale Gehstrecke bis zum Einsetzen der Ermüdung herangezogen werden. Physiologische Fatigue kann mit Hilfe einer Skala für die subjektive Belastung (> Abb. 17.4) oder anhand der Herzfrequenz erfasst werden.
Gleichgewicht	Stürze kommen bei Palliativpatienten doppelt so häufig vor wie bei älteren Menschen (Stone et al. 2011b). Sie können durch Störungen des autonomen Nervensystems begünstigt werden; daher sollte das Gleichgewicht unmittelbar nach dem Aufstehen getestet werden. Kognitive Gleichgewichtstests wie der „Timed up-and-go" (TUG) mit Zusatzaufgabe sind bei Patienten mit kognitiver Fatigue wichtig. Die Befunde der Gleichgewichtstests sollten im ermüdeten und nicht ermüdeten Zustand verglichen werden. Könnten Gleichgewichtstraining und präventive Maßnahmen die Sicherheit des Patienten erhöhen?
Neurologische Untersuchung	Wichtig bei umschriebener Muskelschwäche oder primären Gehirnerkrankungen. Schwäche kann durch paraneoplastische Syndrome oder durch Chemotherapie bedingt sein. Welche Aufgaben werden durch die Defizite anstrengender für den Patienten? Könnten spezifisches Training und Hilfsmittelversorgung die Fähigkeiten des Patienten verbessern?

17.10.3 Behandlung

Die wissenschaftlichen Erkenntnisse bzgl. der pharmakologischen Therapie, die direkt auf die Fatigue wirkt, sind nach wie vor gering (Mücke et al. 2016). Erfahrungsgemäß können Steroide eindrucksvolle kurzfristige Verbesserungen von Fatigue und Funktionsfähigkeit bewirken. **Dennoch bleibt die wichtigste Stütze in der medikamentösen Therapie die Behandlung der anderen Symptome, wie weiter oben bereits beschrieben.**

⚠ BEACHTE

Fatigue am Lebensende

Der Erfolg der Physiotherapie beim Fatigue-Management steht und fällt mit den folgenden Faktoren:

- Erkennen von beitragenden Faktoren außerhalb des physiotherapeutischen Aufgabenbereichs und entsprechende Weiterüberweisung
- Physiotherapeutische Behandlung von Symptomen wie Atemnot, Schmerzen, Schlafstörungen, Angst und Depression, die mit der Fatigue Symptomkomplexe bilden können

- Körperliches Training: Bewegung und körperliches Training sind eine sehr wirksame Möglichkeit, um die Fatigue zu beeinflussen. Sie reduzieren zudem die Dekonditionierung, verbessern die körperliche Funktionsfähigkeit und wirken positiv auf Schlaf, Stimmungslage und Symptome wie Schmerzen und Übelkeit.
- Entlastung durch Hilfsmittel bei funktionellen Tätigkeiten
- Schulungen von Patienten und deren Betreuungspersonen (Vermittlung von Kenntnissen über die Fatigue, über Wechselwirkungen zwischen anderen Symptomen und Fatigue und über Möglichkeiten zur Verbesserung von Coping-Strategien)

Erkennen von Einflüssen außerhalb des physiotherapeutischen Bereichs

In vielen Fällen ist die Fatigue durch Erkrankungen oder Therapiemaßnahmen begründet und kann durch eine Physiotherapie nicht behoben werden. Der Therapeut muss in diesem Fall die verantwortlichen Faktoren erkennen und wissen, welcher Partner im multidisziplinären Behandlungsteam (MDT) weiterhelfen kann (➤ Abb. 17.3). Da die Fatigue in der Regel multifaktoriell begründet ist, profitiert der Patient – wie überall in der Palliative Care – am meisten von einem multidisziplinären Behandlungskonzept (Bruera and Yennurajalingam 2020). **Die einzelnen Maßnahmen müssen dabei so abgestimmt werden, dass nicht mehrere Behandlungen am gleichen Tag oder in derselben Woche stattfinden, damit die Fatigue des Patienten nicht ungewollt weiter verstärkt wird.**

Behandlung anderer, mit der Fatigue im Zusammenhang stehender Symptome

Die Behandlung anderer Symptome ist wahrscheinlich der wichtigste Aspekt der physiotherapeutischen Fatigue-Behandlung bei Palliativpatienten und kann maßgeblich zur Reduktion der Abgeschlagenheit beitragen. Angst und Depression, Atemnot, Schmerzen und Schlafstörungen können Symptomkomplexe mit der Fatigue bilden und durch physiotherapeutische Maßnahmen gelindert werden (➤ Kap. 12, ➤ Kap. 14, ➤ Kap. 15, ➤ Kap. 19). Lymphödeme und Aszites, die die zu leistende Arbeit bei funktionellen Abläufen erheblich vergrößern können, sind einer Physiotherapie ebenfalls oft zugänglich. Stimmungslage, Schlafstörungen und Übelkeit können erwiesenermaßen durch Training verbessert werden.

Training und Übungen bei Fatigue

Training ist die effektivste nichtpharmakologische Maßnahme zur Behandlung der Fatigue bei Krebserkrankungen, auch während einer Chemotherapie oder Strahlentherapie (NCCN 2011). Im vergangenen Jahrzehnt wurden viele Studien zum Training bei Individuen mit verschiedensten fortgeschrittenen Erkrankungen durchgeführt. Frühere systematische Reviews (hauptsächlich Patientinnen und Patienten mit Krebserkrankungen betreffend) bestätigten, dass Fatigue durch Training reduziert wird bzw. das Fortschreiten der Fatigue verlangsamt wird. Studien aus den letzten 10 Jahren zu Palliative Care oder fortgeschrittenen Krebserkrankungen (Buss et al. 2010, Jensen et al. 2014, Mc Grillen und Mc Corry 2014, Pyzora et al. 2017, van Den Dungan 2014) zeigten signifikante Verbesserungen bei Fatigue. Die Ergebnisse zeigten zudem Verbesserungen hinsichtlich Lebensqualität, Angst und Schlafqualität – allesamt Faktoren, die auch Auswirkungen auf Fatigue haben.

Bei Menschen in der Palliativsituation ist es besonders wichtig, zunächst im Rahmen von Beratungsangeboten sowohl über mögliche Ängste und Befürchtungen zum Thema Training und Übungen zu sprechen, als auch die jeweiligen Vorlieben und Abneigungen der Betroffenen kennenzulernen. Häufig glauben die Betroffenen, dass sich ihre Fatigue durch körperliche Anstrengung verstärkt (Borneman et al. 2011), oder sie fürchten nachteilige Effekte (von denen jedoch in Studien zum Training mit diesen Patientinnen und Patienten nur höchst selten berichtet wird). Die Vorteile eines Trainings sollten auch mit den Betreuungspersonen besprochen werden, denn diese versuchen nicht selten, die Erkrankten vor Anstrengungen zu schützen und sie von eigener Aktivität abzuhalten (Donnelly et al. 2010).

Wenn erklärt wird, welche Vorsichtsmaßnahmen für ein sicheres Training gelten, dann wird dies bestehende Ängste eher abbauen als verstärken. Die Motivation zur körperlichen Ertüchtigung ist ein starker Prädikator für das Aktivitätsniveau bei Menschen mit fortgeschrittenen Krebserkrankungen (Frickkel et al., 2020). Folglich sollten motivierende Fähigkeiten und Techniken zu mehr Verordnungen von physiotherapeutischem Training führen, einschließlich Online-Übungstagebüchern oder telefonischen Schulungsapplikationen wie Untire (CSP, 2019).

17.10.4 Trainingsarten

Aus den zahlreichen Studien zum Training geht hervor, dass Menschen in Palliativversorgung von körperlichem Training jeglicher Art profitieren und Fatigue reduziert wird. Bei den meisten Studien wurde eine Mischung aus aerobem Training, Kräftigungs- und Gleichgewichtsübungen untersucht. Die Entscheidung, welche Art von Training zum Einsatz kommt, obliegt der jeweiligen therapeutischen Fachkraft (➤ Kap. 10).

Aerobes Training bei Fatigue

Für Patientinnen und Patienten mit Fatigue bei Krebserkrankungen empfiehlt das *American College of Sports Medicine* (Campbell et al. 2019) dreimal wöchentlich ein 30-minütiges moderates aerobes Training. Für manche Betroffene ist das machbar, für sehr schwache und dekonditionierte Individuen jedoch nicht. Empfehlenswert ist zu Beginn ein Training bei 30–45 % der Herzfrequenzreserve (HFR) (Schneider/Dennehy/Carter 2003) bzw. einer subjektiven Belastung der Stufe 1–3 (➤ Abb. 17.4). Übende mit durchschnittlicher Fitness und mäßigem Allgemeinzustand können das Training bei 50–60 % HFR bzw. einer Belastungsstufe von 4–5 beginnen.

Optimale Herzfrequenz

Der Zielwert für die Herzfrequenz berechnet sich wie folgt (Schneider/Dennehy/Carter 2003, S. 39):

- maximale Herzfrequenz (HF_{max}) = 220 - Lebensalter

RPE	Belastung empfunden als
0	gar keine
0,5	äußerst gering
1,0	sehr gering
2,0	gering
3,0	mittel
4,0	eher stark
5,0	stark
6,0	
7,0	sehr stark
8,0	
9,0	
10	extrem stark
•	maximal

Abb. 17.4 Borg-Skala zur Einschätzung des subjektiven Anstrengungsempfindens. Mit dieser Kategorialskala (Category Ratio Scale, CR-Skala) lassen sich neben dem körperlichen Anstrengungsempfinden (rate of perceived exertion, RPE) auch andere Empfindungen für die Einschätzung erfassen (nach Noble et al. 1983) [F324/L157]

- HFR = HF_{max} - Ruhe-HF
- HF-Zielwert = Ruhe-HF + % HFR (Prozentsatz wie oben empfohlen)

Krafttraining bei Fatigue

Widerstandsübungen eignen sich sehr gut zur Verbesserung von Kraft und Ausdauer von Muskelgruppen. Ein Kraftverlust entsteht durch den Abbau von Muskelmasse, während die Ausdauer vom Sauerstoffangebot im Muskel bestimmt wird. Fatigue nach einer Strahlentherapie ist **eher durch eine verminderte Ausdauer als durch eine verminderte Muskelkraft bedingt** (Alt et al. 2011). Auch bei Patientinnen und Patienten mit chronisch-obstruktiver Lungenerkrankung (COPD) wurde eine reduzierte Muskelausdauer (nicht aber Muskelkraft) festgestellt, die mit der Abnahme der körperlichen Aktivität korrelierte (Serres et al. 1998). **Folglich scheint der Verlust der Ausdauer einen größeren Einfluss auf Fatigue zu haben als der Verlust der**

Kraft, weshalb ein Ausdauertraining Fatigue positiv beeinflussen kann. Die ACSM (Campbell et al. 2019) empfiehlt bei Fatigue bei Tumorerkrankungen zweimal/Woche ein Krafttraining für alle große Muskelgruppen. Dieses Training sollte aus je zwei Serien zu 12–15 Wiederholungen bei mittlerer Intensität bestehen. Nach Dudgeon et al. (2006) profitieren auch kachektische Patienten von Krafttraining, weil dadurch – in Kombination mit geeigneten Nahrungsergänzungsmitteln – die Proteinsynthese gesteigert werden kann. Wenn das Ziel der Aufbau von Muskelmasse ist, werden weniger Wiederholungen, dafür jedoch mit höherem Widerstand, empfohlen.

Gemäß den geltenden Empfehlungen sollten die Übungen zu Beginn eines Krafttrainings auf ältere/körperlich inaktive Erwachsene ausgerichtet werden. Dies sind 40–50 % des Einwiederholungsmaximums (1RM) (Campbell 2019).

Auch Widerstandsbänder, Übungen für die Rumpfmuskulatur und funktionelle Bewegungsaufgaben wie Step-ups können zum Ausdauer- und Kraftaufbau eingesetzt werden: Wenn der Patient nach 6–8 Wiederholungen ermüdet, kann die entsprechende Übung als Krafttraining verwendet werden, wenn er nach 15–20 oder mehr Wiederholungen ermüdet, für das Ausdauertraining. Man beginnt mit einem Satz Wiederholungen und steigert auf mehrere Sätze. Da die Muskelerholung bei vielen Krankheiten verlangsamt abläuft, muss die übliche Ruhephase von 2–3 Minuten verlängert werden. Courneya et al. empfehlen eine Steigerung auf drei Sätze, bevor der Widerstand für die Übung erhöht wird (Courneya/Mackey/McKenzie 2002). Zwischen den Trainingseinheiten sollten 48 Stunden Ruhezeit liegen; **ein Tag ohne Training der Muskelgruppe oder eine Rotation der beübten Muskeln an aufeinander folgenden Tagen unterstützt die Erholung.** In einigen Studien wurden bis zu 80 % des 1RM bei palliativ Betreuten in gutem Funktionszustand eingesetzt (Beaton et al. 2009), sodass unter Berücksichtigung des klinischen Zustands auch eine Steigerung bis hin zu hohen Gewichten sicher möglich ist. Wenn die Behandlung unterbrochen oder verschoben werden muss, sollte sie mit geringeren Wiederholungszahlen bzw. Gewichten wiederaufgenommen werden (Schneider/Dennehy/Carter 2004).

Dehnungsübungen

Dehnungsübungen sind für alle Palliativpatientinnen und -patienten geeignet, ganz besonders sinnvoll aber bei Personen mit hochgradiger Fatigue, die andere Formen des Trainings nicht mehr absolvieren können. Dehnungsübungen können Schmerzen lindern, die durch mangelnde Bewegung der Extremitäten entstehen, sie können Narben von Operationen oder Bestrahlungen aufdehnen und zur allgemeinen Entspannung beitragen. **Dehnungsübungen verbessern auch das Körpergefühl, sodass die Betroffenen ein Gefühl der Kontrolle über den eigenen Körper zurückgewinnen können.** In Kombination mit vertiefter Atmung ergeben sich zusätzliche Wirkungen auf die inneren Organe. Verschiedene Techniken wie Tai-Chi, Yoga und Pilates beinhalten intensives Dehnen und werden häufig bei Patientinnen und Patienten mit Krebserkrankungen und Fatigue eingesetzt (Donnelly et al. 2010). In der wissenschaftlichen Literatur finden sich durchaus Belege dafür, dass Yoga und Qi Gong die mit Krebserkrankungen einhergehender Fatigue reduzieren können (Bruera und Yennurajalingam 2020).

17.10.5 Beaufsichtigung und Dosierung des Trainings

In der Literatur finden sich zahlreiche Belege dafür, dass Erkrankte sowohl vom Training unter Aufsicht als auch von selbstständigem Training profitieren. Training ohne Aufsicht sollte aber nur mit anderer professioneller Unterstützung (z. B. Schulungen, Schrittzähler oder Online-Übungstagebücher) absolviert werden. Die relativ neue Methode der Telerehabilitation, die nun vermehrt zum Einsatz kommt, kann sicherlich viel bewirken, da sie den Vorteil hat, dass die Trainierenden von zuhause aus an den Übungsangeboten teilnehmen können und keine Energie für den Weg zum Training verschwenden müssen. Apps zur Überwachung der Trainingstreue können auch die ohne Aufsicht ausgeführten Teile eines Trainingsprogramms monitoren; sowohl den Trainierenden als auch den Anleitenden steht hier eine wachsende Zahl von Anwendungen zur Verfügung.

Die Dosierung des Trainings variiert und hängt von den Fähigkeiten der Patientinnen und Patienten ab – und nicht unbedingt vom Ausmaß der Fatigue. Da Fatigue immer subjektiv erlebt wird und nicht mit objektiven Zeichen korreliert, hängen auch milde, mittlere und schwere Formen der Fatigue nicht mit körperlichen Fähigkeiten oder dem Ausmaß der körperlichen Fitness zusammen. Die richtige Dosierung des Trainings kann meist nur durch ein „Trial-and-Error"-Vorgehen herausgefunden werden und variiert von Mensch zu Mensch enorm. So trainierten in manchen Studien Patienten im Frühstadium einer Erkrankung zweimal/Woche für 60 Minuten, während bei Untersuchungen, die in Hospizen durchgeführt wurden, die Trainingsintensität auf 2–3-mal/Woche für jeweils 10 Minuten beschränkt war. Es empfiehlt sich, mit einer eher konservativen Trainingsintensität zu starten und diese dann zu steigern.

Es ist sehr wichtig, die korrekte Trainingsintensität für alle Teilnehmenden individuell abzuschätzen, denn das Training kann positive, aber auch negative Auswirkungen auf die Fatigue haben. In ➤ Abb. 17.5 sieht man, wie die Belastung gestaltet werden kann, damit der Trainingseffekt positiv ist. Die Abbildung basiert auf Untersuchungen an MS-Erkrankten, kann aber problemlos auch auf alle anderen palliativ Betreuten übertragen werden. Der Abbildung ist zu entnehmen, dass Betroffene nicht immer auf ihren Körper hören, unter Umständen keine gute Körperwahrnehmung haben oder auch unter kognitiven Einschränkungen leiden, was die Einschätzung der eigenen Fähigkeiten beeinträchtigt und die Fatigue möglicherweise noch verstärkt.

Fakt ist, dass das Erheben eines Herzfrequenzausgangswertes und die Bestimmung eines Zielwertes der Herzfrequenz zur Sicherheit des Trainings von Personen mit Fatigue beiträgt. In manchen Fällen, vor allem, wenn eine Anämie oder eine Lungenerkrankung bekannt ist, ist die Bestimmung der Sauerstoffsättigung vor dem Training sinnvoll, die dann in Abständen re-evaluiert wird. Zwingend jedoch sollte die Borg-Skala genutzt werden (➤ Abb. 17.4), um die subjektiv empfundene Anstrengung einschätzen zu können. In den meisten Studien haben die Teilnehmenden mit mittlerer Belastung trainiert (4–5/10). Wenn Patienten stark dekonditioniert sind, kann aber auch mit einer niedrigeren subjektiven Belastung gestartet werden. Oft jedoch müssen die Anleitenden das Training auf Basis der eigenen

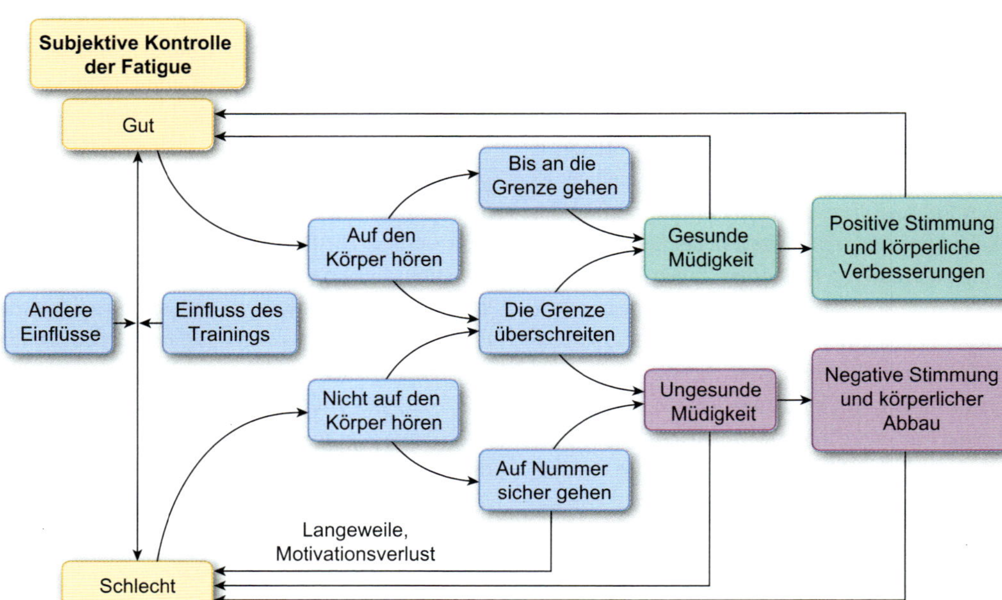

Abb. 17.5 Zusammenhang zwischen Trainingsintensität und Fatigue bei MS-Patienten (aus Smith et al. 2009) [F323]

Belastungseinschätzung abrechen, denn nicht alle Patientinnen und Patienten gestehen sich ein, dass sie zu müde oder nicht in der Lage sind, sich richtig einzuschätzen.

Auf folgende Anzeichen soll geachtet werden:

- Nachlassen/Verlust der Konzentration/leerer Blick
- Zu stark steigende Herzfrequenz oder ausgeprägte Atemnot
- Patient überanstrengt sich beim Training
- Muskelzittern
- Exzessive Müdigkeit nach dem Training oder am nächsten Tag

Wenn die Intensität des Trainingsprogramms die sozialen bzw. die täglichen Aktivitäten der Teilnehmenden negativ beeinflusst, müssen sie gegebenenfalls die Erwartungen an das Training anpassen oder andere Priorisierungen vornehmen.

Entlastung bei funktionellen Tätigkeiten

Viele Bewegungsabläufe können durch Verwendung von Hilfsmitteln oder durch kompensatorische Techniken vereinfacht werden. Dies sollte in Zusammenarbeit mit Fachleuten für Ergotherapie analysiert werden, denn sie können individuelle Empfehlungen zur Reduktion des Energieaufwands im Rahmen der Alltagsbewältigung geben. Als Hilfsmittel/kompensatorische Techniken sind zu nennen:

- Gehwagen/Rollatoren sind Gehhilfen, die nicht angehoben werden müssen.
- Von höheren Sitzflächen kann man leichter aufstehen.
- Patientenlifter erleichtern das Umsetzen.
- Bettgitter helfen bei Bewegungen im Bett.
- Verlegung des Schlafplatzes in das Erdgeschoss spart Treppensteigen.
- Durch einen Toilettenstuhl spart man die Kraft, die sonst für den Gang zur Toilette aufgebracht werden muss.

Der Einsatz von Hilfsmitteln wird von Patienten und Angehörigen oft als weiterer Unabhängigkeitsverlust empfunden und daher abgelehnt. Wenn Hilfsgeräte in positiver Weise als **Möglichkeit zur Energieeinsparung** präsentiert werden, fällt die Entscheidung für eine Anschaffung unter Umständen leichter. Auch der Hinweis, dass diese Hilfsmittel zunächst vielleicht nur genutzt werden müssen, wenn Betroffene besonders unter der Fatigue leiden und ansonsten die Unabhängigkeit erhalten bleibt, hilft unter Umständen, die allmähliche Veränderung zu akzeptieren.

Schulungen für Patienten und Angehörige/Aspekte der kognitiven Verhaltenstherapie

Die Schulung der Angehörigen und Betreuungspersonen ist ein wichtiger Teil des Fatigue-Managements. Patienten, die in der Familie leben, leiden häufiger unter Fatigue als andere (Collins et al. 2008, Stephen 2008); zudem leiden sie auch an anderen psychosozialen Faktoren, die mit der Schwere der Fatigue einhergehen. Dies sind unter anderen schlechtere Coping-Strategien, schlechtere soziale Unterstützung und Angst vor dem Fortschreiten der Erkrankung (Peters et al. 2014). Auf die Vorteile eines Trainings sollten in diesen Schulungen stets hingewiesen werden, da **Betreuungspersonen nicht selten das Gefühl haben, den Patienten vor körperlicher Anstrengung schützen zu müssen** (Donnelly et al. 2010). Therapeuten, die mit der kognitiven Verhaltenstherapie vertraut sind, könnten diese ebenfalls zur Reduzierung der Fatigue einsetzen (Poort et al. 2020). **Multiprofessionelle Fatigue-Gruppen** sind ein idealer Rahmen für Schulungen, in denen die Patienten Coping-Strategien und Methoden aus der kognitiven Verhaltenstherapie erlernen. Informationen zur Fatigue mildern vielleicht nicht unbedingt deren Ausmaß, wohl aber den damit verbundenen Stress, weil sie bessere Coping-Mechanismen ermöglichen. **Sofern es dem Wunsch des Patienten entspricht, sollten seine Betreuungspersonen ihn bei der Durchführung von Trainings- oder Entspannungsübungen unterstützen. Davon können sowohl die Patienten als auch die Betreuer enorm profitieren.**

Auch wenn Physiotherapeuten alleine arbeiten oder nur geringe Unterstützung durch ein Team haben, sollten sie Patienten und An- und Zugehörigen folgende wichtige Aspekte des Fatigue-Managements mitteilen:

1. Fatigue verändert sich

Die Fatigue wird von den Patienten und Familien nicht zuletzt deshalb als belastend empfunden, weil ihre Ursachen und Erscheinungsformen nicht ohne Weiteres verständlich sind. Die Information, dass Schwankungen im Verlauf dieses komplexen Symptoms normal sind, ist wichtig: Patienten und Angehörige sollten wissen, dass es „gute" und „schlechte" Fatigue-Tage gibt und sie ihre Funktionsfähigkeit daher von Tag zu Tag selbst einschätzen bzw. den Tagesablauf entsprechend anpassen müssen. Auch, dass Fatigue im Tagesverlauf zu unterschiedlichen Zeiten stark schwanken kann, und dass das Gehen und auch das Gleichgewicht von der Fatigue stark beeinträchtigt sein können, ist wichtig zu wissen. Dank dieser Informationen können sich die Patienten auf Veränderungen einstellen und werden nicht davon überrascht, was wiederum das Gefühl stärkt, trotz allem die Kontrolle zu behalten. Hilfreich kann eine **Analogie zum Geld auf einem Bankkonto** sein: Die Energie, die man in der „Energie-Bank" auf dem Konto hat, kann auf einmal für ein wichtiges Vorhaben ausgegeben werden – aber dann ist man für den Rest des Tages müde. Alternativ kann sie in kleinen Portionen über den Tag verteilt ausgegeben werden und reicht dann bis zum Abend. **Fatigue- und Schlaftagebücher** sind gute Hilfsmittel für das Selbstmanagement. Die App der Chartered Society of Physiotherapists (CSP 2019) „UNtire" hilft Krebspatientinnen und -patienten mit Fatigue, sich selbst zu kontrollieren. Gewiss gibt es ähnliche Apps auch in anderen Sprachen.

Die **4 Ps** helfen dabei, die körpereigene Energie einzuteilen (aus Bruera und Yennurajalingam 2020:

- **Planen:** Planen Sie Ihre Aktivitäten über den Tag und auch über die gesamte Woche. Vermeiden Sie unnötige Aufgaben oder kombinieren Sie Arbeiten, die zusammen erledigt werden können. Delegieren Sie so viel wie möglich.
- **Pacing:** Versuchen Sie, Aktivitäten so zu gestalten, dass Sie sich alternierend ausruhen und dann wieder aktiv sein können. Versuchen Sie, „Aktivitätsschübe" zu vermeiden, da solche „Spurts" Sie auslaugen könnten. Haushalten Sie mit Ihren Kräften – an guten wie an schlechten Tagen.
- **Positionierung:** Erledigen Sie Ihre Aufgaben möglichst im Sitzen. Nutzen Sie Einkaufswagen, Trolley, Tasche oder Rucksack, wenn Sie Gegenstände bewegen oder tragen müssen.
- **Priorisieren:** Priorisieren Sie wichtige Aufgaben und streichen Sie unwichtige. Seien Sie realistisch und ehrlich zu sich selbst.

2. Der Einfluss anderer Symptome

Die meisten Patienten bringen andere Symptome nicht mit Fatigue in Verbindung (Whitehead et al. 2017). Aus diesem Grund müssen sie geschult und dazu ermutigt werden, mit neuen Beschwerden umzugehen. Plötzliche Veränderungen des Müdigkeitsniveaus sind nicht selten auf reversible Ursachen wie zum Beispiel eine Infektion zurückzuführen; daher sollten Patienten ermutigt werden, über Fatigue zu sprechen und alle Veränderungen dem Arzt mitzuteilen.

3. Schlafhygiene

Schlafstörungen sind bei fortgeschrittenen Tumorerkrankungen aufgrund schlechter Schlafhygiene, unbehandelter/schlecht behandelter Symptome, nicht kommunizierter Ängste oder spirituell-existenzieller Sorgen sehr häufig (Mercandente et al. 2004). Schlechte subjektive Schlafqualität geht mit Fatigue einher (Yennurajalingam et al. 2016). Zur Verbesserung der Schlafqualität gibt es verschiedene Techniken (aus Bruera und Yennurajalingam 2020):

- Schlafbeschränkungen: Reduzieren Sie die Zeit im Bett auf die Schlafenszeit. Folgen Sie einem „Schlaf-Stundenplan"
- Schlafhygiene: Vermeiden Sie kurze Schlafenszeiten am Tag, meiden Sie Nikotin, Alkohol und Koffein vor dem Zubettgehen; eine ruhige und friedliche Umgebung im Schlafzimmer hilft
- Entspannungstechniken: Nutzen Sie Entspannungstechniken vor dem Zubettgehen und bei nächtlichem Wachliegen.

✓ PRAKTISCHE TIPPS

Moderne Technologien können das Fatigue-Management unterstützen

- Telerehabilitation, um Einzel- und Gruppentherapien auf Distanz anzubieten
- Apps für das Smartphone, um die eigene Fatigue zu kontrollieren
- Schrittzähler auf der Smartwatch oder dem Smartphone, um Aktivitäten zu kontrollieren
- Interaktive Fatigue-Foren
- Achtsamkeits-/Meditations-Apps zur Entspannung

⚠ BEACHTE

Fatigue am Lebensende

In den letzten Wochen des Lebens ...
- ... ist Fatigue ein permanenter Begleiter und kann eine Schutzfunktion haben (Radbruch et al. 2008).
- ... empfindet der Patient Fatigue oft nicht mehr als Belastung (Hagelin/Wengström/Fürst 2009), sodass eine physiotherapeutische Intervention nicht immer erforderlich ist.

17.11 Medikamentöse Behandlung der Fatigue

Séverine Surges und Lukas Radbruch

Fatigue kann in primärer und sekundärer Form auftreten. Die primäre Form wird als Teil des inflammatorischen Tumorsyndroms interpretiert, die sekundäre Form wird durch tumor- oder therapiebegleitende Symptome oder Komorbiditäten ausgelöst.[2] Trotz ihrer hohen Prävalenz und ihrer negativen Auswirkungen auf die Lebensqualität gibt es nur wenig Evidenz, die Interventionen zur Prävention oder Behandlung von Fatigue unterstützen.

1. **Kausale Behandlung von primärer Fatigue:** durch entzündungshemmende Medikamente, endgültige Bewertung steht noch aus[2]
2. **Kausale Behandlung von sekundärer Fatigue im Zusammenhang mit:**
   - Infektionen, Dehydratation, sedierenden Nebenwirkungen von Medikamenten, Schlafstörung, Schmerz u. a.[1,2]
   - Anämie[2]:
     - Erythropoetine: erst nach einem längeren Zeitraum effektiv (bis zu 12 Wochen), nicht geeignet für Patienten mit kurzer Lebenserwartung
     - Transfusion: nur kurzfristige Linderung der Fatigue
   - Depression: Bupropion könnte hilfreich sein (Cave: Angststörung)[3,12,18]
   - Kachexie und Anorexie:
     - Die alleinige Steigerung der Kalorienzufuhr scheint nicht ausreichend[2]
     - Studien zur Behandlung der Anorexie mit Nahrungsergänzungsmitteln (wie Omega-3-Fettsäuren[7]), Kortikosteroiden, Cannabinoiden[9] oder Megesterol[8] (Cave: Thromboembolie-Risiko) haben bisher keine eindeutige Besserung der Fatigue erbracht[2]
   - Androgene zur Behandlung eines Hypogonadismus, aber auch wegen der anabolen Effekte, wurden v. a. bei Patienten mit HIV/AIDS untersucht: positive Effekte auf Fatigue und Lebensqualität. Untersuchungen bei onkologischen Patienten stehen aus[10]
3. **Überblick symptomatische nicht-medikamentöse Behandlung**[1,2,3,15]
   - Information, Beratung, Tagebuch
   - Energiekonservierende Maßnahmen, z. B. Priorisierung der täglichen Aktivitäten[2]
   - Körperliches Training innerhalb der Möglichkeiten
   - Physiotherapie (aktive Übungen, myofasziale Release und Propriozeptive Neuromuskuläre Fazilitation)[17]
   - Psychoedukative Verfahren (insbesondere kognitive Verhaltenstherapie) [1,2,3,11]
   - Akupunktur, Yoga, Massage, Hypnose, Ginseng (geringer Grad der Evidenz)[1,3,13,14]
   - Lichttherapie[3,16]
4. **Symptomatische medikamentöse Therapien**
   - Sind weniger wirksam als die nicht-medikamentösen Interventionen[3,11]
   - Stimulanzien:
     - Methylphenidat[1,2,3,4,15]: NW: Nervosität, Agitiertheit und selten Tachykardie, Rhythmusstörungen; gemischte Ergebnisse
     - Modafinil: umstrittene Wirksamkeit[1,3,4,5,6,15]
   - Steroide[1,2,15]:
     - Dexamethason, Methylprednison
     - Bei längerer Behandlung: Insulinresistenz mit Zunahme der Kachexie, proximale Myopathie, Infektionsrisiko bei Immunsuppression
     - Nur kurzfristige Linderung der Fatigue

17

17.12 Schlussbemerkungen zur Fatigue

Sinead Cobbe

Fatigue ist ein hoch komplexes Symptom, das vielerlei Ursachen haben kann und wesentlich von der zugrunde liegenden Erkrankung beeinflusst wird. Der Physiotherapeut, der seine Bemühungen auf die Behandlung der Fatigue ausrichtet, muss mit ihren Entstehungsfaktoren vertraut sein. Die Kunst besteht darin, diese Faktoren offen mit dem Patienten zu besprechen und geeignete Teammitglieder hinzuzuziehen, die weitere Strategien zur Behebung des Problems beisteuern können.

Die kognitiven, emotionalen und physischen Folgen der Fatigue – über die Patienten häufig gar nicht in vollem Umfang berichten – beeinträchtigen die Fähigkeiten und das Selbstvertrauen in der letzten Phase des Lebens erheblich. Die Physiotherapie verfügt über Wissen und Werkzeuge zur Linderung der Fatigue in den verschiedenen Stadien des Krankheitsverlaufs. Eine gute Behandlung umfasst dabei sowohl symptomatische als auch psychosoziale Interventionen. Der durch die Fatigue verursachte Stress lässt sich für die Betroffenen reduzieren, wenn sie das Symptom besser verstehen. So können die Auswirkungen auf das Leben des Patienten gemildert werden, auch wenn es nicht immer gelingt, das Ausmaß der Fatigue selbst zu reduzieren. **Mehr als alles andere trägt schließlich das subjektive Gefühl der Kontrolle zur Lebensqualität bei.** Daneben hilft dem Patienten die Verbesserung der Funktionsfähigkeit, Kraft und Unabhängigkeit.

Der Physiotherapie kommt beim palliativmedizinischen Fatigue-Management eine führende Rolle zu. Eine enge Kooperation mit den anderen Mitgliedern des MDT bringt entscheidende Vorteile für den Patienten. Im Rahmen der Linderung eines so wichtigen palliativmedizinischen Symptoms wird die zentrale Rolle des Physiotherapeuten nicht nur von Patienten und ihren Familien, sondern auch von den für die palliativmedizinisch Verantwortlichen aller Versorgungsbereiche wahrgenommen.

17.13 Reflexionsfragen

- Wie würden Sie ein multidisziplinäres Programm zum Fatigue-Management an Ihrem Arbeitsplatz gestalten?
- Wie würden Sie die Effektivität dieses Programms messen?
- Welche Informationen sollten in eine Patientenbroschüre zur Fatigue aufgenommen werden?

LITERATUR

Alt C, Gore E, Montagnini M, Ng A. Muscle endurance, cancer-related fatigue and radiotherapy in prostate cancer survivors. Muscle Nerve 2011; 43:415–424.

Amano K, Maeda I, Morita T, Baba M, Miura T, Hama T, Mori I, Nakajima N, Nishi T, Sakurai H, Shimoyama S, Shinjo T, Shirayama H, Yamada T, Ono S, Ozawa T, Yamamoto R, Yamamoto N, Shishido H, Kinoshita H. C-reactive protein, symptoms and activities of daily living in patients with advanced cancer receiving palliative care. J Cachexia Sarcopenia Muscle. 2017;8:457–465

Andrews P, Morrow G, Hickok J, Roscoe J, Stone P. Mechanisms and models of fatigue associated with cancer and its treatment: evidence from preclinical and clinical studies. In: Armes J, Krishnasamy M, Higginson I (eds). Fatigue in Cancer. New York: Oxford University Press, 2004: pp. 51–87.

Argilés J, Busquets S, Felipe A, López-Soriano F. Molecular mechanisms involved in muscle wasting on cancer and ageing: cachexia versus sarcopenia. Int J Biochem Cell Biol 2005;37:1084–1104.

Beaton R, Pagdin-Friesen W, Robertson C, Vigar C, Watson H, Harris S. Effects of exercise intervention on persons with metastatic cancer: a systematic review. Physiother Can 2009;61:141–153.

Borneman T, Koczywas M, Sun V, et al. Effectiveness of a clinical intervention to eliminate barriers to pain and fatigue management in oncology. J Palliat Med 2011;14:197–205.

Bruera E, Yennurajalingam S. Overview of fatigue, weakness and asthenia in palliative care. UpToDate 2020 [accessed online at: https://uptodate/contents/overview-of-fatigue-weakness-and-asthenia-in-palliative-care on 07-07-2020]

Buss T, de Walden-Galuszko K, Modlinksa A, Osowicka M, Lichodziejewsken-Niemierko M, Janiszewska J. Kinesitherapy alleviates fatigue in terminal hospice patients: an experimental controlled study. Support Cancer Care 2010;18:743–749.

Butland RJ, Pang J, Gross ER, Woodcock AA, Geddes DM. Two-, six-, and 12-minute walking tests in respiratory disease. Br Med J (Clin Res Ed). 1982 ;284(6329):1607–8.

CAMPBELL, K. L., K. M. WINTERS-STONE, J. WISKEMANN, A. M. MAY, A. L. SCHWARTZ, K. S. COURNEYA, D. S. ZUCKER, C. E. MATTHEWS, J. A. LIGIBEL, L. H. GERBER, G. S. MORRIS, A. V. PATEL, T. F. HUE, F. M. PERNA, K. H. SCHMITZ. Exercise Guidelines for Cancer Survivors: Consensus Statement from International Multidisciplinary Roundtable. Med. Sci. Sports Exerc., Vol. 51, No. 11, pp. 2375–2390, 2019

Chandhuri A, Behan P. Fatigue in neurological disorders. Lancet 2004;363:978–988.

CSP, Chartered Society of Physiotherapisy. Untire: Beating Cancer Fatigue. 2019. Phone application.

Collins S, de Vogel-Voogt E, Visser A, van der Heide A. Presence, communication and treatment of fatigue and pain complaints in incurable cancer patients. Patient Educ Couns 2008;72:102–108.

Courneya K, Mackey J, McKenzie D. Exercise for breast cancer survivors: research and clinical guidelines. Phys Sportsmed 2002;30:33–42.

Davis M, Walsh D. Mechanisms of fatigue. J Support Oncol 2010;8:164–174.

Davis M, Kisiel-Sajewicz J, Yue G, Seyidova-Khoshknabi D, Walsh D. Muscle fatigue changes biceps brachii muscle twitch force properties in healthy controls but not in cancer-related fatigue. In: 12th Congress of the European Association of Palliative Care: Palliative care reaching out. Newmarket: Hayward Medical Communications, 2011: p. 156.

Dodd M, Miaskowski C, Paul S. Symptom clusters and their effect on the functional status of patients with cancer. Oncol Nurs Forum 2001;28:465–470.

Donnelly C, Lowe-Strong A, Rankin J, Campbell A, Allen J, Gracey J. Physiotherapy management of cancer-related fatigue: a survey of UK current practice. Support Care Cancer 2010;18:817–825.

Dudgeon W, Phillips K, Carson J, Brewer R, Durstine J, Hand G. Counteracting muscle wasting in HIV-infected individuals. HIV Med 2006;7:299–310.

Frikkel, J., Götte, M., Beckmann, M. *et al.* Fatigue, barriers to physical activity and predictors for motivation to exercise in advanced Cancer patients. BMC Palliat Care 2020;19: 43

Goshail A, Salins N, Deodhar J, Damani A, Muckaden MA. Fatigue and quality of life outcomes in palliative care consultation. A prospective, observational study in a tertiary cancer centre. Indain J Palliat Care. 2016; 22:416–426.

Hagelin C, Wengström Y, Fürst C. Patterns of fatigue related to advanced disease and radiotherapy in patients with cancer: a comparative cross-sectional study of fatigue intensity and characteristics. Support Care Cancer 2009;17:519–526.

Hui D, Bruera E. The Edmonton Symptom Assessment System 25 years later: past present and future developments. J Pain Symptom Manage. 2017; 53:630–643.

Ingham G, Urban K. How confident are we at assessing and managing fatigue in palliative care patients? A mulitcentre survey exploring the current attitudes of palliative care professionals. Palliative Medicine reports. June 2020; 58–65.

Jensen W, Baumann F, Stein A, Bloch W, Bokemeyer C, de Wit M, Oechsle K. Exercise training in patients with advanced gastrointestinal cancer undergoing palliative chemotherapy. Supp Care Cancer. 2014;22:1797–1806

LeSuer D, McCormick J, Mayhew J, Wasserstein R, Arnold M. The accuracy of prediction equations for estimating 1RM performance in the bench press, squat and deadlift. J Strength Cond Res 1997;11:211–213.

Lou J, Weiss M, Carter G. Assessment and management of fatigue in neuromuscular disease. Am J Hosp Palliat Med 2010;27:145–157.

Lowe S, Watanabe S, Courneya K. Physical activity as a supportive care intervention in palliative care patients. J Support Oncol 2009;7:27–35.

McGrillen K, McCorry N (2014) A physical exercise programme for palliative care patients in a clinical setting: Observations and preliminary findings, Progress in Palliative Care, 22:6, 352–357,

Mercadante S, Girelli D, Casuccio A. Sleep disorders in advanced cancer patients: prevalence and factors associated. *Support Care Cancer.* 2004;12(5):355–359.

Mücke M, Mochamat m, Cuhls H, Peuckmann-Post V, Minton O, Stone P, Radbruch L. Pharmacological treatments for fatigue associated with palliative care. Cochrane Database of Systematic Reviews 2015, Issue 5. Art. No.: CD006788. DOI: https://doi.org/10.1002/14651858.CD006788.pub3.

Muhamed A. Physiological models of fatigue during exercise. ISN Bulletin 2008;1:11–18.

National Comprehensive Cancer Network (NCCN). NCCN Clinical Practice Guidelines in Oncology: Cancer-Related Fatigue. Version 1, 2011. Available at: http://pfizerpro.com/resources/minisites/oncology/docs/NCCNFatigueGuidelines.pdf (last accessed August 2012).

Noble B, Borg G, Jacobs I, Ceci R, Kaiser P (1983) A category-ratio perceived exertion scale: relationship to blood and muscle lactates and heart rate. Med Sci Sports Exerc 1983;15(6):523–528.

Nordin A, Taft C, Lundgren-Nilsson A, Dencker A. Minimial important differences for fatigue in patient reported outcome measures – a systematic review. BMC Med Res Methodol. 2016; 16:62

Oechsle K, Jensen W, Schmidt T, et al. Physical activity, quality of life, and the interest in physical exercise programs in patients undergoing palliative chemotherapy. Support Care Cancer 2011;19:613–619.

Pautex S, Herrmann F, Zulian G. Factors associated with falls in patients with cancer hospitalized for palliative care. J Palliat Med 2008;11:878–884.

Peters ME, Goedendorp MM, Verhagen SA, van der Graaf WT, Bleijenberg G. Exploring the contribution of psychosocial factors to fatigue in patients with advanced incurable cancer. *Psychooncology.* 2014;23(7):773–779.

Piepoli M, Kaczmarek A, Francis D, et al. Reduced peripheral skeletal muscle mass and abnormal reflex physiology in chronic heart failure. Circulation 2006;114:126–134.

Poort H, Peters MEWJ, van der Graaf WTA, et al. Cognitive behavioral therapy or graded exercise therapy compared with usual care for severe fatigue in patients with advanced cancer during treatment: a randomized controlled trial. *Ann Oncol.* 2020;31(1):115–122.

Pyszora, A., Budzyński, J., Wójcik, A. *et al.* Physiotherapy programme reduces fatigue in patients with advanced cancer receiving palliative care: randomized controlled trial. *Support Care Cancer* 25, 2899–2908 (2017).

Radbruch L, Strasser F, Elsner F, et al. for the Research Steering Committee of the European Association of Palliative Care. Fatigue in palliative care patients: an EAPC approach. Palliat Med 2008;22:13–32.

Reuter K, Härter M. The concepts of fatigue and depression in cancer. Eur J Cancer Care 2004;13:127–134.

Schneider C, Dennehy C, Carter S. Exercise and cancer recovery. Champaigne: Human Kinetics, 2003.

Schonwetter RS, Kim S, Kirby J, Martin B, Henderson I. Etiology of falls among cognitively intact hospice patients. J Palliat Med 2010;13:1353–1363.

Schvartsman G, Park M, Liu D, Yennu S, Bruera E, Hui D. Could objective tests be used to measure fatigue in patients with advanced cancer? J Pain Symptom Manage. 2017; 54: 237–244

Serres I, Gautier V, Varray A, Prefaut C. Impaired skeletal muscle endurance related to physical inactivity and altered lung function in COPD patients. Chest 1998;113:900–905.

Shen J, Barbera J, Shapiro C. Distinguishing sleepiness and fatigue: focus on definition and measurement. Sleep Med Rev 2006;10:63–76.

Singh SJ, Morgan MD, Scott S, Walters D, Hardman AE. Development of a shuttle walking test of disability in patients with chronic airways obstruction. Thorax 1992 ;47:1019–1024

Smets E, Garssen B, Bonke B, De Haes J. The Multidimensional Fatigue Inventory (MFI) psychometric qualities of an instrument to assess fatigue. J Psychosom Res 1995;39(3):315–325.

Solano JP, Gomes B, Higginson I. A comparison of symptom prevalence in far advanced cancer, AIDS, heart disease, chronic obstructive pulmonary disease and renal disease. J Pain Symptom Manage 2006;31:58–69.

Stephen S. Fatigue in older adults with stable heart failure. Heart Lung 2008;37:122–131.

Stone C, Lawlor P, Nolan B, Kenny K. Falls: Is this geriatric giant an even bigger issue in palliative care? In: 12th Congress of the European Association of Palliative Care: Palliative care reaching out. Newmarket: Hayward Medical Communications, 2011: pp. 56–57.

van den Dungen IA, Verhagen CA, Van den Graaf WT et al Feasibility and impact of a physical exercise program in patients with advanced cancer: a pilot study. J Palliat Med. 2014; 17:1091–1098

Whitehead L, Unahi K, Burrell B, Crowe M. The experience of fatigue across long term conditions: A qualitative meta-synthesis. Journal of Pain and Symptom Management. 2016; 131–143

Whitney SL, Wrisley DM, Marchetti GF, Gee MA, Redfern MS, Furman JM. Clinical measurement of sit-to-stand performance in people with balance disorders: validity of data for the Five-Times-Sit-to-Stand Test. Phys Ther. 2005;85:1034–45.

Witte K, Clarke A. Why does chronic heart failure cause breathlessness and fatigue? Prog Cardiovasc Dis 2007;49:366–384.

Yennurajalingam S, Bruera E. Fatigue and asthenia. In Oxford Textbook of Palliative Medicine. 5th Edition. Eds: Cherny N, Fallon M, Kaasa S, Pertenoy R, Currow D. 2018; 409–420

Yennurajalingam S affiliation-1 E. Association between daytime activity, Sleep, Anxiety, Depression, and Symptom Burden in Advanced Cancer Patients: A Preliminary Report. J Palliative Med. 2016; 849–856 Yennurajalingam https://pubmed.ncbi.nlm.nih.gov/27148765/- affiliation-1 S, Tayjasanant S, Balachandran D, Padhye NS, Williams J, Liu DD, Frisbee-Hume S, Bruera https://pubmed.ncbi.nlm.nih.gov/27148765/-

LITERATUR MEDIKAMENTÖSE THERAPIE DER FATIGUE

1. NCCN Guidelines, Cancer-Related-Fatigue, Version 2.2018; https://oncolife.com.ua/doc/nccn/fatigue.pdf
2. Erweiterte S3-Leitlinie Palliativmedizin für Patienten mit einer nicht-heilbaren Krebserkrankung Langversion 2.1 – Januar 2020 AWMF-Registernummer: 128/001-OL , https://www.leitlinienprogramm-onkologie.de/fileadmin/user_upload/Downloads/Leitlinien/Palliativmedizin/Version_2/LL_Palliativmedizin_2.1_Langversion.pdf
3. Thong M. S.Y et al. Cancer-Related Fatigue: Causes and Current Treatment, Options. Curr Treat Options Oncol. 2020 Feb 5;21(2):17.
4. Mücke M et al. Pharmacological treatments for fatigue associated with palliative care. Cochrane Database Syst Rev, 2015. 5: p. CD006788.
5. Spathis A et al. Modafinil for the treatment of fatigue in lung cancer: results of a placebo-controlled, double-blind, randomized trial, J Clin Oncol. 2014 Jun 20;32(18):1882–8
6. Shangyan H et al. Meta-analysis of the efficacy of modafinil versus placebo in the treatment of multiple sclerosis fatigue. Mult Scler Relat Disord. 2018 Jan; 19:85–89
7. Ries A et al. A systematic review on the role of fish oil for the treatment of cachexia in advanced cancer: An EPCRC cachexia guidelines project. Palliat Med, 2012. 26(4): p. 294–304.

17

8. Ruiz Garcia V et al. Megestrol acetate for treatment of anorexia-cachexia syndrome. Cochrane Database Syst Rev, 2013(3): p. CD004310.
9. Mücke M et al. Cannabinoide in der palliativen Versorgung: Systematische Übersicht und Metaanalyse der Wirksamkeit, Verträglichkeit und Sicherheit. Schmerz, 2016. 30(1): p. 25–36.
10. Thiem A et al. Glucocorticoids and androgens for treatment of tiredness and weakness in palliative care patients: a systematic review. Der Schmerz, 2012. 26(5): p. 550–67.
11. Mustian KM et al. Comparison of pharmaceutical, psychological, and exercise treatments for cancer-related fatigue: a meta-analysis. JAMA Oncol. 2017;3:961–8.
12. Salehifar et al. Efficacy and safety of bupropion in cancer-related fatigue, a randomized double blind placebo controlled clinical trial. BMC Cancer (2020) 20:158
13. Zeng Y et al: Meta-analysis of randomized controlled trials of acupuncture for cancer-related fatigue. Integr Cancer Ther 13:193–200, 2014
14. Finnegan-John J et al: A systematic review of complementary and alternative medicine interventions for the management of cancer-related fatigue. Integr Cancer Ther 12:276–290, 2013
15. Lesley A et al. Palliative Care and the Management of Common Distressing Symptoms in Advanced Cancer: Pain, Breathlessness, Nausea and Vomiting and Fatigue. J Clin Oncol 38. © 2020
16. Johnson JA et al. Bright light therapy improves cancer-related fatigue in cancer survivors: a randomized controlled trial. J Cancer Surviv. 2018;12:206–15 https://doi.org/10.1007/s11764-017-0659-3.
17. Pyszora A et al. Physiotherapy programme reduces fatigue in patients with advanced cancer receiving palliative care: randomized controlled trial. Support Care Cancer (2017) 25:2899–2908
18. Ashrafi F et al. Potential Role of Bupropion Sustained Release for Cancer-Related Fatigue: a Double-Blind, Placebo-Controlled Study. Asian Pacific Journal of Cancer Prevention, Vol 19 1547–51

KAPITEL

18 Obstipation

Margit Eidenberger

18.1 Patientenbeispiel

18.1.1 Anamnese

Herr F. S., ein 64-jähriger alleinstehender Witwer, wurde vor 10 Monaten mit einem nicht-kleinzelligen Bronchuskarzinom diagnostiziert. Der Diagnose gingen wochenlange, gegen Ende sehr starke Schmerzen im Arm (8–9/10) voraus. Die einzige, halbwegs erträgliche Stellung, die Hr. S. für sich selbst herausfand, war eine 90°-ige Flexion der Schulter, den Unterarm im Ellenbogen flektiert über dem Kopf haltend. Hr. S. war bei seinem Hausarzt in Behandlung, der eine Diskusproblematik der HWS vermutete. Er behandelte ihn mit der üblichen Schmerzmedikation (oral und infiltrierend), die aber immer nur kurzfristig und nicht zu einer 100-prozentigen Erleichterung führte. Hr. S. suchte schließlich selbstständig die Ambulanz des örtlichen Krankenhauses auf.

Eine genaue Untersuchung (Lungenröntgen, CT, MRT, PET, Labor, Knochenszintigramm) zeigte ein Plattenepithelkarzinom im linken oberen Lungenlappen. Das Stadium der Erkrankung wurde mit IV bzw. T3N3M1 festgelegt. Hr. S. hatte bis auf den typischen Raucherhusten keine anderen Symptome, die eine diesbezügliche Verdachtsdiagnose gerechtfertigt hätten. Nach einem Myokardinfarkt vor 1,5 Jahren hatte er auf dringendes Anraten seines Internisten das Rauchen aufgegeben. Davor kam er auf durchschnittlich 40 Zigaretten täglich, und das seit seinem 17. Lebensjahr. Eine COPD Stadium II wurde bereits vor fünf Jahren nach kontinuierlichem Husten und zunehmender Einschränkung der Belastbarkeit diagnostiziert. Die starken Armschmerzen waren auf eine Knochenmetastase Höhe C6 zurückzuführen. Dieses Segment wurde erfolgreich verplattet, die Schmerzintensität im Arm sank bereits postoperativ auf 3–4/10. Die Operation und auch die Wundheilungsphase verliefen trotz der dahinterliegenden Dramatik komplikationslos. Wegen seiner Knochenmetastasen erhält er eine Bisphosphonattherapie.

Herrn S.s Gattin ist bereits vor 20 Jahren bei einem Verkehrsunfall gestorben, er ist Pensionär ohne finanzielle Probleme. Die Ehe war kinderlos. Hr. S. hat eine Schwester, die allerdings seit Jahrzehnten im Ausland lebt, der Kontakt ist sehr lose. In seiner Heimatgemeinde kann er auf einen aktiven Freundeskreis zurückgreifen. Er spricht mit diesen Freunden allerdings kaum über seine Erkrankung, sodass diese das wahre Ausmaß nur über Umwege erfuhren. Früher bereiste er gerne südeuropäische Länder und wanderte in den österreichischen Bergen.

Da der Tumor inoperabel war, erfolgte eine Chemotherapie mit Carboplatin und Etoposid, außerdem die Gabe eines monoklonalen Antikörpers (Bevazizumab). Nach Abschluss der Chemotherapie erhielt er 30 Bestrahlungen (60 Gy). Danach begann eine Immuntherapie, die alle drei Wochen intravenös mit Pembrolizumab verabreicht wird und die der Patient gut verträgt. Zu Beginn der Strahlentherapie wurden allerdings Termine aufgrund der ersten Corona-Welle verschoben.

Die akuten Nebenwirkungen der Strahlentherapie waren eine hochgradige Ösophagitis und Laryngitis, der Patient konnte nur unter Schmerzen breiige Kost schlucken, seine Stimme war (besonders am Telefon) kaum hörbar. Die Haut im Bestrahlungsfeld zeigte eine Desquamation, Juckreiz, Hyperpigmentierungen und ein Erythem, welches mit Kamillenkompressen, Dexpanthenolcreme und Cortison lokal behandelt wurde. Erst drei bis vier Wochen nach Beendigung der Strahlentherapie trat eine langsame Besserung ein. Mittlerweile kann er wieder normal essen, wenn auch die Menge im Vergleich zu früher deutlich weniger wurde. Die Chemotherapie hatte eine Mucositis, leichte Nausea, Emesis und eine Alopezie zur Folge, weswegen der Patient immer eine Kappe trägt.

Die Belastbarkeit des Patienten ist stark eingeschränkt, seine maximale Gehstrecke liegt bei 400–500 Metern, Steigungen sind nicht zu bewältigen. Nach dieser Wegstrecke gibt der Patient eine subjektive Belastung von 8/10 an mit einer Dyspnoe von 6/10. Die Sprache klingt etwas heiser, in körperlicher Ruhe ist eine normale Unterhaltung möglich.

Der Patient hat ein Fatigue Syndrom, seine Wachphasen untertags sind auf 3–4 Stunden beschränkt, dann muss er nach eigenen Angaben 2–3 Stunden schlafen. Eine Änderung ist seit Wochen nicht erkennbar. Seine kognitiven Fähigkeiten sind normal. Er weist einen selbstironischen Coping-Mechanismus auf: *„Jetzt schlafe ich alle drei Stunden, es wird immer länger, bald schlafe ich für immer."* Trotzdem hat er Phasen des positiven Denkens und plant Aktivitäten für das nächste Jahr. Er wohnt in seiner, mit dem Lift zu erreichenden Wohnung im ersten Stock. Freunde gehen für ihn einkaufen und stellten ihm die Lebensmittel während der coronabedingten Beschränkungen vor die Türe, um einen direkten Kontakt zu vermeiden. Die Wohnung wird 2 × wöchentlich von einer Fachkraft gereinigt. Er bekommt mittags warmes Essen geliefert. Andere Freunde unterstützen ihn bei anderen täglichen Tätigkeiten (Medikamente aus der Apotheke holen, Auto zum TÜV bringen etc.). Eine Bekannte unternimmt mit ihm an guten Tagen kleine Ausflüge mit dem Auto in die nächste Umgebung. An schlechten Tagen sieht er sich aber außerstande, die Wohnung zu verlassen.

Vor vier Monaten hatte der Patient Schmerzen thorakal links (VAS 5–6/10), ein Unfall konnte ausgeschlossen werden. Ein Röntgen zeigte eine pathologische Rippenfraktur Höhe Costa 6, die mit einem Gurt versorgt wurde. Da der Patient ohnehin starke Analgetika (Oxycodon) nimmt, war keine weitere Therapie erforderlich. Dieses Ereignis kommentierte er mit den Worten: *„Ich zerbrösel (i. e. falle auseinander) halt schön langsam".* Der Patient nimmt außerdem ein Corticoid.

Seit drei Monaten leidet der Patient zusätzlich an einer Obstipation. Wegen seiner reduzierten Belastbarkeit und der Dyspnoe erhält der Patient eine Überweisung zur Physiotherapie. Als er dort auch über die Obstipation klagt, wird die Verordnung dementsprechend erweitert. Als Opioidantagonisten zur Verbesserung der gastrointestinalen Funktion erhält er Naloxegol.

Obwohl ein Hausbesuch möglich wäre, legt der Patient Wert darauf, in der Praxis zu erscheinen. Das gibt ihm ein Gefühl der Selbstständigkeit und Kontrolle.

18.1.2 Physiotherapeutische Untersuchung

Patientendaten: Patient 176 cm, 87 kg, BMI 28,1 (der Patient hat im Laufe der Erkrankung ca. 15 Kilogramm an Gewicht verloren, in letzter Zeit wieder etwas zugenommen).

Atembefund: Atemfrequenz 22, keine Ruhedyspnoe; hauptsächlich Flankenatmung, wenig abdominal. Atemrhythmus 1:1,5.

Vitalparameter: HF Ruhe 82, RR 145/90. 0_2-Sättigung 94 % in Ruhe.

Stuhlgang: Ca. 1× bis maximal 2× wöchentlich, Konsistenz nach Bristol Stool Scale Typ 2 („wurstartig klumpig") (➤ Abb. 18.1). Defäkation ist nur mit starkem Pressen und längerem Verweilen auf der Toilette möglich. Trinkverhalten unauffällig, seit der Diagnose kein Wein mehr, ab und zu Bier, sonst Saft und Mineralwasser, ca. 1,5 l/Tag.

Punkte im Cleveland Clinic Obstipation Score: 14/30 (30 = starke Obstipation) (➤ Abb. 18.2)

Schmerzstatus: Leichte Schmerzen bei der normalen Ruheatmung (1–2/10), bei der tiefen Inspiration zunehmende Schmerzen links thorakal (4–5/10), dazu leichter chronischer, unproduktiver Reizhusten. Die Schmerzen im Arm konnten zuerst durch die Plattenosteosynthese und anschließend durch die Dauerschmerzmedikation auf aktuell durchschnittlich 1–2/10 reduziert werden.

Status: + BWS-Kyphose, Stammadipositas (Fettverteilungsmuster „Apfelform"), + LWS Lordose, Beinachsen leicht innenrotiert. Muskulatur des Rumpfes und der Extremitäten hypoton; lateraler M. rectus abdominis und M. obliquus ext. abdom. hyperton. Gangbild vorsichtig, etwas schlurfend. Die Temperatur der Füße ist kühl.

Overall Quality of Life VAS: 3,5/10 (10 = ideale Lebensqualität) (Hauser & Walsh 2008).

Bei der Palpation des Bauches erscheint dieser gespannt. Die einzelnen Abschnitte des Kolons sind gut tastbar, bei mittelfestem Druck gibt der Patient leichte Schmerzen (2–3/10) an. Durch die Kolonwand ist deutlich Darminhalt tastbar. Der Bereich der Ileozäkalklappe präsentiert sich ebenfalls schmerzhaft. Eine viszerale Untersuchung lässt den Verdacht eines sogenannten „starren Sphincters" aufkommen (Spasmus). Alle anderen Sphincter (Cardia, Pylorus, Sphincter oddi, Flexura duodenojejunalis) sind in ihrer Motilität reduziert. Die Mobilität der einzelnen Kolonabschnitte ist reduziert.

Zusammenfassung nach dem ICF-Modell

Funktion/Struktur: Die Lungenfunktion ist aufgrund des bereits fortgeschrittenen Tumors im linken oberen Lungenlappen deutlich eingeschränkt. Abgesehen davon leidet der Patient schon seit Jahren an einer raucherbedingten COPD. Den Nikotinkonsum hat er vor eineinhalb Jahren nach einem Herzinfarkt aufgegeben. Die Sprechfunktion und die Schluckfunktion haben sich nach radiatio-bedingten Nebenwirkungen in den letzten Wochen wieder stark verbessert.

Die muskulären Strukturen sind atrophiert, was auf eine deutliche Reduktion der Aktivität in den letzten Monaten zurückzuführen ist. Außerdem ist die Sarkopenie Teil einer veränderten Proteinsynthese aufgrund der Tumorerkrankung und des verschriebenen Cortisons. Das Cortison ist auch für die Schmerzkontrolle wichtig, da es eine antiödematöse und antiphlogistische Wirkung hat (Klaschik 2006). Auch eine wochenlange Mangelernährung trägt zur Atrophie bei. Eine etwa 15-prozentige Sarkopenie ist bei 65-jährigen durch normale Alterung erklärbar (Fukushima et al. 2018).

Das Resultat ist eine vornehmlich stammbetonte Gewichtszunahme, sowie eine Muskelschwäche, die sicherlich auch ein Faktor für die Fatigue und die reduzierte muskuläre Leistungsfähigkeit ist. Die stammbetonte Gewichtszunahme kann auch in Zusammenhang stehen mit einem mit dem Bronchuskarzinom vergesellschafteten paraneoplastischen Syndrom, nämlich dem Morbus Cushing (Richa et al. 2018).

Die Obstipation ist multifaktoriell bedingt: Hauptgrund ist mit Sicherheit die Opioidtherapie. Dazu kommen die reduzierte Aktivität und die Veränderung der Diät. Auch ein erhöhter Stresspegel aufgrund der Gesamtsituation und der nicht zu beeinflussenden Corona-Pandemie ist nicht auszuschließen.

Die kühlen Füße sind ein weiteres Zeichen der Obstipation. Der angespannte Darm drückt auf die nahe liegende A. iliaca und behindert so die Blutversorgung der unteren Extremität.

Aktivität: Die Aktivität des Patienten ist deutlich eingeschränkt. Dazu tragen erstens seine Dyspnoe, zweitens seine reduzierte Muskelkraft und drittens seine cancer-related Fatigue bei.

Partizipation: Eine Partizipation ist aufgrund der Erkrankung und der Corona-Pandemie zurzeit nur sehr eingeschränkt möglich. Der Patient nimmt seine Termine im Krankenhaus mit unguten Gefühlen wahr, immer in der Sorge, ob er sich dort nicht vielleicht infizieren könnte. Seine gesellschaftlichen Kontakte sind ebenfalls erschwert. Zuerst aufgrund der heftigen Nebenwirkungen der Strahlentherapie, jüngst durch die Schließungen der Lokale. Auch Treffen im eigenen Haushalt sind aufgrund der Corona-Regeln nur sehr eingeschränkt möglich.

Umweltfaktoren: Der Patient hat keine finanziellen Probleme (+). Er hat eine Haushaltshilfe (+). Die Wohnung ist gut erreichbar (+). Der Patient kann noch Auto fahren, was seine Selbstständigkeit erhöht (+).

Personenbezogene Faktoren: Der Patient ist seit Jahren Witwer und gewohnt, allein zu leben. Er hat keine Kinder und deshalb auch keine familiäre Unterstützung, die er jetzt benötigen würde. Aufgrund seines finanziellen Hintergrundes kann er sich Hilfe leisten, außerdem unterstützen ihn Freunde und Bekannte. Trotz allem fühlt er sich manchmal allein. Die Tatsache, dass Herr S. aufgrund seiner Grunderkrankung und der Chemotherapie als Risikopatient für COVID 19 gilt, erfordert besondere Vorsichtsmaßnahmen.

Hr. S. fällt in die Kategorie der Patienten, die ungern über ihre Erkrankung sprechen. Insbesondere die Obstipation ist ein tabubehaftetes Thema, das bei vielen Menschen Scham hervorruft und worüber nur ungern gesprochen wird (Krammer et al. 2009). Dazu kommt die die Diagnose begleitende Angst vor Schmerzen und die Zukunft im Allgemeinen. Er ist außerdem ein sogenannter „Macher", ein Mensch, der es gewohnt war, auf eigenen Beinen zu stehen und seine Entscheidungen zu treffen. Umso schwerer fällt es ihm nun, auf andere Menschen angewiesen zu sein. Trotzdem ist er kein Realitätsverweigerer und macht sich Gedanken, was nach seinem Tod mit seinen beweglichen Werten passieren soll. Von der Aussicht, einen Psychoonkologen in die Behandlung zu integrieren, hält er allerdings wenig, weil *„nur Verrückte zu so jemandem gehen"*.

Viele nötige Fragen zum Stuhlverhalten bezüglich Blähungen, unvollständiger Darmentleerung, Schmerzen während der Darmentleerung oder zur Konsistenz der Fäzes kann man sich ersparen und außerdem die Validität des Verfahrens verbessern, wenn man geprüfte Assessments verwendet (Black & Ford 2018; AWMF 2020).

Die zwei in diesem Fall verwendeten Assessments waren die Bristol-Stuhlformen-Skala (➤ Abb. 18.1) und der Cleveland Clinic Constipation Score (➤ Abb. 18.2) (Agachan et al.1996). Die

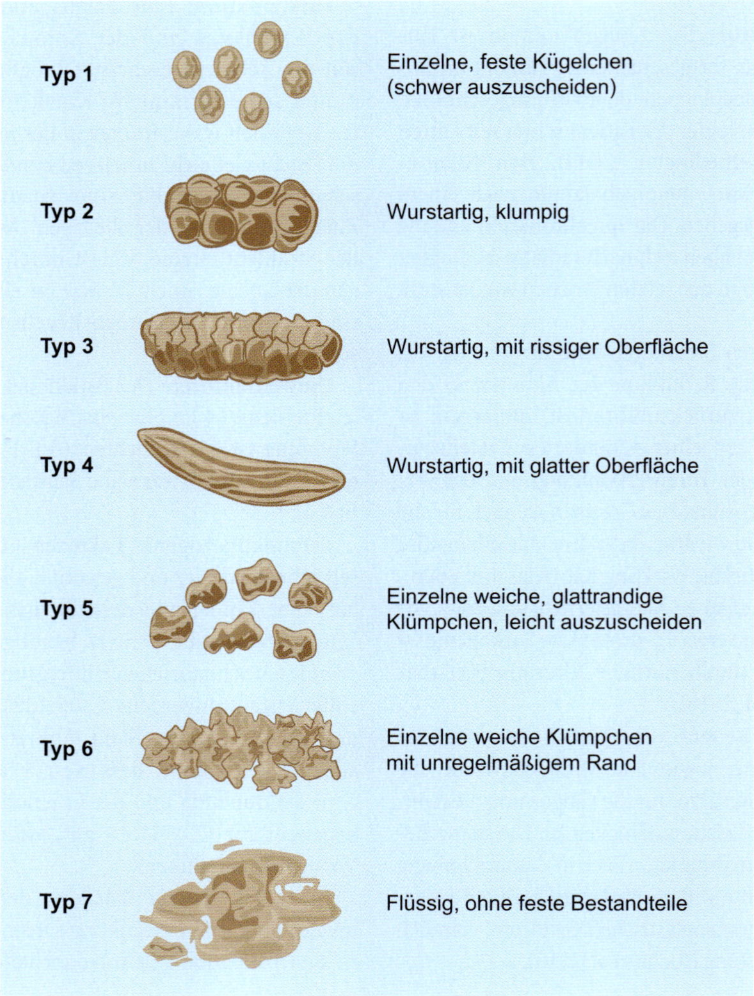

Abb. 18.1 Bristol Stool Scale (Bristol-Stuhlformen-Skala) [L141]

18

Constipation Score
(Agachan et al., 1996)

Name: ______________________ Datum: ______________________

Anzahl von Stuhlgängen

0 1–2 mal alle 1–2 Tage
1 2 mal pro Woche
2 1 mal pro Woche
3 weniger als 1 mal pro Woche
4 weniger als 1 mal im Monat

Erschwernis: schmerzhafte Stuhlentleerung

0 nie
1 selten
2 manchmal
3 meistens
4 immer

Vollständigkeit: Gefühl der unvollständigen Stuhlentleerung

0 nie
1 selten
2 manchmal
3 meistens
4 immer

Schmerz: abdominaler Schmerz

0 nie
1 selten
2 manchmal
3 meistens
4 immer

Zeit: Minuten in der Toilette pro Versuch

0 weniger als 5
1 5–10
2 10–20
3 20–30
4 mehr als 30

Hilfsmittel: Arten von Hilfsmitteln

0 ohne Hilfsmittel
1 stimulierende Laxantien
2 digitale Stimulation oder Einlauf

Misserfolg: Anzahl erfolglose Entleerungsversuche in 24 Stunden

0 keine
1 1–3
2 3–6
3 6–9
4 mehr als 9

Anamnese: Dauer der Obstipation (Jahre)

0 0
1 1–5
2 5–10
3 10–20
4 mehr als 20

Totale Punkteanzahl: ____________
(Minimum 0, Maximum 30)

Abb. 18.2 Cleveland Clinical Constipation Score [H177-002]

Bristol-Stuhlformen-Skala ist ein 7-stufiges Tool zur Bestimmung der Stuhlkonsistenz. Für ihre Verwendung sprechen die bildgestützte, vom Patienten wiedererkennbare Trennung der Kategorien (Mínguez Pérez & Benages Martínez 2009) sowie ihre zufriedenstellende Validität und Reliabilität (Blake et al. 2016). Der Cleveland Clinic Constipation Score ist ein überschaubar langer, deshalb praktikabler und einfach zu bewertender Fragebogen. Er bildet die gesundheitsbezogene Lebensqualität ab und wird in der Literatur oft für diesen Zweck verwendet (Maeda et al. 2017).

Da es keine offizielle deutsche Übersetzung des Obstipation Scores gibt, musste für diesen Patienten eine eigene Übersetzung genügen.

Fragen, die durch die Fragebögen nicht abgedeckt sind, werden anamnestisch ergänzt. Dazu gehören die Ernährungs- und Trinkgewohnheiten des Patienten, seit wann die Obstipation besteht, oder ob ein bestimmter Zusammenhang mit bestimmten Speisen aufgefallen ist.

Zusätzlich wurde noch die VAS für die krankheitsspezifische Lebensqualität verwendet.

Der Patient ist prinzipiell motiviert, hat aber seine Zweifel, *„ob das etwas bringen wird"*. Er war vor dieser Diagnose selten im Krankenhaus, weil, wie er betont: *„im Krankenhaus sterben die Leit"* (umgangssprachlich für Leute). Seine bisherigen Erfahrungen mit Physiotherapie sind ebenfalls begrenzt und liegen Jahre zurück.

Yellow/Red Flags

- Knochenmetastasen: Starke unerklärliche Schmerzen in Extremitäten oder Thorax, Sensibilitätsstörungen der Extremitäten
- Paralytischer/mechanischer Ileus: Übelkeit, Erbrechen, starke Bauchschmerzen, kein Stuhlgang, Appetitlosigkeit, Meteorismen oder Schluckauf

Differenzialdiagnostische Überlegungen zur Therapieplanung

Starke Schmerzen in Armen, Beinen oder Thorax, die keiner der sonst üblichen Therapien zugänglich sind und auch nicht durch andere Faktoren erklärt werden können, sind ein Symptom für Knochenmetastasen. Schmerzen im Nacken, unteren Rücken oder im Bereich der Hüfte bei Belastung können auf HWS, LWS oder Femurlokalisationen hinweisen. Sensibilitätsstörungen oder Taubheit in Armen und/oder Beinen, Defäkations- und/oder Miktionsprobleme deuten auf Wirbelmetastasen; Schmerzen beim Atmen können ein Zeichen von Rippenmetastasen sein.

Oft entwickelt sich ein Darmverschluss bei Palliativpatienten allmählich. Die Leitliniengruppe der AWMF (2020) möchte dafür den klarer definierten Begriff „maligne intestinale Obstruktion" verwenden. Die verdächtigen Symptome ähneln leider denen der Obstipation an sich, weshalb eine Differenzierung durchaus herausfordernd sein kann.

Beim mechanischen Ileus, wenn der Darm durch einen Tumor bzw. eine Metastase verlegt ist, treten heftige, kolikartige Bauchschmerzen und Völlegefühl auf (Chen 2015). Stuhlerbrechen sind ein hochgradig verdächtiges Zeichen (AWMF 2020). Vegetative Symptome sind Blässe, kalter Schweiß sowie ein beschleunigter Puls. Die Obstruktion kann komplett oder inkomplett sein. Abgehen von Meteorismen sind für letzteres ein Zeichen. Die Pseudo-Diarrhoe entsteht aufgrund durch von Bakterien verflüssigtem Stuhl, der die Engstelle passiert.

Bei der Peritonealkarzinose kann durch Druck von außen das Darmvolumen verlegt werden. Einen Hinweis darauf gibt die sogenannte Durchspritzperistaltik. Darunter versteht man Geräusche, die entstehen, wenn der Chymus durch den verkleinerten Darmdurchmesser gepresst wird (Lasserre 2002).

Beim paralytischen Ileus können die Opiate neben der Dehydrierung, der reduzierten Nahrungsaufnahme und der Immobilität die grundlegende Ursache sein (Chappell & Conzen 2009). Hier sind die Symptome meist diskreter als beim mechanischen Ileus, Bauchschmerzen sind seltener vorhanden, die Patienten können an Schluckauf leiden.

Der paralytische Ileus wird normalerweise medikamentös behandelt. Für den mechanischen Ileus bietet sich die Operation an. Allerdings ist die Behandlung oft schon palliativer Natur, nur mit dem Ziel, die Schmerzen zu reduzieren (Klaschik 2006). Im Spätstadium ähneln sich die Therapien beider Genesen. Die Gesamtüberlebenszeit ist meistens auf wenige Monate begrenzt (AWMF 2020).

18.1.3 Therapieplanung

Eine in Patientensprache zugeschnittene Erklärung von Ansatz und Ziel der Behandlungen ist in der Physiotherapie selbstverständlich und gilt im Besonderen für onkologisch Erkrankte, die sich in einer Ausnahmesituation befinden. Wenn nötig, können und müssen auch die Angehörigen einbezogen werden. Dies insbesondere dann, wenn der (noch) zu Hause wohnhafte und von Angehörigen gepflegte Patient oder die Patientin allein nicht mehr in der Lage ist, bestimmte Therapiemaßnahmen, z. B. wie im Fall einer Obstipation Streichmassagen oder Wärmeapplikationen, durchzuführen (AWMF 2020). Informierte Patienten zeigen im Allgemeinen eine verbesserte Adhärenz, wenn sie verstanden haben, warum sie etwas Bestimmtes machen sollen. Der Therapeut wählt prinzipiell Übungen oder Techniken für den Patienten aus, die nach seiner Expertise geeignet sind, Symptome zu lindern. Trotzdem bleibt es eine gemeinsame Entscheidung, ob und wie diese durchgeführt werden. Gerade im palliativen Setting ist „Hellhörigkeit" ein passender Leitgedanke. Die therapeutische Fachkraft muss imstande sein, Übungen an die individuellen Bedürfnisse anzupassen oder auch zu streichen bzw. Alternativen anzubieten oder auch – je nach aktuellem Befinden und Tagesgeschehen – die Therapie zu aktualisieren.

Bei den folgenden therapeutischen Vorschlägen wurde darauf geachtet, dass ein Schwerpunkt auf Techniken liegt, die der Patient möglichst selbstständig durchführen kann. Erstens gibt es keine nächsten Angehörigen, die dafür in Frage kommen. Obstipation ist kein Thema, bei dem man Freunde gerne um Hilfe bitten würde. Zweitens ist es für die Psyche nicht zu unterschätzen, ob man generell in der Lage ist, ein Problem eigenständig anzugehen; was im Besonderen auch für die Obstipation gilt, wo Selbstständigkeit zur Vermeidung vom Schamgefühlen beitragen kann (Bartlett et al. 2011). Die meisten Menschen entscheiden sich, wenn es irgend möglich ist, für ein Leben und eine Betreuung in den eigenen vier Wänden, daher sind solche Bestrebungen tunlichst zu unterstützen (Husebø 2006). Da der Patient zurzeit mit Unterstützung noch selbstständig ist und allein lebt, wurden solche relativ einfache Techniken ausgewählt, die er ohne weitere Hilfe durchführen kann. Die AWMF Leitlinie (2020) sieht eine „kann"-Empfehlung für den Einsatz von aktiven Bewegungsübungen, Mobilisation und Kolonmassage.

Die tägliche Trinkmenge soll erhöht werden, für spezielle diätetische Fragen müssen Diätologen/Ernährungswissenschaftler hinzugezogen werden. Jedenfalls soll der bevorzugten Ernährung im Sinne des Erhalts von Lebensqualität der Vorzug gegeben werden.

Der Patient sucht einmal wöchentlich die Praxis der Therapeutin auf. Eigentlich zielte die Verordnung auf Atemtherapie und die cancer-related Fatigue-bezogene Belastungsinkompetenz ab. Die Obstipation gesellte sich im Laufe der Therapie als dringende Notwendigkeit und weiterer Schwerpunkt hinzu.

⚠ BEACHTE

Ein Widerstandstraining ist aufgrund der bestehenden Knochenmetastasen im Bereich des Rumpfes (Rippen, Wirbelkörper) relativ kontraindiziert. Die Knochenstabilität muss vor Beginn des Trainings durch den behandelnden Arzt (Onkologe, Strahlenmediziner) bestätigt werden (Rank et al. 2012). Ein Training für die obere Extremität ist im distalen Bereich möglich, für die untere Extremität ist ein angepasstes, funktionelles Training (High Squats o. ä.) denkbar. Auch bei anderen Maßnahmen wie Dehnung oder Lagerung müssen die Knochenmetastasen dringend berücksichtigt werden.

18.1.4 Therapeutische Vorschläge

Atemtherapie

Die Atemtherapie wird mit Betonung der diaphragmalen Atmung und mit manuellem Kontakt für die Inspiration durchgeführt. Das Diaphragma ist der wichtigste Muskel für die Inspiration und bewegt sich bei jedem Atemzug einige Zentimeter nach cranial bzw. caudal. Die mittlere Amplitude liegt dabei bei 27 ± 10 mm (Kolar et al. 2009) und erhöht somit den intraabdominellen Druck. Das Diaphragma und der Darm sind an den Flexurae auch strukturell verbunden (Lig. phrenicocolicum; Liem et al. 2020). Durch eine konzentrierte abdominelle Atmung drückt das Diaphragma während der Kontraktion auf das Colon transversum und steigert auf diese Art die Peristaltik. Die Fortbewegung des Chymus wird verbessert.

Bei COPD-Patienten kommt es aufgrund der Hyperinflation der Lunge zu einem Verlust der operativen Länge der Muskelfasern des Diaphragmas. Die Muskelkraft und die Anzahl der Sarkomere nimmt im Vergleich zu gesunden Kontrollpersonen ab. Davon kann eine inspiratorische Muskelschwäche abgeleitet werden, welche zur Dyspnoe und Belastungsintoleranz dieser Patienten beiträgt (Chun et al. 2015). Ein pulmonales Rehabilitationsprogramm konnte hier signifikante Verbesserungen der Bewegungen des Diaphragmas zeigen. Das Training bestand aus Atemtherapie (Bauchatmung, Lippenbremse, Ausatmung durch Strohhalm), Ausdauertraining für beide Extremitäten (Theraband, Walking, Ergometertraining) und Krafttraining mit Gewichten. Ob davon auch eine verbesserte Wirkung der Atemtherapie für die Darmbewegungen abgeleitet werden darf, kann zurzeit nicht beantwortet werden. Zumindest ist die Hypothese physiologisch nachvollziehbar.

Der Patient befindet sich in Rückenlage mit aufgestellten Beinen, ein Polster liegt unter dem Kopf, damit die Bauchdecke entspannt ist, evtl. liegt eine Decke über den Beinen. Beide Hände liegen auf dem Bauch, die Mittelfinger auf Nabelhöhe. Der Patient wird mit einer Bewegungsvorstellung angeleitet, seine diaphragmale Atmung zu forcieren: *„Stellen Sie sich vor, in ihrem Bauch ist ein Ballon. Bei jedem Atemzug, wenn Sie Luft holen, blasen Sie diesen Ballon auf.“* Die Ausatmung geschieht über die Lippenbremse, am Ende der Ausatmung wird der Bauch etwas eingezogen (Nabel zur Wirbelsäule ziehen). Dies dient der verlängerten Ausatmung und der Stärkung des M. transversus abdom. Allerdings soll die Kraft hierfür nicht allzu forciert werden, um nicht zu einem Kollabieren der bei COPD geschädigten Atemwege beizutragen.

Die Instruktionen lauten: Wiederholen Sie diese Atmung für 15 Atemzüge. Dann machen Sie eine Pause von 1–2 Minuten, während dieser Sie normal weiteratmen. Dann wiederholen Sie die Übung ein zweites und drittes Mal (Zivkovic et al. 2012).

Eine Variante ist das Atmen gegen Widerstand: In derselben Ausgangsstellung (ASTE) legt sich der Patient ein großes Buch auf den Bauch. Während der Atmung soll das Buch nun eine sichtbare Bewegung nach oben bzw. unten mitmachen (Brazzo 2004).

Eine Atemtherapie wie hier beschrieben oder ähnlich ist bei diesem Patienten aufgrund der COPD und des Primärtumors in der Lunge indiziert. Abgesehen davon steigt der Bedarf an Atemtherapie für alle Patienten mit fortgeschrittener Krebserkrankung, wenn a) Lungenmetastasen inklusive Dyspnoe vorhanden sind oder b) mit zunehmender Immobilität des palliativen Patienten, um weiteren Komplikationen durch die Inaktivität vorzubeugen.

Kolonmassage

Der Patient nimmt wieder dieselbe ASTE wie bei der Atemtherapie ein. Zuvor hat er ein warmes Kirschkernkissen oder ein Dinkelkissen in der Größe von ca. 15 × 20 cm vorbereitet, indem er es 10–15 Minuten bei 150° in den Backofen legt und anschließend in ein Handtuch einpackt. Vorbereitend und zugedeckt schließt der Patient für 1–2 Minuten die Augen, kombiniert mit einer ruhigen Atmung. Dies lässt ihn in den Beginn einer Vagotonie wechseln, die als Vorbereitung für die anschließende Massage dient. Anschließend lässt er das Kissen im Uhrzeigersinn einige Minuten über dem Bauch kreisen. Er beginnt dabei am Colon descendens im linken Unterbauch, wechselt zum Colon ascendens im rechten Unterbauch und schließlich über das Colon transversum wieder zum Colon descendens. Die Massage regt ebenfalls die Peristaltik an und die Wärme löst Verspannungen und fördert die Durchblutung. Sie baut Stress ab und regt den N. vagus an (Harrington & Haskvitz 2006; Lamas et al. 2009; McClurg & Lowe-Strong 2011).

Die Kirschkerne im Kissen üben außerdem einen mechanischen Effekt auf den Darm aus. Ein viszerokutaner Effekt, also eine projizierte Schmerzwahrnehmung auf der Haut, die auf eine Störung eines viszeralen Organs zurückzuführen ist, kann in diesem Denkmodell umgekehrt werden. Diesen kutiviszeralen Effekt macht man sich in der Reflexzonentherapie zunutze. Über die Reizung von Rezeptoren der Haut wie z. B. bei der Bindegewebsmassage (AWMF 2020) oder der Fußreflexzonenmassage erwartet man sich eine Reaktion des Organs. Diese Behandlung kann auch dann angewendet werden, wenn eine direkte Behandlung des Bauches wegen eines Stomas oder schmerzbedingt nicht möglich ist (Schiffter & Harms 2016). Die wissenschaftliche Evidenz dafür ist zurzeit leider begrenzt.

Eine über Video angeleitete Bauchmassage für Patienten mit opioid-induzierter Obstipation führte in einer randomisierten kontrollierten Studie (n = 204) zu einer erhöhten Stuhlfrequenz und Verbesserung der Symptome Blähung und Anstrengung während des Stuhlgangs (Yildirim et al. 2019). Eine zusätzliche Variante ist eine Kombination der Massage mit ätherischen Ölen (Lai et al. 2011). Dafür bieten sich in diesem Zusammenhang das Kümmel- oder das Fenchelöl an (AWMF 2020).

Die selbst zu applizierenden manuellen Techniken reduzieren sich bei der Obstipation auf einfach zu erlernende Griffe wie kreisende Streichungen mit beiden flachen Händen über den Bauch oder wiederholte Streichungen (10–15 ×) auf den Kolonabschnitten. Hierbei liegt die rechte Hand auf dem Bauch und die oben liegende linke Hand unterstützt den Druck. Wenn ein Patient dazu nicht (mehr) in der Lage ist, übernimmt der Therapeut die Bauchmassage, erweitert um komplexere Techniken wie sanfte Knetungen, Drückungen, Rollungen mit der lockeren Faust oder Darmmobilisationen.

Muskeltraining

Die Lordose weist darauf hin, dass die Bauchmuskulatur zu schwach ist. Für die Defäkation ist es nötig, einerseits den Beckenboden zu relaxieren und andererseits die Bauchmuskulatur anzuspannen. Diese Spannung soll von außen Druck auf das Kolon ausüben (Silva & Motta 2013). In Anbetracht der schlechten Kondition des Patienten wird ein Training in einer stabilen ASTE mit einem kurzen Hebel gewählt: Der Patient nimmt die bereits bekannte ASTE ein. Er stellt die Vorfüße auf, dies erleichtert den Spannungsaufbau. Nun atmet er aus. Gleichzeitig spannt er den M. rectus abdominis an, indem er die Symphyse zum Nabel zieht – „Unterbauch kurz machen". Das Becken wird dabei nach dorsal gekippt. Mit der Einatmung wieder lockerlassen. 10–15 Wiederholungen, Pause ca. 30 Sekunden, 3 Serien.

Den M. transversus abdominis haben wir bereits bei der Atemübung trainiert. Wenn der Patient Fortschritte macht wird, kann er auch einbeinige Reverse Crunches machen: ASTE ist wieder die Rückenlage, die Unterschenkel liegen auf einem Gymnastikball o. ä. Während der Muskelkontraktion und Ausatmung hebt er ein Bein von der Unterstützungsfläche ab und zieht das Knie Richtung Körper. Jede Seite 5 × wiederholen, zwei Serien.

Eine andere Möglichkeit zum schonenden Training der Bauchmuskulatur bei sehr eingeschränkt mobilen Patienten ist die hubfreie Mobilisation der LWS in Flexion/Extension in der stabilen Seitenlage oder die hubfreie Mobilisation der LWS in lateraler Flexion in Rückenlage mit ausgestreckten Beinen. Die Übung wird über 1–2 Minuten durchgeführt.

Bewegung

Jede Form von Bewegung fördert die Darmperistaltik. Über fasziale Verbindungen wirkt sich eine Bewegung des muskuloskelettalen Systems auf die viszeralen Organe, in diesem Fall den Darm, aus. Dabei sprechen wir von der Mobilität eines Organs, im Gegensatz zur Motilität, die seine Eigenbewegung darstellt. Über die Faszien wird das Kolon mitbewegt und somit nach osteopathischem Verständnis die Organmobilität erhöht.

Da die physische Aktivität von onkologischen Patienten mit Beginn der Therapie bzw. mit Fortschreiten der Erkrankungsdauer immer mehr abnimmt (Devoogdt et al. 2010), ist hier Handlungsbedarf gegeben. Dafür verantwortlich sind Schmerzen, Behandlungsnebenwirkungen der Strahlen- und Chemotherapie, postoperative Schonphasen, eine allgemeine körperliche Schwäche, der Komplex des Fatigue-Syndroms oder wohlgemeinte aber teilweise kontraproduktive Ratschläge, man möge sich schonen. Manche Patienten befürchten auch, sich zu überlasten.

Der Patient wird ermuntert, an „guten Tagen" und bei passendem Wetter Spaziergänge zu machen. Bezweckt wird ein sanftes Ausdauertraining mit 50 % HF_{max} im Intervallsystem. Dies ist auch im Sinne seines Fatigue-Syndroms indiziert. Der Patient geht in der Ebene im Verhältnis 1 : 1, d. h. 1,5–2 Minuten gehen – 1,5–2 Minuten Pause mit einer Geschwindigkeit von 70 bis 80 Schritten pro Minute. Der Patient hat einen Park ganz in der Nähe seiner Wohnung, deshalb kann er die Pausen sitzend auf einer Parkbank verbringen. Die Herzfrequenz kontrolliert er mit einer Fitnessuhr. Die Dyspnoe soll dabei auf der Breathlessness Rating Scale auf dem tolerablen Niveau von 2–3 bleiben.

Tab. 18.1 Atemnotskala, anzuwenden während/nach Training aus Hough 2002: 237, eigenständige, keine validierte Übersetzung ins Deutsche

Atemnot-Skala			
Stufe	Während des Trainings	Nach dem Training	Am Tag danach
1	die gesamte Zeit komfortables Atmen		
2	tieferes Atmen	Erholung 2–5 Min	komfortabel
3	schweres Atmen	Erholung 4–7 Min	komfortabel
4	atemlos, aber nicht sprachlos	Erholung 5–10 Minuten	nicht müde
5	atemlos und sprachlos	Erholung ≥ 10 Minuten	müde

Dem Patienten wird geraten, im Alltag Nordic Walking-Stöcke für Gehstrecken in der Ebene zu benutzen. Auf diese Weise können die Beine in ihrer Ausdauerleistung unterstützt werden. Zusätzlich kann durch das Abstützen vermehrt auf die Atemhilfsmuskulatur zurückgegriffen werden, was die Leistungskapazität vergrößern sollte.

Sollte bei Patienten mit fortgeschrittenen Erkrankungen kein Outdoor-Training mehr möglich sein, kann als kostengünstige und leicht umsetzbare Variante ein Gehtraining am Platz im Zimmer probiert werden. Dabei können Übende jederzeit pausieren und sich auch festhalten. Reichen die Kapazitäten auch dafür nicht mehr aus, kann eine Bewegungstherapie im Sitzen oder ein Training mit einem Mini-Heimtrainer angeboten werden.

Entspannung

Das vegetative Nervensystem spielt eine große Rolle für die Verdauung. Stress bzw. Sympathikusaktivität ist für die Verdauung hinderlich, während eine erhöhte Aktivität des Nervus vagus mit Entspannung korreliert und demnach die Verdauung fördert.

Deswegen wird dem Patienten eine einfache Form der Entspannungstherapie angeboten. Die Atemtherapie, wie oben beschrieben, führt zur Entspannung. Erklärt wird dies durch eine einsetzende Hyperkapnie (eine leichte Erhöhung des Kohlendioxidgehalts im Blut aufgrund der verlangsamten Atmung). Alternativ dazu kann der Patient eine Entspannung mit Musik durchführen. Passende CDs kann man im Fachhandel erwerben oder noch einfacher im Internet streamen. Die Aktivierung des Nervus vagus führt zur Relaxation der Sphincter-Muskulatur der Blase und des Darms. Daher kann Entspannung die Linderung der gastrointestinalen Beschwerden unterstützen (Rangwala et al. 2012).

Wichtig für die Entspannungstherapie ist ein passendes Ambiente. Der Raum soll gut temperiert und evtl. abgedunkelt sein, es sollten keine weiteren Termine (Essenslieferung, Besuch etc.) anstehen. Der Zeitpunkt wird nach eigenem Gutdünken gewählt. Wenn Analgetika eingenommen werden, kann die Uhrzeit mit der Wirkung des Medikaments gleichgeschaltet werden, da bei großen Schmerzen eine Entspannung schlecht bis kaum möglich ist.

Defäkationshaltung

Die Defäkationshaltung ist einer der Ko-Faktoren, warum einer Obstipation Vorschub geleistet wird. Eine falsche Haltung und Pressen führen zu weiteren kolorektalen Problemen wie Hämorrhoiden, Analfissuren oder Rektumprolaps, auch ein Anstieg der Herzfrequenz oder das Auslösen zerebrovaskulärer Ereignisse ist möglich.

Das Problem ist erstens eine Überwindung des anerzogenen Tabus, über diese Dinge zu sprechen, zweitens ist eine quasi in-situ Demonstration der betreffenden Haltung (im angezogenen Status) ebenfalls ungewöhnlich. Trotzdem gehört zu einer umfassenden Therapie und Beratung auch die Überprüfung und gegebenenfalls Korrektur der Sitzposition bei der Defäkation (AWMF 2020). Zur Erleichterung der Situation gibt es verschiedene Ansätze: Das Ausfüllen eines Fragebogens als Einstieg (Hartmann & Burkhart 2006). Je professioneller die Atmosphäre gestaltet wird, desto eher wird der Patient seine Scham und peinlichen Gefühle mitteilen können (Berglein 2010). Wenn dem Patienten eine vertrauensvolle professionelle Beziehung angeboten wird, von der er sich ausreichende medizinische Information gepaart mit psychosozialer Unterstützung erwarten kann, wird er eher seine Tabus brechen können (Kobleder et al. 2017).

Die ideale Defäkationshaltung beinhaltet folgende Komponenten: a) den Toilettensitz gut ausfüllen und b) ein gerader, leicht nach vorne geneigter Oberkörper. Die Hände liegen auf den Oberschenkeln, die Hüfte in leichter Abduktion. Die Füße haben guten Bodenkontakt, ein kleiner Fußhocker vergrößert die Winkelstellung sowohl in den Knie-, als auch in den Hüftgelenken. Damit erreicht man eine dorsale Kippung des Beckens. Der Merksatz dazu ist „Po ins Klo". Dies ist wichtig, damit der puborektale Winkel sich vergrößert (von 70° auf ca. 120°) und der M. puborectalis sich entspannen kann (➤ Abb. 18.3). Die Kontraktion des M. puborectalis garantiert anale Kontinenz, für die Defäkation ist allerdings Relaxation wichtig. Nun wird eingeatmet und der Atem kurz angehalten. Gleichzeitig sollen der M. transversus abdom., der M. obliquus abdom. und der M. rectus abdom. aktiviert werden. Das Diaphragma unterstützt die Bauchmuskeln beim Stuhlgang. Der

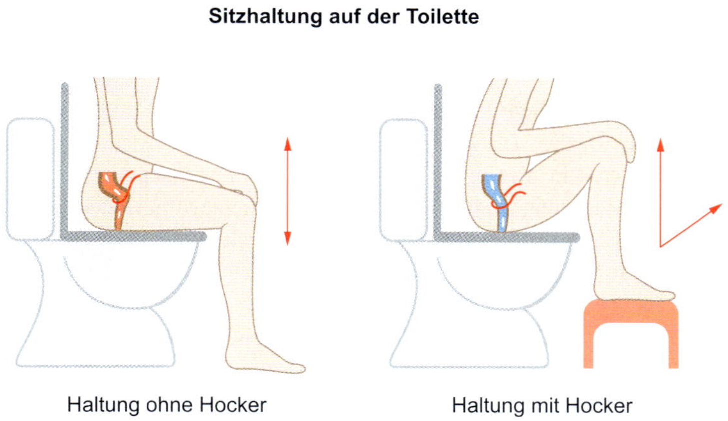

Abb. 18.3 Sitzhaltung auf dem WC für eine verbesserte Darmentleerung [L231]

Beckenboden, der M. sphincter ani und der Kiefer sollen entspannt sein (Henscher 2006).

Der Mastdarm wird durch zwei Schließmuskel verschlossen. Der M. sphincter ani internus ist eine Verstärkung der glatten Muskulatur der Darmwand. Er funktioniert unwillkürlich und wird über das vegetative Nervensystem gesteuert. Der M. sphincter ani internus ist bei Opioiden in seiner Relaxation behindert (Müller-Lissner et al. 2017). Der quergestreifte willkürliche M. sphincter ani externus wird vom Nervus pudendus innerviert.

Für eine Defäkation ist das Erschlaffen beider Muskeln notwendig. Wird Stuhlgang erwünscht, kontrahieren Sigmoid, distales Kolon und Rektum. Beide Sphincter und der M. puborectalis entspannen, es folgt die Defäkation.

Manuelle Lymphdrainage

Mit der Manuellen Lymphdrainage wird erstens, wie bereits in ➤ Kap. 16 beschrieben, die Aktivität des N. vagus angeregt, und zweitens fördern die manuellen Griffe des Behandelnden den Weitertransport des Chymus in Richtung Colon descendens und Sigmoid. Bei der Manuellen Lymphdrainage kommt es zu einem Zuwendereflex (d. h. Wohlbefinden des Patienten durch die Berührung bzw. Vagotonie) sowie zu einer Ausschüttung von Serotonin und Endorphin.

Eine Bauchbehandlung dauert inklusive des sogenannten „kurzen Halses" ca. eine halbe Stunde. Die Halsbehandlung ist nötig, um das Lymphgefäßsystem an seinem zentralen Ort zu Beginn anzuregen. Der Patient befindet sich dabei auf der Liege in Rückenlage, der Kopf bzw. Oberkörper ist erhöht, ein Kissen liegt unter den Unterschenkeln oder eine Rolle unter den Knien. Der Patient trägt keine Hose und ist bis auf die Bauchregion zugedeckt. Die Hände des Behandelnden sind idealerweise warm (Hände vorher warm waschen oder aneinander reiben).

Am Ende der Behandlung sollte der Patient noch 10–15 Minuten nachruhen, dies verstärkt den vegetativen Effekt. Die Griffe der Manuellen Lymphdrainage sind dabei immer so leicht zu applizieren, dass keine Schmerzempfindung provoziert wird, wovon sich der Behandelnde anhand nonverbaler Signale und verbaler Äußerungen versichert.

Die meisten Patienten sind nach einer Lymphdrainagebehandlung müde. Dies ist ebenfalls auf den sympathikolytischen Effekt zurückzuführen. Einen Erfolg der Behandlung erkennt man unter Umständen schon währenddessen, weil Verdauungsgeräusche (migrating motor complex) hörbar werden. Oft müssen die Patienten relativ bald im Anschluss an die Behandlung zur Toilette. Weitere Effekte neben der Erhöhung der Stuhlfrequenz waren: Stressreduktion und Reduktion der für den Toilettengang nötigen Zeit. In dieser Untersuchung schnitt die Manuelle Lymphdrainage trotz nur 15 Minuten Behandlungsdauer (plus je 5 Minuten Vorruhe- und Nachruhezeit) besser ab als die Vergleichsgruppe, welche eine abdominelle Massage erhielt (Drouin et al. 2020).

Viszerale Therapie

Die ergänzende viszerale Therapie erscheint indiziert, weil in der Befunderhebung auffällige Palpationsergebnisse wahrgenommen wurden. Die Sphincter des Verdauungstrakts reagieren in diesem Fall auf ein manuelles Assessment („Listening", d. h. leichter singulärer Druck mit dem Os pisiforme) entweder pathologisch (Faserzug in die falsche Richtung) oder gar nicht („starr").

Die Sphincter des Verdauungstrakts sind die Übertrittsstellen von einem Abschnitt des gastrointestinalen Systems zum nächsten. Wir kennen fünf Sphincter zwischen Ösophagus, Magen, Dünndarm und Dickdarm: Die Cardia, den Pylorus, den Sphincter oddi, die Valva ileocaecalis sowie die Flexura duodenojejunalis. Letztere ist zwar kein echter Sphincter, aber ein starker „Knick" im Übergang vom Duodenum zum Jejunum. Diese müssen für den Speisebrei einerseits durchgängig sein, aber andererseits verhindern, dass es zu einem Reflux kommt. Morphologisch bestehen die Sphincter aus glatten Muskelfasern, deren Tonus je nach Funktionszustand zu- oder abnimmt. Sie können auf physiologischen Stress mit einer Dysfunktion, d.h. druckschmerzhaft, reagieren. Im Zuge der opioidabhängigen Obstipation wurde eine Zunahme des Tonus der intestinalen Sphincter beschrieben (Ostermann & Hass 2008) und hier auch speziell der Sphincter oddi und der Pylorus.

In viszeraler Osteopathie geschulte Fachkräfte können mit den Fingern den Zustand bzw. die Funktionsfähigkeit der Sphincter palpieren und falls nötig, behandeln. In diesem Fall wurden die betroffenen Sphincter manuell behandelt. Der Patient befindet sich dabei in Rückenlage, den Kopf unterlagert und die Beine aufgestellt. Die Fachperson benutzt das Os pisiforme oder die Spitze des rechten Mittelfingers, unterstützt vom darauf liegenden kontralateralen Mittelfinger (Neto & Borges 2020). Falls nötig, können auch das gesamte Dünndarmpaket sowie einzelne Darmabschnitte (Caecum, Sigmoid) osteopathisch-strukturell behandelt werden. Auch eine Behandlungstechnik zur Steigerung der Zirkulation „Abdominelle Vibrationen" wurde beschrieben (Hebgen 2009).

18.1.5 Weiterer Verlauf

Die wöchentlichen Besuche in der Praxis erhöhen die Motivation des Patienten, in der Zwischenzeit seine Übungen selbstständig zu machen. Sie geben ihm außerdem Sicherheit, nichts falsch zu machen. Für die Therapeutin sind sie außerdem die Möglichkeit, aktuelle Entwicklungen im Krankheitsverlauf auszumachen und die Therapie entsprechend anzupassen.

Drei Monate lang funktioniert die Zusammenarbeit zufriedenstellend. Der Patient lernt, auf seinen Körper zu hören. Er nimmt an belastungsfähigeren Tagen seine aktive Therapie (Gehtraining und Muskeltraining) wahr. An den schlechten Tagen versucht er dafür vermehrt, die angebotenen Entspannungs- und Atemübungen zu absolvieren. Er hat gelernt, auf seine Defäkationshaltung zu achten, die ihm hilft, Pressaktivitäten zu vermeiden und den Stuhlabsatz zu erleichtern. Er achtet auf seine Trinkmenge und vermeidet blähende bzw. stopfende Speisen. Seine Stuhlfrequenz hat sich auf 2–3 × pro Woche erhöht. Die Konsistenz schwankt zwischen 2 und 3.

Im Dezember wurde bei der letzten Verabreichung der Immuntherapie trotz aller ärztlichen Bemühungen ein Fortschreiten des Karzinoms festgestellt und der Patient mit der Diagnose Peritonealkarzinose konfrontiert. Die Peritonealkarzinose geht mit einer erhöhten Neigung zur Aufblähung einher (Su et al. 2008). Die mediane Überlebenszeit vom Zeitpunkt der Diagnosestellung an waren zwei bis neun Monate (Satoh et al. 2001; Abbate et al. 2019). Das Tumorboard beschloss, die laufende Immuntherapie um eine nochmalige Chemotherapie zu erweitern. Der weitere Ausgang ist ungewiss, aber anhand der Literatur eher früher als später als infaust zu beurteilen. Was die Obstipation betrifft, ist es im Terminalstadium für die Physiotherapie Zeit, sich langsam und sukzessive zurückzuziehen. Trotzdem kann in den Monaten davor die Lebensqualität des Patienten verbessert werden, was einen Einsatz physiotherapeutischer Methoden jedenfalls rechtfertigt.

18.2 Definition und Ursachen der Obstipation

Eine eindeutige, international anerkannte und verwendete Definition für Obstipation fehlt bis heute (Forootan et al. 2018). Laut der Rom IV Kriterien müssen mindestens zwei der folgenden sechs Punkte erfüllt sein, damit die Diagnose funktionelle Obstipation gestellt wird:

- Weniger als drei Stuhlentleerungen pro Woche
- Harter/klumpiger Stuhl
- Anstrengung während der Defäkation
- Gefühl der inkompletten Entleerung
- Stuhlentfernung mit Hilfe der Finger
- Gefühl der anorektalen Obstruktion

(Jani & Marsicano 2018).
Zusätzlich kann es auch zu Allgemeinsymptomen wie Völlegefühl, Müdigkeit, Erbrechen, Kopfschmerzen, Mundgeruch, Subileus oder bis zum kompletten Ileus kommen (Bader et al. 2012).

Allerdings sind die Rom-Kriterien im onkologisch-palliativen Setting nur sehr bedingt anwendbar (Chappell & Conzen 2009).

Obstipation hat eine globale Prävalenz von etwa 14 %. Sie tritt bei Frauen doppelt so häufig auf wie bei Männern und nimmt mit steigendem Alter etwas zu (Black & Ford 2018). Sie führt zu einer damit verbundenen starken Einschränkung der krankheitsbezogenen Lebensqualität (Krammer & Schlieger 2006; Müller-Lissner 2017).

Die Obstipation als Nebenwirkung der Opioidtherapie ist sehr häufig und kommt bei 15 % bis 90 % der Patienten vor (Tafelski et al. 2016; AWMF 2020). Die große Spannweite erklärt sich durch die unklaren Kriterien, die zur Diagnosestellung herangezogen werden, und die heterogenen Patientenkollektive, welche der Datengewinnung dienten (Chappell & Conzen 2009). Sie trat bei 41 % der opioid-behandelten, aber nur bei 11 % der Patienten der Kontrollgruppe auf, wie in einem systematischen Review festgestellt wurde (Osterbrink & Haas 2008). Die Komplikation Obstipation trat auch schon bei der Erstmedikation des Opioids auf. Es ist auch unerheblich, in welcher Form die Opioide verabreicht werden. Eine andere Untersuchung berichtete über 87 % der Patienten eines Hospizes, die an Obstipation litten bzw. deswegen einen Bedarf an Laxantien hatten. Einschränkend muss ergänzt werden, dass aber auch 64 % der Patienten derselben Einrichtung, welche keine Opioide einnahmen, an Obstipation litten (Schwarzer et al. 2005). Dies unterstreicht die hohe Prävalenz und die multifaktorielle Genese der Obstipation im onkologischen bzw. palliativen Patientenklientel.

Eine weitere Nebenwirkung der Opioide ist eine erhöhte Sturzgefahr. Diese ist auf eine beeinträchtigte Vigilanz (Müller-Lissner et al. 2017) und eine gesteigerte Rigidität der Skelettmuskulatur zurückzuführen (Greuf et al. 2017). Einer der großen Vorteile der Opioide neben ihrer verlässlichen Schmerzreduktion ist aber die Tatsache, dass sie trotz Langzeiteinnahme nicht zu einer toxischen Organnebenwirkung an zum Beispiel Herz, Nieren oder Leber führen wie andere Schmerzmittel (Greuf et al. 2017).

Leider wurde der Obstipation sowohl vom medizinischen Fachpersonal in der Behandlung der Patienten als auch in der Literatur lange nicht die nötige Beachtung geschenkt. Das Fehlen einer klaren Definition (Nelson & Camiller 2016) erschwert die Grundlage einer therapeutischen Intervention.

Auch andere Medikamente, z. B. Antidepressiva, Tranquilizer oder auch Diuretika, können einen verstopfenden Nebeneffekt haben. Die Obstipation kann für die onkologischen Patienten einen solchen Leidensdruck entwickeln, dass sie ihre Opioide vernachlässigen, um die Nebenwirkungen zu umgehen (Bader et al. 2012). Die sekundären Symptome der Obstipation können auch eine Umstellung der Opiattherapie notwendig machen, wenngleich dies von anderen Forschern nicht als hinreichender Grund gewertet wird, sondern eher als Versagen im Beherrschen der Nebenwirkungen (Schwarzer et al. 2005). Dieselben Autoren erkannten auch einen zu geringen Schwerpunkt in der prophylaktischen Laxantien-Behandlung, wenngleich sich in den letzten 15 Jahren seit Erscheinen dieser Publikation durchaus etwas geändert haben kann. Dementsprechend wird von den Experten der rezenten deutschen S3 Leitlinie Palliativmedizin eine konsequente Prophylaxe und Therapie gefordert (Wirz et al. 2016).

Eine Vielzahl von anderen Krankheiten kann zusätzlich eine Obstipation entwickeln: Die Multiple Sklerose, Morbus Parkinson, Diabetes

Mellitus, Hypothyreose, Divertikulitis oder frühere Bauchoperationen sind Beispiele für pathologische Veränderungen im Bauchraum bzw. Erkrankungen, die unter anderem oder hauptsächlich das Nervensystem betreffen.

Beim geriatrischen und jedenfalls beim onkologischen Patienten spielen auch die zunehmende Immobilisierung sowie die unregelmäßige Nahrungsaufnahme eine nicht zu unterschätzende Rolle (Müller-Lissner 2019). Die Inaktivität betrifft sowohl bettlägerige Patienten als auch solche, die im Rollstuhl sitzen. Onkologische und vor allem palliative Patienten können zu schwach sein, um selbstständig den Weg zur Toilette zu schaffen. Wenn der Körper bereits zu schwach für die Chemotherapie ist, kann er durchaus auch zu schwach für den Stuhlgang sein (Chappell & Conzen 2009).

Weitere Ursachen sind eine ballaststoffarme Ernährung, die zu einer Motilitätsstörung führt; Drogenabusus, Vitaminmangel, Flüssigkeitsmangel oder Laxantienabusus. Als physische Prädisposition kann eine Schwäche der Rumpfmuskulatur dafür verantwortlich sein.

Auch hier ist der Zusammenhang mit den onkologischen Patienten, die an Muskelatrophie und Sarkopenie leiden, evident. Die Rumpfmuskulatur wird für den korrekten Stuhlabsatz benötigt. Als beitragende physische Faktoren gelten Stress, sich keine Zeit für das Essen (schlecht kauen, rasch schlucken) und auch die Defäkation zu nehmen (den Defäkationsreiz zu unterdrücken, weil es „gerade nicht passt" oder man zuerst noch „etwas fertig machen muss"). Außerdem kennen wir die „erlernte Obstipation" – diese betrifft ältere und immobile Personen, also auch onkologisch Erkrankte, die Hilfe bei der Stuhltoilette benötigen. Dies ist ihnen unangenehm, weshalb sie den Reiz ebenfalls unterdrücken.

18.2.1 Arten der Obstipation

Bei der idiopathischen oder funktionellen Obstipation (59 %) ist keine organische Ursache feststellbar. Der Darm weist weder krankhafte Abweichungen noch strukturelle Veränderungen auf.

Die kologene Obstipation oder slow transit obstipation (13 %-30 %) geht mit einer Reduktion der Kontraktionen pro Zeiteinheit einher. Der Darminhalt wird langsamer vorwärts transportiert, mehr Wasser wird entzogen, wodurch der Stuhl fester wird. Eine Dysfunktion der enterischen Nerven wird damit in Verbindung gebracht (Sharif et al. 2019). Die Passagezeit steht außerdem in einer negativen Korrelation zu der vorhandenen Biomasse, d. h. je länger die Darmpassage dauert, umso weniger notwendige Darmbakterien waren vorhanden. Eine positive Korrelation besteht dafür zwischen Passagezeit und blähenden Methangasen bzw. der Konzentration von Methan in der Ausatemluft (Tottey et al. 2017).

Die anorektale Obstipation oder „outlet obstruction" (25 %) ist von einer Verengung im Enddarm oder After (Analstenose) gekennzeichnet (Black & Ford 2018). Auch eine übermäßige Spannung des Beckenbodens (Spasmus) kann dafür verantwortlich sein (Krammer & Schlieger 2006).

18.2.2 Komplikationen der Obstipation

Die Obstipation kann eine Vielzahl von Komplikationen nach sich ziehen. Dazu zählen: gastrointestinaler Reflux, Darmüberblähung, Gasretention, Ileus, eine unzureichende Resorption oral eingenommener Medikamente, Harnwegsinfekte, Harninkontinenz bis hin zu Verwirrtheit (Osterbrink & Haas 2008). Deshalb ist eine begleitende prophylaktische Behandlung der opioid-induzierten Obstipation von Beginn an angezeigt.

Die Opioide bewirken eine Reduktion der propulsiven Peristaltik. Dies führt zu einer längeren Passagedauer, dem Stuhl wird vermehrt Wasser entzogen, er dickt ein bzw. verfestigt. Die peristaltische Aktivität weicht einem Ruhetonus in der Darmmuskulatur. Außerdem steigen die segmentalen Kontraktionen des Darms, was einen Weitertransport des Stuhls zusätzlich erschwert (Schwarzer et al. 2005). Die Sekretionsfähigkeit der biliären und der pankreatischen Abschnitte ist reduziert, was eine weitere Eindickung herbeiführt. Die intestinalen Sphincter weisen einen erhöhten Tonus auf und der Defäkationsreflex ist vermindert (Müller-Lissner et al. 2017; Klaschik 2006). Die opioid-induzierte Obstipation korrelierte hierbei eindeutig positiv mit einem höheren Alter und mit der Dosis des Medikaments (Tafelski et al. 2016).

18.3 Nichtmedikamentöse Therapie

Zu den nichtmedikamentösen Maßnahmen zählen eine Steigerung der Flüssigkeitszufuhr, diätetische Maßnahmen und Steigerung der Bewegung. Leider reichen diese Interventionen bei der opioidinduzierten Obstipation nicht aus oder sind im palliativen Setting oft nicht durchführbar.

✓ PRAKTISCHE TIPPS

Ein Glas warmes Wasser am Morgen stimuliert den Darm. Vollkornvarianten sind bei Brot und Nudeln zu bevorzugen, die Umstellung von Weißmehlprodukten soll aber allmählich stattfinden und kein Zwang sein. Fein vermahlene Produkte sind besser verträglich als Ganzkornsorten. Frisches Brot kann zu Blähungen führen, Brot vom Vortag ist besser verträglich.
Der Fruchtzucker aus Steinobst oder Kernobst hat eine abführende Wirkung und kann in Form von Mus oder Kompott verzehrt werden. Um Blähungen zu vermeiden, soll auch beim Obst mit kleinen Portionen begonnen werden.
Wenn man Milchprodukte mag, kann man zu Joghurt oder Sauermilch greifen, der Milchzucker wirkt laxierend, auch die darin enthaltenen Bakterienkulturen sind hilfreich.
Auf ausreichende Flüssigkeitszufuhr ist zu achten, dabei sind aber auch Suppen, Soßen etc. zu berücksichtigen, welche in die Bilanz einfließen. Kohlensäurehaltiges Mineralwasser ist wegen Blähungen zu meiden.

Die normale enterale Passage dauert zwischen 10–73 Stunden, davon entfallen 2–6 Stunden auf den Dünndarm. Mit radioaktiven Markern oder mit kleinen Schluckkapseln kann diese Zeit gemessen werden (Lee et al. 2014; Black & Ford 2018). Bettlägerige Patienten wiesen eine Verlängerung der Passage auf 4–12 Tage auf (Chappell & Conzen 2009).

Dem Darm kann auch eine gewisse Regelmäßigkeit „anerzogen" werden. So soll man versuchen, jeden Tag zur ungefähr gleichen Zeit auf die Toilette zu gehen. Am besten eignet sich dafür die Zeit nach dem Frühstück. Erstens reagiert der Darm auf die Bewegung, die man nach dem Aufstehen mit alltäglichen Tätigkeiten (Körperhygiene, Anziehen, Betten machen etc.) vollbringt. Zweitens passt dies auch in das Aktivitätsprofil des Darms. Der sogenannten Organuhr zufolge hat jedes Organ des menschlichen Körpers seine maximale Aktivitätszeit. Diese ist gepaart mit der um zwölf Stunden versetzten Ruhezeit. Für den Darm liegt seine Hauptaktivität zwischen 5:00 und 7:00 morgens und seine Ruhezeit zwischen 17:00 und 19:00 abends (Icha 2016). Dies deckt sich mit den Gewohnheiten der meisten Menschen, in der Früh aufzustehen.

Wenn man nun den Darm aktivieren möchte, sollte man Übungen und/oder Aktivitäten in diesen Zeitraum legen. Umgekehrt heißt das, wenn man einen hyperaktiven Darm beruhigen möchte, sollte man dies am frühen Abend machen.

18.4 Medikamentöse Therapie

Séverine Surges und Lukas Radbruch

Obstipation ist die unregelmäßige bzw. fehlende Entleerung von hartem Stuhl. [7] Sie ist ein häufiges Symptom bei Menschen mit fortgeschrittenen Krebserkrankungen. [1,2,4,7] Die medikamentöse Therapie sollte mit nichtmedikamentösen Maßnahmen und wenn möglich mit der Behandlung ihrer Ursachen kombiniert werden. [1,2,4,7]

Prophylaxe und nichtmedikamentöse Maßnahmen [1,2,4,7]**:**

- Gewährleistung der Privatsphäre
- Positionierung (eine kleine Fußbank kann dem Patienten helfen, leichter Druck auszuüben)
- Erhöhte Flüssigkeitsaufnahme
- Körperliche Aktivität innerhalb der Möglichkeiten
- Kolonmassage [1,5,6]
- Fruchtsäfte, Faulbaumbeerentee, Sennesblätter und Schlehenblütentee [7]
- Milch- und Honigeinlauf [7]

Medikamentöser Stufenplan [1,2,3,4,7,8]**:**

1. Orale Laxanzien:
   - *Osmotisch:* (z. B. Macrogol, Lactulose)
     - NW: Blähungen und Völlegefühl, vor allem mit Lactulose
     - Magnesium- und Sulfatsalze (NW: Hypermagnesiämie, Cave: sollten bei Niereninsuffizienz mit Vorsicht eingesetzt werden)

18

- *Stimulierend:* (z. B. Bisacodyl, Natriumpicosulfate, Senna, Prucaloprid; Cave: nicht bei GI-Obstruktion)

2. Osmotische + stimulierende orale Laxanzien +/- Paraffin (Gleitmittel; Nachteil: Geschmack; Cave: bettlägerige Patienten, Schluckstörungen wegen des Risikos einer Lipid-Pneumonie bei Aspiration bei Paraffin)
3. Parallel zu oralen Maßnahmen: rektale Applikation von Laxanzien (Supp, Mikroklist, Klistier):
   - bevorzugte Erstlinientherapie, wenn vollständiges Rektum- oder Fäkalom
   - Einläufe: nur, wenn die orale Behandlung versagt, um ein Fäkalom zu verhindern.
4. Bei Opioid-induzierter Obstipation (OIC): Stufe 2 plus Opioidantagonisten
   - alle Patienten, die Opioid-Analgetika erhalten, sollten gleichzeitig ein Abführmittel erhalten (sofern nicht durch bereits bestehende Diarrhö kontraindiziert)
   - Periphere Opiatantagonisten können die periphere Opiatwirkung am Darm blockieren, ohne die zentral schmerzlindernden Effekte zu vermindern.
     - Naloxon in Kombination mit Oxycodon
     - Methylnaltrexon (Relistor) in s. c.
     - Naloxegol (Moventing) oral
5. Nur in schwersten Fällen [2,4,7]:
   - Gastrografin oral (Cave: jodiertes Rö-Kontrastmittel, Off-label-Use)
   - Selten indiziert: Neostigmin i. v. (Cave: GI-Obstruktion ist unbedingt vorher auszuschliessen)

18

18.5 Conclusio

Margit Eidenberger

Eine beim onkologisch-palliativen Patienten auftretende Obstipation ist ein schwerwiegendes Problem. Je nach Stadium und Medikation können physiotherapeutische oder medikamentöse Behandlungsansätze gewählt werden. Die Verwendung valider Assessments erleichtert die Evaluation der Obstipation und wird daher empfohlen.

LITERATUR

Abbate MI, Cortinovis DL, Tiseo M (2019). Peritoneal carcinomatosis in non-small-cell lung cancer: retrospective multicentric analysis and literature review. Future Oncol. 15(9): 989–994.

Agachan et al. (1996). A constipation scoring system to simplify evaluation and management of constipated patients. Dis Colon Rectum. 39: 681.

AWMF (2020) Erweiterte S3-Leitlinie Palliativmedizin für Patienten mit einer nicht-heilbaren Krebserkrankung. Langversion 2.2 September. AWMF-Registriernummer 128/001 OL.

Bader S, Weber M, Becker G (2012). Ist die pharmakologische Therapie der Obstipation in der Palliativmedizin evidenzbasiert? Schmerz 26: 568–585.

Bartlett LM, Sloots K, Nowak M, et al. (2011). Biofeedback therapy for faecal incontinence: a rural and regional perspective. Rural Remote Health 11(2):1630.

Berglein J (2010). Anorectal malformation and difficulties to talk about it. Results of a qualitative study. Prax KinderpsycholKinderpsychiatr. 59(1): 22–37.

Black CJ, Ford AC (2018). Chronic idiopathic constipation in adults: epidemiology, pathophysiology, diagnosis and clinical management. Med J Aust. 209(2): 86–91.

Blake MR, Raker JM, Whelan K (2016). Validity and reliability of the Bristol Stool Form Scale in healthy adults and patients with diarrhoea-predominant irritable bowel syndrome. Aliment Pharmacol Ther 44(7):693–703

Brazzo M (2004). Viszerale Automobilisation. Elsevier GmbH. München.

Chappell D, Conzen P (2009). Methylnaltrexon. Ein neuer Ansatz zur Therapie der opioidinduzierten Obstipation. Schmerz 23: 471–478.

Chen J (2015). Undiagnosed primary lung carcinoma with initial manifestation of intestinal obstruction: A case report and literature review. J Cancer Res Ther. Suppl 1: C134–7.

Chun EM, Han SJ, Modi HN (2015). Analysis of diaphragmatic movement before and after pulmonary rehabilitation using fluoroscopy imaging in patients with COPD. Int J Chron Obstruct Pulmon Dis. 10: 193–9.

Devoogdt N, van Kampen M, Geraerts I, et al. (2010). Physical Activity levels after treatment for breast cancer: one-year follow-up. Breast Cancer Res Treat. 123(2): 417–25.

Forootan M, Bagheri N, Darvishi M (2017). Chronic constipation: A review of literature. Medicine (Baltimore) 97(20):e10631.

Fukushima H Takemura K, Suzuki H, et al. (2018). Impact of Sarcopenia as a Prognostic Biomarker of Bladder Cancer. Int J Mol Sci. 19: 2999.

Greuf F, Zimmer A, Meißner W (2017). Nebenwirkungen der Schmerztherapie. Suffiziente Analgesie mit vermeidbaren Komplikationen. Urologe 56: 480–485.

Harrington K, Haskvitz E (2006). Managing a patient´s constipation with physical therapy. Physical Therapy. 86(11): 1511–9.

Hartmann U, Burkart M (2006). Strategies for talking to the patient with sexual dysfunction in the doctor´s office. MMW Fortschr Med. 148(21): 48–50.
Hauser K, Walsh D (2008). Visual analogue scales and assessment of quality of life in cancer. J Support Oncol. 6(6):277–82.
Hebgen E (2009). Checkliste Viszerale Osteopathie. Hippokrates Verlag. Stuttgart.
Henscher U (2006). Anorektale Störungen. Dt. Hebammenzeitschrift 1: 65–67.
Hough A (2001). Physiotherapy in Respiratory Care. 3rd Ed. Cengage Learning. Cheltenham.
Husebø S (2006). Psychosoziale Fragen. In: Palliativmedizin. Grundlagen und Praxis. Husebø S, Klaschik E. pp. 309–378. Springer Medizin Verlag. Heidelberg.
Icha U (2016). Alles hat seine Zeit! Die Organuhr. Impuls. Nr. 35.
Klaschik E (2006). Schmerztherapie und Symptomkontrolle in der Palliativmedizin. In: Palliativmedizin. Grundlagen und Praxis. Husebø S, Klaschik E. pp. 3203–308. Springer Medizin Verlag. Heidelberg.
Kobleder A, Mayer H, Senn B (2017). „Feeling someone is there for you" – experiences of women with vulvar neoplasia with care delivered by Advanced Practice Nurse. J Clin Nurse. 26(3–4): 456–465.
Kolar P, Neuwirth J, Sanda J, et al. (2009). Analysis of diaphragm movement during tidal breathing and during its activation while breath holding using MRI synchronized with spirometry. Physiol Res. 58(3):383–92.
Krammer H, Schlieger F (2006). Therapieoptionen bei chronischer Obstipation. CME. 4: 31–38.
Krammer H, Kolac C, Köhler U, Bischoff C (2009). Tabuthema Obstipation: Welche Rolle spielen Lebensgewohnheiten, Ernährung, Prä- und Probiotika sowie Laxantien? Aktuel Ernaehr Med 34: 38–46.
Lai TKT, Cheung MC, Lo CK (2011). Effectiveness of aroma massage on advanced cancer patients with constipation: a pilot study. Complement Ther Clin Pract. 17(1):37–43.
Lämås K, Lindholm L, Stenlund H, et al. (2009). Effects of abdominal massage in management of constipation- -a randomized controlled trial. Int J Nurs Stud. 46(6): 759–67.
Lasserre A (2002). Anamneseerhebung und allgemeine Krankenuntersuchung. 13. Aufl. Georg Thieme Verlag. Stuttgart New York.
Lee YY, Erdogan A, Rao SSC (2014). How to assess regional and whole gut transit time with wireless motility capsule. J Neurogastroenterol Motil. 20(2): 265–70.
Liem T, Dobler TK, Puylaert M (Hrsg.) (2020). Leitfaden Viszerale Osteopathie. 3. Aufl. Elsevier GmbH. München.
Maeda Y, Kamm MA, Vaizey CJ, et al. (2017). Long-term outcome of sacral neuromodulation for chronic refractory constipation. Tech Coloproctol 21(4):277–286.
McClurg D, Lowe-Strong A (2011). Does abdominal massage relieve constipation? Nurs Times. 107(12): 20–2.
Mínguez Pérez M, Benages Martínez A (2009). The Bristol scale - a useful system to assess stool form? Rev Esp Enferm Dig 101(5):305–11.
Müller-Lissner S, Bassotti G, Coffin B, et al. (2017). Opioid-induced Constipation and Bowel Dysfunction: A Clinical Guideline. Pain Med. 18: 1837–1863.
Müller-Lissner S (2019). Constipation – pathphysiology, diagnostics, treatment. Dtsch Med Wochenschr. 144(16): 1145–1157.
Nelson AD, Camilleri M (2016). Opioid-induced constipation: advances and clinical guidance. Ther Adv Chronic Dis. 7(2): 121–34.
Neto HP, Borges RA (2020). Visceral Mobilization and Functional Constipation in Stroke Survivors: A Randomized, Controlled, Double-Blind, Clinical Trial. Cureus. 12(5): e8058.
Osterbrink J, Haas U (2008). Opioidinduzierte Obstipation: Literaturanalyse zu Pathophysiologie und Behandlung. Wien Med Wochenschr. 158/21–22: 621–626.
Rangwala F, Zafar FJ, Abernethy AP (2012). Gastrointestinal symptoms in cancer patients with advanced disease: new methodologies, insights, and a proposed approach. Curr Opin Support Palliat Care. 6(1):69–76.
Richa CG, Saad KJ, Halabi GH (2018). Case-series of paraneoplastic Cushing syndrome in small-cell lung cancer. Endocrinol Diabetes Metab Case Rep. 8: 18–0004.
Satoh H, Ishikawa H, Yamashita JT, et al. (2001). Peritoneal carcinomatosis in lung cancer patients. Oncol Rep. 8(6): 1305–7.
Schiffter R, Harms E (Hrsg.) (2016). Bindegewebsmassage: Neuronale Abläufe – Befund - Praxis. 16. Ed. Thieme Verlag. Stuttgart.
Schwarzer A, Nauck, F, Klaschik E (2005). Stark wirksame Opioidanalgetika und Obstipation. Schmerz. 19: 214–219.
Sharif H, Devadason D, Abrehart N, et al. (2019). Imaging Measurement of Whole Gut Transit Time in Paediatric and Adult Functional Gastrointestinal Disorders: A Systematic Review and Narrative Synthesis. Diagnostics (Basel). 9(4): 221.
Silva CA, Motta ME (2013). The use of abdominal muscle training, breathing exercises and abdominal massage to treat paediatric chronic functional constipation. Colorectal Dis. 15(5): e250–5.
Stöckelmayr A, Salfinger D, Pöcksteiner T (2002). Ernährungstherapie bei Obstipation. J Ernährungsmed 4: 22–23.
Su HT, Tsai TM, Perng RP (2008). Peritoneal carcinomatosis in lung cancer. Respirology. 13(3): 465–7.
Tafelski S, Beutlhauser T, Bellin F, et al. (2016). Auftreten von Obstipation bei Patienten mit ambulanter Opioidtherapie. Schmerz. 30: 158–165.
Tottey W, Feria-Gervasio D, Gaci N, et al. (2017). Colonic Transit Time Is a Driven Force of the Gut Microbiota Composition and Metabolism: In Vitro Evidence. J Neurogastroenterol Motil. 23(1): 124–134.

Wirz S, Simon S, Frieling T, et al. (2016). Constipation in Patients with Incurable Cancer - Recommendations of the German S3 Guideline 'Palliative Medicine'. Dtsch Med Wochenschr. 141(16): 1177–81.

Yildirim D, Can G, Talu GK (2019). The efficacy of abdominal massage in managing opioid-induced constipation. Eur J Oncol Nurs. 41: 110–119.

LITERATUR MEDIKAMENTÖSE THERAPIE

1. P. J. Larkin et al, Ann Oncol. 2018 Oct; 29 (Suppl 4):iv111-iv125.
2. A. Davies et al, Support Care Cancer. 2020 Jan; 28 (1):23–33.
3. R. Mesia et al, Curr Treat Options Oncol. 2019 Dec; 20:91.
4. E. Aulbert et al, Lehrbuch der Palliativmedizin, Schattauer,2011, 277–281
5. D. McClurg et al, Mult Scler 2011; 17: 223–233
6. D. McClurg et al, Age Ageing 2016; 45:299–303
7. C. Bausewein et al, Leitfaden Palliative Care, Elsevier, 2018, 211–216
8. V. Andresen et al, Z Gastroenterol 2013; 51: 651–672

KAPITEL

19 Angst im Kontext der palliativen Physiotherapie

Rainer Simader

In diesem Kapitel wird vor allem auf jene Ängste eingegangen, die direkt oder indirekt auf die Bewegung und das Bewegungsverhalten von schwer kranken Menschen wirken. Neben den Ursachen und Auswirkungen beleuchtet dieses Kapitel auch die positiven Möglichkeiten, die körperorientierte Therapien in angsterfüllten Situationen bieten.

19.1 Patientenbeispiel

Zur Person Die 77-jährige Frau K. wurde vom Onkologen mit dem Ziel der Symptomkontrolle (schwere Dyspnoe) und für ein Assessment bzgl. Hilfestellung für die Aktivitäten des täglichen Lebens an das mobile Palliativteam überwiesen. Frau K. lebt zusammen mit ihrem 35-jährigen Sohn in einem Haus mit zwei Stockwerken. Vor acht Wochen wurde ein metastasiertes und nicht mehr kurativ zu behandelndes kleinzelliges Bronchialkarzinom diagnostiziert. Nach dem ersten Kontakt mit der Pflegekraft empfahl diese umgehend die Aufnahme auf eine Palliativstation, da sie eine deutlich aufwendigere Begleitung erwartete. Frau K. wird von Angehörigen und Freunden als bis zum Tag der Diagnosestellung sehr selbstständig, aktiv, lebensfroh und elegant beschrieben.

Der erste Kontakt mit der Patientin Frau K. wird an einem Donnerstagmittag vom Rettungsdienst auf die Palliativstation gebracht. Der Erstkontakt mit dem Physiotherapeuten erfolgt aufgrund der massiven Atemnot bereits nachmittags. Der Therapeut trifft auf eine ungepflegte und sehr alt wirkende Dame, die in ihrem Zimmer auf einem Lehnstuhl sitzt, die Lehne allerdings nicht berührt. Die einzige sichtbare und auch hörbare Bewegung des ansonsten völlig starren Körpers ist eine sehr rasche Atmung mit betonter Inspiration (2 l Sauerstoff über eine Nasenbrille). Die Augen sind weit aufgerissen, der Blick auf die leere Wand gerichtet. Auf die initiale Ansprache reagiert Frau K. kaum. Der Therapeut fragt dennoch, ob er einen Moment bei ihr bleiben und erzählen dürfe, was seine Aufgabe auf der Palliativstation sei. Gelegentlich kommt es zu einem kurzen Blickkontakt, vor allem als der Therapeut schildert, dass Physiotherapeuten einen wesentlichen Beitrag zur Behandlung von Atemnot und zur Förderung der bestmöglichen Selbstständigkeit leisten. Dennoch kommt kaum Kontakt zustande und die Erstarrung von Frau K. ist sehr präsent und „raumfüllend". Der Therapeut vermutet, dass Frau K. unter massiver Angst leiden könnte. Nach ca. 10 Minuten erlaubt er sich, seine Vermutung auszusprechen: „Frau K., wenn ich Ihren Körper beobachte, dann habe ich das Gefühl, dass Angst bei Ihnen ein sehr großes Thema ist." (Anm.: Wichtig ist, die eigene Interpretation auch als solche zu benennen. Zudem hat der Therapeut die Technik der Externalisierung [➤ Kap. 24] verwendet). Kaum ist dieser Satz ausgesprochen, folgt ein langer Blickkontakt und die Patientin beginnt zu weinen (und gleichzeitig ruhiger zu atmen).

Die physiotherapeutische Strategie Frau K. berichtet, dass sie von der Diagnose „wie von einem Blitz" getroffen wurde oder, wie Bausewein und Simader (2020) schreiben, als einen „Sturz aus der Normalität" empfand. Zudem erwähnt Frau K., dass sie große Angst vor dem Sterben und auch vor der Palliativstation hat, welche sie als „Sterbeabteilung" betrachtet. Zudem berichtet sie, dass die Angehörigen ihr seit dem Tag der Diagnosestellung all ihre Aufgaben abgenommen und sie, ebenso wie auch ihre Freunde, ständig aufgefordert hatten, sich zu schonen und „gut auf sich aufzupassen". Sie selbst fühlt sich allerdings aufgrund der Schocksituation gar nicht in der Lage, für sich selbst Entscheidungen zu treffen. Sie schildert Angst aufgrund der belastungsabhängigen Dyspnoe, die jedoch in den letzten Tagen immer wieder auch in Ruhe auftritt. Zudem traut sie es sich nicht mehr zu, zu gehen. Sie berichtet, dass sie zu Hause nur noch mit Pausen von ihrem Wohnzimmer (wo sie mittlerweile schlief) vier Meter weit bis zum WC gehen konnte.

Die Atmung hat sich mittlerweile leicht vertieft, die Haltung etwas entspannt. Aufgrund des nahenden Wochenendes fasst der Therapeut gemeinsam mit der Patientin folgenden **Plan:**

- Information über Atemnot
- Einfache Übungen zum Selbstmanagement der Atemnot
- Beginn mit einem aktiven Übungsprogramm zur Verbesserung der Mobilität und der subjektiven Sicherheit (wesentliches Ziel ist es, der Patientin eine aktive Rolle zu geben)

Folgende **Maßnahmen** werden in den ersten beiden Tagen durchgeführt:

- Informationen über die Pathophysiologie der Atemnot, Grundlagen der Anatomie der Lunge, Bedeutung der Exspiration (die Patientin hatte zu Beginn aufgrund der Erfahrung, nicht genug Luft zu bekommen, Angst vor der Ausatmung), Angebot und Information zu Gehhilfsmitteln (was die Patientin allerdings ablehnt). Eine Informationsbroschüre über das Management von Atemnot wird zur Erinnerung für sie – aber auch für die Besucher – gut sichtbar hinterlassen.
- Selbstmanagementprogramm: Training der Exspiration, aktive Depression des Schultergürtels, Lagerung der Arme und Unterlagerung der Lendenwirbelsäule im Sitzen, Hinweis, jederzeit aktiv Unterstützung von Teammitgliedern zu erbitten, Verwendung eines Ventilators
- Übungsprogramm: Extension der Kniegelenke im Sitzen, Aufstehen vom Lehnstuhl und wieder Hinsetzen, Brustkorbrotationen

Zudem werden Plan und Maßnahmen dokumentiert, um das Team und den Wochenenddienst über die Strategie zu informieren.

Weitere physiotherapeutische Strategie Frau K. übt während des Wochenendes und das subjektive Erleben der Dyspnoe verbessert sich deutlich. Nach dem Wochenende wird in der interdisziplinären Teamsitzung erwogen, Frau K. mit einer guten Symptomkontrolle und mit entsprechender Unterstützung nach Hause zu entlassen, da dies dem Wunsch der Patientin entspricht und auch seitens des Teams für möglich erachtet wird. In der Physiotherapie wird angesichts der geplanten Entlassung das **Ziel** „Mobilität im häuslichen Bereich“ vereinbart. Um dieses zu erreichen, wird nach einem Assessment von Frau K.s Fähigkeiten folgender **Plan** gemeinsam mit der Patientin erstellt:

- Weiteres Dyspnoe-Management auch während Belastung
- Erweiterung der Gehstrecke und Ausprobieren eines Gehhilfsmittels
- Allgemeine Aktivierung zur Wiedergewinnung von Selbstvertrauen und Sicherheit

Folgende Maßnahmen werden durchgeführt (Überblick):

- Teilnahme an einer Atemnot-Gruppe gemeinsam mit dem Sohn (> Kap. 14)
- Umsetzen der erlernten Aktivitäten in der täglichen Einzeltherapie (Atmung in Belastungssituationen, Finden einer angenehmen Gehgeschwindigkeit, richtiges Pausenmanagement)
- Gehversuch mit einem Rollmobil und mobilem Sauerstoffgerät (Zitat der Patientin nach dem ersten Versuch: *„Ich glaube, das ist ab sofort meine große Liebe.“*)
- Nach einer Woche: Teilnahme an einer Trainingsgruppe (3×/Woche je eine Stunde)
- Hausbesuch durch die Ergotherapeutin gemeinsam mit der Patientin (Hilfsmittelanalyse und Evaluierung, ob das häusliche Umfeld an die Bedürfnisse der Patientin angepasst werden muss).

Weiterer Verlauf Die Patientin verbrachte insgesamt 17 Tage auf der Palliativstation; ihre Stimmung besserte sich kontinuierlich. Frau K. war wieder in der Lage, ca. 300 Meter mit dem Rollmobil zu gehen und schaffte es, zwei Stockwerke zu überwinden. Dennoch entschied sie sich, zu Hause ab sofort im Erdgeschoss zu wohnen. Tagsüber war die Atemnot außer bei viel Besuch und vielem Reden kein Problem. Frau K. wurde nach Hause entlassen und kam weitere 8 Wochen lang einmal wöchentlich zu einer Übungsgruppe. Nach 10 Wochen wurde Frau K. erneut aufgenommen und verstarb kurz darauf.

19.2 Ängste von Palliativpatientinnen und -patienten

Allgemeine Ängste

Die Arbeit im Palliativbereich und das Leben in einer Umgebung, sei es z. B. ein Altersheim oder auch die eigene Wohnung, in der auch das Thema Sterben „mit eingezogen" ist, ist reich an Emotionen. Dass sich in diesem Kontext und angesichts des bevorstehenden Lebensendes auch Ängste breitmachen, ist eine Selbstverständlichkeit und nicht pathologisch. Durch ein gezieltes Assessment ist zu eruieren, ob und ggf. von welcher Berufsgruppe des multiprofessionellen Teams die Angst behandelt werden soll.

Mitchell et al. (2011) machen in einer Metaanalyse zur Häufigkeit von Depressionen, Angst- und Anpassungsstörungen bei Tumorkranken im Palliativ- bzw. Nichtpalliativ-Setting folgende Angaben (➤ Tab. 19.1).

Andere Quellen wie Miovic & Block (2007) informieren darüber, dass bis zu 26 % aller Patientinnen und Patienten mit fortgeschrittenen Krebserkrankungen unter einer Major Depression leiden.

Wilson et al. (2007) beschreiben zudem, dass die Kombination von Angst und Depression gehäuft auftritt, und dass die Betroffenen einen deutlich höheren Leidensdruck verspüren als Personen, die nur unter einer der beiden Erkrankungen leiden. Zu berücksichtigen ist auch, dass das Vorhandensein einer oder beider Erkrankungen signifikant mit vermehrtem allgemeinen Krankheitsgefühl, mit Schmerz, Benommenheit, Übelkeit, Schwäche und auch Atemnot einhergeht. Außerdem haben Depressionen und viele weitere Symptome erhebliche Auswirkungen auf Fatigue (➤ Kap. 17). Mitchell et al. (2011) machen darauf aufmerksam, dass diese Erkrankungen häufig nicht ausreichend erkannt, diagnostiziert und behandelt werden und sich dadurch eine erhebliche Diskrepanz zu den Bedürfnissen und auch zur Behandlungsbereitschaft der Betroffenen ergibt. Das Vorhandensein von Angstsymptomen kann zudem dazu beitragen, dass die Betroffenen keine ausreichende Behandlung erhalten. Bei psychiatrisch relevanten Erkrankungen ist die medikamentöse bzw. psychotherapeutische Diagnostik und Behandlung der wesentliche Ansatz. Die Erfahrung lehrt, dass physio- und trainingstherapeutische Interventionen effektive Ansätze zur Behandlung darstellen.

Ängste bezüglich Körper, Bewegung und Aktivität

Jolliffe und Bury (2002) und Oldervoll et al. (2006) beschreiben, dass körperliche Kondition und Funktion zu den wichtigsten Determinanten der Lebensqualität von Palliativpatienten gehören. Körperliche Funktion umfasst zum einen z. B. Atmung oder Ausscheidung, zum anderen aber auch Gehen, selbstständig die Toilette aufsuchen können und Ähnliches. Die Sorge, anderen zur Last zu fallen und Angst vor unkontrollierten Symptomen (Schmerz, Atemnot etc.) tragen ebenfalls in hohem Maße zu einer Verminderung der Lebensqualität bei (Heyland et al. 2006, Lloyd-Williams et al. 2007, Mystakidou et al. 2005). Laut Kolva et al. (2011) leiden Patienten mit schlechteren körperlichen Funktionen häufiger unter Angst. Umgekehrt steigern eine gute körperliche Funktion und Mobilität auch bei Palliativpatienten das Selbstbewusstsein (Jolliffe/Bury 2002, Kieslinger 2001). Ein Verlust dieser Parameter mindert das Selbstbewusstsein, was wiederum zu Angst führen kann.

19

Tab. 19.1 Häufigkeit von Angst und Depression (Mitchell et al. 2011)

Diagnose	Palliative-Care-Setting	Onkologisch/hämatologisches Setting
Major Depression oder Episode einer Major Depression	14,3–16,5 %	14,9–16,3 %
Minor Depression	9,6 %	19,2 %
Anpassungsstörung	15,4 %	19,4 %
Angststörung	9,8 %	10,3 %

Lloyd-Williams et al. (2007) berichten bei älteren Menschen von ähnlichen Erfahrungen. So definieren viele Senioren einen „guten Tod", wenn vorab die körperliche Unabhängigkeit so lange wie möglich erhalten bleibt. Zudem besteht der dringende Wunsch, auch bei Verschlechterung einer Erkrankung in der eigenen häuslichen Umgebung bleiben zu können.

Bewegung, Aktivität und auch die damit verbundene Fähigkeit, gewisse – auch körperliche – Leistungen erbringen zu können, gehören zu sehr wesentlichen Identitätsmerkmalen des Menschen. Diese sind im Alltag von Gesunden häufig selbstverständlich und automatischer Bestandteil des menschlichen Lebens. Wenn aber, wie Dreßke (2005) es formuliert, in einer Phase der schweren Erkrankung *„der Körper plötzlich beginnt den Patienten zu erziehen"*, ist aufgrund dieses Kontrollverlustes mit Ängsten zu rechnen.

Körperlicher Kontrollverlust macht Angst

Im Zusammenhang mit dem eigenen Körper lösen bei Palliativpatienten z. B. der Verlust von funktionellen Fähigkeiten, das Bemerken von körperlichen Veränderungen (z. B. Wunden, Gerüchen etc.) und damit verbunden auch die Veränderung der eigenen Identität Ängste aus. Die Patienten sind somit physisch mit einem äußeren und psychisch mit einem inneren angstmachenden **Kontrollverlust** konfrontiert.

19

Dieser zunehmende Kontrollverlust im Prozess hin zum Lebensende ist vielen Patienten gemein. Die Kontrolle über körperliche Funktionen, über soziale Rollen, über Möglichkeiten der Partizipation zu verlieren, ist ein existentielles Problem und demnach auch mit existenziellen Ängsten verbunden.

Von der Definition physiotherapeutischer Ziele über die Therapieplanung bis hin zu den entsprechenden Interventionen müssen die Patienten bei der Erlangung von Selbstkontrolle und der Verwirklichung ihrer eigenen, individuellen Fähigkeiten unterstützt werden. *Cicely Saunders* formulierte in diesem Zusammenhang: *„to enable the dying person to live until he dies, at his own maximal potential performing to the limit of his physical and mental capacity with control and independence whenever possible"* (Saunders 1998). Dies entspricht auch den menschlichen Grundbedürfnissen nach Autonomie und Kontrolle – auch und vor allem am Lebensende. Aus diesem Grund ist auch der „rehabilitative Ansatz der Palliative Care" ein sehr wesentlicher. Die rehabilitative Palliative Care fokussiert auf die Möglichkeiten und die Selbstbefähigung der Patienten (➤ Kap. 1, ➤ Kap. 2, ➤ Kap. 3).

Angst ist zudem eine spürbare und sichtbare körperliche Empfindung, welche eine Wechselwirkung zur emotional erlebten Angst hat. Gedanken und körperliche Empfindungen leisten einen wesentlichen Beitrag zur Intensität des Angsterlebens (➤ Abb. 19.1).

Angst-Vermeidungs-Denken und -Verhalten

In der palliativen Physiotherapie ist immer wieder die Angst vor Aktivität an sich zu beobachten. Aus der Erfahrung des Autors sind es zwei Gründe, die diesen Prozess oft begünstigen.

Zum einen können dies **schlechte Erfahrungen mit Bewegung** im Prozess der Erkrankung sein. Patienten überfordern sich und erleben eine damit einhergehende Verschlimmerung der Symptomatik (z. B. Angst vor weiterer Bewegung durch erlebte Atemnot und Schmerzen oder Sturz durch Überlastung oder Unachtsamkeit). Der für die Patienten logische Gedanke kann sein, dass diese Art von Bewegung gefährlich oder sogar schädlich ist. Diese gedankliche Einstellung wird in der chronischen Schmerzentstehung „Angst-Vermeidungs-Denken" genannt. Die für die Patienten logische Verhaltensänderung wird mitunter die Vermeidung der potenziell „gefährlichen" Aktivitäten sein. Dies wird „Angst-Vermeidungs-Verhalten" genannt. Der Entstehungskreislauf ist bei Patienten mit chronischer Schmerzerkrankung gut erforscht und beschrieben; bei Patienten mit schweren, lebensbegrenzenden Erkrankungen kann davon ausgegangen werden, dass die Mechanismen ähnlich ablaufen.

Der zweite Grund kann eine von anderen Personen – durch oft beiläufige und unreflektierte Äußerungen – auf den Patienten bzw. die Patientin **übertragene Angst** sein. Immer wieder werden Patienten auch ohne wirkliche Indikation von ihren Angehörigen, dem sozialen Umfeld, aber auch von Mitarbeitern der sie begleitenden medizinischen Berufsgruppen

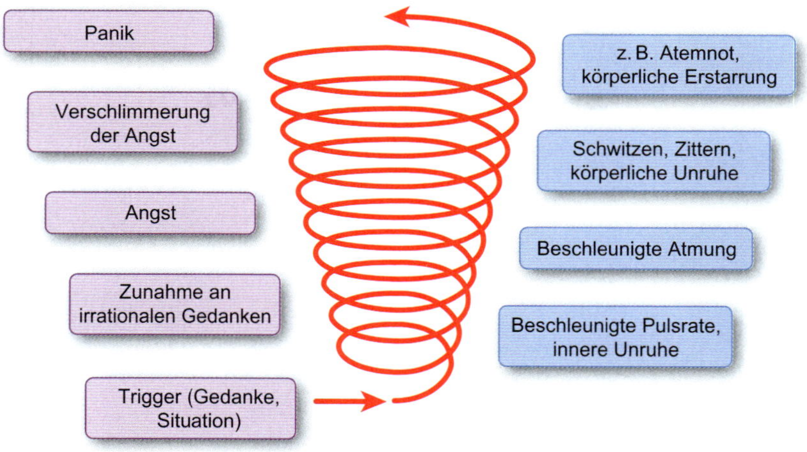

Abb. 19.1 Angstspirale [M547/L157]

aufgefordert „sich jetzt doch zu schonen" (= du bist ja jetzt krank und schwach); den Patienten werden Tätigkeiten abgenommen („Ach lass doch, ich mach das schon für Dich" [= ich trau Dir das nicht mehr zu, oder: das geht nämlich schneller]) etc. Somit wird dem Patienten einerseits rasch der Platz für schwer bzw. chronisch Kranke zugewiesen und andererseits wird hier aktiv Angst geschürt. Denn in viele der Botschaften, die der kranke Mensch erhält, kann eine Gefahr hineininterpretiert werden – angesichts einer lebensbegrenzenden Erkrankung sogar eine Gefahr für das Leben oder Überleben. Dies macht vor allem dann Angst, wenn die Botschaft von Mitgliedern der medizinischen Professionen artikuliert wird, denen der Patient mitunter bedingungslos glaubt oder glauben muss bzw. von denen er abhängig ist. Auch auf diese Weise kann ein Vermeidungsverhalten „antrainiert" werden, obwohl die Evidenz sehr klar zeigt, wie wichtig die Förderung von Aktivität bis hin zu Training bei Palliativpatienten ist.

Ein möglicher Kreislauf kann bei Patienten mit unheilbaren Erkrankungen wie in ➤ Abb. 19.2 gezeigt aussehen.

Generell finden sich Patienten im Prozess von (schweren) Erkrankungen rasch in einer passiven Rolle wieder. Patienten werden krankgeschrieben, sie erhalten Medikamente, die in bzw. mit ihnen etwas machen, sie verlieren rasch ihre beruflichen und sozialen Rollen, sind von anderen Menschen abhängig, die zudem oft entscheiden, was für sie gut ist, und sie erhalten oft den Rat, sich zu schonen. Durch diese passive Rolle, in die sie gedrängt werden, verlieren Patienten sehr oft den Grund, aktiv zu sein, und sie verlieren zudem ihr Selbstvertrauen. Sehr rasch, gerade bei multimorbiden, alten und schwer kranken Menschen lassen dann auch die tatsächlichen körperlichen Reserven nach, die für einen aktiven Lebensstil wichtig wären (Simader 2020).

Existenzielle Angst kann auch dazu führen, dass Menschen am Lebensende mit aller zur Verfügung stehenden Kraft durch intensives Training oder Überaktivität versuchen, das bevorstehende Bedrohliche, also die körperliche Verschlechterung, abzuwenden.

Angst als wichtige Schutzfunktion

Ein weiterer möglicher Grund, warum Menschen am Lebensende Aktivität und Bewegung vermeiden, kann auch der sein, dass sie sich dadurch schützen. Angst hat nicht nur eine destruktive und lebensqualitätsverschlechternde Seite, sondern **Angst kann auch Negativerfahrungen verhindern.** Es ist weder körperlich noch psychisch angenehm, immer wieder Aktivitäten durchzuführen, die auch real negative Konsequenzen wie Schmerzen, Atemnot, Übelkeit etc. mit sich bringen. Mit Angst muss aus diesem Grund sehr achtsam umgegangen werden, und **die Angst-Schutzfunktion darf nicht mit übermotivierter „Wir-schaffen-das-schon"-Mentalität durchbrochen werden.** Hier ist

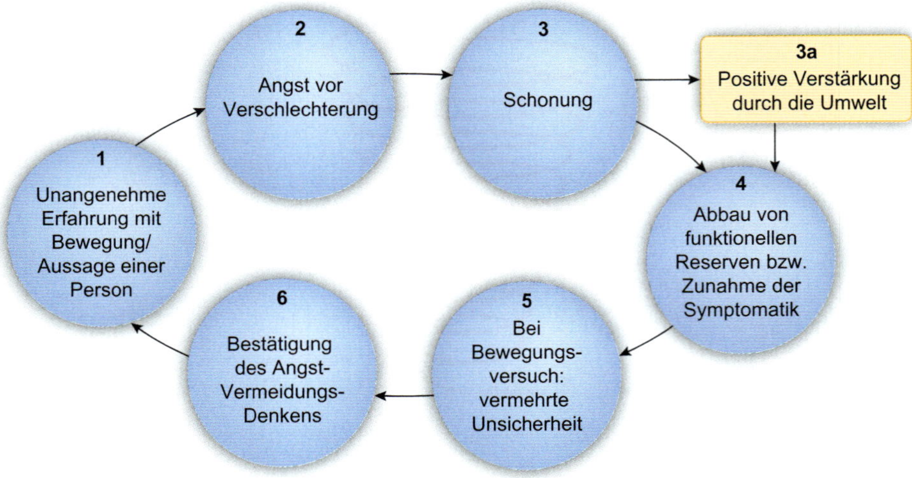

Abb. 19.2 Entstehung von Angst vor Bewegung [M547/L157]

eine umfassende interdisziplinäre Symptomkontrolle zur Angstreduktion unumgänglich.

Physiotherapeutinnen und -therapeuten müssen erkennen, woher die Ängste hinsichtlich einer möglichen Bewegungsvermeidung kommen. Falls diese auf falschen Annahmen basieren oder ein Angst-Vermeidungs-Verhalten zugrunde liegt, muss dies in den Therapieplan eingebaut werden.

✓ **PRAKTISCHE TIPPS**

Hilfreiche therapeutische Einstellungen bei Angst

- Auch Palliativpatienten können ein Bedürfnis nach Leistungserbringung haben.
- Selbstreflexion hinsichtlich der Frage, ob man Patienten am Lebensende Leistungserbringung zugesteht und zutraut, ist wichtig.
- Patienten dürfen Angst haben.
- Angst kann Patienten vor negativen Erfahrungen schützen.
- Angst kann ansteckend wirken und erfordert Beständigkeit, Selbstvertrauen und Selbstreflexion seitens der Therapeutin bzw. des Therapeuten.
- Patienten die Angst zu nehmen funktioniert nicht. Wichtig sind Angebote zum besseren Umgang mit der Angst.
- Angst wird auch körperlich erlebt; also liegt in einem körperorientierten Zugang eine Möglichkeit zur Intervention.

19.3 Spezifische und praktische Untersuchungstechniken bezüglich Angst

Die Untersuchung von Angst ist aus differenzialdiagnostischen Gründen wichtig (Mitchell et al. 2011). Ob ein körperliches Symptom wie z. B. Herzrasen, Atemnot, Schwitzen, oder Verdauungsbeschwerden von der Angst oder von der zugrunde liegenden Erkrankung verursacht wird, ist für die weitere Behandlung von Bedeutung (Pessin/Rosenfeld/Breitbart 2002).

Spezifische Assessments

- **Hospital Depression and Anxiety Scale (HADS)** (Zigmond/Snaith 1983): Diese Skala untersucht die Quantität und den Verlauf von Angst. Sie geht allerdings nicht genauer auf körperliche Auswirkungen und Symptome ein.
- **State-Trait Anxiety Inventory (STAI)** (Spielberger/Gorsuch/Lushene 1970): Dieses Assessment ist deutlich umfangreicher, dafür aber auch differenzierter.
- **Hamilton Anxiety Rating Scale (HAM-A)** (Hamilton 1959): Dieses Instrument untersucht

verschiedene körperliche Symptome (muskulär, kardiovaskulär, respiratorisch etc.).
- **Beck-Anxiety Inventory (BAI)** (Beck/Steer 1993): Dieses Inventar hinterfragt viele körperliche Veränderungen hinsichtlich Angst.

Andere spezifische Fragebögen, die Angst, körperliche Symptome (meist Schmerz), Bewegungsverhalten und Aktivität untersuchen, entstammen hauptsächlich der muskuloskelettalen Physiotherapie und sind bei Palliativpatienten nicht evaluiert worden. Beispiele sind der *Fear-Avoidance Beliefs Questionnaire* (Waddell et al. 1993), die *Pain Anxiety Symptoms Scale* (McCracken/Zayfert/Gross 1992) oder die *Tampa Scale for Kinesiophobia* (Miller/Kori/Todd 1991). Bei Angst vor Stürzen eignet sich die *Fall Efficacy Scale* (Tinetti/Richman/Powell 1990).

Einzelne Fragen aus diesen Assessments sind auch für Palliativpatienten brauchbar. Die Physiotherapeuten sollten aber auch in der Wortwahl flexibler sein. Nach Ansicht des Autors kann das Wort „Schmerz" bei Bedarf durch Atemnot, Schwäche oder andere Symptome ersetzt werden.

Folgende **Fragestellungen** zur Differenzierung der Angst und zur Evaluation des Bewegungsverhaltens und der Einstellungen der Patientinnen und Patienten sind für den späteren Therapieplan sinnvoll:
- Haben Sie Angst, dass sich Ihr Zustand (spezifizieren: Atemnot, Schmerz, Müdigkeit etc.) beim Bewegen (spezifizieren: Gehen, Aufstehen, Treppensteigen, aus dem Haus gehen etc.) verschlechtert?
- Glauben Sie, dass Übungen, Training etc. in Ihrer Situation sinnvoll sind?
- Haben Sie das Gefühl, dass Sie nun (spezifizieren: nach der Diagnosestellung, weil Sie eine Metastase haben, weil Sie Atemnot hatten etc.) besonders vorsichtig sein oder Aktivitäten vermeiden müssen? Wenn ja, welche Aktivitäten?
- Was tun Sie (wie verhalten Sie sich), wenn Sie Ihr Symptom (spezifizieren) wahrnehmen? Antworten, die auf Angst hindeuten könnten, sind: sofort hinlegen, sofort eine Pause machen, ich kann an gar nichts anderes mehr denken etc.
- Welchen Ratschlag haben Sie auf die Frage bekommen, wie Sie sich nun körperlich verhalten sollen?
- Was glauben Sie, ist das Schlimmste, was bei Bewegung passieren kann?

Neben all den Assessments oder gezielten Fragen sollte der Therapeut die wichtigste Frage nicht vergessen: „Haben Sie Angst?" oder „Wovor haben Sie Angst?" Angst zu haben ist in der Gesellschaft oft nicht erwünscht. Dieses Thema wird häufig auch im medizinischen Kontext ausgespart oder tabuisiert und ist oft schambesetzt.

Grundlagenkenntnisse einer ressourcenorientierten Gesprächstechnik sind wichtig für die Arbeit mit Palliativpatienten und ihren Angehörigen (➤ Kap. 24 und ➤ Kap. 28).

✓ **PRAKTISCHE TIPPS**

Ist das Thematisieren der Angst gefährlich?

All diese o.g. Fragen werden dem Patienten ermöglichen, seine Angst auszudrücken, und ihm so helfen, sie zu differenzieren und zu reduzieren. Nicht selten besteht seitens der Therapeuten die Angst, das Thema konkret anzusprechen und nachzufragen – oftmals aus der Befürchtung heraus, dass damit Angst oder andere intensive Reaktionen erst ausgelöst oder verschlimmert werden könnten. **Diese Befürchtung ist irreal, denn**
- es wird aus Patienten nichts herauskommen, es wird nichts entstehen, was nicht ohnehin vorher schon vorhanden war;
- die verbale Transformation eines inneren Gefühls ist eine sehr wichtige Entlastung für Patienten, aber letztlich auch fördernd für den therapeutischen Prozess;
- die Möglichkeit zu haben, in einer Therapie Sorgen und Befürchtungen artikulieren zu können, ist ein wesentlicher Beitrag zu einer guten Patienten-Therapeuten-Beziehung und zeugt von Vertrauen;
- auch wenn ein Patient zu weinen beginnt oder andere Emotionen zeigt, so wird er auch wieder damit aufhören.

Andere Methoden zur Evaluation von Angst

Die meisten der genannten Assessments beruhen auf der **Selbsteinschätzung der Patienten.** Damit diese valide Angaben zu ihrem Erleben machen können, muss die Kognition weitestgehend erhalten sein.

Bei Menschen mit kognitiven Einschränkungen (z. B. Demenz) gibt es zur Evaluation von Angst keine spezifischen Assessments. In zwei späteren Kapiteln (➤ Kap. 21 und ➤ Kap. 25) wird differenziert auf die Bedürfnisse von und die Kommunikation und die therapeutische Arbeit mit Menschen mit Demenz eingegangen und erläutert, wie Untersuchungen durchgeführt werden können. Eine gute Absprache innerhalb des interdisziplinären Teams und mit den Angehörigen ist entscheidend. Wichtig ist, stets auf die körperlichen Anzeichen von Angst zu achten, denn man darf nicht davon ausgehen, dass Patienten ihre Ängste immer formulieren können oder wollen.

Bei der Beobachtung sehr ängstlicher Menschen sind die auffälligsten **nonverbalen Merkmale** nach Pessin et al. (2002)

- hoher Muskeltonus,
- Festhalten/Klammern,
- flache und eventuell rasche Atmung,
- Reduktion der allgemeinen Bewegungen,
- Bewegungsverweigerung,
- vegetative Symptome (vermehrtes Schwitzen, Zittern),
- Übelkeit,
- Schwindel.

19.4 Medikamentöse Behandlung der Angst in Palliativsituationen

Séverine Surges und Lukas Radbruch

Die Behandlung der Angst soll die Bedürfnisse, die Wünsche, die verbleibende Lebenszeit und den Gesundheitszustand der Patienten berücksichtigen.

1. **Haltungen und allgemeine nicht-medikamentöse Maßnahmen**
   - Angstreduzierende Kommunikation[1,3,6] (u. a. Empathie, Aufmerksamkeit, Vermeidung von furchterregenden Ausdrücken)
   - Patienten über die Krankheit, die bevorstehenden Untersuchungen, Eingriffe und die geplante Therapie ausreichend informieren[1,6]
   - Einbeziehung der Patienten in die Entscheidungsfindung, um das Gefühl der Kontrolle wiederherzustellen[1,6]
   - Gute Symptomkontrolle, Selbsthilfestrategien und Unterstützungsmöglichkeiten im Falle bestehender oder bevorstehender Symptome[1]
2. **Spezifische nicht-medikamentöse Maßnahmen** (➤ Kap. 19.5)
   - Psychologische/psychotherapeutische Verfahren mit dem Ziel, Patientinnen und Patienten im Umgang mit belastenden Gefühlen zu unterstützen, bestehende Ressourcen aufzubauen, Stärken zu identifizieren[2]. Dazu zählen u. a. Kognitive Verhaltenstherapie[1,2,6], Mindfulness Based Stress Reduction (MBSR)[1], Acceptance and Commitment-Therapie (ACT)[1].
   - Sozialarbeiterische Interventionen[1]
   - Spirituelle Interventionen (konfessionsgebunden oder konfessionell unabhängig)[1]
   - Künstlerische Therapien (Kunst, Musik)[1]
   - Entspannungstechniken (Autogenes Training, Progressive Muskelentspannung oder Passive Entspannung)[1,6]
   - Physiotherapie (Atemtherapie, Massage, Mobilisierung, Lymphdrainage (➤ Kap. 16))[1]
   - Basale Stimulation: körperbezogene Interventionen durch Berührung zur Verbesserung des Wohlbefindens[1]
   - Aromatherapie, Logopädie, Ernährungstherapeutische Interventionen[1]
3. **Medikamentöse Therapie**
   - Möglichst weitgehende Anpassung der Medikamente, die Angststörungen verursachen können, u. a. Antipsychotika (Phenothiazine, Butyrophenone) und Antiemetika (Metoclopramid)[5,6]
   - Vermeidung eines raschen Entzugs von Opioiden, Kortikosteroiden, Antikonvulsiva, Benzodiazepinen, Nikotin und Clonidin, da ein solcher Entzug auch zu Angstzuständen führen kann[5]
   - *Bei akutem Angstzustand, Panikattacke:* kurzwirksame Benzodiazepine mit schnellem Wirkungseintritt (z. B. Lorazepam, Oxazepam, Alprazolam). NW: Müdigkeit, Fallneigung. Bei Langzeitbehandlung: Abhängigkeit (weniger relevant in Palliativsituation), Gewöhnungseffekt.[1,5]
   - *Bei rezidivierenden Angst- oder Panikattacken:* Antidepressiva: SSRI (Citalopram, Escitalopram, Sertralin) oder SNRI (Venlafaxin)[1,4,5]. NW: u. a. Übelkeit, Anorexie,

Schlaflosigkeit, Schläfrigkeit, Kopfschmerzen, Zittern, sexuelle Funktionsstörungen[5]
- *Bei klinischer Vorgeschichte einer rezidivierenden depressiven Erkrankung, einer Angst- oder Panikstörung und einer wiederkehrenden Angstsymptomatik:* Antidepressiva (SSRI: Escitalopram; SNRI: Venlafaxin), Anxiolytika (Opipramol), Antipsychotika (Quetiapin, Olanzapin, Risperidon: Off-Label-Use) oder Pregabalin[1]

19.5 Physiotherapeutische Interventionen in Bezug auf Angst

Rainer Simader

Soweit möglich, sollen aktive Interventionen im Fokus stehen, da der Verlust der Selbstkontrolle droht (➤ Abb. 19.1). Angebote können und sollen auf verbaler und körperlicher Ebene gemacht werden. Verbale Interventionen haben das Ziel, Angst zu differenzieren, Coping-Strategien und Lösungsansätze zu entwickeln, realistische Ziele zu definieren und – bei Angst sehr wichtig – zu informieren. Körperliche Interventionen verfolgen das Ziel, Situationen, die Angst machen, zu üben, Bewegungserfahrungen zu machen, eigene Grenzen zu erkennen, Ressourcen besser einzusetzen (Pacing), Selbstvertrauen zu gewinnen, körperliche Kraft und Ausdauer zu trainieren und Entspannungstechniken zu erlernen bzw. anzuwenden.

⚠ BEACHTE

Angst kann „lähmend" sein, und manche Palliativpatienten haben auch Angst vor Entscheidungen. Im Laufe der Erkrankung müssen die Patienten immer wieder Entscheidungen treffen, die mit großer Unsicherheit einhergehen und letztendlich von Enttäuschung begleitet werden (z. B. Entscheidung für oder gegen eine Behandlung). Die Aufforderung, sich entscheiden bzw. etwas tun zu müssen, kann Angst auslösen, auch wenn es sich „nur" um Training bzw. weitere (physio-)therapeutische Interventionen handelt. Die Therapeutin kann zur Entlastung des Patienten Empfehlungen aussprechen und ihm versichern, dass sie „gut auf ihn aufpassen werde".

Grundsätzliches Vorgehen

Die Aufgabe von Physiotherapeuten ist es, einen geschützten Raum abzustecken und auf Basis ihres Wissens, ihrer Fähigkeiten und Einstellungen Angebote zu machen, damit die Patienten mit ihrer Angst umzugehen lernen und ihre Bewegungsfähigkeit überprüfen sowie im besten Falle verbessern können. Das Tempo geben dabei die Patienten vor. Jeglicher Druck von außen wird den Patienten Angst machen und Widerstand erzeugen, auch wenn der Therapeut überzeugt ist, dass die Patienten die Fähigkeiten besitzen. Und selbst wenn sich die Patienten gegen die Erweiterung des Raumes entscheiden oder wenn aufgrund der Krankheitsprogression Ziele nicht erreicht werden, ist das Ausnutzen der eigenen Ressourcen im sicheren Raum eine sehr wichtige Erfahrung.

Die eigene innere Haltung

Es ist hinlänglich bekannt, dass die eigene innere Haltung und Sichtweise andere Menschen beeinflussen kann. Gerade Menschen mit schweren und lebenszeitbegrenzenden Erkrankungen durchleben oft Gefühle von Hoffnungslosigkeit und Hilflosigkeit. Beides sind Gefühle, die Ängste verstärken.

Wenn Physiotherapeutinnen (und andere Begleiterinnen) schwer kranke Menschen mit all ihren Defiziten und Problemen wahrnehmen, so hat dies Auswirkungen darauf, wie sich Patienten selbst erleben und wie sie sich fühlen.

Wenn Therapeutinnen die Patienten hingegen als mutige Menschen, mitunter als Helden auf der letzten Reise sehen können, so hat das auch Auswirkungen auf das, was sie einem Menschen zutrauen. Nach Cicely Saunders sollten wir schwer kranke Menschen auch als mutige Menschen betrachten (Saunders 2006).

Differenzierung der Angst

Unter Umständen ist es für Patientinnen und Patienten schwierig, ihre Angst von Beginn an konkret zu beschreiben. Es kann ein Gefühl von Ohnmacht („ohne Macht zu sein") vorliegen. Differenzierung ist durch Hinterfragen, wovor die Patienten konkret Angst haben, möglich. Wenn eine Patientin zum Beispiel gestürzt ist, kann es sein, dass sie nun Angst hat, erneut zu stürzen, oder sie hat Angst, nicht mehr

19

alleine vom Boden hochzukommen. Durch Differenzierung werden sich auch die Therapieplanung und Interventionen verändern.

Definition von realistischen Zielen

Das Verfolgen unrealistischer Ziele führt zu Enttäuschung und zu Angst. Es ist hilfreich, Teilziele zu verfolgen und wichtige von weniger wichtigen Zielen zu trennen (➤ Kap. 8).

Beachten Sie auch, dass Ziele für Patienten Sinn machen müssen. Ziele, die zu Veränderungen auf der Partizipationsebene führen, entsprechen den Bedürfnissen von Patienten stark und positiv besetzt (➤ Kap. 8, ➤ Kap. 9).

Informieren und Abkehr von wenig hilfreichen Überzeugungen

„Machen Sie die Patienten zu Experten ihres Problems und ihrer Lösung". Wissen kann Angst reduzieren und viele Ängste entstehen, wenn Informationen zu große Interpretationsspielräume zulassen oder wenn widersprüchliche, keine oder falsche Informationen vorliegen. Es ist sehr hilfreich, wenn Patienten und Angehörigen ein fundiertes Basiswissen über Erkrankung, Physiologie, Anatomie, therapeutische Interventionsmöglichkeiten, Belastungsintensitäten, Wichtigkeit von Aktivität, „normale" Reaktionen nach Training etc. erhalten.

Ein Beispiel aus der Praxis verdeutlicht, wie wichtig das ist: In einer Therapiegruppe mit acht Palliativpatienten wurde aufgrund der Prävalenz bei fast allen Teilnehmenden das Thema Atemnot angesprochen. Der Therapeut fragte, wie groß nach Meinung der Patienten die Lunge sei. Fast alle der Befragten machten spontan mit einer Hand eine Faust, um die Größe darzustellen. Auf die Frage, wo denn die Lunge im Körper vermutet wird, legten wiederum fast alle die Faust auf das obere Drittel des Brustbeins (also auf die Körperregion, wo Atemnot oft am intensivsten wahrgenommen oder beschrieben wird).

✓ PRAKTISCHE TIPPS

Unterschätzen Sie nicht die Bedeutung von Edukation und Informationsweitergabe in der Rolle der Physiotherapeuten.

Es erscheint logisch, dass diese falsche Annahme zu Angst oder z. B. zu reduzierter Bewegungsbereitschaft führt. Gezieltes Nachfragen, welche Ratschläge oder Empfehlungen Patienten und Angehörige zu Aktivität und Bewegung bekommen haben, welche Vorerfahrungen mit Physiotherapie bestehen, welche Informationen die Patienten aus dem Internet haben, was sie glauben, was in ihrem Körper konkret vor sich geht oder was die Meinung der Patienten zu Lösungsmöglichkeiten des Problems ist, sind entscheidend für die Therapieplanung.

⚠ BEACHTE

Es ist sehr wichtig, die subjektiven Vorstellungen wie Krankheitstheorien und Krankheitskonzepte (Trompetter 2014) von Patienten zu hinterfragen. Falsches oder wenig hilfreiches Wissen muss von Therapeutinnen und Therapeuten korrigiert werden. Da die wenigsten Patienten einen medizinischen Hintergrund haben, kann davon ausgegangen werden, dass diesem Aspekt eine sehr hohe Bedeutung zukommt.

Umgang mit Verschlechterung

Wenn sich Aktivitäten oder Funktionen verschlechtern, sollte der Patient wissen, was auf eine reversible Verschlechterung hindeutet und woran das liegen kann. Er soll aber auch Anzeichen einer ernsthaften Verschlimmerung erkennen. In jedem Fall muss er wissen, wie damit umzugehen ist.

Richtiges Einschätzen der eigenen Fähigkeiten und Anerkennen der eigenen Grenzen

Für Patienten ist es hilfreich, die eigenen Grenzen und vor allem die eigenen Fähigkeiten zu kennen. Beides wird zu einer Differenzierung und ggf. zu einer Reduktion der Angst verhelfen. Bei Patienten mit wenig Selbstvertrauen ist es sinnvoll, vor einer Aktivität die Selbsteinschätzung zu erfragen (z. B.: Wie weit, glauben Sie, können Sie gehen? Wie viele Wiederholungen trauen Sie sich zu? Wie viel Hilfe vermuten Sie, werden Sie brauchen? etc.), die anschließend mit den Realwerten verglichen werden kann.

✓ PRAKTISCHE TIPPS

Therapeuten sind mitunter versucht, den Patienten von „extern zu motivieren". Auf zögerliches Selbstvertrauen eines Patienten, der sich selbst so einschätzt, vielleicht zwei Meter gehen zu können, wird oftmals mit gut gemeintem „ach, ich glaube, Sie können viel weiter gehen" reagiert. Damit signalisiert der Therapeut aber auch, dass er nicht glaubt, dass der Patient sich selbst gut einschätzen kann. Sinnvoller wäre es in diesen Fällen, den Patienten zu bestätigen und positiv zu bestärken. „Toll, dass Sie sich zutrauen, diese zwei Meter zu gehen – dann starten wir gleich". Wenn der Patient diese Distanz schafft, kann gefragt werden, wie der Patient diese Distanz selbst erlebt hat, wie es ihm ergangen ist und ob er sich noch einen weiteren Versuch zutraut. Dies wird auf Dauer eine realistische Selbsteinschätzung fördern.

Körperliche Aktivität und Training

Verschiedene Studien belegen, dass körperliche Aktivität (Training von Alltagsaktivitäten, Krafttraining und Ausdauertraining [adaptiert an die Möglichkeiten von schwerstkranken Menschen]) sowohl in Einzel- als auch in Gruppentherapien Lebensqualität und Selbstvertrauen verbessert und dadurch auch die Angst reduziert wird (Oldervoll et al. 2006, Lowe et al. 2009b). Die vorliegenden Daten zeigen sehr deutlich, dass körperliche Aktivität mit einer verbesserten Lebensqualität bei schwerstkranken Menschen einhergeht (➤ Kap. 2, ➤ Kap. 10). (Lowe et al. 2009a). In ➤ Kapitel 10 und ➤ Kapitel 17 erfahren Sie mehr über geeignete Trainingsdosierungen und -arten. Laut Lowe et al. (2009a) verbessert Training Lebensqualität die Symptomatik (unter anderem auch Angst), und zwar umso mehr, je mehr Zeit für Aktivität verwendet wird. Vermutlich ist ein wesentlicher Wirkfaktor die Veränderung des Erlebens, dass eine vorher mit Angst assoziierte Aktivität letztendlich nicht oder nicht mehr in dem Ausmaß angstmachend ist.

Um Aktivitäten des täglichen Lebens wieder angstfrei durchführen zu können, müssen Patienten lernen, mit ihrer Energie zu haushalten (➤ Kap. 14, ➤ Kap. 17). Dazu gehört die Ökonomisierung von Atmung und Bewegungen genauso wie effizientes Pausenmanagement und der Einsatz von Hilfsmitteln.

Bei Patienten, die die Erfahrung gemacht haben, dass Bewegung gefährlich sein kann (z. B. nach Sturz, Überlastung und Auftreten von massiven Symptomen), ist es hilfreich, wenn der Therapeut in einem geschützten Rahmen die Aktivität übt, die letztendlich Angst verursacht hat. So muss eine Patientin nach einem Sturz beispielsweise den Boden wieder als „sichere Basis" erleben (Üben von Bodentransfer und Aufstehen vom Boden) (Knuchel/Schädler 2004).

Zur Reduktion seiner Angst braucht der Patient ggf. adäquate **Hilfsmittel.** Diese können einerseits gewisse Symptome, die zu Angst führen, minimieren (z. B. können Rollatoren bei Atemnot oder Armschlingen bei Schmerz angeboten werden). Andererseits können sinnvoll ausgewählte Behelfe Patienten dazu ermutigen, sich etwas mehr zu bewegen (diverse Gehhilfsmittel, Schienen, Vorrichtungen, um selbst in und aus dem Bett zu gelangen, Schuhlöffel, adäquate Schuhversorgung etc.). Ein multidisziplinärer Ansatz führt zu einer deutlichen Verbesserung der Angst, wie Pituskin et al. (2010) zeigten. Hilfsmittel können zudem einen sehr wesentlichen Einfluss auf die Entscheidung haben, ob eine erkrankte Person in der häuslichen Umgebung bleiben kann oder nicht.

Physiotherapeutische **Gruppenangebote** sind auch bei Angst möglicherweise eine sehr sinnvolle (zusätzliche) Intervention (➤ Kap. 11).

Massagetechniken

Berührung und Nähe werden – sofern von Patienten gewünscht – bei Angst oft als angenehm und hilfreich empfunden. Physiotherapeuten haben im Vergleich zu anderen Berufsgruppen den Vorteil, lange und intensiv berühren zu dürfen. Aus einigen Untersuchungen geht hervor, dass Massagen, zum Beispiel klassische oder Fußreflexzonenmassagen (Cassileth/Vickers 2004) oder auch Massagen in Kombination mit Aromatherapie (aromatisiertes Massageöl) (Kyle 2006, Wilkinson et al. 1999), bei Palliativpatienten Angst reduzieren können. Untersuchungen belegen, dass meist eine sehr rasche Wirkung eintritt, die Dauer der Angstreduktion jedoch beschränkt ist. Massagen können bei entsprechender Zielsetzung oder auch bei Patienten, die in ihrer Bewegungsfähigkeit deutlich eingeschränkt sind, eingesetzt werden. Zudem ist Massage eine sehr strukturierte Form von Zuwendung in einer ansonsten oft berührungsarmen Umgebung (➤ Kap. 16)

Entspannungstechniken

Da Angst mit hoher muskulärer Spannung einhergeht, sind körperliche Entspannungstechniken durchaus auch in der Arbeit mit schwerstkranken und sterbenden Menschen sinnvoll. Im Rahmen einer Untersuchung im Bereich der Onkologie konnte belegt werden, dass die Progressive Muskelrelaxation nach Jacobson eine effektive Methode darstellt (Cheung/Molassiotis/Chang 2003). Vorteile dieser Technik im Vergleich zu manch anderen auf Vorstellung basierenden Techniken sind die einfache Erlernbarkeit, die gute Anwendbarkeit aufgrund der rein körperlichen Intervention und die damit einhergehende Konzentration auf den Körper, wenn die Gedanken von Angst dominiert sind.

19.6 Schlussbemerkungen

Angst vor Bewegung ist oft bei schwer kranken Patientinnen und Patienten zu finden und hat erhebliche Auswirkungen auf die Selbstständigkeit, Partizipation und Lebensqualität. Aufgrund der assoziierten körperlichen Symptomatik wird Angst sehr unmittelbar und nah erlebt. Aber eben weil es diese körperliche Dimension gibt, sind physiotherapeutische Interventionen hilfreich und fördern zudem die Aktivität.

Da die Angst vor dem Verlust der Selbstkontrolle als wesentliches Merkmal bei Palliativpatienten zu beobachten ist, sind möglichst aktive Therapieansätze zu priorisieren. Da allerdings auch Symptome, die bei Palliativpatienten häufig vorkommen (z. B. Schmerz, Atemnot, Ödem oder Obstipation), Angst machen, sind physiotherapeutische Interventionen zur Symptomlinderung oder -kontrolle sehr effektive und zudem nebenwirkungsarme „Anxiolytika".

Das Gegenteil von Angst ist Mut. Ängstliche Palliativpatienten sind aufgrund ihrer Situation auch sehr mutig. Ein ebenso couragiertes Vorgehen und eine mutige Einstellung sollten auch Physiotherapeuten in ihrem Tun begleiten.

19.7 Reflexionsfragen

- Haben Sie selbst Angst, Ihre körperlichen Funktionen und Selbstständigkeit zu verlieren, und was würden Sie sich von Ihrem Behandlungsteam wünschen?
- Wenn Sie an Ihre sehr ängstlichen Patienten denken, wie sind deren typische Körperhaltungen und Spannungen und was könnten diese Körper von Ihnen brauchen?
- Was sind für Sie die „positiven Seiten" der Angst?

LITERATUR

Bausewein C, Simader R. 99 Fragen an den Tod. Leitfaden für ein gutes Lebensende. Droemer; 2020

Beck AT, Steer RA. Beck Anxiety Inventory Manual. San Antonio: Harcourt Brace and Company; 1993.

Cassileth B, Vickers A. Massage therapy for symptom control: outcome study at a major cancer center. J Pain Symptom Manage 2004; 28: 244–249.

Cheung Y, Molassiotis A, Chang A. The effect of progressive muscle relaxation training on anxiety and quality of life after stoma surgery in colorectal cancer patients. Psychooncology 2003; 12: 254–266.

Dreßke S. Sterben im Hospiz. Der Alltag in einer alternativen Pflegeeinrichtung. Frankfurt: Campus Verlag; 2005.

Fuchs-Lacelle S, Hadjistavropoulos T. Development and preliminary validation of the pain assessment checklist for seniors with limited ability to communicate (PACSLAC). Pain Manag Nurs 2004;5(1):37–49.

Hamilton M. The assessment of anxiety states by rating. Br J Medical Psychol 1959; 32: 50–55.

Heyland D, Dodek P, Rocker G, et al. What matters most in end-of-life care: Perceptions of seriously ill patients and their family members. CMAJ 2006;174(5):627–633 (online).

Jolliffe J, Bury T. The effectiveness of physiotherapy in the palliative car of older people. The Chartered Society of Physiotherapy; 2002.

Kieslinger M. Stellenbeschreibung für Physiotherapeuten im Hospiz bzw. auf der Palliativstation. Diplomarbeit. Akademie für Physiotherapie am Kaiser-Franz-Josef Spital der Stadt Wien; 2001.

Kolva E, Rosenfeld B, Pessin H, Breitbart W, Brescia R. Anxiety in terminally ill cancer patients. J Pain Symptom Manage 2011;42(5):691–701.

Knuchel S, Schädler S. Auf Nummer sicher gehen. Sturzprävention beim alten Menschen. Physiopraxis 2004.

Kyle G. Evaluating the effectiveness of aromatherapy in reducing levels of anxiety in palliative care patients: results of a pilot study. Complement Ther Clin Pract 2006; 12: 148–155.

Lloyd-Williams M, Kennedy V, Sixsmith A, Sixsmith J. The end of life: a quality study of the perceptions of people over the age of 80 on issues surrounding death and dying. J Pain Symptom Manage 2007; 34: 60–66.

Lowe S, Watanabe S, Baracos V, Courneya K. Associations between physical activity and quality of life in cancer patients receiving palliative care: a pilot survey. J Pain Symptom Manage 2009a; 38: 785–796.

Lowe S, Watanabe S, Courneya K. Physical activity as a supportive care intervention in palliative cancer patients: a systematic review. J Support Oncol 2009b; 7: 27–34.

McCracken L, Zayfert C, Gross R. The pain anxiety symptoms scale: development and validation of a scale to measure fear of pain. Pain 1992;50(1):67–73.

Miller RP, Kori SH, Todd DH. The Tampa Scale: a measure of kinesiophobia. Clin J Pain 1991;7(1):51–52

Mitchel AJ, Chan M, Bhatti H, et al. Prevalence of depression, anxiety and adjustment disorder in oncological, haematological and palliative-care setting: a meta-analysis of 94 interview-based studies. Lancet Oncol 2011; 12: 160–174.

Miovic M, and Block S: Psychiatric disorders in advanced cancer. Cancer 2007; 110: pp. 1665

Mystakidou K, Rosenfeld B, Parpa E, et al. Desire for death near the end of life: the role of depression, anxiety and pain. Gen Hosp Psychiatry 2005;27(4):258–262.

Oldervoll LM, Loge JH, Paltiel H, et al. (2006). The effect of a physical exercise program in palliative care: a phase II study. J Pain Symptom Manage 2006;31(5):421–430.

Pessin H, Rosenfeld B, Breitbart W. Assessing psychological distress near the end of life. Am Behav Sci 2002;46(3):357–372.

Pituskin E, Fairchild A, Dutka J, et al. Multidisciplinary team contributions within a dedicated outpatient palliative radiotherapy clinic: a prospective descriptive study. Int J Radiat Oncol Biol Phys 2010; 78: 527–532.

Saunders C. Foreword. In: Doyle D, Hanks G, MacDonald N (eds.). Oxford Textbook of Palliative Medicine. New York: Oxford University Press; 1998. pp. v-ix.

Saunders C, Selected Writings 1958–2004. New York: Oxford University Press 2006

Simader R. Physiotherapie in der Palliative Care/end-of-life Care. Universum Innere Medizin. MedMedia Verlag. 5/2020

Spielberger CD, Gorsuch RL, Lushene RE. Manual for the State-Trait Anxiety Inventory. Palo Alto, CA: Consulting Psychologists Press; 1970.

Tinetti M, Richman D, Powell L. Falls efficacy as a measure of fear of falling. J Gerontol 1990;45(6): P239–243.

Trompetter E. Einflussreiche Gedanken. PhysioPraxis. 10/2014. Thieme

Waddell G, Newton M, Henderson I, Somerville D, Main CJ. A Fear-Avoidance Beliefs Questionnaire (FABQ) and the role of fear-avoidance beliefs in chronic low back pain and disability. Pain 1993; 52: 157–168.

Wilkinson S, Aldridge J, Salmon I, Cain E, Wilson B. An evaluation of aromatherapy massage in palliative care. Palliat Med 1999; 13: 409–417.

Wilson KG, Chochinov HM, Skirko MG, et al. Depression and anxiety disorders in palliative cancer care. J Pain Sympt Manage 2007;33(2):118–129.

Zigmond AS, Snaith RP. The Hospital Anxiety and Depression Scale. Acta Psychiatr Scand 1983; 67: 361–370.

LITERATUR MEDIKAMENTÖSE BEHANDLUNG DER ANGST IN PALLIATIVSITUATIONEN

1. Erweiterte S3-Leitlinie Palliativmedizin für Patienten mit einer nicht-heilbaren Krebserkrankung Langversion 2.1 – Januar 2020 AWMF-Registernummer: 128/001-OL, https://www.leitlinienprogramm-onkologie.de/fileadmin/user_upload/Downloads/Leitlinien/Palliativmedizin/Version_2/LL_Palliativmedizin_2.1_Langversion.pdf
2. Mehnert A. et al. Psychotherapie in der palliativen Versorgung. Z Palliativmed, 2016. 17: p. 289–301
3. Hansen E. Ärztliche Kommunikation: Worte wie Medizin, in Kommunikation in der Psychoonkologie. Der hypnosystemische Ansatz, E. Muffler, Editor. 2015, Carl-Auer-Verlag: Heidelberg.
4. Bandelow B. et al. The diagnosis of and treatment recommendations for anxiety disorders. Dtsch Arztebl Int, 2014. 111(27–28): p. 473–80.
5. Miovic M. et al. Psychiatric disorders in advanced cancer. Cancer, 2007. 110(8): p. 1665–76.
6. Ratzak G. Angst und Angstbewältigung, in Lehrbuch der Palliativmedizin, E. Aulbert, F. Nauck, and L. Radbruch, Editors. 2008, Schattauer: Stuttgart. p. 1090–108.

KAPITEL 20

Daniel Preiser

Patientinnen und Patienten mit schwersten neurologischen Erkrankungen

Nach einer Schätzung deutscher neurologischer Chefärztinnen und Chefärzte benötigen fast 10 % aller schwer neurologisch erkrankten Patientinnen und Patienten eine palliativmedizinische Versorgung (Golla et al. 2016). Dabei handelt es sich um Menschen mit akuten, fortgeschrittenen und/oder progredienten Erkrankungen, die eine begrenzte Lebenserwartung mit unterschiedlichen Verlaufsdynamiken haben; zumal die moderne Intensivmedizin mehr schwerstbetroffene Menschen überleben lässt.

Bei neurologischen Erkrankungen – ob degenerativer, traumatischer, entzündlicher, hypoxischer, zerebrovaskulärer oder onkologischer Ursache – wird das Bild geprägt durch das unterschiedliche Auftreten, den Schweregrad und die Kombinationen der vielfältigen Symptome. Sensomotorische Defizite, neuropsychologische und psychische Syndrome bis hin zu schweren Bewusstseinsstörungen, vegetative Störungen und all die sozialen Auswirkungen machen die Herausforderungen so komplex. Beispiele der Erkrankungen in ihrer Vielfältigkeit sind M. Parkinson, Schädelhirntrauma, Querschnittlähmung, Multiple Sklerose, Insult, Wachkoma, Hirntumor oder Amyotrophe Lateralsklerose. Zusätzlich ist Multimorbidität in jedem Alter ein erschwerender Faktor. Es wäre nicht sinnvoll genau zu definieren wie lange vor dem Tod Palliative Care beginnen soll, zumal der genaue Zeitpunkt des Todes im Vorhinein ja nicht bekannt ist. Palliative Care und Rehabilitation sind keine Gegensätze, sondern im Verlauf von schweren Erkrankungen existieren sie nebeneinander, wobei einmal der eine Ansatz überwiegt, in einer anderen Phase der andere.

Unabhängig von der erwarteten Lebensdauer muss ein therapeutischer Befund die Patientensituation individuell erfassen, um realistische Behandlungsziele zu setzen und die spezifischen Maßnahmen der Teammitglieder ableiten zu können. In diesem Kapitel wird exemplarisch ein Patient mit der Diagnose „apallisches Syndrom“ vorgestellt.

20.1 Fallbeispiel Paul

Anamnese

Oktober 1987 – November 1988

Im Oktober des Jahres 1987 im Alter von 12 Jahren erleidet Paul einen Unfall im Aufzug seines Wohnhauses, bei dem er durch eine Sackkarre an die Liftwand gedrückt wird und so ein schweres Strangulationstrauma erleidet. Da er erst nach einigen Minuten befreit werden kann, kommt es zum Kreislaufstillstand und in Folge zu einem hypoxischen Hirnschaden.

Im Akutspital zeigt das Magnetresonanztomogramm vierzehn Tage später folgendes Ergebnis:

- Blutungen im Bereich der Basalganglien, rechts occipital, im Bereich beider Großhirnhemisphären subcortikal und in der rechten Kleinhirnhemisphäre
- Weitergestellte innere und äußere Liquorräume
- Z. n. Subluxation C2/C3 mit Zerreißung des hinteren Längsbandes und Bandscheibenprolaps in dieser Höhe (ohne Rückenmarkskompression)
- Läsion des oberen Armplexus rechts

Sieben Wochen später wird Paul von der Intensivstation entlassen und auf eine neurologische Station verlegt. Bis dahin hat Paul das Bewusstsein noch nicht wiedererlangt, sodass die Diagnose **apallisches Syndrom** gestellt wird.

Auch auf dieser Station kommt es im Zusammenhang mit Positionswechseln im Bett immer wieder zu respiratorischen Insuffizienzen und tachykarden bzw. bradykarden Attacken.

Apallisches Syndrom/Wachkoma

Als apallisches Syndrom oder Wachkoma bezeichnet man das Zusammentreffen einer Bewusstlosigkeit (= Koma) mit dem Phänomen der geöffneten Augen als Zeichen der Wachheit (Erbguth, Dietrich 2013).
Dem zugrunde liegen hauptsächlich schwerste Hirnfunktionsstörungen nach Sauerstoffmangel des Gehirns, schweren Gehirnblutungen oder Traumen.
Nach der „Multi-Society-Task-Force on Persistent Vegetative State" gelten als diagnostische Kriterien:

- Kein Nachweis von bewusster Selbstwahrnehmung oder Wahrnehmung der Umgebung und die Unfähigkeit mit anderen zu interagieren
- Kein Nachweis reproduzierbarer, zielgerichteter oder gewollter Veränderung im (Bewegungs-)Verhalten als Reaktion auf externe Stimulation
- Verlust von Sprachverständnis und der Sprachproduktion
- Harn- bzw. Stuhlinkontinenz
- Gestörter Schlaf-Wach-Rhythmus
- Weitgehend erhaltene Reflexe des Hirnstamms, des Rückenmarks und des vegetativen Nervensystems

Einen neuen Ansatz deskriptiver Begriffsbestimmung führte 2010 die European Task Force on Disorders of Consciousness mit der Bezeichnung **„Syndrom reaktionsloser Wachheit"** (unresponsive wakefulness syndrome) ein (Von Wild et al. 2011).

Aufgrund eines massiven Trismus (tonischer Krampf der Unterkieferschließer) wird Paul eine feste Zahnschiene (Aufbissschiene) angepasst. Nahrung und Flüssigkeit erhält er über eine Nasogastralsonde.

Ca. fünf Monate nach dem ursprünglichen Geschehen kommt es nach einem kardiorespiratorischen Zwischenfall zu einer weiteren Reanimation, in deren Folge Paul tracheotomiert und mit einer Trachealkanüle mit Cuff versorgt wird.

Der Versuch einer PEG-Sonden-Setzung muss ebenfalls wegen vegetativer Komplikationen abgebrochen werden. Da Paul die Sondennahrung nicht verträgt, leidet er in den nächsten Monaten unter schwer beherrschbaren Diarrhöen, weshalb er über einen Zentralvenenkatheder ernährt werden muss, bis dieser ca. ein Jahr nach dem Unfall endgültig entfernt werden kann. Ab diesen Zeitpunkt erfolgt die Ernährung in Form einer selbstgemixten Kost (Babynahrung und Eiweißpulver) wieder über eine Nasogastralsonde.

Pauls Eltern entscheiden sich dafür, ihren Sohn zu Hause zu betreuen. Die Entlassung aus der Klinik erfolgt am im November 1988, 13 Monate nach dem Unfall.

November 1988 – Juni 2012

Die folgenden 24 Jahre lebt Paul im häuslichen Umfeld. Seinen Alltag verbringt er dabei in Rückenlage. Aus Angst vor vegetativen Entgleisungen werden Positionsveränderungen in Richtung Seitenlage oder in den Sitz vermieden, sie finden nur noch eingeschränkt im Rahmen von pflegerischen Handlungen statt.

Pauls Bett steht im Schlafzimmer seiner Eltern, der Raum ist mit Absauggerät, einer Vorrichtung zur Ernährung mittels Nasogastralsonde und sämtlichen notwendigen pflegerischer Utensilien eingerichtet. Die Eltern kümmern sich so aufopfernd um die Pflege ihres Sohnes, dass dessen Haut trotz des eingeschränkten Lagerungsmanagements intakt bleibt und es während dieser Zeit zu keinen weiteren Krankenhausaufenthalten kommt. Sie können nur getrennt Urlaub machen, gehen nur einmal in der Woche gemeinsam am Abend in eine gegenüberliegende Tanzschule. Für diese Zeit übernimmt Pauls jüngerer Bruder die Aufsicht. Der familiäre Kontakt ist liebevoll, Paul erhält Nähe und Zuwendung auch von Angehörigen die ihn besuchen. Obwohl er vermeintlich teilweise emotionale Reaktionen in Form von Tränen zeigt, scheint er nicht mit seiner Umwelt in Kontakt zu treten und zeigt keine erkennbare Reaktion auf verschiedene Personen.

Alle zwei Tage ist eine digitale rektale Stuhlausräumung notwendig. Paul bekommt tagsüber Einlagen, für die Nacht wird er mit einem Urinalkondom versorgt. Die Nasogastralsonde wird vierzehntägig gewechselt. Im Bereich des Zahnfleischs entstehen durch die Schiene immer wieder Entzündungsherde, die regelmäßig behandelt werden müssen. Da es durch eine mechanische Reizung der Trachealkanüle im Stomakanal zunehmend zu Druckgeschwüren bis hin zu Nekrosen kommt, wird die Trachealkanüle nach Konsultation eines HNO-Arztes, allerdings ohne stufenweises Trachealkanülen- bzw. Dekanülierungsmanagement, entfernt.

✓ PRAKTISCHE TIPPS

Trachealkanülen-/Dekanülierungsmanagement

Um Patienten von einer Trachealkanüle zu entwöhnen, sollte ein strukturiertes Trachealkanülenmanagement erfolgen (Schneider-Stickler 2018, Schwegler 2016, Görhardt und Lindemann 2015, Sticher und Gratz 2015, Frank et al. 2008, Heidler 2007). Dies kann sich bei schwer betroffenen neurologischen Patienten über Tage, aber auch Wochen oder Monate erstrecken und sollte neben der Handhabung der Kanüle zur Luftstromlenkung auch spezifische therapeutische Maßnahmen zur Verbesserung der Reinigungsfunktionen und des Speichelschluckens zur Aspirationsbekämpfung beinhalten.
Voraussetzungen für eine Dekanülierung (Schneider-Stickler 2018, Grasl und Erovic 2012, Seidl und Nusser-Müller Busch 2015) sind

- unauffällige Atmung über die oberen Atemwege,
- ausreichendes Speichel -und Sekretmanagement sowie
- effektive und effiziente Schutz- und Reinigungsfunktionen bei Aspiration.

Die behandelnden Therapeutinnen und Therapeuten müssen ein fundiertes Wissen über die Physiologie sowie ausreichend klinische Erfahrung besitzen. Bei chirurgisch angelegten Tracheostomata muss der letztendliche Verschluss durch eine plastische Operation im klinischen Setting erfolgen.

Das offene Tracheostoma wird mit einer luftdurchlässigen Gaze abgedeckt, Sekret wird bei Bedarf direkt aus den zentralen Atemwegen abgesaugt. Paul reagiert darauf mit starkem Hustenreiz und einer generellen Tonuszunahme.

Sein Vater berichtet über diese Zeit: „*schwierig war, Paul aufzusetzen oder gar aus seinem Bett in einen Rollstuhl zu bringen. Aufsetzen führte zu schrecklichen Hustenanfällen, sodass wir dieses Unterfangen bald einstellten.*“

Ein Facharzt für Psychiatrie und Neurologie beschreibt 1995 Pauls Zustand wie folgt: „*Ein Blickkontakt ist nicht möglich, es erfolgt keine Zuwendung auf akustische Signale. Es findet sich eine Tonussteigerung in allen Extremitäten, die Beweglichkeit ist deutlich eingeschränkt. Es besteht eine leichte Beugehaltung der oberen und der unteren Extremitäten mit ausgeprägter Flexion und Kontrakturen in den Handgelenken und Fingern. An den Füßen Innenrotation und Spitzfußhaltung. Der Patient ist gut gepflegt, der Allgemeinzustand ist in Anbetracht der Schwere der Beeinträchtigung als relativ gut zu bezeichnen.*“

Zwei Physiotherapeutinnen, die Paul abwechselnd täglich eine Stunde betreuten, beschreiben ihren Behandlungsschwerpunkt als Kontrakturprophylaxe, welche der Situation entsprechend in Rückenlage durchgeführt wird. Sie fertigen Handschienen an, die Paul nach den Behandlungen stundenweise tragen soll, um ein weiteres Malalignement der Handgelenke zu vermeiden.

2011 verstirbt Pauls Mutter, Pauls Vater entscheidet sich danach für eine weitere Betreuung seines Sohnes in einer spezialisierten Einrichtung.

Juni 2012 – Dezember 2012

Im Juni 2012 wird Paul im *Haus der Barmherzigkeit* in Wien auf der Wachkomastation aufgenommen. Das Haus der Barmherzigkeit, in dem der Autor arbeitet, ist eine Einrichtung zur Langzeitbetreuung für Menschen mit hohem medizinischen Pflegebedarf. Dort wird das interdisziplinäre Team aus Medizin, Pflege und Therapie durch die Komplexität des klinischen Bildes stark gefordert.

Befund Röntgen Thorax, Juni 2012

(➤ Abb. 20.1)

- Steil stehende Klavikulae
- Ausgeprägte Kyphoskoliose
- Massiver Zwerfellhochstand rechts
- Chilaiditi-Syndrom (Verlagerung und Drehung von Darmanteilen nach kranial zwischen Zwerchfell und Leber)
- Luft in den Darmschlingen

Physiotherapeutischer Befund

Befunderhebung

Der Befund ist ein Prozess, in dem man den Patienten möglichst ganzheitlich erfasst, seine Ressourcen erkennt, nach den Ursachen seiner Probleme „**sucht**“, um individuelle und spezifische Behandlungsansätze zu „**finden**“. **Im Unterschied zum Test** ist der Befund keine Momentaufnahme und kein festgelegter Wert, sondern

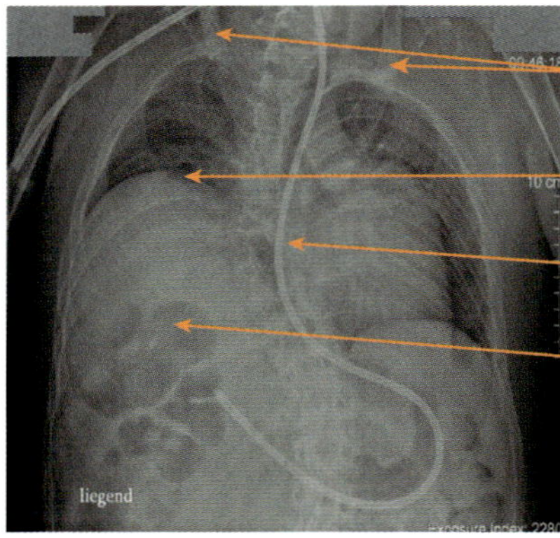

Abb. 20.1 Thoraxröntgen Paul [P978]

setzt sich aus einer Reihe von Informationen zusammen, die die vielen Facetten darstellen, welche der komplexen Situation von schweren neurologischen Erkrankungen gerecht werden sollen. Experten entscheiden auf der Basis ihrer gesammelten Informationen, ihrer Denkvorgänge, Mustererkennungen und ihrer klinischen Erfahrung (**Clinical Reasoning**). Sie erstellen aufgrund ihrer Hypothesen über die Zusammenhänge im Körper den Behandlungsplan, der dem formulierten Therapieziel entspricht. **Therapieziele** müssen die Auswirkung auf die **Lebensqualität** und den Nutzen für die Partizipation beschreiben (➤ Kap. 9). Eine therapeutische **Intervention** soll durchgeführt und so **reflektiert** werden, dass eine **kontinuierliche analytische Beurteilung** während und nach der Behandlung stattfindet. Die geplanten Maßnahmen werden daraufhin bestätigt, eventuell erweitert oder korrigiert, wobei der Patient und/oder die Angehörigen nach Möglichkeit in den klinischen Entscheidungsprozess integriert werden.

Einerseits ist eine der größten Herausforderungen beim Erstellen, Dokumentieren, Präsentieren und Besprechen des Befundes im Team – gerade bei sehr komplexen Krankheitsbildern – das Filtern aller Probleme, das Erkennen und Beschreiben von Zusammenhängen im Körper und demnach das **Erstellen von Prioritäten.**

Andererseits ist gerade die Beschäftigung mit dem Befund eine Hilfestellung, die vielen Aspekte und Probleme zu ordnen und die Behandlungsansätze zu strukturieren. Ein Befund spiegelt die Ordnung im Kopf des Therapeuten! **Wenn im Befund das Partizipationsziel klar ersichtlich, der Gewinn für den Patienten realistisch und überprüfbar formuliert ist, wird der Therapeut die Behandlungskomponenten besser erkennen können.**

Beispiel:

- Diagnose und Nebendiagnosen
- Kontextfaktoren, Hilfsmittel
  - Personenbezogene Faktoren
  - Umweltfaktoren
  - Evtl. Fragen an Angehörige und Betreuer
- Krankheitsverlauf
- Symptome und Beschwerden
- Funktionsfähigkeit
  - Partizipation (Teilhabe) und deren Beeinträchtigung (Restriktion) – warum so?
  - Aktivitäten und deren Beeinträchtigung (Limitation) --> Quantität? Qualität? Warum so?
  - Körperfunktionen und -strukturen und deren Schädigung (Impairments)
    - Beobachten
    - Prüfen
    - Spüren
    - Beschreiben
- Messungen und Tests

→ **Hypothese: Analyse des Problems → Behandlung,** meist auf Ebene der Körperstruktur und -funktion → **Umsetzung/Nutzen** im Alltag (Ziel des Patienten)
→ Erfolgskontrollen, Verlauf

25 Jahre sind seit dem Unfall vergangen, Paul ist inzwischen ein erwachsener Mann und liegt noch immer in Rückenlage. Die spastische Tetraparese zeigt einen Opisthotonus in Rumpf und Kopf, in allen Extremitäten Strecksynergien und fixierte Beugekontrakturen distal, sowie eine generalisierte Muskelatrophie. Zunächst ist keine auffällige Seitendifferenz erkennbar. Sein Kopf und Blick sind stark nach links gewendet, Gesichtsmuskulatur nach oben, links verzogen, Mimik wirkt angespannt und starr. Die Augen sind geöffnet, bei Ansprache entsteht der Eindruck eines Blickkontaktes. Die Frage ist, wieviel er bewusst wahrnimmt.

Er ist, ebenfalls seit 25 Jahren, mit einer Nasogastralsonde und einer Zahnschiene versorgt und atmet durch ein offenes Tracheostoma, welches mit luftdurchlässiger Gaze abgedeckt ist.

Seine Ruheatmung ist schnell, ca. 25 Atemzüge pro Minute, der verstärkte Einsatz der inspiratorischen Atemhilfsmuskulatur im Schultergürtelbereich sichtbar, Sekret in den zentralen Atemwegen hörbar. Bei der Exspiration ist ein verstärkter Einsatz der Bauchmuskulatur erkennbar. Unregelmäßig sind Schluckaktivitäten zu beobachten, wobei diesen eine längere orale Pumpphase vorrausgeht und die muskuläre Schluckaktivität unkoordiniert wirkt. Diese komplexe Störung des facio-oralen Traktes hat auch eine Dysphagie zur Folge. Bei angeschlossenem Pulsoximeter zeigt sich eine ausreichende periphere Sättigung von 94 % bei einer Pulsfrequenz um 80 Schlägen pro Minute.

Es ist bekannt, dass Paul sehr negativ auf Berührung, speziell am Kopf und im Gesicht, empfindlich auf Lautstärke, Bewegungstempo und das Absaugen reagiert. Seine Abwehr- und Schreckreaktionen äußern sich z. B. in einer generellen Steigerung der Spastik, speziell der Extension in den Extremitäten, Verstärkung des Kopfmusters und Tonuserhöhung der mimischen Muskulatur (reflektorische Tonuserhöhung mit verstärktem Lid-, Mundschluss und Beißreflex) sowie Beschleunigung der Atemfrequenz. Daher sind **unbedingte Zuwendung, Achtsamkeit, Respekt, genaue Beobachtung und ein möglichst vorausschauender Zugang für eine positive Kontaktaufnahme entscheidend** und beeinflussen die Toleranz der Berührung für den weiteren Verlauf. Der Therapeut muss das Gefühl haben, dass „Paul ihm die Maßnahmen erlaubt" und im gesamten Umgang eventuell auftretende Schreck- und Abwehrreaktionen als negative Signale erkennen.

✓ **PRAKTISCHE TIPPS**

Schreck- und Abwehrreaktionen

Bei Patienten mit gestörtem Bewusstsein können Reize nicht integriert werden und daher zu ausgeprägten Schreck- und Abwehrreaktionen führen. Je diffuser eine Hirnschädigung ist, desto sensibler sollte das Team auf die Reaktionen des Patienten achten.

Äußere Einflüsse wie z. B. unbekannte Geräusche durch Monitoralarme, Absauggeräte oder das Herunterlassen von Bettgittern können Tonuserhöhungen, assoziierte Reaktionen, Grimassieren, Veränderung der Atmung, Erhöhung von Puls und Blutdruck und auch die Produktion von Tönen bis hin zu Schreien als Reaktionen auslösen. Auch Stress und Hektik im Umgang mit den Patienten, Kälte, Angst und Schmerz können Auslöser sein. Gerade für Patienten mit hohem Tonus bedeuten diese Symptome eine zusätzliche Belastung. Werden Schreck- und Abwehrreaktionen immer wieder ausgelöst, können sich die negativen Mechanismen verstärken bzw. verselbständigen. Da die Patienten die Stellungen nicht wieder selbstständig auflösen können, kann es sukzessive zu strukturellen Veränderung von Muskulatur, Bindegewebe, Haut und Gelenken kommen. Das Bewegungsausmaß der Patienten wird dann zunehmend negativ beeinflusst, ihre Mobilität eingeschränkt und der Pflegealltag erschwert.

Wichtig für das Team ist zu hinterfragen, was ein Auslöser gewesen sein könnte, um den eigenen Umgang zu verändern bzw. aus den Beobachtungen zu lernen.

Für Paul ist der Thoraxbereich ein Körperabschnitt, an dem er Körperkontakt nicht nur akzeptiert, er scheint sogar Blickkontakt aufzunehmen und überraschenderweise den Bewegungen des Therapeuten mit leichter Kopfdrehung zu folgen.

Aktivitätsebene

Auch nach 25 Jahren vorwiegender Rückenlage ist trotz ausgeprägter Kontrakturen und massiver Malalignements eine unterstützte, etappenweise Mobilisation in die Seitenlage nach links schon in den ersten Therapieeinheiten möglich (➤ Abb. 20.2, ➤ Abb. 20.3),

Entscheidend dabei sind die Art und die Qualität der Handhabung, die ermöglicht, dass Paul möglichst entspannen kann, keine Schmerzen empfindet, sich sicher fühlt, keine Angst zu haben braucht und genügend Zeit bekommt, sich an die altbekannte Bewegungsabfolge „Umdrehen und Aufsetzen im Bett" zu adaptieren.

✓ **PRAKTISCHE TIPPS**

Leitende Gedanken im Umgang mit schwerstbetroffenen/multimorbiden Patienten

- **24 Stunden die Reaktionen** des Patienten beobachten und interpretieren!
- **Alle Teammitglieder sollen sich zur Bewältigung des Patientenalltags absprechen:** Die Komplexität

20

der Patientenbilder verlangt, dass das gesamte Team zwar jeweils seinen berufsspezifischen Einsatz leistet, dass sich aber alle an demselben Therapieschema orientieren.

- **Raumatmosphäre gestalten:** z. B. Lichtverhältnisse, Umgebungslautstärke, Temperatur beachten.
- **Kontaktaufnahme für alle ähnlich absprechen:** z. B. ruhige Ansprache/Begrüßung, Abwarten des Blickkontakts, eventuell Berührung.
- **Patienten in physiologischen Bewegungsübergängen bewegen:** Je schwerer das Bewusstsein des Patienten eingeschränkt ist, sich Negativreaktionen etabliert haben und gravierende Kontrakturen die Mobilität reduzieren, desto mehr sollte man physiologische Bewegungsprogramme nutzen, um positive Veränderungen zu erreichen.
- **Sicherheit vermitteln:** Naher Körperkontakt sowie Lagerungsmaterial geben Stabilität, Orientierung und Geborgenheit, sind „Druckverteiler", „Armunterstützer", „Aufrichter" und vieles mehr. Dabei sollten sie die Patienten nicht einengen oder fixieren.
- **Eindeutige sensorische Infos geben:** Griffe sollen unterstützen, orientieren, angemessene Sicherheit geben und dabei angenehm sein. Bei Abwehrreaktionen kann ein zwischengelegter Stoff (Decke, Kissen, Handtuch etc.) die Akzeptanz des Patienten erhöhen.
- **Wege in Etappen erarbeiten:** Selbst kurze Phasen für mögliche Aktivitäten nutzen!
- **Die Aktivierung des Patienten ist wichtig:** dadurch positive Auswirkung auch auf Spüren, Aufmerksamkeit und somit Selbstkontrolle. Bewegungserfahrung ermöglicht dem Patienten motorisches Lernen. Negative Lerneffekte müssen vorausschauend vermieden werden.
- **Vertikalisierung ermöglichen:** Mobilisation in den Sitz und vor allem auch in den gut ausgerichteten dynamischen Stand ist nicht nur Kontrakturprophylaxe, sondern wirkt sich positiv auf Wachheit, Kreislauf, Atmung, Tonus und Aktivität aus. Adäquates Handling gestattet diese Abläufe sehr früh, sobald die medizinischen Voraussetzungen gegeben sind.
- **Timing und Dosierung beachten:** Damit Hilfestellung den Patienten nicht passiv macht, soll eine notwendige Unterstützung erst ganz kurz nachdem man die aktive Initiative des Patienten wahrgenommen hat, gegeben werden.
- **Das Tempo individuell anpassen:** Es ist eine Gratwanderung, dass der Patient einerseits genügend Zeit braucht, um „anzukommen", andererseits verliert ein Patient an Aktivität, wenn er zu lange in einer Stellung verharrt bzw. eine Bewegung stereotyp wiederholt („Fading out").
- **Abläufe häufig ähnlich wiederholen:** Unbestritten braucht der Lernprozess viele Wiederholungen, aber keine Stereotypien („repeat without repetition"). Wieviel Veränderung kann implementiert werden, ohne den Patienten zu überfordern, wieviele Veränderungen muss es geben, um nach und nach neue Reize aufzunehmen und Neues zu erlernen?
- **Sprache richtig einsetzten:** So sinnvoll es sein kann, mit Sprache Atmosphäre zu schaffen, zu beruhigen, Geborgenheit zu vermitteln, so anders muss sie in Form von Aufträgen eingesetzt werden. Anstatt im Voraus das Ziel anzugeben, können Patienten konkrete, kurze, verständliche, auf den nächsten Schritt bezogene Anweisungen eher umsetzen.

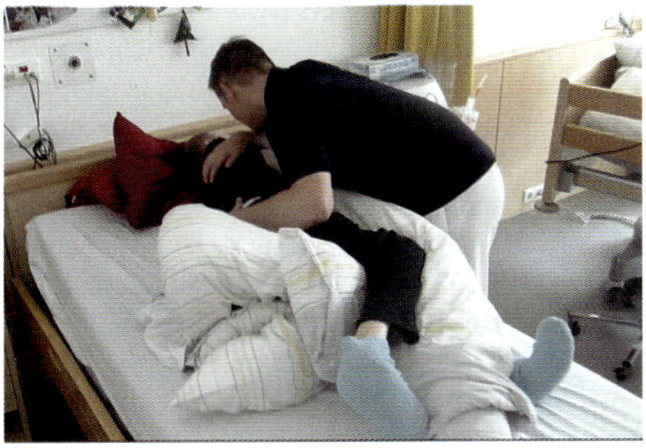

Abb. 20.2 Gezielte Griffe, entsprechendes Lagerungsmaterial und die körperliche Begrenzung des Therapeuten schaffen Sicherheit und geben Paul die Möglichkeit, sich an die Bewegung zu adaptieren. [P978]

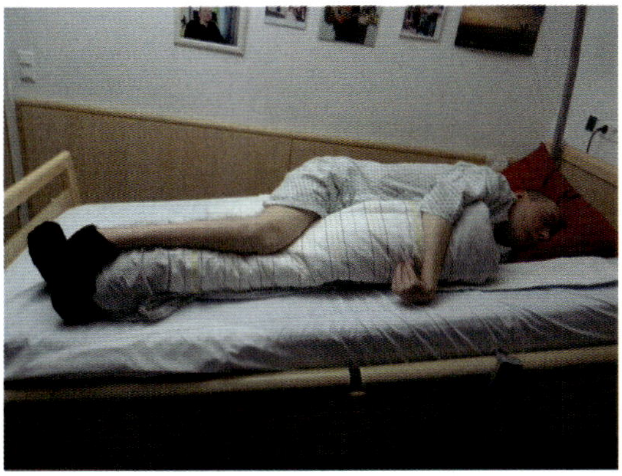

Abb. 20.3 Seitlage Paul. Das Ergebnis des adäquaten therapeutisch-gestalteten Bewegungsübergangs ist Pauls Akzeptanz der Seitenlage. [P978]

20

Aus der Seitenlage links wird auch die Erhöhung des Oberkörpers bis auf fast 90° toleriert. Dazu wird das Kopfteil des Bettes langsam aufgestellt ➤ Abb. 20.4.

Auch nach sehr langer Zeit können alltägliche Bewegungsmuster wieder vertrauter und zu brauchbaren Ritualen werden, die auch die pflegerischen und therapeutischen Abläufe erleichtern. Wichtig ist dabei Pauls Abwehr- und vegetative Stressreaktionen zu beachten und seine Grenzen zu respektieren, indem seine Signale entsprechend interpretiert werden, wie z. B. Verstärkung des spastischen Extensionsmusters, Veränderungen der Mimik, Atmung usw.

Beim manuellen Verschluss des Tracheostomas ist eine spontane Umleitung der Atmung über die oberen Atemwege (Atmung via naturalis) möglich. Paul reagiert darauf positiv mit einer Zunahme der orofazialen Aktivität in Form von Pumpbewegungen, Reinigungsaktivitäten in Form vom basalen Räuspern, einer Steigerung der Schluckfrequenz bei unklarer Schluckqualität und begleitender Stimmproduktion.

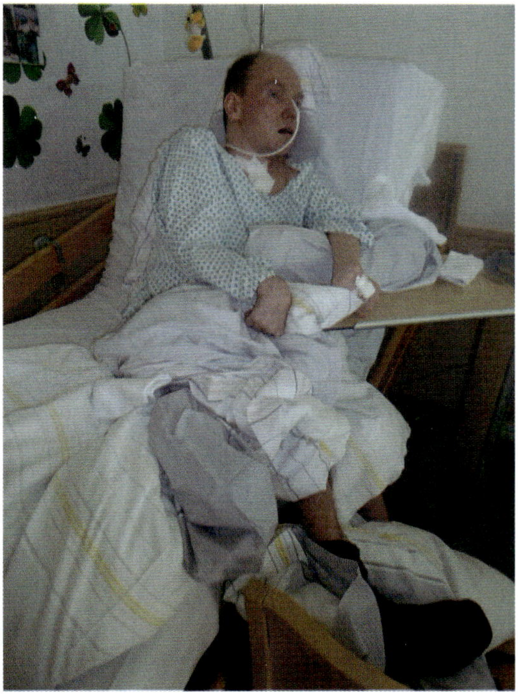

Abb. 20.4 Beginnende, etappenweise Vertikalisierung mit Unterstützung von stabilisierendem, orientierendem Lagerungsmaterial [P978]

Strukturebene

Pauls Wirbelsäule ist durchgehend in Extension steif. Die Rippen stehen in Inspirationsstellung, das Becken ist nach ventral gekippt. Beide Schultergürtel stehen in Elevation und Protraktion (li. > re.). Der Kopf ist linksrotiert und links lateralflektiert mit Hyperextension in den oberen Kopfgelenken, passive Bewegungen sind eingeschränkt. Der Hinterkopf und der Gesichtsschädel sind abgeflacht. Das Malalignement der Halswirbelsäule und das offene Tracheostoma (fehlender subglottischer Druck) beeinflussen die Schluckfunktion negativ.

Beide Hüftgelenke stehen in Innrotation (re. > li.), eine passive Hüftflexion von max. 100° ist beidseits möglich. Die Beinachsen stehen in einer ausgeprägten Valgusposition. Passive Knieflexion von max. 90° ist beidseits möglich. Beide Füße sind so stark in Supination, Plantarflexion und Zehenflexion fixiert, dass sie weder im Sitz noch im Stand als Unterstützungsfläche genutzt werden können (➤ Abb. 20.5).

In den oberen Extremitäten ist eine Ellenbogenflexion beidseitig nur bis 100° möglich. Daher kann weder rechts noch links ein Hand- Gesicht-Kontakt hergestellt werden. Pauls Handgelenke sind beidseitig in maximaler Flexion fixiert. Beide Daumen stehen in Opposition und Flexion in den Grundgelenken. Die Handinnenflächen sind strukturell stark verkürzt und z. B. für pflegerische Handlungen nur schwer zu öffnen. Die Finger stehen in den Grundgelenken in Flexion, die Interphalangealgelenke in Extension (➤ Abb. 20.6).

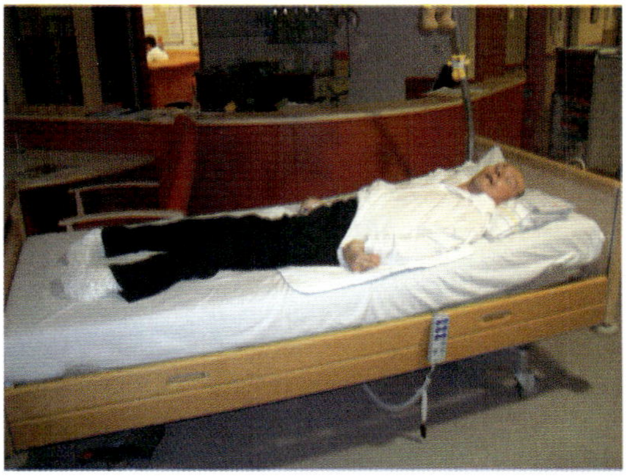

Abb. 20.5 Das ist die Position, in der Paul die vergangenen 25 Jahre verbrachte. Damit lassen sich schon einige der entstandenen Probleme nachvollziehen. [P978]

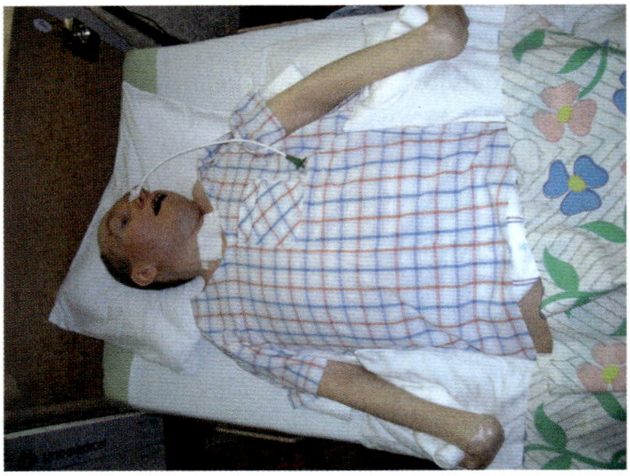

Abb. 20.6 Die extreme Fehlstellung der Hände hat sich schon im Akutstadium gezeigt und wurde immer mehr zum Problem. [P978]

Alle Bewegungen finden gegen erhöhten Widerstand statt, das passive Bewegungsausmaß ist generell eingeschränkt und es ist keinerlei aktive Mithilfe spürbar. Spontan zeigen sich keinerlei Extremitätenbewegungen.

Partizipationsebene

Paul zeigt keinen eindeutigen Schlaf-/Wachrhythmus, er hat häufige Schlafphasen tagsüber, schläft die Nacht aber durch. Er ist bei allen Aktivitäten des täglichen Lebens vollständig auf Hilfe angewiesen. Aufgrund seiner Kontrakturen und des hohen Extensionstonus sind alle pflege- und therapierelevanten Positionsveränderungen erschwert und nehmen einen erhöhten Zeitaufwand in Anspruch. Positiv können dagegen Pauls Blickzuwendungen als angedeutetes Situationsverständnis interpretiert werden. Bei der Mundpflege sind durch die Abwehrreaktionen bei Berührung am Kopf und im Gesicht und aufgrund der Zahnschiene die Zahnflächen, Wangentaschen, Zunge und der harte Gaumen nur erschwert oder gar nicht zu erreichen.

Paul bekommt täglich Besuch von seiner Familie und/oder anderen Angehörigen. Diese Begegnungen sind sehr unterschiedlich, vom Vorlesen, über wortloses Beim-Anderen-Sein, bis hin zu Gesprächen zwischen den Personen mit Paul als „Zuhörer“. Paul erlebt sie im Liegen und wirkt in dieser Zeit vom Eindruck her entspannt.

20

Zusammenfassung der Hauptprobleme

- Steifigkeit, Fehlstellungen, Inaktivität
- Vegetative Störungen
- Sensorische Störungen, Abwehrtonus, Erschrecken
- Gefahr von Atemwegsinfekten
  - restriktive Ventilationsstörungen
  - offenes Tracheostoma mit Auswirkungen auf das Schlucken und die Reinigungsfunktionen
- Kreislaufinstabilität
- Variierende Bewusstheitslage

Sensorische Störungen

- Durch die zentrale Schädigung sind die Verarbeitung und Integration der sensorischen Informationen (z. B. propriozeptiv, vestibulär, visuell, auditiv) je nach Modalität und Ausmaß gestört.
- Zusätzlich wird die Reizaufnahme der afferenten Signale aus der Peripherie durch sekundär entstandene Veränderungen (z. B. Kontrakturen, Gewebsumbildungen) erschwert.
- Gestörter Input sowie die Verarbeitung der sensorischen Informationen beeinflussen das Körperschema, Lage- und Raumempfinden negativ.

Restriktive Ventilationsstörungen

- Durch Fehlstellung, mangelndes Bewegungsausmaß von Rumpf/Brustkorb und Becken und Beeinträchtigung der Rumpfmuskulatur können die Atembewegungen eingeschränkt sein, ein Zwerchfellhochstand entstehen (verminderte Inspiration). Exspiratorische Kräfte, die für einen wirksamen Husten benötigt werden, gehen verloren (Massery 2005).
- Je nach Ausmaß der Luftansammlung im Darm kann sich der Druck in der Bauchhöhle erhöhen. Das Zwerchfell wird dadurch nach kranial verlagert und damit die Atmung (Inspiration) zusätzlich eingeschränkt.

Tracheostoma/Schlucken/Reinigungsfunktion

- Besteht ein Tracheostoma, zirkuliert keine Luft mehr durch den Kehlkopf, den Rachen und die Nase (keine Belüftung der oberen Atemwege). Die Empfindlichkeit der Schleimhäute als Voraussetzung für normale Schutzmechanismen in diesen Bereichen nimmt ab (herabgesetzte Sensibilität auf Pharynx- und Larynxebene), es besteht die Gefahr der stillen Aspiration (Sticher, Gratz 2015).
- Ein geringer oder gar fehlender subglottischer Druck (durch ein Tracheostoma) während des Schluckens führt zu einem verlangsamten und nur unvollständigen

pharyngealen Bolustransfer sowie zur Aspiration (Daniels, Huckabee 2008).
- Tracheotomierte Patienten zeigen ein niedriges Atemzugvolumen und einen insuffizienten intrapulmonalen Druckaufbau für effektives Husten. Zudem verhindert das offene Tracheostoma den subglottischen Verschluss. Eine Hustenclearance ist nach Tracheotomie somit nahezu unmöglich, die Folgen sind Sekretverhalt mit erhöhter Pneumoniegefahr und Abnahme der Gasaustauschfläche (Frank et al. 2011).

Ressourcen von Paul

- Vorhandenes Bewegungsausmaß trotz jahrzehntelanger Rückenlage
- Intaktes Hautbild
- Spontane Atemumleitung möglich
- Bereitschaft des Vaters, sich auf eine neue Behandlungssituation einzulassen
- Hinweise auf vorhandene Bewusstheit

Interdisziplinäre Besprechung

In einer ersten interdisziplinären Besprechung Anfang Juli 2012, zwei Wochen nach Pauls Aufnahme, findet ein Informationsaustausch zwischen den Berufsgruppen Medizin, Pflege und den Therapien statt. Hier werden die Beobachtungen und Befunde der einzelnen Disziplinen diskutiert und zusammengefasst. Als Leitfaden dient dabei die **Early Functional Abilities Scala** (EFA). Paul erreicht bei deren Auswertung einen Gesamtscore von 39 von 100 Punkten.

Early Functional Abilities Scale (EFA)

Bei den Early-Functional-Abilities handelt es sich um eine Skala, die klinisch beobachtbare Veränderungen (während der neurologischen Frührehabilitation) bei Patienten mit schweren zerebralen Schädigungen beschreibt (Heck et al. 1996).
Die Skala ermöglicht eine spezifische Beschreibung der Phase, in der die Unabhängigkeit von Fremdhilfe als Maß für die Therapiefortschritte (Boden-Effekt der ADL-Skalen) noch nicht und die Reaktion auf sensorische Reize (Deckeneffekt der Koma-Skalen) nicht mehr angewendet werden können (Schädler et al. 2012).

Vier Funktionsbereiche werden betrachtet: **Vegetativum, fazio-oraler Bereich, Sensomotorik und sensorisch-kognitive Fähigkeiten**

Aufgrund der Beobachtungen des Teams wird bei Paul, in Abgrenzung zur Diagnose des apallischen Syndroms, ein erhaltenes Minimalbewusstsein festgestellt (**Minimally Conscious State = MCS**). Insbesondere seine reproduzierbare Fähigkeit zur visuellen Fixation und Augenfolgebewegungen stützen diese Diagnose.

Minimalbewusstsein/Minimally conscious state/MCS

Der minimal bewusste Zustand ist ein Zustand stark veränderten Bewusstseins, in dem minimale, aber eindeutige Verhaltensnachweise des Selbst- oder Umweltbewusstseins gezeigt werden (Jennett 2002).
MCS unterscheidet sich vom Zustand des Wachkomas durch das Vorhandensein von Verhaltensweisen, die mit bewusstem Bewusstsein verbunden sind. Bei MCS tritt kognitiv vermitteltes Verhalten inkonsistent auf, ist jedoch reproduzierbar oder hält lange genug an, um von reflexivem Verhalten unterschieden zu werden (Giacino et al. 2002).

Es werden das weitere Management, Behandlungsschwerpunkte und Ziele für die nächsten Monate geplant und im Anschluss gemeinsam mit dem Vater besprochen.

Da die Dysphagie mit Aspiration von Speichel in die zentralen Atemwege auch ein Problem für die Mobilität von Paul darstellt, wird auch eine erneute Versorgung mit einer Trachealkanüle mit Cuff diskutiert. Aufgrund der bisherigen negativen Erfahrungen mit einer blockbaren Trachealkanüle wird sich im Sinne der vermeintlichen Lebensqualität und auf ausdrücklichen Wunsch des Vaters jedoch gegen diese Maßnahme entschieden; dafür sollen die verfügbaren Ressourcen von Paul, z.B. die mögliche Atemumleitung, die damit einhergehende Ermöglichung der basalen Reinigungsfunktionen sowie die Zunahme von orofazialen Aktivitäten unterstützt und ausgebaut werden. Für die dringend notwendige Pneumonieprophylaxe soll das Absaugmanagement so gestaltet werden, dass sich Paul gut darauf einlassen kann.

Für Paul werden weiterhin folgende Ziele und Maßnahmen formuliert:

- **Möglichst gleiche Rituale und einheitlicher Umgang des Teams:** Die Kontaktaufnahme soll in einer ruhigen Atmosphäre stattfinden, plötzliche laute Geräusche müssen vermieden werden. Die Mobilisation beginnt erst nach erfolgtem Blickkontakt (Möglichkeit zum Situationsverständnis) und unter Beachtung der Reaktionen.
- **Abbau der Abwehrreaktion bei Kopf/Gesichtskontakt** durch strukturierten Input und flächigen Kontakt.
- **Optimale Zufuhr von Eiweiß und Kalorien:** Stufenweise Umstellung der Nahrung auf eine fertige Sondenkost unter Beobachtung der Verträglichkeit. Wenn dies gut gelingt, Planung der OP und Setzung einer PEG- Sonde.
- Durch spezifisches therapeutisches Handling, stabilisierendes und orientierendes Lagerungsmaterial soll Paul **Vertrauen bekommen, Abwehrspannung abbauen und dadurch sein Bewegungsausmaß** erweitern und sich an die Bewegungen besser anpassen können. Realistische Ziele sind Abbau der extremen Extensionsspannung in Rumpf und Kopf, sodass Rotation in den Bewegungsübergängen und das Kopfhalten und -drehen leichter möglich werden mit positiven Auswirkungen auf die Atmung und die Reinigungsfunktionen (Husten, Räuspern, Nachschlucken). In den Armen soll die Verminderung der Extension vor allem einen Kontakt seiner Hände mit dem Gesicht ermöglichen. Für die Beine soll das größere Bewegungsausmaß in den Hüften und Knien eine adäquate Sitzposition ermöglichen. Im Rahmen alltagsbezogener Bewegungen sollen der Kreislauf aktiviert, Körper- und Raumerfahrungen gemacht und seine Ausdauer, vor allem in der Vertikalen, verbessert werden (posturale Kontrolle). Dabei soll das Augenmerk auch auf die Förderung seiner Aktivitätsressourcen gelegt werden (➤ Tab. 20.1).
- Positionierungen in Seitenlage links und rechts sollen mit reaktions- und tempoangepassten Positionswechseln für alle Teammitglieder ermöglicht werden. Dadurch **Prophylaxe von Sekundärschädigungen, Erleichterung bei pflegerischen Alltagstätigkeiten,** z. B. beim Lagerungsmanagement, Körperpflege, Anziehen.

Tab. 20.1 Vorteile einer funktionellen Therapie im Rahmen physiologischer Bewegungsabläufe

Oft wird als Maßnahme zur Prophylaxe von Sekundärschädigungen bei Patienten mit bestehender Immobilität das „passive Durchbewegen" zum Inhalt der Therapie. Die folgende Gegenüberstellung soll die Vorteile des Bewegens der Patienten in physiologischen Bewegungsübergängen verdeutlichen.

Patienten in physiologischen Bewegungsübergängen bewegen	Technik des „passiven Durchbewegens"
• Der Bewegungsansatz erfolgt vom Rumpf aus, die Extremitäten werden in Folge dessen in die Bewegung integriert.	• In Rückenlage werden die Extremitäten des Patienten gegen den stillgelegten Rumpf bewegt, Schulter- und Beckengürtel können sich gegen die Schwerkraft nicht (genügend) mitbewegen.
• Möglicherweise nimmt der Patient im Unterbewusstsein die alteingesessenen, gespeicherten und ein Leben lang genutzten Bewegungsprogramme wahr.	• Diese abstrakten Bewegungen sind nicht funktionell, können nicht mit sinnvollen, alltagsrelevanten Bewegungen assoziiert werden.
• Die Extremitäten werden in den Kombinationen und in einem Ausmaß bewegt, das in diesen Zusammenhang physiologisch ist.	• Ziele beim „passiven Durchbewegen" sind einachsige und möglichst endgradige Bewegungen.
• Das Tempo ist an die ganzheitliche Reaktion angepasst.	• Das Bewegungstempo ist meist rascher als beim ganzheitlichen Fazilitieren.
• Es findet eine umfassende Anregung des gesamten Sensoriums inklusive der vestibulären, propriozeptiven und optischen Aktivierung statt.	• Der sensorische Input ist eher auf die Extremitäten begrenzt.

Tab. 20.1 Vorteile einer funktionellen Therapie im Rahmen physiologischer Bewegungsabläufe (*Forts.*)

Patienten in physiologischen Bewegungsübergängen bewegen	Technik des „passiven Durchbewegens"
• Der pathologische Tonus sollte bei adäquater Fazilitation nicht zunehmen.	• Nicht selten verstärkt sich der Widerstand gegen die Bewegungen, der Tonus erhöht sich spürbar. Möglicherweise werden die Bewegungen im Unterbewusstsein als bedrohlich empfunden.
• Der Patient ist in den vertikalen Positionen eher mit dem Therapeuten und der Umgebung in günstiger Augenhöhe.	• Aus der RL wird die Umwelt in einem ungünstigen Blickwinkel gesehen und die Wahrnehmung erschwert.
• Durch diesen ganzheitlichen Therapieansatz werden Wachheit, Kreislauf, Körperwahrnehmung, posturale Kontrolle, Atmung, Vegetativum, evtl. Blickkontakt, Stimme und Schlucken positiv beeinflusst.	• Ganzheitliche Aspekte wie Pneumonieprophylaxe, vegetative Anregung und Kreislaufaktivierung werden kaum berücksichtigt.

✓ **PRAKTISCHE TIPPS**

Handling und Positionierung/Lagerung

Ein umfassendes therapeutisches Management schwerbetroffener Patienten ist eine sehr wichtige Maßnahme und umso zielführender, je konsequenter die **Mitglieder des Teams** die Prinzipien des Handlings und der Positionierung/Lagerung in ihrem jeweiligen Arbeitsgebiet einsetzen: bei der Körperhygiene, beim An- und Auskleiden, bei der Nahrungsaufnahme, bei allen Therapien, bei ärztlichen Untersuchungen und Gesprächen, beim Spazierenfahren und bei Freizeitaktivitäten usw.

Je **umfassender und gezielter die Prinzipien** umgesetzt werden, desto **effektiver wird die Prophylaxe** von Sekundärschäden (Dekubitus, Pneumonie, Kontrakturen, Gelenksschädigungen, Thrombose) bzw. die Verbesserung der vegetativen Situation sein (z.B. Anregung für den Kreislauf), ganz zu schweigen von dem **ökonomischeren Einsatz** für den Therapeuten bzw. die Pflegekraft!

Nicht das Anbringen des Lagerungsmaterials ist entscheidend, sondern die manuelle, therapeutische Intervention, die die verschiedenen Körperabschnitte (Becken, Brustkorb, Schultergürtel, Kopf und Extremitäten) günstig zueinander ausrichtet (**Alignment**). Somit entscheidet auch die **Qualität des Handlings,** welche Position möglich wird! Das erreichte Alignment kann dann durch Lagerungsmaterial (z.B. Kissen, Handtuch, Decke) länger erhalten bleiben und der Patient stabilisiert, gesichert, aber möglichst nicht fixiert werden.

Wichtig ist, dass der Patient die Bewegungen bzw. Stellungen akzeptieren kann, sich dabei subjektiv wohl und sicher fühlt, entspannen bzw. schlafen kann und schmerzfrei ist. In anderen Situationen helfen Handling und Positionierung die Aufmerksamkeit zu erhöhen, um die Voraussetzung zur Partizipation zu verbessern (z.B. zum Essen, Unterhalten, Lesen, Fernsehen). Deswegen muss der Umgang ein **individueller, dynamischer Prozess** sein. Was der Patient heute nicht toleriert, kann später einmal möglich werden, weil sich sein Bewegungsausmaß im täglichen „Training" vergrößert hat, seine Tonus- und/oder Aktivitätslage verbessert hat, er sich sicherer fühlt und sich an die Vielfalt von Bewegungen und Stellungen adaptiert hat. Genauso wie eine Anpassung bei Verschlechterung nötig sein wird.

Zusammenfassung

Handling und Positionierung/Lagerung bedürfen der individuellen und situativen Anpassung, entscheidend dabei ist die **Interaktion** zwischen dem Patienten und dem Therapeuten bzw. der jeweiligen Hilfsperson. „So viel Hilfe wie nötig, so wenig wie möglich" ist keine leere Phrase, denn tatsächlich kann durch einen Lerneffekt die Eigenleistung des Patienten allmählich zunehmen, während die Hilfsperson ihren Anteil entsprechend abbauen kann. Entscheidend für die Chancen zur Mitarbeit können auch z.B. Tempo, Timing und verbale Aufträge sein (siehe Kasten „Leitende Gedanken im Umgang mit schwerstbetroffenen/multimorbiden Patienten").

- In Bezug auf die Dysphagie ist das primäre Ziel die **effizientere Reinigungsfunktion der Atemwege und die damit verbundene Reduktion des Absaugbedarfs.** Durch einen Verschluss des Tracheostomas (zunächst innerhalb der Therapieeinheiten) soll der Totraum verlängert und eine bessere Atemtiefe erreicht und dadurch die inspiratorische Atemmuskulatur (insbesondere das Zwerchfell) trainiert werden. Aspirierter Speichel und Sekret können durch den Luftstrom (vor allem bei Inspiration) besser gespürt und bei ausreichendem intrathorakalen Druckaufbau durch einen effektiven Hustenstoß entfernt werden.

- **Verbesserte Verdauung/Entblähung:** Tracheostomaverschluss zur Förderung der Zwerchfellaktivität, welche sich positiv auf die Mobilisation der Bauchorgane auswirkt, in Kombination mit Techniken der viszeralen Therapie.
- Eine für Paul stressfreie und **gründliche Mundhygiene** soll möglich werden. Auswahl einer Ausgangsposition, die eine stabile Unterstützungsfläche bietet und sich tonusregulierend auf Schultergürtel und HWS auswirkt (z. B. Seitenlage). Therapeutische Maßnahmen zur Mobilisation neuraler Strukturen und Muskeln (z. B. F.O.T.T., INN®, CRAFTA®, manuelle Schlucktherapie).

✓ PRAKTISCHE TIPPS

Mundhygiene

Insbesondere Aspiration von bakteriell kontaminiertem Speichel wird bei schwer dysphagischen, über eine Magensonde ernährten Patienten als wesentlicher Pathomechanismus pulmonaler Infektionen angesehen. Zur Vermeidung von aspirationsbedingten Atemwegsinfektionen bei Patienten mit neurogener Dysphagie sollte daher zur Reduktion des Pneumonierisikos eine gute Mundgesundheit etabliert und eine konsequente Mundhygiene durchgeführt werden (Dziewas, Pflug et al. 2020). Die Ausführung der Mundhygiene wird bei Patienten mit schwersten neurologischen Erkrankungen häufig durch eine Reihe von Symptomen beeinträchtigt. Als unmittelbare Folge von Hirnschädigungen kann es zu **Überempfindlichkeit** auf Berührung im Gesichts- und Mundbereich, zu Hypertonus in den Muskeln für den Kieferschluss, zu einem Beißreflex, zu persistierendem oder periodischem Knirschen sowie zu Erkrankungen des Zahnfleischs und der Zähne kommen. Dieselben Symptome können auch sekundär z.B. als Folge von Stress, Schmerzen, mangelndem Haltungshintergrund im Rumpf oder fehlendem sensorischen Input (bei Patienten mit Trachealkanüle auch aufgrund des ausbleibenden Atemstroms über die oberen Atemwege) auftreten. Darüber hinaus sind sie auch als Folge negativer Erfahrung durch unsachgemäßes Handling und Hilfsmitteleinsatz bei der Mundpflege und/oder beim oralen Absaugen zu beobachten.

Die genannten Symptome können nicht nur die Durchführung der Mundhygiene, sondern auch das normale Spüren und Bewegen im fazio-oralen Bereich bei den betroffenen Patienten beeinträchtigen oder verhindern und zu negativen Auswirkungen für die Reinigungsfunktionen und das Schlucken führen.

Eine **strukturierte** und **regelmäßige Mundhygiene** kann einen wesentlichen Beitrag dazu liefern, die oben genannten Symptome positiv im Sinne der Patienten zu beeinflussen. Gerade bei Patienten mit eingeschränktem Wachheitsgrad oder Situationsverständnis bietet die Durchführung der Mundhygiene einen sehr guten **Einstieg in die Behandlung** des fazio-oralen Bereichs. Die Patienten sollten dazu so positioniert werden, dass Speichel oder Zahnputzwasser nicht mit der Schwerkraft in die Atemwege gelangen kann. Hierfür bietet sich beispielsweise die Seitenlage oder ein nach vorne orientierter Sitz an. Auf ein optimales Alignment von Schultergürtel, HWS und Kiefer sollte geachtet werden. Bei tracheotomierten Patienten sollte nach Möglichkeit eine Luftstromlenkung über die oberen Atemwege erfolgen (Verstärkung des sensorischen Inputs).

Durch einen geführten Hand-Gesicht-Kontakt bzw. Hand-Mund-Kontakt sowie eine Mundstimulation nach Coombes zu Beginn der therapeutischen Mundhygiene kann der Patient auf kommende Berührungen vorbereitet werden und die behandelnde Person hat die Möglichkeit, die Mundhöhle taktil zu untersuchen und erste Reaktionen zu analysieren (Jakobsen, Elferich 2015).

Um die Situation eindeutiger zu erkennen, sollten vertraute Mundhygieneartikel gebraucht und nach Möglichkeit vom Patienten „erfasst" werden (z.B. Umfassen des Zahnputzbechers und/oder der Zahnbürste, bei Bedarf von der behandelnden Person geführt). Das Zahnputzwasser soll angenehm temperiert sein.

Der taktile Input während der Mundhygiene sollte strukturiert, mit eindeutigen festen Berührungen und in angepasstem Tempo erfolgen. So können durch Wiederholung von adäquaten Stimuli beim Berühren und Bewegen das Spüren der oralen Strukturen normalisiert und unerwünschte Reaktionen gehemmt werden (**Desensibilisieren**).

- **Partizipation in sitzender Position soll möglich sein:** Der ausdauernde Sitz soll im Vergleich zur liegenden Position die Interaktionsmöglichkeiten mit Paul für das gesamte Team sowie für seine Familie und Angehörigen erleichtern und die Voraussetzung für eine Rollstuhlmobilität schaffen.
- Das gesamte Team soll jeweils die **Möglichkeiten zur Erweiterung von Pauls Wahrnehmung des Körpers und der Umwelt nutzen und fördern.**
- **Pauls Vater soll in die Therapieeinheiten einbezogen werden** (Vorgehen erklären, Veränderungen/Reaktionen erkennen, Hilfestellungen üben, neues Vorgehen gemeinsam festlegen usw.).

Anfangszeit in der Klinik

Bereits in den ersten zwei Monaten zeigt Paul durch die funktionelle, spezifische Therapie und das individuell angepasste Management Fortschritte. Daher konnte der EFA-Score von 39 auf 47 von 100 Punkten gesteigert werden.

Bewegungsübergänge können leichter durchgeführt werden, Pauls Akzeptanz nimmt zu und ein größeres Bewegungsausmaß in den Extremitäten wird erreicht, wobei die distalen Kontrakturen nicht beeinflusst werden können.

Anstatt der Handschienen wird auf vermehrte Stimulation der Hände während Pflege und Therapie Wert gelegt. Zudem wird Pauls Vater zum Körperkontakt animiert und speziell in der Stimulation der Hände durch massierendes Eincremen angeleitet.

Mittlerweile toleriert Paul die Positionierung in Seitenlage links und rechts über drei Stunden. 90° Seitenlagen haben zudem den Vorteil, dass Pauls Speichel bei Ermüdung aus dem Mund fließen kann und somit keine potenzielle Gefahr für die Atemwege darstellt. Das notwendige Absaugen des aspirierten Speichels kann so deutlich reduziert werden. In der Seitenlage rechts ist die Atemarbeit aufgrund des Zwerchfellhochstands rechts und der Skoliose erhöht, die Vitalwerte sind jedoch im grünen Bereich.

✓ PRAKTISCHE TIPPS

Nutzeffekt von Bewegungsübergängen für die Therapie

Um physiologische Bewegungsübergänge gezielt für die Therapie zu nutzen, benötigt man einen genauen Befund aus dem hervorgeht, welche Fähigkeiten verbessert werden sollen und welche Prioritäten zu setzen und Zusammenhänge zu erkennen sind, z.B.:
- Strukturelle Elastizität verbessern: In welchen Körperabschnitten? Welche Strukturen?
- Durchblutung fördern: In welchen Abschnitten speziell?
- Atmung vertiefen, Sekret abhusten, Abschlucken von Speichel fördern oder Herauslaufen des Speichels aus dem Mund ermöglichen
- Dekubitusprophylaxe
- Sensorischen Input gestalten: Welche Modalitäten? Wie?
- Wachheitsgrad beeinflussen, Blickkontakt nutzen
- Kreislauf stabilisieren
- Vertikalisieren
- Vorhandene Aktivitäten ausbauen: In welchen Körperabschnitten? Welche?

Für die Planung muss der Therapeut physiologische motorische Abläufe analysiert haben. Er muss wissen, für welche Bewegungsübergänge welche Aktivitäten und welches Bewegungsausmaß benötigt werden bzw. wie und in welcher Bewegungssequenz sich die Probleme besonders günstig erarbeiten lassen, z. B.:
- Viel Rumpf- und Kopfrotation
- Rumpfextension, -flexion
- Hüftextension mit flektiertem Knie, mehr das rechte/linke Bein?
- Hüftflexion mit extendiertem Knie, mehr das rechte/linke Bein?
- Rotatorische Elemente
- Anteversion, Retroversion, horizontale Abduktion, Rotationen der oberen Extremitäten: mehr der rechte/linke Arm?
- Speziell die distalen Abschnitte, Füße, Hände: mehr rechts/links?

Aus dem Befund geht hervor, welche Bewegungsabläufe in Frage kommen bzw. realistisches Potential beinhalten und wie sie gestaltet werden müssen, um den therapeutischen Effekten am ehesten gerecht zu werden.

Ein Beispiel

Für die meisten Patienten wird die Drehung „Seitenlage – Rückenlage – Seitenlage" bzw. werden erstmals Teile des Ablaufs **und** in vielen Fällen auch das Aufsetzen möglich sein. Wichtig ist dabei, die „Leitenden Gedanken im Umgang mit schwerstbetroffenen/multimorbiden Patienten" (siehe entsprechender Kasten weiter oben) zu berücksichtigen. Entscheidend ist nicht nur, **welche Bewegung** passiert, sondern auch **wie sie passiert.** Vor allem muss genügend orientierendes, stabilisierendes Lagerungsmaterial für Rumpf und Extremitäten zur Hilfe bereitgelegt werden.

In Seitenlage können Rotationen zwischen Schulter- und Beckengürtel in angenehmen rhythmischen, antagonistischen Bewegungen erarbeitet werden. Aus der Seitenlage lässt sich der Oberkörper in Richtung Rückenlage drehen, der vordere Thorax öffnen, strecken und die Längen durch die Armstellungen noch vergrößern (positive Auswirkung auf die Atmung). Erst dann folgen die in Hüfte und Knie gebeugten Beine in die Rückenlage, eventuell können sie auf einem Block in Stufenlage abgelegt werden. Das erlaubt oft spezifische Beckenbewegungen (Ventral-/Dorsalkippung, Rotationen) mit weiterlaufender, mobilisierender Auswirkung auf die LWS. Die Weiterdrehung in die Seitenlage lässt sich so gestalten, dass in der unteren Extremität die Verlängerung bestimmter Muskelgruppen verstärkt wird. Ähnlich in den oberen Extremitäten, bleibt der obere Arm bei der Rumpfdrehung zurück, ist das eine gute Chance, den Schultergürtel zu mobilisieren.

Drehungen fördern zudem die Raumwahrnehmung über das vestibuläre, propriozeptive und optische System.
Will man von der Seitenlage aufsetzen und dabei die Rumpfseite verlängern, vielleicht einen Armstütz andeuten, oder lieber in den Langsitz kommen, vielleicht erst ein Bein über die Bettkante lassen und im anderen die Verlängerung der dorsalen Kette ausnutzen? Ähnlich sind die Überlegungen bezüglich eines Transfers in den Rollstuhl, beim Übergang in den Stand oder auf eine Therapiematte.
Die aufmerksame Beobachtung der Patienten und einfühlsame Interpretation ihrer Reaktionen während des ganzen Ablaufs ist entscheidend (siehe Kasten „Praktische Tipps – Schreck- und Abwehrreaktion"). Der Therapeut darf keinen falschen Ehrgeiz entwickeln. „Der Weg ist die Therapie" – es gilt auszunutzen, was die Patienten tolerieren und nicht ein Endziel zu erreichen. Es ist nicht wichtig, Bewegungen unbedingt endgradig durchzuführen. So könnten je nach Situation auch andere Abläufe eingebaut und das Repertoire allmählich erweitert werden.

In den Physiotherapieeinheiten macht Paul einen aufmerksamen Eindruck (nimmt gezielt Blickkontakt auf, zeigt Blickfolgebewegungen). Pauls jeweilige Befindlichkeit ist an spontanen mimischen Ausdrucksbewegungen beobachtbar und als angedeutete Kommunikation interpretierbar. Die Kontaktaufnahme am Kopf und Gesicht toleriert Paul immer besser.

Das Tracheostoma kann innerhalb der Therapie immer länger verschlossen werden, auch während er in den Sitz mobilisiert wird. Husten und Nachschlucken werden klinisch zunehmend effizienter. In der neu gewonnenen Position schafft er es, seinen Kopf zu halten und ihn sogar aktiv bis zu Mittellinie zu wenden. Dies erleichtert die Kontaktaufnahme und schafft ihm völlig neue Blickperspektiven (Raumorientierung). Für die spezifische Arbeit an den Schluck- und Reinigungsaktivitäten in Zusammenarbeit mit der Logopädin und zur Förderung der Orientierung zum eigenen Körper und zur Außenwelt bietet der Sitz eine ideale Ausgangsstellung (➤ Abb. 20.7).

Zunehmend können bei der Mundpflege Gaumen und Zunge erreicht werden. Im Dezember 2012 kann eine PEG erfolgreich anlegt und die Nasensonde entfernt werden (➤ Abb. 20.8).

Bei gutem Wetter finden die Therapieeinheiten auf der Dachterrasse statt, um Paul eine räumliche Veränderung zu bieten (➤ Abb. 20.9).

Ende August 2012 wird Paul das erste Mal in einen Rollstuhl transferiert. Aufgrund der massiven Kontrakturen der Füße und der erhöhten Frakturgefahr nach langer Immobilität, wird der Transfer über den Oberschenkel des Therapeuten gestaltet. Zur Abnahme des Gewichts der oberen Extremität und ventralen Begrenzung für den Rumpf wird zusätzliches Lagerungsmaterial verwendet (➤ Abb. 20.10).

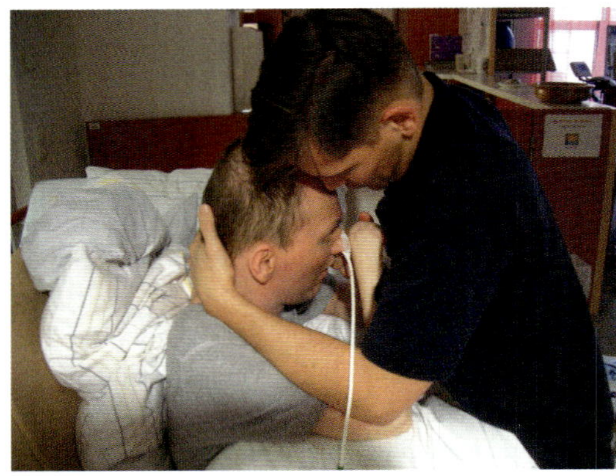

Abb. 20.7 Bei inaktiven Patienten schafft Lagerungsmaterial Stabilität und Orientierung und macht den Sitz erst zu einer funktionellen Ausgangsposition. [P978]

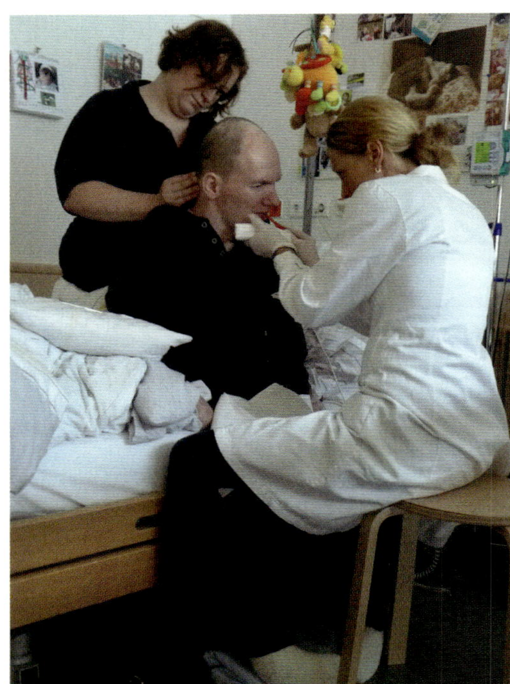

Abb. 20.8 Gezieltes Arbeiten an fazio-oralen Funktionen [P978]

20

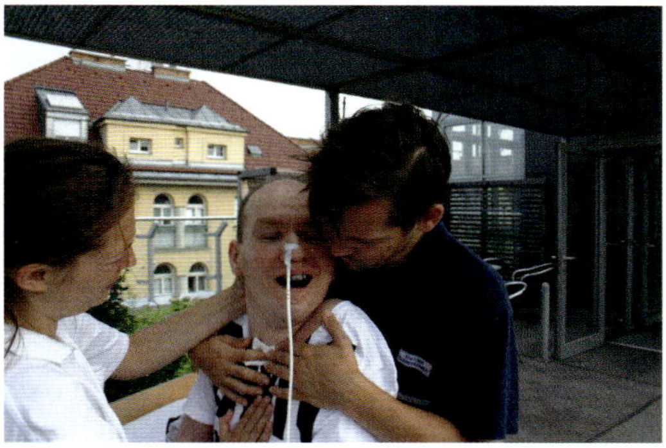

Abb. 20.9 Im Freien sind Sonne und Wind für Paul neue Sinneserfahrungen [P978]

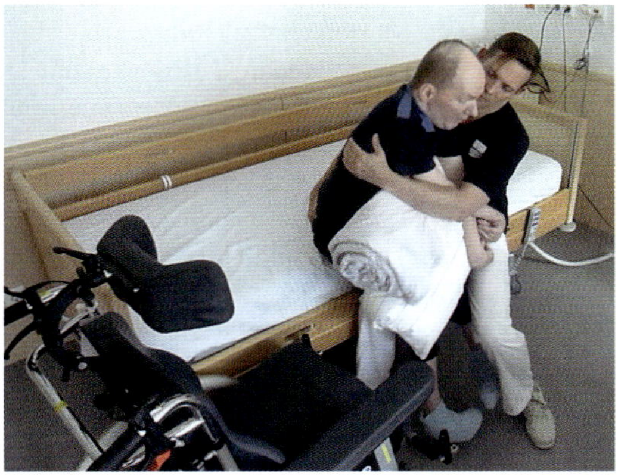

Abb. 20.10 Beim Transfer von inaktiven Patienten ist die Auseinandersetzung mit dem Gewicht des Patienten für den Therapeuten sowie die Verunsicherung durch den Ortswechsel für den Patienten eine die Herausforderung. Umso mehr braucht es professionelles Handling. [P978]

Von nun an können die Dachterrasse und andere Bereiche des Hauses auch ohne Bett erreicht und erkundet werden. Bis zum Ende des Jahres wird ein Rollstuhl für ihn angepasst.

Pauls Vater, der sich sehr über die Fortschritte seines Sohnes freut, wird als helfende Hand in die Therapieeinheiten einbezogen. Auf diesem Weg ist es gut möglich, Inhalte nah am Patienten zu vermitteln, die Relevanz der Ziele für den Alltag zu klären sowie Fragen und Sorgen zu erfassen und zu besprechen.

Pauls Vater über diese Zeit:

„Der Empfang im Haus der Barmherzigkeit war ein sehr herzlicher. Unglaublich für mich: Die Pflegerinnen und Pfleger hörten mir zu, sahen mir bei Pflegemaßnahmen zu und ließen sich gerne von mir über die Pflege von Paul erzählen. Dabei bestanden die Ängste anfänglich wohl auf beiden Seiten. Ich fürchtete, dass Paul schlecht betreut sein könnte; das Pflegepersonal hatte Bedenken, dass da einer kommt, der alles besser weiß und mit nichts zufrieden ist.

Natürlich wird von den Pflegerinnen, Pflegern, Therapeuten und Therapeutinnen manches anders gemacht als meine Gattin und ich es gewohnt waren. Wichtig ist: anders, nicht schlechter, oft besser! Ich gestehe, ich brauchte Zeit, um das akzeptieren zu können.

Auch das Angebot der beiden Physiotherapeutinnen, die mit Paul über Jahre hinweg gearbeitet hatten, dem Physioteam im HDB von ihrer Arbeit mit ihm zu erzählen, wurde gerne angenommen.

Paul hat nun auch eine PEG statt der Nasensonde und wird künstlich ernährt. Damit hat er mehr Kalorien, sein Gesicht ist voller und der Stuhlgang funktioniert besser als zu Hause."

Jahre 2013–2020

Trotz der anfänglichen überraschenden Fortschritte darf sich das Team einerseits keine unrealistischen Ziele setzen, sollte aber andererseits aufmerksam gegenüber Pauls Ressourcen bleiben. Selbst wenn sich keine deutlichen Fortschritte mehr ergeben, bedarf es der Expertise des gesamten Teams, um den Zustand möglichst lange erhalten zu können.

In den folgenden Jahren sind die Ziele der physiotherapeutischen Behandlung für Paul:

- **Alltägliches Management,** speziell der **Transfer in den Rollstuhl** oder auf andere Sitzgelegenheiten, soll für das gesamte Team **leichter** werden, geringeren Zeitaufwand benötigen und schwächere, seltenere Abwehrreaktionen auslösen.
- **Bequemes Liegen und Sitzen** in vielfältige **Alternativen** ermöglichen.
- Durch **spezifische Strukturarbeit** soll das Ausmaß der **Gelenkbeweglichkeit,** die **Elastizität** der Muskulatur und Weichteile **erhalten** bzw. **erweitert werden.**
- Effektives Sekretmanagement soll die **freie Atmung ausdauernder** und **sicherer** machen.
- **Schlafphasen** sollen tagsüber **seltener,** Pauls **Reaktionen eindeutiger,** prompter und die **Mimik gezielter** werden.
- **Spazierfahrten** im Rollstuhl sollen auch **außerhalb des Hauses** möglich sein.

Inzwischen kann Paul vom gesamten Team in den Rollstuhl transferiert werden. Dadurch häufen sich die Gelegenheiten, in denen er mit seinem Vater Spazierfahrten auch außerhalb des Hauses unternehmen kann. Die Aufmerksamkeitsleistungen nehmen ebenfalls zu, so reagiert Paul auch bei Ansprache außerhalb seines Blickfeldes mit Kopfwendung, um Blickkontakt aufzunehmen. Zeichen des Befindens sind eindeutiger, sowohl generalisierte Tonuszunahme und der mimische Ausdruck bei Unbehagen (Stirnrunzeln und Naserümpfen) als auch entspannte Mimik und Lächeln in angenehmen Situationen.

Im Rahmen der Möglichkeiten gibt es im Verlauf nur geringe Verbesserungen des Bewegungsausmaßes, aber durch die spezifische Strukturarbeit kommt es zu Erleichterungen bei der Körperpflege, beim Ankleiden und zu mehr Varianten vor allen bei Sitzpositionen (➤ Abb. 20.11).

Anfang 2013 wird die Zahnschiene entfernt, somit können bei der Mundpflege auch alle Zahnflächen erreicht werden und Entzündungen im Bereich des Zahnfleischs optimal vorgebeugt werden. Das Speichelmanagement ist so stabil, dass die Atmung via naturalis auch außerhalb der Therapien möglich ist. Dafür wird das Tracheostoma mit einer Basisplatte umklebt, die mit einem Button verschlossen wird. Da die Schluckqualität jedoch weiterhin beeinträchtigt ist und die spontanen Reinigungsfunktionen nicht ausreichend sind, muss aspirierter Speichel und Sekret noch mehrmals täglich abgesaugt werden. Eine fiberendoskopische Evaluation des Schluckens (FEES) bestätigt das klinische Bild und zeigt neben einer massiv verzögerten Triggerung nativ hochgradige Speichelresiduen mit Penetration und Aspiration bei nicht zuverlässig einsetzenden und nicht ausreichend effektiven Schutzreflexen. Sowohl oraler als auch pharyngealer Transport sind deutlich eingeschränkt und die Sensibilität stark reduziert.

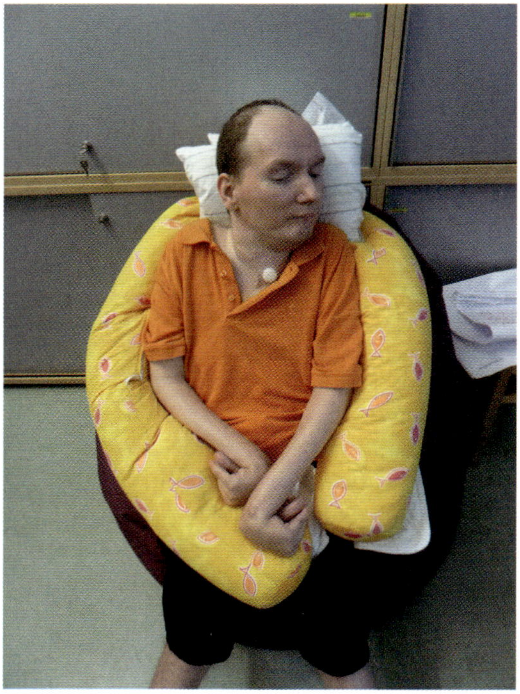

Abb. 20.11 Alternative Sitzgelegenheiten (hier Sitzsack) variieren Körperpositionen und den sensorischen Input und fördern damit die posturale Orientierung. [P978]

Ab 2016 führt die Standard-Basisplatte zunehmend zu Hautreizungen, es wird eine neuerliche Diskussion über die Versorgung nötig. Im interdisziplinären Team wird ein chirurgischer Komplettverschluss des Tracheostomas aufgrund der eingeschränkten Lungenfunktion als unrealistisch bewertet und daher als Ziel die maximale Ausweitung der Atmung via naturalis beschlossen. Eine Tracheostomaepithese wird als Alternative zu Basisplatte und Button erprobt, muss aber wegen Druckläsionen an der Trachealschleimhaut wieder entfernt werden. Anschließend wird eine hypoallergene Variante der Basisplatte genutzt und zum besseren Halt eine Polyurethanfolie (Opsite Folie) darunter aufgeklebt.

Im Verlauf der Jahre kommt es mehrfach zu Erkrankungen, die primär oder sekundär das respiratorische System betreffen und teilweise für Wochen den Tracheostomaverschluss aufgrund zu hoher Atemarbeit verhindern oder nur innerhalb der Therapie möglich machen sowie Pauls Mobilität einschränken. Im interdisziplinären Team werden daraufhin Behandlungsmaßnahmen diskutiert und bei Bedarf reduziert, verändert oder ausgeweitet. So übersteht Paul diese Phasen mit medizinischer, pflegerischer und therapeutischer Unterstützung und seine Mobilität kann erhalten bleiben. Die Atmung via naturalis musste immer wieder stufenweise aufgebaut werden.

Aktuell beträgt Pauls EFA Score 57 Punkte, die 10 Punkte Gewinn machen sich im Alltag bemerkbar.

Kommentar des Vaters:
„In den letzten Jahren hat sich für Paul (und auch für mich) viel verändert. Er konnte aufgesetzt werden! Erst nur kurz im Bett, dann immer länger auch im Rollstuhl. Ein Besuch auf der Terrasse des Hauses, dann Ausflüge in den Therapiegarten, in den Park. Absoluter Höhepunkt war eine Fahrt mit der Linie 44 zur Endstation und wieder zurück und dann der Besuch im Einkaufszentrum!

Wir besuchten gemeinsam sogar gelegentlich die Sonntagsmesse im Haus. Freunde und Verwandte, denen ich Fotos von diesen Ausflügen sandte, konnten es nicht glauben.

Immer öfter und immer länger kann nun sein Tracheostoma verschlossen werden. Er kann besser Husten und den Schleim dann schlucken. Ich habe viel Freiheit gewonnen. Kann in den Urlaub fahren oder eine Woche mit Grippe im Bett liegen und mir sicher sein: Paul geht es gut!“ (➤ Abb. 20.12*)*

20.2 Schlussbemerkung

Die vielen Jahre der Arbeit mit schwerstbetroffenen neurologischen Patientinnen und Patienten haben gezeigt, wie fordernd, aber auch faszinierend und lohnend das therapeutische Engagement auch in dieser Phase ist. Der Laie und leider auch manchmal das Gesundheitssystem mögen vielleicht der Meinung sein, bei Patienten mit begrenzter Lebenserwartung „lohnen sich viele Maßnahmen nicht mehr“, „die Patienten würden ohnedies nichts mehr mitbekommen“, oder „vereinfachte Maßnahmen und vermindertes Engagement wären auch genug“, zumal die Patienten ohnedies „geschont werden müssten“. Das Gegenteil ist oft der Fall:

- Je komplexer die Situation der Patienten, desto mehr müssen alle therapeutischen Kräfte genutzt und gebündelt werden, um positive Veränderungen zu erreichen bzw. den Stand halten und die Patienten auch durch auftretende, unter Umständen auch zum Lebensende führende Phasen der Verschlechterung begleiten zu können.
- Die angestrebten Therapieziele sollen einen Gewinn im Alltag bringen, einerseits z. B. mehr Chance zur Teilhabe, Erleichterung, Annehmlichkeit, Motivation für die Patienten, andererseits aber auch erfreulichere Arbeitsbedingungen, weniger körperliche Anstrengung und Zeiteinsatz für das Personal.
- Kooperative Angehörige können sehr nützlich sein, eventuell können sie Wünsche und Bedürfnisse besser erkennen, trotz erschwerter oder unmöglicher sprachlicher Kommunikation vermitteln, stellvertretend Entscheidungen treffen und die Freizeit mitgestalten.
- Nicht die Patientinnen und Patienten müssen gut genug sein, um eine kompetente Therapie zu bekommen, sondern wir müssen gut genug sein, um diese enormen Herausforderungen zu bewältigen. Das erfordert ein breites Wissen, praktische Erfahrung und vorausschauende Flexibilität des gesamten Teams.
- Für dieses Arbeitsgebiet bedarf es sehr gut ausgebildeter Fachkräfte, die auch kontinuierlich geschult werden müssen!

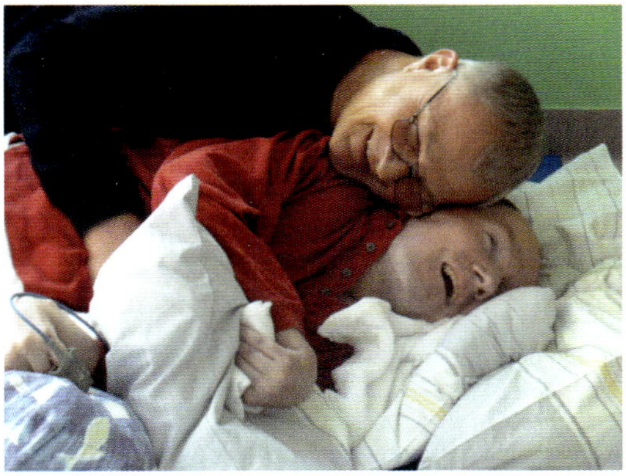

Abb. 20.12 Ein Koma kann ein Stadium im Sterbeprozess sein, aber auch Ausgangspunkt eines neuen, anderen Lebens, der Wiedergewinnung von Autonomie und neuer Identität (Zieger 1998). [P978]

20.3 Reflexionsfragen

- Will man den vielfältigen Bedürfnissen schwerstbetroffener neurologischer Patienten möglichst gerecht werden (speziell, wenn deren Bewusstsein beeinträchtigt ist), dann werden allen Beteiligten spezifische Umgangskriterien abverlangt. Welche Leitgedanken aus dem Beitrag decken sich mit guten Erfahrungen aus Ihrem Arbeitsalltag? Welche fänden Sie wichtig zu verändern bzw. zu ergänzen?

- Eine positive Sichtweise des Patienten ist ressourcen- und nicht nur problemorientiert, unabhängig davon, ob realistischerweise eine Verbesserung oder wenigstens eine Erhaltung des Zustandes erzielt werden kann, oder ob kompetente Begleitung der Verschlechterung geplant ist. In welcher Weise hat Sie der Beitrag beeinflusst, mehr über Ressourcen von Patienten nachzudenken und diese innerhalb der Therapie auszubauen?
- Dass Patienten von der interprofessionellen Teamarbeit unter Einbezug der Angehörigen profitieren, ist zwar unbestritten, aber keine Selbstverständlichkeit. Es bedarf eines fortwährenden Prozesses, die nötige fachliche und soziale Kompetenz für eine konstruktive Teamarbeit zu erhalten. Welche Punkte könnten die Zusammenarbeit in Ihrem Team weiter verbessern? Inwieweit haben Sie durch den Beitrag Anregungen dazu erhalten?
- Patienten mit schweren neurologischen Erkrankungen müssen häufig zusätzlich tracheotomiert werden. Inwiefern besteht in Ihrem Arbeitsumfeld die Möglichkeit, Ihre Kompetenzen im Umgang mit tracheotomierten Patienten zu erweitern? Welche Fortbildungen könnten Ihre Sicherheit und Erfolge in der fazio-oralen Therapie verbessern?

LITERATUR

Daniels SK, Huckabee ML. Dysphagia following Stroke. Plural Publishing. San Diego 2008.

Dziewas R., Pflug C. et al., Neurogene Dysphagie, S1-Leitlinie, 2020, In: Deutsche Gesellschaft für Neurologie (Hrsg.), Leitlinien für Diagnostik und Therapie in der Neurologie. Online: www.dgn.org/leitlinien (abgerufen am TT.MM.JJJJ)

Erbguth F, Dietrich W. Gibt es bewusste Wahrnehmung beim apallischen Syndrom. Akt Neurol 2013; 40: 424–432

Frank K et al. Bagging und Air Stacking: Ein atemtherapeutischer Ansatz für Patienten in der neurologischen Frührehabilitation … Pneumologie 2011; 65: 314–319

Frank U, Sticher S, Mäder M. Trachealkanülenmanagement in der Dysphagietherapie: Evaluation eines multidisziplinären Interventionsansatzes. Neurol Rehabil. 2008; 14(2):81–90

Giacino J. T., Ashwal S., Childs N., Cranford R., Jennett B., Katz D. I., Kelly J. P., Rosenberg J. H., Whyte J., Zafonte R. D., Zasler N. D. The minimally conscious state Definition and diagnostic criteria. Neurology Feb 2002, 58 (3) 349–353; DOI: https://doi.org/10.1212/WNL.58.3.349

Golla H., Ebke M., Rolke R., Lorenzl S., Nacimiento W., Thiekötter T., Fink G. R., Gold, R., Voltz R.. (2016). Integration von Palliativ- und Hospizstrukturen in die Versorgung neurologischer Patienten – Meinungsbild neurologischer Chefärzte in Deutschland. Fortschritte der Neurologie · Psychiatrie. 84. 733–738. 10.1055/s-0042–119027

Görhardt A, Lindemann R. Modernes Trachealkanülenmanagement in der neurologischen Frührehabilitation. Neurol Rehabil. 2015; 21(2):86–93

Heck G, Schönberger JL. Early Functional Abilities (EFA) - eine Skale für die Evaluation von klinischem Zustandsbild und Verlauf bei Patienten mit schweren cerebralen Schädigungen. Neurol Rehabil 1996; (Supplement):4–10.

Jakobsen D., Elferich B. Mundhygiene: Input für Schlucken, Reinigung und Schutz im Alltag – eine interprofessionelle Aufgabe. In: Nusser-Müller-Busch R (Hrsg.). Die Therapie des Facio-Oralen Trakts. Berlin - Heidelberg: Springer, 2015

Jennett B. The vegetative state. Medical facts, ethical and legal dilemmas. Cambridge University Press 2002, Cambridge

Massery M. Musculoskeletal and neuromuscular interventions: a physical approach to cystic fibrosis. J R Soc Med. 2005;98 Suppl 45(Suppl 45):55–66.

Multi-Society Task Force on PVS. Medical aspects of the persistent vegetative state (1). N Engl J Med. 1994;330(21):1499–1508. doi:https://doi.org/10.1056/NEJM199405263302107

Schädler, Kool, Lüthi, Marks, Pfeffer, Oesch, Wirz: Assessments in der Rehabilitation – Band 1: Neurologie. © Verlag Hans Huber 2012

Schneider – Stickler B. die Dekanülierung. In: Schneide – Srtickler B, Kress P (Hrsg.). Tracheotomie und Tracheostomaversorgung. Austria: Springer 2018

Schwegler H. Trachealkanülenmanagement, Dekanülierung beginnt auf der Intensivstation. Idstein: Schulz – Kirchner 2016

Sticher H, Gratz C. Trachealkanülen-Management in der F.O:T. T.® - Der Weg zurück zur Physiologie. In: Nusser-Müller-Busch R (Hrsg.). Die Therapie des Facio-Oralen Trakts. Berlin - Heidelberg: Springer, 2015

von Wild, K R H, S Laureys, G Dolce, E Schmutzhard. Syndrom Reaktionsloser Wachheit. Neurol Rehabil 2011, 17: 209–215

Zieger, A. Grenzbereiche der Wahrnehmung. Über die ungewöhnliche Lebensform von Menschen im Koma und Wachkoma. Behinderte (Graz) 21 (1998b) 6, 21–40

KAPITEL

21 Physiotherapie mit Menschen mit Demenz

Martina Fröhlich

Es gibt viele verschiedene Demenzformen und ebenso viele unterschiedliche Verläufe und Symptome. Allen Demenzerkrankungen gemeinsam ist das Vergessen. Ein intaktes Gedächtnis ist in einer Welt und Gesellschaft, die leistungsorientiert und auf Zielstrebigkeit und Wachstum aufgebaut ist, unverzichtbar. Gehen die kognitiven und kommunikativen Fähigkeiten verloren, besteht die Gefahr, dass vorhandene Fähigkeiten und Ressourcen übersehen werden. Menschen mit Demenz können ihre Bedürfnisse oft nicht mehr klar ausdrücken, sie fühlen sich isoliert und nicht mehr verstanden. Herausfordernde Verhaltensweisen sind häufig die Antwort darauf. Der Umgang mit dieser Problematik stellt vor allem für die Begleitenden und betreuenden Personen eine große Herausforderung dar.

Menschen mit Demenz bis ans Lebensende würdevoll zu betreuen ist nicht nur sehr herausfordernd, sondern kann auch zu einer freudvollen, humorvollen und bereichernden Aufgabe werden.

⚠ **BEACHTE**

Ziel in der palliativen physiotherapeutischen Betreuung von Menschen mit Demenz ist es, durch eine wertschätzende und empathische Haltung die Welt dieser Menschen zu verstehen und ihre Ressourcen und Fähigkeiten zu erkennen, um die bestmögliche Mobilität bis ans Lebensende zu erhalten.

Im physiotherapeutischen Aufgabengebiet erscheint die Demenz häufig als Nebendiagnose. Im Vordergrund steht meist ein Behandlungsauftrag, der den Bewegungsapparat betrifft. Dennoch bestimmt die Symptomatik der Demenzerkrankung den Therapieprozess. Für den Therapeuten bzw. die Therapeutin ist es deshalb besonders wichtig, über Demenzformen und deren Verlauf und Symptomatik Bescheid zu wissen.

21.1 Definition

Demenz ist der Überbegriff für eine Gruppe von Erkrankungen, die mit der fortschreitenden Abnahme geistiger Leistungsfähigkeiten einher geht. Der Krankheitsverlauf ist progredient und nicht heilbar. Betroffen sind Funktionsbereiche wie Gedächtnis, Denken, Auffassung, Lernfähigkeit und Urteilsvermögen. Entscheidend für das Vorhandensein einer Demenz sind Beeinträchtigungen des Alltagslebens aufgrund des Leistungsabbaus. Häufig kommt es zur Veränderung der emotionalen Kontrolle und sozialen Fähigkeiten. Die Symptome werden anhand der internationaler Diagnosekriterien (ICD11 und DSM5) bewertet (S3- Leitlinien Demenzen 2016).

⚠ **BEACHTE**

Die Leitsymptome/Defizite müssen länger als sechs Monate andauern, um eine Diagnose stellen zu können Die Einschränkungen müssen schwer genug sein und sich in den beruflichen, alltagspraktischen oder sozialen Aufgaben bemerkbar machen (S3- Leitlinien Demenzen 2016).

Demenz betrifft hauptsächlich ältere Menschen, ist jedoch kein normaler Bestandteil des Alterns. Abbau und Verlangsamung der kognitiven Prozesse entsprechen einer normalen Alterserscheinung. Das Gedächtnis ist für Alterungsprozesse sehr sensibel. Eine altersbedingte Vergesslichkeit, die mit fortschreitenden Lebensjahren zunimmt, besitzt keinen Krankheitswert (➤ Tab. 21.1).

Tab. 21.1 Unterschiede zwischen Altersvergesslichkeit ohne Krankheitswertigkeit und Alzheimer Demenz (Maier 2011)

Alzheimer Demenz	Altersvergesslichkeit
Leistungseinschränkung kann durchgehend festgestellt werden	Gedächtnisstörung tritt nur zeitweise auf
Deutliche Steigerung des Leistungsabfalls im Verlauf von Monaten bis Jahre	Geringfügige Steigerung des Leistungsabfalles über Monate und Jahre
Vergessen von biographisch wichtigen Aspekten, z. B. Name der Kinder und wo sie wohnen	Nur Teile und Einzelheiten von Erlebnissen bzw. Fakten werden vergessen z. B. Urlaubsorte, Namen entfernter Bekannter
Das Vergessen kehrt auch durch Konzentration und intensives Überlegen nicht zurück und taucht auch zu einem späteren Zeitpunkt nicht mehr auf	Durch Konzentration und intensives Nachdenken kehrt die Erinnerung wieder zurück oder taucht oft später wieder auf
Mündliche oder schriftliche Anweisungen oder Empfehlungen können nicht mehr ausgeführt werden	Empfehlungen und Anweisungen werden verstanden und befolgt
Notizzettel und Merkhilfen können immer weniger genutzt werden	Merkhilfen können genutzt werden

21.2 Diagnostik der Demenz

21

Die Diagnose einer Demenz wird oftmals verzögert gestellt. Die Angst vor Stigmatisierung, die Scham, auf die Vergesslichkeit angesprochen zu werden, sowie Informationsmangel führen zur Tabuisierung der Erkrankung und auch dazu, dass Betroffene ihre Defizite nicht wahrhaben wollen (Maier 2011).

Besonders bei hochbetagten Menschen findet oft keine oder eine unzureichende Demenzabklärung statt.

PATIENTENBEISPIEL

Frau M., 83 Jahre, befindet sich aufgrund einer Schambeinastfraktur nach einem Sturz im Krankenhaus. Es bestehen folgende Zusatzdiagnosen: ischämische Herzkrankheit, Osteoporose und Diabetes mellitus. Die Patientin wird zur physiotherapeutischen Einzeltherapie mit dem Auftrag zur Mobilisation, zur Transferschulung und zum Kreislauftraining zugewiesen. Bei der ersten Kontaktaufnahme trifft die Therapeutin die Patientin flüchtend auf ihrem Toilettenstuhl im Krankenhausflur an. Frau P. sucht verzweifelt eine Dame namens Eva, die in der Krankenhauskantine arbeiten soll. Sie lehnt die Therapie mit der Begründung ab: „Ich habe jetzt keine Zeit, ich muss mit Eva nach Hause fahren. Eva wartet schon auf mich" Die Patientin wirkt aufgewühlt, gestresst und ist ahnungslos, warum sie sich im Krankenhaus befindet.
Dass die Patientin möglicherweise an Demenz leidet, wurde der Therapeutin nicht mitgeteilt. Es fand sich auch in der Krankengeschichte kein Hinweis darauf. Bei der Teambesprechung schildert die Therapeutin das Verhalten der Patientin. Es wird daraufhin eine ausführliche Anamnese mit den Angehörigen sowie eine neuropsychologische Abklärung in die Wege geleitet. Das Ergebnis der durchgeführten Diagnoseverfahren weist auf eine mittelgradige Demenz hin. Zusätzlich besteht der Verdacht auf ein Delir. Um eine möglichst rasche Delirabklärung durchzuführen, wird die Confusion Assessment Method (CAM) eingesetzt. Die Therapeutin setzt in den darauffolgenden Therapieeinheiten demenzspezifische Maßnahmen ein. Die Patientin gewinnt Vertrauen, das Therapieziel wird bis zum Zeitpunkt der Entlassung erreicht.

Wird die Demenzerkrankung nicht wahrgenommen bzw. diagnostiziert, kann die Therapie nicht an die spezifischen Bedürfnisse der Patienten angepasst werden. Die Aufnahme in ein Krankenhaus löst für Menschen mit Demenz häufig ein Verlegungsstress-Syndrom aus. Der Wechsel in eine fremde Umgebung und das Fehlen eines angemessenen Unterstützungssystems führen zu Unruhe, Angst und Stress. Die Anforderungen, die ein Krankenhausaufenthalt mit sich bringt, beispielsweise die räumliche Veränderung, eingeschränkte Bewegungsmöglichkeiten, medizinische Abläufe und Medikamente, können Symptome einer Demenz zusätzlich verstärken (Praxis der Pflegediagnosen 2003).

Demenzkranke Patientinnen und Patienten benötigen ein spezielles Versorgungssetting:

- Besonders qualifiziertes und motiviertes Personal mit erhöhtem Personalschlüssel
- Besondere Sicherheitsvorkehrungen, räumliche Anpassungen
- Tagesstrukturierende Angebote
- Intensiver Angehörigenkontakt
- Spezifische Informationsaufnahme beim Krankenhauseintritt
- Optimiertes Entlassungsmanagement

Obwohl derzeit keine Heilung der Erkrankung in Aussicht steht, ermöglicht eine ausführliche Demenzdiagnostik den Nachweis oder den Ausschluss einer behandelbaren Grunderkrankung. Es können geeignete therapeutische Maßnahmen eingeleitet werden. Dadurch ist es möglich, die Lebensqualität der an Demenz erkrankten Menschen positiv zu beeinflussen.

Die Demenzdiagnose ist eine multidisziplinäre Aufgabe zwischen Betroffenen, deren Angehörigen, medizinischem und psychologischem Fachpersonal.

Die Diagnostik erfolgt in mehreren Schritten und beinhaltet folgende Untersuchungen (S3- Leitlinien Demenzen 2016):

- Eigen- und Fremdanamnese
- Klinischer Status inkl. Risikofaktoren, z. B. kardiovaskuläre, metabolische, endokrinologische Untersuchung, Seh- und Hörschwäche, Diabetes mellitus, Rauchen, Alkoholkonsum, frühere Erkrankungen
- Labordiagnostik: Blutbild, Fettstoffwechselstörungen, Schilddrüsenparameter, Vitamin B_{12}, Folsäure etc.
- Neurologisch-psychiatrischer Status zum Ausschluss einer psychiatrischen Erkrankung (z. B. Depression, Delir)
- Bildgebende Verfahren: Computertomografie (CT), Magnetresonanztomografie (MRT)
- Sonografie der gehirnversorgenden Gefäße
- Neuropsychologische Untersuchung zur Abschätzung der kognitiven Leistungsfähigkeit

In Sonderfällen bzw. bei uneindeutigen Befunden werden Zusatzuntersuchungen durchgeführt:

- Elektrokardiogramm (EKG)
- Elektroenzephalogramm (EEG)
- Liquorpunktion
- Positronenemissionstomografie (PET)
- genetische Diagnostik

21.3 Delir

Das Delir kann mit und ohne Demenz vorkommen. Im klinischen Sprachgebrauch werden die Begriffe „akuter Verwirrtheitszustand", „Durchgangssyndrom" und „organisches Psychosyndrom" noch immer häufig als Synonyma für Delir gebraucht.

Das Delir ist ein akuter Verwirrtheitszustand, es kommt zu einer organisch bedingten Beeinträchtigung des Gehirns. Die betroffene Person reagiert auf Umweltreize nicht angemessen, wirkt „durcheinander" und ist unfähig sich zu orientieren (Böhmdorfer et al. 2017).

⚠ BEACHTE

Das Delir (➤ Tab. 21.2) ist ein häufiges Symptom am Lebensende. Mit einer Häufigkeit von 20–80 % bei sterbenden Patientinnen und Patienten folgt es den Symptomen wie Schmerzen und Schwäche (Lawlor et al. 2000).

Delir und Demenz sind unterschiedliche Störungen, die jedoch manchmal nur schwer voneinander unterschieden werden können. Zur Diagnostik sollte bei allen Delir-Risikopatienten ein Delir-Assessment eingesetzt werden.

Delir-Assessmentinstrumente

Die *Delirium Observatie Screening* (DOS-Skala) eignet sich besonders für beobachtbare Verhaltensstörungen. Es erfasst den typisch fluktuierenden Verlauf der Erkrankung (deutsche Version siehe z. B. Hasemann et al. 2007).

Die *Confusion Assessment Method* (CAM) ist besonders geeignet für eine rasche Delir-Einschätzung. Die Skala geht auf den fluktuierenden Verlauf mit akutem Beginn ein. Zudem erfragt sie Aufmerksamkeitsstörung, formale Denkstörung und die veränderte Bewusstseinslage (Hasemann et al. 2007).

Tab. 21.2 Formen des Delirs (Böhmdorfer et al. 2017)

Hyperaktives Delir	Hypoaktives Delir
Psychomotorische Unruhe	Bewegungsarmut
Agitiertheit	Lethargie
Halluzinationen	Somnolenz
Ängste, Schlafstörungen	Wenig spontane Kontaktaufnahme
Vegetative Zeichen	Halluzinationen und Desorientierung bei Befragung erkennbar

✓ PRAKTISCHE TIPPS

Für eine gezielte Diagnostik des Delirs und zur Identifizierung behandelbarer Zustände sollten folgende Fragen beantwortete werden:
- Akuter Beginn der Störung?
- Vorhandensein somatischer Erkrankung, sensorischer Deprivation, neuer oder neu dosierter Pharmaka?
- In der Anamnese Faktoren wie Ortswechsel, Verluste, Trauer, Depression, Psychose?

(Böhmdorfer et al. 2017)

Ursachen für ein Delir am Lebensende
- Überdosierung oder Entzug von Medikamenten
- Unkontrollierte Schmerzen
- Dehydratation
- Metabolische Veränderungen (z. B. Hyperkalzämie bei in die Wirbelsäule metastasierenden Tumoren, Hypoglykämie)
- Organausfall
- Ausweitung der Grunderkrankung auf das Zentralnervensystem (Metastasen, Meningeosis)

Delir-Interventionsmöglichkeiten

Die Behandlung umfasst im Wesentlichen drei Aspekte:
1. Kausale Therapie: Die auslösende Erkrankung, verursachende Medikamente und Situationen müssen beseitigt werden.
2. Pflegerische und milieutherapeutische Maßnahmen, z. B. frühzeitige, systematische Identifizierung von Risikopatienten bei der Aufnahme, Einbeziehung und Information der Angehörigen, Gewährleistung von Kontinuität in der Pflege, Vermeidung von Stationswechsel, Empathie und Achtsamkeit, beruhigende, vertrauensbildende Kommunikation.
3. Eventuell symptomatische und medikamentöse Therapie.

✓ PRAKTISCHE TIPPS

Physiotherapeutische Behandlungsschwerpunkte bei Delir
- Regelmäßige und häufige Lagewechsel im Bett, im Mobilisationsstuhl, im Stuhl
- Rasche Mobilisation aus dem Bett, Transfertraining
- Hilfsmittelanpassung und Einüben von Handhabung und Umgang mit den Hilfsmitteln
- Mobilisationsplan für Pflegende und Angehörige, ggf. Schulung aller Beteiligten bei der Verwendung von transferunterstützenden Hilfsmitteln (z. B. elektronische Hebehilfen)
- Fördern der Gehstrecke, Stufentraining
- Mobile Phasen außerhalb des Bettes mit Tagesaktivitäten verknüpfen, z. B. Spaziergänge, Körperpflege, Einnahme von Mahlzeiten, Besuche etc.
- Passive Maßnahmen, z. B. Berührung und Massage

Unterstützende Therapiestrategien der Physiotherapie
- Ruhige und sichere Umgebung schaffen, Reizüberflutung vermeiden
- Den Grund der Therapie und des Krankenhausaufenthalts erklären
- Patientinnen und Patienten nicht überfordern
- Vertraute Gegenstände von zu Hause wie Fotos, Wecker oder vertraute Musik können für Sicherheit während des stressreichen Krankenhausaufenthalts sorgen
- Möglichst wenig Wechsel des therapeutischen Personals
- Herstellen einer Vertrauensbasis durch Empathie und Achtsamkeit
- Kognitive Reorientierungsmaßnahmen einbauen (z. B. über Ort, Zeit, Situation aufklären)
- Hilfsmittel wie Brille oder Hörgerät verwenden
- Durch verbale Kommunikation Orientierung und Vertrauen vermitteln; sich vorstellen
- Inhalte der Therapie ruhig, deutlich und über einfache Anweisungen erklären
- Bei Wahnvorstellungen und Halluzinationen Person beruhigen

Am Lebensende ist das hypoaktive Delir die überwiegende Form. **Eine terminale Agitation ist auch als Delir zu klassifizieren.** In der unmittelbaren Sterbephase und beim terminalen Delir kann es auch zu positiven Halluzinationen kommen. Der amerikanische Ausdruck „Granny's visit", hat sich als positive Halluzination eingebürgert. Darunter wird verstanden „Großmutter kommt und holt mich heim." (Böhmdorfer et al. 2017).

21.4 Demenzformen

Die Alzheimer-Krankheit ist die häufigste Demenzursache (etwa 60 %). Weitere 15 % aller Demenzen sind Folge einer Mischform aus einer Alzheimer-Krankheit und einer vaskulären Hirnschädigung. Den restlichen

10 % aller Demenzen liegen andere Krankheiten zugrunde, z. B. eine frontotemporale Demenzform, eine Lewy-Körperchen- oder Parkinson-Erkrankung (Lawlor et al. 2000).

Die Demenzformen unterscheiden sich in der jeweiligen Ursache und Entwicklung. Jede Demenzerkrankung geht mit einer anderen Symptomatik einher (S3- Leitlinien Demenzen 2016).

Alzheimer-Krankheit (AD)

Die Alzheimer-Krankheit ist durch den fortschreitenden Abbau von Nervenzellen im Gehirn gekennzeichnet. Sie beginnt meist schleichend und entwickelt sich langsam, aber stetig über einen Zeitraum von mehreren Jahren.

Leitsymptome der Alzheimer-Erkrankung

- Ausgeprägte (Neu-)Gedächtnisstörung
- Störung des visuell-räumlichen Denkens
- Sprachstörung, vor allem Wortfindungsstörungen
- Störung der Handlungsplanung, Schwierigkeiten bei komplexen Tätigkeiten (z. B. Kochen, Finanzen, Gerätebedienung)

Mischdemenz

Eine Alzheimer-Krankheit kann auch in Kombination mit anderen demenzverursachenden Erkrankungen auftreten, am häufigsten ist die Mischdemenz aus Alzheimer-Krankheit und vaskulärer Hirnschädigung.

Leitsymptome der Mischdemenz

- Alzheimertypische Symptome (Gedächtnis, Sprach- und Denkstörungen)
- Deutliche Verlangsamung (dies unterscheidet ihn von Patienten mit einer reinen Alzheimer-Erkrankung)

Vaskuläre Demenzen

Vaskuläre Hirnschädigungen, die zu einer Demenz führen, entstehen durch Hirninfarkte. Ursache können Thrombosen, Embolien oder Blutungen im Gehirn sein. Die Demenz kann nach einer Reihe von Schlaganfällen plötzlich als Folge der Anhäufung vieler kleiner Infarkte, aber auch erst allmählich einsetzen (Multiinfarkt-Demenz). Der Beginn liegt meist im späteren Lebensalter.

Leitsymptome bei vaskulärer Hirnschädigung

- Verlangsamung
- Konzentrationsschwäche
- Antriebsminderung
- Häufig treten Gangstörungen, Bewegungsunsicherheiten und Blasenstörungen auf.
- Anders als bei der Alzheimer-Erkrankung sind Gedächtnis, Sprache und visuell-räumliches Denken anfangs oft noch gut erhalten.

Frontotemporale Lobärdegeneration (FTLD)

Die frontotemporale Lobärdegeneration ist – je nach genauer Lokalisation der Schädigung – durch Verhaltensauffälligkeiten und/oder Veränderungen der Sprache gekennzeichnet. Man kann drei Unterformen der FTLD unterscheiden. Allen Formen gemeinsam ist ein schleichender Beginn und allmähliches Fortschreiten der Erkrankung. Der Krankheitsbeginn liegt meist vor dem 65., selten nach dem 75. Lebensjahr.

Frontotemporale Demenz, frontale Variante (FTD-Hauptform)

Leitsymptome:

- Persönlichkeitsveränderung
- Verhaltensauffälligkeiten
- Störungen im Sozialkontakt
- Emotionale Gleichgültigkeit
- Störung höherer Planungsfunktionen (= Exekutivstörung)
- Früher Verlust der Krankheitseinsicht
- Häufig kommt es zusätzlich zu einer Vernachlässigung der Körperpflege, zu stereotypen, sich „sinnlos wiederholenden" Verhaltensweisen (Perseverationen) und zu Veränderungen der Ess- und der Sprechgewohnheiten (entweder übermäßiges Reden oder Verstummen).

Primär Progressive (nicht-flüssige) Aphasie (PPA)

Leitsymptome:
- Störung der Sprache mit Benennstörung, Verwendung falscher oder veränderter Wörter (Paraphasien) oder Fehlen grammatischer Strukturen (Agrammatismus, z. B. Sprechen im „Telegramm-Stil")
- Es kommt häufig zu Stottern, später zu vollständigem Verstummen.
- Das Nachsprechen und Lesen ist beeinträchtigt, obwohl – anders als bei der Semantischen Demenz – anfangs das Sprach*verständnis* noch gut erhalten ist.
- Verhaltensauffälligkeiten wie bei der FTD treten erst in späteren Krankheitsstadien hinzu, zunächst ist das Sozialverhalten noch intakt.

Semantische Demenz

Leitsymptome:
- Flüssige, jedoch inhaltsarme („sinnlose") Spontansprache
- Verlust des Wissens über Wortbedeutungen, resultierend in Benenn- und Sprachverständnisstörungen
- Verwendung von falschen, jedoch inhaltlich verwandten Wörtern (semantische Paraphasien, z. B. „Elefant" statt „Kamel")
- Störung des Erkennens von Objekten und/oder Gesichtern
- Anders als bei der PPA gelingt das Nachsprechen, Lesen oder Schreiben nach Diktat oft noch fehlerfrei, wobei die Bedeutung zumeist nicht mehr erfasst wird.

21

Lewy-Körperchen-Erkrankung (Lewy-Body-Demenz, LBD)

Leitsymptome (ähnlich der Alzheimer-Erkrankung):
- Gedächtnisstörung (aber: mehr Abruf- als Speicherstörung)
- Störung des visuell-räumlichen Sehens und Denkens
- Störung der Handlungsplanung, Schwierigkeiten bei komplexen Tätigkeiten (z. B. Kochen, Finanzen, Gerätebedienung)
- Fluktuierende Aufmerksamkeitsstörung
- Verlangsamung, Antriebsminderung bis hin zur Apathie
- Lebhafte visuelle Halluzinationen
- Frühe Urin-Inkontinenz
- Parkinsontypische Bewegungsstörungen: Muskelsteifheit (Rigor), Zittern (Tremor), Verarmung der Bewegungen (Hypokinese), Verlangsamung der Bewegungen (Bradykinese) bis hin zur Bewegungslosigkeit (Akinese)
- Haltungsinstabilität
- Aufgrund der (unwillkürlichen) Bewegungsstörungen kommt es häufig zu Stürzen
- Die Beeinträchtigung insbesondere der Aufmerksamkeit, des Konzentrationsvermögens und der Wachheit unterliegt (anders als bei der Alzheimer-Erkrankung) oft starken Schwankungen
- Oft treten auch Schlafstörungen auf

Die LBD ist einer „Parkinson-Erkrankung mit Demenz" sehr ähnlich, sodass die Abgrenzung der beiden Erkrankungen oft schwierig ist. Von Parkinson-Erkrankung mit Demenz spricht man, wenn die Demenz mehr als ein Jahr nach der Parkinson-Symptomatik auftritt. Bei der LBD kann die Demenz schon vor der Parkinson-Symptomatik auftreten. Die LBD verläuft meist rascher.

Parkinson-Erkrankung (PD) mit Demenz

Von „Parkinson mit Demenz" spricht man, wenn die Demenz mehr als ein Jahr nach der Parkinson-Symptomatik auftritt. Hierdurch unterscheidet sie sich von der LBD, bei der die Demenz schon vor der Parkinson-Symptomatik auftreten kann.

Leitsymptome (ähnlich der Lewy-Körperchen-Erkrankung):

Zuerst
- parkinsontypische Bewegungsstörungen: Muskelsteifheit (Rigor), Zittern (Tremor), Verarmung der Bewegungen (Hypokinese),

Verlangsamung der Bewegungen (Bradykinese) bis hin zur Bewegungslosigkeit (Akinese),
- Haltungsinstabilität.

Über ein Jahr später
- Gedächtnisstörung (aber: mehr Abruf- als Speicherstörung),
- Störung des visuell-räumlichen Sehens und Denkens,
- Störung der Handlungsplanung, Schwierigkeiten bei komplexen Tätigkeiten (z. B. Kochen, Finanzen, Gerätebedienung),
- Aufmerksamkeitsstörung,
- Verlangsamung,
- Antriebsminderung bis hin zur Apathie,
- lebhafte visuelle Halluzinationen,
- frühe Urin-Inkontinenz.

Eine Parkinson-Erkrankung beginnt meist zwischen dem 50. und 60., selten vor dem 40. Lebensjahr. Die Erkrankung beginnt schleichend und schreitet danach zeitlebens fort, die Symptome werden im Verlauf stärker und damit immer besser erkennbar. Bis zu 40 % der Parkinson-Patienten entwickeln eine Demenz. Häufig kommt es begleitend auch zu Verhaltensstörungen und Depression.

Schweregrad der Demenz

Die Einteilung in Schweregrade (➤ Tab. 21.3) orientiert sich anhand des Krankheitsverlaufs. Sie unterscheidet drei Abschnitte: leichtgradige Demenz, mittelschwere Demenz und schwere Demenz.

21.5 Schmerz bei Menschen mit Demenz

Schmerzen stellen bei Menschen mit Demenz ein multidimensionales Phänomen dar. Mit zunehmendem Alter wird ein Schmerz, trotz zum Teil starker Beeinträchtigungen, als ein Merkmal des Älterwerdens empfunden und als schicksalhaft angenommen („underreporting of pain"). Menschen mit Demenz sind oft nicht mehr in der Lage über ihr Schmerzgeschehen zu berichten. Die Therapeuten werden daher oft gar nicht oder unzureichend über Schmerzen informiert. In der Folge ist sowohl die medikamentöse als auch die nichtmedikamentöse Schmerzbehandlung unzureichend oder sie bleibt aus.

Tab. 21.3 Schweregrad der Demenz (nach Kurz 2002)

Schweregrad	Kognition	Lebensführung	Störung von Antrieb und Affekt	MMST (max. Score = 30)
Leicht	Komplizierte tägliche Aufgaben oder Freizeitbeschäftigungen können nicht (mehr) ausgeführt werden	Die selbstständige Lebensführung ist zwar eingeschränkt, ein unabhängiges Leben ist aber noch möglich	• Aspontanität • Depression • Antriebsmangel • Reizbarkeit • Stimmungslabilität	< 23–24
Mittel	Nur einfache Tätigkeiten werden beibehalten; andere werden nicht mehr vollständig oder angemessen ausgeführt	Ein unabhängiges Leben ist nicht mehr möglich; Patient ist auf fremde Hilfe angewiesen, eine selbstständige Lebensführung ist aber noch teilweise möglich	• Unruhe • Wutausbrüche • Aggressive Verhaltensweisen	< 20
Schwer	Es können keine Gedankengänge mehr nachvollziehbar kommuniziert werden	Die selbstständige Lebensführung ist gänzlich aufgehoben	• Unruhe • Nesteln, Schreien, • gestörter Tag-Nacht-Rhythmus	< 10

BEACHTE

Menschen mit Demenz sind oft nicht in der Lage, ihre Schmerzsituation zu beschreiben. Sie haben Schwierigkeiten sich zu erinnern, wann und wie häufig der Schmerz auftritt. Aufgrund der kognitiven und kommunikativen Beeinträchtigungen fällt es ihnen schwer anzugeben, wo es schmerzt, wie stark der Schmerz ist oder wie sich der Schmerz anfühlt.

PATIENTENBEISPIEL

Herr H. (72 Jahre) wird vom Facharzt für Neurologie mit der Diagnose „zunehmende Immobilität bei schwergradiger Mischdemenz" zur physiotherapeutischen Behandlung zugewiesen. Als Zusatzdiagnosen sind eine chronische Niereninsuffizienz, arterielle Hypertonie sowie Knieendoprothesen beidseits bekannt. Er wird zu Hause von seiner Gattin gepflegt. Herr H. kann nicht mehr stehen und gehen und wird nur noch für kurze Aktivitäten aus dem Bett transferiert. Die Gattin bemüht sich, ihn für kleine Aktivitäten, etwa das Essen am Tisch oder kurze Spaziergänge bei Schönwetter, aus dem Bett zu mobilisieren. Dies genießt Herr H. normalerweise. Herr H. kann sich nicht mehr äußern, nur ganz selten spricht er ein einzelnes Wort.

Die Physiotherapie findet im häuslichen Umfeld statt. Als physiotherapeutisches Ziel ist ein Transfertraining angedacht.

Bei der Therapiesitzung bemerkt die Physiotherapeutin, dass Herr H. bei Berührung und beim Transfer von der Seitlage in den Querbettsitz mit einer extremen Abwehrspannung in den oberen Extremitäten reagiert. Er stöhnt, die Gesichtszüge sind verzerrt. Diese Beobachtung veranlasst die Therapeutin zu einem Gespräch mit der Angehörigen.

Die Gattin äußert, dass Herr H. *„beim Heraussitzen öfter stöhnt und sich dabei verkrampft"*. Sie schildet auch, dass Herr H. in letzter Zeit bei den Spaziergängen sehr unruhig und gestresst wirkt. Liegt er im Bett, ist er meist bewegungslos und sehr ruhig.

Die Therapeutin ist alarmiert. Das Vermeiden von Bewegungen, die Abwehrreaktion beim Transfer und die stöhnenden Lautäußerungen können auf eine Schmerzsymptomatik hinweisen. Die Angaben der Pflegenden decken sich mit den eigenen Beobachtungen. Herr H. zeigt sowohl auf körperlicher als auch auf psychosozialer Ebene starkes Vermeidungs- und Rückzugsverhalten.

Die Physiotherapeutin empfiehlt der Gattin, diese Beobachtungen dem Arzt zu schildern. Bis zur Kontaktaufnahme mit dem Arzt wird eine regelmäßige Schmerzdokumentation mittels der DOLOPLUS-2-Skala von der Gattin durchgeführt.

Bei der nächsten Therapieeinheit erfährt die Physiotherapeutin, dass der Arzt eine ausgeprägte Obstipation festgestellt hat. Diese machte einen operativen Eingriff erforderlich. Seit dem Behandlungsabschluss im Krankenhaus besserte sich der Zustand von Herrn H. deutlich. Er ist wieder aufnahmefähig. Er lächelt auch hin und wieder. Bei der weiteren physiotherapeutischen Behandlung ist kein Abwehrverhalten beobachtbar. Die Mimik bleibt bei Berührung und beim Transfer entspannt.

In der physiotherapeutischen Behandlung kommt es häufig durch aktive oder passive Mobilisationsmaßnahmen und durch Berührungen zur Auslösung oder Verstärkung einer vorhandene Schmerzsymptomatik.

BEACHTE

Angehörige und betreuende Personen sind bei der Schmerzerfassung bei Menschen mit kognitiven Beeinträchtigungen eine wertvolle Ressource für das Schmerzmanagement. Sie kennen oft die typischen Verhaltensänderungen bei Schmerz sowie die Schmerztoleranz der betroffenen Personen. Dies spielt vor allem außerhalb der Therapieeinheit eine wichtige Rolle, da die Betreuungspersonen im Alltagsleben Verhaltensänderungen als Schmerzindikatoren wahrnehmen können (Schwermann und Münch 2008).

21.5.1 Schmerzerfassung

Die Schmerzerfassung ist eine große Herausforderung bei Menschen mit Demenz. Es ist notwendig, die Schmerzsymptomatik zu erkennen und die Beschwerden genau zu diagnostizieren. Erst dann kann eine effektive Schmerztherapie durchgeführt und der Problematik des „underreporting of pain" entgegengewirkt werden.

Mobilisationsmaßnahmen führen häufig zur Auslösung oder Verstärkung vorhandener, nicht erkannter Schmerzen.

PRAKTISCHE TIPPS

Folgende Beobachtungen während der Mobilisation können auf Schmerzen hinweisen:

- Die Mimik zeigt ein „Schmerzgesicht": Grimassieren, gekrauste Stirn/Stirnfalten, geschlossene oder weit geöffnete Augen, Blinzeln
- Angespannte Haltung
- Schonhaltung mit Festhalten und Reiben von bestimmten Körperstellen

21

- Steifheit mit erhöhtem Muskeltonus
- Unruhige oder zappelige Bewegungen
- Bei Berührung erfolgt ein ablehnendes Verhalten mit Rückzug oder Aggression

(Schwermann und Münch 2008)

Schmerzassessments bei leichtgradiger Demenz

Als Ergänzung zur Befragung und Verhaltensbeobachtung sind Schmerzassessments hilfreich:

- Verbale Schmerzskalierung (VRS) mit Kategorien wie „kein Schmerz", leichter Schmerz" und „mittelgradiger Schmerz" oder „starker Schmerz".
- Numerische Ratingskalen (NRS), anhand derer die Intensität von Schmerzen durch Zahlen eingeschätzt werden (in der Regel zwischen 0–10). Dabei wird mit der Zahl „0" kein Schmerz und mit der Zahl „10" sehr starker Schmerz bezeichnet.
- Visuelle Analogskalen (VAS) werden aufgrund der Komplexität bei Menschen mit Demenz **nicht** empfohlen.

Schmerzerfassung bei mittel- bis schwergradiger Demenz

Im Unterschied zur Frühphase können Menschen mit fortgeschrittener Demenz keine Schmerzhistorie angeben. Die Schmerzerfassung ist auf die aktuelle Schmerzäußerung beschränkt. Die Schmerzintensität ist oft nur indirekt erhebbar.

⚠ BEACHTE

Bei zunehmender Demenz wird das aktuelle Vorhandensein von Schmerzen mit JA/NEIN-Fragen bestimmt. Das Nichtberichten von Schmerzen im mittleren und fortgeschrittenen Stadium der Erkrankung bedeutet nicht, dass der Patient schmerzfrei ist. Er hat möglicherweise die Fähigkeit verloren, Schmerzen als solche zu benennen oder zu einem späteren Zeitpunkt zu erinnern.

Für eine systematische Schmerzerfassung bei mittel- und schwergradiger Demenz stehen unterschiedliche Fremdbeobachtungsverfahren zur Verfügung:

Die Bewertungsskalen ermöglichen eine zielgerichtete Zusammenarbeit von Therapeuten, Pflege- und Betreuungspersonen sowie medizinischen Fachkräften, um eine bestmögliche Verbesserung der Schmerzen zu erreichen.

Wichtige Parameter bei der Erfassung von Schmerzen betreffen die Quantität, die Qualität und die Lokalisation des Schmerzes. Hilfreich ist auch die Information, wann Schmerzen auftreten. Die Befragung und Beobachtung, welche Faktoren zu einer Schmerzverstärkung bzw. -linderung beitragen, geben eine wesentliche Orientierung für gezielte Behandlungsmaßnahmen.

Assessments zur Schmerzerfassung

BESD-Bogen

Der BESD- Bogen ist die deutsche Übersetzung der englischen Pain Assessment in Advanced Dementia (PAINAD)-Skala (BESD, Beurteilung von Schmerzen bei Demenz). Mit der BESD-Skala lassen sich insgesamt fünf Verhaltenskategorien beobachten (Schuler 2014), nämlich

- Atmung,
- negative Lautäußerungen,
- Körperhaltung,
- Mimik sowie
- Reaktion des Patienten auf Trost.

Die DOLOPLUS-2-Skala

Bei der DOLOPLUS-2-Skala wird auf die somatischen, psychosozialen und psychomotorischen Auswirkungen von Schmerzen eingegangen (Schuler 2014).

Eine Kurzversion (die **DOLOPLUS-2-Short**) erfasst

- den verbalen Schmerzausdruck,
- Schonhaltung in Ruhe,
- Schutz von schmerzhaften Körperzonen,
- Verhaltensstörungen und
- soziale Aktivitäten.

BISAD

BISAD steht für „Beobachtungsinstrument für das Schmerzassessment bei alten Menschen mit Demenz". Dieses Instrument wurde ausschließlich für die Anwendung bei Menschen mit schwerer

Demenz entwickelt, die sich sprachlich nicht mehr äußern können. Das Assessment wird in zwei Beobachtungszeitpunkte unterteilt. Die Durchführung der ersten vier Items geschieht in Ruhesituation, d. h. im Liegen oder Sitzen vor der Mobilisation. Bewertet werden hierbei der Gesichtsausdruck, die spontane Ruhehaltung, die Mobilität der Patientin/des Patienten und die Beziehung zu den Mitmenschen. Die beiden letzteren Beobachtungen beziehen sich dabei auf Veränderungen innerhalb der letzten Tage bzw. des üblichen Verhaltens (Schuler 2014).

MOBID-2

Die Mobilization-Observation-Behaviour-Intensity-Dementia-2-Schmerzskala (MOBID-2) ist in zwei Bereiche der Beobachtung gegliedert. Im ersten Teil des Assessments werden fünf verschiedene aktiv-assistive Aktivitäten durchgeführt. Zum sofortigen Abbruch der Mobilisation kommt es, sobald eine Schmerzreaktion auftritt. Es soll dabei auf verbale und mimische Schmerzäußerungen sowie Abwehrreaktionen geachtet werden. Im Anschluss wird von diesem Schmerzverhalten auf die Schmerzintensität geschlossen (Schmerzbestimmung bei Demenz: MOBID-2-Schmerzskala 2015).

ZOPA

Das Zürich Observation Pain Assessment (ZOPA) wurde zur Schmerzerfassung bei Menschen mit Beeinträchtigungen der Kognition und/oder des Bewusstseins konzipiert. Das ZOPA© hat insgesamt 13 Verhaltensmerkmale, die den folgenden vier Kategorien zugeordnet sind: Lautäußerungen, Gesichtsausdruck, Körpersprache und physiologische Indikatoren (Handel 2010).

⚠ BEACHTE

Fremdbeurteilungsinstrumente stellen eine große Hilfe im therapeutischen Prozess dar. Sie ermöglichen eine zielgerichtete Zusammenarbeit im interdisziplinären Austausch. Sie bieten im Gespräch mit Angehörigen eine wertvolle Unterstützung, um zu erklären und zu beruhigen.

21.5.2 Schmerzbehandlung

Die Physiotherapie spielt eine bedeutende Rolle bei der nicht medikamentösen Schmerzbehandlung von Menschen mit Demenz. Allerdings müssen sich die physiotherapeutischen Interventionen und Zielformulierungen an die Besonderheiten des Schmerzgeschehens bei Demenzpatienten anpassen.

Dabei ist zu beachten:

- Gezielte Schmerzbefragung durch Eigen- und Fremdanamnese
- Einbeziehen von Informationen zu Komorbidität in die Befundung
- Anpassen des Schmerzassessments an den Schweregrad der Demenz
- Einbinden der bio-psychosozialen Aspekte in den gesamten Therapieprozess
- Verhaltensbeobachtung im gesamten Behandlungsprozess
- Anwendung demenzspezifischer Kommunikationsmethoden zur Vermittlung der Therapieinhalte
- Interdisziplinäre Kommunikation zum Informationsaustausch

Physiotherapeutische Inhalte und Interventionen

Die Physiotherapie bietet ein reichhaltiges Repertoire zur nichtmedikamentösen Schmerzbehandlung an. Der Einsatz spezifischer Interventionen kann einerseits der Symptombehandlung, andererseits der Grunderkrankung gelten. Entscheidend für die Wahl der Interventionen sind die Anamnese und die Auswertungen des Schmerzassessments.

✓ PRAKTISCHE TIPPS

- Der Fokus der physiotherapeutischen Behandlung richtet sich auf die Erhaltung der körperlichen Aktivitäten, der Selbstständigkeit und der Partizipation: Therapiemaßnahmen orientieren sich an den individuellen Problemstellungen aller einzelnen Patientinnen und Patienten und werden in ihrer Anwendung und Durchführung an den Schweregrad der Demenzerkrankung angepasst:
- Bewegungstherapie mittels aktiver biographie- und alltagsbezogener Aktivitäten, z. B. im Garten, im Haushalt, Rückenschule

- Entspannungsverfahren
- Medizinische Trainingstherapie, Sturzprävention
- Passive Maßnahmen: Lymphdrainage, manuelle Therapiemaßnahmen, Massagen, Lagerungen etc.
- Physikalische Maßnahmen: z. B. transkutane elektrische Nervenstimulation (TENS), Thermotherapie, Elektrotherapie
- Edukative Unterstützung der Betroffenen, der Angehörigen und betreuenden Personen
- Einsatz und Anleitung von Hilfsmitteln und technischen Unterstützungsmöglichkeiten wie etwa Gehhilfen und Transferhilfen
- Erstellung eines patientengerechten Heimprogramms

⚠ BEACHTE

Die fachgerechte Behandlung mittels passiver und physikalischer Maßnahmen erfordert von Patientinnen und Patienten eine Kooperationsfähigkeit. Ist diese aufgrund einer fortgeschrittenen Demenzerkrankung nicht gegeben, sind diese Maßnahmen als **Kontraindikationen** zu betrachten!

Folgen einer optimalen Schmerzbehandlung

- Auf der Körperebene: Stärkung des Wohlbefindens, Verbesserung und Linderung der Schmerzsymptomatik, Vermeidung schmerzbedingter Bewegungseinschränkungen
- Auf der psychischen Ebene: Stärkung des psychischen Wohlbefindens und des Selbstwertgefühls, Erhöhung der Selbstwirksamkeit, Förderung der Motivation und Lebensfreude, Verminderung oder Beseitigung der schmerzbedingten Verhaltensauffälligkeiten
- Auf der sozialen Ebene: Verbesserung der Partizipation und Selbstständigkeit
- Reduktion unnötiger Schmerzmedikamente
- Vermeidung unnötiger Psychopharmaka

Folgen unzureichender Schmerzbehandlung

- Auf der Körperebene: Kraftverlust, Verlust der Mobilität, Appetitlosigkeit und Kachexie erhöhen die Infektanfälligkeit. Es kann zu Gangstörungen und Stürzen mit Frakturen kommen. Im schwerwiegenden Fällen kommt es zur Bettlägerigkeit mit der Gefahr von Kontrakturen und Dekubiti (Stechl et al. 2013).
- Auf der sozialen Ebene: Unselbstständigkeit und Kompetenzverlust, diese führen häufig zum Rückzug von sozialen Aktivitäten.
- Auf psychischer Ebene: Angst und Unruhe, Verwirrtheit, depressive Störungen mit allen negativen Folgen.

⚠ BEACHTE

Die Folgen unzureichender Schmerzbehandlung sind vielfältig und führen zu einer erheblichen Reduktion der Lebensqualität.

21.6 Physiotherapeutische Aufgabenfelder und Interventionsmaßnahmen

Palliative Bedarfe für Menschen mit Demenz können nicht anhand einer Stadieneinteilung bzw. einer zu erwartenden Lebenserwartung festgelegt werden. Die Phase, in der Menschen mit Demenz palliative Betreuung benötigen, erstreckt sich meist über einen längeren Zeitraum (Berkemer 2016).

Palliative Care in der Physiotherapie bei Menschen mit Demenz fokussiert sich auf die bestmögliche Lebensqualität. Der „Guide to End-of-Life Care for Seniors" (End-of-life care for Seniors 2001) beschreibt Lebensqualität bei sterbenden Menschen, wenn sie die richtigen Therapien zur richtigen Zeit in der richtigen Weise erhalten. Lebensqualität bei sterbenden Menschen bedeutet abzuwägen, welche Behandlungsschwerpunkte im individuellen Fall Leben lebenswert machen. Folgende Elemente der „gesundheitsbezogenen Lebensqualität" sind in der physiotherapeutischen Behandlung von Menschen mit Demenz relevant (Renneberg und Hammelstein 2006):

- krankheitsbedingte körperliche Beschwerden und Einschränkungen,
- psychische Verfassung im Sinne von emotionaler Befindlichkeit,
- allgemeines Wohlbefinden und Lebenszufriedenheit
- erkrankungsbedingte funktionale Einschränkungen in alltäglichen Lebensbereichen sowie
- Ausgestaltung zwischenmenschlicher Beziehungen und sozialer Interaktionen.

PATIENTENBEISPIEL

Frau M., 76 Jahre, wird wegen Rückenschmerzen vom Hausarzt zur Physiotherapie überwiesen. Sie ist seit einem Jahr Witwe und lebt seit dem Tod ihres Mannes im Haus ihrer Tochter. Vor zwei Jahren wurde eine vaskuläre Demenz diagnostiziert. Sie ist in erster Linie räumlich und zeitlich desorientiert und hat Gedächtnisstörungen. Seit vielen Jahren leidet sie unter chronischen Rückenschmerzen wegen osteoporotischer Wirbelkörperfrakturen und degenerativer Prozesse. Zudem ist ein Mamakarzinom bekannt.

Frau M. ist mit Rollator selbstständig gehfähig. Abhängig von der Schmerzsymptomatik gestaltet Frau M. ihre Alltagstätigkeiten teilweise selbstständig. Aufgrund der Desorientierung benötigt sie zunehmend Hilfe, die sie jedoch häufig verweigert. In der vorangegangenen Fremdanamnese erzählt die Tochter, dass sich die Mutter in letzter Zeit immer häufiger in ihr Zimmer zurückzieht. In dieser Situation äußert Frau M., nichts mehr wert zu sein. Sie möchte niemandem zur Last fallen. Frau M. bekommt regelmäßig Besuch von ihren Enkelkindern. Sie war immer eine fleißige Frau und liebte es, den Blumengarten zu betreuen. Auch diese Tätigkeit lehnt sie zurzeit ab.

Die Therapie findet zu Hause statt. Beim Anamnesegespräch klagt sie: *„Ja! Die Schmerzen, da kann man nichts mehr machen! Ich bin ja schon so alt."* Sie äußert weiter: *„Immer weiß die Tochter alles besser, nichts darf ich mehr alleine machen."* Sie fühlt sich bevormundet und zweifelt an der Sinnhaftigkeit der physiotherapeutischen Behandlung. Die Therapeutin hört genau zu und kommt mit einem einfühlsamen Gespräch über die Schmerzbefragung in einer vertrauensvollen Atmosphäre. Frau M. entwickelt Vertrauen. Sie ist mit der Behandlung einverstanden.

Das Therapieziel ist, dem Rückzugsverhalten von Frau M. entgegenzuwirken. Die Teilhabe am sozialen Leben soll erhalten bleiben. Die schmerzlindernde Behandlung soll ihr das Gefühl vermitteln, dass sie ernst genommen wird. Durch Einbinden der Alltagsaktivitäten in den Therapieprozess, durch Aktivierung der vorhandenen Ressourcen, z. B. der Gartenarbeit, soll Sinnerleben vermittelt werden. Frau M. erlebt im Laufe der Therapiesitzung Unterstützung in ihrer Schmerzproblematik. Bei schönem Wetter wird die Gartenarbeit in den Therapieablauf eingeplant. Zusätzlich zur Einzeltherapie wird ein Angehörigengespräch mit Empfehlungen und Informationen zur Demenzerkrankung geführt. Das Selbstvertrauen von Frau M. kehrt zurück. Das depressive Rückzugsverhalten wird durch die Mobilisationsmaßnahmen weiter abgebaut.

Palliative physiotherapeutische Interventionen können in allen Stadien der Demenzerkrankung stattfinden. Die Erhaltung der Mobilität ermöglicht die Teilhabe am sozialen Leben und hat somit einen bedeutenden Einfluss auf die Lebensqualität von Menschen mit Demenz. Ziel ist es, den Menschen bis zum Schluss als Teil der Gemeinschaft anzuerkennen und ihn daran so lange wie möglich teilhaben zu lassen.

21

21.6.1 Aufgabenfeld: Erhaltung der Mobilität

Bei Menschen mit Demenz besteht ein enger Zusammenhang zwischen motorischer Funktions-, Bewegungs- und Aktivitätseinschränkung und kognitiver Beeinträchtigung.

Der Verlust der Ebene der Körperfunktion steht in engem Zusammenhang mit dem Verlust der Aktivitätsebenen und führt sehr häufig zum Verlust der Teilhabe. Laut Riedemann (2017) bedeutet Teilhabe „dazugehören, akzeptiert werden und lebendig bleiben".

⚠ BEACHTE

Veränderungen und Verluste der Mobilität stellen zwar nicht die Hauptsymptomatik einer Demenzerkrankung dar, stehen jedoch in engem Zusammenhang zur Lebensqualität. Rasch zunehmende Immobilität bis hin zur Bettlägerigkeit stellt bei Menschen mit einer Demenzerkrankung ein hohes Risiko dar.

Hauptfaktoren der Mobilitätsveränderung und des Mobilitätsverlustes bei Demenz

Demenzspezifische motorische Defizite sind abhängig von der Demenzform und dem Schweregrad der Demenz. Sie zeigen sich in folgenden Bereichen (Manckoundia et al. 2006; Van Iersel et al. 2004):

- Gangstörungen: verminderte Geschwindigkeit, lange Bodenkontaktzeit beider Füße, verkürzte Schrittlänge, erhöhte Schrittlängenvariabilität,
- Transferbewegungen (z. B. Aufstehen von einem Stuhl),
- Koordination, Balance und Reaktion,
- in der Planung und Kontrolle motorischer Bewegungsabläufe,
- in der Störung der räumlichen und zeitlichen Bewegungskoordination,
- im Verlust des physiologischen Bewegungsablaufs,

- in überdurchschnittlichen Defiziten in Dual-Task-Leistungen,
- in einem veränderten Aktivitätsniveau, das sich sowohl in einem erhöhten Bewegungsdrang, Unruhe, Umherlaufen, Weglauftendenzen ("Wandering") als auch in einem verminderten Bewegungsverhalten zeigen kann.

Es kommt nur selten vor, dass Menschen mit Demenz ausschließlich an einer Demenz leiden. Viele Menschen mit Demenz sind hochbetagt, was sehr häufig mit einer Multimorbidität einhergeht. Dies bedeutet, dass diese Menschen meist an mehreren chronischen nicht heilbaren Erkrankungen, z. B. Herz-Kreislauferkrankungen, Diabetesfolgen, Abnutzungserkrankungen des Bewegungsapparates etc., leiden.

Die Therapieangebote und Trainingsinhalte müssen an die mit der Demenzerkrankung einhergehenden motorischen und kognitiven Veränderungen unter Berücksichtigung eines multimorbiden Geschehens angepasst werden.

✓ PRAKTISCHE TIPPS

Interventionen zur Erhaltung funktioneller Alltagsleistungen und motorischer Basisleistungen

- Progressives Krafttraining der Muskelgruppen und -ketten der unteren Extremität, die für Alltagshandlungen und die Gleichgewichtskontrolle relevant sind. Die Intensität sollte im Bereich von 60–80 % der Maximalkraft liegen und individuell progredient gesteigert werden.
- Training der statischen Balance, z. B. durch Veränderung der Unterstützungsfläche, beim Stehen.
- Training der dynamischen Balance, z. B. Gehen durch einen Hindernisparcours.
- Training alltagsrelevanter funktioneller Leistungen, z. B. Transfertraining wie Gehen, Hinsetzen, Aufstehen.
- Einbindung der Alltagsaktivitäten in den Therapieprozess (z. B. Gartenarbeit, häusliche Aktivitäten).
- Training aufmerksamkeitsabhängiger Leistungen: Dual-Task-Leistungen, z. B. kognitive Zusatzbelastung mit verschiedenem Anforderungsgehalt wie Gehen und Rechnen oder Gehen mit Ball zuspielen.

(Hauer et al. 2012)

21.6.2 Aufgabenfeld: Demenzspezifische Methode

Menschen mit Demenz laufen Gefahr, nicht mit ihren Kompetenzen, sondern mit ihren Defiziten wahrgenommen zu werden. Die Konfrontation mit Defiziten durch eine psychische und möglicherweise körperliche Überforderung führt zu negativen oder unvorhersehbaren Verhaltensäußerungen. Scham, eine ablehnende Haltung oder Verweigerung sind oftmals die Antwort.

Um Menschen mit Demenz eine effektive Teilnahme an den Therapieinhalten zu ermöglichen und Therapieziele zu erreichen, ist eine demenzspezifische Methode mit psychosozialen Aspekten erforderlich.

✓ PRAKTISCHE TIPPS

Demenzspezifische Interventionen mit psychosozialen Aspekten

- Vertrautheit schaffen: ruhige Räumlichkeiten, stabile Bezugspersonen, gleichbleibende Strukturen im Trainingsaufbau
- Übungen an den individuellen Leistungsstand anpassen
- Motivation und Selbstwertgefühl steigern: Fortschritte vermitteln, auch kleine Trainingsfortschritte sind es wert, betont zu werden; Anerkennung der erbrachten Leistung durch positive Ansprache
- Begegnung auf der Gefühlsebene
- Einbezug von Angehörigen
- Bei der Übungsinstruktion auf die Aufmerksamkeit achten
- Auf gleicher Augenhöhe sprechen und Blickkontakt suchen
- Inhalte langsam in einfachen Sätzen darbieten und mit bereits Bekanntem verbinden
- Bewegungen mit bestimmten Assoziationen verbinden („Kirschen vom Baum pflücken", „über einen großen Stein steigen")
- Wichtige Informationen mehrmals wiederholen
- Übungen schriftlich oder in Bildform für das Training zu Hause bereitstellen.
- Einsatz nonverbaler Techniken: Demonstration von Bewegungsabläufen (mit Spiegeln), taktile Reize setzen, rhythmische Unterstützung von Bewegungsabläufen

(Schwenk M, Oster P, Hauer K 2008)

21.6.3 Aufgabenfeld: Terminale Phase

Die Sicherung der Lebensqualität von demenzkranken Menschen ist auch im Sterben unantastbar. Im Mittelpunkt stehen die individuellen Bedürfnisse der Erkrankten sowie die Linderung von Schmerzen und Beschwerden (Deutsche Alzheimergesellschaft 2017).

Bedürfnisse sind kein statischer Zustand, sie verändern sich auch im Sterbeprozess immer wieder. Dies bedeutet eine laufende Reflexion und Evaluation darüber, ob die Maßnahmen noch ausreichend und adäquat erscheinen.

Typische Symptome im Endstadium können in nicht vorhersagbarer Weise auftreten und individuell stark variieren (Zwakhalen et al. 2006).

Symptomgruppen und Verhaltensweisen, die die terminale Phase anzeigen können:

- Progressive Verschlechterung des Gedächtnisses mit dem Resultat einer verstärkten Verwirrung und Desorientierung.
- Verschlechterung der Sprache und der Kommunikationsfähigkeit oft bis zu dem Punkt, an dem die Person nur noch zusammenhangslos spricht oder völlig verstummt.
- Verhaltensänderungen, die dazu führen, dass eine Person aggressiv wird, schreit oder sich völlig passiv und ruhig, immobil und abwesend verhält.
- Die Fähigkeit sich fortzubewegen kann sich bis zur Bettlägerigkeit verschlechtern.
- Die Fähigkeit zur selbständigen Nahrungsaufnahme verschlechtert sich allmählich und steht oft in Verbindung mit Schluckbeschwerden und einem steigenden Aspirationsrisiko.
- Rapider Appetitverlust.
- Weitere mögliche Komplikationen umfassen Harn- und Stuhlinkontinenz, Muskelatrophien und -kontrakturen, steigende Anfälligkeit für ein Delirium, wiederkehrende Infekte, Lungenentzündung, Verschlechterungen des Hautzustands und Dekubiti.

✓ PRAKTISCHE TIPPS

Physiotherapeutische Interventionen in der terminalen Phase

- Die Beschäftigung mit der Biografie eines Menschen erschließt wichtige Anhaltspunkte für Wünsche in der Sterbephase, z. B. Religion, vertraute Riten, bekannte Lieder, Erinnerungen und Vorlieben.
- Basale Stimulation: Körperkontakt und Berührung als nonverbale Kommunikation, um Sicherheit und Geborgenheit zu vermitteln.
- Schmerzlindernde Maßnahmen: Menschen mit Demenz können Schmerzen oft nicht benennen. Deshalb ist eine gute Beobachtung der Mimik, Gestik und des Verhaltens wichtig.
- Sensomotorische Angebote, die individuell an die Vorlieben der Menschen mit Demenz angepasst werden, z. B. Düfte Musik, Berührung.

(Deutsche Alzheimergesellschaft e. V. Selbsthilfe Demenz 2017)

Spezifische Assessments zur Erhebung der Lebensqualität von Demenzkranken in der letzten Lebensphase:

- Quality of Life in Late-Stage Dementia Scale (QUALID)
- Discomfort Scale for Dementia of Alzheimer Type (DS-DAT)

21.6.4 Aufgabenfeld: Angehörigenarbeit

Angehörige sind in der Regel die wichtigsten Bezugspersonen für Menschen mit Demenz. Sie wissen um die Vorlieben und Abneigungen und liefern oft wichtige Informationen, wenn es um das Verstehen zum Beispiel von schwierigem Verhalten geht. Besondere Relevanz hat eine gute Kooperation zwischen behandelndem Arzt und betreuenden und pflegenden Personen und Angehörigen, wenn es in der letzten Lebensphase um schwierige Entscheidungen geht. Durch eine interdisziplinäre Zusammenarbeit kann es gelingen, eine gute Entscheidung im Sinne der Erkrankten und ihrer Lebensqualität zu treffen (Deutsche Alzheimergesellschaft e. V. Selbsthilfe Demenz 2017).

21.6.5 Antidementiva in der Palliativsituation

Harald Rieck

Der Verlust von Gehirnzellen ist ein natürlicher Alterungsprozess. Bei einer **Demenz** läuft ihr Absterben aufgrund krankhafter Veränderungen jedoch rascher als normal ab. Durch gezielte medikamentöse Behandlung, kognitives Training und eine passende Betreuungsstruktur kann die Entwicklung einer Demenzerkrankung verlangsamt und die Lebensqualität der Betroffenen verbessert werden.

Eine **medikamentöse Therapie mit Demenzmitteln** (Antidementiva) ist für die Alzheimerdemenz, die Parkinsondemenz und die vaskuläre Demenz möglich.

Vor einer Therapie muss eine adäquate fachärztliche Abklärung erfolgen, um im Einzelfall die richtige diagnostische Zuordnung zu finden. Danach sollten vorzugsweise ICF-basiert die individuellen Therapieziele definiert werden.

Behandlungsziel durch Medikamente

Primäres **Behandlungsziel** ist das Verzögern des Fortschreitens der kognitiven Defizite. Als Nebeneffekte sind aber auch eine Verbesserung von Aufmerksamkeit, Konzentration, Auffassung sowie gegebenenfalls der Affektlage, Motivation und von Verhaltensauffälligkeiten möglich. Ein direkter positiver Einfluss auf die Motorik und Mobilität wurde nicht beobachtet.

Medikamente

Die zugelassenen **Medikamente** umfassen die Acetylcholinesterase-Hemmer Rivastigmin, Donepezil und Galantamin sowie den NMDA-Rezeptor-Antagonisten Memantin. Ginkgo biloba-Präparate wirken unspezifisch über eine Verbesserung der Mikrozirkulation. All diese Arzneimittel sind meist gut verträglich und können bis in das hohe Alter gegeben werden. Vor allem wegen der häufig nicht unmittelbar messbaren Wirkung sind sie aber auch umstritten.

Beginn und Ende der medikamentösen Therapie

Abhängig von der Lebenszeitprognose kann es grundsätzlich sinnvoll sein, bei entsprechend definierten Behandlungszielen eine medikamentöse antidementive Therapie auch in der **Palliativsituation** zu beginnen.

Es werden jedoch viel häufiger Medikamente abgesetzt. Die Gründe für das Beenden einer Therapie mit Antidementiva sind vielfältig, allerdings gibt es keine evidenzbasierten Regeln in den Leitlinien. Das Auftreten von Nebenwirkungen wie Übelkeit, Durchfall, Gewichtsverlust sowie eine Verschlechterung des Allgemeinzustandes kann zum Absetzen eines Medikaments führen. Es gibt auch viele nicht-medizinische Gründe wie beispielsweise fehlender Glaube an die Wirksamkeit wegen des Fortschreitens der Demenz, Angst vor Nebenwirkungen, generelle Abneigung gegen Medikamente, Unkenntnis hinsichtlich der Therapieziele oder eine schlechte Versorgungslage. Das Beenden einer antidementiven Therapie ist eine individuelle Entscheidung und bei fehlendem Benefit am Lebensende auch gerechtfertigt. Dabei sollte aber an die ursprünglichen Therapieziele gedacht werden und daran, dass es ohne das Medikament zur kognitiven Verschlechterung, zum weiteren Verlust von Alltags-Autonomie und Lebensqualität kommen kann, was dem Auftrag in der Palliativmedizin widersprechen würde.

21.7 Reflexionsfragen

Martina Fröhlich

- Wie kann eine vertrauensvolle Beziehung zu Menschen mit Demenz aufgebaut werden?
- Welche Elemente der „gesundheitsbezogenen Lebensqualität" sind in der physiotherapeutischen Behandlung von Menschen mit Demenz relevant?
- Welche Rolle spielen Angehörige und betreuende Personen bei der Schmerzerfassung von Menschen mit Demenz?
- Welche physiotherapeutischen Behandlungsschwerpunkte werden bei Delir berücksichtigt?

LITERATUR

Berkemer, Ester (2016): Das Verständnis von Palliative Care bei Demenz und dieBedeutung für das Pflegehandeln im Kontext derstationären Langzeitpflege. Palliativcare bei Demenz, Osnabrück. Online verfügbar unter https://repositorium.ub.uni-osnabrueck.de/bitstream/urn:nbn:de:gbv:700-2017051815923/4/thesis_berkemer.pdf.

Böhmdorfer, Birgit; Frühwald, Thomas; Iglseder, Bernhard (2017): Delir. Ein häufiges Syndrom im Alter - eine interdisziplinäre Herausforderung. 2. überarbeitete und ergänzte Auflage 2017, Stand: März 2017.

Deutsche Alzheimergesellschaft e. V. Selbsthilfe Demenz (2017): Empfehlungen zur Begleitung von Menschen mit Demenz in der Sterbephase. Online verfügbar unter https://www.deutsche-alzheimer.de/unser-service/informationsblaetter-downloads.html, zuletzt aktualisiert am 2017.

End-of-life care for seniors. Soins en fin de vie aux aînés (2001). [Ottawa]: Health Canada = Santé Canada.

Handel, Elisabeth (Hg.) (2010): Praxishandbuch ZOPA©. Schmerzeinschätzung bei Patienten mit kognitiven und/oder Bewusstseinsbeeinträchtigungen. 1. Aufl.: Verlag Hans Huber.

Hasemann, Wolfgang; W Kressig, Reto; Ermini-Fünfschilling, Doris; Pretto, Mena; Spirig, Rebecca (2007): Screening, Assessment und Diagnostik von Delirien. In: *Pflege* 20 (4), S. 191–204. DOI: https://doi.org/10.1024/1012–5302.20.4.191.

Hauer et al (2012): Physical training improves motor performance in people with dementia: a randomized controlled trial. In: *J Am Geriatr Soc* (60), S. 8–15.

Lawlor, P. G.; Gagnon, B.; Mancini, I. L.; Pereira, J. L.; Hanson, J.; Suarez-Almazor, M. E.; Bruera, E. D. (2000): Occurrence, causes, and outcome of delirium in patients with advanced cancer: a prospective study. In: *Archives of internal medicine* 160 (6), S. 786–794. DOI: https://doi.org/10.1001/archinte.160.6.786.

Maier, Wolfgang (Hg.) (2011): Alzheimer & Demenzen verstehen. Diagnose, Behandlung, Alltag, Betreuung; [der Ratgeber des Kompetenznetzes Degenerative Demenzen. 2., überarb. Aufl. Stuttgart: Trias.

Manckoundia, P., Mourey, F., Pfitzenmeyer, P., & Papaxanthis, C. (2006): Comparison of motor strategies in sit-to-stand and back-to-sit motions between healthy and Alzheimer`s disease elderly subjects. In: *Neuroscience* (137), S. 385–392.

Praxis der Pflegediagnosen. Kurzfassung der Pflegediagnose (2003). Unter Mitarbeit von H. Stefan, F. Allmer, J. Eberl et. 3.überarbeitete Auflage. Wien: Springer Verlag.

Renneberg, Babette; Hammelstein, Philipp (Hg.) (2006): Gesundheitspsychologie. Berlin, Heidelberg: Springer Medizin Verlag Heidelberg (Springer-Lehrbuch).

Riedemann, Elke (2017): Teilhabe:dazugehören,akzeptiert werden und lebendig bleiben. In: *demenz Das Magazin* (33), S. 10–15.

S3- Leitlinien Demenzen (2016): S3-Leitlinien Demenzen. Langversion, S. 10–23.

Schmerzbestimmung bei Demenz: MOBID-2-Schmerzskala (2015). In: *JC Schmerzmed* 4 (01), S. 40–41.

Schuler, Matthias (2014): Kognitive Defizite. Wie man Schmerzen auch bei Demenz erkennen kann. In: *Deutsches Ärzteblatt8perspektiven).* Online verfügbar unter https://www.aerzteblatt.de/archiv/162727/Kognitive-Defizite-Wie-man-Schmerzen-auch-bei-Demenz-erkennen-kann, zuletzt geprüft am 11.05.2020.

Schwenk M, Oster P, Hauer K (2008): Kraft- und Funktionstraining bei älteren Menschen mit dementieller Erkrankung. In: *Praxis Physiotherapie* (2), S. 59–65.

Schwermann, Meike; Münch, Markus (Hg.) (2008): Professionelles Schmerzassessment bei Menschen mit Demenz. Ein Leitfaden für die Pflegepraxis. 1. Aufl. Stuttgart: Kohlhammer (Kohlhammer Altenpflege).

Stechl, Elisabeth; Knüvener, Catarina; Lämmler, Gernot; Steinhagen-Thiessen, Elisabeth; Brasse, Gabriele (2013): Praxishandbuch Demenz. Erkennen; Verstehen; Behandeln. 1. Aufl. s.l.: Mabuse-Verlag.

Van Iersel, M. B., Hoefsloot, W., Munneke, M., Bloem, B. R., & Olde Rikkert, M. (2004): Systematic review of quantitative clinical gait analysis in patients with dementia. In: *Gerontologie und Geriatrie* (37), S. 27–32.

Zwakhalen, Sandra M. G.; Hamers, Jan P. H.; Abu-Saad, Huda Huijer; Berger, Martijn P. F. (2006): Pain in elderly people with severe dementia: a systematic review of behavioural pain assessment tools. In: *BMC geriatrics* 6, S. 3. DOI: https://doi.org/10.1186/1471-2318-6-3.

LITERATUR ANTIDEMENTIVA IN DER PALLIATIVSITUATION

S3- Leitlinie Demenzen. Deutsche Gesellschaft für Neurologie und Deutsche Gesellschaft für Psychiatrie und Psychotherapie, Psychosomatik und Nervenheilkunde, Version 2016

Warum und auf wessen Initiative werden Antidementiva in der nachstationären ambulanten Behandlung der Demenz abgesetzt. Dissertation von Nana Vibeke Thorsen, Hamburg 2016

Demenz und Lebensende - was ist zu beachten. Florian Riese, Ars Medici 2014

KAPITEL

22

Monja Sales Prado

Die physiotherapeutische Behandlung von Säuglingen, Kindern, Jugendlichen und jungen Erwachsenen in der pädiatrischen Palliativversorgung

In der pädiatrischen Palliativversorgung begleiten Physiotherapeutinnen und -therapeuten Säuglinge, Kinder, Jugendliche und junge Erwachsene im familiären Kontext in vielen Fällen über Jahre hinweg in **durch Entwicklung und Krankheitsverlauf bedingten, sich verändernden Lebenssituationen.** Diese Komplexität kann die Therapeutinnen und Therapeuten vor große Herausforderungen stellen. Die Komplexität der Herausforderungen kann bedingt sein durch

- lange Krankheitsverläufe,
- wechselhafte Krankheitsphasen (Krisen und Erholung),
- physisch und psychisch bedingte Veränderungen und Bedürfnisse von Kindern und Jugendlichen bedingt durch Entwicklungsphasen,
- hohe Belastung in der Familie,
- persönliche Belastung der Therapeutinnen und Therapeuten.

In diesem Kapitel werden drei Fallbeispiele der pädiatrischen Palliativversorgung aus physiotherapeutischer Sicht beschrieben, die die Bandbreite der pädiatrischen Palliative Care ersichtlich machen. Im weiteren Text werden unter anderem Symptome wie Schmerzen, Obstipation, Atembeschwerden sowie die Versorgung mit Hilfsmitteln und Besonderheiten im familiären Kontext erläutert und in den Zusammenhang mit physiotherapeutischen Maßnahmen gestellt.

22.1 Definition „pädiatrische Palliativversorgung"

Unter Palliativversorgung von Kindern und Jugendlichen versteht man die aktive umfassende Versorgung, die Körper, Geist und Seele des Kindes gleichermaßen berücksichtigt und die Unterstützung der betroffenen Familie gewährleistet. Sie beginnt mit Diagnosestellung und ist unabhängig davon, ob das Kind eine Therapie mit kurativer Zielsetzung erfährt. Es ist Aufgabe der professionellen Helfer, das Ausmaß der physischen, psychischen wie sozialen Belastung des Kindes einzuschätzen und zu minimieren.

Wirkungsvolle pädiatrische Palliativversorgung ist nur mit einem breiten multidisziplinären Ansatz möglich, der die Familie und alle öffentlichen Ressourcen mit einbezieht. Sie kann auch bei knappen Ressourcen erfolgreich implementiert werden. Pädiatrische Palliativversorgung kann in Krankenhäusern der höchsten Versorgungsstufe, in den Kommunen und zuhause beim Patienten erbracht werden (Task Force Paediatric Palliative Care der European Association for Palliatve Care (EAPC) (Zernikow 2013).

22.2 Patientenbeispiele

22.2.1 Leon, 14 Jahre alt, Muskeldystrophie Duchenne Typ I

Anamnese Leon kommt seit seinem 3. Lebensjahr zur Physiotherapie. Er besucht ein Gymnasium und bewegt sich im Elektrorollstuhl selbstständig fort. Mit Hilfe eines teleskopischen Arms kann Leon fast ohne Hilfe essen und trinken. Als Leon mit 3 Jahren zur Physiotherapie kam, war seine Diagnose noch nicht gesichert und die Therapieziele waren Kräftigung und Koordinationsschulung, um die altersentsprechende Teilhabe im Kindergarten zu ermöglichen. Nach der Diagnosestellung und während des weiteren Krankheitsverlaufs mussten viele Entscheidungen von Leon und seiner Familie getroffen werden. So musste vor dem Schuleintritt entschieden werden, ob Leon eine Regelschule oder eine Schule für körperbehinderte Kinder und Jugendliche besuchen würde. Leon und seine Eltern haben sich für eine Regelschule mit barrierefreiem Zugang entschieden. Leon besucht heute das Gymnasium mit Unterstützung eines Schulbegleiters. Weitere Entscheidungen waren die Wahl einer behindertengerechten Wohnung, die Nutzung eines Aktiv- und später eines Elektrorollstuhls. Im Alter von 12 Jahren musste die Entscheidung für oder gegen eine Spondylodese getroffen werden. Die Familie hat sich für eine Spondylodese mit den Zielen der Verhinderung einer weiteren skoliotischen Verformung der Wirbelsäule und dadurch Vermeidung von Verschlechterung der Vitalkapazität, Schmerzen im Skelettsystem, Einschränkungen des Verdauungsapparats und Verbesserung der Kopfkontrolle entschieden. Mit Verlust der motorischen Fähigkeiten wurden auch Defizite der Atemaktivität bemerkt. Dies zeigte sich durch erhöhte Anfälligkeit für pulmonale Infekte, leise Sprache, kurze Sätze, Abnahme der Vitalkapazität und Schwäche beim Abhusten von Sekret. Leon erhält regelmäßig Atemphysiotherapie. Nach der Spondylodese konnte eine Rehabilitationsmaßnahme nicht wie geplant zu Ende geführt werden. Während des Aufenthalts in der Rehabilitationseinrichtung kam es zu einer akuten Appendizitis. Leon wurde im nahegelegenen Krankenhaus operiert. Im weiteren Verlauf der Rehabilitationsmaßnahme konnten die Ziele Transfer vom Bett in den Rollstuhl und weitere Mobilisierung nicht erreicht werden. Die Rehabilitationsmaßnahme wurde beendet und es wurden aufgrund der eingeschränkten Mobilität Hausbesuche nötig. Nach der Akutphase und nachdem Leon mobiler war, konnte die Physiotherapie wieder ambulant durchgeführt werden.

Leon ist der einzige Sohn, lebt bei seinen Eltern und besucht mit Schulbegleitung ein Gymnasium. Die Mutter ist zu 50 % berufstätig, der Vater ist Zuhause. Die Eltern pflegen Leon und werden 1–2-mal wöchentlich von einem Pflegedienst unterstützt. Leon benötigt Unterstützung in allen Bereichen des täglichen Lebens. Bei einem Transfer vom Bett in den Rollstuhl im Jahr 2014 konnte Leon von seiner Mutter nicht mehr gehalten werden und erlitt eine Fraktur des rechten Unterschenkels. Die Fraktur wurde mit einem Gips versorgt und hatte mehrere Monate Immobilität zur Folge.

Leon steuert seinen Elektrorollstuhl über einen Joystick sehr sicher im Innen- und Außenbereich.

Sozio-emotionales Verhalten Leon ist schüchtern, zu der Physiotherapeutin hat er ein gutes Verhältnis. Leon ist ängstlich beim Transfer vom Bett in den Rollstuhl. Bei Benutzung des zu Hause installierten Deckenlifters hat Leon viel Angst vor Schmerzen und äußert diese auch. Alltägliche Veränderungen, wie z. B. im Ablauf der Physiotherapie oder der Wechsel von therapeutischem Personal verunsichern Leon sehr und werden ungern zugelassen. Leon hat im Alter von 14 Jahren beim Lesen eines Artikels über Muskeldystrophie Duchenne Typ I erfahren, dass seine Lebenserwartung deutlich geringer als die von gesunden Menschen ist und war darüber sehr bestürzt.

Motorik/Bewegungsapparat Leon benötigt für alle Alltagsaktivitäten Unterstützung, Kopfkontrolle ist für einige Sekunden in aufrechter Position möglich, Stehen im Elektrorollstuhl mit Stehfunktion ist nur eingeschränkt möglich. Beidseitige Kniebeugekontrakturen und Spitzfußstellungen erschweren das Stehen. Aktives Bewegen der unteren Extremitäten ist nicht möglich. Leon kann die Arme auf dem Tisch des Rollstuhls in geringem Radius nach rechts und links unter Ausschaltung der Schwerkraft schieben. Mit den Fingern kann Leon in dieser Ausgangsstellung ein Handy oder Tablett bedienen. Zum Essen und Trinken kann Leon einen am Elektrorollstuhl befestigten Teleskoparm nutzen, im Alltag zuhause lässt er sich Getränke und Nahrung von seinen Eltern reichen. Leon gibt Schmerzen und Missempfindungen vor allem in den unteren Extremitäten an. Bei Lageveränderungen im Bett und auf der Therapiebank oder dem Transfer vom Bett in den Rollstuhl gibt Leon immer wieder Schmerzen an und hat große Angst zu fallen. Leon toleriert die Bauchlage kaum, er fühlt sich nach wenigen Minuten unwohl und möchte auf den Rücken gedreht werden.

Hilfsmittel Fußorthesen (werden nur noch selten getragen), Elektrorollstuhl mit Stehfunktion, Teleskoparm, Deckenlifter, Pflegebett, Duschstuhl, Cough Assist

Physiotherapeutische Beurteilung: Leon ist ein Teenager, der durch seine Erkrankung bei allen Alltagsaktivitäten auf Hilfe angewiesen ist. Er beginnt, sich mit seiner Erkrankung auseinanderzusetzen und erste Lebensentwürfe zu planen. Seine Hauptprobleme sind die Abhängigkeit von seinen Eltern, die Schwierigkeit, Hilfe im Alltag von anderen Personen anzunehmen, seine Schmerzen und die große Unsicherheit beim Transfer z. B. vom Bett in den Elektrorollstuhl. Leons Eltern versuchen, ihn vor allen Schwierigkeiten zu schützen und leiden unter den verstärkt auftretenden körperlichen Einschränkungen und Beschwerden. Aus physiotherapeutischer Sicht stehen die Verbesserung der Transferfähigkeit und damit das Ermöglichen von Autonomie und Mobilität sowie der Erhalt von Vitalkapazität und Reduktion der Schmerzen im Vordergrund der physiotherapeutischen Behandlung.

Nahziele

- Erhalt der Vitalkapazität (Lungenvolumen)
- Verbesserung der Hustentechniken
- Erarbeiten von Strategien und Positionierungsmöglichkeiten in der Bauchlage

Maßnahmen

Erhalt der Vitalkapazität (Lungenvolumen) durch Atemtherapie:

1. Mobilisation des Thorax durch Dehnlagerungen soweit möglich. Dabei können die Arme in Rückenlage oder Seitlage beim Hin- und Wegführen vom Körper mit Kissen unterlagert werden, um die eingenommen Positionen für einige Minuten zu nutzen, die Thoraxmuskulatur (z. B. M. pectoralis major) zu dehnen und dadurch eine Vertiefung der Atmung zu ermöglichen.
2. In Seitlage rechts und links Mobilisation der Scapula durch passives Bewegen in alle Bewegungsrichtungen soweit möglich
3. Hautrollungen am ganzen Thorax
4. Heiße Rolle im Bereich des Schultergürtels
5. Mobilisation der Sternoklavikulargelenke

Verbesserung der Hustentechniken durch regelmäßigen Einsatz des Cough Assist und Erlernen eines individuellen Hustenmanagements:

1. Wahrnehmung der eigenen Atmung: Wo atme ich hin? (Bauch, Brustkorb); von wo kommt die Luft? (Mund, Nase); wie kann ich meine Atmung vertiefen? Langsames Einatmen (dabei spüren, wie sich die Bauchdecke anhebt); eine Position mit angenäherter Bauchmuskulatur einnehmen (Rückenlage mit angewinkelten Beinen auf einem Kissen oder Lagerungselement); langsames Ausatmen durch den Mund (mit Lippenbremse oder aufeinandergelegten Lippen je nach Möglichkeit des Mundschlusses) oder durch die Nase (darauf achten, dass die Nase sauber ist und der Luftstrom ungehindert fließen kann)
2. Spüren über die eigenen Hände oder die Hände der Physiotherapeutin, ob sich Sekret in den Lungen befindet und wenn ja, wo?
3. Was passiert beim Ein- und Ausatmen? Wie kann der Transport von Sekret darüber beeinflusst werden und was tut mir gut? Ist es besser, gleich tief ein- und auszuatmen und sofort zu husten oder ist es für mich produktiver, einige Male eher flach ein- und auszuatmen und dann zu husten. Über diese Fragen kann eine Strategie für das Husten erarbeitet werden. Je nach Tagesform muss dies gegebenenfalls immer wieder neu angepasst werden. Wird mit Kochsalzlösung (NaCl) inhaliert, ist es empfehlenswert vor der Atemtherapie zu inhalieren, bei Inhalation mit anderen Medikamenten kann es sinnvoll sein, nach der Atemtherapie zu inhalieren, um die Wirkstoffe tiefer in die Lunge zu transportieren. Der Cough Assist kann bei Infekten mehrmals täglich und auch während der Atemtherapie zur Unterstützung eingesetzt werden.

Erarbeiten von Strategien und Positionierungsmöglichkeiten in der Bauchlage.

1. Zur Vorbereitung auf die Bauchlage kann das Drehen auf die Seiten geübt werden, um ein Gefühl von Sicherheit zu vermitteln und damit die Compliance zu erhöhen.
2. Klare Absprachen treffen, wie lange die Bauchlage eingenommen werden soll. Unterlagerungen im Bereich des Thorax, wenn die Hüftextension Schwierigkeiten bereitet.
3. Variable Positionen der oberen Extremitäten und ebenso des Kopfes (Rotation variieren und auf der bevorzugten Seite beginnen mit dem Ziel, dann auch die andere Seite zu ermöglichen) und Unterlagern der Füße zur Vermeidung von Druck am Fußrücken und zur Entspannung der Kniegelenke.

Fernziele

- Sicherheit und Routine beim Transfer vom Bett in den Rollstuhl,
- besseres Schmerzmanagement und Reduktion der Schmerzen,
- sicherer Einsatz des Teleskoparms und damit verbundene Autonomie bei feinmotorischen Aktivitäten,
- Erhalt der motorischen Möglichkeiten der oberen Extremitäten,
- Erhalt der Beweglichkeit (passiv) der unteren Extremitäten,
- Erhalt der Stehfähigkeit mit Hilfe der Stehfunktion E-Rollstuhl,
- altersentsprechende Autonomie im Alltag durch Betreten der Praxisräume ohne die Eltern und Bewältigung des Rückwegs zum Auto der Eltern ohne deren Unterstützung.

Maßnahmen

- **Sicherheit beim Transfer** vom Bett in den Rollstuhl durch regelmäßiges Heben und Umsetzen in den Rollstuhl während jeder Therapieeinheit. Absprachen in Vorfeld und genaue Planung zusammen mit Leon. Dokumentation über Fotos, um Leon nachvollziehbar zu zeigen, dass er nicht schief im Tuch sitzt oder zu sehr am Rand. Nach dem Liften gemeinsames Gespräch, wie Leon und die Therapeutin die Verwendung des Lifters erlebt haben, was anders hätte gemacht werden können (begrenzte Zeit; zum Beispiel fünf Minuten).
- **Schmerzmanagement** mit Schmerzskala und klarer Absprache mit dem behandelnden Arzt, wann welche Schmerzmedikamente zum Einsatz kommen können. Gemeinsames Überlegen, was Leon schon vor der Therapie tun kann, um sich vorzubereiten, z. B. Positionsänderung vor der Physiotherapie im Bett, Drehen auf die Seite oder den Bauch, Positionsveränderungen im E-Rollstuhl, Positionsveränderung des Rumpfes oder der unteren Extremitäten durch Veränderung der Rückenlehne und des Fußteils (dazu ist Leon ohne Hilfe in der Lage).
- **Sicherer Einsatz des Teleskoparms** und damit verbunden Autonomie bei feinmotorischen Aktivitäten, z. B. Einsatz des Arms in der Therapie, um auf dem Rezept zu unterschreiben, das Licht anzumachen, die Jalousie zu bedienen oder um ein Kissen auf der Therapiebank zu positionieren.
- **Erhalt der motorischen Möglichkeiten der oberen Extremitäten** und der Beweglichkeit durch Bewegen und Mobilisation durch manuelle Techniken. Variantenreiche Positionierung in allen Ausgangsstellungen und der Befähigung von Leon, in der Therapie und im Alltag möglichst viele Aktivitäten mit Joystick, Handy, Tablet etc. durchzuführen.
- **Erhalt der passiven Beweglichkeit der unteren Extremitäten.** Stehfähigkeit erhalten mit Hilfe der Stehfunktion E-Rollstuhl und Bewegen über das Verstellen der Fußteile (gelingt Leon selbstständig), Bewegen der unteren Extremitäten durch die Physiotherapeutin und Mobilisation durch manuelle Techniken.
- **Altersentsprechende Autonomie im Alltag** durch Betreten der Praxisräume ohne die Eltern und Bewältigung des Rückwegs zum Auto der Eltern ohne deren Unterstützung. Die Physiotherapeutin unterstützt durch Abholen am Auto mit dem Ziel, diese Hilfe immer mehr abzubauen und Leon zu befähigen, diesen Weg selbstständig zurückzulegen.

⚠ BEACHTE

Auch wenn bei Krisen Verschlechterungen eintreten, können danach wieder Verbesserungen möglich sein und Erreichtes wieder möglich werden. So können in einer Krise Hausbesuche nötig und während einer stabileren Phase auch Physiotherapie im ambulanten Setting möglich sein.

✓ PRAKTISCHE TIPPS

Physiotherapeutisches Personal hat die Aufgabe, Patientinnen und Patienten und ihre Familien dabei zu unterstützen, vorausschauend zu planen. Der Verlust der motorischen Fähigkeiten wie Gehen, Stützen, Kopfkontrolle etc. geschieht selten in einem linearen Verlauf, sondern sehr individuell und unterschiedlich. Therapiemethoden, Hilfsmittel und Strategien während der Therapie müssen immer wieder angepasst werden.

22.2.2 Julia, 8 Jahre alt, angeborene Zwerchfellhernie

Anamnese Julia ist 8 Jahre alt und seit ihrer Geburt in physiotherapeutischer Behandlung. Die Physiotherapie findet als Hausbesuch und in den Ferien in der Praxis statt, da Julia dann durch den Schulbesuch nicht angestrengt ist.

Diagnose: Angeborene Zwerchfellhernie links, pulmonalarterielle Hypertonie, chronisch respiratorische Insuffizienz mit High-Flow-Beatmung und O_2-Abhängigkeit, Z. n. nach ASD Grad II, Z. n. nach Hemifundiplicatio, Entwicklungsstörung, Essstörung, Ernährung über JPEG. Julia benötigt 24 Stunden Sauerstoff durch eine Nasenbrille (2 l-3,5 l) und ebenfalls 24 Stunden Nahrung über eine Jejunalsonde. Julia besucht eine Körperbehindertenschule und wird von einer Krankenschwester im Unterricht begleitet. Trotz vieler gesundheitlich sehr herausfordernder Situationen stoppt die Entwicklung nicht und Julia kann stetig neue Erfolge verbuchen. Erste Versuche der Vertikalisierung waren im Alter von zwei Jahren mit sehr viel Angst besetzt. Seit Julia in der Schule ist, läuft sie dort sicher mit einem Rollator durch das Schulgebäude.

Julia ist das erste Kind von gesunden Eltern und hat noch 3 jüngere Schwestern. Julia wird von den Eltern und einem Kinderpflegedienst versorgt. Die Familie nimmt regelmäßig Aufenthalte im Kinderhospiz und einer Familienherberge in Anspruch. Einmal wöchentlich kommt eine ehrenamtliche Helferin vom Kinderhospiz. Julia erhält Physiotherapie und Logopädie. Die pulmonale Situation ist sehr schwankend, an etwas schlechteren Tagen kann es sein, dass Julia für die Zeit der Physiotherapie 0,5 l-1 l mehr Sauerstoff benötigt. Julia ist wegen der pulmonalen Situation und der daraus entstehenden Belastung des kardialen Systems eingeschränkt belastbar. Sie benötigt ein sehr genaues Medikamentenmanagement und genaue Gewichtskontrollen. Um das Herz-Kreislaufsystem nicht zusätzlich zu belasten, muss eine Gewichtszunahme eingeschränkt werden. Trotz vieler Versuche, die orale Ernährung einzuführen, gelingt dies kaum.

Sozio-emotionales Verhalten Julia ist sehr fröhlich und lässt sich leicht begeistern, sie singt sehr gern und liebt Geschichten. Sie besucht die Schule sehr gerne. Julia verfügt über einen eingeschränkten Wortschatz, mit dem sie ihre Bedürfnisse ausdrückend kann. Liedtexte lernt sie schnell. Personen, die in ihrem Alltag regelässig vorkommen, kennt Julia und kann sie mit Namen persönlich ansprechen. In unbekannten Situationen wird sie schnell ängstlich und klammert sich an eine ihr bekannte Person. In der aktuellen Situation tritt diese Angst beim Hinuntersteigen der Treppe auf. Es kann vorkommen, dass sie sich dann gänzlich verweigert.

Motorik/Bewegungsapparat Kopfhaltung in allen Ausgangstellungen asymmetrisch nach rechts geneigt. Orofazialer Bereich hypoton, Mund häufig geöffnet und viel Speichelfluss. Rumpf kyphotisch. Julia hat Knick-Senk-Füße, sie steht mit hyperextendierten Knien und Tendenz zur Innenrotation. Die Hüftgelenke sind beidseits unvollständig überdacht. Julia geht auf ebenem Untergrund 10 Schritte frei und kann längere Strecken, auch im Außenbereich, mit Hilfe (an einer Hand) gehen. Die Treppe nach oben schafft sie mit wenig Unterstützung, nach unten ist sie sehr ängstlich, daher ist dies kaum möglich. Freies Stehen und Stopp & Go noch unsicher und mit breiter Basis. Bei Anstrengung deutlicher Einsatz der Atemhilfsmuskulatur und livide Verfärbung der Lippen. Julia führt alle Bewegungsübergänge vom Boden bis in den Stand mit wenig Unterstützung durch. Julia schiebt ihren Rollator sehr sicher und fährt mit Hilfe mit dem Therapierad, dabei wird sie beim Aufsteigen und durch eine rückwärtig angebrachte Schiebehilfe unterstützt. Das Lenken klappt mit minimaler Unterstützung. Die Mobilität und der Aktionsradius sind durch die notwendige Mitnahme von 24 Stunden Nahrungspumpe und einem AIRVO^{TM}-Gerät, einem System für die befeuchtete High Flow-Sauersoff-Therapie, eingeschränkt. Julia kann die medizinischen Geräte nicht selbst tragen, da ihr eigenes Körpergewicht 22,5 kg beträgt und die Geräte für High Flow-Sauerstoff-Therapie, Nahrungspumpe und der Rucksack circa 6 kg schwer sind (➤ Abb. 22.1).

Hilfsmittel Brille, sensomotorische Einlagen, Spio®-Hose (Stabilizing Pressure Input Orthosis; flexibel stabilisierende Inputorthese), Rollator, Rollstuhl, Therapiefahrrad, Cough Assist, Pflegebett

Nahziele

- Sicheres freies Stehen, um am Waschbecken Zähne zu putzen oder eine Hose im Stehen anzuziehen
- Gehen ohne Hilfe in der ganzen Wohnung, auch über kleine Hindernisse (z. B. Spielzeug der Schwestern)
- Erhalt der pulmonalen Situation

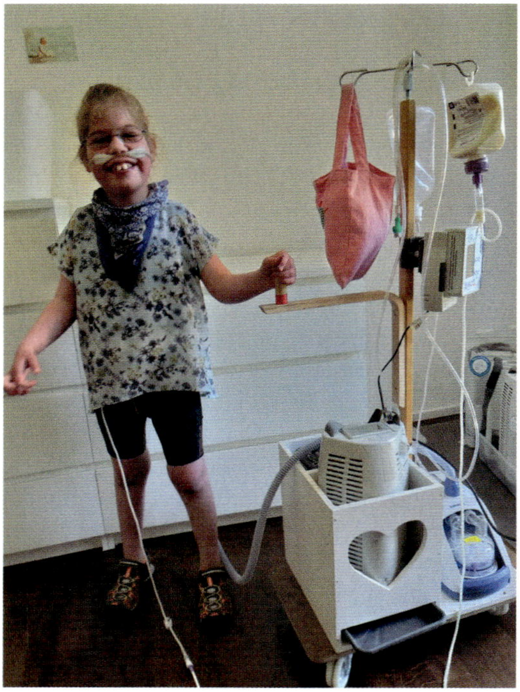

Abb. 22.1 Julia geht spazieren. [P979]

Maßnahmen

- **Sicheres freies Stehen,** um am Waschbecken Zähne zu putzen oder eine Hose im Stehen anzuziehen. Z.B. propriozeptive Stimulation über taktile Reize gemeinsam mit Julia. Füße streicheln, klopfen, aneinander reiben, Zehen massieren und die Füße genau betrachten und reflektieren: Wie fühlen sie sich an? Fest oder sehr leicht auf den Boden stellen (z. B. wie ein Elefant oder wie ein Schmetterling), Stabilisation im Stand mit Einlagen und Spio® Hose, Unterstützung durch die Hände der Physiotherapeutin am Becken oder an den Schultern, die Füße stehen breiter als hüftbreit, um mehr Stabilität zu vermitteln, da Julia schnell ängstlich und unsicher wird. Mit den Zielen die Basis zu reduzieren und zunehmend hands-off. Gehalten stehen auf labilen Unterlagen. Singspiele mit Einsatz der Hände.
- **Gehen ohne Hilfe** in der ganzen Wohnung, auch über kleine Hindernisse (z. B. Spielzeug der Schwestern). Z. B. mit Unterstützung der Physiotherapeutin auf und über kleine Hindernisse steigen, Fußballspielen mit Softball mit Ziel Standphase, Transport von kleinen Gegenständen zur Mutter.
- **Erhalt der pulmonalen Situation** und damit verbundenes Training der Atemmuskulatur, Erhalt der Thoraxbeweglichkeit und Sekretmobilisation. Z.B. altersgemäße Atemtherapie mit Mitmach-Geschichten wie Pizzabacken auf dem Rücken oder Gewitter - Sonnenschein. Bei beiden Geschichten werden taktile Reize gesetzt und durch gemeinsame Geräusche die Exspiration unterstützt, z. B. bei aufkommendem Sturm, bei Gewitter oder Mehl wegpusten beim Pizzabacken. Eingesetzt werden alle Techniken der Atemtherapien in angepasster Form. Hustentechniken werden immer geübt, um Julia auf Krisen mit viel Sekret gut vorzubereiten. Tägliches Üben mit Cough Assist.

Fernziel

- Treppe hinabsteigen mit einer Hand am Geländer, um die Treppe aus dem Haus allein bewältigen zu können

- Selbstständig auf das Therapierad steigen, um mehr Autonomie zu erlangen

Maßnahmen

- **Treppe hinabsteigen** mit einer Hand am Geländer, um die Treppe aus dem Haus allein bewältigen zu können. In der Wohnung über Gegenstände im Kinderzimmer steigen (Parcours); auf kleine Hindernisse steigen und dort stehen (Material verändern von fest zu weicher); zu Beginn hinunter krabbeln oder auf dem Gesäß rutschen und dann im Stand und Einbeinstand üben (z. B. spielerisch als Storch; Erweiterungsmöglichkeiten: kann das auch ein Elefant und ein anderes Tier sein).
- **Selbstständig auf das Therapierad steigen** – hoch- und runtersteigen üben; zuhause am Pflegebett mit Variationen, dann in einen Wäschekorb steigen und wieder heraus mit Festhalten. Üben direkt am Therapierad, dafür zu Beginn das Therapierad vor eine Treppe stellen. Julia kann dann etwas erhöht mit dem Aufsteigen beginnen.

22.2.3 Teo, 3 Monate alt, genetisch bedingte Epilepsie (Verdacht auf Othahara-Syndrom)

Anamnese Frau M. kommt mit ihrem drei Monate alten Sohn Teo in die physiotherapeutische Praxis. Die Verordnung sieht 10-mal Physiotherapie KG ZNS KINDER vor. Die Diagnose lautet „unklare Epilepsie, statomotorische Entwicklungsverzögerung".

Frau M. trägt den weinenden Teo in einem Babyautositz und versucht ihn durch Schaukeln zu beruhigen. Die Therapeutin begrüßt Frau M. und bittet sie in den Behandlungsraum. Frau M. nimmt Teo heraus und legt ihn auf die Therapieliege. Er weint weiter, zeigt unzählige aufeinanderfolgende, den ganzen Körper (Extension der Extremitäten, Kopfrotation nach rechts und weit offener Mund) betreffende Myoklonien. Zwischen diesen Episoden liegen die Extremitäten schlaff auf der Unterlage. Die Physiotherapeutin bietet Frau M. einen Stuhl an und frage sie, ob sie Teo auf den Arm nehmen möchte. Sie nimmt ihren weinenden Sohn auf dem Arm. Die Myoklonien werden auch durch den Positionswechsel nicht weniger. Auf die Frage, ob Teo müde oder hungrig sei, antwortet Frau M., dass er nicht hungrig sei, aber eigentlich immer müde, da er ständig „zucke" und nicht schlafen könne. Sie berichtet, der Kinderarzt hätte sie mit der Information „die Physio soll mal schauen, was sie machen kann", zur Physiotherapie geschickt. Frau M. kommentiert: „Ich weiß gar nicht, was ich hier soll". Im weiteren Gespräch berichtet Frau M., dass sie keine Möglichkeit findet, Teo zu beruhigen, dass sie viel mit ihm durch die Wohnung läuft und das Autofahren furchtbar sei, da Teo sich aufrege und noch stärker „zucken" würde. Frau M. nimmt das Angebot, sich mit Teo auf einen Gymnastikball zu setzen, an. Sie beginnt unter Anleitung etwas zu wippen und Teo wird ruhiger und weint nicht mehr. Die Myoklonien dauern weiter an. Frau M. kann sich vorstellen, den Gymnastikball auch zuhause als Alternative zum Umherlaufen zu nutzen. Nachdem die Therapeutin Frau M. erläutert hat, warum sie es zum aktuellen Zeitpunkt für sie und Teo als zu anstrengend erachtet in die Praxis zu kommen, findet Frau M. den Vorschlag, sich Hausbesuche verschreiben zu lassen, gut. Nach einigen Tagen meldet sich Frau M. mit der Info, dass sie nun ein Rezept mit Hausbesuch bekommen habe.

Gesunde Eltern, erstes Kind, unauffällige Schwangerschaft und Geburt. Teo kommt reif auf die Welt und fällt schon nach der Geburt durch Myoklonien auf. Es wird eine Trinkschwäche und Epilepsie unklarer Genese diagnostiziert. Teo wird auf Wunsch der Familie nach 10 Wochen entlassen und nun vom ortsansässigen Pädiater weiter betreut. Die Eltern versorgen Teo zuhause ohne weitere Unterstützung. Bei einem der ersten Hausbesuche zeigt mir Frau M. den Entlassungsbrief der Klinik. Der letzte Satz lautet: „Genetisch bedingte Epilepsie, Verdacht auf Othahara-Syndrom, Lebenserwartung 12–18 Monate".

Sozio-emotionales Verhalten Teo nimmt keinen Blickkontakt auf, kein soziales Lächeln, auf laute Geräusche (Klatschen) folgt ein kurzes Innehalten. Keine Möglichkeit der Selbstregulation z. B. durch Nuckeln an den Fingern, am Schnuller oder durch Anschmiegen im Arm der Eltern. Häufiges „monotones" Weinen begleitet von Schlafstörungen. Grundbedürfnisse wie Hunger oder Müdigkeit sind nur schwer erkennbar. Körperliche Zuwendung scheint für Teo keine Bedeutung zu haben, es hat nicht den Anschein, dass er sich wohl fühlt, wenn er auf den

Arm genommen wird. Er unterscheidet nicht zwischen dem Arm der Eltern und dem fremder Personen.

Motorik/Bewegungsapparat Ausgeprägter globaler Hypotonus, keine Kopfkontrolle, Mund häufig geöffnet. Obere und untere Extremitäten werden nur bei epileptischen Episoden kurz gegen die Schwerkraft angehoben. Kopfrotation eher nach rechts (besonders bei epileptischen Episoden stark ausgeprägt), dadurch auch Rumpfasymmetrie. In Bauchlage keine Aktivität gegen die Schwerkraft möglich. Alle Gelenke sind frei beweglich, keine Bewegungseinschränkung oder Kontrakturen. Die Hände sind häufig gefaustet.

Ernährung Die Ernährung erfolgt mit der Flasche, die Nahrungsaufnahme dauert sehr lange (1,5 Stunden pro Mahlzeit). Teo ist eher dystroph. Er zeigt ein geblähtes Abdomen und leidet unter Obstipation.

Situation der Familie Beide Eltern sind besorgt und hoffen auf Heilung, hohe Belastung durch lange Zeiten für Nahrungsaufnahme und kurze Schlafepisoden, kein Schlaf-Wachrhythmus. Frau M. verlässt ungern das Haus, da Teo im Kinderwagen und im Babyautositz sehr viel weint.

Hilfsmittel Keine

Nahziele

- Positionierung bei der Nahrungsaufnahme, Schlafen, Körperhygiene, auf dem Arm und im Kinderwagen
- Verbesserung der Verdauungssituation

Die Umsetzung der Nahziele erfolgt gemeinsam mit der Mutter, da der Vater berufstätig und wenig zuhause ist.

Maßnahmen

- **Positionierung bei Nahrungsaufnahme**
  - Auf dem Arm der Mutter, bequeme Position der Mutter zum Beispiel Rückenlehne, Unterstützung unter den Armen durch Stillkissen, aufgestellte Füße.
  - Teo liegt auf einem Stillkissen leicht erhöht und bekommt das Fläschchen.
- **Positionierung beim Schlafen**
  - Begrenzung und dadurch Ruhe schaffen durch Pucken. Pucken ist eine spezielle Wickeltechnik, mit der Babys in den ersten Monaten fest in ein Tuch eingewickelt werden, um ruhiger schlafen zu können.
  - Einschlafritual mit Musik und Massage an den Extremitäten.
- **Körperhygiene**
  - Einen für Mutter und Kind angenehmen Ablauf etablieren mit langsamen Bewegungen in den Bewegungsübergängen.
  - Mutter unterstützt verbal, was sie als nächstes tun wird.
- **Positionierung auf dem Arm**
  - Möglichkeiten für den rechten und linken Arm
  - Einsatz von Tragetuch oder anderen Tragehilfen überprüfen
  - Mit Teo auf dem Pezziball sitzen und wippen, unterschiedliche Tempi und Positionen von Teo ausprobieren
- **Positionierung im Kinderwagen**
  - Begrenzung durch Handtuchrolle oder Hörnchen
  - Begrenzung durch Pucken
- **Verbesserung der Verdauungssituation**
  - Anleitung zur Babymassage zur Aktivierung der Darmperistaltik
  - In Rückenlage Positionierung mit Beinen in Flexion mit Hilfe von Handtuchrolle oder Stillkissen
  - Leicht gewärmtes Kirschkernsäckchen auf dem Bauch oder Umschläge mit lauwarmem Waschlappen

Fernziele und Maßnahmen

- **Möglichkeiten des Spiels** (Kennenlernen des eigenen Körpers; z. B. Hände in den Mund, Hände anschauen); Erproben von Unterstützung durch Positionierung mit Decken und Kissen oder Vacutec® Kissen (siehe Hilfsmittel)
- **Vermeiden von Vorzugshaltungen/ Asymmetrien, Kontrakturen und Schmerzen** durch variable Positionierung und angepasstes Handling der Eltern
- **Ermöglichen von altersentsprechender Autonomie,** z. B. Sitzen in einem Therapiestuhl, um dort ernährt zu werden
- **Planung des Einsatzes von Hilfsmitteln,** z. B. Vacutec® Kissen, Therapiestuhl, Bauchlagerungskeil, Badeliege, Hirschfeldstehtorthese, Rehabuggy.

- **Aktivierung eines Netzwerks und Hilfesystems** für die Eltern und Teo

Hilfsmittel und ihr Einsatz

- **Vacutec® Kissen.** Vacutec® Kissen werden in unterschiedlicher Größe angeboten. Im Inneren des Kissens befinden sich Styroporkügelchen und es ist eine Vorrichtung zum Absaugen der Luft vorhanden. Durch das Absaugen der Luft entsteht ein Vakuumabdruck des Kindes. Der Abdruck kann immer wieder neu erstellt werden. Im Vacutec® Kissen konnte Teo so positioniert werden, dass er seine Hände sehen konnte und ein geführter Hand-Mund Kontakt möglich wurde, die Beine wurden in Flexion positioniert und seitlich begrenzt, sodass die Oberschenkel nicht in eine „Froschhaltung" in die Adduktion fallen konnten. In dieser Position wurde die Bauchdecke angenähert und Teo konnte seine Füße sehen (unterstützt durch bunte Socken oder zeitweise als Impuls kleine Glöckchen am Socken)
- Eine **Badeliege** wurde erprobt und von der Familie als sehr hilfreich empfunden. Die Badeliege ist eine für die Badewanne passende mit Netztuch bespannte Liege, auf der Kinder zum Duschen oder Baden positioniert werden können.
- Ein **Bauchlagerungskeil** wurde ab dem sechsten Monat täglich eingesetzt. Teo konnte darauf einige Minuten mit viel Unterstützung der Physiotherapeutin oder der Mutter liegen, ein aktives Halten oder Anheben des Kopfes gegen die Schwerkraft war zu keinem Zeitpunkt möglich.
- Ein **Therapiestuhl** wurde erprobt, als Teo zehn Monate alt war. Die Nahrungsaufnahme konnte in leicht reklinierter Position gut erfolgen.
- Mit 14 Monaten wurde eine **Hirschfeldstehorthese** angepasst. Diese Stehorthese wird individuell nach Gipsabdruck gefertigt. Sie umschließt beide Beine und den Rumpf bis unter die Achseln und unterstützt so die Aufrichtung. Durch die körpernahe Führung werden die Gelenke gehalten und dadurch die Körperwahrnehmung positiv beeinflusst. In der vertikalen Position konnte Teo seinen Kopf kurzzeitig sehr gut halten und wurde auch von der Mutter als sehr wach wahrgenommen.
- Ebenfalls mit 14 Monaten wurde ein **Rehabuggy** erprobt, auch hier war die Familie sehr zufrieden und hat den Einsatz im Alltag als Erleichterung empfunden.

Aktivierung des Netzwerks

- Ermutigung der Familie, sich an ein sozialpädiatrisches Zentrum zu wenden
- Kontakt zur Frühförderstelle
- Kontakt zu einer Logopädin
- Kontakt zu einem auf die Versorgung von Kindern spezialisierten Sanitätshaus
- Ein Kontakt zu einem spezialisierten Pflegedienst wurde von der Familie nicht gewünscht

Weiterer Verlauf

Die physiotherapeutische Behandlung fand zweimal wöchentlich statt. Die medikamentöse Einstellung der Epilepsie gestaltete sich als schwierig. Häufige Anfallsepisoden waren für den Alltag mit Teo bezeichnend. Die Mutter war engagiert und beteiligte sich aktiv an der physiotherapeutischen Behandlung und der Umsetzung von Therapiezielen. Es ist ihr gelungen, die Maßnahmen zur Verbesserung der Verdauungssituation täglich umzusetzen. Der Therapiestuhl, die Badeliege, der Rehabuggy und die Hirschfeldstehorthese wurden im Alltag kontinuierlich eingesetzt. Besonders die Badeliege wurde als Bereicherung für den Alltag empfunden, da Teo entspannt längere Zeit das Wasser genießen konnte und seine Mutter nicht nur damit beschäftigt war ihn zu halten, sondern beide Hände für die Körperpflege und das Spiel im Wasser frei hatte. Das Bauchlagerungselement wurde weniger eingesetzt, da Teo die Bauchlage sehr ungern eingenommen hat, die Bauchlage war aus diesem Grund Bestandteil jeder physiotherapeutischen Behandlungseinheit, wenn Teo dazu in der Lage war. Das Vacutec® Kissen wurde als sehr umständlich und wenig flexibel wahrgenommen.

Teo und seine Familie sind in seinem dritten Lebensjahr in eine andere Stadt gezogen. Er ist heute 8 Jahre alt, seine Mutter berichtet, dass er wenig Fortschritte gemacht habe, eine Schule für Körperbehinderte Kinder besuche und es ihm soweit gut gehe.

⚠ BEACHTE

Bei allen Möglichkeiten der Positionierung immer auch an Variationen denken, und zwar dann, wenn eine Position gut gelingt und die Gesamtsituation entspannt ist. Dies bedeutet, das Fläschchen nicht nur auf dem rechten, sondern auch auf dem linken Arm zu geben oder z. B. an einem anderen Ort in der Wohnung. Diese Vorgehensweise kann das Entstehen von Vorzugshaltungen hinauszögern.

⚠ BEACHTE

Auch bei vermeintlich kurzen Krankheitsverläufen oder anscheinend sehr begrenzter Lebenserwartung sind aus physiotherapeutischer Sicht Spätfolgen immer in Betracht zu ziehen. Die Vermeidung dieser ist ein physiotherapeutisches Ziel. Spätfolgen können sein: Bewegungseinschränkungen, Deformitäten, Kontrakturen, Verlust von Mobilität und Autonomie sowie Schmerzen.

✓ PRAKTISCHE TIPPS

„Umgang" mit Familien im Erstkontakt

- Lassen Sie sich Zeit, es muss nicht alles beim ersten Termin geklärt sein.
- Eltern stehen häufig noch unter Schock. Lassen Sie den Familien Zeit.
- Stärken Sie Eltern in ihren Kompetenzen.
- Bei aller Empathie, halten Sie den zeitlichen Rahmen ein (Therapiezeit nicht überziehen).

22.3 Physiotherapie in der pädiatrischen Palliativversorgung

Physiotherapie für Kinder und Jugendliche mit lebensverkürzenden Erkrankungen ist ein wichtiger Bestandteil der Versorgung im palliativen Kontext (Zernikow, 2013). Die motorische und psychosoziale Entwicklung dieser Patientengruppe ist sehr individuell und stark von Krankheitsbild und Verlauf geprägt. In Anlehnung an die ICF für Kinder und Jugendliche steht in allen Lebensbereichen die altersentsprechende Teilhabe an altersspezifischen Aktivitäten im häuslichen Umfeld, im Kindergarten- oder Schulalltag und mit der Peer Group sowie Autonomie im Mittelpunkt. Es kann sein, dass ein Kind durch seine Erkrankung, Immobilität und körperliche Schwäche Entwicklungsschritte später oder in anderer Form erreicht. Für die Planung der physiotherapeutischen Interventionen ist ein differenziertes Wissen der motorischen Entwicklung mit individuellen Verläufen hilfreich. Besonders die motorische Entwicklung von Kindern und Jugendlichen mit neurologischen Erkrankungen weist Besonderheiten auf. Zur Einordnung von Schweregrad und Entwicklungsstand für die Therapieplanung können GMFM (Gross motor function measure) und GMFCS (Gross motor function measure scale) unterstützende Tools sein. Zu unterscheiden sind Entwicklungsverläufe von Kindern und Jugendlichen, deren Entwicklung als Konsequenz von medizinischen Interventionen (z. B. chirurgische Eingriffe oder Chemotherapie) in ihrer Entwicklung verzögert und verlangsamt ist, oder Krankheitsverläufe, bei denen Schädigungen der Strukturen vorliegen und aus diesem Grund eine Entwicklung nur eingeschränkt möglich ist. Bei Kindern und Jugendlichen mit degenerativen Erkrankungen liegt die Herausforderung darin, die Begleitung und Unterstützung in allen Situationen, in denen erworbene Fähigkeiten verloren gehen, mit dem Ziel einer altersentsprechenden Autonomie und Selbstständigkeit zu gestalten. Gerade dann ist es die Aufgabe der Physiotherapie, Eltern und Bezugspersonen anzuleiten oder das Umfeld entsprechend umzugestalten, sodass Autonomie wieder möglich wird. Zum Beispiel kann diese durch einen Wechsel vom Rehabuggy in den Rollstuhl oder bei Teenagern vom Rollstuhl zu einem E-Rollstuhl ermöglicht werden.

Die palliative Versorgung von Kindern und Jugendlichen mit lebensverkürzenden Erkrankungen verfolgt folgende Ziele:

- Symptomkontrolle (Schmerzen, Obstipation, Atemnot, Angst und Unruhe, Übelkeit)
- Altersentsprechende Entwicklungsförderung auf motorischer, kognitiver und sozio-emotionaler Ebene gemäß den Möglichkeiten der Kinder und Jugendlichen
- Ermöglichen von Aktivität und altersentsprechender Partizipation durch Umfeldgestaltung und Einsatz von Hilfsmitteln mit dem Ziel des Erhalts der Lebensqualität im Kontext der individuellen Entwicklungsphase sowie Förderung der Mobilität im Rahmen der gegebenen Möglichkeiten (➤ Abb. 22.2).

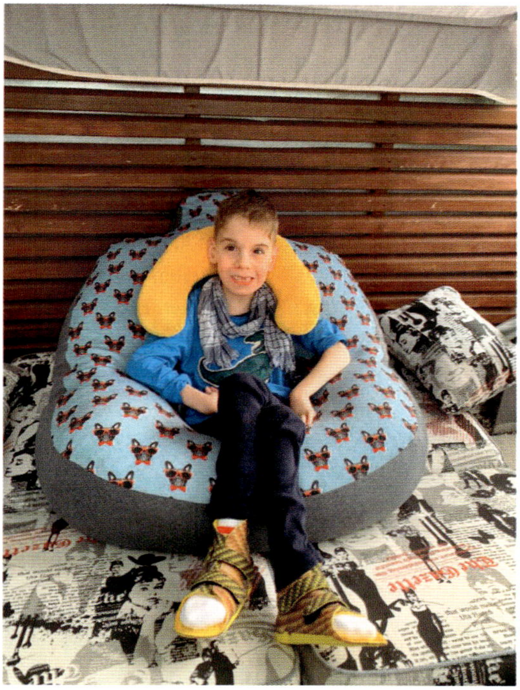

Abb. 22.2 Junger Patient in bequemer Sitzposition [P979]

Voraussetzung für die Begleitung durch Physiotherapeuten von Kindern und Jugendlichen im palliativen Kontext sind Kenntnis über

- die motorische Entwicklung von Kindern und Jugendlichen und damit verbunden die Fähigkeit in nicht „normal" verlaufenden Entwicklungsschritten den Raum für individuelle Entwicklung zu erkennen, diese zu ermöglichen und damit einen individuellen Weg zu unterstützen und gegebenenfalls immer wieder zu adaptieren;
- die sozio-emotionale Entwicklung von Kindern und Jugendlichen im Zusammenhang mit der Palliative Care; insbesondere auch zum altersspezifischen Umgang mit Krankheit, Sterben und Tod;
- die bestehenden Herausforderungen für Familien im Zusammenleben mit einem lebensverkürzt erkrankten Kind oder Jugendlichen;
- die Krankheitsverläufe (bei bestehender Diagnose oder bekannten Erkrankungen), um Kinder und Jugendliche sowie ihre Familien vorausschauend zu unterstützen;
- die mögliche eigene Belastung durch die Arbeit im palliativen Kontext und im Besonderen mit Kindern, Jugendlichen und ihren Familien;
- die Möglichkeiten der multiprofessionellen Zusammenarbeit besonders im ambulanten Setting;
- die zur Verfügung stehenden weiteren Unterstützungsangebote und Netzwerke in der entsprechenden geografischen Region.

⚠ BEACHTE

Förderung und Unterstützung der Kinder und Jugendlichen ist immer in die Möglichkeiten des familiären Kontextes eingebunden.

✓ PRAKTISCHE TIPPS

Bei langen Krankheitsverläufen kann es hilfreich sein, wenn zwei Therapiefachkräfte sich die Therapie „teilen". Vorteile: Die Physiotherapie fällt bei Krankheit oder Urlaub einer Fachkraft nicht aus und es besteht die Möglichkeit des Austauschs in schwierigen Situationen.

Krankheitsbilder

Zu den lebenslimitierenden Krankheitsbildern (Zernikow, 2016) in der pädiatrischen Palliativversorgung zählen

- lebensbedrohliche Erkrankungen, zum Beispiel extreme Frühgeburtlichkeit, Krebserkrankungen oder irreversibles Organversagen,
- Erkrankungen mit lang andauernder intensiver Behandlung, um das Leben zu verlängern und Teilhabe zu ermöglichen, z. B. Cystische Fibrose oder Muskeldystrophien,
- fortschreitende Erkrankungen ohne kurative Behandlungsansätze, z. B. Stoffwechselerkrankungen oder degenerative Muskelerkrankungen,
- schwere neurologische Erkrankungen und Gehirnschädigungen, die nicht fortschreitend im Laufe des Lebens, jedoch wegen der gesundheitlichen Komplikationen lebensverkürzend sind. Beispiele hierfür sind Zerebralparesen, Hirnschädigungen durch Erkrankung oder Unfallgeschehen.

22.4 Befunderhebung

Es gibt keinen spezifischen Befund für Kinder und Jugendliche in der pädiatrischen Palliativversorgung.

Die Befunderhebung muss dem Allgemeinzustand und Alter angemessen durchgeführt werden. Die Zusammenarbeit mit den Eltern und dem multiprofessionellen Team sind wichtige Voraussetzungen, um in den komplexen Situationen die aktuell relevanten Themen für die physiotherapeutische Behandlung einzugrenzen und differenziert zu betrachten sowie einzuordnen, damit dann die entsprechenden physiotherapeutischen Maßnahmen durchgeführt werden können.

Während einer akuten Situation oder Krise steht die Symptomkontrolle im Vordergrund und die Schwere der Symptome muss beurteilt werden. Besonders im häuslichen Umfeld ist die Einschätzung der Symptomlast wichtig, da hier eine regelmäßige Kontrolle durch den behandelnden Arzt nicht immer gewährleistet ist. Sind Symptome ungewöhnlich stark oder kommen zusätzliche Faktoren wie Fieber, Schmerzen oder große Schwankungen beim Bedarf von O_2 vor, muss unbedingt Rücksprache mit den Eltern, Pflegekräften oder dem behandelnden Arzt gehalten werden. Physiotherapeutische Maßnahmen können in diesen Fällen nicht mehr ausreichend sein, um Beschwerden zu lindern. Akute Situationen entstehen häufig schnell und unerwartet. Ist die Situation geklärt und die physiotherapeutische Behandlung kann durchgeführt werden, dient der Befund dazu, das akute Symptom zu beurteilen:

- **Atmung:** Atemfrequenz, Sauerstoffbedarf, ist Sekret vorhanden?
- **Schmerz:** Wie zeigt sich der Schmerz im Vergleich zu einer nicht akuten Situation, wo kommt der Schmerz her, kann die Intensität des Schmerzes bestimmt werden? Schmerzen können anhand von Schmerzskalen gemessen werden (siehe Schmerzen).
- **Obstipation:** Wann war der letzte Stuhlgang, ist Schmerz vorhanden oder reflektorische Spannung bei Berührung, ist die Atmung beeinträchtigt durch Hochstand des Diaphragmas, ist eine Änderung der Position möglich?
- In stabilen Phasen können Motorik, Bewegungseinschränkungen (Winkelmessung), Schmerzen und die sozio-emotionale Situation beurteilt werden.
- **Motorik:** Welche motorischen Fähigkeiten hat das Kind oder der Jugendliche, welche Fähigkeiten werden im Alltag genutzt, wo liegen die Schwierigkeiten, um Teilhabe im Alltag zu ermöglichen? Sind alle Fähigkeiten genutzt? Wenn nein, warum nicht? Können Hilfsmittel eingesetzt werden?
- **Bewegungseinschränkungen:** Wodurch entstehen die Bewegungseinschränkungen? Kontrakturen, Luxationen, Schmerzen, inadäquate Positionierung (Hilfsmittel zu groß/klein, wird nicht korrekt eingesetzt, zu wenig variabel (nur Lieblingsposition)), wie ist die Muskelkraft und wie sind die Tonusverhältnisse?
- **Sozio-emotionale Situation:** Wie geht es dem Kind bzw. dem Jugendlichen? Welche motorischen Fähigkeiten sind für die sozio-emotionale Situation wichtig? Mobilität? Autonomie?

⚠ BEACHTE

Beobachten Sie ein ungewöhnlich starkes Symptom oder eine ungewöhnliche Reaktion auf Ihre physiotherapeutische Behandlung, so besprechen Sie dies mit den Eltern oder dem Pflegeteam. Hier gilt: lieber einmal mehr als einmal zu wenig.

⚠ BEACHTE

Findet die physiotherapeutische Behandlung über einen längeren Zeitraum statt, ist ein Wiederbefund wichtig, um eine die Notwendigkeit einer Therapiezieländerung zu erkennen.

✓ PRAKTISCHE TIPPS

Hilfreich für die Beurteilung der motorischen Entwicklung sind

- gute Kenntnisse der Variationen der „normalen" motorischen Entwicklung,
- Kenntnis der Beurteilungsinstrumente GMFM (Gross Motor Function Measure) – ein standardisiertes Instrument zur Beurteilung der motorischen Fähigkeiten von Kindern und Jugendlichen mit infantiler Cerebralparese (Russell, 2016) – und GMFCS (Gross Motor Function

Scale) – eine standardisierte Skala zur Einteilung von Kindern und Jugendlichen mit Infantiler Cerebralparese in die Kategorien I–V mit Vorgaben für Therapie und Interventionen (Russell, 2016),
- Austausch mit Kolleginnen/Kollegen sowie
- das Wissen um die ausgesprochene Heterogenität dieser Patientengruppe.

22.5 Zielformulierungen

Die internationale Klassifikation der Funktionsfähigkeit, Behinderung und Gesundheit für Kinder und Jugendliche (WHO, 2011) ist hilfreich, um Möglichkeiten der Teilhabe zu definieren. Die Teilhabe erfolgt auf verschiedenen Ebenen der Funktionsfähigkeit in der Entwicklung:
- Schädigung, Verzögerungen oder ungewöhnliche Entwicklungswege
- Umweltfaktoren als Lebenswelten
- Partizipation mit nachhaltiger Wirkung: Bedeutung der Lebensbereiche

Diesen Ebenen werden Körperfunktion, Körperstrukturen, Schädigungen, Aktivitäten und Teilhabe zugeordnet. Die zentrale Frage ist, welche Wünsche und Ziele das Kind oder der Jugendliche und die Familie haben.

Eine Möglichkeit, Ziele zu definieren und zu überprüfen, sind „SMART Goals". Beispiele für SMART Goals bei einem Kleinkind und Jugendlichen können sein (➤ Tab. 22.1):

Mit Hilfe der SMART Goals kann überprüft werden, ob das Ziel zu leicht (dann wurde es vor der festgesetzten Zeitvorgabe erreicht) oder zu schwer war.

Beispiele für Zielformulierung in der pädiatrisch-palliativen Physiotherapie

Nahziele
- Nahrungsaufnahme über Fläschchen in verschiedenen Positionen möglich (rechter und linker Arm, auf dem Schoß und im Stillkissen)
- Positionierung in Rückenlage mit Hand-Hand-Kontakt und Spielzeug
- Nahrungsaufnahme im Therapiestuhl morgens und mittags. Abends zum Einschlafen auf dem Arm der Mutter
- Einsatz des Teleskoparms, um den Lichtschalter im Zimmer zu bedienen

Fernziele
- Positionierung in Bauchlage über Bauchlagerungselement für 10 Minuten täglich
- Täglicher Einsatz von Stehfunktion im Elektrorollstuhl
- Duschen im Duschstuhl
- Einsatz des Teleskoparms, um eine Mahlzeit zu sich zu nehmen

⚠ BEACHTE
Zielformulierungen müssen im multiprofessionellen Team und mit der Familie besprochen werden. Nur gemeinsam können die komplexen Herausforderungen in der palliativen Versorgung von Kindern und Jugendlichen geleistet werden.

Tab. 22.1 Beispiele für SMART-Ziele

		Kleinkind	Jugendliche/r
S	spezifisch	Flasche trinken auf rechtem und linkem Arm der Eltern	mit Teleskoparm Licht im Zimmer ein- und ausschalten
M	messbar	trinkt auf rechtem und linkem Arm	macht Licht an und aus
A	akzeptiert	Eltern stimmen zu	möchte diese Fähigkeit erlernen
R	realistisch	Das Kind kann den Kopf nach beiden Seiten drehen und dann auch saugen und schlucken	kann den Teleskoparm steuern, versteht die Funktion bzw. hat die motorischen Voraussetzungen oder kann diese erlernen, um das Ziel zu erreichen
T	zeitlich definiert (timed)	4 Wochen	1 Woche

✓ PRAKTISCHE TIPPS

Bei Krankheitsverläufen mit häufigem Wechsel zwischen Krisen und stabileren Phasen ist es hilfreich, Ziele für die „Krisenzeit" und die „stabile Zeit" zu definieren, um nicht im Krisenmodus zu verhaften.

⚠ BEACHTE

Plötzliche Entwicklungsrückschritte, Verlust von Fähigkeiten oder unerwarteter Entwicklungsstillstand müssen genau beobachtet, dokumentiert und im multiprofessionellen Team thematisiert werden.

22.6 Hilfsmittel

Die Versorgung mit Hilfsmitteln erfolgt im multiprofessionellen Team gemeinsam mit den lebensverkürzt erkrankten Kindern und Jugendlichen und ihren Familien. Die Verordnung erfolgt über den behandelnden Arzt (in Deutschland häufig über das zuständige sozialpädiatrische Zentrum). Im folgenden Abschnitt werden häufig in der Palliativversorgung eingesetzte Hilfsmittel vorgestellt.

Hilfsmittel für liegende Positionen Zur Positionierung in Bauchlage können speziell angefertigte Keile oder Lagerungselemente genutzt werden. Es ist möglich, ein Lagerungselement für die Bauchlage auf einem Rollbrett zu befestigen. Dadurch kann es variabel im häuslichen Umfeld oder in Schule und Kindergarten eingesetzt werden. In Seitlage können ebenfalls Lagerungselemente oder Kissen, Decken und Stillkissen eingesetzt werden.

Hilfsmittel für sitzende Positionen Höhenverstellbare Therapiestühle ermöglichen die Teilhabe am Tisch und beim Spiel am Boden, eine weitere Möglichkeit in verschiedenen Größen ist ein Gravity Chair (➤ Abb. 22.3). Für den Transport im Außenbereich sind Rehabuggy, Aktivrollstuhl, Schieberollstuhl und Elektrorollstuhl mit oder ohne Stehfunktion eine Möglichkeit der sicheren Fortbewegung. Um die Entstehung von Asymmetrien zu vermeiden oder hinauszuzögern, können individuell angepasste Sitzschalen unterstützend eingesetzt werden.

Hilfsmittel für stehende Positionen Die Vertikalisierung ist ein wichtiger Schritt in der motorischen Entwicklung von kleinen Kindern. Das Stehen kann bei jungen Kindern unterstützt werden durch eine Hirschfeldstehorthese. Bei älteren Kindern und Jugendlichen können Stehständer, Rückenschrägliegbrett und Rollstühle mit Aufstehfunktion die Vertikalisierung ermöglichen.

Hilfsmittel zur Vermeidung von Fehlstellungen Zur Vermeidung von Deformitäten oder nach korrigierenden Operationen können Fußorthesen eingesetzt werden. Fußorthesen werden je nach Diagnose knöchelübergreifend oder bis zu oberschenkelhoch angefertigt. Sie können am Tag und/oder in der Nacht getragen werden. Um feinmotorische Aktivitäten zu ermöglichen und zu unterstützen, können Handschienen genutzt werden.

Korsett: Immobilität, abweichende Tonusverhältnisse und Wachstum führen in vielen Fällen zu Skoliosen der Wirbelsäule. Die Versorgung mit Mieder oder Korsett kann die Aufrichtung und die Atmung unterstützen. Zu berücksichtigen ist, dass es auch zu Unwohlsein, Engegefühl und mangelnder Akzeptanz kommen kann.

Liftersysteme Diese können Transferfunktionen im Alltag erleichtern. „Kinästhetikhocker" sind eine

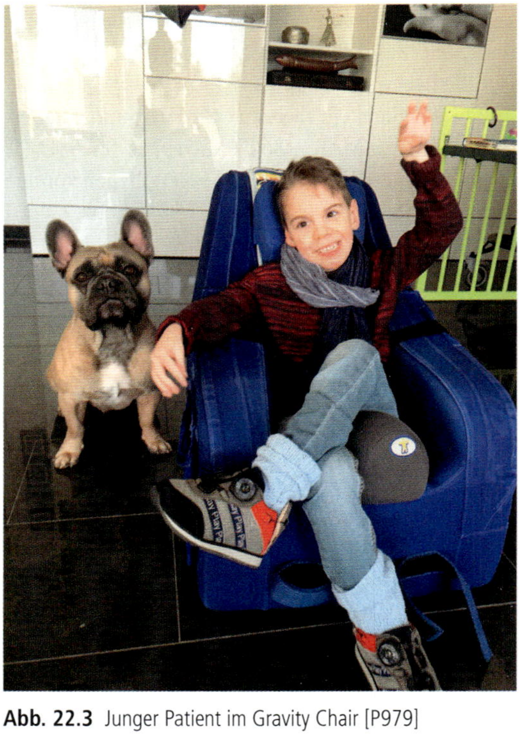

Abb. 22.3 Junger Patient im Gravity Chair [P979]

gute Möglichkeit, Kinder und Jugendliche im häuslichen Umfeld zu bewegen.

⚠ BEACHTE
Hilfsmittel müssen immer wieder auf die Passform kontrolliert werden. Besonders wichtig ist dies bei Kindern und Jugendlichen, die sich nicht verbal äußern können.

22.7 Physiotherapeutische Symptomtherapie

22.7.1 Schmerzen

Schmerzen können viele verschiedene Ursachen haben – muskulär bedingte Schmerzen, tumorbedingte Schmerzen, Schmerzen, die durch Obstipation verursacht werden oder etwa Zahnschmerzen, um nur ein paar Beispiele zu nennen. Studien zeigen, dass besonders bei Kindern und Jugendlichen mit neurologischen Erkrankungen und eingeschränkter Möglichkeit zur Kommunikation dem Phänomen Schmerz geringe Aufmerksamkeit gewidmet und zu wenig medikamentös behandelt wird (Zernikow, 2013).

Schmerz muss immer ernst genommen werden, und die Kinder und Jugendlichen müssen ermutigt werden, ihren Schmerz und die Beschwerden zu zeigen oder diese zu kommunizieren. Hilfreich sind Assessments zur Bestimmung von Schmerz. Assessments ermöglichen die Einschätzung der Schmerintensität und die Überprüfung, in wie weit die Therapie oder andere Situationen den Schmerz beeinflusst haben.

Schmerzassessments

Folgende Schmerzassessments sind in der Begleitung von Kindern sinnvoll:

- KUSS-Kindliche Unbehagen- und Schmerzskala nach Büttner
- „Gesichter-Skala“ ab 4 Jahren (Hicks et al. 2001) (➤ Abb. 22.4)
- Numerische Analogskala (NAS)

Eine weitere Möglichkeit besteht darin, eine Schale mit drei unterschiedlich großen Kugeln zu verwenden. Das Kind wird gebeten die Kugel zu nehmen, deren Größe dem Schmerz entspricht.

Auch ein Teleskopstab kann eingesetzt werden, verbunden mit der Bitte, den Stab so weit auseinander zu ziehen, bis er der Schmerzstärke entspricht.

⚠ BEACHTE
Kinder unter sechs Jahren können Schmerzen noch nicht genau lokalisieren. „Ich habe Bauchschmerzen“ ist eine häufige und universell verwendete Aussage. Um herauszufinden, ob der Schmerz wirklich im Bereich des Abdomens lokalisiert ist, kann der Bauch abgetastet und angesehen werden. Sind keine Veränderungen und kein Druckschmerz im Bereich des Abdomens bemerkbar, können durch Nachfragen wie „Tut dir außer am Bauch noch an einer anderen Stelle etwas weh?“ oder „Was würde dir helfen, damit die Bauchschmerzen weniger werden?“ zusätzliche Informationen gesammelt werden. Im weiteren Verlauf müssen auf jeden Fall Bewegungsabläufe und Veränderungen der Haut (Röte, Wärme, Schwellung) beobachtet werden. Die Eltern sind zu informieren, wenn Kinder über Schmerzen klagen.

Für Jugendliche mit Muskeldystrophie Duchenne (➤ Kap. 22.2.1, Fallbeispiel Leon) spielen Schmerzen in vielen Fällen eine zentrale Rolle. Um zu signalisieren, dass der Schmerz ernst genommen wird, kann eine Abmachung mit dem Patienten/der

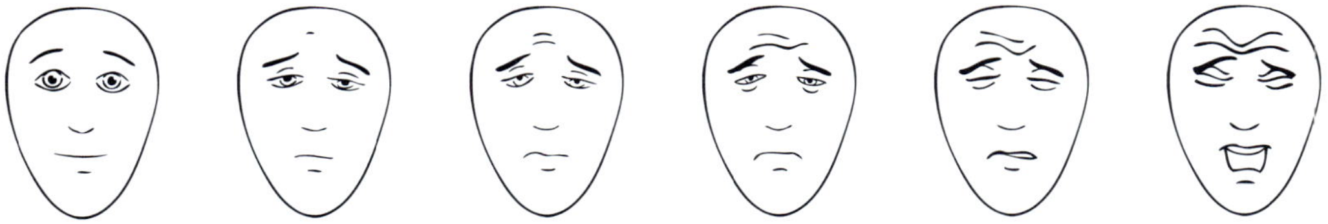

Abb. 22.4 Faces Pain Scale (Hicks et al. 2001). Abdruck mit freundlicher Genehmigung der international Association for the Study of Pain [F148]

Patientin hilfreich sein. Diese Absprache kann wie folgt aussehen: Wenn der Schmerz bei Therapiebeginn auf der NAS z. B. bei 3 Punkten liegt, können Jugendliche gebeten werden Bescheid zu geben, sobald der Schmerz 6 Punkte überschreitet. Wenn der Patient/die Patientin mit diesem Vorgehen nicht einverstanden ist, muss über einen anderen Wert oder eine andere Strategie nachgedacht werden. Diese Form der Absprache gibt Jugendlichen Sicherheit, dass der Schmerz ernstgenommen wird und lässt mitunter Raum für andere Themen.

Aus physiotherapeutischer Sicht kann es mitunter notwendig sein, an der Schmerzgrenze oder über die Schmerzgrenze hinaus zu arbeiten. Dies kann zum Beispiel nach einem orthopädischen Eingriff im Bereich der Hüftgelenke der Fall sein. Im Rahmen der Nachbehandlung darf das Kind oder der/die Jugendliche in den Sitz mobilisiert werden und empfindet dabei Schmerzen. Es empfiehlt sich, mit dem behandelnden Arzt/der behandelnden Ärztin zu überlegen, ob vor der Physiotherapie ein Schmerzmittel gegeben werden kann, um die Therapie möglichst schmerzfrei durchführen zu können.

✓ PRAKTISCHE TIPPS

In manchen Fällen macht es Sinn, dass Betroffene vor der Physiotherapie Schmerzmedikamente erhalten, damit die Physiotherapie zielgerichtet durchgeführt werden kann. Suchen Sie diesbezüglich das Gespräch mit dem behandelnden Arzt/der Ärztin.

Bei Kindern und Jugendlichen mit **eingeschränkter Kommunikationsfähigkeit** können sich Schmerzzustände durch

- Veränderung der Atemfrequenz,
- Weinen oder Jammern bei Bewegungen, die sonst nicht zu diesen Reaktionen führen,
- Appetitlosigkeit,
- Erbrechen,
- Unruhe,
- Schlaflosigkeit,
- häufiges Aufschrecken im Schlaf,
- Schonhaltung,
- Schwellung,
- Rötung und
- Wärme an einer Struktur.

bemerkbar machen.

Suchen Sie auch das Gespräch mit den Eltern, die das Kind gut kennen, und binden Sie diese in das Schmerzassessment mit ein.

✓ PRAKTISCHE TIPPS

Ein hilfreiches Informationsvideo zum Thema Schmerz ist „Den Schmerz verstehen und was zu tun ist in 10 Minuten" https://www.deutsches-kinderschmerzzentrum.de/ueber-uns/videos/(Deutsches Kinderschmerzzentrum 2020).

⚠ BEACHTE

„Mehr als 60–70 % der Eltern beurteilen die Schmerztherapie ihrer krebskranken oder mehrfach behinderten Kinder als unzureichend" (Zernikow, 2013).

⚠ BEACHTE

Bei Kindern und Jugendlichen mit stark eingeschränkter Mobilität und bei Einnahme von Medikamenten, die zu einer Demineralisierung des Knochens führen, muss bei plötzlicher Schonhaltung, Bewegungseinschränkung mit Schmerzen, Schwellung und/oder Rötung immer auch an eine Spontanfraktur gedacht werden. Liegt der Verdacht nahe, muss dieser von ärztlicher Seite abgeklärt werden.

✓ PRAKTISCHE TIPPS

In der Begleitung von Kindern mit Schmerzen sind ein einheitliches Vorgehen und Kommunikation im Team wichtig:

- Welches Assessment wird genutzt?
- Wo wird dokumentiert?
- Welche Schmerzmittel dürfen wann und in welcher Dosierung gegeben werden?

Zur Erstellung dieser Pläne kann das örtliche Kinderpalliativteam ein qualifizierter Ansprechpartner sein.

Physiotherapeutische Maßnahmen bei Schmerz

Physiotherapeutische Maßnahmen können schmerzlindernd wirken. Die Vielschichtigkeit des Symptoms Schmerz erfordert Genauigkeit bei der Auswahl der physiotherapeutischen Maßnahme:

Entspannung Sicherheit und Ruhe vermitteln, dadurch kann Entspannung entstehen. Entspannungstechniken (Körperreisen, Atemführung) können auch mit den Eltern gemeinsam durchgeführt und als Ritual etabliert werden. Bei mehrfach behinderten Kindern und Jugendlichen helfen Rituale, um

22

Sicherheit zu vermitteln. Entspannende Maßnahmen können Massagen, Wärmeanwendungen und Vibrationen sein. Zusätzlich kann auch eine räumliche Veränderung zur Entspannung beitragen (z. B. bei schönem Wetter in den Garten gehen, vielleicht auf die Wiese).

Positionsänderung Bei Bauchschmerzen kann es zur Linderung beitragen, wenn die Rückenlage in die Seitlage verändert wird und das Kind oder der/die Jugendliche mit flektierten Beinen liegen kann. Kleinen Kindern hilft es in vielen Fällen, wenn sie eine „Höhle" gebaut bekommen und sich dort hinlegen können. Entspannend kann auch das Schaukeln in einer Hängematte sein. Bei Jugendlichen kann das Tragetuch eines Lifters diese Aufgabe erfüllen.

Im Alltag müssen auch bei Jugendlichen variable Positionen im Sitzen, Liegen und wenn möglich in der Vertikalen ermöglicht werden.

Spezifische Methoden Ist der Schmerz lokalisierbar, können je nach Schmerzursache spezifische Maßnahmen (Manuelle Therapie, Faszientechniken, Kinesio-Tape) angewandt werden.

Die Alltagsroutine adaptieren Im Verlauf einer Erkrankung müssen zum Beispiel „Sitzzeiten" im Rollstuhl immer wieder angepasst werden, um die Entstehung von Schmerz zu vermeiden. Hilfreich können längere Ruhepausen im Liegen sein.

Weitere Möglichkeiten sind Aromatherapie, Musiktherapie, tiergestützte Therapie.

✓ **PRAKTISCHE TIPPS**

Bei vermuteten Schmerzen kontrollieren, ob es Anzeichen von Druckstellen gibt. Auch die Falten einer Hose können Schmerzen verursachen.

✓ **PRAKTISCHE TIPPS**

Schmerzzustände können für alle Beteiligten sehr belastend sein und auch verunsichern. Der Austausch im multiprofessionellen Team kann bei der Bewältigung der Situation hilfreich sein.

22.7.2 Obstipation

Bei Kindern und Jugendlichen in der Palliativversorgung ist die Obstipation ein häufiges Symptom (Zernikow, 2013). Ursächlich sind geringe Flüssigkeitszufuhr, Nebenwirkungen von Medikamenten (z. B. Opiate), veränderte Darmperistaltik, raumgreifende Prozesse wie Tumoren, einseitige Ernährung und eingeschränkte Beweglichkeit aufgrund von allgemeiner Schwäche, Veränderungen des Muskeltonus (Spastik, Hypotonie) und invasiven Eingriffen.

Eine regelmäßige Verdauung und schmerzfreie Stuhlentleerung sind wichtige Faktoren für das körperliche Wohlbefinden. Bei Kindern und Jugendlichen mit lebensverkürzenden Erkrankungen kann für eine regelmäßige Stuhlentleerung eine ärztlich verordnete medikamentöse Unterstützung hilfreich sein. Obstipation kann bei den betroffenen Kindern und Jugendlichen zu Schmerzen im Abdomen, Einschränkung der Atmung durch Diaphragmahochstand und reflektorischer Abwehrspannung im muskulären System führen. Auch können die Nahrungs- und Flüssigkeitsaufnahme gestört werden und häufiges Erbrechen mit Obstipation einhergehen (Zernikow, 2013).

Physiotherapeutische Methoden bei Obstipation

Massagen Säuglinge und kleine Kinder können mit der Bauchmassage aus der Babymassage unterstützt werden (www.dgbm.de/fuer-Eltern.html/30.08.2020)

Bei älteren Kindern und Jugendlichen kann die Kolonmassage hilfreich sein. Massagen können entspannende Wirkung haben und die Darmperistaltik anregen.

Atemvertiefung kann durch Kontaktatmung und Hautrollungen im Bereich des Thorax, im Rippenverlauf oder am gesamten Rücken, erreicht werden. Durch Vertiefung der Atmung und vermehrte Bewegung des Diaphragmas kann es zu einer „Massagewirkung" auf die Verdauungsorgane kommen.

Wärmeanwendungen Kirschkernsäckchen oder einen feuchten warmen Waschlappen auf den Bauch legen. Wärmeanwendungen können zu einer Entspannung des Abdomens führen.

⚠ **BEACHTE**

Vorsicht vor Verbrennungen bei Wärmeanwendungen. Keine Wärmflaschen benutzen!!!

Einreibung mit Ölen Bei Säuglingen mit Bäuchleinöl oder Bigaiaöl im Bereich des Abdomens. Es können auch andere Öle verwendet werden, diese sollten für den Einsatz bei Säuglingen und Kindern gekennzeichnet sein. Bei älteren Kindern und Jugendlichen können Fenchelöl oder Kümmelöl eingesetzt werden.

Positionierung mit Flexion der unteren Extremitäten in Rückenlage oder Seitlage, wenn möglich Knie an den Bauch ziehen. Bei Säuglingen „Fliegergriff" in Bauchlage auf dem Arm der Eltern, dabei wird der Säugling in Bauchlage auf den Unterarm gelegt, die Arme und Beine können dabei nach unten hängen, der Kopf kann auf dem Unterarm abgelegt werden.

Mobilisation und Aktivierung durch Bewegungsspiele und Sportangebote im möglichen Rahmen. Bei Kindern und Jugendlichen, die nicht in der Lage sind, sich selbstständig zu bewegen, kann eine Mobilisation in den Stand mit Hilfe eines Rückenschrägliegebretts oder einer Hirschfeldstehorthese (➢ Kap. 22.5) unterstützend wirken. Im Sitz kann die Tretbewegung mit Hilfe eines Bewegungstrainers (z. B. Motomed®) (➢ Abb. 22.5) für Bewegung im Becken- und Bauchraum sorgen.

Prophylaxe Variationsreiches Positionieren im Alltag (Rückenlage, Bauchlage, Seitlage, Stand und Sitz), Ermöglichen von Bewegung, regelmäßiges Durchführen der passiven Techniken, wenn diese sich angenehm anfühlen und wirkungsvoll sind. Ansprechen der Verdauungssituation, um auf Veränderungen reagieren zu können. Eine medikamentöse Therapie ist in vielen Fällen sinnvoll. Diese sollte immer mit dem behandelnden Arzt/der behandelnden Ärztin besprochen werden.

✓ PRAKTISCHE TIPPS

Über die Verdauung sprechen besonders ältere Kinder und Jugendliche ungern, da sie sich in der Phase der Abgrenzung befinden und ihre Intimsphäre wahren möchten. In vielen Fällen hilft es zu erklären, dass es wichtig ist, dass „Abfallprodukte" aus dem Körper hinaus transportiert werden, um diesen nicht unnötig zu belasten.

Es kann unterstützend sein, eine angenehme Position, z. B. den Sitz auf einem Toilettenstuhl, für die Stuhlentleerung anzubieten.

Wenn unterstützende Maßnahmen wie Klistier oder Darmrohr angewendet werden, kann die Situation entlastet werden, wenn diese Maßnahmen insbesondere bei älteren Kindern und Jugendlichen nicht von den Eltern, sondern vom Pflegepersonal durchgeführt werden, um die Intimsphäre zu wahren.

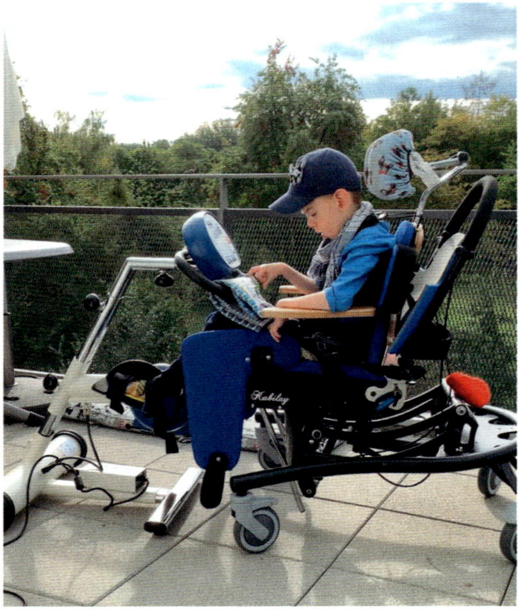

Abb. 22.5 Junger Patient am Motomed [P979]

⚠ BEACHTE

Eine Opioidtherapie führt für die Dauer der Therapie bei allen Kindern und Jugendlichen zur Obstipation. Prophylaktische Maßnahmen sind hilfreich, um das Wohlbefinden zu unterstützen.

22.7.3 Atmungsprobleme im palliativen Kontext

Bei Kindern und Jugendlichen mit lebensverkürzenden Erkrankungen ist die Atmung aufgrund raumgreifender Prozesse, Immobilität, veränderter Tonussituation und Kontrakturen verändert. Degenerative Krankheitsbilder wie Muskeldystrophie Duchenne führen zu einem Verlust der Atemfunktion bis hin zur künstlichen Beatmung, zähflüssiges Sekret ist ein Merkmal der Cystischen Fibrose, was eine Lungentransplantation zur Folge haben kann. In der letzten Lebensphase führen physiologische Veränderungen häufig zu rasselnder Atmung.

✓ PRAKTISCHE TIPPS

Atemnot geht häufig mit Angst bei den Betroffenen und den Angehörigen einher. Wichtige Strategien sind:

- Aufklären, wie die Atmung funktioniert
- Was passiert gerade?
- Wie können Eltern unterstützen?
- Gemeinsam eine Strategie entwickeln, um alle zu beruhigen und zu entspannen

Krankheiten, die mit Atmungsveränderungen einhergehen

Degenerative Erkrankungen (MMD, SMA)

Bei degenerativen Erkrankungen ist der Verlust der grobmotorischen Fähigkeiten offensichtlich und sehr greifbar und sichtbar. Die Gehfähigkeit geht verloren. Erste Veränderungen der pulmonalen Situation sind auch für die Kinder und Jugendlichen kaum wahrnehmbar.

⚠ BEACHTE

Bei degenerativen Erkrankungen ist immer auch die pulmonale Kapazität verändert. Vorausschauende Atemtherapie kann durch Kräftigung der Atemmuskulatur sowie Vermitteln von Atem- und Hustentechniken die Durchführung von Atemtherapie in einer späteren Krankheitsphase erleichtern.

Cystische Fibrose

Bei der Cystischen Fibrose handelt es sich um eine Stoffwechselerkrankung, die zu vermehrter Bildung von zähem Sekret führt. Die betroffenen Kinder und Jugendlichen müssen täglich Atemtherapie zur Sekretmobilisation und Inhalation durchführen. Die Lebenserwartung ist in den letzten Jahren deutlich gestiegen.

Akute Erkrankungen (Pneumonie)

Die Pneumonie ist eine akute Erkrankung der Lunge. Lebensverkürzt erkrankte Kinder und Jugendliche erkranken häufig schwer und häufiger als gesunde Kinder und Jugendliche. Das Bestreben der meisten Familien liegt darin, zuhause bleiben zu können und einen stationären Aufenthalt zu vermeiden. Während einer akuten Phase wird viel Hoffnung in die Atemtherapie gelegt und nicht selten sind tägliche Hausbesuche erforderlich. Der Zusammenarbeit im multiprofessionellen Team kommt eine besondere Bedeutung zu. Alle Professionen und auch die Eltern müssen angeleitet werden, um der Situation des Patienten/der Patientin angepasst Positionierungen nach Anleitung durch das Physiotherapieteam durchführen zu können.

Besonderheiten der Atmung bei Patienten mit Epilepsie

Schwere und häufig wiederkehrende, nicht medikamentös einstellbare epileptische Episoden können zu einer lividen Verfärbung im Bereich der Lippen führen. Die Gabe von Sauerstoff ist in der Regel nicht nötig. Eine Absprache mit dem behandelnden Arzt/der behandelnden Ärztin ist immer erforderlich. Für viele Eltern ist die Vorstellung jedoch beruhigend, Sauerstoff „in der Nähe“ zu haben.

Veränderung der Atmung in der letzten Lebensphase

In der letzten Lebensphase kann es zu einer „rasselnden“ Atmung kommen. Diese kann nicht durch Absaugen oder die Gabe von Sauerstoff behoben werden, sondern ist Teil der physiologischen Prozesse in der letzten Lebensphase. Wichtig ist die Aufklärung der Familie im Vorfeld. Eine minimale Oberkörperhochlagerung kann hilfreich sein.

Physiotherapeutische Methoden bei schwieriger pulmonaler Situation

Atemtherapie

- Erhalt der Thoraxbeweglichkeit und des Atemvolumens durch aktive und passive Techniken. Zu den aktiven Techniken zählen aktive Inspiration und Exspiration, unterstützt durch den Einsatz der Atemmuskulatur. Passive Techniken sind Hautrollungen, unterstützender

Druck am Thorax, um die Exspiration zu fördern, sowie Klopfungen und Vibrationen.
- Drainagelagerungen unterstützen den Erhalt der Thoraxmobilität und dienen der Sekretmobilisation. Klopfungen und Vibrationen können die Mobilisation des Sekrets positiv beeinflussen.
- Inhalation kann vor oder nach der Physiotherapie eingesetzt werden.

⚠ **BEACHTE**

Bei CF kann das Sekret je nach verwendeten Mukolytika sehr flüssig werden. Klopfungen und Vibrationen sind dann nicht mehr zielführend. Drainagelagerungen für längere Zeit halten, um das Sekret „rauslaufen zu lassen".

⚠ **BEACHTE**

Unterstützende Maßnahmen für die Atmung, z. B. Cough Assist, sollten in stabiler Situation der Kinder und Jugendlichen von allen Beteiligten regelmäßig geübt werden, damit in der Krisensituation darauf zurückgegriffen werden kann.

Atemtherapie bei intubierten Patienten

Besonders bei Kindern und Jugendlichen mit degenerativen Erkrankungen muss die Entscheidung für oder gegen eine Intubation getroffen werden. Die Atemparameter werden eingestellt, um die ausreichende Belüftung der Lunge und damit die notwendige Versorgung des Organismus mit Sauerstoff sicherzustellen und um zu vermeiden, dass zu hohe Drücke im pulmonalen System das Lungengewebe schädigen. Ziel der Atemtherapie ist es, die Strukturen des Thorax so beweglich und elastisch wie möglich zu erhalten, damit Verklebungen und folglich eine Minderung des Gasaustausches vermieden werden kann. Unterstützende Maßnahmen sind z. B. angepasstes Positionieren, und zwar nicht nur im klassischen Sinn z. B. von Rückenlage in Bauchlage, sondern auch kleine und kleinste Veränderungen der Position von oberen oder unteren Extremitäten sowie des Thorax und Mobilisieren des Thorax durch Hautrollungen und Faszientechniken.

22.8 Physiotherapie mit Kindern mit Entwicklungs- und Bewegungsstörungen

Grundsätze für die Therapie von Kindern mit Bewegungsstörungen:
- Entwicklungsspezifische Förderung der Eigenaktivität
- Fähigkeiten des Kindes aufgreifen
- Bedürfnisse und Möglichkeiten des Kindes erkennen
- Individuelles Lerntempo erkennen
- Geeignete Hilfsmittel
- Motivation – Interesse – Spaßpaß
- Training von Ausdauer und Kraft

22.9 Das System Familie

Krankes Kind als Teil des Familiensystems

Schwangerschaft und die Geburt eines Kindes sind für jedes Paar und jede Familie eine neue Situation, die mit vielen Herausforderungen und Anpassungsprozessen im Alltag verbunden ist. Bei Schwierigkeiten in der Schwangerschaft, unter der Geburt oder im weiteren Verlauf sowie bei Eintreten von lebensverkürzenden Erkrankungen im Kindes- und Jugendalter kann das System Familie aus dem Gleichgewicht geraten. Jedes System hat seine eigene Dynamik, bedingt durch die persönlichen Charaktere und verbunden mit gemachten Erfahrungen und Erlebniswelten. Elternschaft bedeutet die Pflege, Versorgung und Begleitung auf dem Weg ins Leben als erwachsener Mensch. Treten in Kindheit und Jugend lebensverkürzende Erkrankungen auf, kann dies dazu führen, dass Kinder und Jugendliche nicht selbstständig werden. Dies heißt, dass sie auf Pflege und Fürsorge der Eltern angewiesen bleiben, schon erworbene Unabhängigkeit verlieren oder vor den Eltern sterben. Familiensysteme sind durch die lebensverkürzende Erkrankung eines Kindes in vielen Fällen belastet. Krankenhausaufenthalte,

Therapien, Arztbesuche und lange Krankheitsphasen mit Krisen können zu einem von der Krankheit bestimmten Alltag führen. Sind Pflegekräfte und therapeutisches Personal regelmäßig im Haushalt, kann dies als Störung der Privatsphäre wahrgenommen werden und für alle Familienmitglieder belastend sein. Therapiekräfte sind immer Gast in den Familien. Geschwister von Kindern und Jugendlichen mit Behinderungen schätzen ihre Lebensqualität niedriger ein als Geschwister von gesunden Kindern (Covel, 2011).

✓ PRAKTISCHE TIPPS

Entlastende Angebote für Familien:

- Ambulante Kinderhospizdienste mit Ehrenamtlichen auch für Geschwister.
- Stationäres Kinderhospiz mit und ohne Familie im Rahmen der Kurzzeitpflege. Hierbei ist zu beachten, dass viele Familien Hospize als „Sterbeorte" betrachten und nicht wissen, dass es sich um kurzfristige Entlastungsangebote handelt. Eine Erklärung kann zu Akzeptanz führen.
- Kinderkrankenpflegdienste.
- Die spezialisierte ambulante Palliativversorgung (SAPV) für Kinder und Jugendliche unterstützt Familien und betroffene Kinder und Jugendliche zuhause, wenn die Versorgung vor Ort nicht mehr ausreichend ist. Ziel der spezialisierten ambulanten Palliativversorgung für Kinder und Jugendliche ist es, in schwierigen Situationen einen stationären Aufenthalt möglichst zu vermeiden.

22.10 Multiprofessionelles Team

Das multiprofessionelle Team besteht aus allen Berufsgruppen, die mit der Versorgung, Förderung und Betreuung von lebensverkürzt erkrankten Kindern und Jugendlichen beauftragt sind. Die Zusammenarbeit mit den Eltern und – soweit möglich – mit den Kindern und Jugendlichen ist ein wichtiges Element der Arbeit eines multiprofessionellen Teams. Die langen Krankheitsverläufe in der pädiatrischen Palliativversorgung können zu vielen Wechseln innerhalb des Teams führen. Möglichkeiten des Austauschs und somit der Kommunikation erleichtern die Zusammenarbeit und die gemeinsame Zielsetzung. Eine Kommunikation ohne Hürden erleichtert den Austausch. Ein von den Eltern angelegtes Kommunikationsbuch kann eine gute Möglichkeit sein, für alle Beteiligten wichtige oder neue Aspekte zu kommunizieren. Elektronische Medien können hilfreiche Tools sein, müssen jedoch immer unter Beachtung der Datenschutzrichtlinien angewandt werden. Die Rolle von Physiotherapeutinnen/-therapeuten im multiprofessionellen Team ist sehr zentral. Ziel ist es, die motorische Entwicklung im Zusammenhang mit Entwicklungsstand und Bedürfnissen des lebenszeitverkürzt erkrankten Kindes oder Jugendlichen zu unterstützen und zu kommunizieren, die Atemtherapie durchzuführen, Unterstützung bei der Hilfsmittelversorgung anzubieten und die Beteiligten im Team anzuleiten.

22.11 Letzte Lebensphase

Die Erfahrungen im Alltag zeigen, dass lebenszeitverkürzt erkrankte Kinder und Jugendliche während der häufig langen Krankheitsverläufe kritische Phasen erleben und sich dann doch wieder erholen. Diese Veränderungen erschweren das Einschätzen der Situation.

Familien gestalten die letzten Lebenstage und das Sterben individuell und immer wieder auch anders als geplant. Trotz Absprachen mit den behandelnden Ärzten im Vorfeld und Begleitung durch das SAPV-Team kann es vorkommen, dass der Notarzt alarmiert und lebenserhaltende Maßnahmen durchgeführt werden. Der Aufenthalt im Krankenhaus, um dort die letzten Tage oder Stunden zu verbringen, kann für Familien Sicherheit und Ruhe bedeuten. Das Sterben im Kinderhospiz ermöglicht individuelles Gestalten der letzten Lebenszeit. Der Tod tritt immer wieder trotz aller Vorbereitungen und Absprachen unerwartet ein. So individuell Leben gelebt werden, so individuell sind auch das Sterben und der Tod.

Physiotherapeutinnen und -therapeuten benötigen in den letzten Lebenstagen Empathie, um herauszufinden, ob die weitere Begleitung erwünscht ist.

✓ PRAKTISCHE TIPPS

Bei Unsicherheiten dürfen Physiotherapeutinnen und -therapeuten ihre Unsicherheit ansprechen und mit der Familie und wenn möglich dem Kind oder dem Jugendlichen klären, ob eine weitere Begleitung erwünscht ist. Es kann auch sinnvoll sein, zu vermitteln, was physiotherapeutisch in der letzten Lebensphase sinnvoll und was unter Umständen nicht mehr notwendig oder zielführend ist.

22.11.1 Symptomkontrolle in der letzten Lebensphase

Die im Text beschrieben Maßnahmen zur Symptomkontrolle können in individuell adaptierter Form, wenn erwünscht und therapeutisch sinnvoll, angewandt werden.

Ziele und Maßnahmen können sein:

- Unterstützung bei der adaptierten Positionierung zur Atemerleichterung
- Entspannende Techniken zur Beruhigung
- „Da sein" kann bedeuten, die Hand zu halten oder ein gewohntes Ritual anzubieten, was ebenfalls zur Beruhigung beitragen kann

22.11.2 Abschiednehmen

Das Abschiednehmen der Physiotherapeutin/des -therapeuten vom verstorbenen Kind oder Jugendlichen und der Familie kann auf unterschiedliche Weise stattfinden und sowohl für die Familie als auch für die Therapeutin/den Therapeuten wichtig und heilsam sein. Durch die oft langen Therapieprozesse entstehen vielfach intensive Bindungen und Beziehungen. Die eigene Psychohygiene (➤ Kapitel 31) ist in diesen Prozessen essenziell und dazu gehört auch, Abschied zu nehmen.

Wenn die Physiotherapeutin/der -therapeut es wünscht, kann bei der Familie angefragt werden, ob sie/er das verstorbene Kind ein letztes Mal sehen darf. Es besteht die Möglichkeit, der Trauerfeier beizuwohnen und nach einiger Zeit der Familie einen Besuch abzustatten, um sich von der Familie verabschieden. Die individuellen Bedürfnisse der Physiotherapeutin/des -therapeuten und der Wunsch der Familie sind entscheidend.

22

22.12 Reflexionsfragen

- Sie arbeiten als Physiotherapeutin/Physiotherapeut im ambulanten Setting mit lebensverkürzt erkrankten Kindern und Jugendlichen. Wer ist oder kann Teil eines multiprofessionellen Teams sein?
- Die Erwartungen seitens der Eltern und der betroffenen Jugendlichen an Ihre physiotherapeutische Behandlung gehen weit auseinander. Wie gehen Sie mit diesem Konflikt um?
- Sie erleben eine akute Situation in einer Familie. Die fünfjährige Schwester fragt Sie, ob der Bruder nun sterben wird. Was würden Sie antworten?
- Wo können Sie Unterstützung bekommen, wenn Ihre persönliche Betroffenheit über den Verlauf einer Erkrankung sehr groß wird?
- Was bedeutet Professionalität für Sie in Ihrem Arbeitsalltag?

LITERATUR

Colver A, im Auftrag der SPARCLE Forschungsgruppe, Professor of Community Child Health Newcastle University, Sir James Spence Building, Royal Victoria Infirmary, Newcastle NE1 4LP, 2011

Fauconnier J., et.al, Participation in life situations of 8–12 year old European study children with cerebral palsy: cross sectional 338; b1458, BMJ, 2009

Hollenweger J (Hrsg.). ICF-CY, World Health Organisation, Huber Verlag, 2011

Hicks C L et al., The Faces Pain Scale-Revised: toward a common metric in pediatric pain measuremen, 93:173–83, Pain, 2001

Hüter-Becker A, Dölken M, Physiotherapie in der Pädiatrie, Thieme Verlag, 2010

Müller M, Röseberg F (Hrsg.), Handbuch Kindertrauer. Die Begleitung von Kindern, Jugendlichen und ihren Familien. Vandenhoeck & Ruprecht, 2014

Nieland P, Simader R, Taylor J (Hrsg.). Was wir noch tun können. Rehabilitation am Lebensende, Elsevier, 2013

Russell D J, Rosenbaum P L, GMFM, GMFCS, Hans Huber Verlag, 2016

Schnell et al., Basiswissen Palliativmedizin, Springer Verlag Berlin, 2014

Viebrock H, Forst B, Therapiekonzepte in der Physiotherapie. Bobath. Georg Thieme Verlag, 2008

Zernikow B, Palliativversorgung von Kindern, Jugendlichen und jungen Erwachsenen, Springer, 2013, 2.Auflage

Zukunft-Huber B, Die ungestörte Entwicklung des Säuglings, TRIAS, 2010

www.dgbm.de/fuer-eltern.html/30.08.2020

https://www.deutsches-kinderschmerzzentrum.de/ueber-uns/videos/(Deutsches Kinderschmerzzentrum 2020)

KAPITEL

23

Brigitte Fiechter Lienert

Physiotherapie in der terminalen Phase

In diesem Kapitel sollen die Grundcharakteristika der physiotherapeutischen Behandlung im Rahmen der terminalen Phase aufgezeigt werden. Voraussetzung für eine solche Behandlung ist die Bereitschaft des Physiotherapeuten, aufmerksam zu sehen und zu hören, um Wünsche und Bedürfnisse der Patienten, aber auch der Angehörigen in den letzten Tagen oder Stunden vor dem Tod wahrzunehmen. Auch erleichtern die Kenntnisse der häufigsten Symptome in der terminalen Phase und der optimale Einsatz des Clinical Reasoning die Entscheidung über die einzusetzenden Interventionen. Fragen der Physiotherapeuten wie *„Wozu bin ich hier?"* und *„Was kann ich tun?"* und natürlich *„Was wünscht sich der Patient"* sind wesentlich innerhalb der komplexen interdisziplinären Betreuung im Palliativteam. In Übereinstimmung mit den Wünschen des Patienten bzw. seiner Vertrauenspersonen sowie unter Berücksichtigung der mit dem Patienten und seinen Angehörigen vereinbarten Ziele der palliativen Betreuung sind die Bedeutung, die Intensität und die Art des Zugangs zum Patienten durch physiotherapeutische Interventionen festzulegen.

23.1 Physiotherapie am Lebensende

Gibt es am Lebensende Wichtigeres als Physiotherapie? Ja, selbstverständlich, und dennoch kann Physiotherapie mit Bewegung und Berührung, welche sehr konkrete, erfahrbare und deswegen „lebendige" Erfahrungen sind, ein Gefühl des Wohlbefindens ermöglichen. Obwohl einzelne Körperteile vielleicht entstellt sind und immer schwächer werden, erhält der Patient durch Physiotherapie ein wertfreies oder positives Körpergefühl. Der Physiotherapeut kann beruhigend wirken, was zu einer spürbaren Reduktion der muskulären Spannung beim Patienten führt. Diese Wirkung zeigt sich bei den verschiedenen Symptomen wie Schmerzen, Angst, Agitiertheit oder Atemnot. Der Physiotherapeut kann aber auch positiv erlebte Anregung und Anleitungen anbieten, die beispielsweise bei Fatigue oder dem Gefühl des Kontrollverlustes hilfreich sein können.

Eine weitere Aufgabe der Physiotherapie liegt in der Unterstützung der Angehörigen. Dies kann z. B. durch Erläuterung der durchgeführten physiotherapeutischen Interventionen geschehen. Der Therapeut kann den Angehörigen aber auch einfache „therapeutische" Interventionen vermitteln, die diesen in der herausfordernden Situation weniger hilflos sein lassen. Zu berücksichtigen ist allerdings, ob die Angehörigen dies machen möchten und ob der Patient es auch will bzw. wollen würde.

Um den richtigen Zeitpunkt für einen respektvollen und empathischen Rückzug festlegen zu können, sind Überlegungen des Therapeuten zur Prognose, zur möglichen Überlebenszeit, zu Symptomen, die auf den bevorstehenden Tod hindeuten, zu den Wünschen und Bedürfnissen der Patienten und zum Prozess des Trauerns von Bedeutung. In der Regel ist der Wunsch der Patienten nach Rückzug spürbar (National Consensus Project for Quality Palliative Care 2009; Marcant/Rapin 1993). Wenn der Therapeut also bei Patienten bestimmte Veränderungen von Körpersymptomen (z. B. Unruhe, erhöhte Atemfrequenz oder einen zunehmenden Muskeltonus als mögliche Abwehrspannung) wahrnimmt, kann dies ein Grund dafür sein, sich aus dem therapeutischen Verhältnis zurückzuziehen. Dies muss dann offen und situationsgerecht mitgeteilt werden. Um trotz der Realität nicht alle Hoffnung zu nehmen, kann es hilfreich sein, den Patienten und auch den Angehörigen in dieser Phase anzubieten, dass der Therapeut dennoch verfügbar bleibt. Obwohl keine Physiotherapie im eigentlichen Sinne mehr stattfindet, wird, sofern möglich, ein regelmäßiger Besuch des Therapeuten im Krankenzimmer allen Beteiligten das Gefühl vermitteln, dass hier mit großer Achtung und Aufmerksamkeit begleitet wird.

23.1.1 Wann beginnt die Sterbephase?

Der Übergang von der terminalen Phase zur Sterbephase ist fließend und wird nicht in allen Kultur- und Sprachgebieten unterschieden. Die **terminale Phase** kann **Stunden, Tage, Wochen oder sogar Monate** dauern. So verwenden Twycross und Lichter (2004) den Begriff „Terminalphase", wenn der Tod innerhalb von Tagen eintritt; Nauck (2001) unterscheidet die letzten 72 Stunden als „Finalphase" von der „Terminalphase", die Wochen bis Monate dauern kann. Häufig wird die Terminalphase als Zeitpunkt von einigen Wochen, manchmal Monaten vor dem Tod beschrieben.

Die betroffenen Menschen sind trotz guter Symptombehandlung durch die Krankheit zunehmend in ihren Aktivitäten eingeschränkt. Viele Menschen verspüren auch in der Terminalphase den Wunsch nach größtmöglicher Autonomie und Selbstbestimmung über ihr Leben. Ihr Autonomieanspruch, ihre Würde sowie die Akzeptanz der Krankheit und des Sterbens sind Grundwerte, die im Rahmen der Palliativbegleitung in der terminalen Phase umfassend zu beachten sind. Die **Sterbephase/Finalphase** bezieht sich meistens auf die **letzten Stunden bis Tage des Lebens,** wobei folgende Anzeichen häufig beobachtet werden:

- Starkes Schlafbedürfnis
- Reduzierte Wahrnehmung der Außenwelt
- Verwirrtheit
- Verminderte Flüssigkeits- und Nahrungsaufnahme
- Versiegende Ausscheidung
- Kalte Hände und Füße
- Veränderter Atemrhythmus (schnell oder mit Atempausen)
- Bleiche, wächserne Haut
- Schwacher Puls

Die Voraussetzung für eine optimale Betreuung in der Sterbephase ist das **Erkennen** dieser Phase (Coackley/Ellershaw 2007). Sowohl Erkrankungen mit langsamer Progression als auch Krankheitsverläufe, bei denen es eventuell sehr schnell zu Veränderungen kommen kann, stellen Herausforderungen und Hindernisse für das Erkennen der Sterbephase dar.

⚠ BEACHTE

Hindernisse, die den offenen, realistischen Blick auf die Sterbephase beeinflussen:

- Hoffnung, dass es dem Patienten/der Patientin wieder besser gehen könnte,
- Weiterführung von Interventionen, die sinnlos geworden sind,
- Ambivalenz zwischen Hoffnung der Angehörigen und Realität der Palliativteam-Mitglieder bezüglich des Zustands des Patienten/der Patientin,
- Weigerung, wichtige Symptome und Zeichen zu erkennen,
- mangelnde Kommunikation zwischen Familie und Patient/Patientin,
- Angst, das Leben zu verkürzen,
- mögliche kulturelle oder spirituelle Barrieren,
- die vorwiegenden altruistischen Werte der betroffenen Individuen, dass nicht das eigene Wohlbefinden am Lebensende zählt.

23.1.2 Macht Physiotherapie in der terminalen Phase Sinn?

Eine früh einsetzende Betreuung durch ein Palliativteam führt zu signifikanter Verbesserung von Lebensqualität und Gemütsverfassung bei Patienten und bis ans Lebensende zu einer weniger aggressiven medizinischen Betreuung und Behandlung (Temel et al. 2010). Der Physiotherapeut kann differenziert unterstützen und begleiten, indem er seine Wahl sinnvoller Maßnahmen durch die Beobachtung objektiver und subjektiver Verlaufszeichen stützt. Auf diesen Verlaufsparametern basierend ist eine physiotherapeutische Intervention auch in der terminalen Phase angezeigt, wobei die Umgebung bewusst gestaltet und die Angehörigen auf Wunsch des Patienten mit einbezogen werden sollten. Die vorhandenen Ressourcen des Patienten sind zu unterstützen und positiv zu nutzen.

Aufgrund des Autonomieanspruchs ist jede individuelle Entscheidung darüber, wie die letzten Tage und Stunden des Lebens genutzt werden wollen, als oberstes Gebot zu akzeptieren. Physiotherapie ist dann nicht indiziert, wenn der Patient seine verbleibende Zeit anders nutzen möchte.

⚠ **BEACHTE**

Die physiotherapeutische Behandlung darf keinesfalls als Belastung empfunden werden. Der Patient sollte jedes Mal gefragt werden, ob er Physiotherapie haben möchte. Zeigt der nonverbale, körperliche Ausdruck des Patienten ein Gefühl der Belastung, des Unwohlseins oder einer Störung an, muss ein therapeutischer Rückzug erfolgen, der in einer respektvollen und würdevollen Art vollzogen wird.

23.1.3 Wann ist Physiotherapie in der terminalen Phase angemessen?

Wie entscheiden Physiotherapeuten, ob die Betreuung von Patienten in den letzten Tagen sinnvoll und unterstützend ist? Das aktive Zuhören bei der ersten Begegnung, das reflektierte Handeln während der Behandlungen, die Berücksichtigung der Meinung der Patienten, was ihnen in dieser Situation am besten entspricht bzw. wie die Angehörigen die Situation einschätzen würden, sind wichtige Voraussetzungen. Zudem sind klinische Faktoren für Physiotherapeuten wichtig. Der Zeitpunkt der Erstdiagnose, die Art und der Verlauf der Krankheit, das aktuelle Krankheitsstadium, die Prognose und persönliche Charakteristiken der Patienten sind weitere Kriterien, die in der Entscheidungsfindung beachtet werden müssen. Unter Berücksichtigung dieser Aspekte werden patientenzentrierte Ziele erarbeitet. Die Entscheidung über Behandlung und Betreuung soll, wenn immer möglich, vom Betreuungsteam mitgetragen werden. In erster Linie gilt aber der Wille der Patienten. Wahrgenommene eigene Limitationen und körperliche Symptome der Therapeuten wie Angst, Muskelanspannung (➤ Kap. 5) oder andere Zeichen im Kontakt mit Sterbenden sind aufzudecken und zu reflektieren.

Folgende beispielhafte Überlegungen sind für den Prozess der Entscheidungsfindung in der Physiotherapie wichtig:

- **Wünsche, Einstellungen und Bedürfnisse des Patienten berücksichtigen:** Was braucht er? Was möchte er am liebsten? Wie möchte er seine Zeit verbringen? Was ist am schwierigsten in dieser Zeit? Was denkt der Patient über Physiotherapie? Hat er damit Erfahrung?
- **Belastbarkeit oder Wohlergehen wahrnehmen:** Wird dem Patienten mit physiotherapeutischen Interventionen geholfen? Bewirken die Maßnahmen eine Erleichterung der Symptome? Welche Maßnahmen erlebt der Patient in der terminalen Lebensphase als unterstützend?
- **Assessments/Verlaufszeichen erheben:** Werden die Krankheitssymptome entlastet oder kann der Patient damit umgehen? Sind sie zumutbar und was sagen sie aus?
- **Modelle für einen Entscheidungsprozess (z. B. Clinical Reasoning) anwenden:** Was kann der Physiotherapeut tun? Was soll er unterlassen?
- **Prognose und Überlegungen nach dem SENS Modell interdisziplinär diskutieren:** Was entscheidet das Team? Was soll geändert werden?
- **Stationäre oder häusliche Betreuungssituation überdenken:** Wo und wie kann der Physiotherapeut das Betreuungssystem unterstützen? Wen aus dem betroffenen System kann er unterstützen? Muss dies immer der Patient sein?
- **Intuition und Erfahrung des Physiotherapeuten respektieren:** Inwieweit soll der Intuition getraut werden? Inwiefern kann der Physiotherapeut Erfahrungswerte aus seiner palliativen Tätigkeit für die Entscheidung nutzen?
- **Spezifische Kompetenzen reflektieren:** Ist sich der Physiotherapeut seiner Rolle bewusst? Hat er die nötige Stärke? Wie hoch ist seine Belastbarkeit? Geht es um die Bedürfnisse des Patienten oder um die des Physiotherapeuten (Hoskins Michel 2001, Wilson et al. 2020)?

Dieses „Ineinanderspielen" von Informationen, Beobachtungen und klinischen Evaluationen, aber auch laufende Reflexionen und Rückmeldungen aus den durchgeführten Interventionen sind in komplexen palliativmedizinischen Situationen ebenso eine Kunst wie eine spezifische wissenschaftliche Aufgabe (Briggs 2011; Flannery Wainwright et al. 2010).

SENS – Assessment-Struktur in der Palliative Care

„SENS" steht für **S**ymptome, **E**ntscheidung, **N**etzwerk, **S**upport der Angehörigen und beschreibt eine praxisorientierte thematische Vorgehensweise für Assessment, Behandlungsplanung und Evaluation bei chronisch progredienten und/oder weit fortgeschrittenen Erkrankungen (Eychmüller 2012 und 2015). Dieses strukturierte SENS-Assessment unterstützt einerseits den Patienten und die Angehörigen, um einen realistischen Überblick der zukünftigen Herausforderungen zu gewinnen und ermutigt sie darüber zu sprechen. Anderseits zeigt Fliedner (2019) auf, dass das Assessment im interprofessionellen Gespräch eingesetzt wird, um den Patienten im Bereich der Behandlungsziele, seinen Erwartungen, Priorisierungen, der Verantwortung sowie der Planung und Zuteilung von Ressourcen und Finanzierungen zu begleiten (Fliedner et al. 2019).

SENS versteht sich als komplementär zum medizinisch-diagnostischen und therapeutischen Vorgehen und hat zum Ziel, die Inhalte der Palliative Care in einer für alle Beteiligten verständlichen, einfachen und rasch lernbaren Struktur abzubilden. SENS ist definiert als eine Vorgehensweise, die sich an den Problemen, aber auch an den Ressourcen der Betroffenen in den alltäglichen Lebensbereichen orientiert (Eychmüller 2020). Es geht also darum, parallel zur diagnosespezifischen Diagnostik und Therapie ein problem- und ressourcenbezogenes Assessment und eine entsprechende Planung für die verschiedenen Lebensbereiche vorzunehmen.

Aus den jahrelangen Erfahrungen eines zunächst stationären, dann auch zunehmend ambulant ausgerichteten Palliativzentrums haben sich folgende klinische Situationen und Handlungsschritte als sinnvoll herausgebildet (Eychmüller 2020):

- Initiales Assessment (palliatives Basisassessment) der Fachperson als Grundlage für die Behandlungsplanung, möglicherweise gefolgt von gezielter Anwendung spezifischer Assessment-Tools (bspw. für Kognition, Schmerz etc.)
- Initiales Selbstassessment aus der Sicht der Betroffenen («Prompt Sheet» oder SENS-Arbeitsblatt) als Grundlage für die Behandlungs-/Vorgehensplanung und ggf. Grundlage für Vorausplanung im Rahmen einer Patientenverfügung/Advance Care Planning (ACP)
- Definition Behandlungs-/Betreuungsplan mit medizinischen und problem-/ressourcenspezifischen Anteilen inkl. Notfallplanung
- Zusammenstellung eines interprofessionellen Behandlungsteams gemäß den erforderlichen Kompetenzen (ambulant und/oder stationär)
- Evaluation eines bestehenden Behandlungsplans/-teams bezüglich Priorisierung, Zusammensetzung, Be- und Überlastung und bei der Suche nach neuen Lösungen
- Dokumentation (auch: Runder Tisch, Diagnoseliste „komplexe palliative Situation") und Koordination im Behandlungsnetz
- Strukturierung von Fallreflexionen in der Lehre/beim Lernen inkl. Patientenedukation in der Palliative Care

Die Bereiche der SENS-Struktur entsprechen den Definitionen der Weltgesundheitsorganisation (WHO) von Palliative Care, den Inhalten des Gold Standard Framework (GSF) sowie den Hauptthemen der Empfehlungen des National Comprehensive Cancer Networks (NCCN) (Levy et al. 2009 und 2016).

23.1.4 Physiotherapeutische Interventionen in der terminalen Phase

Niemand kennt den genauen Zeitpunkt des Lebensendes. Schicksal und Zeit bleiben unbekannte Faktoren. Um eine mögliche „Einschätzung" vom körperlichen, psychischen, sozialen und spirituellen Zustand bzw. Leiden machen zu können, sollte am sinnvollsten eine interdisziplinäre Erfassung des mehrdimensionalen Leidens genutzt werden. Die verschiedenen Perspektiven und die aufgeteilte Erfassung ist für den Patienten weniger belastend und kann idealerweise auch wiederholt werden, um den Verlauf der Maßnahmen zu überprüfen. SENS bietet dazu eine Struktur für ein Assessment in der Palliative Care an (Eychmüller 2012). Wichtig sind dabei die geführten Diskussionen innerhalb der Palliativteams. Deren Einschätzungen und medizinische oder pflegerische Umstellungen haben Einfluss auf die Entscheidungsprozesse und die physiotherapeutischen Interventionen.

Zudem sind sowohl der Prozess des Sterbens als auch die Bedürfnisse der Menschen in dieser letzten Phase des Lebens sehr individuell. So sterben manche Patienten nach langer Zeit mit hohem Pflegebedarf und kontinuierlichem Verlust der Selbstständigkeit, wohingegen andere bis zuletzt einen hohen Grad an Mobilität und Selbstständigkeit bewahren können. Aus diesem Grund braucht ein palliativ tätiger Physiotherapeut auch bei Patienten in der terminalen Phase eine **große Bandbreite** an spezifischen physiotherapeutischen Assessments und Interventionsmöglichkeiten.

Ziele der Physiotherapie

Ziel des Erstgesprächs zwischen Patienten und Physiotherapeuten (abhängig vom Setting und der

Zustimmung des Patienten kann auch ein Angehöriger mit anwesend sein) ist es unter anderem, die **Ängste, Fähigkeiten und Hoffnungen des Patienten kennenzulernen,** um eine gute Basis für die Therapie zu schaffen und die körperlichen und emotionalen Bedürfnisse berücksichtigen zu können. Das Potenzial der Funktionsfähigkeit muss richtig eingeschätzt werden, damit der Patient in seinem Alltag autonom und soweit wie möglich selbstständig agieren kann. Hauptziele physiotherapeutischer Interventionen sind in der letzten Phase des Lebens die Verbesserung bzw. **Optimierung der Lebensqualität.** Dazu gehört das gute Management von

- Mobilität und Selbstständigkeit,
- Schmerz,
- Dyspnoe und respiratorischer Problematik,
- Gelenkbeweglichkeit und Muskelkraft,
- Ängsten und körperlicher Unruhe,
- Fatigue sowie
- Lymphödemen und
- anderen Hautproblemen.

Die Ziele sind zum Teil sehr klein. Im Vordergrund stehen Ziele auf der Aktivitäts- und Partizipationsebene, denn *„es gehört auch zur Würde des Menschen, selbst eine Tasse zum Mund bewegen zu können"* (P. Nieland, unveröffentlicht).

Untersuchungen und Assessments

Bei der Befunderhebung können spezifische Fragen zu Aktivitäten, Lokalität von Beschwerden und Bewegungsverhalten gestellt werden, wobei ggf. eine Tumorlokalisation und die möglichen Metastasierungen zu berücksichtigen sind. Standardisierte oder funktionelle Assessments werden, wenn angebracht, für die Objektivierung subjektiver Angaben über Mobilität, Symptome und Lebensqualität bis in die terminale Phase durchgeführt. Diese regelmäßige Erfassung von funktionellen Verlaufszeichen und Assessments ist für die Evaluierung der Interventionen von Bedeutung. Durch sie können Ziele angepasst und die Belastung abgeschätzt werden. Es zeigt sich, dass Symptome je nach Krankheitsverlauf und Grunderkrankung sowie je nach verabreichten Medikamenten variabel und unberechenbar sind.

Maßnahmen bei spezifischen Symptomen und Funktionsstörungen

Die Evidenzbasis für physiotherapeutische Maßnahmen wurde in verschiedenen Untersuchungen erstellt. In diesen Studien konnte die Effektivität von individuellen, supervidierten Übungsprogrammen bei Patienten in der terminalen Phase belegt werden. Eine bessere körperliche Verfassung und sogar eine erhöhte Lebenserwartung konnte festgestellt werden. Zudem erhöht körperliche und emotionale Leistungsfähigkeit die Lebensqualität und übt positiven Einfluss auf das Schmerzempfinden aus. Diese sowohl subjektiven als auch objektiven Effekte ermutigen dazu, physiotherapeutische Interventionen in der terminalen Phase durchzuführen (Oldervoll et al. 2006, Buss et al. 2010, Radbruch et al. 2008).

Mobilität und Selbstständigkeit

Die physiotherapeutischen Interventionen bei Patienten mit einer kurzen Lebenserwartung haben zum Ziel, die **Mobilität** und **Selbstständigkeit** zu erhalten und dem Patienten die **Teilhabe am Leben** zu vereinfachen. Die Umsetzung von Zielen durch aktive oder aktiv-assistive Interventionen mit dem Fokus auf Kraft und Ausdauer, Gleichgewicht und Koordination sowie Leichtigkeit in der Bewegung kann individuell erarbeitet und angepasst werden. Je nach Zustand des Patienten können Laufband, Fahrradergometer, Bälle und andere Therapiegeräte durchaus bis zum Lebensende eingesetzt werden. Solche Aktivitäten sollten gemäß den aktuellen Trainingsregeln (➤ Kap. 17) über eine längere Zeitspanne und vielfältig durchgeführt werden, um die Mobilität und Selbstständigkeit zu erhalten.

Auch wenn die Zeit nicht ausreicht, um von einem eindeutigen Trainingscharakter sprechen zu können, sind Aktivitäten dieser Art dennoch sinnvolle Interventionen. Auch einfachere aktive Maßnahmen (Muskelkräftigung in der gewohnten Umgebung des Patienten, Training des Gehens etc.) sind wichtige hilfreiche Aktivitäten zum längst möglichen Erhalt der Unabhängigkeit. Möglicherweise müssen Hilfsmittel dafür individuell angepasst und Angehörige geschult werden.

Bislang konnte jedoch in keiner Untersuchung nachgewiesen werden, dass „**passives Durchbewegen**" in der terminalen Phase positiv und effektiv wirkt. Trotzdem wird diese Maßnahme mit dem Ziel der Prophylaxe von Kontrakturen ausgeführt, wenn der Patient nicht mehr fähig ist, einen aktiven Part in der Behandlung zu übernehmen. Diese Maßnahme kann als Ergänzung zu Lagerungen eingesetzt werden und erleichtert die Körperpflege. Häufig erlebt der Patient die Bewegungen und die damit verbundene Körperwahrnehmung als positiv. Gesichtsausdruck, Muskelspannung oder die Atemfrequenz sind Indikatoren für die Festlegung der Intensität und Dosierung der Therapie.

PATIENTENBEISPIEL

Herr F., 72 Jahre alt, mit einem metastasierenden Prostatakarzinom, ist zur palliativen, terminalen Behandlung im Krankenhaus aufgenommen worden. Er kann kaum aufstehen, atmet schwer und spricht wenig, er hat jedoch seiner Tochter erzählt, dass er seine Frau gerne ein letztes Mal besuchen würde. Sie lebt seit mehreren Jahren mit einer Hemiplegie und Alzheimer-Erkrankung in einem Pflegeheim. Den Vorschlag, dass ihn seine Frau im Spital besuchen könnte, lehnt er ab. Sein Wunsch ist es, gut gekleidet vor seiner Frau im Pflegeheim zu stehen und ihr einen Blumenstrauß zu überreichen.

Um diesen Wunsch zu erfüllen, ist das ganze Palliativteam gefordert. Die Pflege spricht sich mit den Kollegen im Pflegeheim ab. Der Arzt stellt die Medikation für den Transport ein, um eine länger andauernde Schmerzreduktion zu erreichen. Die Angehörigen organisieren die Kleider und den Blumenstrauß und werden vom Physiotherapeuten instruiert, wie der Transfer vom Rollstuhl in den Stand sowie in das Fahrzeug am besten zu unterstützen ist. Der Physiotherapeut erstellt nun einen Trainingsplan zur Stärkung der Kraft in den Beinen und im Rumpf des Patienten. Dazu gehören auch Maßnahmen zur Beruhigung der Atmung sowie Gleichgewichts- und Wahrnehmungsübungen, damit Herr F. die Reise und die Transfers vom Rollstuhl in den Stand meistern kann. Die Ehefrau wird in ihrem Bett aufrecht sitzend gelagert, damit die Angehörigen den Rollstuhl mit dem Patienten bis kurz hinter das Bett fahren können und er unter minimaler Anstrengung nur wenige Schritte zum Bett gehen muss. Das längere Stehen muss von den Angehörigen unterstützt werden. Mit großer Anstrengung gelingt es dem Patienten, seiner Frau den Blumenstrauß zu überreichen. Er ist sehr glücklich und strahlt. Am nächsten Tag verstirbt Herr F. im Krankenhaus.

Schmerzmanagement

Schmerzen müssen in der palliativen Begleitung und vor allem in der terminalen Phase einer Erkrankung vor dem Hintergrund des Konzepts des „**Totalen Schmerzes**" (total pain, ➤ Kap. 3) betrachtet werden. Die Physiotherapie kann indirekt oder direkt den Schmerz reduzieren oder dessen Erleben verändern. Interventionen zur **Unterstützung der Mobilität** führen zu schmerzfreieren Bewegungen, verbessern die aktive oder passive Beweglichkeit und verhindern damit Sekundärprobleme, die durch die Immobilität entstehen können. Je nach Stadium der Erkrankung können zur Linderung von Schmerzen auch **Kälte- oder Wärmeanwendungen, elektrotherapeutische Behandlungen** (z. B. TENS), **Massagen, Entspannungstherapie, Lagerung** und **lymphologische Physiotherapie** eingesetzt werden (Jolliffe/Bury 2002, Oldervoll et al. 2006, Watson et al. 2009).

Ebenso werden **alternative Maßnahmen** wie Akupunktur, Aroma- oder Musiktherapie zur Reduktion von Schmerz evidenzbasiert eingesetzt und empfohlen (Pan et al. 2000, Wilkinson et al. 2007, Fellowes/Barnes/Wilkinson 2008, Takahashi 2009, Chia-Hsien Hsu. et al 2019). In der Sterbephase ist, ebenso wie in den früheren Phasen, der Einsatz von **Schmerzmedikamenten** entscheidend für die Verbesserung der Lebensqualität, damit das Lebensende friedvoll und würdig erreicht werden kann.

PATIENTENBEISPIEL

Frau S. ist 35 Jahre alt und unverheiratet; ihre Mutter, die Großmutter, der Stiefvater und dessen Tochter sind ihre Bezugspersonen. Frau S. ist an einer akuten Leukämie erkrankt und hat durch intensive Chemotherapie über einen längeren Zeitraum eine medikamentös-toxische terminale Niereninsuffizienz mit umfangreichen Komplikationen entwickelt. Nach einer ungewissen Phase auf der Intensivstation beschreibt sie rückblickend die Zeit als instabil, schmerzvoll, mit großer Angst vor dem Sterben. Angst hatte sie in dieser Zeit auch vor jeder Mobilisation, da die vielen Schläuche und der Tubus bei dem kleinsten Zug Schmerzen auslösten. Durch den Tubus sowie durch die enorme körperliche Schwäche konnte sie sich weder verbal noch nonverbal ausdrücken. Sie war hilflos und verzweifelt.

Nach einer akuten und rehabilitativen Palliativbehandlung über 12 Monate hinweg kann die Patientin zunächst

nach Hause in eine betreute Wohnung entlassen werden. Nach weiteren 14 Monaten verschlechtert sich jedoch der medizinische Zustand zunehmend, die Schmerzsituation im lumbalen und sternalen Bereich exazerbiert und Frau S. kann daher nicht mehr alleine zu Hause leben. Die Palliativabteilung ist ihr durch Voraufenthalte bekannt und sie hat großes Vertrauen in das Palliativteam, so auch zum Physiotherapeuten. Bei der Untersuchung werden Schmerzen aufgrund der fortgeschrittenen Nierenproblematik mit zusätzlicher muskulärer Komponente festgehalten. Die allgemeine Zielsetzung des Palliativteams ist die Verbesserung der Schmerzsituation durch Optimierung der Medikation und der Erhalt der Mobilität, da Frau S. wieder nach Hause möchte.
Das Assessment zur Feststellung des Symptomverlaufs wird auf die VAS (9/10) beschränkt. Das physiotherapeutische Ziel der Tonusregulation wird mit Entlastungsstellungen und Detonisierung der verspannten Muskulatur, die Verbesserung der Beweglichkeit und leichte Kräftigung in offenen Muskelketten auf spielerische Art und Weise angegangen. Der Wunsch der Patientin ist es, die Therapie außerhalb des Krankenzimmers durchzuführen. Am liebsten fährt sie mit dem Rollstuhl in den Therapieraum und verfolgt zusammen mit einer Bezugsperson ihre Ziele. Sie wirft z. B. im Rollstuhl sitzend einen leichten Ball, wobei die aufrechte Haltung, die Reaktionsfähigkeit und die Beweglichkeit der Brustwirbelsäule und der Schultergelenke trainiert werden. Während solcher Aktivitäten verspürt sie Heiterkeit, Ablenkung und ein anderes Körpergefühl. Sie erlebt dies als positives Lebensgefühl und lacht viel. Diese Interventionen können mit immer mehr Hilfestellungen bis zum letzten Tag ihres Lebens durchgeführt werden. Frau S. verstirbt plötzlich im Krankenhaus am Nierenversagen.

Dyspnoe

In der Sterbephase entwickelt sich während der inspiratorischen und exspiratorischen Phase der Atmung häufig ein rasselndes Geräusch, welches als „**Rasselatmung**", „terminales/finales Rasseln" oder „terminales Brodeln" (engl. „death rattle") bezeichnet wird. Hervorgerufen wird diese geräuschvolle Atmung dadurch, dass Patienten in den letzten Tagen oder Stunden ihres Lebens nicht mehr in der Lage sind, angesammeltes Sekret und Speichel zu schlucken oder abzuhusten. Die reflektorische Reinigung vermindert sich vor allem in den oberen Atemwegen, der Trachea und im Glottisbereich. Vermehrte Sekret- und Schleimproduktion aufgrund von Lungenpathologien wie Infektionen, Tumoren, Flüssigkeitsrückstau oder Aspiration und zunehmender Verlust des Schluck- und Hustenreflexes, aber auch die zunehmende Entkräftung und Bewusstseinsstörungen führen dann zur Rasselatmung. Die Geräusche sind für Angehörige oft erschreckend und bleiben nachhaltig in Erinnerung. Vermutlich wird die Rasselatmung vom Sterbenden selbst nicht wahrgenommen (Albrecht 2004).

Obwohl die Rasselgeräusche ein häufiges Symptom in der terminalen Phase sind, gibt es keine standardisierten Behandlungsmöglichkeiten. Eine frühzeitig einsetzende **medikamentöse Behandlung** bei Risikopatienten kann prophylaktisch wirken (Kass/Ellershaw 2003). Vorsichtiges **Absaugen** im Mund und in den oberen Atemwegen sollte nur eingesetzt werden, sofern es unumgänglich erscheint. Vom Absaugen von bronchialem, tief liegendem Sekret muss gänzlich abgeraten werden, da die Schleimproduktion angeregt und blutende Läsionen hervorgerufen werden können (➤ Kap. 15). Zudem ist das Absaugen sehr unangenehm und eine zusätzliche Belastung für den Patienten.

Eine kurzfristige Reduktion der Dyspnoe kann durch **physiotherapeutische Maßnahmen** wie das Beeinflussen des Atemmusters oder die Unterstützung beim Auswurf von Sekret sowie durch optimale Lagerung erreicht werden (Williams 2011). Empfehlenswert sind physiotherapeutische Interventionen, die eine beruhigende und detonisierende Wirkung haben.

Die Atemwege können zudem mit vielfältiger **Mundpflege** durch die Pflegenden gereinigt und erfrischt werden, sodass das Wohlbefinden steigt. Verschiedene **komplementäre Therapien** wie Aromatherapie, Polarity oder Reflexologie können ebenfalls zur Erreichung dieser Ziele eingesetzt werden (Pan et al. 2000, Wildiers/Menten 2002).

Eine angepasste **Lagerung,** die vom Patienten akzeptiert wird und zumutbar ist, verbessert die Atemfunktion, den lymphatischen und venösen Abfluss und lindert die Schmerzen. Die Häufigkeit des Lagewechsels ist abhängig von der Reaktion des Patienten und von dem zur Verfügung stehenden Material.

Fatigue

Es konnte nachgewiesen werden, dass aktive Physiotherapie empfohlen werden kann (➤ Kap. 17), da sie eine signifikante Linderung der Intensität von Fatigue in der terminalen Phase bewirkt (Buss et al. 2010, Radbruch et al. 2008). Unter **aktiver Physiotherapie** sind Alltagsaktivitäten, Aktivitäten im Bett sowie auch Mobilisationen oder individuelle, supervidierte Übungen zu verstehen, die das Aktivitätsniveau erhöhen. Das Ziel, die körperliche Leistungsfähigkeit und Lebensqualität zu beeinflussen, bleibt bis zum letzten Tag bestehen, sofern der Patient körperliche Aktivitäten in dieser Form akzeptiert.

Angst und Anspannung

Es ist ein wesentliches Ziel des gesamten Palliativteams, in der terminalen Phase, die Lebensqualität bis ans Lebensende zu erhalten. Erfahrungen von Patienten zeigen, dass Massage (z. B. Hände, Füße, Schulterbereich oder Rücken) in der letzten Lebensphase und Sterbephase mit positiven Gefühlen, innerer Stärke und Zufriedenheit assoziiert wird. Die Wahrnehmung des Verlustes von Autonomie und Kontrolle über den eigenen Körper und dessen Funktionen wird als Abhängigkeit, Angst und Einsamkeit empfunden. Körperliches Wohlbefinden und mentale Entspannung, die durch Massagen erzielt werden, reduzieren Angstgefühle, welche ihrerseits die Schmerzen und Entspannung beeinflussen können (Corbin 2005) (➤ Kap. 19). Zudem kann eine physiotherapeutische Intervention auch von der Angst ablenkend wirken. Sofern Angehörige bereit sind, beim Patienten eine einfache Massage anzuwenden, kann dessen Entspannung und Zufriedenheit einen reziproken Gewinn bei Angehörigen und Patienten gleichzeitig bewirken (Osaka et al. 2009, Downey et al. 2009). Massage schafft in dieser verletzlichen Situation eine friedvolle Atmosphäre, ermöglicht menschliche Nähe und innere Ruhepausen sowie das Gefühl von Aufmerksamkeit und Respekt (Seiger Cronfalk et al. 2009).

Komplementäre Interventionen

Interventionen aus der komplementären oder alternativen Medizin, die zum Teil auch von Physiotherapeuten angewendet werden, bieten ebenfalls Möglichkeiten in der terminalen Phase. Eine Aussage kann an dieser Stelle nur über Akupunktur und Aromatherapie gemacht werden.

Die Wirkung von **Akupunktur** auf Symptome wie Dyspnoe, Fatigue, Schmerzen und Nausea wird meist als moderat bis signifikant beschrieben (Pan et al. 2000, Takahashi 2009). Der förderliche Effekt der Akupunktur wirkt sich auf verschiedene Symptome ohne Nebeneffekte aus. Die Patienten reagieren zwar ganz unterschiedlich, meist aber mit einer Verbesserung der Aktivität und Mobilität sowie einer Erhöhung der Energie, was die Lebensqualität positiv beeinflusst.

Aromatherapie hat eine positive Kurzzeitwirkung auf das psychische Wohlbefinden und kann daher auch in der terminalen Phase oder Sterbephase eingesetzt werden. Ein allfälliges positives Zusammenwirken mit anderen lindernden Therapien sollte in Betracht gezogen werden, um eine optimale patientenzentrierte Pflege und Therapie zu erzielen (Tilden/Drach/Tolle 2004, Fellowes/Barnes/Wilkinson 2008, Wilkinson et al. 2007).

23.2 Palliative Sedierung

Séverine Surges und Lukas Radbruch

Die palliative Sedierung (PS) wird von der *European Association for Palliative Care* definiert als der überwachte Einsatz von Medikamenten mit dem Ziel einer verminderten oder aufgehobenen Bewusstseinslage (Bewusstlosigkeit), um die Symptomlast in anderweitig therapierefraktären Situationen in einer für Patienten, Angehörige und Mitarbeiter ethisch akzeptablen Weise zu reduzieren (Alt-Epping 2010, Cherny und Radbruch 2009). Sie wird als ultimative Maßnahme zur Behandlung von Patienten am Lebensende mit refraktären Symptomen eingesetzt, d. h. bei unerträglichen Symptomen, die mit keinen anderen Methoden innerhalb eines akzeptablen Zeitrahmens und ohne unzumutbare Nebenwirkungen gelindert werden können (Alt-Epping 2010, Cherny und Radbruch 2009).

Die PS kann entweder kontinuierlich (offen bis zum Tod) oder intermittierend (z. B. nachts) durchgeführt werden. Sie kann oberflächlich oder tief sein. Die kontinuierliche PS wird immer in den letzten Lebensabschnitten bei Patienten verabreicht, die sterben und unerträgliches Leiden erfahren

(KNMG Guidelines Palliative Sedation). Sie unterscheidet sich von der Euthanasie dadurch, dass sie nicht das Ziel hat, das Leben zu verkürzen. Es gibt im Übrigen keine Hinweise darauf, dass eine kontinuierliche tiefe PS, wenn sie in Übereinstimmung mit der guten medizinischen Praxis durchgeführt wird, das Leben verkürzt. Folglich sollte klar zwischen PS und Euthanasie unterschieden werden (KNMG Guidelines Palliative Sedation).

Bei belastenden refraktären körperlichen Symptomen wie Delirium, Dyspnoe und Schmerzen oder bei Notfallsituationen, z. B. massiver unstillbarer Blutung, besteht allgemeiner Konsens, dass eine PS durchgeführt wird. Im Gegensatz dazu ist die Anwendung der PS bei existenziellem Leid umstritten und macht die Berücksichtigung verschiedener Aspekte erforderlich. Beispielsweise ist es schwieriger, das existenzielle Leiden als refraktär zu betrachten, und das Vorhandensein weist nicht unbedingt auf ein fortgeschrittenes Erkrankungsstadium hin. Daher müssen in diesem Fall besondere Vorkehrungen getroffen werden. So sollte die Einschätzung des Leidens als refraktär wiederholt zu verschiedenen Zeitpunkten durch Ärzte erfolgen, die auch in der psychologischen Begleitung erfahren sind. In den seltenen Fällen, in denen dieses Vorgehen tatsächlich zweckmäßig und angemessen ist, sollte eine PS zunächst mit dem Ziel einer Entlastung für 6–24 Stunden eingeleitet werden (Alt-Epping 2010, Cherny und Radbruch 2009).

Die Entscheidung zur Flüssigkeits- oder Nahrungszufuhr ist unabhängig von der Entscheidung zur PS und sollte individuell anhand der Vorstellungen des Patienten, der hierdurch möglichen Vorteile und Belastungen angesichts des Behandlungsziels (Leidenslinderung) erfolgen (Alt-Epping 2010, Cherny und Radbruch 2009).

Die PS erfordert nicht nur eine medizinische Intervention, sondern vor allem eine ethische Entscheidung. Vor Einleitung einer PS sind die Indikation, der Zweck und der Verlauf multidisziplinär kritisch zu prüfen, um das potenzielle Risiko des Leidens für die Betroffenen sowie die Angehörigen, aber auch für das Behandlungsteam auf ein Minimum zu reduzieren.

23.3 Schlussbemerkungen

Brigitte Fiechter Lienert

Die physiotherapeutischen Interventionen in der terminalen Lebensphase können subjektive und objektive Effekte auf die in dieser Zeit auftretenden Symptome und Funktionseinschränkungen haben. Diese Resultate sollen den Physiotherapeuten ermutigen, auf die verschiedenen Krankheitsstadien differenziert einzugehen. Eigene Ängste, die Hoffnungs- und die Machtlosigkeit des Physiotherapeuten machen das therapeutische Handeln zu einer Herausforderung. Daher ist es wichtig, dass der Physiotherapeut adäquat vorbereitet ist und sich mit dem Tod und der Palliativsituation auseinandersetzt bzw. mit erfahrenen Palliativteammitgliedern im Gespräch steht. Für das eigene Wohlbefinden braucht es den persönlichen Umgang mit der Endlichkeit, Vertrauen und die Fähigkeit, eigene Grenzen zu erkennen. **Respekt vor dem Leben ist unabdingbar und ermöglicht bzw. erfordert den ggf. nötig werdenden Rückzug im richtigen Moment.** Weder von Patienten noch von Angehörigen oder den Therapeuten und Berufskollegen wird ein heroisches Verhalten erwartet. Und insofern ist auch die Fähigkeit wichtig, im geeigneten Moment eigene Gefühle zu beachten und ggf. zu zeigen. Entscheidend ist es, die eigene Handlung zu reflektieren und die eigene Rolle sowie ihre Grenzen zu respektieren.

Der Physiotherapeut sollte neben seiner Fachlichkeit auch auf seine Intuition vertrauen und diese bewusst prüfen, vor allem dann, wenn das Patient-Therapeut-Verhältnis schon längere Zeit besteht. So kann Intuition in Kombination mit vielschichtiger Fachkompetenz das physiotherapeutisch und persönlich Richtige bewirken.

23.4 Reflexionsfragen

- Haben Sie bereits einmal erlebt, dass Sie nicht wussten, ob Sie die Physiotherapie abbrechen oder weiterführen sollten?

- Wie würden Sie heute mit dieser Situation umgehen?
- Wie würden Sie Ihre Rolle als Physiotherapeut bei Patienten in der terminalen Phase des Lebens beschreiben?
- Welche Erfahrung haben Sie mit Assessments in der terminalen Phase gemacht?
- Hatten Sie einen Einfluss auf die interdisziplinäre Zusammenarbeit?

LITERATUR

Albrecht E. Symptome in der Sterbephase. In: Bausewein C, Roller S, Voltz R (Hrsg.). Leitfaden Palliativmedizin. 2. A. München–Jena: Elsevier Urban & Fischer; 2004.

Briggs RW. Clinical decision making for physical therapists in patient-centered end-of-life care. Topics Geriatr Rehab 2011;27(1):10–17.

Buss T, de Walden-Galuszko K, Modlinska A, Osowicka M, Lichodziejewska M, Janiszewska J. Kinesitherapy alleviates fatigues in terminal hospice cancer patients – an experimental, controlled study. Support Care Cancer 2010; 18: 743–749.

Chia-Hsien Hsu, Ching-Chi Chi, Pei-Shih Chen, Shu-Hui Wang, Tao-Hsin Tung, Shih-Chung Wu.The effects of aromatherapy massage on improvement of anxiety among patients receiving palliative care. Medicine .2019;98:9(e14720)

Coackley A, Ellershaw J. The terminal phase. Medicine 2007;36(2):105–108.

Corbin L. Safety and efficacy of massage therapy for patients with cancer. Cancer Control 2005;12(3):158–164.

Downey L, Diehr P, Standish LJ, et al. Might massage or guided meditation provide „means to a better end"? Primary outcomes from an efficacy trial with patients at the end of life. J Palliat Care 2009;25(2):100–108.

Eychmüller S. SENS macht Sinn – Der Weg zu einer neuen Assessment-Struktur in der Palliative Care. Therapeutische Umschau 2012; 69(2)

Eychmüller S, (2020): Heruntergeladen von https://sens-plan.com/wp-content/uploads/2020/05/SENS-Manual-Fachpersonen_V2020.pdf am 18.06.2020

Eychmüller S, SENS – eine Strukturhilfe bei komplexen Fragestellungen in der Palliative Care. (2015): Heruntergeladen von https://www.palliativeostschweiz.ch/fileadmin/Dateiliste/palliative_otschweiz/2015_SENS_Grafik_Fachartikel.pdf am 18.06.2020

Fellowes D, Barnes K, Wilkinson S. Aromatherapy and massage for symptom relief in patients with cancer (review). The Cochrane Collaboration 2008;3.

Flannery Wainwright S, Shepard KF, Harman LB, Stephens J. Novice and experienced physical therapist clinicians: a comparison of how reflection is used to inform the clinical decision-making process. Phys Ther 2010; 90: 75–88.

Fliedner MC, Michell G, Bueche D, Mettler M, Schols JMGA, Eychmueller S. Development and Use of the 'SENS'-Structure to Proactively Identify Care Needs in Early Palliative Care – an Innovative Approach 2019

Hoskins Michel T. Editorial – Do physiotherapists have a role in palliative care? Physiotherapy Res Int 2001;6(1): iii–iv.

Jolliffe J, Bury T. The effectiveness of physiotherapy in the palliative care of older people: evidence briefing. London: The Chartered Society of Physiotherapy; 2002. www.csp.org.uk.

Kass RM, Ellershaw J. Respiratory tract secretions in the dying patient: a retrospective study. 2003;26(4):897–902.

Levy MH, Back A, Benedetti C, Billings JA, Block S, Boston B, Bruera E, Dy S, Eberle C, Foley KM, et al. NCCN clinical practice guidelines in oncology: palliative care. J Natl Compr Canc Netw. 2009, 7(4):436–473.

Levy MH, Smith T, Alvarez-Perez A, Back A, Baker JN, Beck AC, Block S, Dalal S, Dans M, Fitch TR, et al. Palliative Care Version 1.2016. J Natl Compr Can Netw. 2016, 14, 82–113.

Marcant D, Rapin CH. Role of the physiotherapist in palliative care. J Pain Symptom Manage 1993;8(2):68–71.

Nauck F. Symptomkontrolle in der Finalphase. Schmerz 2001;5(15):392–399.

National Consensus Project for Quality Palliative Care. Clinical practice guidelines for quality palliative care. 2nd ed. Pittsburgh: National Consensus Project for Quality Palliative Care 2009. www.nationalconsensusproject.org/Guideline.pdf (letzter Zugriff: Juni 2020.

National Gold standards Framework: http://www.goldstandardsframework.org.uk/About_GSF/TheEssentialsofGSF (letzter Zugriff am 18.6.2020)

Oldervoll LM, Loge JH, Paltiel H, et al. The effect of a physical exercise program in palliative care: a phase II study. J Pain Symptom Manage 2006; 31: 421–430.

Osaka I, Kurihara Y, Tanaka K, Nishizaki H, Aoki S, Adachi I. Endocrinological evaluations of brief hand massages in palliative care. J Alternat Complement Med 2009;15(9):981–985.

Pan CX, Morrison RS, Ness J, Fugh-Berman A, Leipzig RM. Complementary and alternative medicine in the management of pain, dyspnea and nausea and vomiting near the end of life: a systematic review. J Pain Symptom Manage 2000;20(5):374–387.

Radbruch L, Strasser F, Elsner F, et al. Fatigue in palliative care patients – an EAPC approach. Palliat Med 2008;22(1):13–32.

Seiger Cronfalk B, Strang P, Ternestedt BM, Friedrichsen M. The existential experiences of receiving soft tissue massage in palliative home care – an intervention. Support Care Cancer 2009; 17: 1.203–1.211.

Takahashi H. Effects of acupuncture on terminal cancer patients in the home care setting. Medical Acupuncture 2009;21(2):123–129.

Temel JS, Greer JA, Muzikansky A, et al. Early palliative care for patients with metastatic non-small-cell lung cancer. N Engl J Med 2010;363(8):733–742.
Tilden VP, Drach LL, Tolle SW. Complementary and alternative therapy use at end-of-life in community settings. J Alternat Complement Med 2004;10(5):811–817.
Twycross R, Lichter I. In: Oxford Textbook of Palliative Medicine. 3rd ed. New York: Oxford University Press; 2004. pp. 520–551.
Watson M, Lucas C, Hoy A, Wells J. Oxford Handbook of Palliative Care. 2nd ed. Oxford University Press; 2009. pp.771–773.
Wildiers H, Menten J. Death rattle: prevalence, prevention and treatment. J Pain Symptom Manage 2002;23(4): 310–317.
Wilkinson SM, Love SB, Westcombe AM, et al. Effectiveness of aromatherapy massage in the management of anxiety and depression in patients with cancer: a multicenter randomized controlled trial. J Clin Oncol 2007;25(5):532–539.
Williams M. Applicability and generalizability of palliative interventions for dyspnoea: one size fits all, some or none? Curr Opin Support Palliat Care 2011; 5: 92–100.
Wilson CM, Stiller CH, Doherty DJ, Thompson KA, Smith AB, Turczynski KL. Physical Therapy in integrated palliative care: a qualitive study. BMJ Supportive & Palliative Care. 2020;0:1–9
World Health Organisation (WHO): www.who.int/cancer/palliative (letzter Zugriff: Juni 2020)

LITERATUR PALLIATIVE SEDIERUNG

Alt-Epping et al., *Schmerz* 2010;**24**:342–54.
Cherny und Radbruch, *Palliat Med* 2009;**23**:581–93.
KNMG Guidelines Palliative Sedation2050

C Psychosoziale Dimensionen

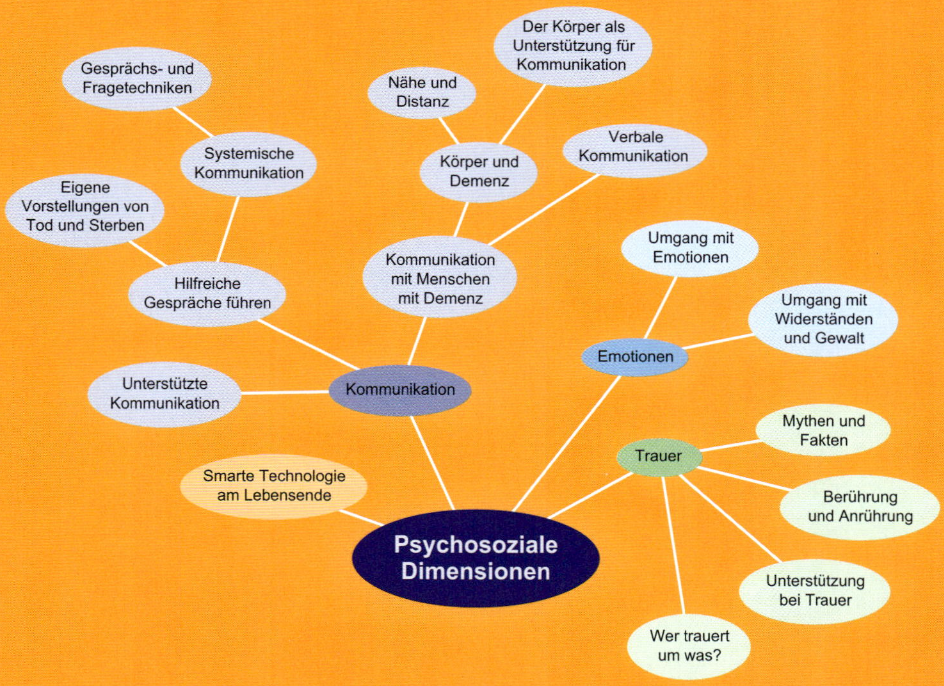

KAPITEL

24 Kommunikation in der Palliative Care – eine Einführung

Michael-M. Lippka-Zotti

24.1 Der Tod und die Wörter

Das Verhältnis der Menschheit zu Tod und Abschied ist von einer tiefen Ambivalenz geprägt. Diese Tatsache schlägt sich besonders im Sprachgebrauch nieder. Somit „ist jemand von uns gegangen" anstatt gestorben, wird von einem – vorzugsweise „langen, aber tapfer ertragenen" – „Leiden erlöst" oder gibt, etwas informell, „den Löffel ab". Die Industriegesellschaft nimmt den Tod mit einer Mischung aus Faszination und Abscheu wahr. Diese Ambivalenz ist nicht neu. Bereits seit der Steinzeit versuchen unsere Vorfahren die Grenze des physischen Seins in Rituale, Geschichten und Bilder zu verpacken, um sie leichter verdaulich zu machen. Ob der griechische Hades oder die keltische Anderswelt – überall wird seit Jahrtausenden fleißig an Jenseitsvorstellungen gearbeitet, die sinnhaft in das soziale und religiöse Leben eingefügt werden können. So kommt uns der Tod in der Geschichte bereits früh in Form von Todesgöttern oder Todesgöttinnen, später dann als „Freund Hein", aber auch als Sensenmann entgegen.

Diese Personifikationen und Allegorien bannen nicht nur die Ängste der Menschen vor dem eigenen Ableben, sie werden auch politisch genutzt und propagandistisch ausgeschlachtet. Bei vielen kriegerischen Kulturen finden sich etwa Vorstellungen vom Heldentod inklusive einer überreichlichen jenseitigen Entschädigung für die entstandenen Mühen. Dieser Trick ist in doppelter Hinsicht genial: Mit der sprachlichen Erschaffung einer jenseitigen Realität und deren bildhafter Ausgestaltung durch Religion, Mystik und Kultur können sich die jeweiligen Gesellschaften zumindest gedanklich der Angst vor dem Zahn der Zeit entziehen. Mit dem Sensenmann lässt sich offensichtlich besser verhandeln als mit dem natürlichen Alterungsprozess. Neben diesen euphemistischen Absichten werden zudem wirtschaftliche, soziale oder ethische Normen verstärkt und umgesetzt, z. B. in Form eines besonders mutigen Verhaltens in Kampfsituationen.

Die dahinter verborgene Idee, nämlich **eine wirklich oder vermeintlich hilfreiche Vorstellung der Welt zu entwickeln und das Gegenüber einzuladen, ebenfalls in diese „einzusteigen"**, gehört bis heute in das systemische Beratungsrepertoire. Was dabei allerdings als hilfreich angesehen wird, liegt und lag natürlich im Auge des Betrachters.

Trotz des unschwer erkennbaren manipulativen Charakters einer solchen Herangehensweise muss der Fairness halber festgehalten werden, dass es die Natur des Menschen selbst ist, die dazu verleitet. Der Tod ist zu Lebzeiten nicht erfahrbar. Sicheres Wissen darüber, wie es ist zu sterben, kann mangels lebender Experten nicht erlangt werden. Der Mensch bleibt so lange auf seine Zuschauerrolle reduziert, bis er selbst stirbt. Die neuere Hirnforschung hat anschaulich bewiesen, wie unser Gehirn auf solche „Wissenslücken" normalerweise reagiert: Es ergänzt oder ignoriert sie, um wieder ein sinnhaftes und orientierungsgebendes Gesamtbild der Wirklichkeit herzustellen – wie etwa bei optischen Täuschungen. Im sprachlichen Umgang mit dem Tod kommt dieses Phänomen besonders zum Tragen, liegt doch eine der Aufgaben der Kommunikation in der Vermittlung von Inhalten, über welche wir in diesem Falle aus eigener Erfahrung nicht verfügen können. Dies trifft freilich auch auf andere Themenkreise, etwa Religion oder Politik, zu. Den maßgeblichen Unterschied im Fall des Todes macht allerdings seine allumfassende Bedeutung. Er geht jedes Lebewesen an. Der Religion oder der Politik vermag sich ein Mensch vielleicht noch zu entziehen, sterben aber müssen alle. Über

Jahrhunderte versuchte der Mensch, die Ambivalenz des Todes durch eine intensive Auseinandersetzung mit dem Lebensende in Kunst, Kultur und Brauchtum auszugleichen. Memento mori und Bilder von Himmel und Hölle waren sehr lange in Mode.

Dass dem heute nicht mehr so ist, liegt an dem Tabu, mit dem die moderne Leistungsgesellschaft den Tod belegt hat. Tote Kühe geben keine Milch, sterbende Menschen können nicht arbeiten gehen, hinterlassen unversorgte Familie, verursachen Kosten und Probleme durch Ver- oder Entsorgung. Die vordergründige Unwirtschaftlichkeit des Sterbens mag also eine Rolle in diesem Verdrängungsprozess spielen. Viel stärker muss sich allerdings die Professionalisierung in der medizinischen Versorgung ausgewirkt haben. In den modernen Industrieländern wird hauptsächlich in Krankenhäusern und Heimen gestorben, für einen professionellen Umgang mit den Toten sorgen strikte Hygienegesetze. Der Tod wird damit der Mitte der Gesellschaft entzogen, er wird fast unsichtbar, geruchlos und im wörtlichen Sinn ungreifbar. Der Tod betrifft nur noch diejenigen, die beruflich oder privat direkt mit ihm konfrontiert werden. Gesellschaft und Religion haben keine vorgefertigten Antworten von allgemeiner Gültigkeit mehr parat; jeder Mensch muss selbst entscheiden, was ihm der Tod in seiner Absolutheit bedeutet.

✓ PRAKTISCHE TIPPS

Ziel von Kommunikation in der Palliativsituation

Gerade Menschen, die professionell mit Sterbenden und deren Angehörigen arbeiten, stehen vor der Herausforderung, ohne Vorgaben und Antworten auf Fragen, die Patienten berechtigterweise angesichts ihres Sterbens haben, mit dem Tod in Kontakt zu treten. Die Lösung dieses Problems besteht dabei aber nicht darin, den Betroffenen Antworten auf ihre Sinnfragen nach Leben und Tod zu liefern, sondern vielmehr darin, sie auf der eigenen Suche nach diesen Antworten zu begleiten, zu helfen, wenn sie Hilfe benötigen, und auszuhalten, dass nicht jeder Mensch die Antworten findet, die er sich wünscht.

Palliative Care als Konzept rückt die individuelle Lebensqualität der Patienten und ihrer Angehörigen in den Mittelpunkt jedes professionellen Handelns. Der Kommunikation kommt bei diesem Ansatz eine tragende Rolle zu: Nur durch eine hilfreiche, professionelle und wertschätzende Gesprächsführung kann erhoben werden, was von den Betroffenen im Einzelfall als Lebensqualität definiert wird und welche Symptome in der momentanen Situation das größte Leid verursachen. Dies bedeutet wiederum, dass sich die professionellen Helfer weit in die Lebenswelt der Patienten vorwagen müssen, um deren individuelle Wertesysteme, Glaubenssätze, Ängste und Hoffnungen kennenzulernen. Auch dabei sind gute Kommunikationsfähigkeiten gefragt: Neben professioneller Beziehungsarbeit kann der Helfer/Begleiter sprachlich einen Raum kreieren, in dem Austausch unter Wahrung der eigenen Grenzen und der des anderen stattfindet und somit eine geschützte Atmosphäre für die Begleitung entstehen kann.

Diese Architektur von Gesprächsräumen basiert auf Überlegungen, welche im folgenden Abschnitt kurz zusammengefasst werden. Das vorgestellte Konzept der **systemischen Kommunikation** ist eine von vielen Möglichkeiten, die Reise an die Grenze der menschlichen Existenz zu einem hilfreichen und professionellen Unterfangen zu machen.

24.2 Systemische Kommunikation für Einsteiger

Angesichts der Komplexität der Thematik und der Tabuisierung, welche eine kommunikative Annäherung an den Tod erschwert, ist es sinnvoll, ein breites Verständnis des Begriffs „Kommunikation" zu verwenden. Als Kommunikation wird nachfolgend alles angesehen, was zwischen Lebewesen an Austausch stattfinden kann (Satir 2000). Diese großzügige Definition ermöglicht es, den rein verbalen Bereich, der gerade in der Arbeit mit Sterbenden begrenzt ist, zu überschreiten und aus dem gesamten Repertoire von nonverbalen und verbalen Techniken zu schöpfen. So fungieren auch **Körpersprache, Mimik, Gestik** und **Berührung** als Botschaften, besonders wenn Worte fehlen oder unzureichend sind.

Um den Handlungsspielraum noch zu erweitern, wird hier ein systemisches Verständnis von Kommunikation zugrunde gelegt. Demnach entsteht der Austausch zwischen Individuen durch das

Zusammenspiel der verschiedenen Elemente der Kommunikationssituation. Wie in einer Fabrik, in der verschiedene Maschinen zusammenarbeiten, um ein bestimmtes Endprodukt herzustellen, arbeiten auch die einzelnen Elemente einer Kommunikationssituation in gegenseitiger Abhängigkeit und lassen somit ein Gespräch entstehen. Natürlich sind Menschen keine Maschinen und daher auch weder programmierbar noch hinsichtlich ihres Verhaltens mit Sicherheit vorhersehbar (von Foerster 1998). Dieser Umstand ist für die professionelle Gesprächsführung von besonderer Bedeutung: Da Menschen unterschiedlich auf ihre Umwelt reagieren, können **alle kommunikativen Interventionen nur nach dem „Trial-and-Error"-Prinzip, also durch Ausprobieren und Evaluieren,** angewendet werden. Somit kann es in der professionellen Kommunikationstheorie und Praxis keinen Stein der Weisen, also ein einziges allgemein gültiges Modell, geben. Es heißt vielmehr probieren, reflektieren, evaluieren und wieder probieren. Was auf den ersten Blick mühsam erscheint, ermöglicht einen kreativen, fast spielerischen Zugang. Statt eine bestimmte Technik oder ein bestimmtes Modell zu erlernen und dann immer wieder in verschiedenen Situationen mit gleichem Ergebnis anzuwenden, müssen immer wieder neue Techniken ausprobiert und individuelle und flexible Lösungen gefunden werden. Dieses Fehlen von eindeutig richtigen und eindeutig falschen Herangehensweisen spiegelt sich auch im systemischen Wirklichkeitsbegriff wider.

Sprache und Bilder – beides erlern- und verlernbar – erschaffen die Wirklichkeit, die immer individuell ist. Im Klartext: Der Mensch wird ständig mit Sinneseindrücken und Informationen konfrontiert. Durch Erziehung, Sozialisation, Erfahrung und ähnliche Faktoren lernt er, diesen Eindrücken und Informationen verschiedene Bedeutungen beizumessen. So kreiert unser Gehirn im Laufe der Zeit aktiv eine individuelle Vorstellung von der Welt und dem Verhältnis der Dinge zueinander. Diese Vorstellung lässt sich als „**Wirklichkeitskonstruktion**" beschreiben. Sie ist für den Menschen wichtig, um sich sicher in der eigenen Umwelt bewegen und adäquat handeln zu können (Neimeyer 2001).

PATIENTENBEISPIEL

Jede Wirklichkeitskonstruktion hängt natürlich vom individuellen Erfahrungs- und Wissenshorizont ab. Ein kleines Beispiel:

- Herr A. ist seit seiner Kindheit übergewichtig. Vor über dreißig Jahren hat er den Imbissstand seiner Eltern übernommen, den er seither erfolgreich führt. Sowohl seine Mutter als auch sein Vater verstarben relativ jung an Herz-Kreislauf-Erkrankungen. Obwohl Herr A. noch keine großen Gesundheitsprobleme hat, fürchtet er sich vor Herzinfarkt & Co. da er glaubt, eine genetische Disposition dafür zu haben. Das Essverhalten innerhalb seiner Familie steht für Herrn A. nicht in Zusammenhang mit dem Tod der Eltern. In seiner Welt steht deftiges Essen für Wohlstand und Zufriedenheit.
- Herr B. hingegen wurde in eine vegetarisch lebende Familie hineingeboren. Der Verzehr von Fleisch ist ihm ein Graus, er achtet beim Einkauf auf Biosiegel und treibt viel Sport. Herr B. verzichtet gänzlich auf Alkohol, Zigaretten und Drogen. Als bei Herrn B. im Rahmen einer Routineuntersuchung ein bösartiger Tumor in der Lunge entdeckt wird, fühlt er sich vom Schicksal betrogen.

Wenn sich in dieser Wirklichkeit eine vermeintliche Wahrheit, die Sicherheit und Orientierung im eigenen Leben gewährleistete, plötzlich auflöst, dann schafft das natürlich Verunsicherung und Leidensdruck. Dieser Leidensdruck äußert sich zuweilen in Sätzen wie *„Ich versteh die Welt nicht mehr"* oder *„Ich kenne mich überhaupt nicht mehr aus"* und ist evolutionstechnisch mehr als berechtigt: In der Geschichte des Überlebens war es immer wichtig sich auszukennen, zu wissen, dass die Gefahr vom Löwen und nicht von der Gazelle ausgeht.

Neben dem nackten Überleben basiert auch das **individuelle Selbstbild** des Menschen auf seiner Wirklichkeitsvorstellung. Diese umfasst seine komplette Biografie und bestimmt vor allem, welche Bedeutung er den verschiedenen Life-Events beimisst. Auch hinsichtlich der eigenen Geschichte versucht der Mensch bedeutungsvolle Sinnzusammenhänge herzustellen. Er schreibt sozusagen sein ganzes Leben hindurch an seiner Biografie, da er nur mit ihrer Hilfe sich und anderen erklären kann, wer er ist, woher er kommt und wohin er geht.

Ob Tragödie oder Abenteuer – erst durch die **subjektive Bewertung** erhalten lebensverändernde Ereignisse ihre Bedeutung. Und diese Bewertung manifestiert sich im **individuellen Sprachgebrauch.** Mit anderen

Worten: Ob eine Hexe im Märchenbuch des eigenen Lebens eine zu Recht bestrafte Kinderfresserin ist oder eine als Minderheit verfolgte, schrullige alte Dame in einem Pfefferkuchenhaus, entscheidet jeder Mensch selbst. Die Zuschreibungen „Hexe" und „schrullige alte Dame" erzählen dabei weniger über die so bezeichnete Person als über den Redner selbst. Durch seine Wortwahl gibt er Aufschluss über seine Meinungen, Werte und Einstellungen. Allein durch Zuhören kann sein Gegenüber erahnen, welche Wirklichkeitskonstruktion seinem Handeln zugrunde liegt. Vor allem aber kann der Redner durch seine Sprache eine ganze Welt im Kopf des Zuhörers entstehen lassen. „Hexe", „alte Dame", „Romanze" oder „Tragödie" – jedes dieser Worte kann bei den Zuhörern verschiedene, individuelle Bilder im Kopf hervorrufen. Somit prägt Sprache nicht nur die eigene Wirklichkeitsvorstellung, sie kann auch die Vorstellung der Mitmenschen verändern.

⚠ **BEACHTE**

Vier Leitsätze der Kommunikation und Wahrnehmung

1. Kommunikation entsteht durch das Zusammenspiel aller Elemente der zugrunde liegenden Kommunikationssituation.
2. Lebende Systeme sind keine Maschinen und lassen sich daher nur nach dem „Trial-and-Error"-Prinzip beeinflussen.
3. Jeder Mensch hat seine eigene Wirklichkeitskonstruktion, welche bestimmt, wie er sich selbst und seine Umwelt wahrnimmt.
4. Diese Wirklichkeitskonstruktion wird vom Gehirn durch Bilder und Sprache erschaffen und ist durch diese veränderbar.

Diese Leitsätze bilden die theoretische Grundlage für die im nächsten Abschnitt beschriebene praktische Umsetzung einer systemischen Gesprächsführung.

24.3 Kommunikationsarchitektur: Wie baut man ein hilfreiches Gespräch?

In der palliativen Physiotherapie sowie in allen verwandten Disziplinen steht – wie bereits an anderer Stelle erwähnt – die Optimierung der Lebensqualität des Patienten im Zentrum jedes professionellen Handelns. Stark vereinfacht heißt das: Der Patient soll sich während der Physiotherapie gut begleitet und unterstützt fühlen. Neben den rein physiotherapeutischen Interventionen kann auch eine hilfreiche professionelle Gesprächsführung wesentlich zur Steigerung des Wohlbefindens beitragen. Zwar kann das Ergebnis oder die Wirkung eines Gespräches nie mit Sicherheit vorhergesagt werden, durch sorgsame Planung kann jedoch Einfluss darauf genommen werden. Diese Planung funktioniert ähnlich wie beim Hausbau: Der Architekt kann zwar nicht garantieren, dass seine Kunden in dem von ihm geplanten Haus nur heitere Stunden erleben, er kann aber dafür sorgen, dass sie in Räumen leben, in denen sie sich wohlfühlen und die dem erteilten Auftrag entsprechen. Im Gespräch mit dem Patienten kommt die Rolle des „Architekten" dem professionellen Helfer, in diesem Fall dem Physiotherapeuten, zu. Durch gute Beherrschung der Kommunikations„werkzeuge" und seinen Auftrag zur Optimierung des Wohlbefindens des Patienten kann der Physiotherapeut – wie ein Architekt einem Gebäude – einer Kommunikationssituation eine bestimmte Form geben.

Kommunikationsarchitektur

In der Architektur von Kommunikationsräumen ist man weitgehend frei. So können sprachlich sowohl klaustrophobisch enge Gesprächskammern als auch durchlässige, weite Gesprächskorridore mit vielen Fenstern kreiert werden. Diese Form der Architektur praktiziert der Mensch im Alltag ständig – und zwar ohne großes Nachdenken. Durch Wortwahl, Stimmlage, Themenauswahl und Körpersprache wird meistens sehr erfolgreich eine Gesprächsatmosphäre erzeugt, welche als adäquat oder günstig erachtet wird. Dies alles geschieht in den meisten sozialen Situationen automatisch. Kaum ein Mensch denkt darüber nach, wie er sich im Supermarkt verhalten muss, wenn er mit der Kassiererin einige Worte wechselt.

Im Gegensatz dazu muss, kann und soll bei der professionellen Kommunikation bewusst geplant und reflektiert werden. Stellt man sich eine Kommunikationssituation wie ein Zimmer vor, so lassen sich folgende Elemente einbauen:

Türen **Jedes professionelle Gespräch braucht einen guten Einstieg und ein klares Ende.** Bevor ein professioneller Helfer in eine Kommunikationssituation einsteigt, sollte immer reflektiert werden, mit welcher emotionalen Verfassung er dem Patienten gegenübertritt. Stress, eigene Unsicherheiten und Ängste haben nämlich die ungute Eigenschaft, sich leicht auf das Gegenüber zu übertragen. Steht der professionelle Helfer also gerade unter Zeitdruck oder kommt aus einer konfliktreichen Teambesprechung, mag es von Vorteil sein, kurz tief durchzuatmen oder bei einer Tasse Kaffee emotional zu entspannen, bevor er das Zimmer des Patienten betritt.

Für einen guten Einstieg ins Gespräch bietet sich dann ein „Ice-Breaker" an. Das sind freundliche Worte, die, gemeinsam mit der Begrüßung, das Eis zwischen den Gesprächspartnern schmelzen lassen sollen. Im Idealfall kann man ein kleines Lächeln ins Gesicht des Angesprochenen zaubern mit Sätzen wie: *„Bevor wir starten, muss ich mal kurz Ihre Blumen bewundern …"* oder *„Ah, Sie haben eine Duftlampe. Ich habe mich schon gefragt, was hier so gut riecht …"* – oder einfach: *„Es freut mich, Sie kennenzulernen."* Ferner ist es günstig, die Rollenklärung und die Information über den Zuweisungskontext sowie eine sorgfältige Aufklärung über Physiotherapie im Allgemeinen ebenfalls direkt zu Beginn des Kontaktes einzuplanen. So werden Unsicherheiten oder Ängste des Patienten ausgeräumt. Im weiteren Therapieverlauf erweisen sich Begrüßungsrituale, standardisierte Begrüßungsformulierungen oder Initialberührungen, sofern diese angebracht sind, als hilfreich. Sie steigern den Wiedererkennungseffekt, schaffen Vertrautheit und signalisieren auf greifbare Art, dass nun die Physiotherapie beginnt. Auch ein ritualisiertes oder standardisiertes Ende einer Therapieeinheit sorgt für Struktur und hilfreiche Klarheit. In jedem Falle bietet sich ein Verweis auf die kommende Therapiestunde an, um Kontinuität zu vermitteln und dem Gefühl, nun wieder allein gelassen zu werden, entgegenzuwirken.

Fußboden **Jedes professionelle Gespräch sollte auf festem Grund stehen.** Der Palliativpatient darf mit Recht erwarten, dass seine professionellen Begleiter über solides Fachwissen und gute Kommunikationsfähigkeiten verfügen. Trotz des in der systemischen Kommunikation gängigen Trial-and-Error-Vorgehens soll nicht der Eindruck entstehen, dass der Patient zum kommunikativen Versuchskaninchen wird. Im Patientenkontakt müssen alle Interventionen, besonders die kommunikativen, sicher und bewusst angewendet werden. Zu diesem Kompetenzpaket, welches Basis jeder professionellen Gesprächsführung ist, gehört auch die therapeutische Haltung. Gerade in der Arbeit mit sterbenden Patienten, deren physische und kognitive Fähigkeiten häufig rasch schwinden, ist eine **ressourcenorientierte Haltung** vorteilhaft. Durch die Fokussierung auf das, was der Patient noch kann, und nicht auf das, was er nicht mehr kann, wird seine Motivation für den weiteren Therapieverlauf gestärkt und somit ein Therapieerfolg wahrscheinlicher. Ferner bildet eine konsequente Ressourcenorientierung einen Ausgleich zu der natürlichen Defizitorientierung im gesamten Gesundheitsbereich, was sich positiv auf die Psychohygiene des Patienten und seines Physiotherapeuten auswirkt. Ressourcenorientierung in Bezug auf die eigene Haltung bedeutet nichts anderes als den **Wandel von einer Minensucher- hin zu einer Schatzsucher-Mentalität.** Der Minensucher-Therapeut läuft schnell Gefahr, den Patienten auf eine Opferrolle zu reduzieren und ihn somit zu entmündigen. Der Schatzsucher hingegen kann im Patienten einen Helden entdecken, der mit einem widrigen Schicksal zu kämpfen hat. Er wird vielleicht beeindruckt sein vom Mut oder vom Geschick oder einfach nur von der Gelassenheit, mit der sich dieser Held der Bedrohung stellt. Gelingt es dem Physiotherapeuten, zum Schatzsucher zu werden, kommen Respekt und Wertschätzung dem Patienten gegenüber ganz von allein.

Wände **Ein professionelles Gespräch braucht Form und Struktur.** Wände können Schutz vor äußeren Einflüssen bieten, bilden aber auch eine Grenze zur Umwelt. In der Kommunikationsarchitektur stehen sie für eine solide Rahmung des Gesprächs. Diese Rahmung gibt vor, wo sich das Gespräch abspielt, wer in welcher Funktion daran beteiligt ist und welcher zeitliche Rahmen vorgegeben ist. Je klarer diese Fragen beantwortet werden, umso sicherer können sich die Gesprächspartner miteinander austauschen. Eine günstige Arbeitsteilung bei der Errichtung dieser Wände ist dabei entscheidend. Meistens bietet es sich an, dass der Patient die Themen einbringt, während der Physiotherapeut für die örtliche und zeitliche Rahmung zuständig ist. Zudem symbolisieren

Wände aber auch Grenzen der Zuständigkeit. Wenn ein Physiotherapeut erkennt, dass eine vom Patienten eingebrachte Thematik besser mit einem anderen Mitglied des multiprofessionellen Teams (z. B. Psychologe, Seelsorger) zu besprechen wäre, so soll er dies dem Patienten gegenüber auch thematisieren. Dadurch schützt der Therapeut sich selbst, aber auch den Patienten, indem er diesem eine wirklich kompetente Unterstützung anbietet. Wenn kein Team im Hintergrund zur Verfügung steht, ist es dennoch wichtig, dass Grenzen aufgezeigt und alternative, professionelle Gesprächspartner benannt werden. Daher sollte jeder palliativ arbeitende Physiotherapeut über ein gutes Netzwerk im Gesundheitsbereich verfügen, um gegebenenfalls an vertrauenswürdige Kollegen verweisen zu können. Dies sollte immer mit Namen, Adresse und konkreter Kontaktmöglichkeit sowie dem Angebot, den Kontakt selbst herzustellen, erfolgen.

Fenster **Fenster symbolisieren die äußeren Einflüsse, die in das Gespräch hineinspielen** und einen Einfluss auf dessen Verlauf haben. Bei der Kommunikationsarchitektur ist es hilfreich, sich diese Einflüsse bewusst zu machen. Welche Störungen sind während der Therapie zu erwarten? Ist das Telefon lautlos geschaltet? Sind bei der Therapie die Angehörigen anwesend oder nicht (und ist dieser Umstand störend oder eventuell fördernd für den weiteren Verlauf)? Wie ist das räumliche Setting in Bezug auf Einflüsse von außen? Diese und ähnliche Faktoren sollten sorgfältig überdacht und erforderlichenfalls verändert werden. **Zusätzlich ermöglichen Fenster Ausblicke.** Diese Ausblicke, beispielsweise auf eine heitere Begebenheit oder eine innere Kraftquelle des Patienten (wie z. B. seine Familie oder ein Hobby), können genutzt werden, um zu motivieren, sprachlich eine Entspannungspause zu initiieren oder einfach nur, um einen Themenwechsel einzuleiten. In einigen Situationen kann es sogar sinnvoll sein, die Fenster zu verschließen, also bewusst bestimmte äußere Einflüsse einzudämmen oder bestimmte Themen einmal auszulassen. Je mehr Informationen der Physiotherapeut über den Patienten hat, umso leichter wird er erkennen können, welche Aussichten sich positiv auf das Wohlbefinden und den Therapieverlauf auswirken und was möglicherweise hinderlich ist.

Zimmerdecke **Den Überbau bilden die Modelle, Techniken und Methoden, nach denen der Physiotherapeut seine Gesprächsführung ausrichtet.** Das in diesem Artikel vorgestellte systemische Modell ist natürlich nicht das einzige, welches für eine gelungene professionelle Gesprächsführung herangezogen werden kann. Es bildet aber einen guten Grundstock für die Arbeit in einem palliativen Setting.

Aktives Zuhören

Die wichtigste Methode für eine professionelle Gesprächsführung ist das aktive Zuhören. Viele professionelle Helfer wissen theoretisch genau, was aktives Zuhören ist, setzen es aber kaum ein. Dies mag daran liegen, dass wirkliches aktives Zuhören sehr anstrengend ist und unbedingte Konzentration erfordert. Es handelt sich hierbei ursprünglich um eine Methode aus der Psychotherapie und psychosozialen Beratung. Allerdings hat sie sich aufgrund ihres großen Potenzials in den verschiedensten Bereichen etabliert.

Ziel des aktiven Zuhörens ist es, mehr über das Gegenüber zu erfahren und ihm gleichzeitig Wertschätzung und das Gefühl des Verstandenwerdens zu vermitteln. Aktives Zuhören deckt somit die Kernbereiche einer professionellen Beziehungsarbeit zwischen dem Therapeuten und seinem Patienten ab. Beim aktiven Zuhören wird dem Patienten bewusst eine gewisse Zeit zugestanden, in der er etwas erzählt. Er ist dabei frei in der Auswahl des Themas und die Rolle des Physiotherapeuten beschränkt sich auf das Zuhören. Dieses Zuhören ist aktiv, da der Physiotherapeut während des Erzählprozesses des Patienten gleichzeitig mehrere Aufgaben zu erfüllen hat. Zunächst einmal soll er **den Redefluss des Patienten unterstützen** und dabei den Inhalt der Erzählung erfassen. Dies tut er bereits auf der nonverbalen Ebene durch die Schaffung eines angenehmen Settings, zum Beispiel durch adäquate räumliche Nähe oder Distanz zwischen Erzähler und Zuhörer, durch positive Körpersprache und unterstützendes Kopfnicken. Verbal nutzt er Erzählpausen zum **Paraphrasieren,** also zum Wiedergeben des gehörten Inhalts in eigenen Worten, und zum **Nachfragen,** was ein richtiges Verständnis des Gesagten sicherstellt. So kann der Therapeut wertvolle Informationen zur Wirklichkeitskonstruktion sowie zur Biografie und den Wünschen und Zielen des Patienten erfahren, welche für die weitere Begleitung und Therapie genutzt werden können. Ferner vermittelt er **echtes Interesse, Respekt und Wertschätzung,** was sich positiv auf seine Beziehungsarbeit und auf das Wohlbefinden des Patienten auswirkt. Dies tut er, indem er den Erzähler ausreden lässt und am Ende des aktiven Zuhörens noch einmal alles **zusammenfasst,** um zu signalisieren, dass er wirklich zugehört und verstanden hat. Sollte das Gespräch, beispielsweise durch eine versagende Stimme beim Patienten, ins Stocken geraten, so kann der aktive Zuhörer durch **Verbalisieren** der Situation mit einer Aussage wie *„Ich sehe, dass Sie jetzt mit Ihrer Stimme kämpfen …"* die Erzählung weiterführen. Dies sollte allerdings nicht immer versucht werden. Auch **aktives Schweigen** kann bedeutungsvoll sein. Und schließlich muss der Physiotherapeut der Versuchung widerstehen, das Gespräch in eine bestimmte Richtung zu lenken. Daher sind Interpretationen und eigene Geschichten beim aktiven Zuhören nicht gefragt. Der Patient steht im Mittelpunkt. Nur er darf bewerten und analysieren. Um dem palliativen Auftrag gerecht werden zu können, ist aktives Zuhören ein unverzichtbares Element der Begleitung.

Zirkuläre Fragen

Neben dieser eben vorgestellten Königsdisziplin der professionellen Gesprächsführung eignet sich vor allem ein bestimmter **Fragetypus zur Optimierung des Wohlbefindens** eines Patienten. Diese Fragen werden „zirkuläre" Fragen genannt, da sie nicht auf eine bestimmte Antwort, sondern eher auf den Denkprozess im Bewusstsein des Befragten abzielen. Die zirkuläre Frage ist besonders günstig für die Arbeit mit schwer belasteten Patienten, da diese unter starkem Leidensdruck häufig Problemtrancen, das heißt verfestigte, negative Denkmuster aufweisen, welche durch diese Fragetechnik aufgeweicht werden können. Die Idee dahinter: Je komplexer der Denkprozess ist, den eine Frage auslöst, umso größer ist die Chance, dass **neue Sichtweisen oder Lösungen für Probleme** dabei auftauchen. Beispielsweise fordert die Frage *„Und woran würde ich merken – sagen wir, wenn ich Sie morgen auf dem Gang träfe –, dass sich Ihre Unterleibsschmerzen verbessert haben?"* zu einem mehrfachen Perspektivenwechsel auf. Mit der Formulierung: „Woran würde ich merken …" wird die gefragte Person aufgefordert, eine Außenperspektive anzunehmen, während „wenn ich Sie morgen träfe" dazu einlädt, eine neue zeitliche Perspektive zu betrachten. Und mit dem „…, dass sich Ihre Unterleibsschmerzen verbessert haben" wird gedanklich sogar ein kleiner Schritt weg vom Problem hin zu einer Lösung gewagt. Die Möglichkeiten, zirkuläre Fragen zu stellen, sind unbegrenzt: *„Wenn ich jetzt nicht mit Ihnen, sondern mit Ihren Kindern sprechen würde, wie würden die mir Ihren Zustand schildern und was würden sie sagen, wenn ich sie fragen würde, wie man mit Ihnen an besten umgeht?"* oder: *„Was würde Ihre Frau sagen, wenn Sie sie danach fragten, was die Physiotherapie bei Ihnen überhaupt bringt?"*. Zirkuläre Fragen sind Übungssache. Das Schlimmste, was dabei passieren kann, ist, dass man seinen Patienten auf liebevolle Art irritiert. Allerdings sollte sparsam mit diesem Fragetypus umgegangen werden, um das Gegenüber nicht zu überfordern und den ausgelösten Denkprozessen genügend Raum zu lassen.

Die Wunderfrage

Eine weitere, sehr verwandte Fragetechnik ist die Verwendung der Wunderfrage. Auch diese Art von Fragen eignet sich, um dem stark belasteten Patienten eine kleine Pause von verfestigten negativen Denkmustern zu verschaffen. Die Wunderfrage lädt den Patienten ein, **gedanklich der belastenden Gegenwart zu entfliehen:** *„Stellen Sie sich vor, ich wäre kein Physiotherapeut, sondern eine gute Fee und ich könnte zaubern, dass Sie für eine Stunde wieder gehen könnten – wohin würden Sie in dieser Stunde gehen?"*, oder einfacher: *„Wenn Sie eine Million im Lotto gewönnen, was würden Sie damit anfangen?"* Die Wunderfrage kann auf vielfältige Art variiert werden. Entscheidend ist bei dieser Technik die Orientierung auf die Wünsche, Hoffnungen und Träume des Patienten. Durch die Art der Frage kann der Patient gedanklich in diese Wünsche und Träume eintauchen, ohne dass falsche Versprechungen oder unrealistische Hoffnungen gemacht werden: Der märchenhafte Charakter der Formulierung (z. B. „Stellen Sie sich vor, eine

Fee ...") signalisiert allen Beteiligten, dass man sich nun im Bereich der Träume und Wünsche befindet. Und wie jeder Mensch hat auch der Sterbende ein Recht auf kleine Träumereien.

Externalisierung

Die letzte hier vorgestellte Technik heißt Externalisierung. Dabei werden **besonders belastende Anteile des eigenen Lebens sprachlich klar von der betroffenen Person getrennt.** In der Praxis sieht das so aus: Anstatt zu fragen *„Und seit wann trauen Sie sich nicht mehr alleine aufzustehen?"*, stellt der Physiotherapeut die Frage: *„Und seit wann hält Sie diese Angst davon ab, allein von Ihrem Sessel aufzustehen?"* und externalisiert somit die Angst vom Patienten. Der Unterschied scheint auf den ersten Blick sehr klein. In der ersten Frage finden wir einen ängstlichen Patienten, der sich nicht traut, allein aufzustehen. In der zweiten Frage haben wir einen Patienten, der allein aufstehen will, aber daran gehindert wird – von der Angst. Die Verlagerung des Problems nach außen oder seine Abtrennung vom Betroffenen macht sichtbar, dass es jenseits des Defizits einen gewöhnlichen Menschen, ein Leben gibt. Dadurch wird nicht nur einer möglichen Selbstentwertung des Patienten entgegengewirkt, sondern auch das Problem relativiert. Kein Mensch besteht nur aus Schmerz und Leid oder nur aus „Krebs", keine menschliche Beziehung nur aus Streitereien: *„Dann wollen wir beide mal schauen, dass wir dem Schmerz Beine machen ..."*, oder: *„Und seit wann schlagen Sie und Ihre Frau sich nun mit diesem Ehestreit herum?"* – wieder sind die Möglichkeiten nahezu unbegrenzt.

Die genannten vier Techniken eignen sich gut für den Einstieg in die systemische Gesprächsführung, da sie einfach zu erlernen und gefahrlos umzusetzen sind. Der Einbau dieser Elemente in den Kommunikationsraum erfordert in der Praxis eine sorgfältige Planung der Gesprächsführung vor dem Patientenkontakt und eine beständige Reflexion inklusive der notwendigen Adaptionen nach jeder Therapieeinheit. Bei regelmäßiger Übung wird sich bald eine gewisse Routine einstellen, die Patienten- und Angehörigengespräche vom Minenfeld zur Goldgrube werden lässt.

Letzte Worte: Reden ist Silber, Zuhören Gold

Physiotherapeuten sollten Physiotherapeuten bleiben – auch in der Arbeit mit Palliativpatienten. Die Grenzen zu anderen helfenden Professionen wie etwa Psychotherapie oder Seelsorge müssen unbedingt gewahrt werden, sowohl vom Patienten als auch vom Physiotherapeuten. Trotzdem gehören professionelle Gesprächsführung und solide Grundkenntnisse der Kommunikationstheorie zum Handwerkszeug aller Menschen, die mit Sterbenden und deren Angehörigen arbeiten. Wie bereits erwähnt, geht es nicht darum, in jeder Situation das Richtige zu sagen oder zu tun, sondern vielmehr darum, genau und aufmerksam zuzuhören und erst in einem weiteren Schritt professionell und möglichst hilfreich zu reagieren. Alle beschriebenen Modelle und Techniken lassen sich einfach und ohne langes Training in der Praxis ausprobieren. Eine Ausnahme bildet hierbei das aktive Zuhören. Ein guter Zuhörer wird man nicht über Nacht – das erfordert viel Übung und immer wieder volle Konzentration. Aber es lohnt sich: Wer Sterbenden aufmerksam zuhört, kann nicht nur erfahren, welche Bedürfnisse sie haben, er kann auch eine Menge über sich selbst lernen.

Kommunikationsbeispiel: Umgang mit Widerstand, Aggression und Gewalt

Sterbende und ihre Angehörigen befinden sich in der Regel in einer Ausnahmesituation. Die Zukunft ist ungewiss, das Leiden und die Angst sind häufig erdrückend. Aggressives Verhalten und die Suche nach einem vermeintlichen Sündenbock können als Copingstrategie kurzfristig eine Entlastung schaffen. Die angestaute Frustration entlädt sich, bei einigen Menschen gegen sich selbst, bei anderen gegen die Umwelt. So kann es vorkommen, dass professionelle Helfer mit Widerständen und Aggressionen konfrontiert werden, die sie weder provoziert noch wissentlich hervorgerufen haben. In solchen Fällen ist es günstig sich vorzustellen, dass die gezeigten Aggressionen grundsätzlich Lösungsversuche eines überforderten und stark belasteten Menschen sind. Diese Haltung befreit den professionellen Helfer zunächst einmal von dem inneren Druck, sich rechtfertigen zu müssen. Somit kann man nun auf der professionellen, reflexiven Ebene entscheiden, ob man in den Konflikt einsteigt oder mit dem Widerstand arbeitet. Stellt man sich eine konflikthafte Kommunikationssituation wie eine aus dem Gleichgewicht geratene Waage vor, so lassen sich Verhalten, Aussagen und Veränderungen im Setting wie kleine Gewichte so platzieren, dass entweder das Ungleichgewicht (und im übertragenen Sinn der Konflikt) erhalten bleibt oder die Balance wiederhergestellt wird. In der Praxis könnte das so aussehen wie im nachfolgenden Patientenbeispiel beschrieben.

PATIENTENBEISPIEL

Der Sohn eines Patienten in der terminalen Phase beschwert sich in aggressiver Weise über den bisherigen Verlauf der Physiotherapie seines Vaters und droht dem Therapeuten damit, sich bei der Klinikleitung zu beschweren. Der Therapeut, überrascht von den Vorwürfen, versucht sich zu verteidigen – und der Streit nimmt seinen Lauf.

Der Physiotherapeut könnte aber auch wie folgt reagieren:

Sohn: *„Wir warten schon wieder seit zehn Minuten – für nichts und wieder nichts! Diese ganzen Übungen bringen überhaupt nichts, meinem Vater geht es immer schlechter, und überhaupt: Das ist schon das zweite Mal, dass Sie uns hier warten lassen … so unprofessionell ist das hier! Ich werde mich beim Chefarzt beschweren."*

Therapeut (zum Patienten): *„Herr K., ich grüße Sie. Und Sie haben Besuch von Ihrem Sohn …"*

Der Physiotherapeut reicht auch dem Sohn die Hand, welche dieser nicht nimmt.

Therapeut: *„Wie ich sehe, sind Sie sehr aufgebracht …"*

Sohn: *„Das kann man wohl sagen. Ist ja auch kein Wunder bei der Behandlung hier. Eine Frechheit ist das!"*

Therapeut: *„Darf ich fragen, was Sie jetzt so wütend macht? Wenn Sie nicht zufrieden waren mit der Therapie ihres Vaters bisher, dann …"*

Sohn (wird laut): *„Nein, das dürfen Sie nicht … Ich werde mich über Sie beschweren!"*

Therapeut: *„Das können Sie auch. Das ist Ihr gutes Recht. Wir legen hier im Haus großen Wert auf ein professionelles Beschwerde-Management. Wenn Sie möchten, können Sie gleich von meinem Telefon aus anrufen. Ich kann Ihnen aber auch einen unserer Patientenzufriedenheitsbögen geben, dann können Sie Ihre Beschwerde schriftlich einreichen."*

Sohn (etwas unschlüssig): *„Naja – ich weiß nicht …"*

Therapeut: *„Ich drucke Ihnen den Bogen in jedem Fall nach der Therapie aus, dann können Sie nochmals in Ruhe überlegen. Und vielleicht gibt es ja auch etwas, was wir direkt klären können. Nun würde ich mich gerne um ihren Vater kümmern. Sie haben zu Beginn erwähnt, dass es ihm immer schlechter geht …"*

Sohn: *„Das sehen Sie ja: Er spricht fast nicht mehr, isst nicht mehr und schläft fast nur noch – und er tut sich immer schwerer beim Luftholen …"*

Therapeut: *„Und das macht Ihnen große Sorgen … dann schauen wir mal …"*

Therapeut (an den Patienten mit einer geeigneten Initialberührung gewandt): *„Herr K., ich bin es, Herr P. Ich komme, um mit Ihnen Ihre Physiotherapie zur machen. Ihr Sohn hat mir gerade von seiner großen Sorge um Sie berichtet … Wie geht es denn mit der Atmung?"*

Patient schüttelt nur schwach den Kopf.

Therapeut: *„Dann werden wir heute versuchen, Ihnen das Atmen etwas zu erleichtern – und da Sie Ihren Sohn als Verstärkung mitgebracht haben, kann ja gar nichts mehr schiefgehen …"*

Patient und Sohn lächeln sich kurz an.

Ohne dem Sohn seinen Zorn abzusprechen, hat der Physiotherapeut in diesem kleinen Dialog mit Takt und Wertschätzung reagiert, ohne sich auf eine Auseinandersetzung einzulassen. Diese Technik funktioniert nicht immer, aber doch so oft, dass sie im Umgang mit Aggressionen und Vorwürfen eine hilfreiche Strategie darstellt. Allerdings ist bei ihrer Umsetzung unbedingt zu beachten, dass sie nur erfolgreich sein kann, sofern es gelingt, wahrhaftig zu bleiben. Sollte der Patient oder Angehörige dadurch den Eindruck vermittelt bekommen, dass er nicht ernst genommen wird oder dass ihm Sarkasmus entgegenschlägt, wird dies seinen Zorn nur noch steigern.

Generell gilt im Umgang mit Aggression und Gewalt: Aggression ist ein natürliches emotionales Ventil und sollte bearbeitet, aber nicht unterdrückt werden. Gewalt, egal ob verbaler, physischer oder sexualisierter Natur, sollte nie toleriert werden. Wird es gefährlich, geht Eigenschutz immer vor dem Schutz der anderen. Sollte ein Patient oder dessen Angehörige eine Gefahr darstellen, muss sich der Therapeut sofort aus der Situation zurückziehen und erst dann weitere Maßnahmen einleiten (wie Kollegen hinzuziehen oder das Sicherheitspersonal rufen).

24.4 Reflexionsfragen

- Was bewundern Sie an Ihren Patienten am meisten?
- In welchen beruflichen Situationen sind Sie Ihrer Meinung nach eher Schatzsucher, in welchen eher Minensucher?
- Welche Vorteile für die Arbeit mit schwerstkranken oder sterbenden Patienten und deren Angehörigen sehen Sie in einer systemischen Kommunikationsführung?
- Überlegen Sie, in welchen Situationen in Ihrem beruflichen Alltag Sie aktives Zuhören sinnvoll anwenden können.
- Denken Sie an Ihre aktuellen Patienten: Welche zirkulären Fragen könnten Sie den einzelnen Patienten stellen? Welche Wunderfragen fallen Ihnen spontan zu diesen Patienten ein?
- Erinnern Sie sich an ein gelungenes Patientengespräch. Was hat zur positiven Atmosphäre des Gespräches beigetragen? Lassen sich diese Elemente auch in zukünftige Gespräche übertragen?
- Versuchen Sie Ihre eigene Wirklichkeitskonstruktion zu reflektieren. Was bedeutet der Tod für Sie? Und wie schlägt sich diese Todesvorstellung in Ihrer Arbeit nieder? Was bedeutet für Sie Leben? Woher stammen diese Vorstellungen?

LITERATUR

Kindl-Beilfuß C. Fragen können wie Küsse schmecken: Systemische Fragetechniken für Anfänger und Fortgeschrittene. Heidelberg 2011.

Neimeyer RA. Meaning Reconstruction and Loss. In: Neimeyer RA (ed.). Meaning Reconstruction and the Experience of Loss. Washington: American Psychological Association 2001.

Satir V. Selbstwert und Kommunikation. Familientherapie für Berater und zur Selbsthilfe. 14. A. Wien 2000

von Foerster H. Entdecken oder Erfinden. Wie lässt sich Verstehen verstehen? In: von Foerster, Glasersfeld, Hejl, Schmidt, Watzlawick (Hrsg.). Einführung in den Konstruktivismus, München 1998

KAPITEL

25

Elisabeth Grünberger

Kommunikation mit Menschen mit demenziellen Erkrankungen

Schwere oder leichte kognitive Störungen stellen in der physiotherapeutischen Behandlung eine große Herausforderung dar. Dies betrifft sowohl primäre oder/und sekundäre neurologische als auch psychiatrische Erkrankungen. Dieses Kapitel fokussiert im Wesentlichen auf die demenziellen Erkrankungen, obgleich viele der hier angeführten Grundhaltungen und Vorschläge für Interventionen auch bei anderen Erkrankungen, welche neurokognitive Störungen aufweisen, zur Anwendung kommen könnten.

25.1 Verbale und nonverbale Kommunikation

In der alltäglichen Kommunikation mit unseren Patienten und Patientinnen sind **verbale und nonverbale Kommunikation eng miteinander verbunden.** Selbst wenn wir unser Gegenüber nicht sehen (z. B. am Telefon), vermitteln Stimmlage oder Sprechtempo einen Eindruck der Gesprächspartnerinnen und ihrer Stimmung. Es ist weithin bekannt, dass bei tatsächlichen Begegnungen bereits die ersten Sekunden darüber entscheiden, ob man sich sympathisch ist oder nicht. Genauso verhält es sich auch bei Begegnungen mit Menschen mit Demenz. Dennoch kommt es vor allem im physiotherapeutischen Umfeld auf gute Kommunikationsfähigkeiten an, um effektiv und effizient mit Kollegen und Patienten zusammenarbeiten zu können.

Als **verbale Kommunikation** (Verständigung mit Worten) wird jener Teil der zwischenmenschlichen Kommunikation bezeichnet, der **sprachlich,** also verbal, erfolgt. Im Gegensatz dazu steht die **nonverbale Kommunikation** (auch averbale Kommunikation genannt), die die Verständigung ohne Worte umfasst, also weder über Lautsprache noch über Gebärdensprache oder Schriftsprache (Wikipedia 2020) (➤ Tab. 25.1).

⚠ BEACHTE

Der Wunsch nach Kommunikation besteht auch bei demenziell Erkrankten, denn Sprache ermöglicht Teilhabe! „Wer zum Schluss nicht mehr sprechen kann, will angesprochen werden" (Steiner 2014).

„*Man kann nicht nicht kommunizieren.*" Dieses Zitat stammt von **Paul Watzlawick** – einem bekannten Kommunikationswissenschaftler. Alle, die sich mit dem Thema verbale oder nonverbale Kommunikation beschäftigen, werden früher oder später über diesen Namen stolpern.

Was Paul Watzlawick mit diesem Zitat ausdrücken wollte, ist einfach und essenziell. Selbst wenn unser Mund verschlossen bleibt und wir nichts sprechen, sagen wir viel. Unweigerlich spricht unser **Körper** in seiner **eigenen Sprache** und verleiht unserem inneren

Tab. 25.1 Beispiele für verbale und nonverbale Kommunikation

Verbale Kommunikation	Nonverbale Kommunikation
Sprache	Körpersprache (Gestik, Mimik etc.)
Schrift	Paraverbale Kommunikation (Stimmlage, Sprechtempo)
Gebärden	Äußeres Erscheinungsbild (Kleidung, Abzeichen, Schmuck, Körperbau, Haar und Haut)
Codes	Lebensumstände (Umstände, Verhältnisse, in denen jemand lebt (z. B. arbeitslos), wirtschaftliche oder ökomische Verhältnisse, Umfeld)

Gemütszustand sichtbaren Ausdruck. Wir können in keinem Moment *nichts* aussagen.

Körpersprache ist also die Sprache, bei der wir mit unseren **Augen zuhören** und mit unserem **Körper kommunizieren**.

Die 55-38-7-Regel von Albert Mehrabian: Die nonverbale Kommunikation ist wesentlich schwerer gewichtet als die verbale Kommunikation. Albert Mehrabian, ein amerikanischer Psychologe, stellte fest, dass unsere Wahrnehmung zu **93 %** von **nonverbalen Komponenten** und nur zu 7 % von dem eigentlich Gesprochenen beeinflusst wird (Mehrabian 1967). Mit der 55-38-7-Regel (➤ Abb. 25.1) lieferte er ein ebenso erstaunliches wie viel diskutiertes Modell zum Verständnis der Bedeutung von nonverbaler Kommunikation. Seinen Annahmen zufolge hängt die Wirkung einer Botschaft zu 55 Prozent von der Körpersprache ab, also Körperhaltung, Gestik, Mimik und Augenkontakt. 38 Prozent des Effekts werden durch die Stimme, also Tonfall, Betonung und Artikulation erzielt und nur 7 Prozent durch den Inhalt des Gesagten.

Obwohl die Vorgehensweise bei seinen Versuchen immer wieder kritisiert wurde, ist die Kernaussage von Mehrabian vielfach belegt und unumstritten: **Die nonverbale Komponente ist für den Kommunikationserfolg von großer Bedeutung.** Nur wenn Inhalte, Ton und Körpersprache zusammenpassen, kommt eine Botschaft glaubwürdig und nachhaltig beim Gegenüber an. Zeigen sich Widersprüche zwischen dem Gesagten und der Art, wie etwas gesagt wurde, verringert sich hingegen die Kommunikationswirkung.

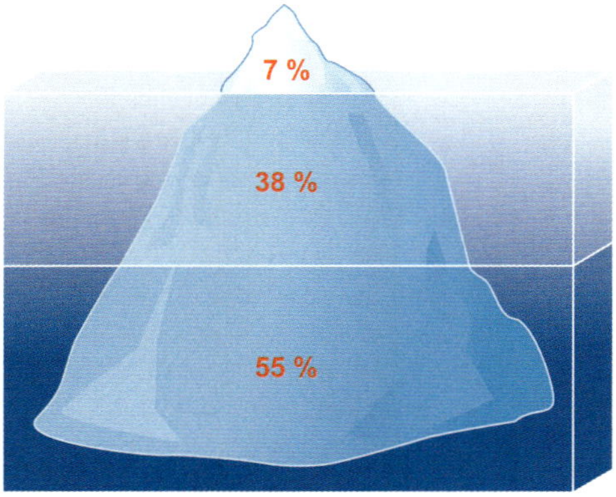

Abb. 25.1 Die 55-38-7-Regel von Mehrabian [L231]

Mit einer vorschnellen Interpretation und Deutung nonverbaler Signale bei Patientinnen und Patienten sollte man vorsichtig sein.

Auch die eigene Kommunikation bedarf einer guten Reflexion. Einer der wichtigsten Grundhaltung der Kommunikation heißt **Kongruenz.** Kongruenz bedeutet das Übereinstimmen von verbaler und nonverbaler Aussage. Nicht kongruent ist ein Mensch dann, wenn das, was er sagt, nicht seiner (inneren) Meinung entspricht. Wenn ein Physiotherapeut beispielsweise eine Patientin von einem Therapieplan überzeugen will, von dem er selbst nicht überzeugt ist, so ist er nicht kongruent.

In der Behandlung von Menschen mit Demenzerkrankungen wird dies deutlich, wenn Therapeuten mit einer inneren Abwehrhaltung, z. B. Ekel, Aggression, Abwehr etc., auf Patienten zugehen und versuchen, mit ihnen in Kommunikation zu treten. Jede noch so scheinbar höfliche und freundliche Begrüßung wird von der inneren Einstellung geprägt und die Kontaktaufnahme und weitere Maßnahmen beeinflussen. Gerade Menschen mit Demenz scheinen ein ausgeprägtes Sensorium für diese Kommunikationsebene zu besitzen und spüren schnell fehlende Kongruenz.

Ein gelungener verbaler und nonverbaler Dialog zwischen Therapeuten und Patienten trägt zu einem erfolgreichen Therapieprozess bei und ist gerade im Umgang mit an Demenz Erkrankten von großer Bedeutung.

25.2 Sprachliche Veränderungen bei Demenz

Im Prozess von demenziellen Erkrankungen verändert sich die Fähigkeit des Sprechens und der Sprache. Bei Menschen mit Demenz finden sich hauptsächlich folgende Veränderungen:

- Wortfindungsstörungen,
- sprachlicher Rückzug,
- Missverständnisse in der Kommunikation,
- Verlust des roten Fadens sowohl beim Sprechen als auch beim Zuhören,
- Sprachverständnisprobleme,

- zunehmende Unflexibilität in der Sprache (häufige Nutzung von bestimmten Wörtern oder Redewendungen),
- Nachlassen von Lese- und Schreibaktivitäten sowie
- fehlende Eigeninitiative, ein Gespräch zu beginnen.

(Tontsch et al. 2020)

Schon in der Frühphase von Demenzerkrankungen können die Veränderungen des Sprachverhaltens und der soziale Rückzug beobachtet werden. Der Einsatz von Sprachtherapie kann bei Demenz die Sprache und somit die Teilhabe am sozialen Leben bestmöglich erhalten (Tontsch et al. 2020).

✓ PRAKTISCHE TIPPS

Verbale Kommunikation: Use it or lose it!

„Use it or lose it" („Gebrauche es oder verliere es") bedeutet, dass wir Fähigkeiten, die wir nicht anwenden, mit der Zeit verlieren. Deshalb ist es wichtig, mit den Menschen, die an Demenz erkrankt sind, trotz ihrer Schwierigkeiten in der Kommunikation im Gespräch zu bleiben, d.h. Sprache so lange wie möglich zu nutzen. Miteinander sprechen heißt auch, den Anderen wertzuschätzen und ihn mit seinen Bedürfnissen wahrzunehmen. Dies bedeutet für Therapeuten, Pflegekräfte und Angehörige, dass sie ihre Kommunikation an die Möglichkeiten des dementen Familienmitglieds anpassen müssen, denn die Betroffenen sind dazu nicht mehr in der Lage. Es fällt den Betroffenen leichter, Dinge zu verstehen und zu tun, die immer wieder erklärt, ritualisiert und positiv verstärkt werden.

Verbale und nonverbale Symbolsprache

Menschen mit Demenz bedienen sich der Symbolsprache. Physiotherapeuten haben die Möglichkeit, sich auf die Ebene der Symbolsprache des Körpers zu begeben. Kenntnisse aus der Biografie sind unerlässlich, wenn sich der Physiotherapeut der Symbolsprache nähern möchte. So können im Laufe der demenziellen Entwicklung Bewegungsabläufe, Gesten, Handlungen, die aus dem Leben oder der persönlichen Biografie stammen, gut übernommen und ausgeführt werden. Meist handelt es sich um Begebenheiten mit hohem emotionalem Gehalt.

Nachfolgend ein paar Beispiele, wie diese Symbolik im Alltag sichtbar wird:

Eine Frau mit mäßiggradiger Demenz, die im Laufe des Tages mehrere Kilometer auf der Station und in der Umgebung zurückgelegt hatte und ihren Wanderdrang mit den Worten erklärte: *„Es ist schrecklich festzuliegen. Der Körper vergisst, sich zu bewegen und ist zu nichts gut."*

Eine Dame, die suchend auf den Boden blickt und auf die Frage, was sie denn suche, antwortet: *„Ich suche meinen Kopf."*

Der ehemalige und jetzt demente Musiker, der kurz nach dem Heimeintritt, wo er sich noch nicht zurechtfindet, meint: *„Wissen Sie, hier ist so ein großes Arrangement."*

Für eine ehemalige Archivmitarbeiterin wird ein Portemonnaie zum Symbol für einen Aktenschrank. Dies erkennt man in dem Füllen der Geldbörse durch sorgfältig zusammengefaltete und eingeordnete Papiertaschentücher, welche sie als wichtige Dokumente wahrnimmt (Feil & de Klerk-Rubin 2013).

Je weiter die Demenz fortgeschritten ist, desto vielfältiger und für uns verzerrter werden symbolische Botschaften vom Betroffenen verwendet. Jedoch ist dies oft die einzige Möglichkeit, wie sich schwer demenzkranke Menschen ausdrücken können. Die Symbole, die von Menschen mit Demenz verwendet werden, beziehen sich auf Dinge oder Personen, die in der Vergangenheit real existiert haben. Eine Hand kann zum Beispiel für eine desorientierte Frau zum Baby werden oder der Rollstuhltisch für den alten Mann zum Arbeitsplatz. Eine wiegende Rumpfbewegung kann zum Beispiel eine Sehnsucht nach Geborgenheit, nach der Mutter, nach Genuss und dem Bedürfnis nach Sicherheit bedeuten. Das emotionale Gedächtnis funktioniert trotz aller Verluste weiter. Hierüber sind Menschen mit Demenz dann zum Glück auch sehr effektiv ansprechbar (Feil 2005).

✓ PRAKTISCHE TIPPS

Symbolsprache

Je desorientierter die Menschen sind, desto häufiger werden Symbole in Form von Gebärden und Gesten (Klopfen, Rufen, Schnalzen, Nesteln etc.) eingesetzt. In der Physiotherapie ist es wichtig, in diese Welt „einzusteigen", den alten Menschen mit und in seinen Symbolen „abzuholen" und eventuell auch in seiner Symbolsprache zu kommunizieren.

25.3 Körper und Demenz

Altern an sich wird in starkem Maße körperlich wahrgenommen, beschrieben und kommuniziert. Dabei stehen in unserer Gesellschaft mit einer Anti-Aging-Haltung die negativen Veränderungen des Körpers im Vordergrund. Die therapeutische Ressourcenarbeit in der Physiotherapie erfordert umso mehr eine Orientierung an dem, „was geht", als an dem, „was nicht mehr geht", und ist essenziell, wenn Würde und Achtung des alternden Menschen im Fokus stehen sollen.

Dort wo die verbale Kommunikation zu Ende ist, benötigt die Physiotherapie neue, kreative Behandlungswege, um Therapieziele, z. B. Erhaltung und Förderung der Beweglichkeit, der Körperwahrnehmung und damit der Selbstständigkeit, zu erreichen.

25.3.1 Distanz und Berührung

Für die nord- und mitteleuropäischen sowie nordamerikanischen Kulturen hat der Begründer der Proxemik, Edward Hall (1966), die Distanz zwischen Personen in vier Zonen eingeteilt. Jede Zone hat eine weite und eine nahe Phase und bezeichnet gleichzeitig das zwischenmenschliche Verhältnis. Diese Zonen umgeben unseren Körper wie unsichtbare Blasen (> Abb. 25.2): die intime Zone (0–50 cm), die persönliche Zone (50–100 cm), die soziale Zone (100–300 cm) und die öffentliche Zone (über 300 cm). Für jede dieser Interaktionszonen gibt es bestimmte unterschiedliche Normen, Erwartungen und Verhaltensweisen.

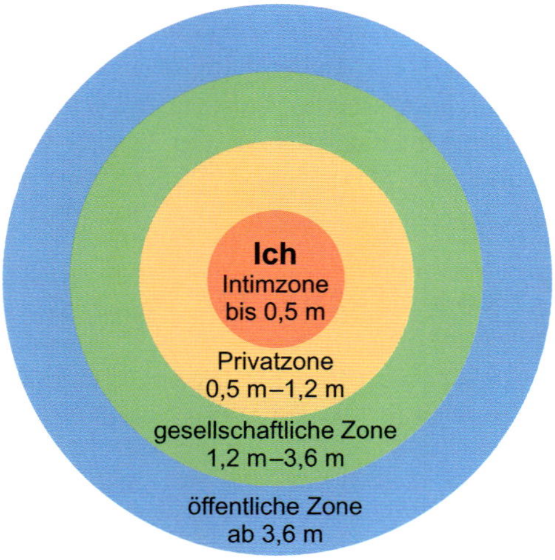
Ich
Intimzone
bis 0,5 m
Privatzone
0,5 m–1,2 m
gesellschaftliche Zone
1,2 m–3,6 m
öffentliche Zone
ab 3,6 m

Abb. 25.2 Zonen der Nähe und Distanz [P980/L231]

Die intime Zone ist verständlicherweise nur dem Partner/der Partnerin (aber auch den Eltern) vorbehalten, die persönliche Zone Freundinnen/Freunden und Vertrauten und die soziale Zone weniger vertrauten Bekannten. Zu Fremden halten wir uns, wollen wir sie nicht „näher" kennenlernen, „auf Distanz" oder schaffen Barrieren (z. B. mit dem Schreibtisch).

Diese Zonen spielen auch bei vielen physiotherapeutischen Handlungen und beinahe immer in alltäglichen Pflegehandlungen und insbesondere im Umgang mit Menschen mit Demenz eine bedeutsame Rolle, auf die unbedingte Rücksicht zu nehmen ist! Müssen wir diese Distanzen aus welchen Gründen auch immer überschreiten, dann immer nur für die wirklich notwendige Dauer und im Einverständnis mit dem Betroffenen. Nachfolgend lässt sich erkennen, dass gerade die Themen „Berührung und Distanz im Umgang mit Menschen mit Demenz" einen besonderen Stellenwert einnehmen.

Umgekehrt kann diese gesellschaftlich übliche Distanz von Menschen mit Demenz nicht aufrechterhalten werden. Die Erfahrung im Umgang mit Demenz zeigt, dass gerade in den fortgeschrittenen Phasen die Erkrankten den Körperkontakt suchen, sie wollen berührt und gehalten werden und kommen uns in den Therapieeinheiten von sich aus sehr nahe. Hierbei sollte dieser Körperkontakt als wesentliches Phänomen der Demenzerkrankung gesehen werden und nicht mit Abwehr, Erschrecken oder Entrüstung von Physiotherapeuten beantwortet werden. In der Regel lassen sich die Patienten in dieser Phase gut lenken und durch sanftes Wegführen aus der intimen Körperzone bewegen.

Berührungen sind wichtige Elemente einer körpernahen Kommunikation. Dabei gilt es allerdings zu bedenken, dass jede Berührung auch das Überschreiten der Körpergrenze bedeutet. Aber durch Halt gebende Berührungen können Menschen, die stark in sich zurückgezogen sind, noch lange begleitet werden: So können im Rhythmus der Atmung sanft der Arm oder die Hand, also Außenbereiche des Körpers berührt und sanft gestrichen werden. Oder man kann die Hand anbieten, indem wir unsere

Hand vorsichtig unter die des Patienten legen. Dabei gilt es, die Hand des Gegenübers nicht festzuhalten, damit der erkrankte Mensch die Möglichkeit hat, das berührende Angebot zu ergreifen oder sich lieber zurückzuziehen.

Eine eher indirekte Kontaktaufnahme kann auch erfolgen, indem wir den Sinnen Anregungen geben. Eine solche Ansprache gibt dem anderen einen Anreiz zur Wahrnehmung. Sinnliche Eindrücke (Duft, Musik, Geschmack) sprechen den Patienten auf einer emotionalen Ebene an. So kann der Duft einer Blume an den Frühling oder Garten erinnern oder das Musikstück an schöne Erinnerungen mit der Familie.

25.3.2 Körperliche Auswirkungen der Demenz

Die kognitiven Einbußen in allen Bereichen – örtlich, zeitlich, räumlich, situativ und zur Person – betreffen in erheblichem Ausmaß das körperliche Erleben und die Wahrnehmung des eigenen Körpers.

Generell sind die psychomotorischen Bewegungsabläufe und vor allem das Erleben des eigenen Körpers von Demenzkranken nicht ausreichend in der Literatur beschrieben.

Die Erfahrungen der Autorin diesbezüglich sind folgende:

- Körperteile können nicht oder nur eingeschränkt benannt oder erkannt werden.
- Körperteile können in ihrer Funktion nicht zugeordnet werden.
- Empfindungswahrnehmung (stark/leicht, kräftig/sanft etc.) und Fühlen sind eingeschränkt, verzerrt oder gänzlich verloren.
- Der Temperatursinn ist oft unklar oder fehlt; wenn vorhanden, wird vorwiegend über Kälte geklagt.
- Die räumliche Zuordnung von Bewegungsabläufen ist eingeschränkt oder verloren, Bewegungs- und Wegstrecken können nicht abgeschätzt werden.
- Bewegungsaufträge können nicht übersetzt bzw. verstanden werden.
- Das Schmerzempfinden ist deutlich erhöht oder herabgesetzt.

Bei Menschen mit Demenz handelt es sich nicht um Säuglinge und Kinder, jedoch ist auffallend, dass sich viele Bewegungsqualitäten, Haltungen und Körperstellungen wieder einfinden. Der körperliche Kreis des Lebens scheint sich hier wieder schließen zu wollen.

Die Auswirkungen der Erkrankung können beim Physiotherapeuten Gefühle wie Ohnmacht und Hilflosigkeit hervorrufen, sollen aber nicht dazu dienen, den alten und dementen Menschen „niederkuscheln“ zu wollen.

25.4 Der Körper als Ausdruck in der Beziehungsgestaltung

In der Physiotherapie der Demenz wie auch anderer psychischer und kognitiver Störungen im Alter ist körperpsychotherapeutisches Basiswissen von Vorteil. Damit werden physiotherapeutische Techniken, Methoden und Theorien um den Aspekt menschlicher Begegnung bereichert und öffnen neue Wege.

✓ **PRAKTISCHE TIPPS**

Körper und Bewegung sind heilsam

Auch in der Physiotherapie kommt das zentrale Merkmal zum Tragen, dass der Körper und die Psyche in ständiger reziproker Interaktion stehen, und dass Körper- und Bewegungsprozesse an sich heilsam sind. Die Neu-Schaffung von Bewegung und Körpererleben beinhaltet für einen Menschen mit Demenz eine Erweiterung seiner begrenzten Form des „In-der-Welt-Seins".

Ziel ist, über Körperwahrnehmung und Förderung eines Körperbilds, welches trotz Einbrüchen durch die demenzielle Entwicklung wahrgenommen werden kann, strukturelle Defizite wahrzunehmen, wenn möglich zu bearbeiten und den Erwerb neuer Möglichkeiten der Bewegungs- und Beziehungsgestaltung zu fördern.

Die Kontaktaufnahme mit dem Körper – nonverbale Kommunikation

In den meisten Fällen ist die Art und Weise der Kontaktaufnahme sehr entscheidend für alle weiteren therapeutischen Maßnahmen, und nur wenn auch wirklich ein Kontakt hergestellt ist, sollten diese Maßnahmen erfolgen. Ein Kontakt ist dann entstanden, wenn der Patient die Therapeutin auch wirklich wahrgenommen hat, indem er sie entweder ansieht, hört oder auch nur spürt.

Es ist wichtig, sich vor allem diesem Prozess mit genügend Zeit und Geduld zu nähern, um die individuellen Grenzen der Begegnung zu wahren und zu sichern.

Hier gilt der Grundsatz „Weniger ist mehr". Nicht jede Kontaktaufnahme wird unmittelbar sichtbar sein – oder nicht so, wie es im Kontakt mit nicht dementen Menschen wäre. So kann es vorkommen, dass wir zum Beispiel nur in einer veränderten Atembewegung oder an der Mimik erkennen können, dass die Person, die an Demenz erkrankt ist, unseren Kontakt beantwortet.

Welche Gedanken und Emotionen einen an Demenz erkrankten Menschen tatsächlich bewegen, kann natürlich nicht verifiziert werden. Es wird immer eine Annäherung an eine Wirklichkeit bleiben.

Folgendes Beispiel aus Patientinnensicht könnte der professionellen Begleitperson eine hilfreiche Vorstellung sein:

„Ich liege im Bett und bin gerade mit meinen Erinnerungen an meinen lieben verstorbenen Mann beschäftigt; schade, dass er vor mir gehen musste, … meine Augen sind geschlossen, so kann ich mir besser vorstellen, wie er ausgesehen hat, der Hans, mein Mann. Hat mich da jemand angesprochen? Ich hör' ja schon so schlecht. Ich spüre etwas Warmes neben mir, vielleicht ist jemand ins Zimmer gekommen, ich weiß es nicht genau. Doch irgendetwas ist anders, das macht mich ein wenig neugierig und ich versuche langsam die Augen zu öffnen. Wieder ist es mir so, als ob jemand mit mir sprechen würde … diese Wärme neben mir ist schön; obwohl ich nur Schatten sehe, glaube ich diese Stimme zu erkennen; eine junge, sanfte Stimme ist da an mein Bett gekommen.

Da spüre ich eine Berührung auf meiner Hand, sanft legen sich schlanke Finger um die meinen. Wie warm sich diese Hände anfühlen, jetzt kann ich allmählich auch ein Gesicht erkennen. Der junge Mann, der jeden Tag zu mir kommt, jetzt muss ungefähr bald Mittagessen kommen, da er immer um diese Zeit kommt, ein bisschen wie mein Enkelsohn sieht er aus. Es tut gut, dass er so viel Zeit für mich hat. Er nimmt meine Hand in seine Hände und hält sie sicher und ruhig. Es ist schön, so gehalten zu werden. Das macht mich ruhig und jetzt fühl ich mich ein wenig mehr geborgen …"

Aus der **Sicht des Therapeuten** könnten sich diese zehn Minuten folgendermaßen zugetragen haben:

„Ich stehe vor dem Zimmer von Frau K. Ich rufe mir ihre Biografie in mein Gedächtnis. Ich weiß, dass ihr Mann, der sie zu Hause betreut hat, vor einem Jahr gestorben ist und sie kurz danach hier in das Altersheim kam. Ich klopfe sanft an die Tür, in „unserem Rhythmus", und bleibe dann für einige Zeit am Bettende stehen und begrüße sie. Ich sehe ihre Atembewegung. Rasch und flach. Sie wirkt etwas gehetzt. Langsam beginne ich aus der Entfernung ihren Atemrhythmus zu spiegeln. Ihre Augen sind geschlossen, aber ich bemerke, dass ihre Atmung und die Augenbewegungen unter den geschlossenen Lidern etwas langsamer werden. Ich rücke einen Stuhl an ihrer linken Seite zurecht, dort wo ihr Kopf hingedreht ist und die Hand auf der Bettdecke liegt. Ihre Hand sieht weich und zart aus. Was diese Hand wohl schon alles getan hat? Langsam erlaube ich mir, ihre Hand zu berühren. Mit einem sicheren Griff nehme ich dann ihre zarten Finger in meine Hand. Sie sind viel wärmer als ich erwartet habe. Sie öffnet kurz die Augen und ich meine, sie sieht mich an. Vielleicht. …"

25.5 Mit Menschen mit Demenz kommunizieren – praktische Tipps

In diesem Abschnitt geht es um praktische Tipps, die in der Kommunikation mit Menschen mit Demenz hilfreich sind. Dazu gehören die Reflexion einer hilfreichen Haltung, eine kurze Vorstellung der Validation, einer sinnvollen Kommunikationsmethode im Kontext der Demenz, sowie einige konkrete Situationen und Tipps, wie Sie in bestimmten Situationen reagieren können.

25.5.1 Die Haltung gegenüber Menschen mit Demenz

Haltung hat in diesem Zusammenhang mit der „aufrechten Haltung" eines wertschätzenden Kontakts im physiotherapeutischen Prozess zu tun. Neben der Auswahl der richtigen physiotherapeutischen Techniken ist in der Behandlung von Menschen mit Demenz die innere und äußere Haltung dafür bestimmend, wie tragfähig und erfolgreich die Beziehung und Behandlung wird. Eine Beziehung zwischen Physiotherapeut und Patient, welche auf Sicherheit und Vertrauen aufgebaut ist, trägt wesentlich dazu bei, das Leben mit der Einschränkung besser zu bewältigen.

Die von D. W. Winnicott geprägte Wortverbindung „good enough holding" (Winnicott 1965) ist bei der Gestaltung der Therapie ein gutes Fundament. Winnicott meint hier, für eine „gut genug haltende Umwelt" zu sorgen, die körperliche, geistige, psychische und soziale Komponenten berücksichtigt. Daneben werden die Grundelemente der Theorie nach Carl G. Rogers (1902–1987), Begründer der personenzentrierten Psychotherapie, in allen Therapiemethoden herangezogen. So soll jede Therapeutin über die Fähigkeit zur positiven Wertschätzung, Empathie und Kongruenz verfügen.

Da wir dies in einem normalen Arbeitsalltag sicher nicht zu 100 Prozent durchgängig leisten können, wird und darf es im Therapie -und Pflegebereich hier Schwankungen geben.

Daher ist nur verständlich, wenn Physiotherapeuten auch mit Gefühlen wie Ärger, Wut, Hilflosigkeit etc. im Umgang mit Menschen mit Demenz konfrontiert sind. Sich hier im Team Unterstützung in Form von Gesprächen oder Umverteilung des Dienstplans zu suchen oder professionelle Supervision in Anspruch zu nehmen, damit man diesen Herausforderungen gewachsen ist, sind hilfreiche und nützliche Maßnahmen.

25.5.2 Validation: Kommunikation mit Demenzerkrankten

In der Kommunikation mit Menschen mit Demenz, aber auch mit jenen, die an schweren kognitiven Störungen leiden, stellt die Methode der Validation ein Basiswerkzeug dar, um Zugang zur inneren Erlebniswelt der Betroffenen zu finden.

Die Methode wurde von Naomi Feil 1963 begründet und sie benennt ihre Methode auch „einfühlsame" Kommunikation.

Das allerwichtigste Charakteristikum des sehr hohen Alters ist, dass die Entwicklungsgeschichte eines Lebens und die körperlichen Veränderungsprozesse **untrennbar miteinander verbunden** sind.

Validation bedeutet „etwas oder jemanden für gültig erklären!" „Gültig" (engl. valid) sind in der Validationsanwendung vor allem die Gefühle, aber auch die Bedürfnis- und Erlebenswelt der mangelhaft orientierten und desorientierten alten Menschen. Die Grundhaltung, einen anderen Menschen oder ein Verhalten für **gültig zu erklären** und **wertzuschätzen,** ist naturgemäß nicht nur den Validationsanwenderinnen vorbehalten, sondern dem ganzen interdisziplinären Team inklusive der Physiotherapeuten, dem der an Demenz erkrankte Mensch anvertraut ist, dienlich.

Naomi Feil beschreibt, dass eine der Hauptaufgaben eines alten Menschen die Bearbeitung der Vergangenheit ist. Diese Menschen brauchen dabei Unterstützung.

Validation ermöglicht eine Einschätzung des Verhaltenstypus, kann Hinweise über aktuelle Bedürfnisse des desorientierten alten Menschen geben und bietet einfache, praktische Techniken an, die dabei helfen, Verständnis für Menschen mit Demenz zu entwickeln, mit ihnen zu kommunizieren, ihre Würde wiederherzustellen und zu verhindern, in die letzte Phase der Demenz, die Phase des Vegetierens, abzusinken.

Naomi Feil gliedert die Entwicklung der Demenz in vier Phasen, wobei sie zwischen körperlichen und psychologischen Charakteristika unterscheidet. Für die Physiotherapie stellt ein Basiswissen dieser Charakteristika ein wertvolles Fundament dar, um Therapieziele und -grenzen abzustecken.

Die vier Phasen der Aufarbeitung bzw. der Demenz

1. „Mangelhafte Orientierung": Die Person kann sich noch zeitlich und räumlich orientieren.
2. „Zeitverwirrtheit": Die Person vermischt Vergangenheit und Gegenwart.
3. „Sich wiederholende Bewegungen": Rhythmus und Bewegung ersetzen die Sprache.
4. „Vegetieren": Totaler Rückzug nach innen.

Die Phasen gehen in ihrem Erscheinungsbild fließend ineinander über.

Die Ziele der Validation

Validation kann direkt oder indirekt dazu beitragen, dass
- ältere Menschen möglichst lange in ihrem eigenen Wohnumfeld bleiben können,
- das Selbstwertgefühl wiederhergestellt wird,
- Stress reduziert wird,
- das gelebte Leben gerechtfertigt und abgeschlossen werden kann,
- ungelöste Konflikte aus der Vergangenheit gelöst werden können,
- weniger chemische und physische Zwangsmittel eingesetzt werden müssen,
- die verbale und nonverbale Kommunikation verbessert wird,
- ein Rückzug in das Vegetieren verhindert wird,
- das Gehvermögen verbessert und das körperliche Wohlbefinden erhöht wird,
- betreuende Berufsgruppen mehr Freude an ihrer und Energie für ihre Arbeit haben,
- Familien entlastet werden.

Für einen Physiotherapeuten ist die Ausbildung zum Validationsanwender nicht notwendig. Ein Einführungskurs, in dem die Grundlagen erfahrbar gemacht werden, ist aber sinnvoll, sollte der Therapeut in einem Bereich arbeiten, in dem er Menschen mit Demenz behandelt.

Verhalten der Therapeutin/des Therapeuten in der Kommunikation mit Menschen mit Demenz

Es ist eine Herausforderung, demente und verwirrte Menschen nicht zu unter-, aber auch nicht zu überfordern. Folgendes Verhalten soll als Leitlinie im physiotherapeutischen Umgang berücksichtigt werden (Feil 2005, Feil 2007):
- Das therapeutische Verhalten soll emotionale Sensibilität vermitteln (kognitive Ansprüche sollen verringert werden).
- Überprüfen der inneren Einstellung, Haltung und Empathie.
- Präsenz, Aufmerksamkeit und stetigen Kontakt mit dem erkrankten Menschen aufrechterhalten.
- Vertraute Umgebung berücksichtigen, Konflikte sanft abwenden.
- Einfachheit, Verständlichkeit und Klarheit in der verbalen und nonverbalen Kommunikation.
- Gleichzeitigkeit und Stimmigkeit von Sprache, Berührung, Blicken und Bewegung.
- Vermeiden von Widersprüchen.
- Biografische Lebensgeschichte berücksichtigen.
- Eine hilfreiche Vorstellung ist, dass Demenzkranke spüren, mit welchen inneren Einstellungen und emotionalen Haltungen man ihnen begegnet.

25.5.3 Kommunikationstipps für Gespräche mit Menschen mit Demenz

Jenseits der spezifischen Techniken der Validation empfehlen Tontsch et al. (2020) folgende Rahmenbedingungen für eine gelungene Kommunikation mit Menschen mit Demenz:
- Schaffen einer ruhigen Kommunikationssituation
- Kurze, aussagekräftige Sätze, die mit dem Schlüsselwort enden sollten („Ich gehe ins Badezimmer.")
- Vermeiden des Frage-Antwort-Schemas in Gesprächen
- Häufiges, beiläufiges Wiederholen von Aussagen und Namen, die wichtig sind; dabei möglichst auf Pronomen verzichten. Statt „Ich war gestern bei Frau Müller. Ihr Mann war nicht da." sollte man besser sagen „Ich war gestern bei Frau Müller. Frau Müllers Mann war nicht da."
- Vermeiden von plötzlichen Themenwechseln
- Wiederaufnahme des Gesprächsthemas
- Vermeiden von Ironie und Metaphern (bildhafte Sprache)
- Ignorieren von sprachlichen Fehlern der Betroffenen und keine Korrektur von sinn- und realitätsfernen Äußerungen
- Offene und zugewandte Begegnungen; so kann der Demenzkranke seinen Gesprächspartner

besser ansehen und die Mimik und Gestik zum besseren Verständnis mit einbeziehen
- Ausprobieren auch von anderen Möglichkeiten der Kommunikation (Fotos, Zeichnungen, Schrift etc.)
- Nutzen eines einfühlsamen Körperkontakts als Unterstützung in der Kommunikation
- Angebot von Lösungsvorschlägen bei Wortfindungsproblemen
- Dem Betroffenen Zeit zum Antworten/Verarbeiten/Verstehen geben
- Orientierungshilfen im Alltag, z. B. große Kalender, Uhren etc.

Der Blick von physiotherapeutisch Tätigen muss immer wieder geschärft werden, sich immer wieder neu einstellen und äußerst flexibel auf die Welt und die Wahrnehmung des Menschen mit Demenz einstimmen. In der Physiotherapie sollen Sicherheit gebende, stützende und vertrauensbildende Interventionen im Vordergrund stehen. Im Umgang mit Dementen sind Physiotherapeuten nicht hilflos, sondern sie können auf Basis der individuellen Biografie einen verstehenden Umgang mit ihnen pflegen.

25.5.4 Situative Kommunikationsbeispiele

Nachfolgend werden einige Beispiele aus der Praxis angeführt, die zu häufigen Fragen und Unklarheiten in der Kommunikation mit Menschen mit Demenz in der physiotherapeutischen Behandlung führen können.

- **Eine ältere Patientin hält Sie für ihren Enkelsohn „Daniel" und begrüßt Sie auch mit diesem Namen**
  Hier können Sie die Patientin validierend begleiten, indem Sie z. B. sagen: „Ja, der Daniel ist ein netter Junge, der ist Ihnen wichtig." So können Sie die Patientin emotional dort abholen, wo sie sich gerade befindet. Möglicherweise, aber nicht zwingend, ergibt sich im Laufe des Dialogs eine Möglichkeit der Aufklärung, indem Sie der Patientin mitteilen, dass Sie der Physiotherapeut sind. Ihren Namen können Sie dann richtigstellen, erwarten Sie aber nicht, dass Sie beim nächsten Mal mit diesem angesprochen werden.
  Eine nicht-validierende Haltung wäre jene: „Ich bin nicht Ihr Enkelsohn Daniel, sondern Ihr Physiotherapeut Hermann." Oder/und noch verstärkt dazu „Können Sie sich nicht an mich erinnern? Ich war ja vorgestern schon mal bei Ihnen."
- **Sie erhalten nach einer höflichen Begrüßung und Vorstellung Ihrer Person eine abwehrende, ängstliche oder aggressive Reaktion, keine Reaktion, keine Antwort, häufig auch nur die Entgegnung: „Nein"**
  Eine Begrüßung ist oft mit mehreren Fragen verbunden: „Wie geht es Ihnen heute?" „Haben Sie gut geschlafen?" „Möchten Sie nun mit mir einige Übungen machen?" Ein an Demenz erkrankter Mensch wird Sie unter Umständen verängstigt, unsicher, vielleicht auch verärgert ansehen oder gar an Ihnen vorbeiblicken. Zu dem Zeitpunkt, als Sie das Zimmer betreten haben, war er möglicherweise mit seinen Gedanken ganz weit weg und benötigt zunächst ausreichend Zeit und volle Aufmerksamkeit, damit er überhaupt wahrnimmt, dass Sie anwesend sind und sich ihm zuwenden wollen.
  Vermeiden Sie zu Beginn Fragen, nehmen Sie sich Zeit für die Kontaktaufnahme, prüfen Sie, ob Ihr Patient Sie wahrgenommen hat und ob Sie Blickkontakt herstellen können. Jede Frage, die in diesem Moment an den Patienten herangetragen wird, kann zu Irritationen führen. Er weiß unter Umständen nicht, ob es ihm heute gut geht und was diese Frage überhaupt bedeutet. Der Patient weiß vielleicht auch nicht mehr, ob er heute gut geschlafen hat, es kann sein, dass er die Bedeutung des Wortes „geschlafen" nicht erkennen kann. Durch (zu viele) Fragen ohne vorherige echte Kontaktaufnahme erleben Patienten eigene Defizite. Dies ist für sie nicht angenehm und soll vermieden werden.
- **Der Patient reagiert auf Berührungen abweisend oder aggressiv**
  In bestimmten Phasen, vor allem zu Beginn einer Demenzerkrankung, benötigen Patienten Distanz und fühlen sich in einem Abstand von ca. 50 cm am wohlsten. Das hat nichts mit Ihnen als Person zu tun. Patienten fühlen sich durch das Auftreten von kognitiven Schwächen sehr verunsichert,

merken dies möglicherweise selbst und möchten durch diese Distanz Kontrolle über sich selbst erhalten. Die Strategie der Patienten kann sein, dass sie niemandem zu nahekommen möchten, um so zu vermeiden, dass andere bemerken könnten, wie langsam die gewohnte Welt aus den Fugen gerät. In der Physiotherapie können Sie hier Hilfsmittel oder Materialen wie Softbälle, Wollfäden, Stoffbahnen etc. verwenden, um in Kontakt zu treten. Wenn sich Patienten an Sie gewöhnt und Vertrauen geschöpft haben, können Sie zu einem späteren Zeitpunkt sicher wieder auf jene Materialien verzichten und Körperkontakt kann, wenn passend, auch möglich sein.
Materialen für die Behandlung von Menschen mit Demenz werden im Anschluss vorgestellt.

- **Die Patientin sucht Körperkontakt, klammert, möchte Sie umarmen, küssen und ganz nahe bei Ihnen sein**
  Vor allem in fortgeschrittenen Phasen der Demenz kann ein großes Bedürfnis nach Körperkontakt auftreten. Patientinnen haben soziale Rollen verloren, erleben Stress in sozialen Bezügen, wollen gehalten werden, suchen nach Geborgenheit und möchten angenommen werden. Dieses Bedürfnis können Menschen mit Demenz nicht aufschieben und sie möchten, dass das Bedürfnis sofort und unmittelbar befriedigt wird. Reagieren Sie hier nicht mit Abwehr und Erschrecken. Sanfte Berührungen an Händen, Unterarmen oder auch ein Streichen über den Kopf und das Gesicht können entlastend wirken. Der Einsatz von Demenzpuppen, Kuscheltieren etc. lindern über weite Bereiche des Tages das Bedürfnis.
- **Der Patient konfabuliert, spricht unverständlich und zusammenhanglos**
  Versuchen Sie *nicht,* sich Klarheit im Sprachgebrauch zu verschaffen, vor allem nicht durch Sätze wie „Was haben Sie gerade gesagt?“, „Ich habe Sie nicht verstanden“ oder „ich weiß nicht, was Sie meinen“. Nicht die Satzinhalte sind wichtig, sondern die emotionale Begegnung. Hier kann es durchaus sinnvoll sein, „pädagogisch“ anzuleiten, z. B. „Wir gehen jetzt eine Runde spazieren. Heute ist Dienstag, da machen wir immer einen Spaziergang“, oder durch das Einsetzen von demenzgerechten Therapiematerial die physiotherapeutische Behandlung zu beginnen und zu begleiten. Auch Techniken aus der Validation können hier sinnvoll sein.
- **Die Patientin ist mit Bewegungsstereotypen wie Kneten, Schichten, Ordnen, Klopfen, Klatschen etc. in ihrer Welt beschäftigt**
  Sehr oft enthalten jene Bewegungsstereotypen einen Bezug zur Biografie. Die Patientin, die unermüdlich Papiere ordnet und schichtet, war vielleicht in einem Büro tätig und befindet sich in der Erinnerung gerade eben dort. Wenn Sie ihre Biografie kennen, können Sie sie abholen, indem Sie sie begrüßen: „Sie sind heute schon wieder sehr fleißig und haben viel zu tun.“ Die Patientin wird Ihnen entsprechend antworten.
  Der Stapel Papier könnte somit eine Einstiegsmöglichkeit und das erste Material sein, mit dem Sie Ihre physiotherapeutische Intervention beginnen. In der Physiotherapie kann man jene Bewegungsstereotypen aufgreifen und damit in Bewegung kommen, indem die Bewegungen je nach therapeutischem Ziel verstärkt, vergrößert oder auf andere Körperteile umgelenkt werden.
  Nicht validierend würde sein: „Bitte machen Sie nicht wieder so eine Unordnung. Das Papier wird noch benötigt und Sie verschwenden es sonst …“
- **Der Patient reagiert nicht mehr, erkennt Angehörige nicht mehr, liegt in embryonaler Haltung im Bett**
  Hier erfolgt die Kontaktaufnahme über Berührungen. Die Berührung soll Sicherheit und Geborgenheit vermittelt, kurze, jedoch häufigere Besuche sind sinnvoll. (➤ Kap. 25.4 „Kontaktaufnehme mit dem Körper“).

25.6 Der Einsatz von Medien in der Physiotherapie bei Demenzerkrankungen

Unter Medien versteht man Therapiematerialien, die quasi als „Katalysator“ dienen, damit Kommunikation, Beziehung und Therapie stattfinden können.

Zur Anwendung kommen in diesem Zusammenhang z. B Demenzdecken oder auch Fühldecken, der Nestelwürfel oder der Nestelmuff, an denen verschiedene Gegenstände wie Knöpfe, Ringe, Schnüre, Schlüssel etc. angebracht sind, mit deren Hilfe Spürinformationen möglich gemacht werden, die Körperwahrnehmung verbessert wird und über jene auch die Therapeutin berührt werden kann. Auch bei bettlägerigen Menschen können diese Materialien eingesetzt werden.

Über diese oder ähnliche Medien können Gespräche initiiert werden, deren Inhalte aus bereits erhobenen oder neuen biografischen Daten bestehen. In dieser Erinnerungsarbeit entstehen oft wertvolle Kommunikationsmöglichkeiten, und gerade in der Behandlung von Menschen mit Demenz können hier scheinbar verlorenen gegangene Gesprächsmöglichkeiten reaktiviert werden. Erinnerungen an frühere Tätigkeiten, Begebenheiten und Erlebnisse können wiederbelebt werden und regen Kommunikation auf verbaler und nonverbaler Ebene an. Über die taktile Wahrnehmung kann das Thema Berühren und Berührt-Werden zu Gesprächen und Wortfindungen beitragen.

Bei der Verwendung einer Demenzpuppe wird der Fürsorgeinstinkt geweckt, können Emotionen ausgelebt oder Aggressionen gelindert werden. Die Puppe dient sehr oft als Sprachrohr für Kommunikation. Die Demenzpuppe aktiviert vor allem die familiären und sozialen Bindungen, regen zur intensiven Kommunikation an, indem die Puppe stellvertretend für Familienmitglieder – meist Kinder– und Freundinnen verwendet wird. Daneben wirkt sie angstlösend und beruhigend.

25.7 Reflexionsfragen

- Ein an Alzheimer erkrankter Mann ist nicht zur Physiotherapie zu bewegen, er fährt jedoch stundenlang mit dem Rollstuhl im Gang selbstständig auf und ab und wirkt sehr beschäftigt und konzentriert. Welche Möglichkeiten sehen Sie, Kontakt mit ihm aufzunehmen?
- Wie geht es Ihnen als Physiotherapeutin, wenn Sie am Bett eines an Demenz erkrankten Patienten sitzen und ihm die Hand halten? Ist diese Intervention bereits Teil Ihres Therapieplans oder gehört dies in keinem Fall zur physiotherapeutischen Behandlung?
- Ein Familienmitglied eines an Demenz erkrankten Mannes ersucht Sie, möglichst viel zu unternehmen, damit der Vater wieder mobil und gesund wird. Wie würden Sie ihm Ihren Therapieplan vermitteln?
- Eine an Demenz erkrankte Frau erkennt Sie nicht als Ihren Physiotherapeuten. Sie berührt jedoch bei jeder Kontaktaufnahme immer Ihre rechte Wange. Wie deuten Sie diese Bewegung und wie könnten Sie diese Bewegung für den physiotherapeutischen Prozess nutzen?
- Sie haben es sich zur Aufgabe gemacht, immer neue Angebote in die Therapie mitzubringen. Trotz all Ihrer Bemühungen wirkt Ihre Bewegungsgruppe mit Demenzerkrankten immer unruhiger und abwesender. Warum, glauben Sie, ist das so?

LITERATUR

Feil N. Validation. Ein Weg zum Verständnis verwirrter alter Menschen. München: Reinhardt Verlag; 2005.

Feil N. Validation in Anwendung und Beispielen. München: Reinhardt Verlag; 2007.

Feil N., de Klerk, R. Validation 2013 Ernst Reinhardt Verlag, München

Hall Edward T: *Die Sprache des Raumes* (Originaltitel (1966): *The Hidden Dimension,* übersetzt von Hilde Dixon). Schwann, Düsseldorf 1976,

Mehrabian Albert, Susan Ferris: *Inference of Attitudes from Nonverbal Communication in Two Channels.* In: *Journal of Consulting and Clinical Psychology.* 31, (1967), Nr. 3, S. 248–252.

Rogers Carl, Entwicklung der Persönlichkeit, 1994 Klett Cotta, Stuttgart)

Rogers C.G. „Therapeut und Klient, Grundlagen der Gesprächspsychotherapie, 20. Auflage, 2010, Fischer Verlag, Seite 22–32)

Steiner, J. in UK 3/2014, S. 8. KODOP. In: Jürgen Steiner. Sprachtherapie bei Demenz. Aufgabengebiet und ressourcenorientierte Praxis. Reinhardt 2010.

Tontsch A, Schönhals D, Schroif M, Ifland S. (2020) Sprachtherapie bei Demenz Informationen für Betroffene und Angehörige. Deutscher Bundesverband der akademischen Sprachtherapeuten. https://www.dbs-ev.de/fileadmin/dokumente/Publikationen/dbs-Broschuere_Demenz.pdf. (Download August 2020)

Winnicott DV. The maturational processes and the faciliating environment. Studies in the theory of emotional development. London: Hogarth Press 1965. (Deutsche Ausgabe: Reifungsprozesse und fördernde Umwelt. Studien zur Theorie der emotionalen Entwicklung, Gießen: Psychosozial-Verlag; 2002).

Wikipedia (2020) de.wikipedia.org › wiki › Nonverbale_ Kommunikation. (zuletzt aufgerufen im Juli 2020)

KAPITEL

26

Erna Gadinger

Unterstützte Kommunikation

Ausgehend von den aktuellen Kompetenzen einer Person entwickelt **Unterstützte Kommunikation** individuelle Maßnahmen für eine bessere Verständigung und mehr Mitbestimmung in allen Lebensbereichen.

Unterstützte Kommunikation (UK) definiert alle pädagogischen und therapeutischen Hilfen, die Menschen mit erheblich eingeschränkter Sprechfähigkeit oder ohne Lautsprache (angeboren oder erworben) zur Interaktion angeboten werden. Diese beinhalten Körperzeichen (Mimik, Gestik, Körperhaltung, Blicke), Gebärden, Objekte, grafische Symbole, Schrift und unterschiedliche technische Hilfen mit und ohne Sprachausgabe.

⚠ **BEACHTE**

Kommunikation ist ein Menschenrecht!
Kommunikation beinhaltet alle Verhaltensweisen und Ausdrucksformen, mit denen wir mit anderen Menschen – bewusst oder unbewusst – in Beziehung treten. Kommunikation ist deshalb viel umfassender als die verbale Sprache.

Die ISAAC (International Society for Augmentative and Alternative Communication) wurde 1983 in Toronto als zentrale Organisation dieser Disziplin ins Leben gerufen. 1990 wurde die deutschsprachige Sektion gegründet. Obwohl die im internationalen Sprachgebrauch übliche Bezeichnung „ergänzende und alternative Kommunikation" (AAC = Augmentative und Alternative Communication) eindeutiger ist, hat sich im deutschsprachigen Bereich der Fachbegriff **Unterstützte Kommunikation (UK)** vorrangig verbreitet.

Nach dem Selbstverständnis der unterstützt kommunizierenden Menschen und auf Basis der ICF sollen anstelle der eingeschränkten Körperfunktionen und Körperstrukturen die ressourcenorientiert gewählten Kommunikationsformen in den Vordergrund gestellt werden.

UK basiert auf der Vorstellung, dass jeder Mensch das Bedürfnis nach Kontakt und Austausch hat:

- Durch Kommunikation erleben wir uns als Teil einer Gemeinschaft und erfahren, dass wir wichtig für andere sind.
- Nicht sprechen können bedeutet eine erhebliche Beeinträchtigung der Selbstbestimmung, Identitätsentwicklung und sozialen Teilhabe und führt dadurch zu großer Abhängigkeit.
- Kommunikation ist ein zentrales Element unseres Lebens, eröffnet neue Gestaltungs- und Mitbestimmungsmöglichkeiten und trägt dadurch wesentlich zur Verbesserung der Lebensqualität bei.

26.1 Kommunikation wird entscheidend von drei wichtigen Elementen bestimmt

Inhalte (Interessen – was mag die Person oder lehnt sie ab?): In unterschiedlichen Situationen und zu diversen Themen mit verschiedenen Gesprächspartnern kommunizieren zu können, ist das erklärte Ziel.

Funktionen (wozu äußert sich die Person?): Fordern oder Ablehnung, Protestieren, sozialer Austausch, Fragen, Gefühle und Schmerzen äußern etc. Kommunikation benötigt ein Gegenüber, damit sie wirksam werden kann. Erlebt eine Person, dass ihre Kommunikationsversuche nicht wahrgenommen werden, bleibt für sie Kommunikation sinnlos und nutzlos. Kommunikation ist immer Kommunikation in Beziehung. Die Reaktion und das Interesse der Gesprächspartnerinnen sind somit ausschlaggebend über die Motivation, in Kommunikation zu treten.

Formen (wie äußert sich die Person?): Körpereigene Zeichen und/oder Laute, Gebärden, Kommunikationstafeln, Fotos, Kommunikationsbücher, Taster, Talker, Augensteuerungsgeräte, Tablet mit Kommunikations-App etc. bieten vielseitige Möglichkeiten für individuelle, multimodale Kommunikation.

Kognitive Entwicklungsphasen und kommunikative Fähigkeiten (Kommunikationsinhalte, -funktionen und -formen) stehen in Wechselwirkung zueinander und entfalten sich gemeinsam.

Unterstützte Kommunikation ist vielfältig, individuell und benötigt auch Zeit, ist allerdings für die Lebensqualität aller Beteiligten lohnend. Ein aufmerksames Beobachten und Analysieren der Kommunikationsmöglichkeiten (Diagnostik) ist eine wichtige Voraussetzung. Für manche UK-Methoden braucht es professionelle Fachkräfte (UK-Experten, die über aktuelles Fachwissen verfügen, erfahrene UK-Nutzer, Beratungsstellen wie z. B. LIFEtool), die die Auswahl und Anpassung der geeigneten Hilfsmittel unterstützen. Für die alltägliche UK-Förderung und Integration der Kommunikationssysteme in den Alltag braucht es Zeit und Geduld. Gelingende Kommunikation braucht regelmäßige Übung und erfordert die effektive Zusammenarbeit aller Beteiligten, die mit dem unterstützt kommunizierenden Menschen arbeiten, z. B. Familienmitglieder, Freunde, erfahrene UK-Nutzer, Therapeuten, Mitarbeiter der Wohngemeinschaft, des Kindergartens, der Schule oder etwa der Werkstätte. Somit kann UK die Teilhabe am Leben in der Gesellschaft, an Bildung und Arbeit ermöglichen. Unterstützte Kommunikation ist wertvoll und bereichernd.

✓ **PRAKTISCHE TIPPS**

„Es gilt die Grundregel: Es kann nur diagnostiziert werden, was ein Mensch kann – nicht was ein Mensch nicht kann!" (Irene Leber, 2018)

Grundbedürfnisse, körperliche Symptome, Schmerzen, Verzweiflung, Angst und Trauer, mitteilen zu wollen und dabei nicht verstanden zu werden, beeinträchtigt in hohem Maße die Lebensqualität. Gerade in belasteten Situationen ist das Bedürfnis nach sozialem Kontakt besonders ausgeprägt. Gelingende Beziehungen im familiären Umfeld, zu den Betreuungspersonen und Pflegekräften aufzubauen ist von unschätzbarem Wert, denn Ängste und sogar Schmerzen können durch soziale Beziehungen besser ertragen werden. Die Entwicklungsbereiche Bewegung, Gefühle, Körpererfahrung, Sozialerfahrung, Wahrnehmung, Kognition und Kommunikation sind unter dem Gedanken der Ganzheitlichkeit zu sehen (Fröhlich/Haupt, 2008).

Folgende Zeichen können bei der Interpretation von Informationen des unterstützt kommunizierenden Menschen hilfreich sein:

- Mimik
- Gestik
- Körperhaltung
- Laute
- Lachen oder Weinen
- Veränderung der Atmung und/oder Herzfrequenz und/oder Hautfarbe

Interesse kann beispielsweise durch folgendes Verhalten gezeigt werden:

- Anblicken
- Anfassen
- Berührung

Nähe verdeutlicht Verbundenheit und Zustimmung, während Distanz Unsicherheit und Ablehnung ausdrücken kann.

⚠ **BEACHTE**

Es gibt starke kulturelle Normabweichungen bei der Verwendung von Zeichen.

26.2 Angebote und Erfahrungen der UK aus dem schulischen Bereich

Bei den ersten Begegnungen in der Therapie ohne Bezugsperson stellt sich die Frage: „Wie kann sich dieses Kind mitteilen?

26.2.1 Körpereigene Kommunikationsformen

Laute, Atemrhythmus und Atembewegungen, Körpersprache, Gebärden, Hand- und Fußzeichen zählen zu den körpereigenen Kommunikationsformen. Körpersprachliche Äußerung ist in jeder Altersstufe der Interaktion die bevorzugte Mitteilungsform und erlaubt die unmittelbarste und rascheste Reaktion für den gezielten Einsatz.

26.2.2 Nicht-elektronische Kommunikationsformen

Zur Gruppe der nicht-elektronischen Hilfen zählen Gegenstände, Spielzeuge, Realobjekte, Fotos, Kommunikationsbücher (ICH-Buch, Erzählbuch, Gefühlebuch), Kommunikationsordner, - tafeln, Kästen mit Miniaturobjekten, Fotoalben, Wort- oder Bildkarten.

Diese Kommunikationshilfen haben eine individuelle, bedürfnisorientierte Zusammenstellung. Das Zeigen auf Symbole oder Überreichen von Gegenständen wird zur Kommunikation verwendet.

Beispiel: Fotos vom UK-Nutzer im Stehständer, beim Positionieren, in der Schwimmtherapie oder von verwendeten Therapiematerialien unterstützen die Erinnerung der Betroffenen und erzählen den Bezugspersonen von der Therapie.

Besonders hilfreich für die Kontaktaufnahme und den Beziehungsaufbau ist das im Anschluss vorgestellte **ICH-Buch.**

✓ PRAKTISCHE TIPPS

ICH-Buch

Das ICH-Buch ist ein individuelles UK-Mittel, enthält wichtige Angaben und unterstützt die kommunizierenden Personen.
Interdisziplinär und unter Einbeziehung der Bezugspersonen und des ICH-Buch-Besitzers werden wichtige Informationen gesammelt. Das ICH-Buch enthält Fotos, Symbole, Schrift oder Videoaufnahmen, wird wertschätzend formuliert in der Ich-Form geschrieben und laufend adaptiert. Das ICH-Buch dient als Informationsquelle für neue oder kurzfristige Bezugspersonen (Erleichterung bei Übergängen schaffen z. B. Schule – Werkstätte) und soll viele Kommunikationsanlässe für lohnende Gespräche auch mit nicht vertrauten Kommunikationspartnerinnen ermöglichen. Es dient vor allem dazu, viel Freude zu bereiten und soll eine Sammlung von wertvollen Erinnerungen sein. Das ICH-Buch trägt wesentlich zur Teilhabe, Selbstbestimmung und Verbesserung der Lebensqualität bei.
Nach dem Tod des Kindes wird das ICH-Buch oft zu einem wertvollen Erinnerungsschatz für die Familie.

26.2.3 Elektronische Kommunikationsformen mit und ohne Sprachausgabe

Menschen mit Behinderungen können auch bei stark eingeschränkten Bewegungsmöglichkeiten elektronische Kommunikationshilfen einsetzen. Die Einteilung erfolgt in Geräte ohne bzw. mit Sprachausgabe. Weiterhin wird unterschieden zwischen transportablen und stationären Kommunikationshilfen.

Autonomie, Selbstwert und weitere Faktoren der Lebensqualität können im therapeutischen Alltag durch unterstützte Kommunikation beeinflusst werden. Zum Beispiel durch Aufnahme folgender Aussagen auf einem Taster oder durch den Einsatz eines Tablets oder Augensteuerungsgerätes:

- Pausen einfordern: Symbol „Fertig“ oder „Pause, bitte“
- Gefühle benennen, Regeln einhalten: „erst – dann“, „bitte“ und „danke“ in Form von Symbolen oder Gebärden
- Strukturierung von Handlungen und Abläufen: zuerst umziehen, dann duschen, danach in das Schwimmbecken
- Wünsche äußern oder Aufmerksamkeit fordern: Um die Wahrnehmung des eigenen Körpers zu schulen, können zusätzlich zum Berühren, Benennen und Bewegen Bildkarten/Symbole unterstützend und spielerisch einbezogen werden. Eine individuelle Schmerzskala für den UK-Nutzer zu erstellen, mit deren Hilfe die Intensität und das Ausmaß an Schmerzen gezeigt werden kann, bietet Chancen.

Die Praxisbeispiele aus dem schulischen Bereich sind im häuslichen Kontext genauso gültig. Dennoch sind hier noch weitere Möglichkeiten:

26.3 UK-Erfahrungen im häuslichen Umfeld

- Zwei kleine Taster mit Sprachausgabe gaben einem onkologisch erkrankten Kind in den letzten Lebenstagen die Stimme zurück, um mitteilen zu können, was ihm jetzt noch das

Wichtigste war. *„Bitte anders hinlegen" und „Bitte kuscheln"*.

- Ausgewählte Symbole werden auf einem Blickrahmen befestigt. Mit Hilfe der Augen zeigen Patienten an, welche Positionierung gerade gewünscht wird oder guttut.
- Symbole kündigen die notwendigen Krankenhausbesuche an, visualisieren, welche Untersuchungen geplant sind (Blutabnahme, Chemo, Röntgenaufnahme, Operation). Information schafft Vertrauen und nimmt Ängste.
- Sensible Gesprächsthemen über Ängste, Sterben und Tod konnte die UK-Nutzerin ansprechen.

26.4 Weitere Einsatzbereiche der UK

Auch wenn die Inhalte dieses Kapitels hauptsächlich auf den pädiatrischen Kontext fokussieren, findet UK in weiteren palliativen Einsatzbereichen Anwendung, nämlich bei onkologischen, neurologischen und demenziellen Erkrankungen, die mit Beeinträchtigung der Kommunikation einhergehen (Aphasie nach Gehirntraumata, Tumor, Schlaganfall, degenerative oder entzündliche Gehirnprozesse).

LITERATUR

Fröhlich A., 2008, „Basale Stimulation – Das Konzept", verlag selbstbestimmtes Leben, Düsseldorf

Goudarzi N., 2019, „Basale Aktionsgeschichten", von Loeper Literaturverlag im Ariadne Buchdienst, Karlsruhe

Leber I., 2018, „Kommunikation einschätzen und unterstützen" Begleitheft zum Poster zu den Fördermöglichkeiten in der Unterstützten Kommunikation; eine Zusammenfassung von Erkenntnissen vieler Autoren und Referenten sowie Erfahrungen langjähriger Beratungsarbeit), von Loeper Literaturverlag im Ariadne Buchdienst, Karlsruhe

Wachsmuth S., 2015, „Hallo, ich mag Dich!", von Loeper Literaturverlag im Ariadne Buchdienst, Karlsruhe

Wilken E., 2014, „Unterstützte Kommunikation – Eine Einführung in Theorie und Praxis", Kohlhammer, Stuttgart

KAPITEL

27

Martin Morandell

High Touch & Smart Tech – wie der Einsatz von Technologie zur Lebensqualität beitragen kann

PATIENTENBEISPIEL

Frau K. hat eine neurodegenerative Erkrankung. Sie hat eine Patientenverfügung erstellt, in der u.a. steht, dass sie nicht über eine Magensonde ernährt werden möchte. Frau K. ist neuen Technologien gegenüber aufgeschlossen und beginnt frühzeitig, sich mit unterstützter Kommunikation auseinanderzusetzen. Dabei bezieht sie aktiv ihr persönliches Umfeld mit ein. Smarte Technologien werden für Frau K. immer wichtiger, um mit Familie und Freunden in Kontakt zu bleiben, ihrem Hobby, der Musik, nachzugehen und ihre Wohnumgebung zu steuern. Als die Bedienung dieser Technologien schwieriger wird, steigt Frau K. auf ein Gerät mit Augensteuerung um. Der Sprachcomputer wird zum essenziellen Bestandteil ihres Alltags.

Als die Esseneinnahme nicht mehr möglich ist, wird über ihre Patientenverfügung gesprochen. Frau K. äußert mit Hilfe des Sprachcomputers selbstbestimmt und selbstständig, dass sie selbstverständlich eine Magensonde möchte, da ihr gutes Essen zwar immer wichtig war, sie aber jeden Tag bis ans Ende ihres Lebens erleben will.

27.1 Motivation

Wir leben in einer digitalisierten Welt. Smarte Technologien begleiten uns in fast allen Lebensbereichen und sollen die Lebensqualität erhöhen, den Alltag vereinfachen und eine Verbindung zu anderen Menschen herstellen.

Assistierende Technologien sind Geräte oder Produkte, die bei Bedarf modifiziert oder angepasst werden, um die funktionalen Fähigkeiten eines Menschen mit Behinderung zu bewahren, zu verbessern oder zu erweitern. Sie können Menschen mit Behinderungen, chronischen Erkrankungen und Menschen im Alter zu mehr Selbstbestimmung, Selbstständigkeit, Sicherheit sowie sozialer Teilhabe verhelfen (Feichtinger 2020).

„Low Tech and High Touch" wird oft als ein Leitspruch im Palliativbereich zitiert (Kränzle und Weihrauch 2018). Dieser hat definitiv seine Berechtigung, insbesondere was den Einsatz von hochtechnisierter Medizin betrifft. Doch steht der Einsatz von Technologie nicht im Widerspruch zu den Werten und Ansätzen der Hospizbewegung. Ein nutzerzentrierter Ansatz ist die Basis für eine „smarte Nutzung" von Technologie.

Die rasche Entwicklung von Informations- und Kommunikationstechnologie (IKT), digitalen Medien und virtuellen Erlebnissen hat auch verstärkt Einfluss auf das Angebot von Hospiz-Service-Design (Zhao 2020).

27.2 Bewusstsein über Nutzungsbedarf

Mittlerweile haben viele Personen die meiste Zeit des Tages ihr Smart-Phone in unmittelbarer Nähe. Es dient nicht mehr nur der Kommunikation, sondern auch der Unterhaltung, der Bildung, der sozialen

Vernetzung, der Arbeit, speichert medizinische und Lifestyle-Daten und persönliche Erinnerungen wie Texte, Fotos und Videos. Smart-Phone-Benutzerinnen und -Benutzer können das Smart-Phone sogar als Objekt des „erweiterten Ichs" empfinden (Clayton et al. 2015). So ist es auch zu verstehen, dass die Nutzung von smarter Technologie bis ans Lebensende ein wichtiges Bedürfnis darstellen kann, welches in Zukunft größerer Aufmerksamkeit bedarf.

Vom Smart-Phone getrennt zu sein, kann Stress und Angstzustände auslösen („Nomophobie" oder No-Mobile Phone-Phobia) (Tams et al. 2018). Es nicht mehr benutzen zu können, kann zu einer zusätzlichen Belastung werden, da dies auch mit dem Bewusstwerden weiterer Kompetenzverluste und den damit verbundenen Auswirkungen auf soziale Vernetzung, Selbstständigkeit und Selbstbestimmung einhergehen kann.

⚠ BEACHTE

Assessment: Fragen zur Technologienutzung sollen Teil des palliativen Assessments sein.
Es sollte auch evaluiert und beraten werden, wie sehr technische Assistenz zur Erhaltung der Selbstständigkeit angedacht werden soll und kann.

27.3 Aufrechterhalten der Nutzungsmöglichkeit

Die Fähigkeit, smarte Geräte zu bedienen, kann auch bei körperlichen und kognitiven Einschränkungen, z. B. durch Systemeinstellungen und assistierende Technologien, erhalten werden.

Smart-Phones, Tablets, PCs und viele andere smarte Geräte bieten Einstellungen, die eine „erleichterte Bedienung" ermöglichen. Obwohl diese Einstellungsmöglichkeiten eine wesentliche Verbesserung in der selbstständigen Nutzung bieten können, sind sie wenig bekannt. Sie sind meist unter den Systemeinstellungen zu finden und beinhalten u. a. Funktionen, die in ➤ Tab. 27.1 beschrieben sind.

Für Menschen mit Behinderung sind assistierende Technologien ein wichtiger Faktor für ihre Selbstständigkeit. Im Hospiz- und Palliativbereich gilt es insbesondere dafür zu sorgen, dass die Nutzung der bereits verwendeten assistierenden Technologie(n) so lange wie möglich sichergestellt werden kann. Bei Veränderungen des Gesundheitszustands, welche eine Auswirkung auf die Bedienungs- und Nutzungsart haben, ist es notwendig, Nutzerinnen und Nutzer an die benötigten Adaptierungen oder neuen Nutzungsszenarien frühzeitig heranzuführen, um die Aufrechterhaltung der persönlichen Handlungsfähigkeiten zu fördern. Ist etwa mit einer starken Verschlechterung der Sehkraft zu rechnen, ist es wichtig, die Person rechtzeitig auf die Verwendung der Sprachausgabe zu schulen. Zum Beispiel können Hörbücher eine gute Alternative zum Lesen darstellen.

⚠ BEACHTE

Barrierefreiheit & assistierende Technologien: Im palliativen Setting ist es wichtig, eine schnelle, funktionierende Lösung zu finden. Dabei ist es wichtig, sich an den **verfügbaren Fähigkeiten** der Person zu orientieren. So können z. B. einfache Tasten mit verschiedenen Körperteilen bedient werden.
Physiotherapeuten können zum Beispiel dazu beitragen, dass durch Mobilisierung und richtige Lagerung die Bedienung der Technologie ermöglicht wird und auch bei der Auswahl der assistierenden Technologie unterstützen.
Experten für assistierende Technologien sollen frühzeitig in eine Lösungsfindung eingebunden werden.

27.4 Kommunikation

Kommunikation ist ein menschliches Grundbedürfnis. Sie hat starken Einfluss auf die Lebensqualität, soziale Partizipation und zwischenmenschliche Beziehungen (Wilken 2021). Palliative Situationen können mit Einschränkungen bezüglich der Fähigkeit lautsprachlich zu kommunizieren, einhergehen. In diesen Fällen können, wie im Kapitel „Unterstützte Kommunikation (UK)" (➤ Kap. 26) beschrieben, alternative und unterstützende Kommunikationsformen zum Einsatz kommen. Vermehrt kommen dabei Tablets und Sprachcomputer sowie andere digitale Tools zum Einsatz. Eine einfache, intuitive Möglichkeit ist beispielsweise der AnyBook-Audiostift (Millenium 2000 GmbH 2021), mit dem digitale Etiketten, etwa auf Symbolen, vor-

Tab. 27.1 Erleichterte Bedienungseinstellungen (Systemeinstellungen)

Unterstützungsbedarf	Anpassungsmöglichkeiten in den Einstellungen	Anwendungsmöglichkeiten
Sehen	Vergrößerte Darstellung	Grauer Star
	Fehlfarben und Kontrastverstärkung	Blendempfindlichkeit, eingeschränkte Farbwahrnehmung, erhöhter Kontrastbedarf
	Vorlesen von Texten	Starker Sehverlust, Ermüdung
	Screenreader mit Sprachausgabe*)	Sehr geringe Sehkraft, Blindheit
	Spracheingabe	Vereinfachung, Schwierigkeiten beim Tippen
	Vorlesen von Audiobeschreibungen	Internet, wenn Bilder nicht (mehr) erkannt werden können
Hören	Verwendung externer Lautsprecher	Schwerhörigkeit, schlechte Qualität der integrierten Lautsprecher
	Live-Untertitelungsfunktion in Video-Anrufen	Schwerhörigkeit, versch. Sprachen, Gehörlosigkeit
	Untertitel bei Videos	Schwerhörigkeit, Gehörlosigkeit
	Direkte Verbindung mit externen Hörhilfen	Wenn Hörhilfen verwendet werden
	Visuelle Signalisierung von akustischen Informationen	Wenn Signaltöne nicht wahrgenommen werden
Touch-Eingabe	Vergrößerte Symbole	Eingeschränkte Motorik
	Spracheingabe	Vereinfachung der Bedienung, insbesondere Texteingabe
	Stifteingabe	Trockene Haut, große Finger
	Anschluss externer Eingabegeräte	Eingeschränkte Motorik

*) Die Verwendung von Sprachausgabe zur Interaktion mit grafischen Benutzerschnittstellen (Screenreader) ist komplex und sollte gezielt geschult werden.

gelesen werden können. Beim Einsatz von UK ist wichtig, auch das persönliche Umfeld in die unterstütze Kommunikation einzuführen.

Wie zuvor beschrieben, basiert ein immer größerer Teil der Kommunikation auf smarten Technologien. Messenger-Dienste, Videotelefonie und der Austausch über Social Media sind für viele Patientinnen und Patienten, auch im fortgeschrittenen Alter, normale und gängige Kommunikationsformen, insbesondere mit Familienmitgliedern und Freunden. Gerade in Situationen der räumlichen und zeitlichen Trennung sind diese Verbindungen essenziell.

Im interkulturellen Setting können Übersetzungsapps (z. B. Google Translate™) hilfreich sein. Auch Methoden der UK wie etwa kontextbasierte (digitale) Symbolsammlungen, etwa Symbole für Familie und Freunde, Essen und Trinken, Hygiene etc., können die Kommunikation erleichtern. Dies ersetzt jedoch keinen Dolmetscher für wichtige Gespräche!

Bei Personen mit starkem Hörverlust können Diktat- und Transkriptionsapps wie die „Automatische Transkribierung“ (Android™) oder die Spracherkennung für Notizen unterstützen, Sprache in Text umzuwandeln. Viele Videotelefonie-Programme (Skype, Zoom etc.) bieten Untertitelungsfunktionen, welche in Echtzeit das Gesprochene in Text darstellen und teilweise auch übersetzen können.

Für gehörlose Menschen ist die Gebärdensprache oft die Muttersprache. Die Sicherstellung, dass in Gebärdensprache kommuniziert werden kann, ist wichtig. Gebärdensprachdolmetscher sollten wenn möglich vor Ort sein. Falls dies nicht möglich ist, sollte der Einsatz von Online-Videodolmetschern evaluiert werden.

⚠ BEACHTE

Aufrechterhaltung der Kommunikation: Die bestehenden Kommunikationswege sollen gefördert werden. Die Möglichkeiten der Unterstützen Kommunikation sollen frühzeitig erörtert und auch im sozialen Umfeld geschult werden.

27.5 Smartes Lebensumfeld

Die UN Behindertenrechtskonvention erkennt an, dass *"[…] Behinderung aus der Wechselwirkung zwischen Menschen mit Beeinträchtigungen und einstellungs- und umweltbedingten Barrieren entsteht"* (BMSGPK). Neben dem Abbau der „Einstellungsbarrieren" kommt somit der Anpassung des Lebensumfeldes an die Bedürfnisse der Person hohe Bedeutung zu. Smart-Home Technologien, welche über verschiedene Eingabegeräte wie Smart-Phone, Sprachassistenten oder auch Bewegungsmelder und andere Sensoren angesteuert werden können, dienen nicht nur der Komfortsteigerung, sondern können auch die Selbstständigkeit und Sicherheit erhöhen. Nachrüstbare funkbasierte Lösungen, beispielsweise W-LAN-Steckdosen, smarte Beleuchtungsmittel und smarte HiFi-Steuerung, können oft einfach installiert und z. B. über smarte Sprachassistenten wie Amazon Alexa™ benutzt werden.

Das Forschungsfeld „Active & Assisted Living" (AAL) beschäftigt sich damit, wie Lebensumgebungen mit Hilfe von Informations- und Kommunikationstechnologie gestaltet werden können, damit sich diese an die Bedürfnisse von Menschen im Alter anpassen lassen. Die Plattform www.aal-products.com/ bietet beispielsweise einen Überblick über verfügbare Lösungen. Ziel von AAL-Technologien ist es, ein würdevolles Leben zu Hause mit Hilfe von innovativen und leistbaren Lösungen zu ermöglichen (Morandell 2020).

Vermehrt bieten sich auch robotische Systeme an, die bei verschiedensten Aktivitäten des täglichen Lebens (ADLs) unterstützen, etwa beim Greifen und Halten von Gegenständen, oder Roboterarme, die beim Essen unterstützen. Solche Systeme können auch das Selbstwertgefühl und die Selbstständigkeit fördern (Klein und Baumeister 2020).

⚠ BEACHTE

Active and Assisted Living: Technische Lösungen für Menschen im Alter können auch in Hospizsituationen hilfreich sein, insbesondere um bei den Aktivitäten des täglichen Lebens (ADLs) zu unterstützen.

27.6 Zusammenarbeit und Organisation

Menschen in einer palliativen Phase zu begleiten, bedeutet auch, dass verschiedenste Personengruppen (Stakeholder) zusammenarbeiten. Für professionelle und/oder ehrenamtliche Teams sind einige digitale Produkte verfügbar, um die palliative Begleitung zu organisieren. Die Involvierung der Angehörigen in diese online Plattformen ist eher selten.

Gerade in diesen Punkten ist innovatives Service Design notwendig. So wird zum Beispiel im AAL Forschungsprojekt „QEoL – Quality of Life at the End of Life" (QeOL Konsortium) an einer Plattform gearbeitet, welche die Zusammenarbeit von Angehörigen und Pflegediensten speziell im Hospizbereich ermöglichen soll. Dies soll den Koordinierungsaufwand minimieren und somit die Lebensqualität des Patienten und der Angehörigen erhöhen.

⚠ BEACHTE

Organisation der Betreuung: Pflegende Angehörige sollen über smarte Möglichkeiten der Koordinierung der Begleitung informiert werden.

27.7 Smarte Technologie: Ethik und Würde

Ethisches und würdevolles Handeln hat im Hospizbereich obererste Priorität. Der Einsatz von smarter Technologie darf diesen Grundsätzen nicht widersprechen, sondern soll zu diesen Werten beitragen. Die Förderung von Selbständigkeit, Selbstbestimmung und sozialer Teilhabe entspricht diesen Grundsätzen, da sie auch zu einer positiven Selbstwahrnehmung beitragen kann.

Der Einsatz von smarten Technologien soll dabei aber nicht zu einem „Abbau“ der zwischenmenschlichen Kontakte führen und muss sich sowohl an den tatsächlichen Bedürfnissen der Patienten als auch an denen des sozialen Umfelds orientieren.

Die Bioethikkommission des Bundeskanzleramts in Österreich hat 2009 die Stellungnahme „Ethische Aspekte der Entwicklung und des Einsatzes assistiver Technologien“ (Bioethikkommission 2009) verfasst. Darin ist u. a. festgehalten, dass aus der Ablehnung der assistierenden Technologie den Betroffenen keine Nachteile bezüglich ihrer medizinischen und pflegerischen Weiterbetreuung entstehen dürfen.

Beim Einsatz von smarten Systemen muss auch der Schutz der persönlichen Daten und der Schutz der Privatsphäre gewährleistet sein. Eine informierte Aufklärung sowie das Einverständnis bzgl. des Einsatzes smarter Technologien und der damit verbundenen Datenspeicherung, Datenverarbeitung, möglichen Abhängigkeiten sowie Risiken ist unbedingt notwendig.

Aufgrund der Eigenschaft von smarten Technologien, mit verschiedensten Programmen erweitert werden zu können, stellt dies eine komplexe Aufgabe dar.

27.8 S M A R T Use

Das Einbringen von smarten Technologien in den Hospiz- und Palliativprozess sollte wohlüberlegt erfolgen. In Anlehnung an die „SMARTe Zieldefinition“ des Projektmanagements (Patzak und Rattay 2009) kann der Technologieeinsatz wie folgt geplant werden (➢ Tab. 27.2):

Tab. 27.2 Einsatz von Technologien in der Hospiz- und Palliativversorgung

S – spezifiziert	Der Einsatzbereich sollte so konkret wie möglich sein. Z. B. „Schaffung einer Steuerung des vorhandenen Fernsehgeräts mittels Spracheingabe“ binnen einer Woche.
M – machbar (orig. messbar)	Es ist machbar, dass die Lösung in kurzer Zeit realisierbar und einsetzbar ist.
A – akzeptiert (orig aktiv erreichbar)	Patienten und weitere Anwender sind bereit, sich mit der Technologie auseinanderzusetzen und diese aktiv einzusetzen.
R – realistisch	Die Nutzung der Lösung ist wahrscheinlich und wird auch zur Lebensqualität beitragen.
T – terminiert	Es ist definiert, unter welchen Bedingungen der Einsatz der Technologie ausgesetzt oder beendet wird.

Auch wenn der Einsatz verschiedenster digitaler Technologien evidenzbasiert erfolgt, bleiben technische, klinische und ethische Herausforderungen beim Einsatz im Hospiz- und Palliativbereich, insbesondere bei Menschen im Alter und deren pflegenden Angehörigen bezüglich Privatsphäre, Sicherheit, Geheimhaltung, Aufdringlichkeit und Barrierefreiheit (Demiris und Hirschman 2019).

Diese Aspekte müssen vorab erläutert und klar dargelegt werden. Rechtliche Aspekte, gerade im Bereich des Datenschutzes, müssen klar kommuniziert und eingehalten werden.

27.9 Schlussfolgerungen und Ausblick

Smarte Technologien sind Teil unseres Lebens. Das Angebot an Geräten, Programmen und damit verbundenen Dienstleistungen wächst täglich, und zwar bis über den Tod hinaus.

Im Hospizbereich werden dadurch neue Aufgabenbereiche, ehrenamtliche online-Begleitung, virtuelle Ausflüge, digitale Teilhabe an spirituellen Angeboten, digitale Trauerarbeit und der digitale Nachlass relevant (Drobna et al. 2020).

Wie kann der Megatrend „Digitalisierung“ zu den Grundwerten der Hospizbewegung beitragen? Welche neuen Hospizangebote lassen sich daraus entwickeln, die insbesondere die Würde und die

Lebensqualität des palliativen Patienten in den Mittelpunkt stellen?

Ob es, wie in der Science Fiction Serie „Upload" (Daniels et al. 2020), ein Weiterleben in der digitalen Welt geben wird, ist schwer abzuschätzen. Wichtiger ist es, sich mit daraus resultierenden möglichen Fragestellungen zu beschäftigen.

LITERATUR

Bioethikkommission. 2009. Assistive Technologien. Ethische Aspekte der Entwicklung und des Einsatzes Assistiver Technologien. https://www.bundeskanzleramt.gv.at/dam/jcr:0c7b57d1-ffc7-4bbd-aeba-fd2a4243897f/Stellungnahme_der_Bioethikkommission_zu_Assistiven_Technologien_vom_13._Juli_2009.pdf. [online 14.5.2020]

BMSGPK. UN-Behindertenrechtskonvention. https://broschuerenservice.sozialministerium.at/Home/Download?publicationId=19. [online 14.5.2020]

Clayton RB, Leshner G, Almond A. 2015. The Extended iSelf : The Impact of iPhone Separation on Cognition, Emotion, and Physiology. 20:119–135. doi:https://doi.org/10.1111/jcc4.12109.

Daniels G, Anning K, Tulleken J van, Rogers D, Blitz J. 2020. Upload. Amazon Studios. https://www.imdb.com/title/tt7826376/ [online 14.5.2020]

Demiris G, Hirschman K. 2019. Innovative stategies to support older adults and their families in hospice and palliative care. Innov Aging. 3(Supplement_1):S199–S199. doi:https://doi.org/10.1093/geroni/igz038.718.

Drobna D, Schubert M., Fürst M.F., Mühl B. 2020: Digitaler Nachlass - Was passiert mit digitalen Daten und Konten, wenn jemand stirbt? Ein Überblick. ISPA Internet Service Providers Austria, Wien.

Feichtinger M. 2020. Unterstützte Kommunikation, Assistive Technologien und Teilhabe. In: J. Boenisch & S. K. Sachse (Eds.), Kompendium Unterstützte Kommunikation. Stuttgart.: Kohlhammer. S. 287–295.

Klein B, Baumeister A. 2020. Robotische Assistenz bei den Aktivitäten des täglichen Lebens am Beispiel der Nahrungsaufnahme. Z Gerontol Geriatr. 53(7):615–619. doi:https://doi.org/10.1007/s00391-020-01785-4. http://link.springer.com/10.1007/s00391-020-01785-4. [online 14.5.2020]

Kränzle S, Weihrauch B. 2018. Geschichte, Selbstverständnis und Zukunftsstrategien von Palliative Care. In: Palliative Care. Berlin, Heidelberg: Springer Berlin Heidelberg. S. 3–16. http://link.springer.com/10.1007/978-3-662-56151-5_1 [online 14.5.2020]

Millenium 2000 GmbH. 2021. Anybook Audiostift. https://anybookreader.de/.

Morandell M. 2020. Digitale Welt im Alter. In: Kolland F, Dorner TE, Herausgeber. Gesundheitliche Lebensqualität im Alter. Wien: MANZ Verlag. S. 111–124.

Patzak G, Rattay G 2009. Projektmanagement. 5. Auflage Linde Verlag, Wien 2009

QeOL Konsortium. Quality of Life at the End of Life. 2021. www.qeol.eu [online 14.5.2020]

Tams S, Legoux R, Léger PM. 2018. Smartphone withdrawal creates stress: A moderated mediation model of nomophobia, social threat, and phone withdrawal context. Comput Human Behav. 81:1–9. doi:https://doi.org/10.1016/j.chb.2017.11.026.

Wilken E. 2021. Kommunikation und Teilhabe. In: Wilken E, Herausgeber. Unterstützte Kommunikation: Eine Einführung in Theorie und Praxis. 6. Aufl. Kohlhammer Verlag. S. 7–16.

Zhao Y. 2020. Early findings from hospice service design. E3S Web Conf. 179:0–4. doi:https://doi.org/10.1051/e3sconf/202017902067.

KAPITEL

28 „Von traurigen Löwen, die brüllen“ und vom Umgang mit starken Emotionen

Michael-M. Lippka-Zotti

28.1 Warum Gefühle ausbrechen und welche Wellen sie schlagen können

Wenn es um das eigene Sterben geht, wünschen sich die meisten Menschen ein friedvolles Ende: in hohem Alter, bei klarem Verstand und ohne Schmerzen, milde lächelnd im Kreise der Lieben einschlafen – Harmonie und andächtiger Friede. In vielen Fällen sieht die Realität anders aus: Schwere, erst recht tödliche Erkrankungen belasten die Betroffenen und ihr Umfeld physisch wie psychisch. Jedes Sterben ist einzigartig. Dinge passieren, auf die man nicht vorbereitet ist. Alles könnte plötzlich „das letzte Mal“ sein. Häufig finden sich die Betroffenen in einer Welt wieder, die so ganz anders ist als erwartet; Prozesse laufen ab, für die häufig im wahrsten Sinne **die Worte fehlen** – in einer Gesellschaft, die noch immer die Wirklichkeit des Todes tabuisiert.

In einer solch herausfordernden Lebenssituation sinkt im Allgemeinen die Frustrationstoleranz des Menschen. Gerade der häufig mit Macht voranschreitende Verlust der physischen Fähigkeiten und damit, Stück für Stück, der Selbstständigkeit stellt die Betroffenen vor immer neue Probleme. Das Bett kann nicht mehr ohne fremde Hilfe verlassen werden, die eigenen Beine gehorchen nicht mehr, selbst Essen und Trinken können zur Herausforderung werden – und das alles trotz intensiver medizinischer Betreuung. Wichtige Körperfunktionen wie Verdauung oder Atmung funktionieren nur eingeschränkt, was sehr nachvollziehbare Ängste und Wut oder auch Scham auslösen kann.

Die zunehmende körperliche Schwäche zeigt sich häufig auch in einer **reduzierten Impulskontrolle**. Plötzlich gelingt es nicht mehr, negative Gefühle mit einem Lächeln zu überspielen oder die eigene Wut zu kontrollieren. Das mühsam anerzogene und sozial oft erwünschte Verbergen der eigenen Befindlichkeit verschwindet und der Mensch reagiert wie die meisten anderen Säugetiere – vom Meerschweinchen bis zum Löwen – mit deutlich wahrnehmbaren Unmutsäußerungen. Schreien, Wimmern, Brüllen oder Weinen sind deutliche Botschaften, die der Umwelt signalisieren: Hier passiert etwas Bedrohliches, hier besteht eine Gefahr – vielleicht wurde jemand verletzt, jemand greift an oder jemand leidet. Es wird zugleich an die Umwelt appelliert: Vielleicht braucht jemand Hilfe, vielleicht wird aber auch angezeigt, dass hier ein leidendes Geschöpf allein sein will, möglicherweise ist es ein letztes Aufbäumen gegen etwas Unvermeidliches. Und die Umwelt reagiert: Sogenannte Spiegelneurone, die im Hirn dafür sorgen, dass Gähnen ansteckt und dass man feuchte Augen bekommt, wenn man jemanden weinen sieht, rufen eine hormonelle Reaktion im Körper einer Person hervor, die den Gefühlsausbruch eines anderen Menschen miterlebt. Diese Spiegelneurone sind quasi die neurobiologische Grundlage dafür, dass wir Mitgefühl für den anderen entwickeln, uns in ihn hineinversetzen können. Trotz des hohen evolutionären Nutzens – man denke nur an die Imitationsleistungen von Primaten oder das Fluchtverhalten von Herdentieren – bringt diese Fähigkeit sozial betrachtet einige Herausforderungen mit sich. Durch sie können sich Konflikte ausweiten, Gefühle übertragen und Trauer auf Personen überspringen, die gerade noch gelacht haben.

Doch nicht nur negative Empfindungen bahnen sich in Krisenzeiten ihren Weg relativ ungehindert nach außen. Ein schrilles Lachen kann ebenso verstörend wirken wie ein lauter Schrei. Die zu Recht kritisch gesehene Unterscheidung zwischen negativen und positiven Gefühlen ist in diesem Falle sinnvoll: Gefühle wie Angst, Zorn und Wut lösen in den betroffenen Personen einen Leidensdruck aus, der beispielsweise bei übergroßer Freude ausbleibt.

Grundsätzlich sind all diese sogenannten **Gefühlsausbrüche gesund für die betroffene Person** und schaffen kurz- und eventuell auch langfristig Erleichterung, indem Leidensdruck nach außen getragen wird. Anderenfalls könnte es durch nach innen, gegen sich selbst gerichteten Leidensdruck zu psychischen Problemen bis hin zu autoagressivem Verhalten und Depression kommen. Der Ausdruck von Gefühlen ist eine gute Copingstrategie, da sie das Leiden des Betroffenen aufzeigt und so Hilfe von außen ermöglicht. Zudem entstehen Gefühlsausbrüche nicht einfach. Unser Gehirn erzeugt sie aktiv – und das, wie bereits erörtert, aus gutem Grund.

Wie aber soll die Umwelt mit diesen starken Emotionen, die da plötzlich entfesselt werden, umgehen? Wohin mit ihrer Betroffenheit? Was tut ein Physiotherapeut, der während der Behandlung plötzlich und ohne eigenes Zutun mit einem Weinkrampf oder einem Wutausbruch konfrontiert wird? Wie weit muss er sich in diesen Strudel der Gefühle hineinbegeben? Was ist mit der professionellen Abgrenzung? Ab wann muss der Physiotherapeut intervenieren? Und muss oder sollte er das überhaupt?

28.2 Die Grundausrüstung: Akzeptanz, Empathie und Authentizität

Der erste Schritt zu einem sicheren Umgang mit starken Emotionen ist, sie als natürliche, menschliche und auch sinnvolle Reaktionen auf die Herausforderungen des Lebens zu akzeptieren. Wer dies verinnerlicht, ist vom Druck befreit, sofort „Feuerwehr" spielen zu müssen, und läuft nicht Gefahr, Patienten, Angehörige oder sich selbst mit voreiligem Eingreifen zu vertrösten. Es wird nicht versucht, das Gefühl zu unterbinden, sondern diesem eher Erlaubnis und Raum gegeben. Wahrer Trost begleitet durch die Emotion hindurch. **Akzeptanz** bedeutet die **Einsicht, dass starke Emotionen in der Begleitung palliativer Patienten ihren Platz haben.** Sie gehören zum Leben und sind Teil des Prozesses, den die Patienten durchlaufen.

Eng damit verbunden ist eine empathische Haltung. **Empathie** bedeutet in diesem Zusammenhang, **Verständnis für die emotionale Ausnahmesituation des Patienten zu entwickeln.** Dieses Mitgefühl unterscheidet sich von **Mitleid,** welches eher hinderlich für die Begleitung in Krisensituationen ist, da es **den Patienten „klein macht" und ihn auf sein Leiden reduziert.** Ein bemitleideter Patient wird nur bedauert, bleibt also passiv; will man ihn aber einfühlsam verstehen, muss mit ihm zusammengearbeitet werden. Oder anders gesagt: Will man mit einem Patienten arbeiten, muss man sich auf ihn einlassen, versuchen nachzuvollziehen, was in ihm vorgeht, anstatt ihn nur zu bedauern. Empathie ist wichtig für die Beziehung zwischen Physiotherapeuten und Patienten, da sie Vertrauen stiftet. Gerade im Umgang mit starken Gefühlen, die in der Regel als etwas Intimes angesehen werden, ist Vertrauen die Basis für jede Kontaktaufnahme mit dem Betroffenen. Empathisch sein bedeutet nicht, alles gutzuheißen, was der Patient tut oder denkt. Es bedeutet **authentisch** zu sein, d.h. dem Patienten grundlegend aufrichtig und wahrhaftig gegenüberzutreten. Der Physiotherapeut begleitet den Patienten mit dem Handwerkszeug, das ihm zur Verfügung steht. Er gibt nicht vor, ein Freund zu sein. Er widersteht der Versuchung, den Seelsorger zu ersetzen, und er versucht auch nicht, den Patienten zugunsten eines leichter erträglicheren Arbeitsklimas über seinen schlechten Gesundheitszustand hinwegzutäuschen. **Er ist, was er ist, und bietet dem Patienten seine Fachlichkeit und Erfahrung an.** Das heißt wiederum nicht, den Patienten ständig mit der eigenen Meinung, der eigenen Wirklichkeit zu konfrontieren oder gar überzeugen zu wollen. Ein authentischer Therapeut handelt nach bestem Wissen. Er steht hinter seinem professionellen Handeln und kann sich mit dem, was er tut, identifizieren. Als authentischer Physiotherapeut kennt er seine Fähigkeiten und Grenzen und ist in der Lage, dem Patienten diese angemessen mitzuteilen. Authentizität fördert Vertrauen und gibt Sicherheit in der professionellen Beziehung zum Patienten.

C. Rogers geht davon aus, dass jeder Mensch von Natur aus Potenzial hat, sich positiv zu entwickeln und Krisen zu meistern, solange ihm mit Akzeptanz, Aufrichtigkeit und Empathie begegnet wird (Rogers 2002). Dieses humanistische Menschenbild eignet sich optimal als Grundlage für die Arbeit mit Patienten in emotional herausfordernden Zeiten. Akzeptanz, Empathie und Authentizität bilden die Grundlage für jede professionelle Intervention und helfen, den Bedürfnissen des betroffenen Patienten und den eigenen Rollenvorgaben gerecht zu werden.

28.3 Interventionen und was man sonst noch alles tun kann

Man darf nicht vergessen, dass starke Gefühle meist auch mit erheblichen körperlichen Anstrengungen für die Betroffenen verbunden sind, z. B. Hyperventilation, Erstarren, Zittern, Schreien oder heftiges Weinen. Diese physischen Symptome bieten dem behandelnden Physiotherapeuten die Möglichkeit, dem Patienten **auf der körperlichen Ebene einen Ausstieg aus dem Ausnahmezustand anzubieten.** So können Atemtherapie, manuelle Techniken oder etwa aktivitätsfördernde Maßnahmen nicht nur körperliche, sondern auch psychische Entlastung schaffen – und dies aufgrund des bereits oben beschriebenen Zusammenhangs der physischen und psychischen Ausprägungen des Zustands des Patienten.

Ein Patient, der große Angst vor dem nahen Tod hat und unter Atemnot leidet, verstärkt durch Hyperventilieren die Angst, welche sich wiederum negativ auf die Atmung auswirkt. Es beginnt ein Teufelskreis der Angst, aus dem sich der Patient kaum aus eigener Kraft befreien kann. An dieser Stelle hat der behandelnde Physiotherapeut die Chance, dem Patienten über die körperliche Ebene einen Ausstieg aus dem Ausnahmezustand anzubieten. Gelingt es, durch geeignete physiotherapeutische Maßnahmen die Atemtätigkeit zu regulieren, lässt das Gefühl zu ersticken nach, was wiederum angstreduzierend wirkt. Auf diese Weise können physiotherapeutische Interventionen auch psychische Entlastung schaffen (➤ Kap. 15, ➤ Kap. 19).

Allerdings gilt es hier, die Geschwindigkeit, mit der das jeweilige Hilfsangebot gestellt wird, zu drosseln, und niemals den Eindruck zu erwecken, als wären diese ausbrechenden Emotionen inadäquat oder etwas, was keinen Platz in der Therapie hat. Vorsicht ist nicht nur die Mutter der Porzellankiste, sondern gehört auch im professionellen Umgang mit sich selbst und anderen immer dazu – daher sollte sich der Physiotherapeut einem Gefühlsausbruch – sei es bei einem Patienten, einem Angehörigen oder bei sich selbst – immer langsam nähern. Dabei gilt: beobachten – reflektieren – in Kontakt treten – reflektieren – intervenieren – und wieder: reflektieren. Diese „Verzögerungstaktik" wirkt günstig auf die Atmosphäre, sie strahlt Ruhe und Sicherheit aus und schützt damit alle Beteiligten: Sie schafft eine hilfreiche Distanz und erlaubt dem Therapeuten, planvoll und nachvollziehbar, also professionell zu handeln.

28.4 Erste Hilfe oder Rettungsboot? Die Sache mit der Sicherheit

Neben der Planbarkeit und Nachvollziehbarkeit gehört immer auch der Aspekt der Sicherheit zum professionellen Umgang mit starken Gefühlen. An erster Stelle steht immer der **Schutz aller Beteiligten.** Hierbei geht **Eigenschutz vor Fremdschutz.** Das heißt, sollte ein Patient – was aufgrund des häufig schlechten Allgemeinzustands eher unwahrscheinlich, aber eben auch nie ganz auszuschließen ist – während eines Gefühlsausbruchs handgreiflich werden oder ein Angehöriger beispielsweise drohend auftreten, ist es für den behandelnden Therapeuten immer angesagt, sich selbst zunächst in Sicherheit zu bringen, um dann umgehend Hilfe durch Kollegen hinzuzuziehen. Ein hilfloser Helfer dient niemandem, und ein blaues Auge ist kaum förderlich für den weiteren Therapieverlauf. An zweiter Stelle steht die **Sicherheit des Patienten und dessen Angehörigen.** Sollte es zu selbstschädigendem Verhalten kommen, etwa dem Schlagen auf den eigenen Kopf o. Ä., ist ebenfalls eine Intervention angesagt. Häufig reicht ein klares, beruhigendes Ansprechen, um dem Patienten den Ausstieg aus dem selbstschädigenden Verhalten zu ermöglichen.

⚠ BEACHTE

Auf zu lehrerhafte Ermahnungen sollte bei der Intervention verzichtet werden, um nicht den Eindruck der Verharmlosung oder Abwertung beim Patienten zu erwecken. Dies ist äußerst wichtig: Warum sollte sich ein Patient auf einen Therapeuten einlassen, von dem er sich nicht verstanden fühlt und der seinen emotionalen Zustand nicht ernst nimmt?

Starke Emotionen dominieren akut die Gedankenwelt der Betroffenen. Sie erleben sich blockiert, sind „außer sich". Die Emotionen binden derart viel Energie, dass andere kognitive Leistungen, etwa die Erfassung sozialer Situationen, nicht im vollen Ausmaß geleistet werden können. Konfusion und Orientierungslosigkeit können die Folge sein, was der Emotion noch mehr Raum gibt. Demnach sollte es auch ein Ziel des Ansprechens oder der Kontaktaufnahme zu einem Patienten sein, ihm wieder **Orientierung anzubieten.** Allein durch die namentliche Anrede: *„Frau XY"* oder eine beschreibende Aussage wie *„Sie schlagen sich ja ganz fest selbst auf den Kopf"* wird ein Stück Wirklichkeit außerhalb des Gefühlsausbruchs angeboten. Frau XY wird sanft daran erinnert, dass sie Frau XY ist und nicht nur aus Schmerz besteht. Hingegen wird sich der Patient, der sich selbst auf den Kopf schlägt, vielleicht erst durch eine Außenperspektive seiner Handlung bewusst. Ist der Patient dazu in der Lage, kann gemeinsam reflektiert werden, im Sinne von: „Ich sehe, Sie haben gerade mit Ihren Händen auf Ihren Kopf eingeschlagen. Möchten Sie mir erzählen, was los ist?" Wichtig ist dabei, nur das zu verbalisieren, was man gesehen hat. Ein *„Ich sehe, Sie sind sehr wütend"* ist bereits eine Interpretation, die naheliegend ist, aber falsch sein kann.

Unabhängig davon, ob der Patient auf dieses Angebot eingeht oder nicht, sollte der Therapeut reflektieren, ob eine Intervention angebracht ist oder nicht. Er muss sich zudem entscheiden, ob er a) auf eine **physiotherapeutische Intervention** setzt, die direkt auf die körperlichen Symptome des Gefühlsausbruchs abzielt (etwa eine Massage und Bewegungsübungen im Bereich der Halswirbelsäule, die bei und nach starken Emotionen übermäßig angespannt sind), oder b) bewusst einen **körperlichen Kontrapunkt** setzt, etwa durch Training von Körperteilen, die weit von der Körperregion entfernt sind, in der sich zuvor die Emotion manifestiert hatte (z. B. Übungen mit den Beinen bei dem Patienten, der sich zuvor selbst auf den Kopf geschlagen hat). Dies würde im wahrsten Sine des Wortes „Distanz" schaffen.

In manchen Fällen kann es auch sinnvoll sein, die Therapie wie geplant durchzuführen, weil sich der Patient beispielsweise wieder beruhigt hat und/oder andeutet, dass er nicht wünscht, näher über seinen Zustand zu sprechen.

Ferner kann es Situationen geben, in denen eine weitere Therapie zum momentanen Zeitpunkt nicht mehr sinnvoll erscheint, weil der Patient beispielsweise Ruhe braucht. Dann ist es wichtig, dies auch so zu erklären, damit der Abbruch der Therapiesitzung nicht als „Strafe" für die gezeigten Emotionen empfunden wird.

Ausschlaggebend für die Wahl der Intervention ist der Therapeut. Entscheidet er sich für die Art von Intervention, bei der er sich selbst am sichersten fühlt, dann wird sich dieses Gefühl idealerweise auch auf den Patienten übertragen. Dieselben Spiegelneurone, die im Gehirn dafür gesorgt haben, dass der Gefühlsausbruch des Patienten auch beim Therapeuten eine emotionale und körperliche Reaktion auslöst, werden nun dafür sorgen, dass die Sicherheit, die der Therapeut ausstrahlt, auch beim Patienten ankommt.

Sollte es im weiteren Therapieverlauf erneut zu Gefühlsausbrüchen kommen, beginnt der Regelkreislauf (➤ Abb. 28.1) erneut: beobachten – reflektieren – Kontakt aufnehmen – reflektieren – intervenieren

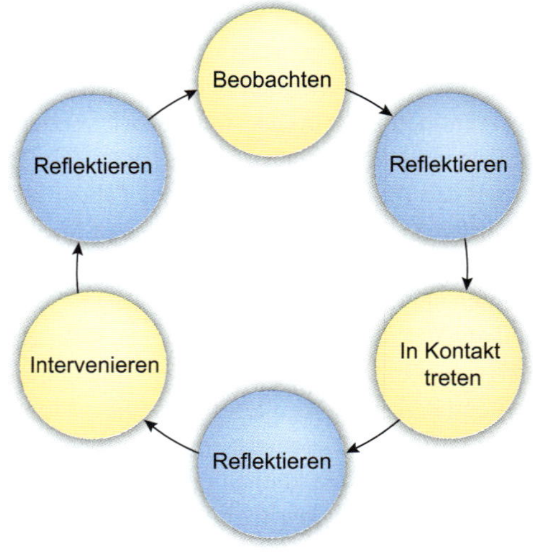

Abb. 28.1 Regelkreislauf zum Umgang mit Krisen und/oder Gefühlsausbrüchen [M549/L157]

usw. Je sicherer und routinierter der Therapeut dabei vorgeht, desto mehr wird dem Patienten signalisiert, dass er in guten Händen ist und seine Emotionen in der Therapie wertgeschätzt werden. Es muss sicher nicht extra erwähnt werden, dass sich dies positiv auf die therapeutische Beziehung und somit auf den Erfolg der Therapie auswirkt.

28.5 Wichtiges zum Schluss

„Speed kills", oder anders formuliert: Wer zu schnell unterwegs ist, der verliert leicht die Kontrolle – über ein Fahrzeug ebenso wie über das eigene Handeln. Entzieht sich aber das Handeln des Therapeuten seiner Kontrolle, dann ist Schluss mit der Professionalität. Das ist natürlich weder ein Beinbruch noch tragisch – ja, es kann mitunter sogar für die eigene Motivation oder den therapeutischen Prozess förderlich sein, die professionelle Rolle kurzfristig zu verlassen. Allerdings sollte nie außer Acht gelassen werden, dass die Wahrung der Professionalität dem Schutz des Therapeuten und dem des Patienten gleichermaßen dient. Die professionelle Rolle sorgt für ein gesundes Distanz-Nähe-Verhältnis und schützt vor Überforderung. Sie definiert, was in der Verantwortung des Therapeuten liegt und was in den Verantwortungsbereich des Patienten gehört. Somit kann sie auch den Therapeuten daran erinnern, dass die starken Gefühle, die er gerade beim Patienten erlebt, nicht die Seinen sind. Sie erinnert ihn ferner daran, dass es sein Auftrag ist, als Physiotherapeut diesen Menschen zu begleiten – ungeachtet der momentanen Verfassung des Patienten.

Beim Timing, also dem „Wer-tut-was-und-wann?", ist darauf zu achten, wie und ob sich das gezeigte Verhalten des Patienten verändert. Manche Gefühlsausbrüche klingen mehr oder weniger schnell ab, andere eskalieren ohne Intervention.

Zeitpunkt und Intensität des Gefühlsausbruchs werden also durch den Patienten vorgegeben. Wann und ob überhaupt interveniert wird, entscheidet der Therapeut, und zwar je nach Art des Gefühlsausbruchs, seiner momentanen Belastbarkeit und der eigenen Erfahrung im Umgang mit Krisen. Meist lässt sich erst im Nachhinein feststellen, ob das Timing passend war oder hätte optimiert werden können. Die Vorstellung, dass man im akuten Fall das richtige Tempo finden wird, ist eine gute Art der Selbstsuggestion, die wiederum zu einem sichereren Handeln in solch herausfordernden Situationen führt. In eine ähnliche Richtung weist auch der Gedanke, dass **der Patient durch sein Verhalten vorgibt, wann etwas zu geschehen hat.** Dies scheint berechtigt, ist es doch sein persönlicher Sterbeprozess.

Abschließend ein Bibelzitat, in dem genau dieses Gefühl der Gelassenheit zu entdecken ist:

„Alles hat seine Stunde. Für jedes Geschehen […] gibt es eine bestimmte Zeit:

eine Zeit zum Gebären und eine Zeit zum Sterben […],

eine Zeit zum Weinen und eine Zeit zum Lachen,

eine Zeit für die Klage und eine Zeit für den Tanz,

eine Zeit zum Steinewerfen und eine Zeit zum Steinesammeln,

eine Zeit zum Umarmen und eine Zeit, die Umarmung zu lösen …"

KOH 3: 1–5

⚠ BEACHTE

Und sind die Emotionen, die aufbrechen, auch noch so stark; sie verlieren ihren Schrecken, wenn man sie nicht bekämpft, sondern sich mit ihnen beschäftigt.

28.6 Reflexionsfragen

- Was verleiht Ihnen im Umgang mit Ihren Patienten und deren Angehörigen Sicherheit?
- Was ist gesund an einem Gefühlsausbruch?
- Mit welchem heftigen Gefühl wurde Sie in Ihrer bisherigen beruflichen Tätigkeit am häufigsten konfrontiert?
- Bei welchen Gefühlen verspüren Sie eher Hilflosigkeit und Unsicherheit?
- Welche Gefühle erachten Sie als wünschenswert und warum?
- Überlegen Sie, welche physischen Symptome bei starken Gefühlen häufig auftreten können.

Welche physiotherapeutischen Maßnahmen fallen Ihnen dazu ein?

- Wie gehen Sie selbst mit sich um, wenn Sie von starken Emotionen oder Gefühlsausbrüchen betroffen sind? Wie gelangen Sie selbst von einer starken Emotion wie Wut oder Verzweiflung zu einer ruhigeren Gefühlslage? Was können Sie selbst tun? Was wünschen Sie sich von anderen in einer emotional aufwühlenden Situation?
- Was löst es in Ihnen aus, einen Patienten weinen zu sehen? Was löst es in Ihnen aus, einen eigenen Freund oder Familienangehörigen weinen zu sehen?
- Was bedeutet für Sie Akzeptanz, Empathie und Authentizität für Ihr berufliches Handeln? Wo sind diesbezüglich Ihre Grenzen?
- Woran erkennen Ihre Patienten, dass Sie als Physiotherapeut eine empathische, akzeptierende und authentische Grundhaltung mitbringen? Wie äußert sich Empathie im zwischenmenschlichen Kontakt? Gibt es Möglichkeiten, Empathie, Authentizität und Akzeptanz zu trainieren?

LITERATUR

Bärsch T, Rohde M. Deeskalation in der Pflege. Gewaltprävention – Deeskalierende Kommunikation – Schutztechniken. Norderstedt 2010.

Rogers C. Entwicklung der Persönlichkeit. Psychotherapie aus der Sicht eines Therapeuten. Stuttgart: Klett 2002.

KAPITEL

29 Was ist denn Trauern überhaupt?

Monika Müller

Jedes Jahr sterben in Deutschland rund eine Million Menschen (954 874: Statistisches Bundesamt 2018) – Tendenz steigend. Wenn man davon ausgeht, dass mit jedem sterbenden und verstorbenen Menschen durchschnittlich drei ihm nahestehende Personen von Trauer betroffen sind, dann erleben derzeit jedes Jahr rund drei Millionen Menschen in Deutschland akute Trauer. Und da Trauerprozesse nicht etwa nach einem Jahr abgeschlossen sind, sondern teilweise sehr viel länger andauern und zum Teil mit ernsten Beschwerden verbunden sein können, sind etwa 6–10 % der Bevölkerung mutmaßlich durchgängig den Einflüssen und Wirkungen von Trauer ausgesetzt.

29.1 Grundlage für ein Trauerverständnis

Trauer

- ist weder ein einzelnes Gefühl noch ein Konglomerat von Gefühlen, sondern eine angemessene, den ganzen Menschen erfassende und sein gesamtes Leben durchtönende Reaktion auf einen erlittenen Verlust;
- ist eine angeborene Fähigkeit;
- wird fast immer als schmerzhaft bis qualvoll empfunden;
- verläuft als äußerer und innerer Realisierungsprozess;
- wird ausgelöst durch den Verlust einer Person oder Sache, zu der eine sinnerfüllte Beziehung bestand;
- zeigt sich als eine dynamische Befindlichkeit, die nicht endet, jedoch ihren Charakter mit der Zeit verändert;
- ist unberechenbar;
- hebt das Thema Endlichkeit aus der Sphäre des Denkwissens in die Erfahrung hinein;
- ist keine Krankheit, sondern Leiden im Gesunden.

Eine Übersicht über Mythen und Fakten zur Trauer gibt die nachfolgende Tabelle (➤ Tab. 29.1).

29.1.1 Macht Trauer krank?

Natürlich kann Trauer, wenn sie nicht beachtet und wahrgenommen wird, krank machen. Fakt ist, dass zahlreiche Diagnostiken von Patientinnen und Patienten, die an einer Depression, Colitis, Asthma, Angina pectoris, an Alkohol- und Medikamentenmissbrauch, an suizidalen Krisen leiden, auf eine frühere, nicht mitgeteilte, nicht entäußerte Trauer und somit auf einen nicht in Gang gekommenen Trauerprozess zurückführen ist. Epidemiologische Studien (Gelitz 2016) zeigen, dass die erfolgreiche Be-arbeitung (nicht: Ver-arbeitung) von Trauer ein erhöhtes Krankheitsrisiko für Depressionen verhindert. Gerade die oftmals vorhandene Angstsymptomatik konnte deutlich gelindert werden. Die Begriffe „Verarbeitung“ und „Bewältigung“ von Trauer sind landläufig beliebt und müssen in Zukunft deutlicher hinterfragt bzw. beschrieben werden. Verständnis, Erlaubnis, Beratung und Begleitung können Verharren, Intensivierung und Somatisierung von Elementen normaler Trauerreaktionen verhindern. Besonders das Zulassen von Wut, Aggression, Schuld, Zweifel und Angst im eigenen Aussprechen und die bewertungsfreie Annahme dieser Reaktionen durch begleitende oder behandelnde Personen können den Ablauf des Trauerprozesses verkürzen und Blockaden zugunsten der Weiterentwicklung lösen. Leere und das Empfinden von Leere ist ein direktes Begleitphänomen der Trauer. Sowohl die Welt der Trauernden ist arm und leer geworden als auch das Ich der Trau-

Tab. 29.1 Mythen und Fakten zur Trauer: Eine Gegenüberstellung

Mythen zur Trauer	Fakten zur Trauer
Trauern dauert ca. ein Jahr.	Akute Trauer dauert manchmal sechs Jahre und mehr.
Trauer kann verarbeitet werden.	Trauer hört nie auf, verändert aber ihr Gesicht.
Trauer verläuft in linearen Phasen.	Trauer verläuft spiralförmig.
Jeder Trauernde braucht Begleitung.	60 % aller Trauernden kommen ohne professionelle Begleitung zurecht. Es gibt aber Faktoren, die zu einer (Hoch)Risiko-Persönlichkeit führen und besonderer Fürsorge bedürfen.
Lange Trauer ist chronische Trauer, späte Trauer ist retardierte Trauer, tiefe Trauer ist pathologische Trauer.	Trauer benötigt nicht zwingend pathogenetische Zuschreibungen.
Trauer ist immer eine Krankheit.	Trauer ist zunächst eine angemessene und gesunde Reaktion auf einen Verlust.
Ziel der Begleitung ist Beendigung von Trauer, Schonung und Vermeiden von Stress.	Begleitung erlaubt Trauer in allen Formen und will Trauer eher auslösen statt auflösen.
Trauer muss gelindert werden.	Trauer soll möglichst nicht verhindert, nicht verneint, nicht vermieden werden.
Trauerbegleitung ist Dienstleistung.	Trauerbegleitung heißt dienen.
Der Zweck der Trauer ist die Wiederherstellung des autonomen Individuums, das den Verstorbenen hinter sich lässt und neue Bindungen eingeht. Es gilt, die Trauer durchzuarbeiten und sich von den Gefühlen zu lösen (Freud).	Der Zweck der Trauer ist der Aufbau einer dauerhaften Biographie, die die Lebenden befähigt, den Toten als Toten in ihr weiteres Leben zu integrieren (Dennis Klass 1996).
Der Tod beendet die Beziehung.	Der Tod beendet ein Leben, aber nicht die Beziehung.

ernden selbst. Damit die durch den Abschied und Tod provozierte erlittene und erlebte Leere wieder mit Leben und Lebendigkeit gefüllt werden kann, bedarf es in der Regel keiner langwierigen, professionellen Therapien, wohl aber gut befähigter und vor allem in der Praxis begleitender kompetenter Personen.

29.1.2 Der Weg führt durch die Trauer

Es ist nicht ungewöhnlich, dass bei vielen Menschen in der Unaushaltbarkeit des schmerzlichen Trauererlebens und Trauerweges nur der eine Wunsch aufkommt: der Trauer auszuweichen, sie „wegzumachen" (wegmachen zu lassen). Dieses, das Leben erschwerende und beschwerende Trauern, das Trauernden oft wie ein Nicht-Leben vorkommt, glaubt kein Mensch aushalten zu können. Es scheint Leib und Seele zu zerstören. Manchen ist die Öffnung zum Schmerz der Trauer so unerträglich, dass sie sich mit den Fragen nach dem Sinn der Trauer nicht abgeben möchten. Sie äußern vielmehr den Wunsch, möglichst bald befreit zu sein, indem die Trauer aufgelöst, aus dem Weg geräumt, nicht mehr spürbar sein möge. Es gibt viele Angebote, die dieses Verdrängen begünstigen. Die Flucht in eine baldmöglichste neue Partnerschaft oder in einen Ersatz ist nur einer der rein menschlich verständlichen Wünsche, dem Abgrund des Verlustdurchlebens zu entgehen. Andere fordern medikamentöse Hilfe, um aus dem Kreislauf des Schmerzes und der Trostlosigkeit herauszukommen. Man muss respektieren, dass es zweifellos Menschen gibt, die auf diesem Weg des Wegschauens und Wegdrängens ihre Art zum Weiterleben finden. Die meisten Menschen allerdings täuschen sich, wenn sie die Trauer auflösen wollen, um darin den Verlust und seine Wirkung auf das eigene Lebensgefüge zu überspielen.

Viele Trauernde haben schmerzlich erlernen müssen, dass es weder ein anzuwendendes, wirksames Rezept aus Büchern noch aus Vorträgen oder Lebensschicksalen anderer gibt. Auch Ratschläge und Tipps von Begleitern oder anderen Betroffenen sind letztlich keine Hilfe. Die Trauer ist bei aller Vergleichbarkeit im Prozess der Auseinandersetzung doch ein sehr eigenes, für den Einzelnen einmaliges Ereignis. Ein Zurück ins Leben führender Trauerweg ist in der Regel nicht das Vernichten oder Außerachtlassen eines unangenehmen Gefühls, um dann möglichst schnell wieder einen geregelten Alltag weiterführen zu können und so zu tun, als sei durch den Verlust letztlich nichts Einschneidendes passiert. Es gibt kein Vorbeikommen an der Trauer, sondern nur ein Hindurchkommen. Es ist nachvollziehbar, dass, wenn der Trauer nicht ausgewichen werden kann, Menschen nach einem Verlust möglichst einen verlässlichen Verlaufsweg verstehen und begehen lernen wollen. Dazu bieten sich sogenannte „Phasenmodelle" zur Bewältigung der Trauer an.

Aber die so eigenwillige Trauer lässt sich nicht einer anscheinend im Griff zu haltenden Phasenordnung oder Aufgabenlehre unterordnen. Sie ist eine individuelle und gemeinschaftliche, eine körperliche, geistliche, soziale, vor allem eine dynamische, prozesshafte Aufgabe, die den ganzen Menschen durchtönt und durchprägt.

⚠ **BEACHTE**

Es geht nicht darum, die Trauer aufzulösen, sondern eher darum, sie aus-zu-lösen.

Trauer auszulösen möchte ermutigen, der Trauer einen Lebensraum zu schaffen.

Das bedeutet aber nicht, Trauer mit aller Kraft und Nachdruck herauszulocken und zum Ausdruck bringen zu wollen. Vielmehr ist besondere Achtsamkeit gerade bei Berührung gefragt und großer Respekt vor dem, was Menschen mitteilen oder nicht mitteilen. Bestenfalls gelingt es, die Dynamik des Trauerprozesses stärkend zu unterstützen. Es geht nicht in erster Linie darum, Trauer zu lindern, sondern es geht darum, Trauer nicht zu verhindern, nicht zu verneinen, nicht zu vermeiden. Denn Trauernde sind weder klein, hilflos, defekt oder zerbrochen, sondern „nur" trauernd.

29.2 Berührung ist auch Anrührung

Berührung geht auch *unter* die Haut. In der Embryonalentwicklung des Menschen entsteht die Haut aus demselben Keimblatt, dem Ektoderm, wie das Nervensystem. Wenn wir also die Haut berühren, wirkt dies auch auf das Nervensystem.

Mediziner, Pflegende und Physiotherapeuten haben sehr viel Körperberührung zu anderen Menschen. Viele ihrer Bemühungen um des Heilwerdens willen gehen *über* die Haut und *unter* die Haut. Das Heilsame an der Berührung ist für Mediziner, Physiotherapeuten und Psychologen offenkundig: So führen etwa sanfte Berührungen wie Streicheln dazu, dass sich der Herzschlag beruhigt, dass der Blutdruck sinkt, der Pegel an Stresshormonen fällt und infolgedessen das Immunsystem besser funktioniert. Menschen, für die körperliche Berührungen selbstverständlich sind, gehen aus Stresssituationen weniger angespannt heraus, sie empfinden bei Verletzungen weniger Schmerzen; haben sie Wunden, heilen diese besser. Selbst Frühgeborene profitieren von steter Berührung: Sie legen schneller an Gewicht zu, wenn sie regelmäßig massiert werden.

Auch Physiotherapeuten erleben immer wieder, dass Menschen tiefes Wohlgefühl verspüren, wenn sie an Bauch, Schulter oder Rücken mit der Hand berührt werden – einfach, weil es für sie angenehme Stellen sind.

Der Praxisalltag kennt aber auch die Grenzen des Wohlgefühls bei Berührungen und damit verbunden ungewollte Grenzüberschreitungen in Behandlungen.

Warum ist es für manche Menschen einfach, zu berühren oder sich berühren zu lassen, während sich andere dabei zurückziehen oder erstarren?

Jeder hat seine eigene „Berührungsgeschichte".

Marcel Prousts Erlebnis beim Essen einer Madeleine und die damit auftauchenden Erinnerungen an seine Kindheit kann uns ein gutes Beispiel für diese körperlich gespürte Aktualisierung früherer Ereignisse (oder Erfahrungen) geben. Proust beschreibt, wie mit dem Essen einer Madeleine plötzlich etwas Ungewöhnliches passiert. Mit dem Geschmack wird er „zurückgeworfen" in die längst vergangenen Tage seiner Kindheit. Die Empfindung kommt als Einheit von Nahrungsaufnahme und mitschwingendem Erfahrungskolorit und umfasst alles, was er in den damaligen Tagen gesehen, erlebt und gespürt hat. In diesem zunächst vagen Gefühl sind Situationen und Ereignisse seiner Kindheit enthalten.

Oft setzen Berührungen auch unwohle Gefühle frei. Da kann es geschehen, dass lange unterdrückte Empfindungen plötzlich reaktiviert sind. Meist unerwartet werden durch eine Berührung des Behandelnden Tiefenschichten - wie z. B. Verlusterfahrungen und Trauer - in der Doppeldeutigkeit des Wortes berührt: körperlich berührt, seelisch angerührt. Das kann dann sein, wie wenn ein Geist aus der Flasche entweicht. Physiologisch ist das leicht zu erklären: Muskeln und Faszien haben sich unter der Anspannung eines emotional überfordernden Ereignisses verhärtet. Diese Erfahrung machen etwa Masseure oder Physiotherapeuten, sie erleben in ihren Praxen immer wieder das Zusammenspiel von physischer und psychischer Berührung. Manchmal tritt eine auch für den Behandler fühlbare Traurigkeit in den Patienten; manchmal bricht unerwartet ein Weinen los, weil diese Berührungen etwas tief in ihnen angreifen. Neben dem Ausdruck einer aktuellen Emotion durch die automatische Aktivierung von Muskelgruppen gibt es auch die umgekehrte Bewegung: Die Aktivierung relevanter Muskelgruppen kann dazu führen, dass entsprechende Gefühle als körperlich-mentale Reaktion ausgelöst werden können.

Menschenberührung ist intensive Menschenbegegnung – in Freude wie im Leid.

PATIENTENBEISPIEL

Eine ältere Frau kommt zum dritten Mal zu einem Massagetermin. Die Physiotherapeutin erlebte sie bisher als kommunikative, offene, freundliche Patientin, der die gezielten Handgriffe gutzutun schienen. Dieses Mal aber bricht sie nach zehn Minuten in Weinen aus, das erst nach Abbruch der Massage in Schluchzen abebbt. Verschämt verabschiedet sich die Patientin. Der nächste und übernächste Termin wird von ihr telefonisch abgesagt. Als sie dann nach vier Wochen wiederkommt, ist die Physiotherapeutin besonders vorsichtig und spart bei der Berührung die Stelle aus, die zu dem Ausbruch geführt hatte. Beim Abschlussgespräch nach weiteren Wochen erzählt die Patientin, dass sie an dem besagten Tag nach 38 Jahren erstmals wieder in Kontakt mit ihrem totgeborenen Baby gekommen sei.

29.3 Wer trauert, und um was wird getrauert?

29.3.1 Die Trauer des unheilbar erkrankten Menschen

Die Mitteilung einer infausten Prognose – unabhängig davon, ob sie einfühlsam und mitfühlend, schlicht und unbeteiligt oder sachlich und neutral erfolgt – bedeutet immer eine Lebenszäsur für alle Beteiligten. Ab dem Zeitpunkt, ab dem der Mensch zum ersten Mal tief in seinem Innern begriffen hat, dass sein Leben und seine Lebendigkeit akut bedroht sind und die kurativen Behandlungsmöglichkeiten ihre Grenzen erreicht haben, beginnt ein heftiger und schmerzlicher Trauerprozess. Unabhängig davon, ob der Mensch ihn mitteilen kann und will oder nicht, unabhängig davon, ob er zwischenzeitlich wieder berechtigte oder auch unberechtigte Hoffnung auf Wiederherstellung oder Heilung fasst. Diese Trauer umfasst alles krankheitsbedingte Verlusterleben seiner Gegenwart und seiner Zukunft. Die Trauer um seine Gegenwart lässt ihn begreifen, dass seine Kraft von Tag zu Tag weniger wird, dass seine Fähigkeiten und Fertigkeiten, auf die er stolz war, schwinden, dass keine körperliche Unversehrtheit mehr gilt, dass seine Autonomie kein selbstverständlicher Zustand mehr ist, dass sich seine Rolle im Beruf und in der Familie stark verändert, ja dass er nun im gesamten Lebensgefüge eine andere Rolle innehat, da er nun zu den Schwerkranken und Sterbenden gehört, zu denen, die gesamtgesellschaftlich keine Rolle mehr zu spielen scheinen.

Das Wissen oder zumindest die Ahnung um Diagnose und Prognose lassen den Betroffenen außerdem trauernd in die Zukunft blicken. Ziele, die er gerne noch erreicht hätte, rücken in den Bereich von Traum und Utopie. Alle Pläne und Hoffnungen, die er hegte, können nur noch unter dem Bann der Unwahrscheinlichkeit angedacht werden, alle Perspektiven liegen unter der Wolke des „Nie mehr" oder „Nie wieder". Alles, was mit „demnächst", „später" oder „irgendwann einmal" zu tun hat, wird ihn mit bitterer Wehmut erfüllen.

PATIENTENBEISPIEL

Frau G.: „Jetzt liege ich schon fast acht Wochen hier. Manchmal halte ich das kaum aus. Jeder, der kommt, macht irgendetwas mit mir. Ich werde immer mehr zum Objekt, zu irgendjemanden, den man eben behandelt, zumindest solange es noch lohnt. Heute Morgen war ein neuer Physiotherapeut da. Ich glaube, er war sehr erschrocken, als er mich sah, aber er hat nichts gesagt. Hat sich schnell meinen Beinen zugewendet. Er sagte, meine Beine seien sehr hart, er würde eine sanfte Lymphdrainage machen, um mir Linderung zu verschaffen. Die Behandlung tat einerseits gut, dennoch fühlte ich mich einfach entsetzlich. Meine Beine, die wie dicke Baumstämme aussehen, sind danach zwar immer etwas lockerer. Aber um das zu erreichen, werden alle meine sonst intimen Körperstellen irgendwie öffentlich gemacht – zumindest empfinde ich das so. Dann dieser aufgetriebene Bauch, die Unfähigkeit mich zu bewegen, diese ekelhaften Hautmetastasen. Ich schäme mich so, wie ich aussehe. Früher, ja früher, da war ich eine Hübsche… Aber vielleicht interessiert es ja auch keinen. Eine Frau bin ich sowieso nicht mehr. Am liebsten würde ich mich unsichtbar machen. Und gleichzeitig würde ich am liebsten schreien: Schau mich an! Ich bin noch da! Doch dazu fehlt mir die Kraft. Die Schreie gehen nur nach innen. Ich weiß nicht, wie das weitergehen wird. Manchmal fühle ich mich, als wäre ich schon tot. Irgendwie gelingt es mir überhaupt nicht, weiter als bis heute zu denken. Als gäbe es da eine Wand, die mich aufhält." (Müller et al. 2014).

Reflexionsfragen zu diesem Beispiel

- Sind Sie geneigt, diese Patientin zu trösten?
- Kennen Sie den Unterschied zwischen trösten und vertrösten?
- Was bedeutet Trost für Sie?
- Wie können Sie der Patientin beistehen? Verbal und nonverbal?
- Was tun Sie für sich, um das Leid anderer auszuhalten?

Für einen Sterbenden eröffnet sich zu diesen beiden schon unermesslich großen Trauerfeldern schlussendlich noch ein weiteres, letztes Feld, von dem man in noch gesunden Tagen und im vollen Leben stehend fast keine Vorstellung hat: dem der Trauer um sein eigenes Leben. Je näher das Sterben rückt, desto mehr betrübt den Sterbenden die Vorstellung, dass mit seinem Hinscheiden auch sein gelebtes Leben zerronnen sein wird, dass das, was er gefühlt, erdacht, erlebt, erlitten hat, nicht mehr da sein wird, dass all das, was sein Wesen ausgemacht hatte und vielleicht mit so vielerlei Anstrengung erworben und sich zu eigen gemacht wurde, nun körperlos und damit gegenstandslos werden wird. Vielleicht ist dies das schmerzlichste aller Verlusterlebnisse, weil es so unbegreiflich ist: die Vorstellung zu ertragen, dass man sich selber ganz abgeben muss und mit nichts, was einen ausgemacht hat, in dieser Welt präsent sein wird. Der Abschied vom eigenen Leben ist sicherlich eine der größten Leistungen eines sterbenden Menschen. Auch die Hoffnung oder Gewissheit, in dem Gedächtnis seiner Liebsten noch eine Weile gegenwärtig zu bleiben und zu überleben, mag manchmal nur ein gelinder Trost in diesem Trauerprozess sein.

⚠ BEACHTE

Trauer überfällt jeden, der von „bad news" betroffen ist.

29.3.2 Die Angehörigen vor oder nach dem Versterben oder: die Ungleichzeitigkeit des Trauererlebens

Während der Sterbende unter Aufbietung aller Kräfte und Ressourcen seinen Trauerweg durchschreitet, gehen auch seine Angehörigen auf ähnlichem Wege. Auch sie bemerken und betrauern das Wenigerwerden seiner Lebensäußerungen, auch sie haben Angst vor einer Zukunft ohne den Sterbenden, auch sie teilen sein Erschrecken vor dem Gedanken des Ausgelöschtwerdens. Nun wäre es aber eine Illusion zu denken, dass Patient und Angehörige, da sie einander so nahestehen und sich auf gleichem Weg befinden, sich gegenseitig in ihrer Trauer verstehen und stützen könnten. Das mag vorkommen, ist aber nicht die zu erwartende Regel. Es ist häufig zu beobachten, dass sich die Sterbenden und die Angehörigen in ihrer eigenen Trauer voneinander im Stich und alleingelassen fühlen. Manchmal werfen sie sich verhohlen oder offen vor, gar nicht oder falsch zu trauern. Das kann zu einer Verstärkung des Trauererlebens bis zu einer Entfremdung führen. Wichtige Entlastung kann hier durch die Begleiter und Helfer kommen: Ihre Aufgabe kann es sein, die verschiedenen und nicht gleichzeitigen Trauerabläufe zu erklären, wenn sie ihnen mitgeteilt werden. Gleich einem Dolmetscher können sie die verschiedenen Trauermodi und -tempi in die

Trauervorstellungen und -äußerungen der anderen „Partei“ übersetzen. Sie können deutlich machen, dass der andere zwar auch heftig trauert und sich auch auf dem gleichen Trauerweg befindet, aufgrund einer anderen Schnelligkeit und einer anderen Ausrüstung aber erst hinter der letzten Wegbiegung oder eventuell auch schon weit voraus außer Sichtweite steht. Sie sind zwar auf demselben Trauerweg, aber auf verschiedenen Wanderabschnitten unterwegs. Allen gemeinsam ist der Verlust dessen, was innerlich und äußerlich leben ließ.

29.4 Vom Irrglauben der „Erledigung“ von Trauer durch die sogenannte antizipatorische Trauerarbeit

Angehörigen und Freunde können sich während eines längeren Krankheitsverlaufs in gewisser Weise auf den Tod des geliebten Menschen und die Zeit danach vorbereiten. Sie werden sich schmerzlich ausmalen, wie es sein wird, wenn er nicht mehr unter ihnen weilt und nicht mehr erreichbar sein wird. An jedem neuen Morgen oder bei jedem Besuch an seinem Bett aber werden sie dankbar registrieren, dass er noch da ist, wenn oft auch stark verändert, schwer erreichbar oder verbal schon nicht mehr ansprechbar, aber noch da. Alle Vorstellungen vom Leben ohne ihn sind ein trauriger, aber nur schwacher Abglanz von der trostlosen Leere, welche die Angehörigen und engen Freunde umschließt, wenn der Patient verstorben sein wird, weil es eben nur Vorstellungen sind, der Kranke aber noch schaut, wahrnimmt, atmet, spürbar und vernehmbar vorhanden ist. So gesehen gibt es antizipatorisches, also vorweggenommenes Trauererleben nicht wirklich. Nach Eintritt des tatsächlichen Todes wird die Angehörigen oftmals trotz aller inneren Vorbereitung auf dieses Ereignis die Trauer mit bisher nicht gekannter und vielleicht auch so nicht erwarteter Kraft und Tiefe überfallen. Wer meint, man könne in langer Vorbereitungszeit auf den Tod eines geliebten Menschen die spätere Trauer vorher abarbeiten und nahezu a priori erledigen, unterschätzt die Trauer in ihrem Wesen und ihrer Wirksamkeit: als Instrumentarium, die schreckliche Wirklichkeit in ihrer Gesamtheit zu begreifen und sie sich in einem langen und mühevollen Prozess als Wahrheit des Verlustes zu eigen zu machen und sich ihr mit seinem ganzen Leben anzupassen. Die harte Wirklichkeit des Verlustes: die leere Bettseite, das unnötige zweite Frühstücksgedeck, die verlassene Zahnbürste auf dem Badezimmerboard, die ausgetretenen Hausschuhe unter der Garderobe, die vergessene Pfeife im Aschenbecher, die unbewohnten Anzüge im Schrank, der einsame Korbsessel auf der Terrasse, all das stellt die vorbereitenden Gefühle des imaginierten Verlustes in Abrede. Die Vorstellung, wie sich die Lücke im Leben anfühlen wird, ist um ein Vieles erträglicher als das tagtäglich immer wieder aufs Neue wunde Spüren dieser Lücke und ist nicht im Voraus durch noch so intensiv vorgestelltes Erleben ableistbar.

Das Fortsetzen der Bindung

Manchmal wird einem trauernden Menschen leichtfertig geraten, doch nun endlich loszulassen.

Das Ziel eines Trauerprozesses wird schon lange nicht mehr in der Überwindung der Trauer und der abgetrennten Bindung zu dem Verstorbenen gesehen. Ein Vertreter dieser anderen Sichtweise ist Dennis Klass, dessen Konzept der „fortgesetzten Bindungen“ (continuing bonds) es als normal und gesund betrachtet, wenn Menschen ihr Leben lang eine mehr oder weniger intensive innere Beziehung zu Verstorbenen aufrechterhalten.

„Wir können Trauer nicht als einen psychischen Zustand ansehen, der endet und von dem man sich erholt. Die Intensität der Gefühle mag nachlassen und der Trauernde mag sich mehr der Zukunft als der Vergangenheit zuwenden, gleichwohl scheint ein Konzept des Abschließens, das nach einer Festlegung dahingehend verlangt, wann der Trauerprozess endet, nicht vereinbar mit dem Modell, das durch unsere Ergebnisse nahegelegt wird. Wir schlagen weiterhin vor, dass statt das Loslassen zu betonen, die Betonung auf dem wiederholten Aushandeln der Bedeutung des Verlusts über die Zeit hinweg liegen sollte. Während der Tod endgültig und unwandelbar ist, ist es der Prozess nicht“ (Klass 1996).

PATIENTENBEISPIEL

Von einem Mann, der wegen eines Rückenleidens schon länger und regelmäßig in die Physiotherapiepraxis kommt, haben die Physiotherapeuten durch Zufall gehört, dass sein Sohn vor zwei Wochen durch einen Autounfall ums Leben gekommen ist. Sie machen sich vor seinem nächsten Termin im Team Gedanken, wie sie ihn empfangen möchten und welche Form des Kondolierens angemessen ist. Doch der Mann scheint unverändert, grüßt jovial und laut in die Runde und ignoriert die betroffenen Mienen. Auch während der Behandlung scheint er unverändert. Er spricht über das Wetter und die aktuelle politische Situation. Die Physiotherapeutin ist verunsichert und sagt zu den Kollegen, dass eine solche Verdrängung doch höchst bedenklich sei.

Das sogenannte Verleugnen kann eine seelenhygienisch tief wirksame Möglichkeit für den Patienten darstellen, der Wucht seines Trauererlebens kurzzeitig zu entkommen. Wie in einem seelischen In-Ohnmacht-Fallen gelingt es ihm in der Verdrängungszeit, unbewusst, kurzzeitig den Blick von seinem Trauererleben abzuwenden und so zu tun, als sei alles in Ordnung und das schmerzlich Gefühlte nur ein böser Traum. Während dieser Ausblendung kann er sich erholen und Kraft schöpfen für eine weitere und tiefere Auseinandersetzung mit seinen Verlustängsten. Begleiter mögen bitte darauf achten, dieses Vorgehen nicht zu verwerfen und nicht auf einem Aufdecken zu beharren, sondern es wertzuschätzen als Selbstregulierungsprozess, der Kraft und Mut zeitigt. Die **vorübergehende** Verleugnung in der Gegenwart kann den Antrieb verursachen, in die Zukunft einzutreten. Natürlich birgt dieser Prozess, so er sich nicht im Rhythmus von Verweigern und wieder darauf zugehen abspielt, auch die Gefahr, die Energie von der Gegenwart und Realität abzuziehen und den trauernden Menschen in eine Scheinwelt flüchten zu lassen.

Die Erfahrung zeigt, dass die Verleugnung ihre heilende Wirkung umso stärker vollziehen kann, je weniger sie als Fehlhaltung bekämpft und je weniger ihr widersprochen wird. Eine erschwerte Trauer wird eventuell nur dann ausgelöst, wenn der Trauernde in seinem Prozess hängen bleibt.

⚠ BEACHTE

Kein Gefühl darf ausgeredet werden.

29.5 Gefühle im Prozess der Trauer

Wut, Hass und Zorn sind ebenso zur Trauer gehörende Gefühle wie Traurigkeit, Verzweiflung und Einsamkeit.

Aufgabe des Betreuungsteams wird es sein, alle Gefühle des Patienten, auch die unerquicklichen, zu erlauben, sie weder durch Aufmunterungs- oder Ablenkungsmaßnahmen zu beschwichtigen, zu verringern oder zu vertreiben noch sie durch Verstärkungen zu vertiefen und zu verschlimmern. Die Erfahrung zeigt, dass Patienten die Energie, die sie häufig völlig aufbrauchen, um den Helfer von der Richtigkeit und Angemessenheit ihrer Trauergefühle zu überzeugen, in ihrer Ganzheit zum Durchleben ihres eigenen Trauerprozesses dringend benötigen. Eine nicht unterbrochene und nicht gestörte Äußerung von Trauererleben vergeht in der Regel wieder und eröffnet dem Patienten meist wieder Teilhabe am noch verbleibenden Leben.

29.6 Wie kann unterstützt werden?

Meist genügt ein geringes Maß an Stütze und Begleitung.

Die Kenntnis von Trauer als grundsätzlicher Lebenserfahrung kann den Begleitenden sehr hilfreich sein: Sie verstehen, dass sie vor der Trauer an sich keine Angst haben müssen – als sei sie ein widernatürliches Gespenst, das man möglichst schnell verschwinden lassen oder eben eine Krankheit, die therapiert werden muss. Die Einsicht, dass Trauer eine natürliche Sinn- und Wertantwort auf die Erfahrung von Verlust ist, mag eine gewisse Unerschrockenheit, ja sogar Gelassenheit in der Begegnung mit Trauernden vermitteln. Diese grundsätzliche Bejahung, dass Trauer im Leben ist und dort sein darf, schafft einen weiten Raum möglicher Einfühlung in die Trauer. Trauer hat ein ureigenes Gesicht – dem gilt es, nach Möglichkeit ungeteiltes An-Sehen zu geben, im wahrsten Wortsinn. Manche

Trauerwege gestalten sich jedoch so dornig und verworren und atemraubend, dass Behandelnde sich aus dem Mitleiden befreien wollen und oft schnell, zu schnell, auf das zu erwartende Neue verweisen. Wenn das zu früh geschieht, stellt sich die Trauernde möglicherweise die Fragen: „Wird meine Trauer überhaupt ernst genommen? Darf ich meinen eigenen Weg wirklich gehen? Hält die Umwelt mich aus? Oder muss ich das Neue sehen wollen, damit die anderen mit ihrer Trösterrolle zufrieden sind?“ Die Hoffnung, dass hinter dem Weg der Trauer etwas Neues, etwas Anderes stehen wird, kann den Begleitenden helfen, auf schweren Trauerwegen dennoch Halt und Stütze sein zu wollen. Gewiss ist aber auch, dass das Neue und Andere nicht zwangsläufig am Ende jedes Trauerns steht. Die Begleitenden sind immer wieder aufs Neue aufgerufen, diese Spannung in sich auszuhalten.

Trauerbegleitung, Trauerberatung und Trauerbegegnung

In der Regel werden Physiotherapeutinnen keine Trauerbegleitung im klassischen Sinn anbieten können oder wollen. Aber als Trauerbegegner können sie einen entscheidenden Einfluss auf die trauernden Klienten haben, indem sie Verständnis zeigen und Respekt zollen sowie ermutigend einwirken. Natürlich gibt es auch Trauerverläufe, die zum Beispiel auf eine Depression, ein Trauma oder Suizidalität hinweisen. Erleben die Behandler länger andauernde oder bleibende Dumpfheit und innerliche Abwesenheit, Unbewegtheit bis hin zur Versteinerung, Bezugslosigkeit, Gefühle von Wertlosigkeit oder auch Übererregung und starke Rastlosigkeit, so sollte ein empfehlender Hinweis auf Ärzte, Psychologen oder Psychiater erfolgen. Dafür ist es sinnvoll, das regionale Netzwerk zu kennen und dem Patienten eine Adresse zu geben. Ob dieser Delegation aber entsprochen wird, entzieht sich letztlich dem Einfluss des Physiotherapeuten.

Und ein letztes **Beachte:** Manchmal begegnet den Begleitenden in der Trauer der Anderen die eigene gelebte oder noch offene Trauer. Und es ist heilsam, das eine vom anderen trennen zu können und sich gegebenenfalls selbst in unterstützende Begleitung zu begeben.

LITERATUR

Backhaus U. Personzentrierte Beratung und Therapie bei Verlust und Trauer. München: Reinhardt-Verlag 2017

Langenmayr A. Einführung in die Trauerbegleitung. Göttingen: V &R 2013

Kachler R. Meine Trauer geht – und du bleibst: Wie der Trauerweg beendet werden kann, 4. Aufl. Freiburg: Herder 2009.

Kast V. Trauern. Phasen und Chancen des psychischen Prozesses. Stuttgart: Kreuz Verlag 1982

Klass D., Silvermann P., Nickmann S , R. L., Hrsg. Continuing bonds. New understandings of grief. London: Taylor & Francis 1996

Lammer K. Trauer verstehen: Formen – Erklärungen – Hilfen. Berlin Heidelberg: Springer-Verlag 2014.

Müller M; Brathuhn S; Schnegg M. ÜbungsRaum Trauerbegleitung. Methodenhandbuch für die Arbeit mit Trauernden. Göttingen: V&R 2019

Müller M.; Schnegg M.: Unwiederbringlich. Von der Krise und dem Sinn der Trauer. Göttingen: V&R 2016.

Müller M.; Brathuhn S; Schnegg M. Handbuch Trauerbegegnung und -begleitung: Theorie und Praxis in Hospizarbeit und Palliative Care, 2. Aufl. Göttingen: V&R 2014.

Müller M; Pfister D. (Hrsg.). Wie viel Tod verträgt das Team? Belastungs- und Schutzfaktoren in Hospizarbeit und Palliativmedizin, 3. Aufl. Göttingen: V&R 2014.

Müller M. Dem Sterben Leben geben: Die Begleitung sterbender und trauernder Menschen als spiritueller Weg, 5. Aufl. Göttingen: V&R 2018.

Münch U. Anhaltende Trauer. Wenn Verlust auf Dauer zur Belastung warden kann. Göttingen: V&R 2020

Neimeyer RA. Meaning Reconstruction and Loss. In: Neimeyer RA (ed.). Meaning Reconstruction and the Experience of Loss. Washington: American Psychological Association 2001.

C. Gelitz. Quälende Sehnsucht. Spektrum Kompakt - Tod und Trauer: An der Grenze des Lebens. 2016

Schibilsky M.Trauerwege. Beratung für helfende Berufe. Düsseldorf: Patmos 1993

Spiegel, Y. Der Prozess des Trauerns. München: Chr. Kaiser Verlag 1889 (7. Auflage)

Worden, J. W. Beratung und Therapie in Trauerfällen. Ein Handbuch. Bern: Hogrefe 2017

D Ethische und spirituell-existenzielle Dimensionen

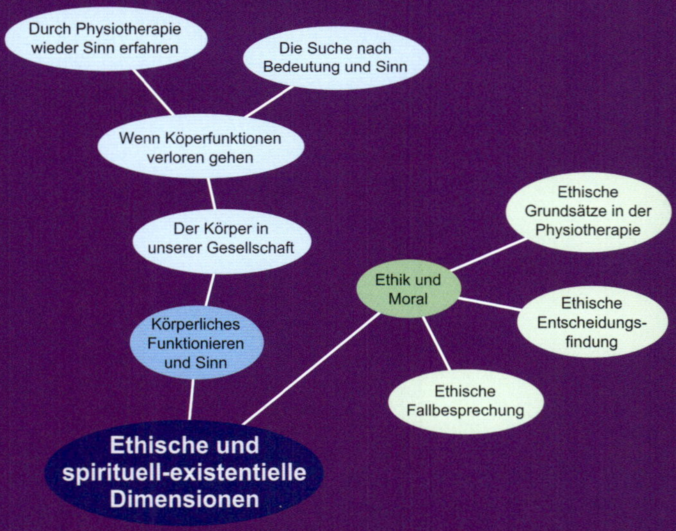

KAPITEL

30 Ethik und ethische Entscheidungsfindung in der palliativen Physiotherapie

Birgit Jaspers

Ethik und ethische Entscheidungsfindung spielen eine große Rolle in der Palliativbehandlung. Als Auslöser für die intensive Auseinandersetzung mit Ethik und dem Ethos der Behandler wird vieles geltend gemacht: die zunehmende Säkularisierung der westlichen Welt, ein gesamtgesellschaftlicher Wertewandel, das Problem der ethischen Begründung für Vorschriften des Tuns oder Unterlassens in pluralistischen Gesellschaften und die Individualisierung der Lebens- und Wertvorstellungen in westlichen Industrieländern. Damit einhergehend vollzog sich nicht nur ein Wandel der Arzt-Patient-Beziehung paternalistischer Prägung hin zu einer Beziehung, die vom Respekt vor der Selbstbestimmung bzw. dem Willen des Patienten gekennzeichnet ist (Eibach/Schäfer 2001); auch das Selbstverständnis anderer Behandler hat sich entsprechend verändert. Zudem bringt die Inklusion von Palliativpatienten in Fachbereiche, die sich in ihren Ursprüngen eher als rein rehabilitativ verstanden – wie etwa die Physiotherapie –, auch Herausforderungen für die Behandler. Mittlerweile ist die Beteiligung von Physiotherapeuten nicht mehr nur eine Empfehlung (Europarat 2003, Radbruch/Payne 2011, AWMF 2020), sondern einer der organisatorischen Qualitätsindikatoren für die Versorgung von Palliativpatienten (Engels et al. 2010).

30.1 Ethik und Moral

Ethik (griech. *ta ethika* = die Sittenlehre) ist eine philosophische Disziplin (Schmidt 1982, S. 170). Sie versteht sich als Reflexion über Bedingungen, Prinzipien und Ziele menschlich-gesellschaftlichen Handelns. Der Begriff ist nicht zu verwechseln mit **Ethos,** das mehrere Bedeutungen hat: der gewohnte Ort des Lebens, der Inbegriff der Üblichkeiten und Gewohnheiten (auch *mores,* lat.: Sitten) und letztlich Einstellungen und Haltungen, der persönliche Charakter (Höffe 2002, S. 30–31). Die Begriffe „Moral" und „Ethik" werden häufig synonym benutzt, was zu Verwirrungen führt. Im engeren Sinne bezeichnet **Moral** das Phänomen der Sitten und Gebräuche, Ethik die wissenschaftliche Reflexion darüber. Menschen verfügen über eine sogenannte **moralische Intuition,** nach der sie oft ihre Entscheidungen für oder gegen Handlungen treffen. Die moralische Intuition fußt auf der Sozialisation und auf internalisierten Werten und Moralvorstellungen, die von vielen, aber nicht allen Kulturen geteilt werden. Hierzu gehören z.B. das Tötungsverbot, das Folterverbot, das Verletzungsverbot, das Lügenverbot, das Hilfsgebot in Notlagen, das Fairnessgebot sowie die Tugenden (und damit positiven Bewertungen von) Klugheit, Stärke, Besonnenheit, Gerechtigkeit, Friedfertigkeit, Hilfsbereitschaft u.v.m. (von der Pfordten 2010, S. 11).

Für die reflektierte Auseinandersetzung mit Handlungsentscheidungen bedarf es der Grundkenntnis von Theorien der **normativen Ethik.** Diese hat die Aufgabe, Kriterien für gutes und schlechtes Handeln, die Bewertung der Motive für Handlungen und deren Folgen aufzustellen. Jedoch gibt es eine Vielzahl ethischer Theorien und Ansätze. In offenen, pluralistischen Gesellschaften ist die Vermittlung von unterschiedlichen Ansätzen der Ethik in der Bildungspolitik verankert. Im Privat- wie im Berufsleben, im gesellschaftlichen und menschlichen Miteinander erfährt jeder Einzelne, dass – basierend auf unterschiedlichen moralischen Begründungen – immer auch anders entschieden und gehandelt werden kann.

In Systemen wie der Gesundheitsversorgung bestehen jedoch gewisse Einschränkungen nicht nur für den praktischen, sondern auch für den moralischen Entscheidungsradius des Einzelnen. Abweichungen hiervon können zwar vorgenommen werden, werden aber in der Regel negativ sanktioniert.

Zwar bedeuten moralische Vorschriften einerseits Sicherheit für Patienten und Behandler vor einem beliebigen Vorgehen; andererseits stellen sie jedoch eine Herausforderung dar, da zugleich gefordert wird, für Patienten die jeweils individuell angemessene und gewünschte Behandlung und Begleitung zu wählen. Zudem sind in Entscheidungssituationen verschiedene Prinzipien wie etwa Autonomie, Gerechtigkeit, Nicht-Schaden und Wohltun (Beauchamp/Childress 2001) oder verschiedene Werte in Bezug auf ein Vorgehen gegeneinander abzuwägen. Wie dies geschehen soll und wie man eine Priorisierung von Werten vornehmen kann, wird aber in der Ausbildung zu den Gesundheitsberufen nur selten gelehrt. Einen Einstieg in die angewandte Ethik für Physiotherapeuten bietet u. a. eine US-amerikanische Arbeit (Delany et al. 2010). Ein Curriculum für das Fortbildungsangebot „Physiotherapie in Palliative Care“ (Mehne 2007) enthält zwar eine Kurseinheit zur Ethik, jedoch ist in der Berufsausbildung Ethik bisher kaum präsent.

30.2 Ethische Grundsätze für Physiotherapeuten

Der *Weltverband für Physiotherapie* (*World Confederation for Physical Therapy* – WCPT) mit Sitz in London erwartet von seinen Mitgliedsorganisationen, dass sie einen Code of Ethics (Sittenkodex) oder einen Code of Conduct (Verhaltenskodex) haben, bzw. unterstützt sie dabei, solche Dokumente zu erarbeiten. Diese sollen publiziert und einer breiten Öffentlichkeit, Arbeitgebern von Physiotherapeuten, politischen Entscheidungsträgern und Behörden im Gesundheitswesen bekannt gemacht werden. Mitgliedsorganisationen sollen auch Maßnahmen für den Umgang mit Verstößen gegen diese Kodizes entwickeln.

Schon im Jahre 1995 hat der Weltverband selbst eine Grundsatzerklärung zu ethischen Prinzipien für Physiotherapeuten verabschiedet, die für alle Mitgliedsorganisationen bindend ist. Gegebenenfalls vorhandene organisationseigene Prinzipien sollten mit dieser Erklärung kompatibel sein. Die Grundsätze wurden zuletzt im Juni 2015 überarbeitet. Nach der aktuellen Fassung sollen Physiotherapeuten (WCPT 2011)

1. die Rechte und die Würde aller Personen respektieren;
2. die Gesetze und Bestimmungen einhalten, welche die Berufsausübung in der Physiotherapie in dem Land, in dem sie praktizieren, regulieren;
3. die Verantwortung für die Formulierung eindeutiger Beurteilungen übernehmen;
4. ehrliche, kompetente und verantwortungsvolle professionelle Leistungen erbringen;
5. qualitativ hochwertige Leistungen erbringen;
6. das Recht haben, für ihre Leistungen Vergütungen in gerechter und fairer Höhe entgegenzunehmen;
7. präzise und sorgfältige Informationen über Physiotherapie und Dienstleistungen, die Physiotherapeuten erbringen, für Patienten/Klienten, Behörden, andere relevante Einrichtungen und das Gemeinwesen bereitstellen;
8. zur Planung und Entwicklung von Gesundheitsdienstleistungen beitragen, die sich auf die Gesundheitsbedarfe der Bevölkerung beziehen.

Zu jedem dieser Prinzipien werden weitere Erläuterungen gegeben. Von bestimmten Anwendungsbereichen – wie etwa der Palliativmedizin – ist jedoch nirgendwo explizit die Rede; der Weltverband versteht seine Prinzipien vielmehr als universell für die Praxis der Physiotherapie und als unabhängig von den politischen oder Gesundheitssystemen, in denen sie ausgeübt wird.

Allerdings wird schon ein kurzes Nachdenken und erst recht eine Diskussion mit anderen über den ersten Grundsatz in bestimmten Behandlungssituationen Fragen aufwerfen. Was bedeutet es denn in der Praxis, die Rechte und die Würde aller Personen zu respektieren? Zu wissen, welche Rechte Personen haben, impliziert unbedingt den Anspruch, immer auf dem neuesten Stand sein. Die Würde aller Personen zu achten, mag zunächst einfach klingen, weil die meisten Menschen eine Vorstellung davon haben, was sie selbst unter der Würde des Menschen verstehen. Diese Vorstellungen sind bei unterschiedlichen Individuen aber durchaus nicht deckungsgleich. Problematisch ist die Verständigung über Würde im Team oder in einer Gruppe dann, wenn das Prinzip der Menschenwürde (**basic dignity**) nicht von individuellen Würdevorstellungen (**personal dignity**) getrennt wird (Härle 2006). Das Bekenntnis zur Achtung des Prinzips der Menschenwürde ist auch in Artikel 1 Absatz 1 des deutschen Grundgesetzes verankert: „Die Würde des Menschen ist unantastbar.“ Alle Menschen haben eine unverbrüchliche Würde – ganz gleich, wer sie sind, wie sie sind, was sie können, was sie leisten oder besitzen, ob sie selbst an diese Würde glauben oder nicht. Dabei ist Würde keine objektive Tatsache, sondern Anspruch auf Achtung des Menschseins von Menschen. Jedoch können sich Menschen ihrer Würde völlig beraubt fühlen, selbst wenn ein anderer sie achtet (Härle 2006, Wainwright/Gallagher 2008, Andorno 2011). Dies wird von Vergewaltigungs- und Folteropfern berichtet, aber beispielsweise auch von Menschen mit schweren Erkrankungen (Chochinov et al. 2002). Im Umgang mit Patienten kann es schwierig für die Haltung des Behandlers werden, wenn ihm nicht klar ist, dass Würde nur auf der individuellen Ebene genommen werden kann, aber nicht auf der Ebene der Menschenwürde.

PATIENTENBEISPIEL

Teil 1

Frau S. leidet an einem Mammakarzinom. Nach Amputation der rechten Brust und Entfernung von Lymphknoten in der Axilla hat ihr Mann sich von ihr getrennt, weil er mit ihrer Erkrankung nicht zurechtkam. Sie selbst findet sich hässlich und hat lange gebraucht, bis sie sich in eine physiotherapeutische Praxis begeben konnte. Obwohl ihr rechter Arm stark angeschwollen ist, wollte sie sich bisher nur ihren Ärzten zeigen. Da sie sich selbst kaum ansehen mag, beschränkt sie sich meist auf eine Katzenwäsche mit bereits angezogenem Unterhemd.

Fragen zur Reflexion Was ist zu tun, wenn sich die Vorstellungen von Frau S. über das, was ihre Würde ausmacht, nicht mit denen der Behandler decken? Wie kann die Behandlungssituation arrangiert werden? Wie können Behandler die Privat- und Intimsphäre ihrer Patientin respektieren? Wie sollten sie damit umgehen, dass Frau S. so viel Unglück ausstrahlt und auch ein bisschen ausströmt?

Bei den angesprochenen Themen geht es nicht nur um Probleme der Organisation und der verbalen oder nonverbalen Kommunikation, sondern zunächst um **ethische Fragen,** deren Betrachtung über eine Auseinandersetzung mit der Berufsethik weit hinausgeht und einer grundsätzlichen Beschäftigung mit ethischen Themen bedarf (Partridge 2010).

Ähnliches gilt auch für die Punkte 2 und 4 der WCPT-Grundsätze: Die Gesetze und Bestimmungen für die Praxis der Physiotherapie sind im jeweiligen Land einzuhalten und ehrliche, kompetente und verantwortungsvolle professionelle Leistungen zu erbringen. In diesen Grundsätzen ist impliziert, dass Werte und Normen wie etwa die Wahrheit sagen/Aufrichtigkeit, nicht lügen, sich keine Vorteile verschaffen und korrekt abrechnen anerkannt werden. Auch hier sind die meisten Normen und Werte nicht nur im Berufsleben von Relevanz.

PATIENTENBEISPIEL

Teil 2

Der Physiotherapeut Herr M. behandelt Frau S. nun seit fünf Jahren. Sie hat mittlerweile ein Rezidiv erlitten und ist in einem weit fortgeschrittenen Stadium ihrer Erkrankung. Sie ist recht gebrechlich und wird vom ambulanten Palliativdienst betreut. Der Dienst ruft Herrn M. an und sagt, dass Frau S. sich sehr freuen würde, auch weiterhin – nun zuhause – von ihm manuelle Lymphdrainage-Behandlungen zu erhalten. Das habe ihr immer so gutgetan und eine Überweisung liege vor.

Herr M. tut das gerne und kommt ins Haus. Frau S. ist schläfrig, als er ankommt. Sie fühlt sich zu schwach für eine Anwendung und möchte lieber einen Termin am nächsten Tag. Herr M. sieht aber, dass die Tochter von Frau S., die ihre Mutter sehr unterstützt, ziemlich erschöpft ist, und bietet ihr eine Massage im Rahmen des Therapiezeitfensters an. Die Tochter ist ihm sehr dankbar, nach der Massage sichtlich entspannter und verabschiedet Herrn M. mit den Worten, sie wolle sich künftig sicher ein wenig mehr auch um sich selbst kümmern.

Fragen zur Reflexion Gibt es eine rechtliche und/oder moralische Begründung, nach der der Arbeitgeber von Herrn M. seinen Einsatz über Frau Schmidts Rezept abrechnen kann? Sollte Herr M. seinem Arbeitgeber überhaupt davon erzählen?

Zur kompetenten und verantwortungsvollen Leistung, wie sie in den Grundsätzen angesprochen wird, gehört sicher die stetige Fortbildung bzw. die Kenntnis des aktuellen Wissensstandes zu therapeutischen Fragen. So gibt es z. B. keine Beweise für den befürchteten Zusammenhang von manueller Lymphdrainage und Metastasierung, jedoch unterschiedliche Aussagen hierzu in der Literatur; die spärliche Evidenz spricht insgesamt eher dagegen (Földi 1994, Godette/Mondry/Johnstone 2006).

PATIENTENBEISPIEL

Teil 3

Es zeigte sich im Verlauf der langen Behandlungsphase von Frau S., dass ihr Mammakarzinom metastasiert hat. Herr M. hört von Kollegen, dass dies auch mit der Entscheidung zur Durchführung der manuellen Lymphdrainage zusammenhängen kann. Er ist unsicher, ob er Frau S. weiterbehandeln soll.

Fragen zur Reflexion Was bedeuten kontroverse Diskussionen über mögliche Folgen von Behandlungen und geringe oder gar keine Evidenz für die Verantwortungsübernahme und Irrtumsbereitschaft des Behandlers? Was bedeutet das grundsätzlich für seine Handlungsfähigkeit?

In der Palliativbetreuung begeben sich Physiotherapeuten ebenso wie die anderen Behandler und Begleiter in einen Grenzbereich der Versorgung, in dem die eigene Auseinandersetzung mit Tod und Sterben, aber auch mit den ethischen Anforderungen an die eigene Rolle unabdingbar ist. Dazu gehört, dass sich Behandler und Patient in der physiotherapeutischen Behandlung, etwa bei einer Lymphdrainage, sehr nahekommen. Für Menschen, die am Lebensende stehen, für einsame oder für isolierte Menschen, die sich z. B. aufgrund äußerlich sichtbarer Krankheitszeichen lange nicht mehr durch die Berührung eines anderen selbst gefühlt haben, kann die Behandlung weit mehr in der Erlebniswelt bedeuten als ein Sich-Kümmern um Symptome. Zudem sind solche Behandlungssituationen nicht selten von einer Kommunikation zwischen dem Patienten und seinem Therapeuten geprägt, die unterschiedlichste Bereiche des Lebens umfassen kann. Hier bedarf es einer reflektierten Haltung, die letztlich auf dem klaren Beziehen von ethischen Positionen beruht und ohne die die Kommunikation in manchen Situationen als sehr schwierig erlebt werden kann.

PATIENTENBEISPIEL

Teil 4

Frau S. verbringt die letzten drei Wochen ihres Lebens im Hospiz. Herr M. kommt auch dorthin zur Therapie. Die Tochter sagt im Zimmer leise zu Herrn M.: *„Es wäre doch besser, wenn die Mama bald stirbt … Wir haben ihr aber noch nicht gesagt, dass das jetzt sehr schnell gehen kann."*

Bei der Behandlung, die Tochter ist in der Teeküche, sagt Frau S. zu Herrn M., dass sie nächste Woche wieder nach Hause möchte. Und sie ergänzt: *„Dass Sie als Physiotherapeut und langjähriger Vertrauter mich zwischendurch auch hier behandeln, ist doch ein gutes Zeichen."*

Fragen zur Reflexion Wie sollte Herr M. mit dieser Situation umgehen?

30.3 Physiotherapie und ethische Fragen der Forschung

Im Rahmen der sogenannten *„Budapest Commitments"* – einer gemeinsamen Selbstverpflichtung der Mitgliedsorganisationen der *Europäischen Palliativgesellschaft* (EAPC) anlässlich eines Kongresses in Budapest – haben viele Länder Projekte und Kampagnen ins Leben gerufen, um die Versorgung von schwerstkranken und sterbenden Menschen zu verbessern (European Association of Palliative Care 2007). In Deutschland wurde als Beitrag zu diesen Commitments im Jahr 2010 die *Charta zur Betreuung und Begleitung schwerstkranker und sterbender Menschen* nach einem zweijährigen Prozess verabschiedet (Deutsche Gesellschaft für Palliativmedizin et al. 2010). Über 50 Institutionen saßen am Runden Tisch, mehr als 150 Experten haben die Grundlagen dieses Dokuments erarbeitet. Beteiligt war auch der *Deutsche Verband für Physiotherapie – Zentralverband der Physiotherapeuten/Krankengymnasten* (ZVK) e. V. Mittlerweile wurde die Charta zu einer nationalen Strategie weiterentwickelt.

Unter Punkt 4 der Charta werden u. a. auch die Physiotherapeuten zur Forschung aufgerufen. Das Argument: Vernetzung der verschiedenen Berufsgruppen in Palliative Care ist nicht nur für die gelebte Praxis wichtig, sondern erhöht auch die Chance, gute, evidenzbasierte Erkenntnisse für die Praxis zu gewinnen. An dieser Stelle steht auch explizit, dass jeder schwerstkranke und sterbende Mensch ein Recht darauf hat, nach dem allgemein anerkannten Stand der Erkenntnisse behandelt zu werden

Ob ein Forschungsvorhaben ethisch angemessen ist, soll letztlich die Stelle entscheiden, bei der ggf. ein Ethikvotum eingeholt werden muss. Für die Physiotherapie ist es u. U. schwierig, die passende Ethikkommission für die Genehmigung des Studiendesigns zu finden, jedoch sollte auf diese Form der Absicherung nicht verzichtet werden (Reichel 2016). Physio Deutschland unterstützt mit einer eigenen Ethikkommission die Begutachtung physiotherapeutischer Forschungsvorhaben und hilft bei der Suche nach lokalen, für die Vorhaben zuständigen Ethikkommissionen (Physio Deutschland). Bisher gibt es jedoch nur relativ wenige Studien aus dem Bereich der Physiotherapie und kaum Untersuchungen zu physiotherapeutischen Fragestellungen im Kontext der Palliativversorgung und Palliativbehandlung.

PATIENTENBEISPIEL

Teil 5

Herr M. hätte gerne eine Studie zu behandlungsrelevanten Themen initiiert – etwa mit den vielen Palliativpatientinnen, die von ihm oder seinen Kollegen über einen längeren Zeitraum Lymphdrainage-Behandlungen erhalten. In Diskussionen mit anderen wurde aber bezweifelt, dass Forschung an schwer kranken Menschen unter ethischen Gesichtspunkten überhaupt erlaubt ist. Die meisten Gesprächspartner fanden die Idee von Herrn M. selbst unabhängig von einer möglichen Erlaubnis moralisch verwerflich.

Fragen zur Reflexion Wie hätte Herr M. vorgehen können? Zu welchem Zeitpunkt in der Begleitung hätte er schwer kranke Menschen fragen dürfen, ob sie an einem Forschungsprojekt, etwa zur Schmerzlinderung durch manuelle Lymphdrainage, teilnehmen möchten? Nur am Anfang, jederzeit, auch am Ende – oder wäre es ethisch eher vertretbar, Daten aus der Dokumentation für eine retrospektive Untersuchung auszuwerten?

30.4 Ethische Konflikte und ethische Urteilsfindung

Ein ethischer Konflikt wird in der Regel verstanden als Konkurrenz mindestens zweier nicht miteinander kompatibler Normen, die aber beide von einem handelnden Individuum anerkannt werden (Jaspers 2011). Eine umfassende Definition für ethische Konflikte im Gesundheitswesen wurde von dem Philosophen *Hartmut Kliemt* an der Universität Duisburg-Essen vorgeschlagen. Demnach ist *„von einem ethischen Konflikt (im engeren Sinne) nur dann zu sprechen, wenn die folgenden Voraussetzungen erfüllt sind:*

- *Einer ethisch gewünschten bzw. als geboten angesehenen Option steht (mindestens) eine ethisch ebenfalls gewünschte bzw. ebenfalls als ethisch geboten angesehene damit unvereinbare alternative Option gegenüber.*
- *Eine der unvereinbaren Optionen muss realisiert werden.*
- *Es gibt einen Entscheidungsträger, der es nicht vermeiden kann oder der zumindest ermächtigt ist, eine der Optionen – „auf Kosten der anderen“ – zu wählen“* (Kliemt 2005).

Ist ein Team oder eine Einzelperson solchen Konflikten häufig ausgesetzt, entsteht **moralischer Stress** oder moralische Not („moral stress“ nach Jameton 1984, Rushton 2006). Moralischer Stress, so die Autoren, trete auf, wenn Kliniker die ihrer Meinung nach ethisch angemessene Handlungsoption aufgrund interner oder externer Hinderungsgründe in der Praxis nicht umsetzen können. Er zeichne sich durch einen unlösbaren Konflikt bzw. eine Inkongruenz zwischen ethischen Überzeugungen und geforderten Handlungen aus. In den Gesundheitsberufen Tätige seien solchen Situationen oft ausgesetzt. Wenn ein Individuum gegen seine persönlichen oder beruflichen Wertvorstellungen handeln muss, untergrabe dies die Integrität und Authentizität und trage zu Burn-out bei. Situationen moralischen Stresses in der Physiotherapie beschreibt Carpenter (2010).

PATIENTENBEISPIEL

Teil 6

Frau S. ist im Hospiz verstorben. Kurz vor ihrem Tod hatte sie noch mehrfach nach Herrn M. gefragt, den sie sehr gerne hatte. Die Hospizleitung rief daraufhin in der Praxis an, in der Herr M. arbeitet. Am Apparat war dessen Arbeitgeber, der keinen medizinisch wichtigen Grund gegeben sah, dass Herr M. die Termine für diesen Arbeitstag ändern müsse. Im Übrigen wünsche er auch nicht, dass seine Angestellten während der Arbeitszeit private Besuche machen oder an der Verabschiedung verstorbener Patienten teilnehmen – das gehöre nicht zu ihren Aufgaben und sei geschäftsschädigend.

Fragen zur Reflexion Viele Palliativpatienten werden bis zuletzt von Physiotherapeuten behandelt. Welche Argumente sprechen für eine Priorisierung des wirtschaftlichen Aspektes, welche für eine Höherbewertung der Mitmenschlichkeit?

Einer der Grundsätze des WCPT besagt, dass Physiotherapeuten die Verantwortung für eine fundierte Urteilsfindung übernehmen sollen. Dies setzt voraus, dass man überhaupt weiß, wie man fundiert zu klinischen *und* moralischen Urteilen kommen kann und dann für seine nach bestem Wissen und Gewissen getroffenen Urteile auch die Verantwortung übernimmt. Untersuchungen weisen darauf hin, dass die Urteilsfindung mit moralischer Komponente (**moral reasoning**) für Physiotherapeuten eine wichtige Kompetenz darstellt, da sich in den vergangen vier Jahrzehnten die Rolle der Physiotherapeuten deutlich verändert hat (Swisher 2002). Seit den 1980er Jahren wurde eine zunehmend autonome Rolle bei der klinischen Entscheidungsfindung und im Gesundheitswesen angestrebt (Rose 1989a, 1989b). Dabei hat die komplexere Rolle der Physiotherapeuten aber auch komplexere ethische Dilemmata und Verantwortlichkeiten mit sich gebracht (Magistro 1989, Trietzenberg 1996, Praestegaard/Gard 2011).

In einer amerikanischen Untersuchung wurde gezeigt, dass Physiotherapeuten schlechter als andere Berufsgruppen im Gesundheitswesen abschnitten, wenn es um komplexe Formen der ethischen Urteilsbildung ging (Swisher 2010). Auch wenn die Gründe hierfür unklar sind, wird doch vermutet, dass dieses Thema in der Aus- bzw. Fortbildung von Physiotherapeuten eine geringere Bedeutung hat als etwa bei Ärzten, Pflegenden oder Medizinstudenten und Pflegeschülern (Swisher 2010), denn Studien ergaben, dass die Diskussion von ethischen Fallbeispielen in Kleingruppen die Kompetenz im moral reasoning erhöht (Baldwin/Daugherty/Self 1991, Self/Olivarez/Baldwin 1998a, 1998b). Die Vernachlässigung ethischer Themen und der Kompetenzentwicklung für eine moralische Urteilsbildung kann auch damit zusammenhängen, dass Physiotherapeuten lange nicht als gleichwertige Partner in der Versorgung schwer kranker Menschen angesehen wurden, sondern zum Teil auf Zuweisung arbeiteten und ihre Rolle bei der Behandlung und Begleitung deutlich unterschätzt wurde. Um dem zu begegnen, sollten Physiotherapeuten selbst auf bessere Beteiligung an den Entscheidungsprozessen drängen und ggf. anderen Behandlern deutlich machen, dass sie sich als Mitglied des behandelnden Teams verstehen.

30.5 Instrumente der Entscheidungsfindung für die klinische Praxis

Um bei der Einschätzung von Behandlungssituationen in schwierigen Fällen zu einer medizinisch-ethisch tragbaren Entscheidung zu kommen, stehen verschiedene Methoden zur Verfügung. Für die Auswahl der Methode ist u. a. entscheidend, in welchem Setting der Physiotherapeut arbeitet und ob er Mitglied eines Teams oder alleiniger Behandler ist.

Im klinischen Setting haben sich die Methoden der ethischen Fallbesprechung und der kollegialen Beratung bewährt. Für diese Methoden sind differenzierte Erläuterungen und Anleitungen als Download verfügbar (MTG 2005, Neumann 2017). Ergibt sich eine ethische Fragestellung im Rahmen der Behandlung eines Patienten, kann auch der beteiligte Physiotherapeut den behandelnden Arzt, etwa auf der Palliativstation, bitten, eine ethische Fallbesprechung oder kollegiale Beratung anzuberaumen. Physiotherapeuten, die nicht in einem formellen Team sind (etwa ein selbstständiger Physiotherapeut, der allein arbeitet), sind in der Regel darauf angewiesen, die anderen in die Behandlung involvierten Akteure für ein solches Vorgehen relativ aufwendig selbst zu motivieren.

In der Palliativversorgung sind die Teams um einen bestimmten Patienten herum nicht immer klar abgegrenzt oder eine Einheit, die sich jederzeit als Team versteht. So war Herr M. zu Beginn seiner therapeutischen Beziehung zu Frau S. Teil eines informellen Teams, wobei er vielleicht nur mit dem Hausarzt oder dem Onkologen in Kontakt stand. Später wurde das Team erweitert um den palliativen Pflegedienst und die Tochter als Angehörige und Pflegende vor Ort; vielleicht wurde auch ein Konsildienst oder ein ambulantes Palliativteam hinzugezogen. Im Hospiz gab es dann weitere Akteure, die mit Herrn M. zusammen ein Team bildeten. Sollte der Teamgedanke nicht von Anfang an so weit gehen, dass der Physiotherapeut darin eingeschlossen wird, bleibt dem Physiotherapeuten nur, sich selbst sichtbar zu machen. Auch das gehört zu den ethischen Herausforderungen der Physiotherapeutenrolle in der Palliativversorgung.

30.6 Schlussbemerkung

Im Bereich der Palliativbetreuung und in den Berufsverbänden haben alle beteiligten Gruppen ethische Grundsätze und Selbstverpflichtungen (Code of Ethics) aufgestellt, aber kein Regelwerk kann die subtile Komplexität auch nur der gewöhnlichsten Beziehung zwischen zwei Menschen umfassen (Pellegrino 1979). Jedoch machen ethische Grundsätze die Praktiker generell auf die Notwendigkeit aufmerksam, ihre therapeutische Arbeit auch aus einem moralischen Blickwinkel heraus zu betrachten.

Die Arbeit in der Gesundheitsversorgung hat immer ethische Implikationen und ist nicht bloß ein technisches Unterfangen. Die Bedeutung der Ethik im Professionalisierungsprozess der Physiotherapie hat in verschiedenen Ländern unterschiedliches Gewicht; eine intensivere Auseinandersetzung mit Ethik wird empfohlen (Jurgons 2009, Hudon 2015, Roman 2019, Sviland 2020).

LITERATUR

Andorno R. The dual role of human dignity in bioethics. Med Health Care Philos.2013 Nov; 16(4): 967–73

Leitlinienprogramm Onkologie der Arbeitsgemeinschaft der Wissenschaftlichen Medizinischen Fachgesellschaften e. V. (AWMF) (Hrsg.). Erweiterte S3-Leitlinie Palliativmedizin für Patienten mit einer nicht heilbaren Krebserkrankung. Langversion 2.1–Januar 2020AWMF-Registernummer: 128/001-OL; abrufbar unter: https://www.leitlinienprogramm-onkologie.de/fileadmin/user_upload/Downloads/Leitlinien/Palliativmedizin/Version_2/LL_Palliativmedizin_2.1_Langversion.pdf

Baldwin DC Jr, Daugherty SR, Self DJ. Changes in moral reasoning during medical school. Academic Med 1991;66(Suppl. 6):S1-S3

Beauchamp TL, Childress JF. Principles of Biomedical Ethics. 5th ed. Oxford: Oxford University Press; 2001.

Carpenter C. Moral distress in physical therapy practice. Physiother Theory Pract 2010; 26: 69–78.

Chochinov HM, Hack T, Hassard T, Kristjanson LJ, McClement S, Harlos M. Dignity in the terminally ill: a cross-sectional, cohort study. Lancet 2002; 360: 2.026–2.030.

Europarat: Empfehlung Rec (2003) 24 des Ministerkomitees an die Mitgliedsstaaten zur Strukturierung der palliativmedizinischen und -pflegerischen Versorgung, verabschiedet durch das Ministerkomitee am 12. November 2003 bei der 860sten Versammlung der Ständigen Vertreter der Außenminister, Straßburg 2003. Deutsche Übersetzung von Birgit Jaspers und Maria Schlatter (2004)

Delany CM, Edwards I, Jensen GM, Skinner E. Closing the gap between ethics knowledge and practice through active engagement: an applied model of physical therapy ethics. Phys Ther 2010; 90: 1.068–1.078.

Deutsche Gesellschaft für Palliativmedizin e. V., Deutscher Hospiz- und PalliativVerband e. V., Bundesärztekammer (Hrsg.). Charta zur Betreuung und Begleitung schwerstkranker und sterbender Menschen, 2010. Aus https://www.dhpv.de/tl_files/public/Themen/Charta/Charta-zur-Betreuung-Sterbender_08-09-2010.pdf (letzter Zugriff: Mai 2020).

Eibach U, Schäfer K. Patientenautonomie und Patientenwünsche. Ergebnisse und ethische Reflexion von Patientenbefragungen zur selbstbestimmten Behandlung in Krisensituationen. MedR Medizinrecht 2001; 19: 21–28.

Engels Y, Vanbeek K, Woitha K, et al. Development of an indicator set for the organisation of palliative care in Europe. In: Ahmedzai S, Gómez-Batiste X, Engels Y, et al. (eds). Assessing organisations to improve palliative care in Europe. Nijmegen: Vantilt Publishers 2010, S. 73–90.

European Association of Palliative Care. Budapest Commitments, 2007. Aus: https://www.eapcnet.eu/events/previous-eapc-events/budapest-commitments (letzter Zugriff: Mai 2020).

Földi M. Treatment of lymphedema (Editorial). Lymphology 1994;27:1–5.

Földi M. Editorial. Hat die manuelle Lymphdrainage Einfluss auf die Rezidivhäufigkeit des Mammakarzinoms? Földi Newsletter Juli; 2009. S. 1.

Godette K, Mondry TE, Johnstone PA. Can manual treatment of lymphedema promote metastasis? Review. J Soc Integr Oncol 2006;4: 8–12.

Härle W. Menschenwürde – Zentrales Element des christlichen Menschenbildes. Evangelische Verantwortung G5931 Februar 2006:1–11. Aus https://eak-badenwuerttemberg.de/image/inhalte/6_vortrag_menschenwuerde.pdf (letzter Zugriff: Mai 2020).

Höffe O. Medizin ohne Ethik? Frankfurt: Suhrkamp 2002.

Hudon A, Drolet MJ; Williams-Jones B. Ethical Issues Raised by Private Practice Physiotherapy Are More Diverse than First Meets the Eye: Recommendations from a Literature Review Physiotherapy Canada 2015; 67(2);124–132

Jameton A. Nursing Practice, The Ethical Issues. Prentice-Hall: Englewood Cliffs; 1984.

Jaspers B. Ethische Entscheidungen am Lebensende bei Palliativpatienten in Deutschland – Eine prospektive Untersuchung anhand von Daten aus der Kerndokumentation 2005 und 2006. Radbruch L, Elsner F (Hrsg.). Reihe Aachener Dissertationen zur Palliativmedizin, Band 3. Aachen: Shaker Verlag; 2011.

Jurgons S. Die Bedeutung der Ethik im Professionalisierungsprozess der Physiotherapie. Ein Vergleich zwischen den USA und Deutschland. pt_Zeitschrift für Physiotherapeuten 2009;61(12): 1–8.

Kliemt H. Ethische Konflikte im Gesundheitswesen. Vortrag am 31.8.2005. Aus https://www.socialpolitik.de/docs/oldtag/2005/Kliemt%20Vortrag.pdf (letzter Zugriff: Mai 2020).

Magistro CM. Clinical decision-making in physical therapy: a practitioner's perspective. Phys Ther 1989; 69: 525–534.

Mehne S, Nieland P, Simader R. Physiotherapie in Palliative Care. Pallia Med Verlag Bonn, ISBN: 978-3933154-59-0.

MTG Malteser Trägergesellschaft gGmbH (Hrsg.) Ethische Fallbesprechung. Eine interdisziplinäre Form klinischer Ethikberatung. Köln: MTG; 2005. Aus: https://www.malteser-krankenhaus-stcarolus.de/ueber-uns/ethik/ethische-fallbesprechung.html (letzter Zugriff: Mai 2020).

Neumann A. Unterstützung aus den eigenen Reihen. Personalwirtschaft 2017(08):18–20. Aus: http://www.kollegiale-beratung.de/Pix/Personalwirtschaft_08_17_kollegiale_Beratung.pdf (letzter Zugriff: Mai 2020).

Partridge CJ. Does ethical practice in physiotherapy matter? Editorial. Physiother Res Int 2010; 15: 65–68.

Pellegrino ED. Towards a reconstruction of medical morality: the primacy of the profession and the fact of illness. J Med Philos 1979; 4: 32–56.

Physio Deutschland. Aus: https://www.physio-deutschland.de/fachkreise/news-bundesweit/einzelansicht/artikel/detail/News/ethikkommission-von-physio-deutschland-ihre-unterstuetzung-bei-forschungsarbeiten.html (letzter Zugriff Mai 2020)

Praestegaard J, Gard G. The perceptions of danish physiotherapists on the ethical issues related to the physiotherapist-patient relationship during the first session: a phenomenological approach. BMC Med Ethics 2011; 12: 21.

Radbruch L, Payne S. Standards und Richtlinien für Hospiz- und Palliativversorgung in Europa. Teil 2: Weißbuch zu Empfehlungen der Europäischen Gesellschaft für Palliative Care (EAPC) Z Palliativmed 2011; 12: 260–270.

Reichel K, Heise KF. Ethikkommissionen für physiotherapeutische Forschung – ein Diskurs. physioscience 2016; 12: 152–157.

Roman N, Miclaus R, Rogozea L. Ethical considerations about informed consent in physiotherapy in Romania. Med Pharm Rep. 2019 Oct;92(4):362–367

Rose SJ. Editor's note: Gathering storms. Phys Ther 1989a; 69: 354–355.

Rose SJ. Editor's note: Our body of knowledge revisited. Phys Ther 1989b; 69: 297–298.

Rushton C. Defining and addressing moral distress – tools for critical care nursing leaders. AACN Advanced Critical Care 2006; 17: 161–168.

Schmidt H. Philosophisches Wörterbuch. Neu bearbeitet von Georg Schischkoff. 21. A. Stuttgart: Kröner 1982.

Self DJ, Olivarez M, Baldwin DC Jr. Clarifying the relationship of medical education and moral development. Academic Med 1998a;73(5):517–520.

Self DJ, Olivarez M, Baldwin DC Jr. The amount of small-group case study discussion needed to improve moral reasoning skills of medical students. Academic Med 1998b;73(5):521–523.

Sviland R, Martinsen K, Nicholls DA. Løgstrup's thinking: a contribution to ethics in physiotherapy, Physiotherapy Theory and Practice, 2020. DOI: https://doi.org/10.1080/09593985.2020.1741051

Swisher LL. A retrospective analysis of ethics knowledge in physical therapy (1970–2000). J Phys Ther Educ 2002; 82: 692–706.

Swisher LL. Moral reasoning among physical therapists. Results of the dinfing issues test. Physiother Res Int 2010; 15: 69–79.

Trietzenberg HL. The identification of ethical issues in physical therapy practice. Phys Ther. 1996; 76: 1.097–1.107.

von der Pfordten D. Normative Ethik. Berlin: Walter de Gruyter; 2010.

Wainwright P, Gallagher A. On different types of dignity in nursing care: a critique of Nordenfelt. Nurs Philos 2008; 9: 46–54.

World Confederation for Physical Therapy (WCPT). Ethical responsibilities of physical therapists and WCPT members, 2015. Übersetzt von Physio Deutschland. Aus: https://www.physio-deutschland.de/fileadmin/data/bund/Dateien_oeffentlich/Beruf_und_Bildung/Ehtik_WCPT_ger.pdf (letzter Zugriff: Mai 2020).

KAPITEL

31

Andrew Goodhead

An der Schnittstelle zwischen Funktion, Bedeutung und Sinn

Einer unserer Physiotherapeuten am St. Christopher's Hospiz in London bezeichnete seine Berufskollegen und -kolleginnen einmal als die „Fitmacher“ und bezog sich damit auf die Tatsache, dass physiotherapeutisch Tätige erprobt darin sind, ihre Patientinnen und Patienten nach einer Krankheit oder einem Unfall wieder auf den Stand ihrer vorherigen Kraft und Beweglichkeit zu bringen. Im Palliativbereich hat die Physiotherapie jedoch ein anderes Ziel, denn neben der Rehabilitation und Wiederherstellung der individuell optimalen – wenn auch in diesem Fall häufig sehr limitierten – Fähigkeiten besteht für Physiotherapeuten noch eine weitere Aufgabe: den Patientinnen und Patienten zu helfen, den krankheitsbedingt fortschreitenden körperlichen Verfall zu begreifen und mit ihnen zusammen innerhalb der stetig enger werdenden Grenzen zu arbeiten. Dahlin und Heiwe (2009, S. 12) beschreiben die Tätigkeit der Physiotherapiefachkräfte als *„Anwendung physikalischer Maßnahmen zur Förderung, Erhaltung und Wiederherstellung der körperlichen, seelischen und sozialen Gesundheit. In der Palliative Care ist die Physiotherapie häufig auf Symptomlinderung und Kompensation für verloren gegangene Funktionen ausgerichtet.“*

Ein Schwerpunkt der palliativen Physiotherapie liegt dabei auf der Verbesserung der Atemfunktion, wenn die Erkrankung eine eingeschränkte Lungenfunktion mit sich brachte – eine wichtige Voraussetzung dafür, dass die Betroffenen im Rahmen ihrer Möglichkeiten beschwerdefrei mobil bleiben können. Unsere Patientin Frau M. beschrieb die eindrucksvollen Verbesserungen durch das Training, zu dem man sie ermutigt hatte: *„Diese Woche war ich zum ersten Mal seit vier Monaten wieder allein draußen – ohne mein Sauerstoffgerät! Das Zirkeltraining hat mir das Selbstvertrauen dafür gegeben. Es baut meine Energien richtig auf. Ich empfinde diesen Fitnessraum als einen Ort der Hoffnung.“*

Durch die physiotherapeutischen Interventionen veränderte sich also das Leben von Frau M. – genauer gesagt das, was sie unter Leben, auch im spirituellen Sinn, verstand, nämlich vor allem die Möglichkeit aktiv zu sein. Die „Sinnsuche“ innerhalb der Krankheitsbewältigung – also die Rekonstruktion von Bedeutungssystemen und individuellen Überzeugungen sowie die Auseinandersetzung mit der Frage „Wer bin ich?“ – beschränkt sich also keineswegs auf Gespräche mit Psychotherapeuten oder Geistlichen. So beschränkt sind die Wege nicht, auf denen die Menschen Sinn und Bedeutung herstellen und ihre Identität für sich selbst und andere festlegen.

Als Hospiz-Seelsorger gehört es zu meinen Aufgaben, Patientinnen und Patienten zuzuhören, die im Angesicht des nahen Todes von den Veränderungen erzählen, die ihr Leben durch die fortschreitende Krankheit erfährt. Diese Gespräche drehen sich oft um Sinn und Bedeutung, darum, wie ein Mensch sich und seine Vergangenheit im Licht der Gegenwart sieht und wie es auch angesichts einer begrenzten Lebenserwartung möglich ist, ein Gefühl von Sinnhaftigkeit für das eigene Leben zu entwickeln. Wenn ich dann wiederum die Physiotherapeuten im St. Christophers Hospiz bei ihrer Arbeit mit den Patienten beobachte – wie sie ihren Befund erheben und dann die Therapie, in Einzelsitzungen oder als Gruppentherapie, planen, stelle ich fest: Auch diese Arbeit erfordert viel Übung im Zuhören; der Physiotherapeut muss hören, was die Patienten sagen, aber auch das, was sie nicht sagen, um dann ein gemeinsames Ziel zu vereinbaren. Für eine gute Physiotherapie muss der Therapeut aktiv zuhören und dabei auf viel mehr Dinge reagieren als nur die Symptome des körperlichen Abbaus. Während es ganz selbstverständlich von seelsorgerisch Tätigen erwartet wird, dass sie Aufmerksamkeit schenken, zuhören und – nicht nur verbal – in angemessener Form reagieren, ist dies doch nur eine Art von vielen, die Patienten auf der persönlichen Suche nach dem Sinn des Lebens zu unterstützen. In diesem Kapitel möchte ich darstellen, wie auch Physiotherapeuten in diesem Bereich eine wichtige Rolle übernehmen können, indem sie mit Patientinnen und Patienten an den körperlichen Fähigkeiten arbeiten, welche in sich – wie gering sie auch sein mögen – sinnvoll und somit sinngebend sind. Die oben erwähnte Patientin Frau M. ist ein gutes Beispiel für den Erfolg dieser Arbeit.

Ob Seelsorger oder Physiotherapeut – gemeinsam ist unseren Berufen die Aufgabe, den Menschen gegenüber, denen wir begegnen, offen und aufmerksam zu sein, um ihnen ein Gefühl des „Zusammen-Seins" im tiefsten Sinne zu vermitteln. Bei jeder Begegnung mit einem Menschen, der auf seiner Suche nach dem individuellen Sinn dessen ist, was ihm gerade passiert, geht es essenziell darum, diesen Menschen dabei zu unterstützen, dem berechtigten Bedürfnis nach Sinn Ausdruck zu verleihen und somit ein Begreifen zu ermöglichen. Unsere Aufgabe ist es also, irgendwie einen „Kanal" für diesen „Ausdrucksstrom" anzubieten.

Obwohl in diesem Kapitel der Begriff „Spiritualität" nicht explizit in Bezug auf die Konstruktion von Sinn und Bedeutung verwendet wird, geht es dennoch um die Spiritualität oder Weltanschauung des Patienten, der bei seiner Sinnsuche durch seine körperlichen Fähigkeiten – also das, was noch „funktioniert" – unterstützt werden soll. Der Begriff „funktionieren" wird hierbei bewusst gewählt, um zu unterstreichen, dass der Prozess der Sinnsuche etwas völlig Normales und Konkretes ist – eine Haltung, die einen offenen Austausch mit Patienten erst ermöglicht.

31.1 Was sagt uns die Gesellschaft über unseren Körper?

2005 diskutierten fünf Patientinnen im St. Christopher's Hospiz darüber, wie schwer es ist, nach einer Brustkrebsoperation noch passende Kleidung zu finden. Im Kern ging es dabei eigentlich darum, wie sie in der Erinnerung der anderen verbleiben wollten. Aus diesem Gespräch heraus entstand ein gemeinsames Projekt mit einer Londoner Modeschule: Die Frauen besprachen sich mit den Modedesign-Studentinnen, wählten Materialien aus und entwarfen und nähten sich Kleidung. Am Ende des Projekts stand eine Modenschau im Hospiz, zu der Familien, Freunde und die Hospizmitarbeiterinnen geladen waren. Jede der Teilnehmerinnen schritt in ihrem eigenen Kleid über den Laufsteg. Die Atmosphäre war bei dieser zutiefst bewegenden Veranstaltung regelrecht aufgeladen. Einer Teilnehmerin war beispielsweise bewusst geworden, dass sie nicht mehr heiraten würde, und so hatte sie sich ein Hochzeitskleid in leuchtendem Orange entworfen.

Bei allen diesen Frauen fand die Suche nach individuellem Sinn und Bedeutung der eigenen Geschichte ihren Ausdruck im Entwurf und der Herstellung eines Kleides. Nachdem der Kleidungskauf in üblicher Form sicherlich nicht gerade ein erhebendes Erlebnis für sie war, weil sie nach ihrer Brustamputation zu weit vom gesellschaftlichen Körperideal entfernt waren, gab ihnen das Modeprojekt ihre Würde zurück, indem es sie von gängigen Schönheitsnormen befreite und ihnen ein Gefühl dafür vermittelte, wer sie jetzt, an diesem Punkt ihres Weges waren. Zwei Teilnehmerinnen ließen sich später in ihrem selbst entworfenen Kleid beerdigen.

In der westlichen Gesellschaft gibt es eine regelrechte Besessenheit, durch Funktion körperlich attraktiv und körperlich leistungsfähig zu bleiben. Magazine, Reklamespots, Plakatwände, Schaufensterauslagen und sonstige Formen der Werbung schreien es geradezu heraus: Ein vollwertiger Mensch kann man nur sein und bleiben, wer jede nur mögliche Anstrengung unternimmt, um das Altwerden hinauszuschieben und die Zahl seiner Jahre ebenso zu verleugnen wie den unvermeidlichen Tribut, den sie von der Körperkraft fordern. Schönheit wird idealisiert und zum Totem für alle, die für ihre Mitmenschen attraktiv und begehrenswert bleiben möchten. Allein die Zunahme von Schönheitsoperationen ist ein deutliches Anzeichen dafür, wie wichtig vielen Menschen die Erhaltung der „Jugend" und Attraktivität ist. 2005 wurden in Großbritannien über 22.000 solcher Eingriffe durchgeführt – gut 34 % mehr als im Jahr davor. In einem Interview mit der BBC sagte Adam Searle, ein leitender Arzt für Plastische Chirurgie: *„Diese Zahlen [von 2005] bilden offenbar die wachsende Akzeptanz der ästhetischen Chirurgie ab, insbesondere wenn es darum geht, auch im Alter sein Aussehen zu bewahren“* (BBC 2006). Im Jahr 2010 wurden in Großbritannien dann bereits 38.274 kosmetische Eingriffe durchgeführt (*British Association of Aesthetic Plastic Surgeons* 2011). Im Jahr 2018 erfolgten 92 % dieser Eingriffe an Frauen, wobei die drei häufigsten Operationen die Brustvergrößerung, die Brustverkleinerung und die Augenlidstraffung waren (British Association of Aesthetic Plastic Surgeons 2019).

Gesundheit und Fitness sind ferner zu beliebten Freizeitbeschäftigungen geworden. Die Fitnessindustrie macht beispielsweise in Großbritannien inzwischen Umsätze von umgerechnet 4,83 Milliarden Euro jährlich. Die Geschäftsführerin der britischen *Fitness Industry Association,* Andrée Deane, stellte 2009 fest: *„Die Verbraucher nehmen Fitness und Training inzwischen nicht mehr als Luxusausgaben, sondern als unverzichtbaren Teil ihres Lebens und ihrer Gesundheit wahr“* (*Leisure Database Company* 2009). Im Jahr 2019 überstieg der Wert der Fitnessindustrie bereits 5 Milliarden Pfund (sports think tank 2019). Fitness ist gut für Gesundheit und Wohlbefinden, aber die Frage bleibt, wie sehr es dabei, bewusst oder unbewusst, eigentlich um das ständige Streben nach einem „jungen“ Körper geht. Mount (2010) sagt dazu: *„Nichts ist so auffällig bei den Männern und Frauen unserer modernen Welt wie die fast zwanghafte Sorge um das körperliche Gedeihen und Wohlbefinden. Es gibt ein schier grenzenloses Verlangen nach Wunderarzneien, todsicheren Methoden für eine spektakuläre Gewichtsreduktion, Heilung für das Unheilbare, lebensverändernden Therapien, bahnbrechenden neuen Operationen oder diagnostischen Methoden, die sämtliche verbleibenden Rätsel der Medizin auf einmal lösen.“* Mount ist allerdings nicht der Meinung, dass diese Bestrebungen dazu beitragen, die Frage nach dem individuellen Sinn im eigenen Leben zu beantworten, sondern vermutet vielmehr, dass ihnen das Bedürfnis zugrunde liegt, Tod und Verfall aus dem Weg zu gehen.

In jüngerer Vergangenheit, während der Covid-19 Pandemie, haben Berichte in den englischen Medien – im Fernsehen, im Radio und in Zeitungen – das Bedürfnis kundgetan, nach der Schließung der Sporthallen, der Schwimmbäder und der Fitnessstudios diese wieder zu öffnen. Und zwar nicht aus ästhetischen Gründen, sondern aufgrund des Wertes, den Fitness und Wohlbefinden auf die psychische und körperliche Gesundheit haben. Diese Berichte bestärken die Kraft der Verbindung von Funktion und Bedeutung und scheinen ein gesundes Gegenmittel zum reinen Verfolgen der jugendlichen Erscheinung und der körperlichen Ästhetik zu sein.

31.2 Der gesunde Körper als Antidot – wofür?

Der Wunsch nach einem gesunden, bleibend attraktiven und leistungsfähigen Körper kann Ausdruck einer Flucht vor dem Tod bzw. einer Verleugnung des Todes sein. In Großbritannien wird sich die Anzahl der über 80-Jährigen zwischen 2010 und 2035 voraussichtlich verdoppeln und die Zahl der über-100-Jährigen sogar auf mehr als 80.000 versiebenfachen (*Office for National Statistics* 2009). Die für England und Wales verfasste „End of Life Care“-Strategie ist sich dessen bewusst, dass es dennoch für viele Menschen *„nicht möglich ist, über den Tod zu sprechen: Die Existenz von Tod und Sterben ist in unserer modernen Kultur selten ein Thema. Für viele ist der Tod das letzte große Tabu unserer Gesellschaft“* (*UK Department of Health* 2008). Auch in den Familien bleiben der Tod und die persönlichen Wünsche, die man dazu hat, häufig unausgesprochen. Eine amerikanische Studie über die Einstellungen zum Sterben beschreibt eindrücklich die enormen Veränderungen, die die Beurteilung des Todes als eine der Grundbedingungen des menschlichen Lebens erfahren hat. Unter anderem wird Ariès mit der Aussage zitiert, dass *„der Tod nicht nur aus dem Blickfeld entschwunden, sondern geradezu etwas Verbotenes, Schmähliches geworden“* ist (Lundgren/Houseman 2010).

Wiederum kann aus der Covid-19 Pandemie eine Erkenntnis gewonnen werden. Foren wurden entwickelt, in denen Menschen Gelegenheit hatten, Themen zu Sterben, Tod und Verlust zu diskutieren. Die Medien haben von Menschen berichtet, die ihre

Verwandten nicht in Krankenhäusern besuchen und sich nicht verabschieden konnten. Trauerangebote werden vermutlich eine deutliche Steigerung an Zuweisungen erleben. Ob dieses aktuelle Interesse an Tod, Sterben und Verlust auch langfristig in der Gesellschaft verhaftet bleibt und zu einem Verständnis des Selbst und der Sterblichkeit führt, bleibt abzuwarten. Was auch folgt, kann sich mit der Zeit verändern.

Der Drang nach öffentlicher Darstellung des Körpers in verschiedenen Medien, das fieberhafte Bemühen um Gesundheit und Leistungsfähigkeit und die stetig ansteigenden Mitgliederzahlen der Fitnessstudios zeigen, wie sehr die Endlichkeit des Lebens in unserer Gesellschaft verleugnet wird. Aus der Sicht eines geweihten Priesters frage ich mich, ob diese Todesleugnung nicht auch eine Folge der zunehmenden Säkularisierung in Westeuropa ist. Douglas Davies vertrat bei einer Konferenz (NCPC 2010) die Meinung, dass die Religion zur Bewältigung des Problems „Tod" da sei. Tatsächlich gehören in den großen Weltreligionen Aussagen über den Tod und ein Leben nach dem Tod zu den zentralen Glaubenssätzen. Im Christentum ermöglicht beispielsweise der Glaube an den Erlöser Jesus Christus das ewige Leben nach dem Tod. Andere Religionen beinhalten auch Deutungen von Leiden, Krankheit und Alter. In der säkularen Welt gibt es dagegen keine so offensichtlichen, kohärenten Erklärungsmuster für Krankheit und Tod. Ich will damit nicht sagen, dass mit dem religiösen Glauben immer ein Wissen über den Tod und Einverständnis mit dem Tod einhergeht, aber außerhalb des religiösen Rahmens, im säkularen Bereich, sehe ich bisher noch gar keine allgemeinen Konzepte zum besseren Verständnis der menschlichen Endlichkeit.

Steve Bruce traf in einer Arbeit über die Säkularität in Großbritannien die aufschlussreiche Feststellung, dass auch für Menschen, die nicht formal an eine ewige Erlösung oder Verdammnis der Toten glauben, ein toter Mensch nicht einfach aufhört zu sein: *„Wenn man sagt ‚Ethel ist gestorben, sie ist nicht mehr da', beinhaltet das verschiedene Möglichkeiten: Ethel ist in eine andere Welt gegangen; Ethels Körper ist tot, aber mit einer Art Ethelwesen kann man noch immer kommunizieren; Ethel ist nicht tot, sondern verborgen und wird wieder erscheinen, wenn wir ihrer würdig sind; Ethels Leib hat ausgedient und ihr Wesen ist am Tag ihres Todes in einem Neugeborenen wieder auf die Welt gekommen – und so weiter"* (Bruce 2002, S. 43).

31.3 Funktion und Bedeutung

Für die meisten Menschen haben körperliche Funktionsfähigkeit und Unabhängigkeit eine große Bedeutung, definieren sie doch häufig auch darüber ihre eigene Bedeutung in der Welt. Wo dann die Grenze – oder auch Schnittstelle – zwischen Funktion und Bedeutung (oder Sinn) liegt, kann oft gar nicht eindeutig gesagt werden. Dieser Punkt, an dem „tun können" zu „sein können" wird, ist ein kaum wahrnehmbarer Übergang, schwer zu definieren und ohne fassbare Abgrenzung. Aufgabe der Palliativphysiotherapeuten ist es, an dieser Schwelle zu stehen und dem Patienten sicher hinüberzuhelfen, in dem Wissen, dass Sinn und Bedeutung für ihn durch das Funktionieren des Körpers umfasst und genährt werden. Funktion und Bedeutung sind zwangsläufig miteinander verbunden, denn eines geht aus dem anderen hervor. Wenn sich eine Krankheit entwickelt und die körperliche Funktionsfähigkeit dadurch Grenzen bekommt, kann Sinn verloren gehen.

Tony Walter zeigte, wie der Körper von einer Medizin, die Patientinnen *„primär als schlecht funktionierende Maschine und nicht als ganzen Menschen behandelt"*, als rein mechanischer Gegenstand angesehen wird (Walter 1997, unveröffentlicht). Dieser Sichtweise tritt die Palliativmedizin entgegen, seit Dame Cicely Saunders das multiprofessionelle Arbeiten als ein Mittel einführte, dem Menschen ganzheitlich gerecht zu werden, indem verschiedene Disziplinen ihren ganz spezifischen Beitrag in die Behandlung einbringen (Saunders 2006). Walter trifft in diesem Zusammenhang auch die alarmierende Feststellung, dass ein menschlicher Körper erst beerdigt oder eingeäschert werden kann, wenn ein Arzt eine medizinische Bescheinigung ausgestellt hat. Nachdem diese unterschrieben ist, kann der Leichnam auch ohne Ritus oder Ritual entsorgt werden (Walter 1997). Im Tod hat der Körper keine Bedeutung mehr für die Gesellschaft, sein Nutzen hat sich erschöpft. Tatsache ist jedoch, dass den Toten – unabhängig davon, ob ihr Leichnam in religiöser oder weltlicher Form bestattet wird – sehr viel Bedeutung beigemessen und dass sie mit angemessenem Zeremoniell verabschiedet wird. Ein toter Mensch ist mehr als nur ein toter Körper.

Für eine nähere Betrachtung der Schnittstelle zwischen Funktion und Bedeutung kann ein phänomenologischer Ansatz hilfreich sein. Die Phänomenologie wurde als philosophische Methode zuerst von Edmund Husserl vorgestellt, dann von Maurice Merleau-Ponty und anderen weiterentwickelt. Merleau-Ponty arbeitete an den theoretischen Grundlagen der Phänomenologie als einer Methode zum Verständnis des Bewusstseins. Für ihn war der Leib einer der wichtigsten Aspekte des Seins. Die Phänomenologie sieht Leib und Bewusstsein als eine integrale Einheit und macht so auch den Zusammenhang zwischen Funktion und Bedeutung verständlich.

Der Mensch betrachtet seinen Körper auf zweierlei Art: als etwas, das man hat (der „objektive Leib"), und als etwas, das man ist (der „gelebte Leib"). Diese Begriffe verwendet Bullington (2009) und unterscheidet dabei deutlich zwischen dem „objektiven Leib" (d.h. dem Körper als materiellem, funktionierendem Objekt) und dem „gelebten Leib" (d.h. der leibhaftigen Erfahrung von Geist, Körper und Welt). Merleau-Ponty vertrat die Auffassung, dass die Facetten des gelebten „Geist/Körper/Welt"-Leibes nicht getrennt voneinander verstanden werden können; jedoch kann je nach Situation einmal der eine und einmal der andere Aspekt in den Vordergrund treten (Carman 2008). Er beschrieb dies als eine „Harmonie der Situationen", die es ermöglicht, jegliche Lebenslage zu verstehen und zu bewältigen. Bullington gibt eine hilfreiche Erläuterung zu diesem Konzept: *„Aus der Harmonie der Situationen ‚sedimentieren' – um mit Merleau-Pontys Worten zu sprechen – sogenannte Strukturen, die uns in der Welt eine rudimentäre Organisation wahrnehmen lassen, die wir bereits verstehen … Seine Weiterentwicklung des Konzeptes bestand in der Beschreibung von Struktur als einem Phänomen ‚im Zwischenraum', d.h. sie ist weder in den Dingen noch im Subjekt, sondern wird im Zusammentreffen beider erschaffen"* (Bullington 2009).

Das Bild der „Sedimentierung" eignet sich gut, um zu verdeutlichen, was in den Menschen bei der Physiotherapie vorgeht, wenn sich der Therapeut der Linderung ihrer körperlichen Leiden annimmt, die durch abnehmende Mobilität oder zunehmende Müdigkeit und Atemnot entstanden sind. Das Bild beinhaltet die Vorstellung, dass der Mensch im Krankheitsverlauf Stück für Stück immer mehr von seinem individuellen Sinn, seinen Überzeugungen und seinen Bedeutungssystemen verliert – gewissermaßen in „Schichten" ablegt. Der Physiotherapeut hilft Patientinnen und Patienten mit seiner Arbeit, diese verlorenen „Bedeutungsschichten" wieder aufzubauen, indem er es ermöglicht, dass verloren geglaubte Funktionen – und sei es nur für kurze Zeit – wiederhergestellt werden (z.B. durch verschiedene therapeutische Übungen, Atemkontrolltechniken mit Pacing der Bewegungen, einfache, aber nachhaltige Übungen etc.).

Neimeyer betrachtet Verlust und Trauer aus konstruktivistischer Perspektive und macht dabei eine auch im Hinblick auf die Sinnfindung hilfreiche Aussage: *„[Menschen sind] bestrebt, die einzelnen Episoden [ihrer] Lebensgeschichte in einen größeren Bedeutungsrahmen ‚einzubauen', der sie nicht nur verständlich, sondern auch bedeutsam macht. Das Ergebnis dieser fortlaufenden Bestrebungen ist ihr Narrativ"* (Neimeyer 2006). Auch dieses „Einbauen" entspricht wieder dem Bild der „Sedimentierung" oder der Vorstellung, dass Sinn an Übergangspunkten entsteht. Das folgende Patientenbeispiel illustriert dies.

PATIENTENBEISPIEL

Verständnis für den Patienten

Herr D. ist 42 Jahre alt und leidet an einer fortschreitenden neurologischen Erkrankung (ALS). Die Erhaltung von Kraft und Geschicklichkeit ist sein langfristiges Ziel und er bekämpft das Fortschreiten seiner Erkrankung durch Training. Bei jedem Hospizbesuch möchte er den Trainingsraum aufsuchen und auch bei einem mehrwöchigen stationären Aufenthalt nutzt er jede Gelegenheit hierzu. Am liebsten trainiert er seinen Stand und seine Fähigkeiten an der Sprossenwand, oder er kräftigt mit einem motorbetriebenen Fahrrad seine Arm- und Beinmuskulatur. Allen Anstrengungen zum Trotz nimmt seine körperliche Leistungsfähigkeit jedoch kontinuierlich und merklich ab. Herr D. reagiert darauf mit Frustration und Wut, sowohl auf sich selbst als auch auf den Therapeuten. Wenn er an seine Zukunft denkt, ist er den Tränen nahe. Als er einmal nicht in der Lage ist, im Therapieraum zu trainieren, kommt es zu einem Wutausbruch. Herr D. kehrt zurück in sein Zimmer und

schließt sich auf der Toilette ein. Im weiteren Verlauf fordert er – inzwischen in tagesstationärer Betreuung im Hospiz – weiterhin seine Zeit im Trainingsraum und den Input des Physiotherapeuten ein.
Für Herrn D. hat eine grundlegende Veränderung stattgefunden: Er hat eine weitere Schicht seines Lebenssinns – also ein weiteres Bedeutungs„sediment" – verloren und kann die Welt nicht mehr als sinn- und bedeutungsvoll wahrnehmen. Der „Zwischen-" oder Übergangsaspekt seiner Sinnfindung ist verloren gegangen. Herr D. erlebt eine immer stärkere Entfremdung von der Person, die er vor seiner Krankheit gewesen ist, und er ist nicht mehr in der Lage, seinen momentanen Zustand in ein umfassenderes Bild seiner selbst und seines Lebens „einzubauen".
Die Aufgabe des Physiotherapeuten besteht bei einem Patienten wie Herrn D. nicht darin, den „objektiven Leib" (d.h. den äußerlich sichtbaren Körper) zu behandeln, sondern sich um den „gelebten Leib" zu kümmern (d.h. um „das", was Geist, Körper und Welt erleben und die Beziehungen zwischen diesen Aspekten zu begreifen – also ihnen Bedeutung zuzuweisen). Durch Rücknahme der Trainingsintensität und Gespräche über die abnehmende Mobilität könnte der Physiotherapeut Herrn D. zu der Erkenntnis verhelfen, dass sich die Welt seines gelebten Leibes, wie er sie bisher gekannt hat, inzwischen grundlegend verändert hat und die Vorstellungen darüber, was möglich ist, in der Erfahrungswelt des gelebten Leibes entsprechend umgestaltet werden müssen. Herrn D.s Welt hat sich verändert, aber er kann zu einem neuen Verständnis und Sinn seines Selbst gelangen, das momentan mit Einschränkungen, Unsicherheit und dem daraus entstehenden Schmerz leben muss.
Als Körpertherapeut ist der Physiotherapeut geschult, körperliche Schwäche, Veränderung und Verfall zu thematisieren und ihnen behutsam einen Platz in dem umfassenden Verlustgefühl zuzuweisen, das der Patient erlebt. Zwischen dem Therapeuten und dem Patienten entsteht ein von gegenseitigem Vertrauen geprägtes Verhältnis – Vertrauen, dass der Therapeut die Ziele des Patienten nicht fallen lassen wird und Vertrauen, dass diese Ziele täglich neu und ehrlich auf ihre Machbarkeit hin überprüft werden.

31

Bullington macht über den chronischen Schmerz die kenntnisreiche Bemerkung, dass *„wenn durch den chronischen Schmerz ‚die Welt aus den Angeln gerät', dies auch verstanden werden kann als Ausdruck der Entfremdung von dem Selbst, das man vor den Schmerzen war, und Entfremdung von den anderen, die keine Schmerzen haben"* (Bullington 2009). Diese Entfremdung kann sich durchaus als Wut oder Schuldzuweisung den Physiotherapeuten gegenüber äußern, die von Patienten als Träger des erforderlichen Wissens über die Körperfunktionen angesehen werden.

In einem Aufsatz über das Modell des „totalen Schmerzes" von Cicely Saunders (Saunders 2006) nimmt Clark dieses Motiv auf: *„Chronischer Schmerz bei fortgeschrittenen und terminalen Erkrankungen … stellt eine besondere Herausforderung auf der Ebene der Sinnzuweisung dar"* (Clark 1999). Ausgangspunkt der Forschungsarbeit und der daraus resultierenden Veröffentlichungen von Saunders war die Feststellung, dass durch Schmerz den Patienten die Fähigkeit abhandenkommt, einen Sinn in der Welt zu finden – also in der Vergangenheit und der Gegenwart, in der Schuld, im Verlust und in der Zukunft: all dies sind Aspekte von Sinn und Bedeutung.

Neimeyer schreibt darüber, wie die Hinterbliebenen nach dem Tod eines Familienangehörigen oder Freundes neue Bedeutungen konstruieren und vertritt die Auffassung, dass diese Re-Konstruktion von Sinn und Bedeutung zur Trauerarbeit gehört. Könnte es sein, dass Saunders' „Totaler Schmerz" und insbesondere dessen spirituelle Komponente gewissermaßen eine Trauer *vor* dem Abschied beinhaltet? Wenn dem so ist, dann trifft Neimeyers Äußerung, dass *„Menschen unermüdlich Bedeutung schaffen und an ihrem individuellen Narrativ weben, das den Geschehnissen ihres Lebens thematische Bedeutung verleiht"* (Neimeyer 2005), sicher auf diejenigen zu, die nicht mehr so selbstverständlich wie früher mit ihrem Körper Bedeutung herstellen können. Dass aber der menschliche Körper ein Mittel zur Sinngebung für das Selbst in der Welt sein kann, bietet den Physiotherapeuten einen Ansatzpunkt, um in den Dialog mit den Patienten und in die gemeinsame Reise zur Rekonstruktion der persönlichen Bedeutung einzutreten.

31.4 Der Nutzen des Narrativs: ein wichtiger Zugang für den Physiotherapeuten

Für Palliativphysiotherapeutinnen besteht ein wichtiger Teil der Arbeit darin, die Probleme der Patienten durch Zuhören zu lösen. Über diesen Ansatz erschließt sich noch eine weitere Möglichkeit: die Nutzung des Narrativs. Es ist wichtig, die ganze Geschichte der Patienten zu hören und mitzugehen, wenn sie diese Geschichten für die Gegenwart neu interpretieren oder neu verhandeln.

Nach einer Zusammenfassung der entsprechenden Literatur diskutieren Rasmussen und Mitarbeiter die persönlichen Erfahrungen, die Krebspatientinnen mit dem Verfall ihres Körpers machen (Rasmussen/Tishelman/Lindqvist 2010). Die Autoren und Autorinnen übernehmen hierfür hauptsächlich den Ansatz der asklepischen Medizin. In dieser Tradition, die auf Asklepios, den Gott der Medizin in der griechischen Mythologie, zurückgeführt wird, steht das Hören auf die Patientinnen an erster Stelle. Aus dem Gehörten werden die medizinischen Maßnahmen zur Förderung der Gesundheit abgeleitet. Die asklepische Tradition steht der hippokratischen gegenüber, die auf den altgriechischen Arzt Hippokrates zurückgeführt wird und mit Logik und wissenschaftlichen Methoden arbeitet.

Besonders interessant ist bei diesem medizinischen Modell, welche Bedeutung dem Zusammenhang zwischen Körper und Distress beigemessen wird: *„Leid entsteht, wenn die ‚Intaktheit' der Person durch einen Zustand des Distress bedroht wird. Narrative Forschung stützt diese Vorstellung, indem sie zeigt, wie die Beschwerden und der Verfall des Körpers Identität und Würde untergraben"* (Rasmussen/Tishelman/Lindqvist 2010). Rasmussen et al. weisen insbesondere auf eine phänomenologische Studie hin, die die oben dargestellte Argumentation von Bullington stützt. *„Menschen in den palliativen Spätstadien einer Krebserkrankung verlieren ihren für selbstverständlich gehaltenen Körper [den ‚gelebten Körper'] oder, um mit Rasmussen zu sprechen, den Körper, in dem sie ‚zu Hause' waren"* (Rasmussen/Tishelman/Lindqvist 2010).

Michael Kerney schlägt einen ganzheitlichen Ansatz zur Patientenversorgung in der asklepischen Tradition vor. Er merkt an, dass die Anwendung asklepischer Prinzipien *„primär subjektiv ist – bezogen auf das, was im Patienten geschieht, und nicht auf das, was außerhalb des Patienten geschieht"* (Kerney 2000). Die asklepische Philosophie fordert die Therapeuten auf, in das Leiden der Patienten einzutreten. Das bedeutet jedoch nicht, Leid oder Schmerz der Patienten selbst zu erleben, sondern empathisch die eigenen Schmerzerfahrungen im Leid des anderen zu erkennen: *„Es ist unmöglich, dem leidenden Patienten zu helfen, ohne in seine Erfahrungen einzutreten, und da dies den Therapeuten unweigerlich in seine eigenen Leidenserfahrungen hineinbringt, beinhaltet die asklepische Form der Heilung eine ‚klinische Subjektivität'! Der Spruch ‚Arzt, erkenne dich selbst!' hat hier in besonderem Maße Gültigkeit"* (Kearney 2000).

Becky McGregor beschreibt ihren Ansatz als Physiotherapeutin in diesem Kontext. McGregor zählt alles auf, was ein Patient in ein klinisches Setting mitbringt: Hoffnungen, Ängste, Freuden und Leiden. Nach der asklepischen Tradition erlaubt sie Patienten alles, was zu ihnen gehört, in der physiotherapeutischen Begegnung zu teilen. Sie erinnert sich an die Arbeit mit einem älteren Patienten: „Ich erinnere mich, wie ich die ganze Zeit dachte, wie wichtig es ist „nur präsent zu sein", dazusitzen und nicht unbedingt etwas zu sagen" (McGregor 2018). Das Narrativ der Patienten wirklich hören und zu verstehen suchen – mit diesem asklepischen Ansatz können Physiotherapeutinnen erfahren, welche Verluste ihre Patienten erlitten haben, und in der Rehabilitation mit ihnen daran arbeiten, verlorene Funktion wiederzugewinnen (oder wiederzufinden) und dadurch auch „Bedeutung" zu entdecken.

31.5 Schlussbemerkungen

In palliativen Krankheitsstadien Sinn, Bedeutung und letztlich seinen Frieden zu finden, ist zweifellos ein komplexer Prozess. Der ganzheitliche Ansatz der Palliative Care verpflichtet alle darin Tätigen, aus Sicht der eigenen beruflichen Disziplin jeden einzelnen Patienten auf der Reise zu begleiten und ihn zu befähigen, Sinn zu kreieren und auszudrücken. Dieses Kapitel wurde in der Hoffnung geschrieben, dass Physiotherapeuten ihre Arbeit in Hospizen und in palliativen Einrichtungen als mehr als reines „Fitmachen" verstehen und sich verstärkt damit auseinandersetzen, wie dieses Verständnis auch den anderen Berufskollegen vermittelt werden kann. Wenn man ernsthaft ein ganzheitliches Behandlungsmodell vertritt, spielt die Physiotherapie als palliativmedizinische Maßnahme eine weitreichende Rolle, auch bei der Erfüllung der spirituellen Bedürfnisse und der Sinnfindung der Patienten.

Ich habe in diesem Kapitel dargelegt, wie die Physiotherapie – selbst in einer Gesellschaft, für die nur das Streben nach dem Perfekten wertvoll scheint – durch ihre rehabilitative Funktion wesentlich dazu beitragen kann, dass Patientinnen und Patienten sich durch ihre eigene Anstrengung und mit Unterstützung der Therapeuten wieder als Menschen mit Würde und Wert erleben können. Phänomenologische und narrative Methoden versetzen den Patienten in die Lage, in seinem „gelebten Leib" mit all seiner Gebrechlichkeit und selbst im Schmerz wieder heimisch zu werden und so in seiner Welt wieder Sinn und Bedeutung zu finden.

Für Patientinnen wie Frau M., die in der Machbarkeit eines Spaziergangs Bedeutung wiederfand, oder Herrn D., der gegen seine körperlichen Veränderungen ankämpfte, spielt die Physiotherapie eine zentrale Rolle, wenn es darum geht, Sinn und Bedeutung im „Hier und Jetzt" zu finden. Dies kann viel zur Erhaltung bzw. Verbesserung der individuellen Lebensqualität beitragen. Jeder Patient, jede Patientin ist bestrebt, Sinn und Bedeutung an den „Schnittstellen" des Lebens herzustellen, an denen Geist, Körper und Welt miteinander interagieren. Der Physiotherapeut sieht die körperlichen Verbesserungen, die Patienten in der Therapie erzielt haben, und übersieht dabei vielleicht, dass ihre Arbeit einen wichtigen Anteil daran hatte, dass Patienten wieder Kontakt zu anderen Menschen aufnehmen und sich selbst wieder verstehen. Und doch kann Sinn durch die Wiederherstellung körperlicher Funktionen ebenso gut gefunden oder wiedergefunden werden wie durch die Anstrengungen irgendeiner anderen Fachdisziplin. Wenn man als Physiotherapeut in der Palliativversorgung bereit ist, *präsent* zu sein und mit dem Patienten *zu bleiben* und *zu sein,* so ermöglicht dies, dass sich ganze Geschichten entwickeln. Dafür müssen die Begleiterinnen und Begleiter bereit sein, mit auf die Reise zu gehen und die Fähigkeit besitzen, *„gemeinsam zu sein"*. Bullington stellt dazu fest: *„Letztendlich muss es das Ziel der Rehabilitation sein, neue Horizonte zu eröffnen. Ob das durch Physiotherapie, Psychotherapie, Tanztherapie, Musiktherapie oder andere unterstützende Therapien erreicht wird, ist belanglos. Selbst wenn die Schmerzen nicht beseitigt werden können, ist es doch möglich, ein reizvolles Leben zu führen"* (Bullington 2009).

31.6 Reflexionsfragen

Stellen Sie sich vor, Sie sind in den beiden Patientenbeispielen dieses Kapitels nicht der Physiotherapeut, sondern der Patient. Versetzen Sie sich, so gut es geht, in die Lage der beiden Patienten und lesen Sie noch einmal die Beispiele.

- Was würden Sie sich von einer Physiotherapie erhoffen?
- Welche Funktionseinbußen mussten Sie bereits hinnehmen, und wie hat sich das auf die Sinnhaftigkeit Ihrer Welt ausgewirkt?
- Inwiefern würde der Verlust von Funktionen dazu führen, dass es Ihnen schwerfiele, Ihre (persönliche) Bedeutung zu definieren?

Und nun lesen Sie die Patientenbeispiele noch einmal aus der Ihnen vertrauten Perspektive und fragen Sie sich:

- Wie würden Sie die Themen angehen, die hinter dem stehen, was Ihnen der Patient an funktionellen Problemen präsentiert?
- Würden Sie jetzt, nachdem Sie sich in die Lage des Patienten hineinversetzt haben, Ihre Behandlung anders planen als vorher?

LITERATUR

BBC. Big Rise in Cosmetic Surgery Ops. London: BBC News Webseite; Januar 2006. Aus: http://news.bbc.co.uk/1/hi/health/4609166.stm (letzter Zugriff: August 2012).

British Association of Aesthetic Plastic Surgeons. Moobs and boobs: Double DD'igit rise. Pressemitteilung. London: British Association of Aesthetic Plastic Surgeons; Januar 2011. Aus: http://www.baaps.org.uk/about-us/press-releases/855-moobs-and-boobs-double-digit-rise (letzter Zugriff: August 2012).

British Association of Aesthetic Plastic Surgeons 2019. https://baaps.org.uk/about/news/1708/cosmetic_surgery_stats_number_of_surgeries_remains_stable_amind_calls_for_greater_regulation_of_quick_fix_solutions (letzter Zugriff Juli 2020)

Bruce S. God is Dead: Secularization in the West. Oxford: Blackwell Publishing; 2002.

Bullington J. Embodiment and chronic pain: implications for rehabilitation practice. Health Care Anal 2009; 17: 100–109.

Clark D. ‚Total pain': disciplinary power and the body in the world of Cicely Saunders, 1958–1967. Soc Sci Med 1999; 49: 727–736.

Dahlin Y, Heiwe S. Patients' experiences of physical therapy within palliative cancer care. J Palliat Care 2009; 25: 12–20.

Davies D. Vortrag auf dem Kongress 'Spirituality – The missing piece'. National Council for Palliative Care; 2010.

Department of Health. End of life care strategy: Promoting high quality care for all adults at the end of life. London: UK Department of Health, 2008. Aus: http://www.cpa.org.uk/cpa/End_of_Life_Care_Strategy.pdf (letzter Zugriff: August 2012).

Kearney M. A Place of Healing: Working with Suffering in Living and Dying. Oxford: Oxford University Press; 2000.

Leisure Database Company. Resilience in the fitness sector. Pressemitteilung. London: The Leisure Database Company, 2009. Aus: http://www.theleisuredatabase.com/news/news-archive/resilience-in-the-fitness-sector (letzter Zugriff: August 2012).

Lundgren BS, Houseman CA. Banishing death: the disappearance of the appreciation of mortality. Omega 2010; 61: 223–249.

Mount F. Full Circle: How the Classical World Came Back to Us. London: Simon & Schuster; 2010 (siehe insbesondere Kapitel 2 'The gym', S. 49–79).

McGregor B. (2018), *Offering Hope in Healthcare, A Physiotherapist's Perspective.* In Goodhead A., Hartley, N., Spirituality in Hospice Care. How Staff and Volunteers can Support the Dying and Their Families. Jessica Kingsley Publishers. 2018

Neimeyer R. Grief, loss, and the quest for meaning: Narrative contributions to bereavement care. Bereavement Care 2005; 24: 27–30.

Neimeyer R. Making meaning in the midst of loss. Grief Matters 2006; 9: 62–65.

Office for National Statistics. National population projections, 2008-based projections. London: UK Office for National Statistics; 2009. Aus: http://www.ons.gov.uk/ons/rel/npp/national-population-projections/2008-based-projections/index.html (letzter Zugriff: August 2012).

Rasmussen BH, Tishelman C, Lindqvist O. Experiences of living with a deteriorating body in late palliative phases of cancer. Curr Opin Support Palliat Care 2010; 4: 153–157.

Sportsthinktank (2019) https://www.sportsthinktank.com/news/2019/05/the-2019-state-of-the-uk-fitness-industry-report. (letzter Zugriff Juli 2020)

Walter T. Popular afterlife beliefs in the modern west. Unveröffentlichtes Manuskript; 1997.

31

E Selbstfürsorge

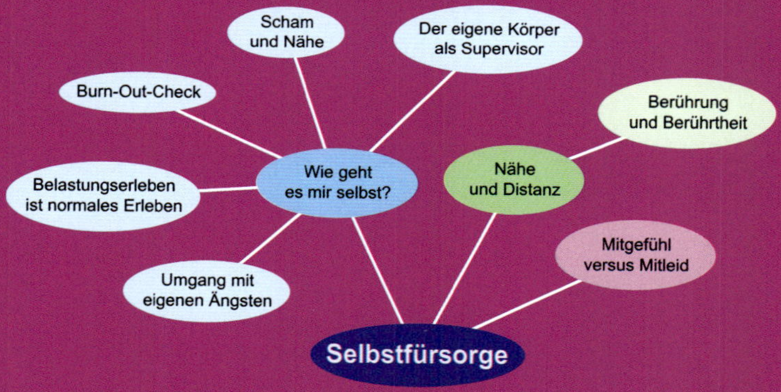

KAPITEL

32

Wolf Schönleiter

„Wie geht's mir eigentlich?" – Einladung zur Selbst-Supervision

32.1 Supervisionsauftakt oder: Wenn der Körper den Weg weist

„Wie geht's mir eigentlich?" Mit dieser selbstreflexiven Frage antwortete mir ein Physiotherapeut, der für sich klären wollte, inwieweit Einzelsupervision für ihn eine sinnvolle und nützliche Möglichkeit sein könnte, seine zunehmende Unzufriedenheit mit seiner beruflichen Tätigkeit zu verstehen und zu verändern. Er war seit rund zwei Jahren im palliativen Bereich mit Hausbesuchen und in geriatrischen Einrichtungen für einen ambulanten Dienst tätig, ohne in feste Teams eingebunden zu sein.

Nachdem im telefonischen Erstkontakt einige wichtige Fragen zu den Rahmenbedingungen geklärt werden konnten, vereinbarten wir einen ersten Termin. Danach erst sollte eine verbindliche Entscheidung bezüglich einer weiteren Einzelsupervision getroffen werden.

Seine Frage war die Antwort auf meine Erkundigung nach seinem Befinden kurz nach Beginn dieser ersten Sitzung: *„Und wie geht es Ihnen jetzt, wo wir beide hier zusammensitzen?"* Der Supervisand antwortete zunächst nonverbal mit erstaunter Mimik und fragend hilflosen Blicken. Dann folgte seine verbale „Antwort" – die meine Frage allerdings erst einmal unbeantwortet ließ, indem er seine Gegenfrage beantwortet haben wollte, ob das jetzt schon zur Supervision gehöre.

Ich bejahte das und wiederholte danach meine Frage nach seinem Befinden. Das sei für ihn gar nicht so einfach zu beantworten. Und irgendwie wisse er auch nicht so genau, wie es ihm wirklich gehe, erwiderte er mir. *„Ich habe Ihnen also keine einfache Frage gestellt, und Sie mögen mir keine einfache Antwort geben. Es scheint Ihnen sehr ernst zu sein, was ich zu schätzen weiß und weshalb ich auch nicht möchte, dass Sie sich bedrängt fühlen durch meine Frage nach Ihrem Befinden. Sie allein bestimmen, ob und wann Sie etwas dazu sagen wollen. In der Supervision gilt die Regel, dass kein Antwortzwang besteht, wobei es allerdings kaum möglich ist, nicht zu antworten …"*

Er unterbrach mich, indem er beteuerte, er wolle ja schon etwas dazu sagen, aber es sei eben nicht leicht. Und gerade im Moment merke er, dass ihm nicht die rechten Worte einfallen wollten und dass es ziemlich in ihm brodelte. Ich griff sein Bild vom „Brodeln" auf, das ich so verstehen würde, dass ihn meine Frage und das, was er damit zu verbinden schien, nicht kalt gelassen habe. Brodeln hätte für mich einen Bezug zum Kochen und Erhitzen und demnach sei ihm wohl innerlich heiß geworden – was ich wiederum als eine Form der Antwort auf meine Frage verstehen könnte: *„Das habe ich gerade gemeint mit meinem Hinweis, dass es eigentlich nicht möglich ist, auf eine Frage nicht zu antworten. Es sind also schon mindestens zwei Antworten, die Sie gegeben haben; die eine in Form einer Gegenfrage und die andere in Form eines Brodelns. Genaugenommen waren es sogar schon drei Antworten, denn Ihre körpersprachlichen Signale auf meine Frage nach Ihrem Befinden habe ich als eine antwortende Mischung aus Unglauben, Überraschung und Misstrauen erlebt, so als können Sie nicht glauben, dass es mir mit der Frage wirklich ernst ist."*

Nach dieser Rückmeldung lächelte der Supervisand etwas verschämt; er wirkte gleichzeitig weniger angespannt als zu Beginn des Gesprächs und wiederholte nun meine Frage mit den Worten: *„Tja, wie geht's mir eigentlich?"* – Wieder schien seine Anspannung zu wachsen, und zwar in dem Maße, wie er schwieg und ihm keine Worte über die Lippen kommen wollten, wobei er sichtlich bemüht war, seine Fassung zu wahren.

Meiner Einschätzung nach wäre es eher belastend und nicht förderlich für den weiteren Verlauf gewesen, die Schweigephase weiter auszudehnen und auf eine verbalisierende Antwort zu warten oder gar darauf zu bestehen. Vielmehr machte ich den Supervisanden darauf aufmerksam, dass er meine Frage nun wiederholt und sie sich auf diese Weise selbst gestellt habe. Allerdings sei mir aufgefallen, dass er die Formulierung „geht's" dabei besonders hervorgehoben hatte und er sich meine Frage mittels dieser besonderen Betonung wohl auf seine persönliche Art zu eigen und passender gemacht habe. Auf seine neugierige und sichtlich beteiligte Nachfrage hin, was er denn meiner Meinung nach mit seiner Betonung zum Ausdruck gebracht haben könnte, sagte ich ihm: *„Sie hat bei mir die Idee ausgelöst, die Formulierung wörtlich zu nehmen, und deshalb möchte ich Ihnen vorschlagen, gehenderweise und ruhig ohne Worte zu antworten. Wenn Sie einmal versuchen so zu gehen, wie es Ihnen geht, würden Sie praktisch Ihren Körper einladen, eine Antwort zu finden. Mir gefällt die Idee schon allein deshalb, weil Sie als Physiotherapeut ja ein Spezialist in Körperangelegenheiten sind. Also könnten Sie doch Ihren Körper einmal für sich sprechen lassen. Mit Worten darüber sprechen können wir, wenn Sie wollen, dann immer noch."*

Das gefiele ihm und käme ihm auch sehr entgegen, denn er halte viel davon, den Körper als Informationsquelle zu benutzen, erwiderte mein Supervisand. *„Mir wird dabei auch gerade bewusst, dass ich es selbst bei Patienten, denen das Sprechen schwerfällt, häufig so handhabe und an der Körperhaltung und der Mimik ablese, wie sie sich fühlen und in welcher Verfassung sie sind."*

Es war dann beeindruckend zu sehen, wie der Supervisand seiner Befindlichkeit körperlich Ausdruck zu geben vermochte – nicht nur im Gehen, sondern auch in den verschiedensten, bis hin zu auf dem Boden liegenden Haltungen. Er zeigte sich sichtlich entlastet durch die Möglichkeit, sich selbst unter Zuhilfenahme von Zeit und Raum spüren und wahrnehmen zu können in seiner Traurigkeit, seinen gleichzeitig vorhandenen aggressiven Gefühlen und seinem Ärger gegenüber vielem, was er während seiner Arbeit mit Palliativpatienten in sich „hineingefressen" hatte. Für ihn war anschließend klar, dass er mithilfe weiterer supervidierender Begleitung herausfinden wollte, was das Arbeiten als Physiotherapeut im palliativen Bereich mit ihm macht und ob es ein Arbeitsbereich sein kann, dem er sich gewachsen fühlt. Als praktische Anregung für seine Arbeit nahm er aus dieser ersten Supervisionssitzung mit, wieder bewusster und genauer hinschauen und hinhören zu wollen. Sich in dieser Weise auf Beziehungen zu Patienten einzulassen, schien ihm nun weniger belastend als durch Schweigen zu versuchen, eine Beziehungsaufnahme zu vermeiden und abzuwehren, was ja ohnehin nicht funktionierte. In einer der nächsten Sitzungen konnte er erkennen, dass er gegenüber den Patienten zunehmend Verhaltensstrategien entwickelt hatte, mit denen er sich vor zu viel Nähe schützen wollte. Er erlebte sich dabei von der Angst bestimmt, durch zu große Nähe von Mitleid überschwemmt und handlungsunfähig zu werden und sich deshalb dann zutiefst schämen zu müssen.

Immer wieder bezog sich dieser Supervisand auf die geschilderte Anfangsszene der Supervision und konnte dabei Erkenntnisse gewinnen, die er als erleichternd für seine Arbeit empfand. So berichtete er einmal, dass ihn die Ernsthaftigkeit und Beharrlichkeit meines Fragens insofern irritiert und beeindruckt habe, als ihm dadurch bewusst geworden sei, dass er selbst es zunehmend vermieden und sich aus Scham geradezu verboten hatte, Patienten explizit nach ihrem Befinden zu fragen. Auch dass es ihn stets beschämt die Sprache verschlage, wenn Kollegen oder Angehörige anderer Berufsgruppen Patienten mit der „heuchlerischen" und despektierlichen Floskel „Wie geht's uns denn heute?" ansprechen, brachte er zur Sprache. Dass es sich im einen wie im anderen Fall um verunglückte Strategien handeln könnte, Nähe herzustellen – hier mit der Folge, sich selbst zu schämen, dort mit der Folge des Fremdschämens – war ihm Anlass genug, nach differenzierenden eigenen Möglichkeiten zu suchen, um mit seinen Patienten in Kontakt zu treten, aber auch das kritische Gespräch mit Kollegen zu wagen, indem er seine Wahrnehmungen schilderte. Er zeigte sich später wiederum erleichtert darüber, dass durch solche Gespräche ein intensiver Austausch über Schamgefühle in der Arbeit mit Palliativpatienten in Gang kommen konnte.

BEACHTE

Über Scham und Nähe

Formen beschämender, falscher Nähe, mit denen insbesondere Vertreter körpernaher Berufe häufig versuchen, die Balance zwischen Distanz und Nähe zu regulieren, werden oftmals von Patienten mit Gegenbeschämungsreaktionen (Schimpfen, Beschweren, Beleidigen, Non-Compliance etc.) „beantwortet", um wieder Distanz herzustellen. Ein Klassiker praktizierter Distanzlosigkeit in der Physiotherapie ist das von mir sogenannte sprachliche bzw. kommunikative „Virus" à la: *„Wir legen unseren Fuß jetzt …"* oder: *„Wie fühlen wir uns denn heute?"* Misslingendes Nähe-Distanz-Management in der Physiotherapie findet sich in einem Supervisionsbeispiel dokumentiert in Schönleiter (2002).

Allein daran erinnert worden zu sein, dass Kommunikation zwischen ihm und seinen Patienten auf einer sprachlichen wie auch – und durchaus viel intensiveren – körperlichen Ebene stattfindet, erlebte dieser Supervisand als Wiederentdeckung eines verloren gegangenen Wissensschatzes. Die Vorstellung, dieses Wissen zu pflegen und zu erweitern, es stärker und bewusster anzuwenden, erschien ihm wie eine Ressource, die ihm seine Arbeit mit Palliativpatienten erleichtern konnte. Die in den letzten zwei Jahren zunehmend als schwere Last empfundene palliative Tätigkeit nahm er nun mit Blick auf seine zukünftige Arbeit als Physiotherapeut in dem Maße als reizvoll wahr, wie es ihm gelang, sie immer mehr auch als eine besondere Art der Lektüre, nämlich als „Körperlektüre", zu verstehen und auszuüben. Dass er Beziehungen zu Patienten als näher und gleichzeitig als weniger belastend empfand, brachte er damit in Zusammenhang, dass es ihm auch zunehmend gelang, Patienten nicht primär als „Krankheitsbilder" wahrzunehmen, sondern als lebende Körper, an und mit denen er seine Kunst des Körperlesens verfeinern konnte. Als Entlastungs- und Entspannungsritual nach fordernden Arbeitseinsätzen führte er besondere Formen der Körperreise für sich durch.

Übungsanregung

- Weshalb und für welche Themen würden Sie Hilfe, Beratung, Supervision in Anspruch nehmen wollen?
- Wann haben Sie sich im Zusammenhang mit Ihrer Arbeit das erste oder letzte Mal helfen lassen?
- Wann haben Sie Ihren Körper einmal als hilfreiches Medium erfahren, beispielsweise als rettenden Impulsgeber in einer verfahrenen, belastenden, Angst machenden Situation?

Haben Sie ein eher enges oder eher distanziertes Verhältnis zu Ihrem Körper?

PRAKTISCHE TIPPS

Information zur Supervision

Theorie und Praxis der Supervision im Feld der Physiotherapie werden exemplarisch beschrieben in Schönleiter (2002), Schönleiter/Steinhoff (2006) und Nieland/Schönleiter (2012). Leicht zugängliche Informationen über unterschiedliche Formen und Praxisfelder der Supervision finden sich auf den Webseiten der Berufsverbände für Supervision (Literaturverzeichnis).

32.2 Zur Unwahrscheinlichkeit des belastungsfreien Arbeitens in der palliativen Versorgung

Für Mitarbeiter in Palliativeinrichtungen ist es eher unwahrscheinlich, dass sie *nicht* erheblichen Belastungen im Rahmen ihrer Berufsausübung ausgesetzt sind. Auch Physiotherapeuten in den unterschiedlichen Einrichtungen der palliativen Versorgung sind von dieser potenziell belastenden Normalität betroffen – mit besonderem Augenmerk auf dem spezifischen Belastungserleben von Physiotherapeuten auf der Palliativstation (Helfenbein, 2012).

Es ist durchaus bekannt, in welchem Ausmaß durch die tägliche Arbeit mit unheilbar Kranken und Sterbenden und durch die allgegenwärtige Konfrontation mit dem Tod gravierende psychische, physische und soziale Belastungen auftreten können und erlebbar werden. Demgegenüber die erforderliche Aufmerksamkeit aufzubringen, damit das psychische Gleichgewicht und auch Arbeitsmotivation, Arbeitslust und -freude nicht dauerhaft gefährdet werden, ist eine ständige Herausforderung für palliativ tätige Physiotherapeuten.

Wie könnte es gelingen, sich dieser Herausforderung zu stellen? Eine umweglose und direkte Antwort könnte sein: Umgehend die Herausforderung annehmen und forsch eine persönliche Belastungsbilanz erstellen. Hilfreich könnte hierbei der Rückgriff auf Selbsteinschätzungsvorschläge sein, die unter einschlägigen Stichworten wie „Gesundheits-", „Stress-", „Belastungs-" oder „Burn-out-Check" im World Wide Web oder auch in der Fülle der Ratgeberliteratur zu diesen Themen zu finden sind. Ebenso ließen sich dann Strategien und Methoden für Erfolg versprechendes Belastungs-, Stress- und Selbstmanagement in Beruf und Alltag sowie Empfehlungen für den Umgang mit den Gefahren von Burn-out sichten und daraufhin überprüfen, inwieweit man sie für sich selbst in Betracht ziehen möchte.

Übungsanregung: Burn-out-Check

Die folgenden Fragen können Hinweise darauf geben, ob die Motivation für und die Freude an Ihrer Arbeit bereits brüchig geworden ist und anzeigen, inwieweit ein mögliches Burn-out vorliegt oder eine Burn-out-Gefährdung gegeben sein könnte. Die Selbsteinschätzung durch Beantwortung dieser Fragen sollte Sie dafür sensibilisieren, ob Sie sich entsprechenden Belastungen ausgesetzt sehen:

- Gehen Sie mit großem Widerwillen zur Arbeit bzw. Ihrer palliativen Tätigkeit nach?
- Wird Ihre palliative Tätigkeit begleitet von Gefühlen des Versagens, Ärgers und/oder Schuldgefühlen?
- Fühlen Sie sich mit Blick auf Ihre beruflichen Anforderungen entmutigt und gleichgültig?
- Ist Ihr berufliches Tun begleitet von Schwarzseherei und Negativismus?
- Erleben Sie sich isoliert von anderen, meiden Sie soziale Begegnungen und ziehen Sie sich aus sozialen Kontakten zurück?
- Fühlen Sie sich häufig oder täglich während der Arbeit oder/und auch danach müde und erschöpft?
- Spüren Sie Gefühle von Perspektivlosigkeit, Betroffenheit, Mitleid, Depressivität und Niedergeschlagenheit, die sich in Ihnen im Zusammenhang mit Ihrer Arbeit breit machen?
- Kennen Sie während Ihrer Arbeit das Gefühl, dass die Zeit einfach nicht vergehen will?
- Gehen Ihnen positive Gefühle für Ihre Patienten verloren?
- Versuchen Sie sich vor (bestimmten) Kontakten zu Patienten zu drücken?
- Erleben Sie Kontakte/Beziehungen zu Patienten/Angehörigen/Kollegen (zunehmend) als lästig, unangenehm, störend?
- Hegen Sie Vorurteile gegenüber Patienten?
- Fällt es Ihnen schwer, sich auf Patienten zu konzentrieren, ihnen zuzuhören oder ihnen aufmerksam zu begegnen?
- Gibt es Situationen während Ihrer Arbeitszeit, in denen Sie sich wie gelähmt und nicht mehr handlungsfähig fühlen?
- In welchem Ausmaß spüren Sie Ärger, Desinteresse, Wut oder Sinnlosigkeit, wenn Sie an Ihre Arbeit und die Arbeitsbedingungen denken?
- Reagieren Sie zynisch, tadelnd, streng, verständnislos und bestrafend gegenüber Patienten und/oder deren Angehörigen?
- Kennen Sie von sich die Einstellung, nur noch das Nötigste und am liebsten „Dienst nach Vorschrift" machen zu wollen?
- Vermeiden Sie Gespräche und Auseinandersetzungen mit Kollegen?
- Können Sie bei sich eine Tendenz feststellen, sich vor allem mit sich selbst zu beschäftigen?
- Nehmen Sie psychosomatische Reaktionen (Kopf-, Nacken-, Rückenschmerzen, Magen-Darm-Beschwerden, Schlafstörungen, Übelkeit oder andere körperliche Missempfindungen) bei sich selbst wahr?
- Könnte es sein, dass Ihr Konsum von Genussmitteln einen eher ungünstigen und selbstschädigenden Versuch darstellt, mit den beruflichen Belastungen klarzukommen?
- Beschäftigen Sie Patienten und/oder Themen aus Ihrem Berufsalltag auch noch nach Feierabend?
- Glauben Sie, dass Ihre Lebensfreude durch Ihr berufliches Engagement in der palliativen Versorgung negativ beeinflusst wird?

Bedenken Sie nun, dass keinesfalls die absolute Zahl Ihrer Ja- und Nein-Antworten entscheidend ist. Selbst wenn Sie nur eine Frage mit Ja beantworten würden, sollten Sie das zum Anlass nehmen, Ihre erlebte Belastung kritisch zu beleuchten, indem Sie beispielsweise mit einem zeitlichen Abstand nochmals die Fragen beantworten oder/und mit jemandem darüber sprechen. Sollten Sie bemerken, dass Sie beginnen zu feilschen, zu relativieren, zu verharmlosen oder zu trösten – nach dem Motto: „Das wird schon wieder", „*Ein* Ja ist *kein* Ja", „Alles nicht so schlimm", „Anderen geht es schlechter" –, dann könnte das ein Hinweis darauf sein, dass Sie etwas nicht wahrhaben und wahrnehmen wollen. Sie entwerten praktisch Ihr individuelles Erleben durch Relativierung mittels normativer Konstruktionen. Das könnte anzeigen, dass Sie es vorziehen, sich darin zu üben, zu leiden ohne zu klagen – vielleicht weil es Ihnen allemal **leichter, vorteilhafter und lohnender scheint zu leiden statt verändernd zu handeln.** Was nicht heißt, dass der Leidensdruck erhöht werden müsste, um Veränderungen auf den Weg zu bringen. Denn erhöhter Leidensdruck bewirkt in der Regel, dass die erlebte Veränderungs**fähigkeit** weiter schwindet, da man sich stets als handlungsunfähiger und passiver erlebt, je größer der Leidensdruck wird (siehe hierzu: Jonas/Daniels 2016).

In meiner Supervisions- und Beratungstätigkeit verwende ich die aufgeführten und auch weitere differenzierendere Selbsteinschätzungsfragestellungen insbesondere dann, wenn die Gefahr eines Burn-outs im Vordergrund zu stehen scheint, um anhand der Antworten Entscheidungen herbeizuführen, welche Themen in der Supervision bearbeitet werden können und inwieweit gegebenenfalls zusätzliche fachliche (ärztliche, therapeutische oder andere) Hilfe hinzugezogen werden sollte. Die Fragen wurden entwickelt aus einer stichwortartigen Synopse zur Burn-out-Symptomatik, die von Burisch (1989) erstellt wurde. Ein anderes Instrument, um die eigene Burn-out-Belastung in Form eines Selbstversuchs zu untersuchen, ist das sogenannte *Maslach Burnout Inventory* (MBI), das entlang der Items „emotionale Erschöpfung“, „Depersonalisation“ und „eigene Leistungseinschätzung“ Ja- und Nein-Antworten vorgibt (Fengler 1991).

32.3 Belastungserleben ist normales Erleben

Burn-out qua „Krankheit des Überengagements“ (Freudenberger/North 1994) ist als Endpunkt eines Entwicklungsprozesses zu verstehen. Mit Blick auf die spezifischen Belastungen in palliativen Arbeitsfeldern kann es bereits entlastend wirken, sich nicht primär von der möglichen Gefahr des Eintritts dieses Endpunktes in Bann schlagen zu lassen. Allerdings ist die Verführung hierzu groß, weil Burn-out im öffentlichen Diskurs geradezu zu einem Modethema avanciert ist, in dem in alarmistischer Weise nur noch müde, ausgebrannte und hilflose Individuen vorkommen.

In bewusst nicht dramatisierender, stattdessen umso gelassenerer Weise könnte es dann mit Fragen wie den folgenden gelingen, individuellen Erfahrungen und persönlichem Erleben als Reaktion auf normale Belastungen in den verschiedenen Feldern der Palliativversorgung auf die Spur zu kommen:

- Darf ich es mir überhaupt eingestehen, dass es auch für mich Belastendes gibt?
- Was erlebe ich als *mehr* und was *weniger* belastend?
- Gibt es für mich *Unterschiede*, und welche sind das, was die Art der Belastungen anbelangt?
- Wo kann ich im Rahmen meiner beruflichen Anforderungen die Stress- und Belastungsquellen erkennen? Liegen sie in mir selbst, in meiner Art, mich zu organisieren oder nicht belastbar zu sein? Welchen Stellenwert haben die verschiedenen Zielgruppen und -personen, mit denen ich beruflich zu tun und klarzukommen habe? Sind es Belastungs- und Stressaspekte, die sich aus meinem Ein- oder Nichteingebundensein in ein Team ergeben? Könnten es auch familiär-private Stressoren sein, die sich belastend auf meine Arbeit auswirken?
- Weshalb, so könnten Sie sich weiter fragen, gehe ich mit dem, was ich als belastend oder stressreich für mich wahrnehme, so um, wie ich es tue? Nehme ich es ernst, verharmlose ich es, ist es mir unangenehm, mich damit zu beschäftigen? Könnten Sie sich vorstellen, Belastungen als Gäste zu sich einzuladen?

Vielleicht halten Sie die Frage nach dem für Sie ganz persönlich Belastenden für zu eigennützig und nicht vereinbar mit den hohen Zielen, die Sie sich im Zusammenhang mit Ihrem beruflichen Engagement im Palliativbereich gesteckt haben, sodass Sie eher die Frage für angebracht und erlaubt halten, inwieweit Sie als Physiotherapeut Ihren Palliativpatienten, deren Angehörigen, Ihren Kollegen etc. gegenüber weiterhin „richtiges“ Verhalten an den Tag legen können. Auch könnte es sein, dass die Frage nach dem, was Sie belasten könnte, für Sie schnell durch die ganz einfache und durchaus gängige Gegenreaktion erledigt werden kann: Belastungen, wer hat die nicht?

Selbstbild, Scham und mögliche Befürchtungen hinsichtlich der Auswirkungen erschweren bisweilen die Sicht auf Belastendes insofern, als sie gar nicht erst zugelassen oder allenfalls theoretisch in Betracht gezogen und zugestanden wird.

Eine wichtige Voraussetzung, um sich der Normalität belastungsvollen Erlebens zu stellen, wäre, sie nicht als eine fremdbestimmte Notwendigkeit aufzufassen, die – von welchen Palliativ- oder anderen Experten auch immer – vorgeschrieben und eingefordert wird. Sie als Leser dieses Beitrags sind der Experte, um den es geht. Allein Sie können sich den Auftrag erteilen, sich dieser Herausforderung zu stellen. Durch diese Art von Selbstverpflichtung kann die Kraft entfaltet werden, die nötig ist, um nicht zurückzuschrecken vor vielleicht unbequemen und Angst machenden Fragen und Einsichten. Wenn es gelingt, die Auseinandersetzung mit Belastungen nicht als lästige und eigentlich überflüssige Pflicht oder als eine von außen verordnete Notwendigkeit aufzufassen, sich im wahrsten Sinne des Wortes mit ihr anzufreunden und sie nicht als eine feindliche Kampfansage zu empfinden, dann ist ein wichtiger und grundlegender Schritt getan, um Umgangsweisen mit Belastungen zu finden oder zu entwickeln, die dem eigenen Wohlbefinden zuträglich sein könnten.

Einerseits kann zwar allgemein von hohen Belastungen gesprochen werden, denen palliativ tätige Physiotherapeuten ausgesetzt sind, andererseits gilt doch immer auch, dass Belastungen subjektiv und individuell erlebt werden. Belastungserleben und Betroffenheit sind nicht für jeden gleich, sondern in höchstem Maße unterschiedlich. Alter, Lebens- und Berufserfahrungen oder Geschlecht sind nur einige Faktoren, die zu dieser Unterschiedlichkeit führen. Entscheidender Leitfaden und Taktgeber im Umgang mit Belastungen können nur das persönliche Erleben und die individuell stets unterschiedliche Wahrnehmung sein. Stress ist immer nur individuell begreifbar und ebenso nur vor dem Hintergrund einer umfassenden Selbstwahrnehmung individuell veränderbar. In dieser Hinsicht ist die Wahrnehmungsbereitschaft von palliativ tätigen Physiotherapeuten im Sinne einer durchgängigen Arbeitshaltung gar nicht hoch genug einzuschätzen.

32

„**Vollständigkeit der Wahrnehmung**" (Dörner/Plog 1992) – beziehungsweise ständiges Bemühen um möglichst vollständige Wahrnehmung – ist eine wichtige Voraussetzung, um Belastungen zu erkennen, zu verstehen und nicht dauerhaft unter ihnen zu leiden bis hin zum Gefühl und Zustand des Ausbrennens und der Erschöpfung. Förderlich für diese Wahrnehmungsweise ist das **Einnehmen einer Suchhaltung,** die Fragen zulässt, Fragen aufwirft, sich ihnen stellt und sich mit ihnen auseinandersetzt. Dabei sind Fragen auf der **Wissens- oder Inhaltsebene** zu unterscheiden von solchen, die auf die **Gefühls- oder Beziehungsebene** ausgerichtet sind.

Praktisch kann das bedeuten, die eigene Wahrnehmung und Suchhaltung auch auf die persönlichen Motive und Wünsche zu richten, die mit der eigenen palliativen Tätigkeit verbunden sind:

- Was will ich als Physiotherapeut in der Palliativmedizin erreichen, was erhoffe ich mir als Mensch in diesem Arbeitsbereich?
- Wie bin ich überhaupt in dieses Tätigkeitsfeld gekommen: Habe ich es gesteuert, waren es mehr andere, die meine Entscheidung, hier zu arbeiten, beeinflusst haben, oder haben Zufälle eine Rolle gespielt?
- Was verstehe ich unter professioneller physiotherapeutischer Hilfe im Kontext palliativer Versorgung?
- Wie fühle ich mich bevor, während und nachdem ich therapeutisch geholfen habe?
- Woher kommen meine Impulse, helfen zu wollen?
- Kann ich mir selbst helfen lassen? Wie leicht oder auch schwer fällt mir das?
- Wie erlebe ich es, abhängig von anderen zu sein?
- Gibt es Hilfe, die mir mehr oder weniger guttut?
- Wie begegne ich dem, was mir als palliativ Tätiger begegnet?
- In welchen Situationen, bei welchen Themen bemerke ich eine Haltung der Offenheit in der Begegnung mit Patienten, Angehörigen, Kollegen – und wo und wann ist es eher Verschlossenheit, die mich leitet.
- Wo weichen meine Meinungen, Einschätzungen und Vorstellungen bezüglich des erforderlichen Umgangs mit Patienten von denen meiner Kollegen, denen der Patienten selbst oder auch ihrer Angehörigen ab?
- Wenn ich selbst Palliativpatient wäre, was wären meine Einstellungen, Wünsche und Forderungen bezüglich des Umgangs mit mir und meinen Angehörigen?
- Könnte es sein, dass ich Selbsttötungsabsichten hegen würde oder dass ich bitten oder drängen würde, mich zu töten oder sterben zu lassen?
- Bezüglich welcher Angehörigen oder Freunde hätte ich welche Vorstellungen, wie ihnen als Palliativpatienten begegnet werden sollte?
- Welche Vorstellungen von würdigem Umgang mit Palliativpatienten habe ich?
- Kenne ich Situationen aus meiner beruflichen Praxis, in denen sich meine Ideen von

respektvollem und würdigem Umgang mit Palliativpatienten deutlich von denen meines sozialen Umfelds oder meiner Kollegen und anderer Berufsgruppenangehöriger unterscheiden?
- Wie gehe ich mit den Unterschieden um? Wie wichtig sind mir die Gemeinsamkeiten hinsichtlich der Vorstellungen von Würde, Moral und Ethik im Umgang mit Sterbenden?

Antworten auf derartige Fragen können in dem Maße entlastend wirken, wie sie zur Selbstreflexion und Selbstvergewisserung beitragen. Ungeklärte Einstellungen und Positionen können Kontur bekommen, sodass auch ein umfassenderes Verständnis nicht nur für mich selbst, sondern auch für das Beziehungsgeschehen, für Kommunikations- und Interaktionsprozesse aller Beteiligten in der palliativen Versorgung ermöglicht und wahrscheinlicher wird.

Übungsanregung

Woran erkennen Sie selbst und woran würden andere (wer?) Ihrer Meinung nach erkennen, dass Sie in Ihrer Grundhaltung als palliativ tätiger Physiotherapeut um eine möglichst vollständige Wahrnehmung bemüht sind? Wie würden Sie beispielsweise einem Kollegen erklären, weshalb Sie eine vollständige Wahrnehmung anstreben und was Sie darunter verstehen? Überprüfen Sie, ob es für Sie nützlich sein könnte, ein Belastungstagebuch anzulegen, oder ob für Sie andere Formen des Dokumentierens und Protokollierens Ihrer Erfahrungen in der palliativen Versorgung denkbar sind.

32.4 Vom eigenen Körper als Supervisor

In welcher Weise Physiotherapeuten ihre Kompetenzen der (möglichst) umfassenden Wahrnehmung und vollständigen Kommunikation erweitern könnten, hat eine Physiotherapeutin im Kontext ihrer Überlegungen zum Selbstmanagement für Physiotherapeuten umrissen: „*Eigene Ängste und Eingebundensein in belastende Situationen blockieren die Fähigkeiten, dem Patienten zu helfen. Es ist hilfreich, wenn man als Therapeut weiß und erkennen kann, welche Engpässe der eigene Körper in solchen Situationen produziert. Aus meiner Sicht wird der eigene Körper zum besten Supervisor, der jederzeit verfügbar ist und nichts kostet. Darüber hinaus spiegelt der eigene Körper auf der nonverbalen Ebene dem Patienten die „wahre“ Weltsicht des Therapeuten. Doppelbotschaften können für Patienten in solchen Situationen den Zugang zu den eigenen Ressourcen blockieren und Ängste auslösen*“ (Mehne 2002).

Folgende Fragen könnten genutzt werden um einzuüben, wie man die eigene **physiognomische Selbstwahrnehmung** schärfen kann, um sie in eine die palliative Arbeit erleichternde **Kunst des Körperlesens** und physiologischen Befundens umzumünzen:
- Welche Körperhaltung (Mundhaltung, Blickrichtung etc.) nehme ich ein, wenn ich konzentriert arbeite, welche bei entspanntem Arbeiten?
- Welche Körperhaltungen nehme ich ein, wenn ich beschämt bin, unsicher werde, ängstlich bin oder angestrengt versuche Fehler zu vermeiden oder zu verbergen?
- Kenne ich verlässliche Körpersignale, die mir anzeigen, dass ich im Begriff bin, Belastungsgrenzen zu ignorieren?
- Wie kann ich selbst meine Körpersignale beispielsweise dazu nutzen, auftretende körperliche Missempfindungen wieder auszugleichen?
- Könnte ich mir vorstellen, mit meinen unterschiedlichen Körperorganen zu konferieren?
- Wie lässt sich das von mir in einer Behandlungssituation praktisch umsetzen?

Übungsanregung

Wie können Sie für sich herausfinden, in welcher Weise Sie Ihre Körperkompetenzen besser als bisher nutzen könnten? Könnten hierbei für Sie auch spezifische Formen körperlichen Engagements infrage kommen? Die Angebotspalette von A wie Autogenes Training bis Z wie Zen-Meditation, von verschiedensten Achtsamkeitspraktiken und Entspannungstechniken wie Yoga, Tai-Chi, Bogenschießen bis hin zu Feldenkrais und vielem mehr ist zu vielfältig, als dass sie hier auch nur annähernd vollständig aufgelistet werden könnte (ausführlich siehe: Johnson, Hrsg. 2012).

Könnte es für Sie spannend und entspannend zugleich sein, mit Ihrem Körper anders als bisher umzugehen? Wie entspannen Sie? Wie erreichen Sie für sich einen entspannten muskulären Zustand und wie gelingt es Ihnen, gedanklich zu entspannen? Wie könnte ein nur für Sie passendes, gleichsam für Sie maßgeschneidertes optimales Spannungs-Entspannungs-Training aussehen?

32.5 Sprachliches Feingefühl als entlastende Ressource

Nicht nur durch Achtsamkeit und Genauigkeit in Bezug auf die Körperwahrnehmung kann eine wirkungsvolle therapeutische Ressource für einen entlastenden Umgang mit Patienten entwickelt werden. Auch durch einen sorgfältigen und gefühlvollen Umgang mit Sprache kann es gelingen, schwierige und als belastend empfundene Situationen aufzulösen oder abzufedern. Beispielhaft lässt sich das verdeutlichen mit der sogenannten **Verschlimmerungs- oder Katastrophenfrage,** die man sich als Therapeut stellen kann: *„Mittels welcher Formulierungen und Worte könnte ich es als Therapeut erreichen, dass eine als schwierig und belastend erlebte Situation beibehalten oder sogar weiter verschlechtert wird?"* Antworten auf eine solche Frage könnten wie folgt ausfallen (Mehne 2002):

- Durch Worte, die zu stark und schnell auf Veränderung fokussieren und damit die Seite der Nichtveränderung oder des Anerkennens der Situation, wie sie ist, zu einseitig betonen
- Durch Worte, die zu ungenau beschreiben, was jeweils unter Veränderung oder Nichtveränderung verstanden wird und woran sie erkannt werden kann
- Durch Worte, die zu wenig würdigen, was der Betroffene selbst unternimmt, um eine Erleichterung der misslichen Lage zu ermöglichen
- Durch Formulierungen, die einen Loyalitätskonflikt zwischen dem Patienten, seinen Angehörigen und anderen Beteiligten des multidisziplinären Teams ausgelöst haben
- Durch Bemerkungen, die den Anschein erwecken, alle anderen sind wissender als der Betroffene selbst
- Durch uneindeutige Worte, die Doppelbotschaften maskieren, um Angst, Unsicherheit, Scham oder andere Gefühle zu verbergen

Fragend und antwortend wird hier deutlich, dass die Tätigkeitsfelder palliativer Versorgung gleichsam als ständige **Übungsfelder für genaues Denken, stimmiges Fühlen und respektvolles Sprechen** genutzt werden sollten, was mit entlastenden und erleichternden Effekten belohnt wird, weil es mit dem Gefühl einhergeht, wertschätzend zu handeln und sich selbst und den Patienten mit Würde zu begegnen.

Übungsanregung

- Wie geht es Ihnen nun nach diesen Überlegungen?
- Welche Gedanken tauchen bei Ihnen auf im Zusammenhang mit Ihrem Sprachverhalten? Wie sprechen Sie mit Patienten? Welche Wortwahl ist typisch für Sie? Wann verschlägt es Ihnen die Sprache?
- Ist es für Sie vorstellbar, Ihre sprachlichen Potenziale anders und noch effektiver als bisher zur Entfaltung zu bringen? Könnte es sogar reizvoll für Sie sein, ein Bild von sich selbst als einem wunderbaren Klangkörper zu entwerfen, mit allen Ihnen zur Verfügung stehenden kreativen Mitteln?

32.6 Von Ängsten und dem Umgang mit ihnen

Ist es im Umgang mit belastenden Situationen, Erfahrungen und Erlebnissen wichtig, dass eine möglichst vollständige Wahrnehmung zur Verfügung steht, so hat dabei der Aspekt der Selbstwahrnehmung mit besonderem Fokus auf Gefühlen eine herausragende Bedeutung. Ob als Einzelkämpfer oder als Team-Player in den Feldern der palliativen Versorgung – Gefühle, die im Patienten aufkeimen, können grundsätzlich auch bei palliativ tätigen Mitarbeitern entstehen, weshalb eine **Selbstsensibilisierung gleichzeitig eine Sensibilisierung für den Patienten** ist: *„Selbstwahrnehmung wird nicht durch eine Haltung erreicht, in der ich Erlebnisweisen beobachtend kategorisiere, also aus mir heraushalte, von mir weg, als Sache behandele. Vielmehr ist die Frage* *zu stellen: Kenne ich und kennen die Kollegen auch solche Gefühle, wie erleben die sie, wie bewerten die sie, was machen die damit, was hindert uns solche Gefühle zu haben?"* (Dörner/Plog 1992, S. 41).

Das mögliche Spektrum von Gefühlen ist zu groß, als dass es hier vollständig aufgelistet werden könnte. Wenigstens aber soll Angst als ein wichtiges Grundgefühl genannt werden, welches selbst wiederum in unterschiedlichsten Tönungen und Varianten in Erscheinung treten kann. Die Auflistung möglicher Ängste palliativ tätiger Physiotherapeuten lässt die Belastungen und Stressquellen deutlich werden, denen sie sich ausgesetzt fühlen. Beispielhaft lassen sich die folgenden „Angstweisen" (Schönleiter 2002) feststellen:

- Ängste, sich ohnmächtig, hilflos und überfordert zu fühlen als Mensch und in der Rolle des Helfers (den Tod nicht verhindern zu können)
- Ängste, viel gelernt und auch verstanden zu haben, es aber nicht praktisch und hilfreich umsetzen zu können
- Ängste, den Anforderungen der Patienten selbst durch zusätzliche Fortbildungen nicht genügen zu können
- Ängste, Fort- und Weiterbildungen könnten zusätzlich zur Belastung werden
- Ängste, bestimmte Symptome bei Patienten nicht zu erkennen, sodass diese falsch und unnötig schädigend behandelt werden
- Ängste, sich erinnert zu fühlen an eigene Erlebnisse oder Erlebnisse nahestehender Menschen im Zusammenhang mit Krankheit, Patient sein, Sterben und Tod
- Ängste, von Patienten und deren Angehörigen als inkompetent erlebt und abgelehnt zu werden
- Ängste, während einer Behandlung zu versagen und Patienten zu schaden
- Ängste, Patienten könnten Schuldgefühle bewirken und Kränkungen auslösen
- Ängste, mit den unterschiedlichen Graden von Intimität, Schwere der Erkrankungen oder Verletzungen und der daraus abgeleiteten Verantwortungsschwere nicht klarzukommen
- Ängste, mit Sterben und Tod, mit Leid und Schmerzen, mit Aggressionen, Ekel- oder auch Schamgefühlen nicht adäquat umgehen zu können
- Ängste, auf aggressive Patienten mit unangemessener Gegenaggression zu reagieren
- Ängste, Patienten nicht gerecht werden zu können (z. B. wegen Personal- und Zeitmangel)
- Ängste im Zusammenhang mit gehäuften Sterbefällen oder mit sich lange hinziehenden und besonders schweren Sterbeprozessen
- Ängste im Zusammenhang mit den Erwartungen von Angehörigen
- Ängste im Zusammenhang mit den Kooperationserfordernissen mit anderen Berufsgruppen
- Ängste vor zu starker emotionaler Inanspruchnahme angesichts permanenter Konfrontation mit dem Schicksal Todkranker
- Ängste im Zusammenhang mit Schuldgefühlen („selbst weiterleben"; „Patienten den Tod wünschen")
- Ängste im Zusammenhang mit der Unberechenbarkeit des Todes (der Patient könnte in der eigenen Behandlungszeit oder aufgrund der Behandlung sterben)
- Ängste sich abzugrenzen (Nein zu sagen)
- Ängste, die eigenen Gefühle im Zusammenhang mit Trauer könnten sich im Privatleben negativ auswirken
- Ängste, im Zusammenhang mit ethischen Fragen falsche Entscheidungen (mit) zu treffen
- Ängste, durch fehlende Entlastungsmöglichkeiten während der Arbeit das Privatleben zu stark zu belasten
- Ängste im Zusammenhang mit der Beschäftigung mit eigenen Lebenskonzepten und mit dem eigenen Tod
- Angst vor den Ängsten

Unabhängig davon, um welche Ängste es sich situativ jeweils handeln mag, ist in der palliativphysiotherapeutischen Arbeit immer wieder daran zu erinnern, dass es im Umgang mit Ängsten (wie überhaupt mit Gefühlen) darum geht, **nichts gegen sie zu machen, sondern etwas mit ihnen und aus ihnen zu machen.** Verdrängen und dagegen Anarbeiten lässt Ängste und Gefühle nur umso stärker, bedrängender und belastender werden. Der grundlegende Schritt des *„seelisch gesunden Umgangs mit Angst besteht also darin, Angst zuzulassen,"* und ist auch damit verbunden einzugestehen, *„dass man sich*

32

ohnmächtig und hilflos fühlt. Dies hat an die Stelle der Einstellung zu treten, aus der man gegen die Angst etwas machen will. Genauso wenig, wie man gegen Angst etwas machen kann, kann man Angst verstehen. Umgekehrt kann Angst mir dazu verhelfen, dass ich mich selbst besser verstehe. Innerhalb einer Beziehung heißt das: Ich kann Dir Deine Angst nicht nehmen, kann sie auch nicht bekämpfen, aber ich kann da sein, damit Du darauf kommst, was Dir Deine Angst sagen will; denn Du musst selbst darauf kommen, Deine Angst Dir anzueignen, sie zu einem Teil von Dir selbst zu machen" (Dörner/Plog 1992, S. 41).

Ängste als Belastungsquellen drohen für die Arbeit im Palliativbereich in dem Maße zur Dauerbelastung zu werden, wie kein angemessener Raum geschaffen wird, um sie zu würdigen. Sie als überflüssig oder sinnlos zu qualifizieren erweist sich als eine eher ungünstige Umgangsweise, der gegenüber die Deutung von Ängsten und Belastungen als nützlich und sinnvoll ein entlastender erster Schritt sein kann:

- Was könnte das Positive daran sein, bestimmte Ängste und Belastungen zu empfinden?
- Worauf könnten mich meine Ängste aufmerksam machen wollen?
- Angenommen, meine Ängste meinen es gut mit mir: Was könnte dann ihre Botschaft sein?
- Woran hindert mich meine Angst und was will sie mir ermöglichen?
- Welche Antworten könnte mir mein Körper als Supervisor auf meine Ängste geben?
- Wenn ich einen geschätzten Kollegen oder Freund fragen würde, was meine Ängste bedeuten könnten – was wären wohl deren Antworten?
- Welche Auswirkungen im Verhaltensbereich haben bestimmte konkrete Ängste für mich und andere?
- Überprüfen Sie einmal die Annahme, Ihr bisheriges Interesse an fachlicher Fortbildung könnte auch dazu dienen, Ängste abzuwehren oder in Schach zu halten.
- Wie würde es sich auswirken, wenn Ihre Ängste oder eine ganz bestimmte Angst, plötzlich nicht mehr vorhanden wären?
- Wie würden Sie sich mit ihr unterhalten, wenn Ihre Angst Ihnen auf einem Stuhl gegenübersitzen würde?
- Welche Fragen hätten Sie an Ihre Angst?

32

Um welche Ängste, Themen, Belastungen es im Einzelnen auch immer gehen mag: Um sie wahrzunehmen, zu reflektieren und zu bearbeiten ist es erforderlich, sich **die Zeit und den Raum dafür zu nehmen.** Gerade im Zusammenhang mit existenziellen Grunderfahrungen wie Abschied, Trauer, Tod wird deutlich, dass diese keinen Lernstoff darstellen, den es sich anzueignen gilt – was nicht ausschließt, dass auch das Wissen um Trauerphänomene und -prozesse, wie es beispielsweise in den Arbeiten von Kübler-Ross (1997), Kast (2011) und Worden (2011) ohne esoterische oder pseudoreligiöse Ausrichtung dokumentiert wurde, eine hilfreiche Entlastungsmöglichkeit sein kann. Vielmehr geht es im Sinne einer möglichst vollständigen Wahrnehmung darum, ihnen in einer würdigenden Weise Raum zu geben und ihnen respektvoll die Zeit zu widmen, die als nötig und hilfreich empfunden wird. Das bedeutet nicht, dass nur gesprochen werden müsste. **Schweigen, Erschrecken, Weinen, auch Lachen und viele andere Äußerungsformen sind der unendlichen Vielfalt, Schmerzen, Abschied, Trauer und Tod zu erleben, angemessen.** Jeder, der sich hier seinem Erleben wahrnehmend zuwendet, hat in seinen Äußerungen „recht" und ist „maßgebend" im bestimmenden Sinn des Wortes. Das kann in dafür vorgesehenen geschützten und unterschiedlichsten Erfahrungsräumen geschehen, wie sie beispielsweise entstehen können in Supervisionen, kollegialen oder auch freundschaftlichen Gesprächen, Fortbildungen, Therapie- und Beratungssettings unterschiedlichster Art. Solche Räume nutzen zu können ist immer auch mit der Frage verbunden: Wem kann und möchte ich wo mein Vertrauen entgegenbringen, mich auch in meiner Verletzlichkeit zu zeigen? Wenn diese Räume eingebunden werden können in den (arbeits-)zeitlichen und institutionellen Rahmen der professionellen Palliativversorgung selbst, stehen erstrangige sozialpsychische Entlastungsmöglichkeiten für die Mitarbeiter zur Verfügung, die oftmals allein deshalb verworfen werden, weil sie in der Freizeit oder im Privaten genutzt werden sollen (was eher als zusätzlich belastend empfunden wird).

Eigene Trauer und andere existenzielle Erfahrungen wahrzunehmen, schafft jenen tragfähigen Boden, auf dem es möglich wird, angemessen die Schmerzen, das Sterben, den Tod und die Trauer anderer mitzuerleben, auszuhalten und in würdevoller Weise zu begleiten, ohne an der eigenen Seele Schaden zu nehmen.

Kompetenzstärkungseinladungen

Ängste, Emotionen generell, und mit ihnen verbundenes Belastungserleben sind „erstens schneller und zweitens als man denkt". Und wer zuerst kommt und da ist, der malt zuerst und bestimmt mit anderen Worten das, was getan oder nicht getan wird beziehungsweise was möglich bzw. unmöglich ist. Oder, unter Rückgriff auf Erkenntnisse der modernen neurobiologischen Forschung gesprochen: Angst und die mit Belastungserleben einhergehenden Emotionen lassen sich als eine spezifische Art der Aufmerksamkeitsfokussierung und Wahrnehmungsweise verstehen, die unwillkürlich intuitiv und nicht willkürlich bewusst zustande kommt. Alltagssprachlich wird das zum Ausdruck gebracht durch Formulierungen wie. „**Ich** will **es** ja nicht, dass ich **es** als belastend erlebe und **es** mir Angst macht!"

Einerseits zu wissen, was man tun will oder tun sollte, dies aber andererseits nicht umsetzen zu können und zu merken, dass Angst, Ärger, Unbehagen oder Enttäuschung die Oberhand gewinnen und nicht mehr zu kontrollieren sind, erklärt sich hirnphysiologisch dadurch, dass in solchen Fällen gewissermaßen unser emotionales Bewertungssystem, das sogenannte limbische System, steuerungsdominant wird. Reagiert das limbische System aufgeregt, nervös, irritiert, dann versagt unser Vernunfthirn, was zur Folge hat, dass wir in herausfordernden Situationen unangemessen reagieren. Deshalb ist es nützlich, das Zusammenspiel zwischen limbischem System und Frontalhirn zu verstehen, gleichsam die Sprache des limbischen Systems zu kennen, um es dann auch ansprechen und gezielt adressieren zu können (Roth 1997, 2003; zum ‚limbischen Sprechen und Verstehen' siehe auch: Böhm 2012; Jonas und Daniels 2016).

Haben in Sachen Angst, Ärger, Wut, Trauer u. a. gewissermaßen stammesgeschichtlich früh entwickelte Hirnregionen das Sagen, was sich blockierend auf die Möglichkeiten differenziert rationaler Reaktionen auswirken kann, so wird insbesondere in modernen systemisch therapeutischen und beraterischen Konzepten darauf hingewiesen, wie bedeutsam eine wertschätzende Haltung und Arbeitsweise im Hinblick auf die unwillkürlich ablaufenden neurophysiologischen Körperprozesse ist. Demnach geht es nicht darum, einer Art Dauerwohlfühlprogramm (à la: ‚Sei stets kraft- und schwungvoll, kreativ und stressfrei, immer locker und fröhlich') mit dann garantiertem „Flow"-Erleben (Csikszentmihalyi 1996) das Wort zu reden. Vielmehr sollte jeweils das den Erfahrungen und Kontexten der Beteiligten aus ihrer Sicht angemessenste Erleben unterstützt werden: *„Bei Verlust, z. B. Trauer, bei als gefährlich angesehener Unsicherheitssituation (z. B. bei der Arbeit, in Beziehungen) auch den liebevollen, achtenden Umgang mit Angst (anstatt sie abwertend ‚wegmachen' zu wollen). Alle Gefühlsreaktionen haben kontextbezogen ihren Wert, aus dieser Sicht gibt es keine ‚negativen' Gefühle, sondern immer nur solche, die in bestimmten Kontexten die genau stimmige Kompetenz darstellen"* (Schmidt 2004). Nicht Ängste oder auch andere Emotionen ‚wegmachen', sondern sie wertschätzend als Hinweisgeber auf dahinterliegende Bedürfnisse anzuerkennen kann in dem Maße gelingen, wie aus einer sicheren Beobachterperspektive heraus Selbstbetrachtungen und Erkenntnisprozesse angebahnt werden (beispielsweise dadurch, dass ich bei Belastungserleben darauf fokussiere, dass ich *nicht als ganzer Mensch* belastet bin, sondern *eine bestimmte Seite* von mir sich gestresst fühlt oder verzweifelt, und es gibt auch andere Seiten in mir, die darauf in unterschiedlicher Weise reagieren können. Die unterscheidende Beschreibung in ‚Ich bin total belastet' und ‚Eine Seite von mir spürt Belastung und macht mir Druck' löst meistens unmittelbar Entlastung aus, was erlebbar wird an einer ruhigeren Atmung, entspannter Körperkoordination und wachsender Gelassenheit). Ein selbsteinladender Impuls für den erfolgreichen Aufbau einer solchen Sicherheitsbeobachterzone könnte sein, wenn Sie sich z. B. folgende Fragen stellen:

- Was wäre jetzt gerade hilfreich, damit Sie sich wieder kraftvoller erleben können, um Ihre nicht leichten Themen etwas distanzierter, geschützter und zuversichtlicher angehen zu können?
  Oder
- Wie nahe an mir dran erlebe ich jetzt gerade das Problem, wenn ich mich so bedroht davon fühle? Und: Wohin in meiner Wahrnehmung, gewissermaßen wohin im Raum, könnte, sollte, möchte ich das Problem platzieren, damit ich es

in Ruhe, energievoll und nicht starr oder gebannt betrachten kann? Welche Gedanken und Ideen würden dann in mir aufsteigen?

So könnten Sie sich mittels fragender Selbsthilfe dabei ermutigen, „einen Erlebnisprozess mit mehr Kompetenzzugang aufzubauen, aus dem heraus Sie sich viel erfolgreicher und dabei geschützter mit Ihren Problemen beschäftigen können" (Schmidt 2004; Schmidt u. a., Hrsg. 2010). Innere und äußere Schutzräume aufzubauen in belastungsintensiven Phasen kann auch unterstützt werden durch die Frage: „Mittels welcher symbolischer Handbewegungen könnten Sie diese Schutzräume herbeiführen", wobei hier auch Anregungen förderlich sein können, diesen Raum zu modellieren mit nach außen gewandten Handinnenflächen; dies ist aus der sogenannten Embodiment-Forschung hergeleitet, die deutlich gemacht hat, dass derartige Bewegungen im limbischen System Abgrenzungskompetenzen freisetzen (zum ‚Handflächenparadigma' und der Wechselwirkung zwischen körperlichem und psychischem Geschehen in Embodiment-Konzepten siehe: Storch et al., Hrsg. 2017).

Übungsanregung

Wenn unwillkürliche limbische Prozesse zu einer gefühlsmäßigen Betroffenheit und einem emotionalen Ausnahmezustand führen, eröffnen sogenannte moderne Klopftechniken eine hochwirksame Möglichkeit überhaupt wieder Zugang zu eigenen konstruktiven handlungsleitenden und zielführenden Kompetenzen zu erreichen. Dabei beklopft man selbst eigene Akupunkturpunkte und fokussiert gleichzeitig das belastende Thema und spricht selbstbeziehungsverbessernde Bestätigungen, sogenannte ‚Selbstakzeptanzaffirmationen' (Bohne 2010, 2012), aus, z. B. mit kräftiger Stimme und vor einem Spiegel:

- „Auch wenn ich gerade völlig belastet (gestresst, genervt, verzweifelt etc.) bin, liebe und akzeptiere ich mich so, wie ich bin."
- „Auch wenn mir gerade alles über den Kopf wächst, weil …, achte und schätze ich mich."
- „Auch wenn ich gerade nicht weiß, wie ich das alles schaffen soll, stehe ich so zu mir, wie ich bin."

Die Wirksamkeit derartiger Affirmationen in Kombination mit Klopftechniken beruht auf einer Verstörung emotionaler Verarbeitungsprozesse: *„Denn die Aktivierung eines emotional belastenden Themas bei gleichzeitiger Aktivierung verschiedener Afferenzen, das heißt zum Gehirn hinlaufender Erregungen, etwa durch Klopfen, Summen, Augenbewegungen, selbstbeziehungsverbessernde Affirmationen und andere neuronale Stimuli, führt aller Wahrscheinlichkeit nach dazu, die aktivierte emotionale Gedächtnisspur zu schwächen und eine neuronale Neuorganisation zu bewirken. Dieses Vorgehen aktiviert auch den präfrontalen Kortex, der wiederum regulierend auf das limbische System wirken kann. Vernunft und Einsicht kehren an Bord zurück"* (Bohne 2013).

⚠ **BEACHTE**

So tun als ob

Um eigene Ziele und Wünsche zu erreichen, kann es hilfreich sein, so zu tun als ob man sie bereits erreicht hätte, weil das damit verbundene Erleben die Orientierung an eigenen Zielen und Wünschen als sinnvoll erscheinen lässt und motivierend wirkt. Wenn Sie diesen Vorschlag nicht entwertend als ‚Schauspielerei' abtun, könnten Sie Ihr ‚So tun als ob' auch als ein lustiges, humorvolles, spielerisch und ungefährliches Verhalten ausprobieren, was allerdings nur funktioniert, wenn Sie es nicht als zu verstörend und verunsichernd und damit wieder potenziell als angstmachend erleben.

Übungsanregung

Zum Schluss

Probieren Sie einmal die Frage „Wie geht's mir eigentlich?" in einer Art Sprechgesang oder auch singend zu stellen und zu beantworten. Oder sprechen oder singen Sie diese Frage betont langsam, gleichsam in Zeitlupe, im Gehen, Sitzen, Liegen oder tanzend. Sie könnten natürlich auch aufs Tempo drücken! Greifen Sie auf Ihre Fremdsprachenkenntnisse zurück und fragen Sie sich beispielsweise: „Hoe gaat het eigenlijk met mij?"; „How am I really feeling?"… Unterstreichen Sie die Frage gestisch und mimisch, unterschiedlich intonierend vor einem Spiegel oder vor laufender Kamera – bringen Sie die Frage gewissermaßen zur Aufführung und lassen Sie sich überraschen, in welchem Stück Sie landen …

LITERATUR

Burisch M. Das Burnout-Syndrom. Theorie der inneren Erschöpfung. Berlin–Heidelberg–New York: Springer-Verlag; 1989.

Böhm, E. Sprechen Sie limbisch? Ein Plädoyer für eine transkulturelle und transgenerationelle Altenpflege. Hannover: Schlütersche Verlagsgesellschaft mbH & Co. KG 2012a

Böhm, E. Sprechen Sie limbisch? Ein Plädoyer für eine transkulturelle und transgenerationelle Altenpflege. Hannover: Schlütersche Verlagsgesellschaft mbH & Co. KG 2012b

Bohne, M. Bitte klopfen! Anleitung zur emotionalen Selbsthilfe. Heidelberg: Carl-Auer-Systeme Verlag 2010
Bohne, M. Klopfen mit PEP. Prozess- und Embodimentfokussierte Psychologie in Therapie und Coaching. Heidelberg: Carl-Auer-Systeme Verlag; 2012
Bohne, M. Innovation in der Überwindung von hartnäckigen Lösungs- und Behandlungsblockaden mit PEP. In: Deutsche Zeitschrift für zahnärztliche Hypnose (DZzH), Stuttgart 1/2013, 19. Jg.
Csikszentmihalyi, M. Flow. Das Geheimnis des Glücks. Stuttgart: Klett-Cotta Verlag; 1996
Dörner K, Plog U. Irren ist menschlich. Lehrbuch der Psychiatrie, Psychotherapie. Bonn: Psychiatrie Verlag; 1992.
Ehrenberg, A. Das erschöpfte Selbst. Depression und Gesellschaft in der Gegenwart. Frankfurt am Main. Campus Verlag; 2004.
Fengler J. Helfen macht müde. Zur Analyse und Bewältigung von Burnout und beruflicher Deformation. München: Verlag J. Pfeiffer; 1991.
Freudenberger H, North G. Burn-out bei Frauen. Frankfurt am Main: Fischer Verlag; 1994.
Helfenbein L. Belastungserleben im physiotherapeutischen Berufsalltag auf der Palliativstation – eine qualitative Studie. Unveröffentlichte Bachelorarbeit, Hochschule Osnabrück; 2012.
Johnson, D.H. (Hrsg.) Klassiker der Körperwahrnehmung. Erfahrungen und Methoden des Embodiment. Bern: Hans Huber Verlag; 2012
Jonas, A.D.; Daniels, A. Was Alltagsgespräche verraten. Verstehen Sie limbisch? Würzburg: Huttenscher Verlag 507; 2016
Kast V. Trauern. Phasen und Chancen des psychischen Prozesses. Freiburg im Breisgau: Kreuz Verlag; 2011.
Kübler-Ross E. Interviews mit Sterbenden. Stuttgart: Kreuz Verlag; 1997.
Mehne S. Die Kraft der Gedanken – SYS PT für langzeit-, schwer- und todkranke Patienten. In: Mehne S, Haupter, L (Hrsg.). Vom Tun und Lassen: Grundlagen der Systemischen Physiotherapie – SYS PT®. München: Pflaum; 2002. S. 216–251.
Nieland P, Schönleiter W. Physiotherapie und Physikalische Therapie. In: Aulbert E, Nauck F, Radbruch L (Hrsg.). Lehrbuch der Palliativmedizin. Stuttgart: Schattauer; 2012.
Roth, G. Das Gehirn und seine Wirklichkeit. Kognitive Neurobiologie und ihre philosophischen Konsequenzen. Frankfurt am Main: Suhrkamp Verlag; 1997
Roth, G. Aus Sicht des Gehirns. Frankfurt am Main: Suhrkamp Verlag 2003
Schmidt, G. Liebesaffären zwischen Problem und Lösung. Hypnosystemisches Arbeiten in schwierigen Kontexten. Heidelberg: Carl-Auer-Systeme Verlag; 2004
Schmidt, G.; Dollinger, A.; Müller-Kalthoff, B. (Hrsg.) Gut beraten in der Krise. Konzepte und Methoden für ganz alltägliche Ausnahmesituationen. Bonn: managerSeminare Verlags GmbH; 2010
Schönleiter W. Was macht das Nichtwissen, wenn es versteckt wird? SYS PT in der Supervision von Physiotherapeuten. In: Mehne S, Haupter, L (Hrsg.). Vom Tun und Lassen: Grundlagen der Systemischen Physiotherapie – SYS PT®. München: Pflaum; 2002. S. 319–357.
Schönleiter W, Steinhoff D. Integrierte Supervision in der Physiotherapieausbildung: Das Bonner Supervisionsmodell – SuperPhysioVision (SPV). Beiträge zu Unterricht und Ausbildung. Krankengymnastik – Zeitschrift für Physiotherapeuten 2006;30(2):19–26.
Storch, M.; Cantieni, B.; Hüther, G.; Tschacher, W. (Hrsg.) Embodiment. Die Wechselwirkung von Körper und Psyche verstehen und nutzen. Bern: Hans Huber Verlag; 2017
Worden WJ. Beratung und Therapie in Trauerfällen. Ein Handbuch. Bern: Verlag Hans Huber; 2011.

INTERNET-ADRESSEN

Association of National Organizations for Supervision in Europe (ANSE): www.anse.eu
Berufsverband für Supervision, Organisationsberatung und Coaching (BSO): www.bso.ch
British Association for Supervision and Research (BASPR): www.baspr.co.uk
Deutsche Gesellschaft für Supervision und Coaching e. V. (DGSv): www.dgsv.de
Österreichische Vereinigung für Supervision (ÖVS): www.oevs.or.at/oevs

KAPITEL

33 Physiotherapeuten zwischen Nähe und Distanz, Berührung und Berührtheit

Michael-M. Lippka-Zotti und Rainer Simader

Kontakt ist ein wesentliches Merkmal therapeutischer Beziehungen. Nur durch ihn können Therapeut und Patient eine ehrliche, empathische und wertschätzende Beziehung aufbauen. Die Beziehungsarbeit wiederum ist ausschlaggebend für die gewünschte Effizienz in der Therapie.

Kontakt kann nonverbal, verbal und/oder über Berührung stattfinden. Physiotherapeuten haben im Vergleich zu manch anderen Berufsgruppen den entscheidenden Vorteil, dass gezielte Berührung ein wesentlicher Bestandteil der therapeutischen Interventionen ist. Neben rein physiotherapeutischen Wirkweisen haben Berührung und die dadurch entstehende Nähe immer auch einen emotional-sozialen Anteil. Dieser darf gerade bei teils sehr isolierten Menschen, wie es Palliativpatienten oft sind, nicht unterschätzt werden.

⚠ **BEACHTE**

Berührung ist keine Einbahnstraße.

Aber: Nähe und Berührung gehen immer mit einer Verminderung von Distanz und Abstand einher – auch zum Therapeuten.

Spiegelneurone, die sowohl in motorischen Hirnnervenkernen vorhanden sind als auch bei Handlungen mit emotionaler Färbung aktiviert werden, sind mitunter dafür verantwortlich, dass der Körper von empathischen Helfern in sehr „nahen" Situationen reagiert. Dies kann in Form von automatischen Spiegelungen (z. B. unbewusstes Einnehmen von ähnlichen Körperhaltungen) bis hin zu körperlich-symptomatischen Reaktionen geschehen (vgl. Literatur zur sekundären Traumatisierung). Gerade Physiotherapeuten, die *gleichzeitig* mit Bewegung und mit teils emotional anspruchsvollen und herausfordernden Themen konfrontiert werden, sollte die Bedeutung eines bewussten Umgangs mit Nähe und Distanz klar sein.

Da physiotherapeutische Interventionen immer ein Ziel verfolgen und sich dadurch von einer nicht professionellen Intervention unterscheiden, sollten im Sinne der **Psychohygiene des Therapeuten** folgende Überlegungen angestellt und in den Entscheidungen des Therapieprozesses bzw. für die eigene therapiefreie Zeit berücksichtigt werden:

- **Klare Verfolgung von therapeutischen Zielen versus Vermischung von Rollen**
  In Einrichtungen, in denen der Therapeut Unterstützung von anderen Mitgliedern des multiprofessionellen Teams erhält und in denen Verantwortungsbereiche klar abgegrenzt sind, ist es einfacher, die rein physiotherapeutische Tätigkeit auszuüben. Herausfordernder ist dies in einem Setting, in dem der Physiotherapeut alleine bzw. im persönlichen Umfeld des Patienten arbeitet. Es ist wichtig, dass sich der Therapeut dieser Situation bewusst ist und seine Rolle, Tätigkeiten und auch Grenzen klar definiert und einhält.
- **Aktive versus passive Therapiemaßnahmen**
  Es wurde beschrieben, dass eine möglichst aktive Einbeziehung des Patienten in die Therapie wichtig ist, um dem drohenden Kontrollverlust des Patienten entgegenzuwirken (➤ Kap. 19). Dieser Ansatz – wenn therapeutisch indiziert – verhindert auch ein Zuviel an körperlicher Nähe und somit einen emotionalen Kontrollverlust des Therapeuten. Wichtig ist eine klare Differenzierung, ob Berührung und passive Techniken indiziert und ob sie die einzigen und primären Wege zur Zielerreichung sind.

- **Mitgefühl versus Mitleid**
  Professionelles Mitgefühl (Empathie) ist eine wesentliche Voraussetzung zum Gelingen eines therapeutischen Prozesses. Eine emotionale Beteiligung an oder ein Nahegehen von Schicksalen ist ebenfalls eine natürliche Reaktion. Wenn die Motivation oder das Resultat eines therapeutischen Prozesses allerdings ein mit dem Patienten „mitleiden" ist, sollte diese Haltung auch zum eigenen Schutz reflektiert und verändert werden. Mitleid verringert die Distanz zum Patienten und führt ggf. zu einer (zu) großen emotional-körperlichen Nähe. Ferner wird der Patient häufig durch Mitleid unbewusst in eine Opferrolle gedrängt, die einer aktiven Beteiligung am therapeutischen Prozess im Wege steht. Wollen wir unseren Patienten empathisch begegnen, müssen wir sie als Helden in einer schwierigen Lebenssituation sehen, nicht als bloße Opfer einer Erkrankung.
- **Bewusstes Wahrnehmen versus Dissoziation**
  Während einer Behandlung ist die *bewusste* Differenzierung zwischen dem Patienten und dem Therapeuten entscheidend. Dies bedeutet, den eigenen Körper und körperliche Vorgänge während einer Behandlung wahrnehmen zu können. Dissoziatives Verhalten (z. B. über emotional belastende Gesprächsinhalte „hinweghören", Gefühl von „Verschmelzen mit dem Patienten" oder mangelndes Wahrnehmen des eigenen Körpers während einer Behandlung) macht den Therapeuten verletzlich. Der Physiotherapeut muss sowohl über Psychohygiene im Allgemeinen (z. B. Rituale nach einer Behandlung, Freizeitgestaltung, Supervision etc.) als auch über Möglichkeiten, wie er sich in einer belastenden Situation schützen kann, Bescheid wissen.
- **Bedürfnisse des eigenen Körpers versus Bedürfnisse des Patienten**
  Ein Physiotherapeut muss sich regelmäßig die Frage stellen, ob eine ausgewogene Balance zwischen der Verpflichtung gegenüber den Körpern der Patienten und der Verpflichtung gegenüber dem Wohlergehen des eigenen Körpers besteht. Eigenes Training (z. B. Ausdauertraining, Krafttraining oder Entspannung) oder ausgleichende Maßnahmen (z. B. Massagen) sind wesentliche psychohygienische Interventionen gerade für Menschen, die sich um die körperlichen Bedürfnisse anderer Menschen kümmern und einen teils hohen körperlichen Einsatz bei dieser Tätigkeit leisten.

Register